Achim Denner

Muskuläre Profile der Wirbelsäule

Achim Denner

Muskuläre Profile der Wirbelsäule

Springer
*Berlin
Heidelberg
New York
Barcelona
Budapest
Hongkong
London
Mailand
Paris
Santa Clara
Singapur
Tokio*

Achim Denner

Muskuläre Profile der Wirbelsäule

Mit 149 Abbildungen und 129 Tabellen

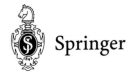

Springer

Dr. sportwiss. ACHIM DENNER
Forschungs- und Präventionszentrum zur Analyse
und Optimierung der Funktion von Wirbelsäule
und Bewegungsapparat (FPZ)
WDR Arkaden, Auf der Ruhr 2
D-50667 Köln

Eine Erstfassung dieses Werkes wurde bereits publiziert:
Denner A (1995) Muskuläre Profile der Wirbelsäule, Bd 1 und 2;
Uhlig H, Denner A (1996) Ergänzungsband 1: Einzelfallstudien.
SPORT und BUCH Strauß, Köln

ISBN 3-540-63294-8 Springer-Verlag Berlin Heidelberg New York

Die Deutsche Bibliothek – CIP-Einheitsaufnahme
Denner, Achim: Muskuläre Profile der Wirbelsäule / Achim Denner. – Berlin; Heidelberg; New York; Barcelona; Budapest; Hongkong; London; Mailand; Paris; Santa Clara; Singapur; Tokio; Springer, 1997
ISBN 3-540-63294-8

Dieses Werk ist urheberrechtlich geschützt. Die dadurch begründeten Rechte, insbesondere die der Übersetzung, des Nachdrucks, des Vortrags, der Entnahme von Abbildungen und Tabellen, der Funksendung, der Mikroverfilmung oder der Vervielfältigung auf anderen Wegen und der Speicherung in Datenverarbeitungsanlagen, bleiben, auch bei nur auszugsweiser Verwertung, vorbehalten. Eine Vervielfältigung dieses Werkes oder von Teilen dieses Werkes ist auch im Einzelfall nur in den Grenzen der gesetzlichen Bestimmungen des Urheberrechtsgesetzes der Bundesrepublik Deutschland vom 9. September 1965 in der jeweils geltenden Fassung zulässig. Sie ist grundsätzlich vergütungspflichtig. Zuwiderhandlungen unterliegen den Strafbestimmungen des Urheberrechtsgesetzes.

© Springer-Verlag Berlin Heidelberg 1997
Printed in Germany

Die Wiedergabe von Gebrauchsnamen, Warenbezeichnungen usw. in diesem Werk berechtigt auch ohne besondere Kennzeichnung nicht zu der Annahme, daß solche Namen im Sinne der Warenzeichen- und Markenschutzgesetzgebung als frei zu betrachten wären und daher von jedermann benutzt werden dürften.

Produkthaftung: Für Angaben über Dosierungsanweisungen und Applikationsformen kann vom Verlag keine Gewähr übernommen werden. Derartige Angaben müssen vom jeweiligen Anwender im Einzelfall anhand anderer Literaturstellen auf ihre Richtigkeit überprüft werden.

Umschlaggestaltung: desing & production GmbH, Heidelberg
SPIN: 10630970   19/3133 - 5 4 3 2 1 0 – Gedruckt auf säurefreiem Papier

Der Autor

Dr. Achim Denner ist wissenschaftlicher Leiter und Geschäftsführer des Forschungs- und Präventionszentrums (FPZ) Köln. Er hat auf dem Gebiet des anwendungsorientierten Krafttrainings bedeutende Forschungs- und Modellprojekte konzipiert und verantwortlich geleitet. Seine Konzepte sind in Deutschland und vielen europäischen sowie außereuropäischen Ländern institutionalisiert.

Die vorliegende Arbeit wurde 1995 von der Deutschen Sporthochschule Köln als Dissertation zur Erlangung des akademischen Grades des Doktors der Sportwissenschaften (Dr. sportwiss.) angenommen. Referenten waren Prof. Dr. phil. G.-P. Brüggemann und Prof. Dr. med. Dr. h.c. W. Hollmann (Vorsitzender der Prüfungskommission: Prof. Dr. med. K. Weber, Rigorosum: 28.09. und 02.10.1995).

Diese Arbeit ist meiner Frau Ina, meinem Sohn Sebastian und meinen Eltern, Elfriede und Hans Denner, als Dank für ihre bedingungslose und liebevolle Unterstützung gewidmet.

Mein besonderer Dank gilt Arno Parviainen und Jukka Lyömiö, die diese Arbeit frühzeitig sowie über viele Jahre hinweg gefördert und geduldig begleitet haben.

Recht herzlich möchte ich mich bei Herrn Prof. Dr. phil. Gerd-Peter Brüggemann, Herrn Prof. Dr. med. Hans-Walter Staudte, Herrn Dr. med. Hermann Uhlig und Herrn Nils Lundgren für ihre vorbildliche Unterstützung in allen biomechanisch-trainingswissenschaftlichen, medizinisch-orthopädischen und anwendungsorietierten Fragen bedanken.

Ein herzliches Dankeschön möchte ich auch an Herrn Joachim Maatz richten, der das grafische Konzept dieser Arbeit entwickelt und verantwortlich betreut hat.

Darüber hinaus gilt mein Dank folgenden natürlichen und juristischen Personen, die sich - jede auf ihre Weise - um diese Arbeit verdient gemacht haben:
Anne Agnischock, Yilmaz Alp, AOK Rheinland Regionaldirektion Köln, Prof. Dr. med. Friedhelm Beuker, BIA Köln, Helga und Günter Braun, Hans Buchholz, Dr. med. Margret Cramer, David Fitness & Medical Ltd., Horst-Michael Ellmer, Angela, Hartmut, Anja und Kajen Feix, Hamm & Klinger GmbH, Manfred Henkel, Johannes Herrlich, Nikolaos Karagiannidis, Heinz-Dieter Keitel, Karl Kirsch, Kölner Seniorengemeinschaft für Sport und Freizeitgestaltung, Peter Konrad, Arkadij Kozirjatskij, Kuntoväline Oy, Michael Mayer, MEGA Electronics Oy, Dr. med. Christoph Meier, Paul Neagu, Noraxon Oy, Renzo Pozzo, Urs und Heinz Schoenenberger, Thomas Schwibode, Prof. Dr. jur. Norbert Seidel, Wolfgang Semmroth, Andrea Spiegel, Stadtsparkasse Köln, STOKKE GmbH, Barbara Summerer, Dr. med. Eduard Thelen, Klaus Thielmann, TOYOTA Deutschland GmbH, Arne Transfeld, Klaus Trini, Dr. med. Ludwig Weh, Weihs-Roller GmbH, Ralf Wentz, Westdeutscher Rundfunk Köln, WOODWAY GmbH, Dr. med. Rudolf Ziolko.

Schließlich möchte ich mich noch bei allen meinen Probanden und Patienten bedanken, ohne deren Vertrauen und herausragenden Einsatz diese Arbeit niemals realisiert worden wäre.

INHALTSVERZEICHNIS

Kapitel 1

1	Einleitung und Zielsetzung	1.1

Kapitel 2

2	Ausgewählte Aspekte zur Charakterisierung des biopsychosozialen Phänomens „Rückenschmerzen"	2.1
2.1	Epidemiologische, sozialmedizinische und volkswirtschaftliche Aspekte	2.2
2.2	Ursachen von und Risikofaktoren für Rücken- und Nackenbeschwerden	2.11
2.3	Muskuläre Defizite sowie Mobilitätsdefizite von Rückenpatienten	2.15

Kapitel 3

3	Die wirbelsäulensichernde und -entlastende Rumpf-, Nacken- und Halsmuskulatur	3.1
3.1	Ausgewählte funktionell-anatomische Aspekte	3.2
3.2	Ausgewählte biomechanische Aspekte	3.9

Kapitel 4

4	Die Mobilität der Wirbelsäule in den einzelnen Bewegungsebenen	4.1
4.1	Die Mobilität der Lenden- und Brustwirbelsäule in den einzelnen Bewegungsebenen	4.4
4.2	Die Mobilität der Halswirbelsäule in den einzelnen Bewegungsebenen	4.9
4.3	Der Einfluß von Geschlecht und Lebensalter auf die Mobilität der menschlichen Wirbelsäule	4.13

Kapitel 5

5	Die Kraft der Rumpf-, Nacken- und Halsmuskulatur	5.1
5.1	Die Bedeutung der Kraftanalyse/Methoden und Verfahren der Kraftanalyse	5.3
5.2	Ausgewählte Einflußfaktoren bzw. Besonderheiten bei der Muskelkraftanalyse	5.9
5.3	Die Kraft der Rumpfmuskulatur	5.17
5.4	Die Kraft der Nacken- und Halsmuskulatur	5.30
5.5	Der Einfluß von Geschlecht und Lebensalter auf die Kraft der Rumpf- und Nackenmuskulatur	5.35
5.6	Muskuläre Dysbalancen	5.37
5.7	Die statische Leistungsfähigkeit der Rumpfmuskulatur	5.40

Kapitel 6

6	Die Trainierbarkeit der Rumpf-, Nacken- und Halsmuskulatur	6.1
6.1	Ausgewählte trainingswissenschaftliche Aspekte	6.2
6.2	Die Trainierbarkeit der Rumpfmuskulatur	6.16
6.3	Die Trainierbarkeit der Nacken- und Halsmuskulatur	6.26
6.4	Die Aufrechterhaltung mittels spezifischer Trainingsmaßnahmen erworbener objektiver und subjektiver Adaptationen	6.31

Kapitel 7

7	Entwicklung eines „Analyse- und Trainingskonzepts zur Quantifizierung und Optimierung des Funktionszustands der Wirbelsäule". Teil 1: Methodik des analytischen Ansatzes	7.1
7.1	Entwicklung eines standardisierten biomechanischen Verfahrens zur Quantifizierung des Funktionszustands der Wirbelsäule	7.3
7.2	Methodik	7.14
7.3	Gütekriterien der Einzelanalysen	7.26
7.4	Ergebnisse eigener Reliabilitäts- und Validitätsuntersuchungen	7.35
7.5	Diskussion der Methodik	7.51

Kapitel 8

8	Entwicklung eines „Analyse- und Trainingskonzepts zur Quantifizierung und Optimierung des Funktionszustands der Wirbelsäule". Teil 2: Alters- und geschlechtsspezifische Referenzdaten für ausgewählte Mobilitäts- und Muskelkraft-/Muskelleistungsfähigkeitsparameter der Wirbelsäule	8.1
8.1	Das Konzept der Referenzwerte nach SOLBERG	8.3
8.2	Differenzierendes und wertendes Referenzdatenkonzept zur Charakterisierung des Funktionszustands der Wirbelsäule	8.7
8.3	Diskussion der Ergebnisse	8.42
8.4	Tabellarischer Anhang	8.50

Kapitel 9

9	Entwicklung eines „Analyse- und Trainingskonzepts zur Quantifizierung und Optimierung des Funktionszustands der Wirbelsäule".	
	Teil 3: Standardisiertes Trainingskonzept. Validierung des Ansatzes/Effizienzüberprüfung.	9.1 9.3
9.1	Charakteristika des standardisierten Trainingskonzepts	9.9
9.2	Standardisiertes Aufbauprogramm mit 24 Trainingseinheiten	9.18
9.3	Standardisiertes Trainingsprogramm zur weiterführenden Prävention	
9.4	Strategie und Design eigener Längsschnittstudien zur Evaluation der Wirksamkeit des standardisierten Trainingskonzepts	9.20
9.5	Ergebnisse von Längsschnittstudien zur Evaluation der Wirksamkeit des standardisierten Trainingskonzepts	9.22 9.58
9.6	Diskussion der Ergebnisse	9.66
9.7	Anhang	

Kapitel 10

10	Einzelfallstudien bei 10 klassischen orthopädischen Diagnosen	10.1
	Auswahl der Patienten und Diagnosen	10.3
	Schlussfolgerungen und Ausblick	10.24

Literaturverzeichnis, Quellennachweis

A1	Publikationen, Artikel und Informationsschriften mit Autorenangabe
A2	Abstracts, Vortragsmitschriften und persönliche Infomationen
A3	Publikationen, Artikel und Informationsschriften ohne Autorenangabe

Kapitel 1

Einleitung und Zielsetzung

Die Wirbelsäule und ihr äußerst komplexer Aufbau sowie ihre Funktionsvielfalt haben auf die Menschen schon seit jeher eine große Faszination und Anziehungskraft ausgeübt.

Nach ZIEGLER (1991, 289) wird an die Wirbelsäule ein dreifaches Anforderungsprofil gestellt: Stabilität, Mobilität und Schutzfunktion für das Rückenmark.

HAUSER-BISCHOF (1991, 29) definieren folgende verschiedenen Aufgaben der Wirbelsäule: Statik, Dynamik, Schutz für innere Organe, Ansatzflächen für die Muskulatur sowie Stoßdämpfung für innere Organe.

Aufgrund ihrer spezifischen Konstruktion ist die Wirbelsäule an der gesamten Motorik des Körpers beteiligt. Darüber hinaus ist die Wirbelsäule über das Rückenmark mit den inneren Organen der Brust- und Bauchhöhle verbunden. HERTING (1991, 90f.) weist darauf hin, daß Menschen mit Beschwerden an der Wirbelsäule zehnmal häufiger einen Herzinfarkt erleiden als Menschen ohne derartige Beschwerden und, daß Schäden an der Wirbelsäule die Ursache von Krankheiten an Herz, Leber, Magen, Galle und Darm sein können.

Die Evolution des Menschen vom Vierbeiner zu einem Wesen mit zunehmend aufrechter werdender Haltung bis zum Zweibeiner mit aufrechtem Stand und Gang hat die biomechanischen Verhältnisse für und die Anforderungen an die menschliche Wirbelsäule grundlegend verändert. Nach JUNGHANNS (1986, 8f.) wurde das einstmals gekrümmte Rückgrat während Millionen von Jahren gestreckt und erhielt dadurch eine neue bestimmende Funktion als Zentralorgan des Stütz- und Bewegungsapparates. Die schwierigsten Umstellungen betrafen dabei die Halswirbelsäule und den Übergang der Lendenwirbelsäule zu Kreuzbein und Becken. Regionen, welche bis heute die Problemzonen der menschlichen Wirbelsäule darstellen.

Die - in bezug auf die Beanspruchung des Stütz- und Bewegungsapparates - kontinuierlich weiter degenerierende, überwiegend sitzende Lebensweise des heutigen Menschen mit ihren hinlänglich bekannten Konsequenzen Haltungszerfall, Zwangshaltungen sowie Bewegungsmangel bzw. kontinuierliche Bewegungsverarmung hat in Verbindung mit gegebenenfalls veränderten biomechanischen Verhältnissen dazu geführt, daß die Wirbelsäule für den Menschen der postmodernen Gesellschaft zu einem Problem mit großem Ausmaß geworden ist.

Wie in Kapitel 2 dieser Arbeit detailliert dargelegt wird, stellen Funktionsbeeinträchtigungen und Erkrankungen der Wirbelsäule mittlerweile - unabhängig von sozialer Schichtzugehörigkeit, Bildung oder Einkommen - das Gesundheitsproblem Nummer 1 für die Gesellschaft der Bundesrepublik Deutschland dar, wobei der durch Wirbelsäulenerkrankungen jährlich verursachte volkswirtschaftliche Schaden ebenso kontinuierlich steigt, wie die zahlenmäßige Verbreitung von Rücken- und Nackenbeschwerden. Die gesetzlichen und privaten Krankenkassen haben erkannt, daß die ständige Ausweitung ihrer Leistungskataloge und die enormen Ausgabensteigerungen für Gesundheitsleistungen nicht dazu geführt haben, den Gesundheitszustand der bundesdeutschen Bevölkerung adäquat zu verbessern (EBERLE 1990, 3ff). Der traditionellen Medizin wird beim Kampf gegen chronische Rückenbeschwerden Hilflosigkeit vorgeworfen (STÖCKLIN 1991, 21). Der Staat sowie die Industrie- und Wirtschaftsunternehmen stehen der durch krankheitsbedingtes Fehlen am Arbeitsplatz und Produktivitätsverluste aufgrund von Rückenproblemen entstandenen Kostenexplosion nahezu konzeptlos gegenüber.

Es läßt sich prognostizieren, daß sich in naher Zukunft weder die biomechanischen Verhältnisse für die Wirbelsäule noch die überwiegend sitzende Lebensweise des heutigen Menschen entscheidend verändern werden. Diese Tatsachen haben in Verbindung mit der Erkenntnis, daß Rückenbeschwerden nicht monokausaler Natur sind, sondern multifaktorielle Entstehungsursachen aufweisen, zu einem verstärkten Interesse an primär-, sekundär- und tertiärpräventiv wirksamen Konzepten mit breitbandspektraler Wirkung geführt. Deren Herzstück ist die Verhütung des Auftretens sogenannter Risikofaktoren bzw. die Bekämpfung bereits existenter Faktoren, die möglicherweise in Zusammenhang mit Rückenbeschwerden stehen. Nach EBERLE (1990, 17) ist Prävention gegenwärtig bei vielen, vor allem bei chronischen Krankheiten, die einzig wirksame Art, diese zu bekämpfen. Dabei wird zwischen Verhaltens- und Verhältnisprävention differenziert.

Die klassische Rückenschule, die im Jahre 1970 in Schweden entwickelt und seitdem in vielen europäischen Ländern etabliert wurde, ist mittlerweile die vermutlich am weitesten verbreitete verhaltenspräventive Maßnahme zur Vorbeugung und Beseitigung von Rückenbeschwerden. Ihre Wirksamkeit ist in zahlreichen Studien evaluiert und dokumentiert worden (Bsp.: HAUSER-BISCHOF et al. 1991, VERSLOOT et al. 1992, BAUER 1994). Selbst Vertreter und Befürworter der Rückenschule wie HAUSER-BISCHOF et al. (1991, 18) vertreten mittlerweile jedoch die Ansicht, daß die Rückenschule allein das enorme sozio-ökonomische Problem der Rückenschmerzen nicht lösen kann und fordern den Einsatz konsequent durchgeführter muskulärer Rehabilitationsprogramme, um bei Rückenpatienten langfristig nicht nur eine Reduktion der Schmerzen zu bewirken, sondern auch eine Wiedereingliederung in den Arbeitsprozeß und die Wiedererlangung einer vollen Arbeitskapazität zu ermöglichen.

Unter Berücksichtigung der Erkenntnis, daß Rückenbeschwerden ein biopsychosoziales Phänomen darstellen, welches durch Wechselbeziehungen zwischen dem natürlichen Alterungsprozeß, akuter Schädigung, beruflichen Belastungen, dem allgemeinen Gesundheitszustand, der physischen Fitneß sowie psychosozialer Faktoren gekennzeichnet ist (ELKELES 1994), lassen sich bei Personen, die unter Rücken- und/oder Nackenbeschwerden leiden, oftmals ausgeprägte Kraft- und Leistungsfähigkeitsdefizite der wirbelsäulensichernden und -entlastenden Rumpf-, Nacken- und Halsmuskulatur sowie eine defizitäre Wirbelsäulenmobilität nachweisen (s. Kapitel 2.3.).

NELSON (1992), FULTON (1990b), MOONEY (1991b) und SIBLEY (1992) fanden heraus, daß zwischen der muskulären Sicherung und dem Beschwerdebild der Wirbelsäule hochsignifikante negative Korrelationen bestehen. FULTON (1990b, 1990c, 1991) hat festgestellt, daß auch die muskuläre Sicherung der Wirbelsäule beschwerdefreier, gesunder Personen in vielen Fällen erheblich defizitär ist und fordert daher auch für primärpräventive Zielsetzungen den konsequenten Einsatz spezifischer Krafttrainingsmaßnahmen.

Eine Vielzahl von Untersuchungen zur Trainierbarkeit der Rumpf-, Nacken- und Halsmuskulatur (s. Kapitel 6) haben gezeigt, daß sich die muskuläre Sicherung der Wirbelsäule von beschwerdefreien Personen sowie von prächronischen und chronischen Rücken-/Nackenpatienten mit Hilfe moderner trainingswissenschaftlicher Methoden erheblich verbessern läßt, wodurch bei Patienten das vorhandene Beschwerdebild der Wirbelsäule positiv beeinflußt werden kann und sich in vielen Fällen sogar vollständige Beschwerdefreiheit einstellt.

Für PARVIAINEN/DENNER (1992) muß - in jedem Einzelfall - vor Aufnahme und nach Beendigung von primär-, sekundär- und tertiärpräventiv orientierten Trainingsmaßnahmen zur Verbesserung und Optimierung des muskulären Status der Wirbelsäule die Objektivierung und Quantifizierung des momentanen Funktionszustands der Wirbelsäule - repräsentiert durch deren Mobilität und muskuläre Sicherung - erfolgen.

PARVIAINEN/DENNER (1992) definierten dabei u.a. folgendes Anforderungsprofil an eine voll funktionsfähige Wirbelsäule:
- optimale Mobilität in allen Segmenten und Bewegungsebenen
- optimale und ausgewogene Muskelkraft der wirbelsäulensichernden Rumpf-, Nacken- und Halsmuskulatur unter statischen und dynamischen Arbeitsbedingungen
- optimale Leistungsfähigkeit der wirbelsäulensichernden Rumpf-, Nacken- und Halsmuskulatur unter statischen und dynamischen Arbeitsbedingungen

Eine reliable und valide Quantifizierung des momentanen Funktionszustands der Wirbelsäule sowie dessen systematische Verbesserung und Optimierung mittels spezifischer Trainingsmaßnahmen war bis Ende der 80er Jahre - überwiegend bedingt durch das Fehlen geeigneter Analyse- und Trainingssysteme - nicht oder nur eingeschränkt möglich. Umfangreiche Forschungs- und Entwicklungsarbeiten nationaler und internationaler Institute und Unternehmen haben jedoch mittlerweile zur Entwicklung von Analyse- und Trainingssystemen sowie spezifischer Methoden und Konzepte geführt, welche einerseits die reliable und valide Quantifizierung sowie andererseits die systematische Verbesserung und Optimierung des Funktionszustands der Wirbelsäule ermöglichen.

Auf der Grundlage des bisher unpublizierten Ansatzes von PARVIAINEN/DENNER (1992) verfolgt die vorliegende Arbeit folgende Zielsetzungen:
- systematische Dokumentation des momentanen Wissens und Datenmaterials auf den Gebieten
  - Mobilität der Lenden-, Brust- und Halswirbelsäule in den einzelnen Bewegungsebenen
  - Muskelkraft und -leistungsfähigkeit der Rumpf-, Nacken- und Halsmuskulatur sowie
  - Trainierbarkeit der Rumpf-, Nacken- und Halsmuskulatur

  anhand der verfügbaren Literatur
- Entwicklung einer standardisierten biomechanischen Funktionsanalyse der Wirbelsäule
- Vorstellung von alters- und geschlechtsspezifischem Referenzdatenmaterial zur Quantifizierung und Charakterisierung ausgewählter Mobilitäts- und Muskelkraft-/Muskelleistungsfähigkeitsparameter der Wirbelsäule
- Entwicklung eines standardisierten Trainingskonzepts zur Optimierung des Funktionszustands der Wirbelsäule inkl. Dokumentation dessen Wirksamkeit aus biomechanisch-trainingswissenschaftlicher Sicht

Kapitel 2

Ausgewählte Aspekte zur Charakterisierung des biopsychosozialen Phänomens „Rückenschmerzen"

Kapitel 2.1

Epidemiologische, sozialmedizinische und volkswirtschaftliche Aspekte

2.1.1 Epidemiologische und sozialmedizinische Aspekte

Rückenschmerzen zählen zu den häufigsten und kostenintensivsten Problemen moderner Industriegesellschaften (GRAVES et al. 1990a, 289ff) sowie zu den am wenigsten verstandenen medizinischen Problemen (MAYER 1985, 44).

DOPF et al. (1994, 586) quantifizieren die Zahl der Menschen, die weltweit im Zeitraum 1985-1995 signifikante Rückenschmerzen kennengelernt haben, mit 2 Billionen.

Der Begriff „Rückenschmerzen" (Synonymbegriffe: Kreuzschmerzen, Rückenbeschwerden, Lumbalsyndrom) ist der Umgangssprache entnommen.

Nach INANAMI (1991) stellt der Begriff „Rückenschmerzen" lediglich eine Beschreibung von Symptomen, die an der gesamten Wirbelsäule auftreten können, dar.

Nach WOLFF (1990, 12ff) handelt es sich dabei um einen - auch in der Fachliteratur - bisher noch nicht genau definierten Terminus, der sowohl Beschwerdebilder im Bereich der Lenden- als auch im Bereich der Halswirbelsäule erfaßt. „Rückenschmerzen lassen sich als schmerzhafte Reaktionen mit multifaktoriellen Entstehungsursachen bezeichnen, deren Schmerzbild oft einen diffusen Charakter aufweist und lokal nicht auf bestimmte Bereiche des Rückens begrenzt ist" (WOLFF 1990, 13).

Auch LENHARDT et al. (1994, 561ff) vertritt die Ansicht, daß Rückenschmerzen als ein unter ätiologischen und pathologischen Gesichtspunkten unspezifisches Beschwerdebild erscheinen.

KEATING (1991) unterteilt Rückenbeschwerden in 4 Kategorien:
1. Bindegewebs- und/oder Muskelverletzung
2. Gelenk- oder Skelettverletzung
3. Bandscheibenverletzung
4. Diskushernie mit begleitender Nervenwurzelreizung

KEATING weist darauf hin, daß es extrem schwierig ist, die Kategorien 1-3 voneinander zu unterscheiden und teilt Rückenbeschwerden infolgedessen analog zur Quebec Study 1987 (in KINNEY 1993) und zu FRYMOYER (in KINNEY 1993) sowie MAYER/GATCHEL (in KINNEY 1993) in Abhängigkeit von Art und Dauer in akute, subakute und chronische Beschwerden ein. Wie Tab. 1 veranschaulicht, bewerten die einzelnen Autoren dabei das Kriterium „Dauer der momentanen Schmerzepisode" äußerst unterschiedlich.

„Eine präzise Grenze für die Trennung von akuten zu chronischen Schmerzen kann aufgrund der Literatur nicht angegeben werden, aber die empirischen Befunde deuten darauf hin, daß länger als 2 Monate dauernde Schmerzen spätestens nach 6 Monaten als chronisch angesehen werden können. Der dazwischenliegende Zeitraum von 4 Monaten kann demnach als Chronifizierungsphase bezeichnet werden" (KESSLER et al. 1994, 388).

NELSON (1991) vertritt die Ansicht, daß Beschwerden, die seit mehr als 2 Monaten vorliegen oder als Anfälle zwei- bis dreimal pro Jahr auftreten, als chronische Rücken- bzw. Nackenbeschwerden zu betrachten sind.

Nach MAYER (1992b), TRAUE/KESSLER (1992, 12), STRAUB et al. (1992, 24), BASLER (in BÖRDLEIN 1995) sowie RASPE/KOHLMANN (1994) sind 6-8%, 7%, 5%, 7-10% bzw. 10% aller Personen, die unter Rückenbeschwerden leiden, als chronische Rückenpatienten einzustufen.

Art der Beschwerden	Dauer der momentanen Schmerzepisode			
	Quebec Study	FRYMOYER	MAYER/GATCHEL	KEATING
akut	0-7 Tage	0-6 Wochen	0-8 Wochen	0-4 Wochen
subakut	7 Tage-7 Wochen	6-12 Wochen	8-16 Wochen	4-6 Wochen
chronisch	≥7 Wochen	≥12 Wochen	≥16 Wochen	>6 Wochen

Tab. 1.: Einteilung von Rückenbeschwerden in Abhängigkeit von Art und Dauer der Beschwerden

HAUPT (1991) schlägt eine stufenförmige Einteilung lumbaler Syndrome vor:
1. Lumbales Syndrom ohne radikuläre Prozesse
2. Radikuläres Syndrom (= Wurzelreizsyndrom)
3. Wurzelschaden

Probleme des unteren Rückens stellen nach Ansicht von FULTON (1990a, 1ff) das kostenintensivste nicht-lebensbedrohende Problem der Medizin dar.

Nach RASPE (1991) gehört der Kreuzschmerz wohl zu den Leiden, die bei dem behandelnden Arzt zumindest genauso viel Unbehagen auslösen wie beim Patienten selbst.

In den USA ist in den Jahren 1971-1981 die Zahl der durch Rückenschmerzen berufsunfähig gewordenen Individuen 14 mal schneller gewachsen als die Bevölkerung (MOONEY 1989, 373), pro Jahr erfolgen dort 258 000 Operationen an Lendenwirbelsäulen (ANDERSSON in CARPENTER 1992a).

Die Zahl der aufgrund von Rückenschmerzen erwerbsunfähigen Menschen beträgt in den USA über 5,3 Millionen (DeROSA 1993).

Nach HÖFLING/REINHARDT (1994, 8) hat die Behandlung von Rückenleiden in den letzten 10 Jahren um 3000 % zugenommen.

Nach SCHOBERTH (1992, 7) haben sich die Rückenkrankheiten nach den Erkältungskrankheiten zur Volkskrankheit Nummer 2 entwickelt. „Bei den Ursachen für die Krankschreibung halten sie sogar unangefochten Platz 1."

Nach STEFFEN/KRÄMER (1992, 1358) kommt mittlerweile jeder 5. Patient der allgemeinmedizinischen Praxis und jeder 3. Patient der orthopädischen Fachpraxis wegen Rückenbeschwerden zum Arzt.

DeROSA (1993) quantifiziert die Zahl der Arztbesuche in den USA aufgrund von chronischen Rückenbeschwerden mit 13 Millionen pro Jahr.

Bestimmte Erkrankungen der Lenden- und Halswirbelsäule (z. B. Diskopathien, Osteochondrose, Spondylose und Spondylarthrose, bandscheibenbedingte Erkrankungen mit chronisch-rezidivierenden Beschwerden und Funktionseinschränkungen), die durch beruflich bedingtes langjähriges (mehr als 10 Jahre) Heben und Tragen schwerer Lasten (mindestens zwischen 10 und 25 Kilogramm, je nach Geschlecht und Alter) oder durch langjährige Tätigkeiten in extremer Rumpfbeugehaltung verursacht wurden, werden seit 1993 als Berufskrankheiten anerkannt und sind als berufsbedingte Erkrankungen der Wirbelsäule mit den Nummern 2708 und 2709 in die Berufskrankheitenverordnung aufgenommen worden (Quellen: Sicherheitsreport 1992, 66 bzw. ZWEILING 1993, 16).

Die Berufsgenossenschaft Druck und Papierverarbeitung (1994) weist jedoch darauf hin, daß diesen starken Gefährdungen insgesamt nur sehr wenige Arbeitnehmer/innen ausgesetzt waren bzw. sind und, daß von 26 000 Anzeigen auf Verdacht einer Wirbelsäulen-Berufskrankheit, die im Jahr 1993 bei allen gewerblichen Berufsgenossenschaften eingingen, lediglich in etwa 60 Fällen eine berufliche Verursachung der Erkrankung festgestellt werden konnte.

Untersuchungen des Instituts für Arbeits- und Sozialhygiene Stiftung Karlsruhe mit über 6000 deutschen Führungskräften haben ergeben, daß 73 % aller Manager unter Wirbelsäulen- und Gelenkbeschwerden leiden.

Nach KEEL (in STÖCKLIN 1991, 21) haben die Mediziner - bedingt durch falsche Behandlungskonzepte - die Entstehung chronischer Rückenschmerzen sogar gefördert und verschärft.

STÖCKLIN (1991, 21) vertritt die Ansicht, daß die traditionelle Medizin chronischen Rückenschmerzen hilflos gegenübersteht.

In Deutschland werden pro Jahr etwa rund 50 000 Menschen wegen eines Bandscheibenvorfalls operiert (Quelle: Welt am Sonntag 05.09.1993, 11). Die moderne Chirurgie kann auf diesem Gebiet noch keine optimalen Erfolge vorweisen, denn jeder fünfte Patient klagt selbst nach Operationen noch über Schmerzen (Quelle: Zeitschrift STERN 1992, 56).

ELKELES (1994) fand bei der Auswertung für die Bundesrepublik Deutschland repräsentativer Daten von 4790 Personen im Alter von 24-69 Jahren (1. Nationaler Gesundheitssurvey) u.a. folgende Erkenntnisse über die Verbreitung von Rückenschmerzen:
• über die Hälfte der Befragten leidet „mäßig" oder „stark" unter Rückenschmerzen
• rund 45 % der Befragten leidet „gar nicht" oder „kaum" unter Rückenschmerzen
• Frauen sind gegenüber Männern deutlich überrepräsentiert
• je älter die Personen sind, desto häufiger geben sie starke Rückenschmerzen an
• je höher der Schulabschluß, desto geringer sind Belastungen durch Rückenschmerzen

- die Häufigkeit von Rückenschmerzen variiert je nach sozialer Statusgruppe (Personen ohne Ausbildung: 29%, Universitätsabsolventen: 12%)
- es besteht ein nahezu linearer Zusammenhang zwischen der Häufigkeit von Rückenschmerzen und der Höhe des monatlichen Haushaltsnettoeinkommens, d.h. die Häufigkeit von Rückenschmerzen nimmt mit zunehmendem Einkommen ab
- die Häufigkeit von Rückenschmerzen wird durch das Ausmaß sozialer Unterstützung beeinflußt, d.h. starke Rückenschmerzen treten vermehrt bei Personen auf, die innerhalb der eigenen Familie wenige Personen kennen, „auf deren Hilfe sie sich in Notfällen verlassen können" bzw. die außerhalb des eigenen Haushalts wenige Personen kennen, „auf deren Freundschaft sie nicht verzichten wollen"
- die Häufigkeit von Rückenschmerzen reduziert sich mit zunehmendem beruflichen Status
- die Körperhaltung bei der Arbeit scheint sich erst dann auf den Rücken auszuwirken, wenn belastende Arbeitsbedingungen hinzukommen
- die Intensität des subjektiven Belastungserlebens bei der beruflichen Tätigkeit hat einen Einfluß auf die Häufigkeit von Rückenschmerzen, d.h. es besteht ein Zusammenhang zwischen Schmerzhäufigkeit bzw. -intensität und der Anzahl kumulierender Belastungen (Gesamtbelastung)
- Faktoren wie Alltagsprobleme in Ehe und Partnerschaft, Arbeitsteilung im Haushalt, bei der Kindererziehung oder am Arbeitsplatz sowie Anerkennung der eigenen Arbeit beeinflussen ebenfalls die Häufigkeit von Rückenschmerzen

RASPE (1991) führte eigene empirische Studien sowie umfangreiche Literaturstudien durch und gelangte dabei zu folgenden epidemiologischen und sozialmedizinischen Erkenntnissen über Rückenschmerzen:

- 31 - 40% aller Erwachsenen leiden momentan unter Rückenschmerzen, 80 - 90% aller Erwachsenen verfügen über persönliche Erfahrungen mit Rückenschmerzen
- Rückenschmerzen sind am meisten in der jüngeren Altersgruppe (25-34 Jahre) verbreitet (s. Abb. 1), progressive degenerative Veränderungen der Wirbelsäule können danach keine plausible Erklärung für Rückenschmerzen sein
- Frauen haben in allen Altersklassen häufiger Rückenschmerzen als Männer
- Rückenschmerzen sind i.d.R. chronisch
- Rückenschmerzen sind ein Teil komplexer Störungen (Nackenschmerzen, Gelenkbeschwerden aller Art) und treten nur in ca. 10% aller Fälle isoliert auf (Rückenschmerzen= „ein funktionelles Syndrom")
- Rückenschmerzen sind i.d.R. idiopathisch und klinisch stumm
- es gibt keinerlei kausale Beziehung zwischen Osteoporose und Rückenschmerzen
- Rückenschmerzen sind i.d.R. mit erheblichen Konsequenzen verbunden:
  - Konsequenzen für den einzelnen
    - Behinderung im Alltag (Hausarbeit, Aktivitäten des täglichen Lebens, Freizeitaktivitäten)
    - Beeinflussung von Arbeitsfähigkeit und Arbeitsbereitschaft
    - Beeinträchtigung der Lebensqualität
  - sozialmedizinische Konsequenzen
    Rückenschmerzen sind die Hauptursache bzgl.
    - Arbeitsunfähigkeitstage
    - Krankenhausaufenthalte
    - medizinische Rehabilitation
    (Männer: 37%, Frauen: 36% aller Fälle)
    - Erwerbs-/Berufsunfähigkeitsrenten
    (Männer: 17%, Frauen: 18% aller Fälle)
- ein großer Teil (20-35%) der „Rückenschmerzlinge" nimmt keinerlei ärztliche Hilfe in Anspruch
- bei den Behandlungsmaßnahmen von Wirbelsäulenleiden überwiegen neben operativen und medikamentösen Maßnahmen die passiven Behandlungsmaßnahmen

In einer späteren Dokumentation (RASPE/KOHLMANN 1994, C-1963ff) stellt RASPE weitere Erkenntnisse vor. Diese beruhen überwiegend auf postalischen Befragungen von mehr als 15 000 Einwohnern der Städte Hannover, Bad Säckingen und Lübeck (repräsentative Zufallsstichproben). Diese wurden zur Punkt-, Einjahres- und Lebenszeitprävalenz von Rückenschmerzen befragt (die Autoren weisen dabei auf das „Hauptproblem: Wo ist „der Rücken"? hin).

Zwischen 31 und 42% aller Befragten schildern sich danach als aktuell von Rückenschmerzen belastet. „Die mittlere Schmerzintensität dieser Rückenschmerzen liegt (auf einer numerischen Rating-Skala von 1= kaum spürbar bis 10= unerträgliche Schmerzen) in Lübeck bei 4,4 (s= 2,1)." Aktuelle Rückenschmerzen wurden am häufigsten in der Gruppe der 50-59jährigen festgestellt. Die Analyse der Angaben der Lübecker Probanden zur Lebenszeitprävalenz ergab, „... daß Personen der jüngsten Altersgruppe (25 bis 29 Jahre) in knapp über 80 Prozent schon einmal mit Rückenschmerzen zu tun hatten, während es bei den 70- bis 74jährigen ‚nur' knapp über 60 Prozent waren..." Die von Rückenschmerzen betroffenen Personen der Lübecker Befragung gaben dabei eine durchschnittliche Dauer der Rückenschmerzen von 17 Jahren an. Die Autoren stellten des weiteren fest, „... daß fast zwei Drittel derjenigen, die bei der Erstbefragung Rückenschmerzen ‚heute' angegeben hatten, auch im folgenden Jahr für länger als eine Woche und zum Zeitpunkt der Zweitbefragung betroffen waren.". RASPE/KOHLMANN charakterisieren daher das Auftreten von Rückenschmerzen als chronisch-rezidivierend.

Die Autoren fanden ferner heraus, daß der weit über-

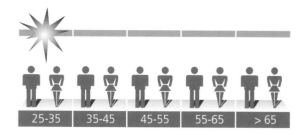

Abb. 1: Symbolhafte Darstellung der Verbreitung von Rückenschmerzen in Abhängigkeit vom Alter (basierend auf RASPE 1991)

wiegende Anteil der Rückenschmerzen als unspezifisch bezeichnet werden muß. Neben der Klassifikation in spezifische und unspezifische Rückenschmerzen schlagen RASPE/KOHLMANN die Graduierung von Rückenschmerzen vor. Ihre diesbzgl. Untersuchungen ergaben, daß rund ein Zehntel der Bevölkerung an schweren, i.d.R. chronischen und behandlungsbedürftigen Rückenschmerzen leidet, daß die Prävalenz von Rückenschmerzen mit geringer Schmerzintensität und Behinderung in den jüngeren Altersgruppen besonders hoch ist, sowie, daß schwere Rückenschmerzen mit hoher Schmerzintensität und ausgeprägter Behinderung mit steigendem Alter eine annähernd lineare Häufigkeitszunahme zeigen. Die Autoren vertreten die Ansicht, daß es sehr wahrscheinlich ist, „... daß die herrschende Rückenschmerz-Epidemie von leichten Rückenschmerz-Formen geprägt ist".

Die Feststellung von RASPE, daß Rückenschmerzen mittlerweile am meisten bzw. sehr häufig in der jüngeren Altersgruppe (25-34 Jahre) verbreitet sind, wird von einer Reihe von Autoren bestätigt:

BURTON/TILLOTSON (1991, 329ff) fanden bei Untersuchungen von 742 männlichen und weiblichen Erwachsenen heraus, daß Rückenschmerzen in 58% aller Fälle erstmalig im Alter von ≤ 25 Jahren auftraten.

Auch BAVIERA (1992, 17) weist auf den hohen Verbreitungsgrad von Rückenschmerzen bei jungen Menschen hin: „30% der 7- bis 17jährigen klagen über Rückenbeschwerden".

BURTON/TILLOTSON (1991, 329 ff) untersuchten 216 männliche und weibliche Schulkinder im Alter von 10-11 Jahren. 12% dieser Kinder gaben an, bereits einmal unter Rückenschmerzen gelitten zu haben.

Nach FALCH (1993) klagen bereits 60% der Schüler und Schülerinnen über Rücken-, Nacken- und Kopfschmerzen.

ILLI (1994, 16) berichtet über eine epidemiologische Studie mit 1700 Schulkindern (vermutlich von BALAGUE et al. 1988, 175ff), die gezeigt hat, daß von den 10-13jährigen schon ein Drittel und ab dem 13. Lebensjahr die Hälfte aller Schülerinnen und Schüler gelegentlich oder schon chronisch an Rückenbeschwerden leiden.

BALAGUE et al. (1993, 1199ff) fanden anläßlich einer Rumpfkraftanalyse bei 113 gesunden Kindern im Alter von 10-16 Jahren heraus, daß 44,5% dieser Kinder über persönliche Erfahrung mit Rückenschmerzen verfügten.

Nach Informationen der Zeitschrift RÜCKHALT (1993, 8) sucht jeder zehnte Schüler im Alter von 8 bis 16 Jahren wegen Rückenschmerzen, die u.a. mit Bewegungsmangel, schwacher Muskulatur und falschen Sitzmöbeln in der Schule begründet werden, einen Arzt auf.

KÖTHE (1993, 262ff) berichtet über einen auffällig hohen prozentualen Anteil an Haltungsfehlern und muskulären Dysbalancen bei Kindern.

Nach KUNZ (in VON DER MILWE 1993, 17) haben 40 bis 60 Prozent aller Schüler Haltungsschwächen.

FLEISS et al. (1994, 28ff) fanden bei Untersuchungen an über 1000 österreichischen Grundschulkindern u. a. folgende Befunde: ca. 80% der Schüler zeigten eine zumindest geringe Haltungsschwäche, 60% hatten zumindest leichte Fehlhaltungen, bei 16% waren bereits beginnende Haltungsschäden festzustellen, 45% wiesen Kraftdefizite, 40% Muskelverkürzungen auf.

„Von über 28 000 untersuchten Kindern in Kindergärten wiesen 65% medizinisch auffällige Befunde auf. Etwa 20% haben Haltungsschwächen, 15% Bewegungsstörungen. Haltungsschäden haben seit 1945 von 20% auf 40% zugenommen" (BERQUET in KEMPF 1994, 19).

Im Jahre 1970 stellte LANGENBERG (1970, 186) fest, daß sich 85-90% aller ernsthaften Wirbelsäulenschäden (Diskushernien) in den Segmentgrenzen L4/L5 und L5/S1 ereignen. „Rückenschmerzen" sind jedoch mittlerweile mit zunehmender Tendenz auch im Bereich der Halswirbelsäule anzutreffen.

HERTZBERG (1985, 247ff) gelangte bei einer Studie mit 302 durchschnittlich 26 Jahre alten Personen zu der Erkenntnis, daß bei jeweils 30% der Männer und Frauen jährlich Perioden von Rückenschmerzen auftreten, während 30% der Männer und 50% der Frauen jährlich Perioden von Nackenschmerzen zeigen.

Nach HINRICHS (1987, 44) klagten bereits im Jahre 1969 23,4% der schweizerischen Bevölkerung über Beschwerden im Bereich der Halswirbelsäule (Lumbalbereich: 53,5%).

REINHARDT (in HINRICHS 1989, 48) berichtet, daß mehr als 51% der an einem Computerdisplay arbeitenden Personen über Schmerzen im Nacken- und Schulterbereich klagen (Lumbalbereich: 45,5%). Bei Personen, die an einer Schreibmaschine arbeiten, beträgt der prozentuale Anteil von Nacken- und Schulterschmerzen 24%, im Lumbalbereich 57%. Durch den technologischen Wandel von der Schreibmaschine zum Computerdisplay und den damit verbundenen veränderten Zwangshaltungen scheint offensichtlich eine Verschiebung der Problemzonen der Wirbelsäule stattzufinden.

KRÄMER (in WOLFF 1990, 17) lokalisiert bandscheibenbedingte Erkrankungen innerhalb der einzelnen Abschnitte der Wirbelsäule folgendermaßen: 62% Lendenwirbelsäule, 2% Brustwirbelsäule, 36% Halswirbelsäule.

SCHNEIDER (1994) berichtet über eine Erhebung bei 232 Personen mit einer Tätigkeit im Nahrungsmittel- und Gaststättengewerbe (Bäcker, Konditoren, Verkaufsfahrer, Köche, Kellner/innen, Gastwirte, Brauereiarbeiter et al.). Die Wirbelsäulenbeschwerden verteilten sich dabei wie folgt: Lendenwirbelsäule: 49%, Brustwirbelsäule: 20%, Halswirbelsäule: 31%.

Zwei Drittel der Bevölkerung der USA leiden nach GHISTA (1982) unter Kopf- und Nackenschmerzen.

Eine repräsentative Studie von MÄKELÄ et al. (1991, 1356ff) identifizierte ein chronisches Nackensyndrom bei 9,5% aller männlichen und bei 13,5% aller weiblichen Finnen.

HELIÖVARAA et al. (1993) ermittelten bei einer weiteren finnischen Studie eine Prävalenz chronischer Nackenschmerzen von 6% bei Männern und 15% bei Frauen.

BOVIM et al. (1994, 1307ff) analysierten die Verbreitung von Nackenbeschwerden in Norwegen. Die Auswertung von 9918 Fragebögen ergab, daß 34,4% der befragten Personen innerhalb der letzten 12 Monate unter Nackenbeschwerden gelitten hatten. 13,8% berichteten dabei über Beschwerden mit einer Dauer von mehr als 6 Monaten. Die Autoren stellten des weiteren fest, daß die Verbreitung von Nackenbeschwerden mit fortschreitendem Lebensalter zunimmt und, daß Beschwerden mit einer Dauer von mehr als einem Monat bei Frauen häufiger auftreten als bei Männern.

Auch HERTZBERG (1985, 247ff) fand heraus, daß Nackenbeschwerden bei Frauen häufiger auftreten als bei Männern.

Nach FULTON (1990c, 1) sind idiopathische Probleme im Bereich der Halswirbelsäule nahezu genauso häufig anzutreffen wie im Bereich der Lendenwirbelsäule.

Im weiteren Verlauf dieser Arbeit werden daher Erkenntnisse über die Mobilität der Wirbelsäule in den einzelnen Bewegungsebenen sowie über die Kraft, Leistungsfähigkeit und Trainierbarkeit der wirbelsäulensichernden und -entlastenden Muskelgruppen für die gesamte Wirbelsäule und dabei differenziert nach Lenden-/Brust- und Halswirbelsäule dargestellt.

2.1.2 Volkswirtschaftliche Aspekte

Der durch Rückenbeschwerden verursachte volkswirtschaftliche Schaden in der Bundesrepublik Deutschland läßt sich in Zahlen folgendermaßen quantifizieren:

Im Jahre 1989 betrugen die gesamten Leistungsaufwendungen deutscher Krankenversicherer ca. 123,3 Milliarden DM. Hiervon entfielen ca. 30 Milliarden DM für Probleme des Rückens und der damit zusammenhängenden Leiden. Diese teilten sich dabei wie folgt auf: Jeweils ca. 5 Milliarden DM für ärztliche Behandlung bzw. für Arznei-, Heil- und Hilfsmittel, sowie jeweils ca. 10 Milliarden DM für Krankenhausbehandlungen und für sonstige Leistungsausgaben wie Kuren, Früherkennung, Rehabilitation... (KOLWES 1991).

Das 1986 gegründete „Forum Gesunder Rücken" nennt weitere Zahlen: Die jährlichen Kosten für Arbeitsausfälle aufgrund von Rückenleiden betragen 11,4 Milliarden DM. Für Krankengelder enstehen jährlich Kosten in Höhe von 960 Millionen DM (zitiert von HINRICHS 1987, 44ff).

Nach ZIMMERMANN (in KEIL 1994, 39) belaufen sich die Behandlungs- und Arbeitsausfallkosten durch Rückenschmerzen auf etwa zehn Milliarden DM pro Jahr.

BÖRDLEIN (1995) hat folgende Zahlen recherchiert: „Durch Erkrankungen des Bewegungssystems gehen mindestens 60 Millionen Arbeitstage verloren, und der volkswirtschaftliche Verlust beträgt allein durch Rückenschmerzen zwischen zehn und 20 Milliarden Mark."

„In den Rehabilitationskliniken sind 80 Prozent der Patienten Menschen mit Bandscheibenschäden und anderen Erkrankungen an der Wirbelsäule. Bei Versicherten der Allgemeinen Ortskrankenkasse in Hannover stiegen die Fälle von Arbeitsunfähigkeit durch Rückenleiden innerhalb von fünf Jahren von 378 pro 10 000 Versicherte auf mehr als 1000 jährlich" (in STERN 1992, 50ff).

Nach HÖHER (1991, 34f.) sind Erkrankungen des Bewegungsapparats die häufigste Ursache für krankheitsbedingtes Fehlen am Arbeitsplatz und damit Kostenverursacher Nummer 1 bzgl. betrieblicher Fehlzeiten.

Datenmaterial des Bundesverbands der Betriebskrankenkassen (1991) quantifiziert das Problem:

Muskel- und Skeletterkrankungen - der Anteil der Rückenerkrankungen beträgt hierbei zwischen 61 und 65% - sind neben den Herz- und Kreislauferkrankungen die häufigste Krankheitsart. Besonders betroffen sind hiervon Dienstbetriebe des Bundes (Bahn und Post), Verkehrsbetriebe, Unternehmen des Bau-, Papier-/Druck-, Textil und Metallgewerbes. Das Datenmaterial belegt, daß die Zahl der Arbeitsunfähigkeitsfälle durch Muskel- und Skeletterkrankungen mit zunehmendem Alter linear zunimmt, während sich diesbzgl. die Zahl der Arbeitsunfähigkeitstage pro Fall exponentiell vergrößert (s. Abb. 2).

Affektionen des Rückens nehmen bei den Einzeldiagnosen für Arbeitsunfähigkeit die Spitzenstellung ein. Von 100 Pflichtmitgliedern sind danach 15 pro Jahr wegen Rückenbeschwerden arbeitsunfähig. „Die durchschnittliche Falldauer für diese Diagnose hat gegenüber dem Vorjahr (20,5 Tage je Fall) weiterhin zugenommen und beträgt inzwischen 21 Tage" (Quelle: Bundesverband der Betriebskrankenkassen 1991, 41).

Nach SCHMAUS (zitiert von THURAU 1993,11) sind die Folgen des Kreuzschmerzes zum volkswirtschaftlichen Kostenfaktor ersten Ranges avanciert: „1991 registrierten die Krankenversicherungen 3,6 Millionen Fälle von Arbeitsunfähigkeit aufgrund von Rückenleiden, rund

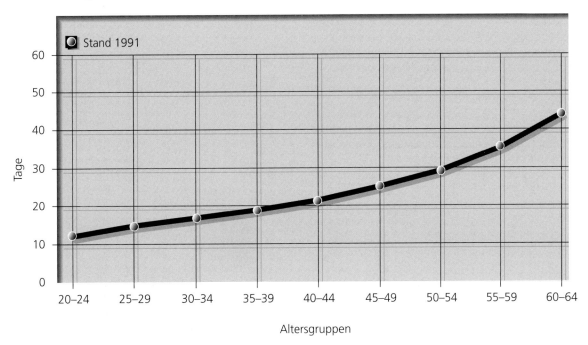

Abb. 2: Arbeitsunfähigkeitstage je Fall bei Erkrankungen des Bewegungsapparates (basierend auf Angaben des Bundesverbands der Betriebskrankenkassen (1991)

zwölf Prozent aller Krankmeldungen. Das bedeutete ein Minus von 74 Millionen Arbeitstagen, rund 17 Prozent aller Fehlzeiten. Dazu kommen immense Ausgaben für Diagnose, Therapie und Rehabilitation. Zudem gehe jeder fünfte Frührentner aufgrund von Rückenleiden in den Vorruhestand. Experten schätzen diese Rentenzahlungen auf mehr als vier Milliarden Mark. Insgesamt... türmten sich durch diese Volkskrankheit Folgekosten von zwischen 35 und 40 Milliarden Mark im Jahr auf."

HETTINGER (1992, 8) nennt diesbzgl. wesentlich höhere Zahlen: „190 Millionen Arbeitsunfähigkeitstage/Jahr fallen in der Bundesrepublik Deutschland durch Erkrankungen im Bereich des Skelettsystems an und - so hat KUHN errechnet - schlagen auf der Kostenseite mit rund 150 Milliarden DM/Jahr zu Buche."

Epidemiologische Untersuchungen von JACOBS (in VERSLOOT et al. 1992, 22) haben gezeigt, daß in Europa 10-15 % aller Fälle von Abwesenheit vom Arbeitsplatz durch Rückenprobleme verursacht werden.

GUNDEWALL et al. (1993, 587) geben an, daß in Schweden jeder Fall von Arbeitsunfähigkeit aufgrund von Erkrankungen des Muskel- und Skelettsystems 35 Fehltage pro Jahr zur Folge hat.

Nach FRYMOYER et al. (in CARPENTER 1992a) gehen in den USA jährlich 38,5 Millionen Arbeitstage aufgrund von Rückenschmerzen verloren.

KIRKALDY-WILLIS (in CARPENTER 1992a) und GHISTA (1982) bzw. DeROSA (1993) weisen auf den durch Rücken- bzw. Kopf- und Nackenschmerzen verursachten Produktivitätsverlust von Industriearbeitern hin, insbesondere zwischen dem 35. und 55. bzw. zwischen dem 25. und 45. Lebensjahr.

Nach DOPF et al. (1994, 586ff) verletzen jährlich zwei Prozent aller amerikanischen Industriearbeiter ihren Rücken, wobei die durchschnittliche Regenerationszeit 28,6 Tage und die jährlichen Kosten pro verletztem Arbeiter $ 5000 betragen.

MOONEY (1990, 112) weist darauf hin, daß die hauptsächlichen Kosten für Industrie und Wirtschaft durch die Abwesenheit vom Arbeitsplatz und nicht durch die direkten Kosten der medizinischen Versorgung entstehen.

Nach einer Informationsschrift der Westfälischen Wilhelms-Universität Münster (1993, 2) entfallen in Deutschland pro Jahr von 40 Milliarden DM Lohnfortzahlung allein 12 Milliarden auf Rückenleidende.

SCHOBERTH (1992, 7) nennt konkrete Zahlen für den Einzelfall: „Auf der Basis 1986 kosten Ausfalltage am Maschinenarbeitsplatz DM 940.- pro Tag, am Verwaltungsarbeitsplatz DM 750.-. Analysen ergaben, daß bei ‚Hexenschuß' 19-21 Arbeitstage, bei Bandscheibenverlagerung 53 Tage pro Erkranktem pro Jahr verlorengehen."

Nach GROSSMANN (Quelle: Zitat in myo contractura 1993, 2) betragen die Kosten für Arbeitsunfähigkeit aufgrund von Wirbelsäulenerkrankungen allein für den Arbeitgeber täglich im Durchschnitt 400.- DM an Lohnfortzahlung.

„Für die betrieblichen Kostenrechner (Controller) setzen sich die Kosten eines Arbeitstages aus den Lohn- und Gehaltskosten, den anteiligen Kosten für Verwaltung sowie den Kosten für Heizung, Beleuchtung u.a.m. zusammen. Nimmt man heutzutage als Personalkostenanteil 450 DM, so läßt sich der Arbeitstag eines Mitarbeiters mit insgesamt 600 DM berechnen" (GABER/SPALLEK 1994, 30ff).

Eine eigene repräsentative Studie zur Verbreitung von Rücken- und Nackenbeschwerden bei 1776 Mitarbeitern einer deutschen Großbank (DENNER 1994b) führte u.a. zu folgenden Erkenntnissen bzgl. Rücken- und Nackenbeschwerden im Bankgewerbe:
- epidemiologische Aspekte
  - 69,7 % der männlichen und 75,0 % der weiblichen Mitarbeiter leiden seit durchschnittlich 7 Jahren unter ausgeprägten Rückenbeschwerden
  - 51,2 % der männlichen und 76,0 % der weiblichen Mitarbeiter leiden seit durchschnittlich 6-7 Jahren unter ausgeprägten Nackenbeschwerden
  - 17,8 % der männlichen und 8,2 % der weiblichen Mitarbeiter leiden weder unter Rücken- noch unter Nackenbeschwerden
  - im Vergleich zu männlichen Mitarbeitern sind weibliche Mitarbeiter in allen Altersklassen vermehrt von Rücken- und Nackenbeschwerden betroffen
  - im Vergleich zu männlichen Mitarbeitern leiden weibliche Mitarbeiter unter regelmäßigeren und intensiveren Rückenbeschwerden als gleichaltrige männliche Mitarbeiter
  - sowohl bei den männlichen als auch bei den weiblichen Mitarbeitern nimmt die Verbreitung sowie die Regelmäßigkeit und Intensität von Rücken- und Nackenbeschwerden mit fortschreitendem Alter zu
  - im Vergleich zu männlichen und weiblichen Mitarbeitern mit einer Tätigkeit, die wechselnde Körperhaltung beinhaltet, sind männliche und weibliche Mitarbeiter mit einer Tätigkeit im Sitzen in allen Altersklassen vermehrt von Rücken- und Nackenbeschwerden betroffen
  - Rücken- und Nackenbeschwerden sind bei männlichen und weiblichen Mitarbeitern, die im Stehen berufstätig sind, tendenziell mehr verbreitet sowie von ausgeprägterer Regelmäßigkeit und Intensität als bei Mitarbeitern mit einer Tätigkeit im Sitzen bzw. mit einer Tätigkeit, die wechselnde Körperhaltung beinhaltet
- Präventive Maßnahmen und deren Wirksamkeit
  - 40,2 % der Mitarbeiter betreiben keine regelmäßigen sportlichen Aktivitäten, 35,1 % der Mitarbeiter nehmen regelmäßig einen, 16,1 % zwei und 8,6 % drei feste Sporttermine pro Woche wahr
  - 17,8 % der Mitarbeiter betreiben regelmäßig gezielte Gymnastik für die Wirbelsäule, 82,2 % betreiben keine gezielte Wirbelsäulengymnastik

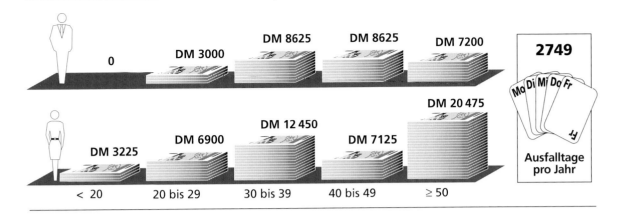

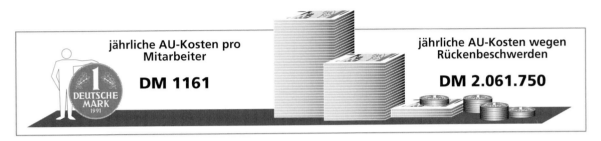

Abb. 3: Jährliche Arbeitsausfallkosten einer deutschen Großbank aufgrund von Rücken-/Nackenbeschwerden (n= 1776)

- weder die Teilnahme an regelmäßigen sportlichen Aktivitäten noch das Betreiben regelmäßiger und gezielter Gymnastik für die Wirbelsäule haben einen positiven Einfluß auf die Verbreitung, Dauer, Regelmäßigkeit und Intensität von Rücken- und Nackenbeschwerden
- regelmäßige gezielte Gymnastik für die Wirbelsäule wird überwiegend von älteren Mitarbeitern, die aufgrund ihrer Beschwerden in ärztlicher Behandlung sind, als therapiebegleitende Maßnahme betrieben
- regelmäßige gezielte Gymnastik für die Wirbelsäule ist als präventive Maßnahme kaum verbreitet, lediglich 10,1% aller beschwerdefreien Mitarbeiter betreiben diese spezifische Präventionsmaßnahme regelmäßig
- Folgen/Folgekosten
- 42,9% der Mitarbeiter haben aufgrund ihrer Rücken-/Nackenbeschwerden in den letzten 12 Monaten durchschnittlich 4,0 ± 9,6 mal einen Arzt aufgesucht
- durchschnittlich 12,5% der Mitarbeiter waren in den letzten 12 Monaten wegen Rücken-/Nackenbeschwerden krankgeschrieben
- die Zahl der jährlichen Arbeitsausfalltage wegen Rücken-/Nackenbeschwerden beträgt 2749 Tage (s. Abb. 3) bzw. durchschnittlich 15,0 ± 27,2 Tage pro krankgeschriebenem Mitarbeiter
- 8,7% der Mitarbeiter waren wegen ihrer Rücken- oder Nackenbeschwerden in den letzten 5 Jahren in Kur, 68,2% dieser Mitarbeiter haben dabei eine BfA/LVA-Kur und 31,8% eine Badekur in Anspruch genommen.
- weibliche Mitarbeiter nehmen in allen Altersklassen vermehrt und häufiger ärztliche Behandlungen sowie Kuren in Anspruch und verursachen mehr Arbeitsausfalltage wegen Rücken-/Nackenbeschwerden als gleichaltrige männliche Mitarbeiter
- die Inanspruchnahme ärztlicher Behandlung, die Zahl der Arbeitsausfalltage sowie die Inanspruchnahme von Kuren wegen Rücken-/Nackenbeschwerden nimmt mit fortschreitendem Lebensalter kontinuierlich zu
- die jährlichen Arbeitsausfallkosten aufgrund von Rücken- und Nackenbeschwerden betragen ca. zwei Millionen DM bzw. ca. 1160.- DM pro Mitarbeiter (Abb. 3)

Die für die Bundesrepublik Deutschland veröffentlichten statistischen Zahlen stehen im Einklang mit Daten anderer westlicher (Industrie-) Nationen. VONTOBEL (1991) beziffert die bereits 1982 verursachten jährlichen volkswirtschaftlichen Kosten durch Rückenschäden in der Schweiz auf 1,5 bis 3 Milliarden DM.

GRAVES et al. (1990a, 289) sowie FULTON (1990a, 1/1990c, 1) schätzen den jährlichen volkswirtschaftlichen Schaden durch Rückenerkrankungen in den USA auf ca. $ 40-80 Billionen.

GRABINER et al. (1990, 590f.) weisen dabei bereits für das Jahr 1982 auf einen jährlichen Verlust an Arbeitsproduktivität aufgrund von Rückenbeschwerden in Höhe von geschätzten $ 23 Billionen, Tendenz weiterhin steigend, hin.

Nach BRACKER (1994) leiden 50-70% der Bevölkerung der USA unter Rückenschmerzsymptomen, während 15-20% Wirbelsäulenschäden zeigen und 1% aufgrund von Wirbelsäulenproblemen erwerbsunfähig sind. Die jährlichen Kosten aufgrund direkter oder indirekter medi-

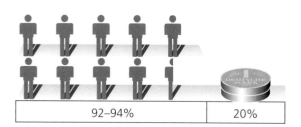 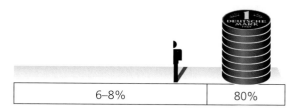

Abb. 4: Modellhafte Verteilung der durch Rückenschmerzen verursachten Kosten bei nicht-chronisch und chronisch erkrankten Rückenpatienten (basierend auf Angaben von MAYER 1992b)

zinischer Behandlung von Funktionsbeeinträchtigungen der Wirbelsäule quantifiziert BRACKER mit $16 Billionen.

MAYER (1992b) vertritt die Ansicht, daß ca. 80% der gesamten Kosten, die durch die Rückenschmerzen entstehen, von lediglich 6-8% aller Rückenpatienten, nämlich von den chronisch erkrankten Rückenpatienten, verursacht werden (Abb. 4).

Diese Aussage bestätigt eine epidemiologische Studie von SPENGLER et al. (in CARPENTER 1992a), die 31 200 Beschäftigte der Boeing Luftfahrtgesellschaft über einen Zeitraum von 15 Monaten untersuchten und dabei festgestellt haben, daß 10% aller Rückenverletzungen für 79% aller Kosten verantwortlich waren.

TRAUE/KESSLER (1992, 12) zitieren einen kanadischen Report (Quebec Task Force on Spinal Disorders 1987), bei dem festgestellt wurde, daß fast zwei Drittel aller Kosten für die 7% chronisch Erkrankten aufgewendet wurden.

Nach STRAUB et al. (1992, 24) nehmen bei Rückenleiden nur 5% der akuten Schmerzfälle einen chronischen Verlauf mit einer Dauer von mehr als einem Jahr. "Dieser geringe Anteil verursacht jedoch etwa drei Viertel der durch dieses Beschwerdebild entstehenden medizinischen und volkswirtschaftlichen Kosten."

Kapitel 2.2

Mögliche Ursachen von sowie Risikofaktoren für Rücken- und Nackenbeschwerden

2.2.1 Ursachen

MATHIASS (1978, 24ff), VENBROCKS/RÜTHER (1986, 924ff) sowie HINRICHS (1987, 48) arbeiteten folgende Ursachen für Rückenbeschwerden heraus:
1. (Angeborene und erworbene) Fehlbildungen der Wirbelsäule
2. (Angeborene und erworbene) Störungen der Wirbel(säulen)statik
3. Degenerative Veränderungen
4. (Funktionelle) Fehlbeanspruchung der Muskulatur
5. Entzündliche Erkrankungen
6. Neurologische Erkrankungen
7. Tumore
8. Metabolische Störungen
9. Traumen/Folgezustände nach Verletzungen
10. Gynäkologische, urologische, innere Krankheiten
11. Psychische Störungen
12. Vegetative Störungen

Nach HACKENBROCH (1991) stellen folgende Faktoren mögliche Ursachen für Rückenbeschwerden dar:
1. Statisch-mechanische Störungen
- Deformitäten
- Fehlhaltung
- Instabilitäten
  - konstitutionell
  - Spondylolisthese
  - degenerativ
  - posttraumatisch/postoperativ
- Spinalkanalstenose
- lumbosakrale Aufbaustörungen
- Beinlängendifferenz
2. Degenerative Erkrankungen
- Diskose
- Osteochondrose
- Spondylarthrose
- Mischformen

Darüber hinaus nennt HACKENBROCH (1991) für das lokale Lumbalsyndrom folgende mögliche Ursachen:
- „Hohlkreuz"
- Beinlängendifferenz
- LWS-Verschleiß
- Osteoporose
- psychosomatische Störungen
- lumbosakrale Aufbaustörungen
- Spondylolisthese
- Spondylitis
- Spondydiszitis
- Tumor

Das Forum „Gesunder Rücken - besser leben e.V." (1992) definiert folgende Faktoren als „Hauptursachen der Wirbelsäulenleiden":
- Bewegungsmangel
- Bewegungen in Streß-Situationen durch vermehrte Muskelanspannung der Rückenstreckmuskulatur
- Übergewicht
- chronische Muskelverspannungen
- Blockierung der Wirbelgelenke
- Bandscheibenvorwölbung
- Bandscheibenvorfälle
- Kalksalzminderung der Wirbelkörper

Nach DONELSON (1994) haben Rückenschmerzen zumeist mechanische Ursachen. Für DONELSON ist die mechanische Deformierung von Weichteilgeweben aufgrund von Fehlhaltung, interner Verschiebung innerhalb des Bewegungssegments oder Fehlbeanspruchung bereits geschädigter oder immobilisierter Gewebe für die Beschwerden verantwortlich.

Ungefähr 80% aller Rückenschmerzen sind nach GURRY (1993) bzw. MELLEBY (1992) muskulären Ursprungs bzw. werden durch schwache Rumpfmuskeln verursacht.

Nach LASER (zitiert in myo contractura 1993, 2) ist die muskuläre Dysbalance eine wichtige Ursache für Rückenschmerzen.

DeROSA (1993) sowie KESSLER et al. (1994, 388) betrachten die segmentale muskuläre Instabilität entlang der Wirbelsäule als Ursache von Rückenschmerzen.

FRIBERG (1989, 208ff) sieht in segmentaler lumbaler Instabilität eine Ursache für chronische Rückenschmerzen, insbesondere bei jungen Menschen und bei Athleten.

Nach BUDZYNSKI und WOLF et al. (in TRAUE/KESSLER 1992, 10ff) werden von den ca. 90% Kopfschmerzen ohne organische Grunderkrankung 50 bis 80% als muskulär bedingt eingeschätzt.

Nach einer Studie von McGILL et al. (Quelle: Welt am Sonntag 20, 1995) erleiden Frauen fast 50% häufiger ein Schleudertrauma der Halswirbelsäule. Die Autoren vermuten die Ursache hierfür u.a. in der schwächeren Ausbildung der Nackenmuskulatur bei Frauen.

Im Rahmen eines Artikels der Zeitschrift STERN (1992, 52) werden weitere mögliche Ursachen für Rückenschmerzen genannt: „Rückenschmerzen können durch falsche Körperhaltung, durch abrupte Bewegungen oder falsche Belastungen entstehen."

Nach Ansicht von LENHARDT et al. (1994, 561ff) erscheint jedoch eine rein somatische, u. U. sogar nur auf spinale Ursachen fixierte Betrachtungsweise von Rückenschmerzen wenig adäquat. „Für die große Masse der Rückenleiden wesentlich plausibler ist die Annahme eines unspezifischen funktionellen Schmerzsymptoms, bei dessen Entstehung und Entwicklung eine Vielzahl biologischer, psychologischer und sozialer Faktoren beteiligt ist. Die Angemessenheit eines solchen biopsychosozialen Modells zeigt sich etwa in Untersuchungen zu myogenen Rückenschmerzen..."

Ein derartiges biopsychosoziales Modell definiert ELKELES (1994) als Modell von Wechselbeziehungen zwischen dem natürlichen Alterungsprozeß, akuter Schädigung, beruflichen Belastungen, dem allgemeinen Gesundheitszustand, der physischen Fitneß sowie psychosozialen Faktoren. Der Autor sieht eine mögliche Ursache für die Rückenschmerzen-Epidemie in der Zunahme von rückenschmerzrelevanten Arbeitsbedingungen (Arbeit in angestrengter oder verspannter Körperhaltung, ergonomische Defizite von Sitzmöbeln bzw. Sitzen, Leistungsdruck, Monotonie, repetitive Arbeit, geringer Entscheidungs- und Kontrollspielraum, soziale Isolation am Arbeitsplatz).
„Eine zweite mögliche Erklärung für den rasanten Anstieg muskuloskeletaler Krankheiten wäre die eines Ressourcenrückgangs, d.h. einer Abnahme von Möglichkeiten und Fähigkeiten zur Gesunderhaltung. Angeblich ist insbesondere bei jungen Menschen die physische Ressource ‚körperliche Ausdauer und Trainiertheit' geringer geworden, da sich ihr Freizeitverhalten geändert habe. Bewegungsarmut und die damit verbundene Minderbelastung in der Jugend gefährdeten die Gesundheit stärker als die regelmäßige Belastung im Beruf." Nach ELKELES (1994) lassen sich Kreuz- oder Rückenschmerzen nur selten auf spezielle Krankheitsursachen zurückführen. „In 60 bis 70 Prozent der Fälle sind keine medizinischen Befunde feststellbar, weshalb der größte Teil der Rückenschmerzen als ‚unspezifisch' gilt."

Nach FRYMOYER et al. (1983, 217) bzw. NACHEMSON und HILDEBRANDT (Quelle: Spiegel 1991, 217f.) haben klinische Untersuchungen gezeigt, daß die genaue Ursache von Rückenschmerzen bei mindestens 50% aller Patienten unklar bleibt.

Nach KURITZKY (1993) ist eine präzise pathoanatomische Diagnose von Rückenschmerzen nur in 10-20% aller Fälle möglich.

Nach GRAFF/PRAGER (1986a) werden beim Auftreten von Kreuzschmerzen oftmals Verlegenheitsdiagnosen oder Diagnosen zur Befriedigung des Wissensbedürfnisses des Athleten gestellt (Anmerkung: die Autoren haben Leistungssportler untersucht).

„Über die Ursachen von Rückenschmerzen gibt es Tausende von Arbeiten in der medizinischen Literatur. Doch von einem genauen Verständnis der krankmachenden Vorgänge sind wir noch weit entfernt" (HILDEBRANDT, Quelle: STERN 1992, 52).

FALKENBURG/HAANEN (in STEFFEN 1992, 25) fanden in einer Querschnittsstudie an 6584 Probanden bei 22% der Männer und 30% der Frauen Kreuzschmerzen, wobei lediglich 1,9% bzw. 2,2% der Probanden objektivierbare Zeichen eines Bandscheibenvorfalls aufwiesen.

MOONEY (1990, 107) weist darauf hin, daß es sich bei der Mehrzahl von Rückenverletzungen, die sich während industrieller Arbeit oder in der Freizeit ereignen, um Weichteilverletzungen handelt. Nach GURRY (1993) sind hiervon insbesondere auch Leistungssportler und Athleten aus den Sportarten Turnen, Gewichtheben, American Football, Tanzen, Rudern, Ringen, Golf und Tennis betroffen.

Nach RISCH et al. (1992) müssen chronische Rücken- und Nackenschmerzen als ein multidimensionales Syndrom betrachtet werden, daß von verschiedenen Faktoren (sich unterscheidende Ätiologien, Faktoren der sozialen Umwelt, Prädispositionen und Persönlichkeitsmerkmalen) beeinflußt wird.

Die bisher auf diesem Gebiet eingesetzten Diagnostikverfahren sind offensichtlich noch nicht oder nur bedingt in der Lage, das Problem Rücken- und Nackenbeschwerden ursächlich zu analysieren.

Da die genaue Ursache von Rückenbeschwerden in den meisten Fällen nicht ermittelt werden kann, ist die Konzentration auf die individuelle, risikofaktorenbedingte Prädisposition für Rückenbeschwerden von besonderer Bedeutung für deren Vorbeugung und Beseitigung.

2.2.2 Risikofaktoren

Die Verhütung des Auftretens sogenannter „Risikofaktoren" sowie die Bekämpfung vorhandener Risikofaktoren stellen nach EBERLE (1990, 19) wichtige Präventionsmaßnahmen dar.

Für Rücken- und Nackenbeschwerden nennen FRYMOYER et al. (1983, 213ff) folgende multiplen Risikofaktoren:
- Wirbelsäulengeometrie
- verstärkte Lendenlordose
- bestimmte mechanische Belastungen (Vibrationen..)
- wiederholtes schweres Heben von Lasten
- überwiegend im Sitzen ausgeübte Berufstätigkeit
- sitzende Lebensweise
- schwacher Bauchmuskeltonus
- Übergewicht
- bestimmte Persönlichkeitsprofile
- psychischer Streß
- Zigarettenrauchen

KIRKALDY-WILLIS (in CARPENTER 1992a) definiert folgende, die Gesundheit betreffende Risikofaktoren, die in einem Zusammenhang mit der Entstehung von Rückenbeschwerden stehen:
- Mangel an Fitneß
- Rauchen
- Rumpfkraft
- Übergewicht
- Streß
- Depression
- Alkohol- und Drogenmißbrauch
- psychosoziale Probleme

RASPE (1991) systematisiert folgende Risikofaktoren bzw. Indikatoren für Rückenschmerzen:
1. Biomedizinische Faktoren
   - biologische Faktoren (Rasse, Erbgut, Alter, Geschlecht, Körpergröße..)
   - funktionelle/strukturelle Veränderungen der Wirbelsäule (Kyphose, Lordose, Skoliose, Spondylosis, Spondylarthrose..)
   - lokale und systemische Krankheiten (Fibromyalgia, Spondylarthropathies, Wirbelosteoporose..)
2. Mechanische Faktoren
   - Ganzkörpervibrationen, Autofahren, schwere körperliche Arbeit
3. Psychologische Faktoren
   - Depression, Sorgen, Disstreß, berufliche Erfüllung..
4. Lebensstilfaktoren
   - Rauchen, Übergewicht, körperliche Fitneß, Muskelkraft
5. Soziale Faktoren
   - Erziehung, Beschäftigung, Einkommen, Familienstand...

LENHARDT et al. (1994, 561ff) fanden bei einer eigenen Studie heraus, daß Belastungskumulationen (Belastungsarten: u.a. körperliche Belastungen, Umgebungseinflüsse, Arbeitszeit/Arbeitstempo, psychosoziale Belastungen) einen starken Einfluß auf die Rückenschmerzhäufigkeit haben.

STEFFEN/KRÄMER (1992, 1358) nennen arbeitsplatzbedingte Risikofaktoren für das Auftreten von Kreuzschmerzen und damit verbundene gehäufte Fehlzeiten:
- Schwerarbeit
- Haltungskonstanz
- vermehrte Seitneigung und Torsion
- Heben mit plötzlicher Kraftanstrengung
- monotone Arbeitsabläufe
- Vibrationen

Nach HEUCHERT (1992, 32f.) lassen sich arbeitsbedingte Risikofaktoren für Erkrankungen der Bandscheibe nach derzeitigen biomechanischen Erkenntnissen in drei ätiologische Hauptkomponenten einteilen:
1. Haltungskonstanz in ungünstiger Position an Sitzarbeitsplätzen
2. Heben und Tragen von schweren Lasten, Tätigkeiten in extremer Rumpfbeugehaltung
3. vorwiegend vertikale Einwirkung von Ganzkörperschwingungen im Sitzen

HOLMES (1994) definiert folgende Risikofaktoren für die Entstehung von Rückenschmerzen:
- nachgewiesene Risikofaktoren
  - Zigarettenrauchen
  - Tätigkeiten, die wiederholtes Heben in vorgebeugten und gedrehten Körperpositionen erfordern
  - Einfluß von Vibrationen durch Fahrzeuge oder industrielle Maschinen
- diskutierte Risikofaktoren
  - geringe Ausdauerleistungsfähigkeit der Rückenmuskulatur
  - mangelnde Fitneß
  - Kraft im Verhältnis zu den Anforderungen der Arbeitstätigkeit
  - Zufriedenheit mit der Arbeitstätigkeit
  - mangelnde Kameradschaft mit Mitarbeitern

BURNS (1994) unterscheidet vier Kategorien von Risikofaktoren für die Entwicklung chronischer Rückenbeschwerden:
1. körperliche Faktoren
   - mangelhafte allgemeine Fitneß
   - defizitäre Rumpfmuskelkraft
   - defizitäre Herz-Kreislauf-Leistungsfähigkeit
2. beschäftigungsspezifische Faktoren
   - Verlust des Arbeitsplatzes
   - geringe Zufriedenheit mit der Arbeitstätigkeit
   - körperlich anspruchsvolle Beschäftigung
3. psychosoziale Faktoren
   - vermehrte Sorgen
   - vielfache Krankenhausaufenthalte
   - Mißbrauch von Substanzen
   - geringe Bildung
4. Rechtsstreitigkeiten betreffende Faktoren
   - entschädigbarer Unfall
   - Wahrnehmung von Defekten
   - Vertretung des Patienten durch einen Rechtsanwalt

Nach STEFFEN/KRÄMER (1992, 1362) stellt eine eingeschränkte Rumpfbeweglichkeit einen signifikanten Risikofaktor für das Auftreten von Kreuzschmerzen dar.

Eine Reihe von Autoren weisen auf die Bedeutung funktioneller und muskulärer Risikofaktoren für die Entstehung von Rücken- und Nackenbeschwerden hin.

HERTZBERG (1985, 247ff) fand bei einer Studie mit 302 Personen, die im Alter von 16 Jahren schulärztlich untersucht und 9-12 Jahre später nachbefragt worden waren, heraus, daß muskuläre Verspannungen in der Adoleszenz - insbesondere im Nacken- und Schulterbereich - ein signifikanter Risikofaktor für spätere Nackenbeschwerden sind.

Nach CHAFFIN (1974, 248ff) treten bei Arbeitern mit einer im Verhältnis zu den Arbeitsanforderungen gering ausgeprägten Muskelkraft häufiger Rückenverletzungen auf als bei Arbeitern, die über eine besser ausgeprägte Muskelkraft verfügen.

FOSTER/FULTON (1991, 201) weisen in diesem Zusammenhang auch auf die Bedeutung der Ausdauerleistungsfähigkeit der Rumpfmuskulatur hin.

JONES et al. (1988, 7ff) definieren folgende muskuläre Risikofaktoren für Rückenbeschwerden:
- „chronic disuse atrophy" der lumbalen Extensionsmuskulatur
- unausgewogene Kraftkurve bei der lumbalen Extension
- Fasertypus des m. erector spinae

JONES et al. haben nach eigenen Angaben die isometrische Maximalkraft der lumbalen Extensoren von mehreren tausend Personen getestet und dabei in mehr als 90% aller Fälle eine „chronic disuse atrophy" festgestellt.

Mehr als 80% dieser Personen, die JONES et al. als „type S subjects" (spezifischer Adaptationstypus, s. unten) bezeichnen, wiesen darüber hinaus bei der lumbalen Extension eine unausgewogene Kraftkurve auf (die isometrische Maximalkraft wurde dabei in 7 Winkelposition gemessen: lumbale Flexion von 72°, 60°, 48°, 36°, 24°, 12°, 0°, s. Kapitel 5). Diese wird von den Autoren durch das Verhältnis der isometrischen Maximalkraft bei einer lumbalen Flexion von 72° sowie bei einer lumbalen Flexion von 0° charakterisiert, welches im Idealfall 1,4 betragen solle (JONES et al. 1988, 10).

Ein hoher Prozentsatz an wenig dauerleistungsfähigen phasischen Muskelfasern, den JONES et al. bei ca. 30% ihrer Testpersonen festgestellt haben, soll darüber hinaus einen weiteren Risikofaktor für Rückenbeschwerden darstellen: „Die muskuläre Atrophie - sowohl aufgrund mangelnder Beanspruchung als auch aufgrund von Überbeanspruchung - erfolgt zum größten Teil selektiv auf der Basis des Fasertypus; schnelle Fasern atrophieren schneller und in größerem Ausmaß als langsame" (JONES 1993).

In einer späteren Arbeit definiert JONES (1993) 4 Risikofaktoren, die mit der Wirbelsäulenpathologie in Zusammenhang stehen sollen:
1. ungenügende strukturelle Kraft
2. überdurchschnittlich hoher Prozentsatz an schnellen Muskelfasern
3. eingeschränkte Wirbelsäulenmobilität
4. spezifischer Adaptationstypus

Auch ROY et al. (1989, 992ff), MAYOUX-BENHAMOU et al. (1989, 513ff) sowie HESSLINK (1992) äußern die Vermutung, daß Personen, die unter Rückenschmerzen leiden, einen höheren Anteil an phasischen Muskelfasern aufweisen als beschwerdefreie Personen.

Für FOSTER/FULTON (1991, 200f.) besteht eine enge Beziehung zwischen defizitärer Ausdauerleistungsfähigkeit der lumbalen Extensionsmuskulatur und Rückenbeschwerden.

MAYER (1992a) sieht in der biomechanischen Dysfunktion der Wirbelsäule sowie im sogenannten „deconditioning" zwei wesentliche Risikofaktoren für Rückenbeschwerden.

Nach RISCH et al. (1992, 1) kann das durch Schmerz und Vermeidung von Aktivität entstehende „deconditioning" bei chronischen Rückenpatienten zu Muskelatrophie führen.

PARVIAINEN/DENNER (1992) beschreiben das sogenannte „deconditioning syndrome" von Rückenpatienten modellhaft als Teufelskreis: „Mangelnde spezifische Beanspruchung der passiven und aktiven Gewebsstrukturen der Wirbelsäule über Monate bzw. Jahre führt zu einer kontinuierlichen Verschlechterung des Funktionszustands der Wirbelsäule. Zu einem vom Einzelfall abhängigen Zeitpunkt X unterschreitet die Funktionskapazität der Wirbelsäule den tatsächlichen - durch Alltags-, Berufs- und Freizeitbeanspruchungen bestimmten - Funktionsbedarf; erstmalige Beschwerden sind die Folge. Die meisten Individuen versuchen diesen Beschwerden durch Schonhaltung bzw. durch verringerte Funktionsbeanspruchung der Wirbelsäule zu begegnen. Diese weiterführende spezifische Mangelbeanspruchung reduziert jedoch einerseits die momentane Funktionskapazität der Wirbelsäule erneut (Verlust an Gelenkbeweglichkeit, Störungen der Bewegungskoordination und der muskulären Sicherung) und hat andererseits eine unzureichende Ernährung und Versorgung der betroffenen Gewebe zur Folge, die schließlich zu Degeneration bzw. Atrophie von aktivem und passivem Gewebe (Knochen, Knorpel, Bandscheiben, Bänder, Muskeln, Gelenkkapseln) führt. Chronische Rückenschmerzen, erhebliche Reduktion der Funktionskapazität sowie das Risiko von Bandscheibenschädigungen sind das Resultat. Der Teufelskreis beginnt erneut."

Für HETTINGER (1992, 23) ist der Mensch infolge einer Fehlkonstruktion schicksalsbedingt zu Verschleißerscheinungen der Wirbelsäule prädestiniert. HETTINGER (1992, 13f.) gibt folgende Empfehlung: „Wenn ein Erfolg im Blickwinkel der Vermeidung oder zumindest der Verzögerung der Verschleißerscheinungen der Wirbelsäule zu verzeichnen sein soll, müssen die Maßnahmen primär in der Prophylaxe ansetzen... Zur Stabilisierung und zum Schutz der Wirbelsäule steht eindeutig das Training der Muskulatur im Vordergrund."

Kapitel 2.3

Muskuläre Defizite sowie Mobilitätsdefizite von Rückenpatienten

Nach ENSINK (1991) sind das Bewegungsverhalten und der Trainingszustand die wichtigsten individuellen Faktoren bei der Entstehung und Chronifizierung von Rückenschmerzen.

Der wirbelsäulensichernden bzw. -entlastenden Rumpf-, Nacken- und Halsmuskulatur kommt dabei nach TAN (1992) eine Schlüsselrolle zu. PARVIAINEN/DENNER (1992) betonen darüber hinaus die Bedeutung einer optimal entwickelten Wirbelsäulenmobilität in allen Bewegungsebenen.

2.3.1 Muskelkraft- und Muskelleistungsfähigkeitsdefizite von Rückenpatienten

Nach HINRICHS (1987, 46) liegt bei 80% aller Lumbalsyndrome eine muskuläre Insuffizienz vor.

ROY et al. (1989, 992ff) weisen darauf hin, daß bei Rückenpatienten die passiven Gewebsstrukturen der Wirbelsäule mit zunehmender muskulärer Insuffizienz vermehrt belastet werden.

Während NACHEMSON/LINDH (1969, 60ff) und NICOLAISEN/JOERGENSEN (1985, 121ff), PORTILLO et al. (1982, 551ff), MELLIN (1990, 238ff), SHIRADO et al. (1992, 175ff), ROY et al. (1989, 992ff) sowie KLEIN et al. (1991, 445ff) Zweifel an der Bedeutung der Rumpfmuskelkraft für die Prävention von Lumbalsyndromen, für die Entstehung idiopathischer Skoliosen sowie für die Differenzierung von Personen mit und ohne Rückenbeschwerden äußern, führten Untersuchungen von KRAUS et al. (1977, 1335ff) mit mehr als 3000 Rückenpatienten bereits im Jahre 1946 zu der Erkenntnis, daß ein Großteil der Rückenschmerzen mit muskulärer Schwäche der Rumpfmuskulatur sowie mit eingeschränkter Mobilität der Wirbelsäule in Zusammenhang steht.

FLINT (1958, 160ff) berichtete ebenfalls bereits früh über eine enge Beziehung zwischen chronischen Rückenschmerzen und der Kraft von Bauch- und Rückmuskulatur. Bei Untersuchungen von 19 chronischen Rückenpatientinnen und 27 gleichaltrigen Studentinnen fand FLINT bei den Rückenpatientinnen ein Muskelkraftdefizit der Rumpfextensoren von 11,9%, während die Rumpfflexoren der Rückenpatientinnen ein Kraftdefizit in Höhe von 43,7% aufwiesen.

ALSTON et al. (1966, 1041ff) ermittelten bei vergleichenden Untersuchungen von 32 beschwerdefreien männlichen Personen und 32 männlichen Rückenpatienten Defizite der Rumpfextensions- und Rumpfflexionsmuskulatur der Rückenpatienten in einer Größenordnung von 30% bzw. 22%.

McNEILL et al. (1980, 529ff) analysierten die Rumpfmuskelkraft von gesunden männlichen und weiblichen Personen und von männlichen und weiblichen Rückenpatienten (s. Abb. 5). Dabei wiesen die Rückenpatienten eine um durchschnittlich ca. 40% geringere Muskelkraft auf. Diese Kraftdefizite waren bei weiblichen Patienten (-46,3%) deutlicher ausgeprägt als bei männlichen (-35,7%) und betrafen bei beiden Geschlechtern die Rumpfextensions- (Männer: -48,6%, Frauen: -56,4%), Rumpfflexions- (Männer: -20,1%, Frauen: -35,6%) und Rumpflateralflexionsmuskulatur (Männer: -38,4%, Frauen: -46,8%).

ADDISON/SCHULTZ (1980, 539ff) verglichen unter Verwendung des identischen Meßverfahrens die gemessenen Muskelkraftwerte von 33 männlichen und weiblichen Rückenpatienten mit den Werten der gesunden Personen von McNEILL et al. und fanden dabei muskuläre Defizite der Rückenpatienten von im Durchschnitt 44,5% (Extension: 45-62%, Lateralflexion: 39-49%, Flexion: 26-47%).

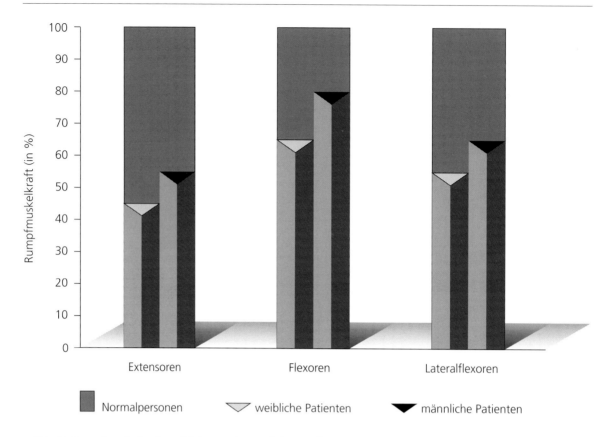

Abb. 5: Rumpfmuskelkraft weiblicher und männlicher Rückenpatienten im Vergleich zu beschwerdefreien Personen (basierend auf Angaben von McNeill et al. 1980)

SUZUKI/ENDO (1983, 69ff) sowie THORSTENSSON et al. (1985a, 15ff) fanden bei Personen, die unter Rückenschmerzen litten, ebenfalls eine signifikant geringere Rumpfmuskelkraft als bei beschwerdefreien Personen.

Chronische Rückenpatienten weisen nach SMIDT et al. (1983, 211ff) im Vergleich zu beschwerdefreien Personen ein Defizit an Rumpfmuskelkraft in der Größenordnung von 48-82 % auf.

Untersuchungen von LANGRANA et al. (1984, 287ff) führten zu der Erkenntnis, daß die maximale Muskelkraft der Rumpfextensions- und Rumpfflexionsmuskulatur bei Rückenpatienten signifikant geringer ist, als bei beschwerdefreien männlichen und weiblichen Personen.

Nach BIERING-SOERENSEN (1984, 106ff) sowie POPE et al. (1985, 644ff) haben Rückenpatienten im Vergleich zu gesunden Normalpersonen sowohl eine deutlich geringere Rumpfmuskelkraft als auch eine reduzierte Wirbelsäulenmobilität. POPE et al. (1985, 647) stellten fest, daß mit der Verschlechterung des Beschwerdebilds der Lendenwirbelsäule eine Verringerung der isometrischen Maximalkraft von Rumpfextensions- und Rumpfflexionsmuskulatur zu beobachten ist. BIERING-SOERENSON (1984, 106ff) fand bei Rückenpatienten darüber hinaus eine defizitäre Ausdauerleistungsfähigkeit der lumbalen Extensionsmuskulatur.

MAYER (1985a, 54f.) sowie MAYER et al. (1985b, 765ff) berichten über isometrisch gemessene Muskelkraftdefizite von Rückenpatienten in einer Größenordnung von mehr als 50 %, wobei die größten Defizite bei der Extensionsmuskulatur der Wirbelsäule gefunden wurden und weibliche Rückenpatienten größere muskuläre Defizite aufwiesen als männliche.

MAYER et al. (1985c, 912ff) fanden bei isometrischen und isokinetischen Untersuchungen der Rumpfrotationsmuskulatur von 67 beschwerdefreien Personen und von 33 Rückenpatienten muskuläre Defizite bei Rückenpatienten.

MELLIN (1986, 421ff) wies bei männlichen Patienten mit chronischen Rückenbeschwerden (Alter: 54-63 Jahre) Muskelkraftdefizite der Rumpfextensoren und -flexoren nach.

SEEDS et al. (1988, 121ff) verglichen die Daten von 143 männlichen und 29 weiblichen Rückenpatienten mit den Daten von 110 beschwerdefreien Männern und 50 beschwerdefreien Frauen, die jeweils in identischer Weise getestet wurden. Die lumbal/thorakale Extensionsmuskulatur der Rückenpatienten wies dabei sowohl bei Männern als auch bei Frauen ein Defizit von 42 % auf. Das Defizit der lumbal/thorakalen Lateralflexionsmuskulatur betrug bei Männern 20 % und bei Frauen 15 %, das Defizit der lumbal/thorakalen Rotationsmuskulatur ließ sich bei Männern mit 12 % und bei Frauen mit 10 % quantifizieren.

Untersuchungen von RISCH et al. (1993, 232ff) und CASSISI et al. (1993, 245ff) dokumentierten ausgeprägte Kraftdefizite der lumbalen Extensionsmuskulatur bei chronischen Rückenpatienten.

HOLMES et al. (1992) fanden bei im Durchschnitt 63 Jahre alten chronischen Rückenpatientinnen hochsignifikante Defizite der isometrischen Maximalkraft der lumbalen Extensionsmuskulatur im Vergleich zu gleichaltrigen beschwerdefreien Personen.

NEWTON et al. (1993, 812ff) ermittelten bei vergleichenden dynamischen isokinetischen Rumpfkraftuntersuchungen von 70 beschwerdefreien Männern und Frauen sowie 120 männlichen und weiblichen chronischen Rückenpatienten Kraftdefizite der Rückenpatienten in einer Größenordnung von 26-34% bei Männern sowie 43-77% bei Frauen.

SALMINEN et al. (1992, 405ff) verglichen die Kraftausdauer der Rücken- und Bauchmuskulatur von 38 beschwerdefreien 15-jährigen Schulkindern mit den entsprechenden Werten von 38 gleichaltrigen Schulkindern, die unter Rückenbeschwerden litten. Die Schulkinder mit Rückenbeschwerden zeigten dabei eine um durchschnittlich 21% geringere Kraftausdauer der Rückenmuskulatur und eine um durchschnittlich 19% geringere Kraftausdauer der Bauchmuskulatur.

HULTMAN et al. (1993, 114ff) fanden anhand computertomographischer Untersuchungen heraus, daß Männer, die unter chronischen Rückenschmerzen leiden, eine geringere Rumpfextensorenkraft und -ausdauer sowie eine geringere Muskeldichte des m. erector spinae aufweisen als beschwerdefreie Männer, während der Muskelquerschnitt des m. erector spinae keine Unterschiede zeigt.

Nach BIEDERMANN/FOREST (1989) bzw. BIEDERMANN et al. (1991, 1179ff) haben elektromyographische Spektralanalysen von Normalpersonen und chronischen Rückenpatienten gezeigt, daß Patienten Defizite bei der Ausdauerleistungsfähigkeit der paraspinalen Muskulatur aufweisen.

Auch COOPER et al. (1993, 610ff) gelangten mittels elektromyographischer Untersuchungen von Normalpersonen sowie von operierten und nicht-operierten chronischen Rückenpatienten zu der Erkenntnis, daß die paraspinale Muskulatur von Patienten bei gleicher Belastung stärker ermüdet.

Neben den bereits genannten Autoren berichten THORSTENSSON/ARVIDSON (1982, 69ff), KISHINO et al. (1985, 921ff), REID et al. (1991, 68ff), SHIRADO et al. (1992), MAILAHN/BENNING (1994, 236ff) sowie teilweise auch MANDELL et al. (1993) über muskuläre Defizite der Rumpfmuskulatur bei Rückenpatienten.

Auch PARKKOLA et al. (1993, 830ff) ermittelten bei vergleichenden Untersuchungen von 60 gesunden Personen und 48 Rückenpatienten (Alter: jeweils 30-47 Jahre) Kraftdefizite von Patienten bei den Rumpfextensoren und -flexoren. Darüber hinaus ermittelten die Autoren bei den Patienten einen geringeren Querschnitt der mm. psoas und erector spinae, einen höheren Fettanteil im m. erector spinae (12% bei den Patienten gegenüber 9% bei den gesunden Personen, $p \leq 0,05$) sowie eine vermehrte Häufigkeit bzgl. Degeneration des m. erector spinae ($p \leq 0,05-0,001$). COOPER et al. (1989) fanden bei weiblichen chronischen Rückenpatienten nahezu identische Befunde.

ALARANTA et al. (1993, 137ff) berichten anhand von Untersuchungen der lumbalen paravertebralen Muskulatur chronischer Rückenpatienten über ein substantielle muskuläre Atrophie bei gleichzeitiger vermehrter Fetteinlagerung.

Eine Reihe von Autoren (MATTILA et al. 1986, 732ff, COOPER et al. 1989, HESSLINK 1992, DeROSA 1993, RANTANEN et al. 1993, 568ff) konnte nachweisen, daß (chronische) Rückenpatienten eine selektive Atrophie von Typ II-Muskelfasern des m. erector spinae zeigen.

Nach CAILLIET (1981), FISK (1977) bzw. KRAUS (1952, 1970) verursachen defizitäre Nacken- und Halsmuskeln oftmals Kopf- und Nackenschmerzen.

WATSON/TROTT (1993, 272ff) gelangten bei Untersuchungen von 60 Frauen mit und ohne Kopfschmerzen (Alter: 25-40 Jahre) u.a. zu der Erkenntnis, daß die oberen HWS-Flexoren von Frauen, die unter Kopfschmerzen leiden, eine defizitäre Muskelkraft und -ausdauer ($p \leq 0,001$) aufweisen.

MAYOUX-BENHAMOU et al. (1989, 513ff) vermuten einen Zusammenhang zwischen einem Mangel an Muskelquerschnitt der zervikalen Extensionsmuskulatur - und damit einem Defizit an Muskelkraft - und dem Auftreten von Nackenbeschwerden bei jungen, großen und schlanken Frauen.

KROUT/ANDERSON (1966, 603ff) fanden bei 95 von 115 Patienten mit Nackenbeschwerden muskuläre Defizite der uni- (n= 46) oder bilateralen (n= 49) zervikalen Flexionsmuskulatur. Darüber hinaus vertreten die Autoren die Ansicht, daß muskuläre Dysbalancen zwischen der zervikalen Flexions- und Extensionsmuskulatur zu chronischen Belastungen der Nackenmuskulatur führen, die Spasmen und Schmerzen zur Folge haben.

SILVERMAN et al. (1991, 679ff) haben die zervikale Flexions- und Rotationskraft von beschwerdefreien Personen und von Nackenpatienten untersucht und dabei signifikante Muskelkraftdefizite der Nackenpatienten in der Größenordnung von 47% (zervikale Flexion) bzw. 45% (zervikale Rotation) festgestellt.

VERNON et al. (1992, 343ff) führten vergleichende Untersuchungen der Muskelkraft der Nacken- und Halsmuskulatur von Normalpersonen und von Nackenpatienten durch und fanden dabei signifikante Kraftdefizite bei den Nackenpatienten.

YLINEN/RUUSKA (1994, 465ff) fanden heraus, daß Personen, die unter chronischen Nackenbeschwerden leiden, insbesondere eine defizitäre isometrische Maximalkraft der HWS-Flexoren, aber auch eine defizitäre isometrische Maximalkraft der HWS-Extensoren aufweisen.

FULTON (1990b, 1ff/1990c, 2) sowie FULTON et al. (1990d) berichten über umfangreiche klinische Muskelkraftuntersuchungen mit mehr als 20 000 Rückenpatienten sowie mit mehr als 5 000 Nackenpatienten. Dabei habe sich eindeutig gezeigt, daß Personen mit Rücken-/Nackenbeschwerden generell zu schwache Lumbal-/Zervikalmuskeln aufweisen. Genauso eindeutig steht jedoch für FULTON fest, daß auch die Muskelkraft der Lumbal- und Zervikalmuskulatur normaler, gesunder Personen i.d.R. erheblich unter dem tatsächlichen Kraftpotential dieser Muskelgruppen liegen. Hierfür ist seiner Meinung nach die Tatsache verantwortlich, daß sich sowohl die lumbale als auch die zervikale Extensionsmuskulatur der meisten Menschen - aufgrund mangelnden spezifischen Gebrauchs - ständig in einem chronisch atrophierten Zustand befinden.

Diese Vermutung wird von ROY et al. (1989) und HESSLINK (1992) bestätigt: „Rückenpatienten zeigen ein klassisches ‚overall disuse syndrome' sowie eine Atrophie der Typ II-Fasern des m. erector spinae." (HESSLINK 1992).

2.3.2 Muskuläre Dysbalancen bei Rückenpatienten

Nach BRINGMANN/TAUCHEL (1989, 21ff) stellen sogenannte „muskuläre Dysbalancen" einen weiteren wichtigen muskulären Einflußfaktor auf den Funktionszustand der Wirbelsäule dar. Ihrer Ansicht nach wird das Lumbalsyndrom häufig durch eine muskuläre Dysbalance der für die Becken-Wirbelsäulenstatik verantwortlichen Muskeln verursacht. Die daraus resultierenden biomechanisch unphysiologischen Verhältnisse führten dann zu dem bekannten Schmerzsymptom bis hin zu vermehrten Verschleißerscheinungen.

Nach Erkenntnissen von WEBER et al. (1985, 150) ist die Mehrzahl der Rückenschmerzen durch vorhandene oder erworbene muskuläre Dysbalancen bedingt.

HOLMSTROEM et al. (1992, 3ff), TRIANO/SCHULTZ (1987, 561ff), McNEILL et al. (1980, 529ff) sowie ADDISON/SCHULTZ (1980, 539ff) fanden bei Rückenpatienten muskuläre Dysbalancen zwischen der Extensions- und Flexionsmuskulatur des Rumpfes.

WYDRA (1993) fand bei Untersuchungen von 203 männlichen und weiblichen Rückenpatienten muskuläre Dysbalancen zwischen Rumpfflexions- und -extensionsmuskulatur in ca. 90% aller Fälle. Die männlichen Patienten zeigten dabei überwiegend eine Flexorenschwäche, während die weiblichen Patienten zu etwa gleichen Teilen Flexoren- oder Extensorenschwächen aufwiesen.

ADDISON/SCHULTZ (1980, 539ff) ermittelten bei männlichen und weiblichen Rückenpatienten muskuläre Dysbalancen zwischen der rechts- und linksseitigen Rumpflateralflexionsmuskulatur.

Auch GOMEZ (1994, 42ff) fand bei 120 Rückenpatienten muskuläre Dysbalancen zwischen der rechts- und linksseitigen Rumpflateralflexions- und Rumpfrotationsmuskulatur (18% bzw. 15%). Derartig ausgeprägte Dysbalancen fand der Autor jedoch auch bei vergleichenden Untersuchungen von 168 beschwerdefreien Erwachsenen.

FRANCO/HERZOG (1987, 351ff) fanden bei Untersuchungen von 28 jungen American Footballspielern (über evtl. Beschwerden werden keine Angaben gemacht) signifikante muskuläre Dysbalancen der rechts- und linksseitigen Lateralflexionsmuskulatur der Halswirbelsäule.

2.3.3 Qualitative muskuläre Defizite von Rückenpatienten

Überwiegend elektromyographische und kernspintomographische Untersuchungen der wirbelsäulensichernden Muskelgruppen führten zu der Erkenntnis, daß bei Rückenpatienten in vielen Fällen nicht nur quantitative, sondern auch qualitative muskuläre Defizite vorliegen.

Nach MARX (1992, 84f.) weist untrainierte Muskulatur eine sehr viel höhere Verspannung (Überaktivität) auf als trainierte Muskulatur, wodurch bereits im Ruhezustand Schmerzzustände ausgelöst würden.

GOLDING (1952, 401ff), PAQUET et al. (1994, 596ff) sowie TRIANO/SCHULTZ (1987, 561ff) und SIHVONEN et al. (1991, 1080ff) fanden bei Untersuchungen mit Rückenpatienten und beschwerdefreien Personen heraus, daß chronische Rückenpatienten - vermutlich bedingt durch eine gestörte neuromuskuläre Funktion - auch in der flektierten Wirbelsäulenposition hohe Aktivitäten des m. erector spinae aufweisen, um dadurch die Belastung der verletzten Gewebsstrukturen des passiven Bewegungsapparates zu vermeiden bzw. zu reduzieren.

Untersuchungen von SIHVONEN et al. (1991, 1080ff) ergaben, daß der m. erector spinae von Rückenpatienten bei der Flexion des Rumpfes eine höhere Aktivität, bei der Extension des Rumpfes eine geringere Aktivität zeigt als der m. erector spinae von beschwerdefreien Personen.

Nach BASKIN et al. (1989, 71f.) weisen Personen, die unter akuten Rückenschmerzen leiden, eine reduzierte elektrische Aktivität des m. erector spinae bei konzentrischer Muskelaktivität auf.

ROBINSON et al. (1992, 8ff) analysierten die elektrische Aktivität der lumbalen Extensionsmuskulatur unter definierten dynamischen Arbeitsbedingungen. 16 chronische Rückenpatienten und 12 beschwerdefreie Personen absolvierten dabei eine dynamische Ermüdungsserie an einem Krafttrainingsgerät mit variablem Widerstand (Belastungsintensität 60% des maximalen Drehmoments bei vollständig gestreckter Wirbelsäule). Die chronischen Rückenpatienten produzierten sowohl bei konzentrischer als auch bei exzentrischer Arbeitsweise signifikant geringere Muskelaktivitäten und zeigten darüber hinaus ein völlig anderes Ermüdungsverhalten als die beschwerdefreien Personen (beschwerdefreie Personen: mit zunehmender Ermüdung abfallendes IEMG, Rückenpatienten: mit zunehmender Ermüdung ansteigendes IEMG).

CASSISI et al. (1993, 245ff) fanden bei Untersuchungen der isometrischen Maximalkraft der Rumpfextensionsmuskulatur heraus, daß der lumbale m. erector spinae bei chronischen Rückenpatienten geringere maximale Muskelaktivitäten zeigt als bei beschwerdefreien Personen gleichen Alters.

HOYT et al. (1981, 57ff), CRAM/STEGER (1983, 229ff), TRIANO/SCHULTZ (1987, 561ff) sowie ROY et al. (u.a. 1990, 463ff) berichten über Rechts-links-Unterschiede in der elektrischen Aktivität des m. erector spinae bei Flexions- und Extensionsbewegungen der Wirbelsäule als potentielle Einflußfaktoren auf das Phänomen Rückenbeschwerden.

ROY et al. (1989, 992ff), BIEDERMANN et al. (1990, 83ff), WOLF et al. (1991, 155ff), POZOS (1992), ROBINSON et al. (1992, 8ff), HERSTOFF (1994) sowie SCHUMANN (1994) haben jedoch festgestellt, daß diese Unterschiede auch bei beschwerdefreien Personen zu verzeichnen sind.

Nach BONICA (in AHERN et al. 1986, 762) zeigen Patienten mit chronischen Rückenschmerzen eine erhöhte Muskelspannung, die zu Schmerzen aufgrund von Krampf, Vasokonstriktion und Ischämie führt.

WEISS/THABE (1991, 26ff) stellten bei vergleichenden elektromyographischen Untersuchungen des m. multifidus und der intrinsischen lumbalen Anteile des m. erector spinae von gesunden Probanden und von Patienten mit Störungen im Bereich des lumbosakralen Übergangs fest, daß die Patienten bei beiden Muskelgruppen eine vermehrte Muskelaktivität auf der Seite der betroffenen Gelenkfacette zeigen.

KESSLER et al. (1993, 20ff) fanden bei prächronischen Rückenschmerzpatienten (Schmerzdauer zwischen 2 und 6 Monaten) im Vergleich zu gesunden Personen hyperaktive EMG-Werte entlang des Rückens.

SAKUTA (1990, 254ff) fand bei elektromyographischen Untersuchungen an 826 Personen, die unter Kopfschmerzen litten, abnormale EMG-Muster.

ROY et al. (1990, 463ff) ermittelten bei vergleichenden elektromyographischen Untersuchungen von Leistungsruderern mit und ohne Rückenbeschwerden signifikante Unterschiede bzgl. symmetrischer Muskelfunktion, Ermüdbarkeit und Erholungsfähigkeit des lumbalen m. erector spinae.

Diverse Autoren (FLOYD/SILVER 1955, WOLF et al. 1979/1982, CRAM 1985, TRIANO/SCHULTZ 1987, BASKIN et al. 1989, ROY et al. 1989/1990/1992/1995, SIHVONEN/PARTANEN 1990) berichten darüber, daß sich das paravertebrale Elektromyogramm von Normalpersonen und von (chronischen) Rückenpatienten unter statischen und/oder dynamischen Arbeitsbedingungen unterscheidet.

FLICKER et al. (1993, 582ff) führten kernspintomographische Untersuchungen der lumbalen Anteile der mm. psoas, multifidus und longissimus/iliocostalis bei 5 Normalpersonen, bei 5 nicht-operierten sowie bei 5 operierten chronischen Rückenpatienten durch. Die Autoren demonstrierten anhand der Übung Rumpfheben in Bauchlage („Roman chair extension"), daß sich die Aktivierungsmuster der mm. multifidus und longissimus/iliocostalis bei Patienten erheblich von den entsprechenden Aktivierungsmustern bei Normalpersonen unterscheiden.

2.3.4 Mobilitätsdefizite von Rückenpatienten

INANAMI (1991) fand bei der Mobilitätsdiagnostik der Wirbelsäule bei 30% aller untersuchten gesunden (= schmerzfreien) Frauen sowie bei ca. 40% aller untersuchten gesunden Männer eine erheblich reduzierte Mobilität der Wirbelsäule.

RUSSELL et al. (1990) sowie DREISINGER (1991) quantifizierten bei weiblichen und männlichen Patienten signifikante bis hochsignifikante Mobilitätsdefizite der Lendenwirbelsäule (bei Patienten mit Beschwerden im Bereich der LWS) bzw. der Halswirbelsäule (bei Patienten mit Beschwerden im Bereich der HWS).

Radiologische Untersuchungen von PEARCY et al. (1985, 150ff) führten zu der Erkenntnis, daß die Mobilität der Lendenwirbelsäule von Rückenpatienten im Vergleich zu beschwerdefreien Personen in allen Segmenten eingeschränkt ist.

SEEDS et al. (1988, 121ff) verglichen die Daten von 143 männlichen und 29 weiblichen Rückenpatienten mit den Daten von 110 beschwerdefreien Männern und von 50 beschwerdefreien Frauen, die in identischer Weise getestet wurden. Die Mobilität der Lenden- und Brustwirbelsäule der Rückenpatienten wies dabei sowohl bei den Männern als auch bei den Frauen in allen Bewegungsebenen ein Defizit in der Größenordnung von 26-48% auf.

KIESER (1991) untersuchte 89 männliche und 60 weibliche Rückenpatienten. 64 von 149 Patienten wiesen dabei eine defizitäre Mobilität der Lendenwirbelsäule in der Sagittalebene auf.

HOLMES et al. (1992) fanden bei im Durchschnitt 63 Jahre alten chronischen Rückenpatientinnen im Vergleich zu gleichaltrigen beschwerdefreien Personen signifikante Defizite der Mobilität der Lendenwirbelsäule in der Sagittalebene.

McNEILL et al. (1980, 529ff) beobachteten bei Rückenpatienten eine verringerte Wirbelsäulenmobilität bei der Lateralflexion des Rumpfes.

MELLIN (1986, 421ff) ermittelte bei Untersuchungen mit 151 chronischen männlichen Rückenpatienten im Alter von 54-63 Jahren Mobilitätsdefizite bei der Lateralflexion sowie bei der Rotation des Rumpfes.

MELLIN (1990, 238ff) fand bei männlichen Rückenpatienten ebenfalls Mobilitätsdefizite bei der Lateralflexion der Lendenwirbelsäule, während dies bei weiblichen Rückenpatientinnen nicht der Fall war.

JAYARAMAN et al. (1994, 824ff) untersuchten die Gesamtmobilität des Rumpfes in der Frontalebene bei gesunden Männern sowie bei gleichaltrigen Männern mit Rückenbeschwerden. Die Gruppe der Männer mit Beschwerden zeigte dabei u.a. eine um bis zu 36-43% geringere Bewegungsamplitude bei der einseitigen Seitwärtsneigung des Rumpfes.

BOLINE et al. (1992, 335ff) berichteten über signifikante Mobilitätsdefizite von Rückenpatienten bei der Rotation der Lendenwirbelsäule in der Transversalebene.

RHEAULT et al. (1992, 147ff) fanden bei goniometrischen Untersuchungen mit 22 HWS-Patienten Mobilitätsdefizite der Halswirbelsäule in allen Bewegungsebenen, die im Vergleich zu Normalpersonen durchschnittlich 5-11° betrugen.

DREISINGER (1991, 1992) und HIGHLAND et al. (1991) haben bei Untersuchungen von 90 klinischen HWS-Patienten signifikante Defizite der Mobilität der Halswirbelsäule in der Sagittalebene festgestellt.

KIESER (1991) hat bei Untersuchungen mit 20 männlichen und 20 weiblichen Patienten mit Beschwerden im Bereich der Halswirbelsäule in 31 von 40 Fällen eine defizitäre Mobilität der Halswirbelsäule gefunden.

Nach WEH/EHLERS (1989, 223ff) zeigen Patienten eine eingeschränkte HWS-Beweglichkeit, insbesondere in den Segmenten C4/C5, C5/C6 und C6/C7.

TUNCER/ARASIL (1993), ROBINSON et al. (1992, 186ff), SALMINEN et al. (1992, 405ff), MELLIN (1990, 238ff), FULTON et al. (1990d), BURTON et al. (1989, 584ff), SEEDS et al. (1988, 121ff und 1987, 141ff), MELLIN (1987b, 464ff), TRIANO/SCHULTZ (1987, 561ff), MARRAS/WONGSAM (1986, 213ff), POPE et al. (1985, 644ff), MAYER et al. (1984, 588ff), SMIDT et al. (1983, 211ff), POPE et al. (1980, 173ff) sowie MOLL et al. (1972, 293ff) berichten ebenfalls über Mobilitätsdefizite bei Rückenpatienten.

Nach BIERING-SOERENSEN (1984, 106ff) stellt ein hypermobiler Rücken insbesondere bei Männern einen Risikofaktor für Rückenbeschwerden dar.

SIHVONEN/PARTANEN (1990, 175ff) berichteten über Untersuchungen mit Rückenpatienten, die eine segmentale Hypermobilität in einem Segment der Lendenwirbelsäule aufwiesen.

DVORAK et al. (1987, 726ff und 1988a, 748ff) fanden bei Patienten mit Beschwerden im HWS-Bereich sowohl Fälle von segmentaler Hypermobilität als auch von segmentaler Hypomobilität.

Eine Studie von SCHÖPS et al. (1993) gelangte zu demselben Ergebnis.

Eine weitere Studie von DVORAK et al. (1988b, 132ff) mit 137 Patienten mit Beschwerden im Bereich der Halswirbelsäule ergab, daß 47,5% dieser Patienten eine normale HWS-Mobilität, 32,9% eine segmentale Hypermobilität, 12,4% eine segmentale Hyper- und Hypomobilität sowie 7,3% eine Hypomobilität der Halswirbelsäule in der Sagittalebene aufwiesen.

Eine Vielzahl von Untersuchungen, beispielsweise von MAYER et al. (1985c, 912ff), DVORAK et al. (1987b, 726ff, 1988b, 132ff), RHEAULT et al. (1992, 147ff) sowie GOMEZ (1994, 42ff) führte zu der Erkenntnis, daß die Wirbelsäulenmobilität von Personen, die unter Rücken- oder Nackenschmerzen leiden, in der Frontal- und Transversalebene z.T. erhebliche Rechts-links Unterschiede bzw. Asymmetrien (= Seitigkeitsphänomene) aufweist. „Mobilitätsdysbalancen" der einzelnen Wirbelsäulenabschnitte scheinen ein weiteres Phänomen zu sein, das bei der Beurteilung des Funktionszustands der Wirbelsäule beachtet werden sollte.

Der Funktionszustand der Wirbelsäule weist bei Personen, die unter Rücken-/Nackenbeschwerden leiden, offensichtlich erhebliche meßbare Defizite auf. Die Frage, ob diese Defizite Ursache oder Folge der Beschwerden sind, konnte bisher nicht schlüssig beantwortet werden, die Wechselwirkung zwischen Funktionsparametern und Beschwerdebild der Wirbelsäule ist jedoch umfangreich dokumentiert. Quer- und Längsschnittstudien von FULTON (1990), MOONEY (1991), NELSON (1992/1993) und anderen Autoren haben beispielsweise gezeigt, daß zwischen der Muskelkraft von Rumpf- bzw. Nackenmuskulatur und dem Beschwerdebild der Wirbelsäule ein hochsignifikanter indirekter Zusammenhang besteht.

Für die Objektivierung, Quantifizierung und Optimierung des momentanen Funktionszustands einer Wirbelsäule ist der wissenschaftstheoretische Aspekt „Funktionsdefizite der Wirbelsäule als Ursachen oder Risikofaktoren für Rückenbeschwerden" nur von untergeordneter Bedeutung.

KAPITEL 3

DIE WIRBELSÄULENSICHERNDE UND -ENTLASTENDE RUMPF-, NACKEN- UND HALSMUSKULATUR

Kapitel 3.1

Ausgewählte funktionell-anatomische Aspekte

Nach DeROSA (1993) hat die Wirbelsäulenmuskulatur eine duale Funktion: Aufrechterhaltung der Stabilität der Wirbelsäule und Kontrolle intervertrebraler spinaler Bewegungen.

Nachfolgend wird die Hauptfunktionsmuskulatur bei den Einzelbewegungen der Lenden-/Brust- und Halswirbelsäule systematisiert dargestellt.

3.1.1 Die Hauptfunktionsmuskulatur für die Extension der Lenden- und Brustwirbelsäule (LWS-/BWS-Extension)

Die äußerst komplexe Extensionsmuskulatur der Lenden- und Brustwirbelsäule wird als m. erector spinae bezeichnet. Sie wird von der fascia thoracolumbalis umhüllt und läßt sich nach TITTEL (1981, 161ff) und WIRHED (1984, 51ff) - deskriptiv betrachtet - wie folgt untergliedern:
1. tief gelegener medialer Muskelstrang
2. oberflächlich gelegener lateraler Muskelstrang

Der tief gelegene mediale Muskelstrang besteht aus kurzen und mittellangen Muskeln, die ein interspinales System (mm. interspinales, m. spinalis, mm. intertransversarii) und ein transversospinales System (mm. rotatores, m. multifidus, m. semispinalis) bilden (Abb. 6).

Das interspinale System verbindet entweder zwei Dornfortsätze oder aber zwei Querfortsätze der Wirbelsäule miteinander. Das transversospinale System verbindet Querfortsätze mit Dornfortsätzen.

Der laterale Strang des m. erector spinae setzt sich aus dem mehr medial gelegenen m. longissimus sowie dem mehr lateral gelegenen m. iliocostalis zusammen (Abb. 6)

Nach WEISS/THABE (1991, 26ff) stabilisiert der m. multifidus die Haltung in der Sagittalebene, während die lumbalen Anteile der mm. longissimus und iliocostalis mehr die Haltung in der Frontalebene stabilisieren. Nach DeROSA (1993) unterstützen die fascia thoracolumbalis sowie die mm. obliquus internus, transversus abdominis und latissimus dorsi - diese setzen an der fascia thoracolumbalis an - die Stabilisierung der Lendenwirbelsäule. Auch GURRY (1993) weist auf die diesbzgl. Bedeutung des m. latissimus dorsi hin.

Die Extension der Lenden- und Brustwirbelsäule (Synonymbegriffe nach KAPANDJI 1985, 72: Dorsalextension, Dorsalflexion) erfolgt durch jeweils beidseitige Kontraktion der Muskeln des interspinalen und transversospinalen Systems sowie des lateralen Muskelstrangs.

LANGENBERG (1970, 158ff) hat anhand zweier männlicher Leichen folgende Parameter untersucht: Feucht- und Trockengewicht des m. erector spinae, physiologischer Querschnitt des m. erector spinae sowie Querschnittsflächen der Bandscheiben. LANGENBERG fand dabei heraus, daß sämtliche Parameter vom 12. Brustwirbel bis zum Kreuzbein eine kontinuierliche Vergrößerung zeigen (s. auch Abb. 7). Nach Angaben des Autors beträgt beispielsweise der physiologische Querschnitt des m. erector spinae im Bereich T12/L1 3,74-3,98 cm^2 (medialer Strang) bzw. 16,39-18,11 cm^2 (lateraler Strang), im Bereich L5/S1 6,43-6,79 cm^2 (medialer Strang) bzw. 27,61-28,78 cm^2 (lateraler Strang).

AMONOO-KUOFI (1983, 509ff) fand bei Untersuchungen des m. erector spinae von jeweils vier männlichen und weiblichen Leichen den größten Muskelquerschnitt im mittleren lumbosakralen Bereich und den geringsten Muskelquerschnitt im Brustwirbelbereich (Abb. 7).

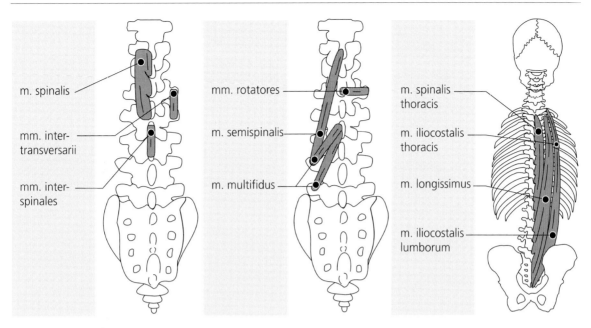

Abb. 6: Schematischer Aufbau des m. erector spinae: interspinales System, transversospinales System, oberflächlich gelegene laterale Muskelanteile (basierend auf KAPANDJI 1985, WIRHED 1984 und DANIELS/WORTHINGHAM 1982)

REID/COSTIGAN (1985, 278 ff) quantifizierten - basierend auf computertomographisch ermittelten Rohdaten von 28 lebenden Personen (16 Männer/12 Frauen, Durchschnittsalter: > 50 Jahre) - die durchschnittliche Querschnittsfläche des m. erector spinae mit 31,75 cm² und das Durchschnittsvolumen mit 843,46 cm³ (Angaben jeweils als Summe aus rechtem und linkem m. erector spinae).

Die Muskelfaserzusammensetzung des m. erector spinae und die daraus resultierenden Konsequenzen für dessen Funktion werden kontrovers diskutiert. Die nachfolgend erwähnten Autoren unterscheiden Muskelfasern in der gegenwärtig üblichen Weise (s. HOLLMANN/HETTINGER 1980, 38ff/HOWALD 1985, 35ff):
• Typ I-Fasern (langsame, tonische Muskelfasern mit überwiegend oxydativem Stoffwechsel und hoher Ermüdungswiderstandsfähigkeit)
• Typ II-Fasern (schnelle, phasische Muskelfasern mit überwiegend glykolytischem Stoffwechsel und geringer Ermüdungswiderstandsfähigkeit)

MÜLLER (1987, 50) weist darauf hin, daß es sich dabei um eine idealtypische Einteilung handelt, da zwischen diesen beiden Extremen alle Zwischenstufen existierten.

THORSTENSSON/CARLSON (1987, 195ff) haben die Muskelfaserverteilung der lumbalen mm. multifidus und longissimus bei 16 gesunden Personen (9 Männer und 7 Frauen, Alter: 20-30 Jahre) untersucht und gelangten dabei zu folgenden Werten:
• m. multifidus: Typ I-Fasern: 62%, Typ II-Fasern: 38%
• m. longissimus: Typ I-Fasern: 57%, Typ II-Fasern: 44%.

„... die Ähnlichkeit in der histochemischen Fasertypusverteilung zwischen den Multifidus- und Longissimusmuskeln unterstützt keine funktionelle Differenzierung zwischen diesen beiden anatomisch unterschiedlichen Teilen des lumbalen erector spinae beim Menschen" (THORSTENSSON/CARLSON 1987, 195).

Die Autoren fanden jedoch heraus, daß die Typ I-Fasern dieser Muskeln bei Frauen einen erheblich größeren Teil des gesamten Muskelquerschnitts einnehmen als bei Männern (70-75% gegenüber 54-58%). „Dies deutet auf einen Unterschied zwischen Männern und Frauen bzgl. der funktionellen Kapazität der lumbalen Rückenmuskeln hin" (THORSTENSSON/CARLSON 1987, 195).

SULEMANA/SUCHENWIRTH (1972, 433ff) ermittelten bei 11 wesentlich älteren Personen (9 Männer, 2 Frauen, Durchschnittsalter: 58 Jahre) einen Durchschnittswert von 62% für Typ I-Fasern des m. erector spinae.

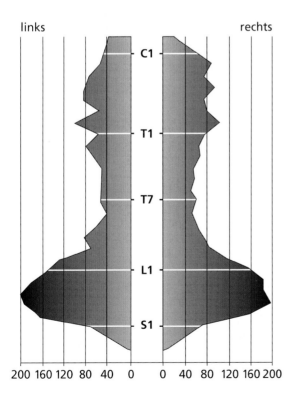

Abb. 7: Die Querschnittsfläche des m. erector spinae in mm² (basierend auf AMONOO-KUOFI 1983, 515)

SPENCER/ECCLES (1976, 143ff) quantifizierten den Anteil der Typ I-Fasern am m. erector spinae mit durchschnittlich 68%, BAGNALL et al. (1984, 470ff) mit 47-55% (tiefer m. erector spinae, Segment: L5) bzw. 50-61% (oberflächlicher m. erector spinae, Segment: L5), während BYLUND et al. (1987) bei Untersuchungen von 21 jungen Frauen (Alter: 10-21 Jahre) über einen Durchschnittswert von 71% Typ I-Fasern berichteten.

MATTILA et al. (1986, 732ff) ermittelten für den m. multifidus einen Typ I-Muskelfaseranteil von 57,7-62,5%.

Nach STEFFEN/KRÄMER (1992, 1360) überwiegen in der Rückenmuskulatur Typ I-Fasern mit einem Anteil zwischen 55% und 62%. Daraus folgern die Autoren, daß der Muskel besonders zur Leistung tonischer Haltearbeit ausgerichtet sei.

Auch nach Ansicht von GROHER (1990) gehört der m. erector spinae - insbesondere dessen lange Muskeln - zu der Gruppe der tonischen Muskeln, die eine überwiegend statische Funktion haben und zu Tonuserhöhung und Verkürzung neigen.

Untersuchungen von JOHNSON et al. (1973, 111ff) an sechs männlichen Leichen dokumentierten jedoch eine enorme interindividuelle Spannbreite bei der Muskelfaserzusammensetzung der tief bzw. oberflächlich gelegenen Anteile des m. erector spinae. Der Anteil an tonischen Typ I-Muskelfasern schwankte dabei innerhalb der untersuchten Individuen zwischen 26,7% und 100% (oberflächlicher Strang) bzw. zwischen 34,0% und 88,6% (tiefer Strang). Im Durchschnitt betrug das Verhältnis tonischer Typ I-Fasern zu phasischen Typ II-Fasern 58,4% zu 41,6% (oberflächlicher Strang) bzw. 54,9% zu 45,1% (tiefer Strang). Der tiefe Strang des m. erector spinae enthielt bei drei von sechs Individuen mehr phasische Typ II-Fasern als tonische Typ I-Fasern.

JOERGENSEN et al. (1993, 1439ff) haben die lumbalen mm. multifidus, longissimus und iliocostalis von sechs plötzlich verstorbenen jungen Männern (Alter: 17-29 Jahre) sowie von 10 lebenden gesunden und guttrainierten Männern im Alter von 21-29 Jahren bzgl. ihrer Faserverteilung untersucht. Der durchschnittliche Anteil langsamer Muskelfasern betrug dabei beim m. multifidus 51-62%, beim m. longissimus 63-73% und beim m. iliocostalis 52-58% (durchschnittliche relative Querschnittsfläche der langsamen Muskelfasern: m. multifidus: 59-66%, m. longissimus: 62-75%, m. iliocostalis: 54-62%). Die Autoren fanden heraus, daß der durchschnittliche Anteil langsamer Muskelfasern beim m. longissimus (71%) signifikant höher ist als bei den mm. multifidus (63%) und iliocostalis (58%, jeweils $p \leq 0,001$).

SIRCA/KOSTEVC (1985, 131ff) analysierten bei insgesamt 33 Männern und 5 Frauen die Muskelfaserverteilung der thorakalen und lumbalen mm. longissimus und multifidus auf Höhe der Wirbelsäulensegmente T8 und L2. Der Anteil der Typ I-Fasern betrug dabei im thorakalen Bereich bei beiden Muskeln durchschnittlich 75%. Im lumbalen Bereich konnte für den m. longissimus ein Typ I-Anteil von 57% ermittelt werden, während der m. multifidus einen diesbzgl. Anteil von 63% aufwies. „Der Unterschied in der Fasertypverteilung zwischen den lumbalen und thorakalen Muskeln ist wahrscheinlich auf einen Unterschied in der Funktion der beiden Wirbelsäulensegmente zurückzuführen" (SIRCA/KOSTEVC 1985, 136).

Eine Studie von AMONOO-KUOFI (1983, 509ff) mit jeweils vier männlichen und weiblichen Leichen beschäftigte sich mit der Dichte an Muskelspindeln innerhalb der einzelnen Abschnitte des gesamten m. erector spinae. Dabei unterteilte der Autor diesen in einen medialen (m. spinalis, m. semispinalis, m. multifidus, mm. intertransversarii), einen intermediären (m. longissimus) und in einen lateralen (m. iliocostalis) Abschnitt.
Der mediale Abschnitt weist danach die höchste Spindeldichte im Bereich der mittleren Brustwirbelsäule auf. Am geringsten ist diese im oberen und unteren Brustwirbelbereich sowie im gesamten Lumbosakralbereich.
Der intermediäre Abschnitt verfügt generell über eine höhere Spindeldichte als der mediale Abschnitt. Die Spindeldichte ist im Bereich der Brustwirbelsäule am größten und nimmt in Richtung Kreuzbein kontinuierlich ab.
Die höchste Spindeldichte aller 3 Abschnitte fand AMONOO-KUOFI im lateralen Abschnitt, wobei die höchste Spindeldichte im oberen und mittleren Brustwirbelbereich, die niedrigste im unteren Brust- sowie im Lendenwirbelbereich gemessen wurde.
AMONOO-KUOFI gelangt dadurch zu der Schlußfolgerung, daß der laterale Abschnitt des m. erector spinae überwiegend eine Haltefunktion hat, während der mediale Abschnitt eine nahezu ausschließliche dynamische Funktion erfüllt. Der intermediäre Abschnitt scheint danach sowohl statische als auch dynamische Funktion zu haben.

Auch ROY et al. (1989, 993) weisen darauf hin, daß die Extensionsmuskeln des Rückens nicht als eine einheitliche Muskelmasse betrachtet werden können, sondern vielmehr ein Mosaik von ausgeprägten funktionellen Einheiten darstellen.

JONES et al. (1988, 20ff) sowie CARPENTER (1991a) charakterisierten den Fasertypus des m. erector spinae mittels sogenannter „fatigue response tests", die von CARPENTER (1992a) sowie NELSON (1992) auch als „work capacity tests" bezeichnet wurden. Dabei wurde nach der Messung der isometrischen Maximalkraft der lumbalen Extensionsmuskulatur in sieben Winkelpositionen der Gesamtbewegung (pre-test) sofort eine dynamische Ermüdungsserie (Widerstandslast = 50% des maximalen Drehmoments bei einer lumbalen Flexion von 72°) durchgeführt. Unmittelbar nach Beendigung dieser Ermüdungsserie (nach POLLOCK et al. 1993, 272f. innerhalb von 60 sec) erfolgt dann die erneute Messung der isometrischen Maximalkraft in denselben sieben Winkelpositionen (post-test).
„Die Unterschiede zwischen den beiden Kraftkurven sind Auswirkungen der Trainingsübung, die unmittelbaren Konsequenzen der Trainingsübung" (JONES et al.

(1988, 20). Nach CARPENTER (1991a, 1992a) liegt ein überwiegend phasischer Muskeltypus vor, wenn sich die Muskelkraft der lumbalen Extensionsmuskulatur durch die Trainingsübung um mehr als 30% reduziert. Ein überwiegend tonischer Muskeltypus wird nach CARPENTER durch einen Kraftabfall von weniger als 10%, ein intermediärer Muskeltypus durch einen Kraftabfall von 11-29% charakterisiert.

JONES et al. (1988, 20ff) sowie CARPENTER (1991a) vertreten die Ansicht, daß ca. 30% der Bevölkerung der USA im Bereich der lumbal/thorakalen Extensionsmuskulatur einen großen Anteil an phasischen Muskelfasern aufweisen. Lediglich ca. 10 Prozent sollen danach einen hohen prozentualen Anteil an tonischen Muskelfasern haben, während ungefähr 60% der Bevölkerung über eine Mischung aus phasischen und tonischen Muskelfasern im Bereich der lumbalen/thorakalen Extensionsmuskulatur verfügten.

KIESER (1991) hat derartige Tests mit 89 männlichen und 60 weiblichen Rückenpatienten durchgeführt und dabei folgende Muskelfaserverteilung festgestellt: 23% wiesen tonische Typ I-Fasern, 54% ein ausgewogenes Verhältnis von Typ I- und Typ II-Fasern, 11% phasische Typ II-Fasern auf.

Es muß jedoch erwähnt werden, daß diese „fatigue response tests" nach FEURTADO (1993) erhebliche Reliabilitätsprobleme aufweisen (u.a. durch Schmerzeinfluß, mangelnde Fähigkeit zur Ausbelastung bei Patienten, selektive Atrophie schneller Fasern).

Erkenntnisse aus einer Studie von SIRCA/KOSTEVC (1985, 131ff) deuten ebenfalls darauf hin, daß die o.a. Angaben der Autoren JONES, POLLOCK und CARPENTER et al. evtl. fehlerbehaftet und vermutlich weder reliabel noch valide sind. Im Rahmen von Autopsien und Biopsien bei 38 Männern und Frauen fanden SIRCA/KOSTEVC keinen einzigen Fall mit einer Prävalenz von Typ II-Fasern.

SMIDT et al. (1989, 826) vermuten, daß geschlechtsspezifische Unterschiede bzgl. der Muselfaserstruktur des m. erector spinae existieren, und daß Frauen über einen höheren Prozentsatz an langsamen Muskelfasern verfügen als Männer.

ROY et al. (1989, 992ff) äußern die Vermutung, daß Personen, die unter Rückenschmerzen leiden, einen höheren Anteil an phasischen Muskelfasern aufweisen als beschwerdefreie Personen.

HESSLINK (1992) weist darauf hin, daß bei Rückenpatienten insbesondere die phasischen Typ II-Fasern des m. erector spinae zur Atrophie neigen.

Nach DeROSA (1993) zeigt bei chronischen Rückenpatienten insbesondere der m. multifidus degenerative Veränderungen, Atrophie von Muskelfasern und Ersatz von Muskelgewebe durch Fett und Bindegewebe. DeROSA weist darüber hinaus auf die signifikante Atrophie von Typ II-Fasern bei Prolapspatienten und bei Patienten, die erfolglos operiert worden sind (s. auch COOPER et al. 1989 sowie RANTANEN et al. 1993, 568ff), hin.

KALIMO et al. (1989, 353ff) fanden heraus, daß die relative Anzahl langsamer und schneller Muskelfasern in Lumbalmuskeln erheblich variiert und die selektive Atrophie schneller Fasern sowohl bei Rückenpatienten als auch bei beschwerdefreien Normalpersonen mit überwiegend sitzender Lebensweise inaktivitätsbedingt ist und durch korrektes Training korrigiert werden kann. Nach Ansicht der Autoren können sowohl die Fasertypzusammensetzung als auch der Grad der Atrophie die muskulär bedingte Anfälligkeit für Rückenschmerzen beeinflussen.

MATTILA et al. (1986, 732ff) sowie RANTANEN et al. (1993, 568ff) konnten bei Untersuchungen des m. multifidus von erfolgreich und wenig erfolgreich operierten Rückenpatienten eine selektive Atrophie von Typ II-Fasern sowie Veränderungen in der internen Struktur der Typ I-Fasern nachweisen.

Der m. erector spinae wird oftmals pauschal als tonischer, überwiegend statische Funktionen erfüllender Muskel klassifiziert. Wie die in diesem Kapitel dargestellten Untersuchungen zeigen, ist eine derartige Klassifizierung sachlich unzulässig und im Einzelfall ohne Aussagekraft. Die Faserzusammensetzung des m. erector spinae muß individuell bestimmt werden, der m. erector spinae hat sowohl statische als auch dynamische Funktion, für die dessen unterschiedliche muskulären Anteile verantwortlich zeichnen. Die selektive Atrophie von Typ II-Fasern des m. erector spinae stellt ein herausragendes muskuläres Phänomen bei Rückenpatienten dar.

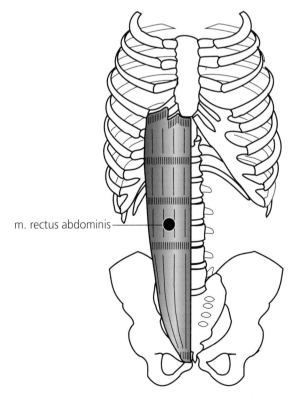

Abb. 8: M. rectus abdominis= Ventralflexor des Rumpfes (basierend auf DANIELS/WORTHINGHAM 1982, 24)

3.1.2 Die Hauptfunktionsmuskulatur für die Flexion der Lenden- und Brustwirbelsäule (LWS-/BWS-Flexion)

Die (Ventral-) Flexion der Lenden- und Brustwirbelsäule bei fixiertem Becken erfolgt nach DANIELS/WORTHINGHAM (1982, 24ff) mittels Kontraktion des m. rectus abdominis (Abb. 8), wobei die mm. obliquus internus et externus abdominis als unterstützende Hilfsmuskeln dienen, die beidseitig kontrahieren (Abb. 10).

Nach TITTEL (1981, 153ff) verkörpert der gerade Bauchmuskel den wichtigsten funktionellen Gegenspieler des m. erector spinae.

Nach GROHER (1990) ist der m. rectus abdominis ein phasischer Muskel, der zu Tonusabschwächung und zu Insuffizienz tendiert.

Die bereits erwähnten Untersuchungen von JOHNSON et al. (1973, 111ff) an 6 männlichen Leichen im Alter von 17-30 Jahren ermittelten für den m. rectus abdominis ein durchschnittliches Verhältnis von phasischen zu tonischen Muskelfasern von 54:46%, wobei die Spannbreite bei diesen Individuen von 43,8-68,4% reichte.

REID/COSTIGAN (1985, 278 ff) quantifizierten die durchschnittliche Querschnittsfläche des m. rectus abdominis mit 10,5 cm^2 und das Durchschnittsvolumen mit 356,2 cm^3 (16 Männern und 12 Frauen, Durchschnittsalter: >50 Jahre, Angaben jeweils als Summe aus rechtem und linkem m. rectus abdominis).

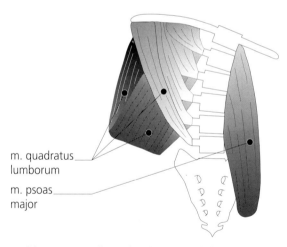

Abb. 9: M. quadratus lumborum und m. psoas major= Lateralflexoren der Lenden- und Brustwirbelsäule (basierend auf KAPANDJI 1985, 87)

3.1.3 Die Hauptfunktionsmuskulatur für die Lateralflexion der Lenden- und Brustwirbelsäule (LWS-/BWS-Lateralflexion)

Die Lateralflexion der Lenden- und Brustwirbelsäule erfolgt nach TITTEL (1981, 150ff) durch einseitige Kontraktion folgender Muskeln:
- mm. intertransversarii
- lateraler Muskelstrang des m. erector spinae (m. iliocostalis, m. longissimus)
- äußerer schräger Bauchmuskel (m. obliquus externus abdominis)
- innerer schräger Bauchmuskel (m. obliquus internus abdominis)
- viereckiger Lendenmuskel (m. quadratus lumborum)

Die Abbildungen 10 bzw. 9 illustrieren die beiden letztgenannten Muskeln.

KAPANDJI (1985, 86f.) weist darüber hinaus auf die Beteiligung des m. psoas major hin (Abb. 9).

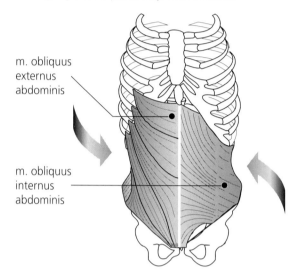

Abb. 10: Die schräge Bauchmuskulatur als Lateralflexor bzw. Rotator der Lenden- und Brustwirbelsäule (basierend auf DANIELS/WORTHINGHAM 1982, 28)

3.1.4 Die Hauptfunktionsmuskulatur für die Rotation der Lenden- und Brustwirbelsäule (LWS-/BWS-Rotation)

Nach TITTEL (1981, 150ff) und KAPANDJI (1985, 94f.) erfolgt die Rotation des Rumpfes durch Kontraktion der schrägen Bauchmuskulatur (Abb. 10) sowie durch einseitige Kontraktion des transversospinalen Systems des m. erector spinae (Abb. 6)

„...die Rumpfrotation erfolgt durch die Interaktion des ipsilateralen Erector spinae und der kontralateralen Multifidi und Rotatoren" (SODERBERG und WHITE/PANJABI in WOLF et al. 1991, 160).

Der m. obliquus externus abdominis und der m. obliquus internus abdominis derselben Körperseite - bei der Lateralflexion der Lenden- und Brustwirbelsäule Synergisten - arbeiten bei der Rotation des Rumpfes als Antagonisten. Um beispielsweise den Rumpf nach links zu drehen, müssen sich nach KAPANDJI (1985, 94f.) der rechtsseitige m. obliquus externus und der linksseitige m. obliquus internus kontrahieren (Abb. 10).

MACINTOSH et al. (1993, 205ff) untersuchten bei 9 jungen männlichen Probanden das maximale axiale Drehmoment der lumbalen Rückenmuskeln (m. longissimus thoracis, m. iliocostalis lumborum und lumbaler m. multifidus) in stehender Körperposition. „Die lumbalen Rückenmuskeln üben nur ein sehr geringes Drehmoment auf die Lendenwirbelsäule aus und tragen nur ca. 5%

zum gesamten Drehmoment bei der Rumpfrotation bei. Keiner der lumbalen Rückenmuskeln kann als Rotator betrachtet werden. Die Obliquemuskeln sind die prinzipiellen Rotatoren des Rumpfes."

3.1.5 Die Hauptfunktionsmuskulatur für die Extension der Halswirbelsäule (HWS-Extension)

Aus funktionell-anatomischer Sicht läßt sich die Extensionsmuskulatur der Halswirbelsäule nach KAPANDJI (1985, 222ff und 234f.) in drei Gruppen unterteilen:
1. Muskeln, die von den Querfortsätzen der Halswirbelsäule schräg nach dorsal-kaudal in die Rückenregion ziehen:
- m. splenius cervicis
- m. longissimus cervicis
- m. iliocostalis cervicis
- m. levator scapulae
2. Muskeln, die von kranial schräg nach kaudal-ventral ziehen:
- Muskeln des transversospinalen Systems (zerv. Anteil)
- m. semispinalis capitis
- m. longissimus capitis
- m. splenius capitis
- Gruppe der kurzen Nackenmuskeln (m. rectus capitis posterior major, m. rectus capitis posterior minor, m. obliquus capitis inferior, m. obliquus capitis superior, mm. interspinales)
3. Muskeln, die Hinterhaupt und Mastoid unmittelbar mit dem Schultergürtel verbinden
- m. trapezius
- m. sternocleidomastoideus

Die Extension der Halswirbelsäule erfolgt durch beidseitige Kontraktion der o.a. Muskeln.

MAYOUX-BENHAMOU et al. (1989, 513ff) ermittelten bei 16 beschwerdefreien Personen die Muskelquerschnittsflächen der zervikalen Extensoren im Bereich C4-C6: m. multifidus 5,80 cm^2, m. semispinalis 5,21 cm^2, m. splenius 5,85 cm^2, m. trapezius 2,48 cm^2. Für die Summe dieser Extensoren errechneten die Autoren eine Querschnittsfläche von 20,63 cm^2, für die gesamte post-zervikale Region eine Querschnittsfläche von 29,96 cm^2.

3.1.6 Die Hauptfunktionsmuskulatur für die Flexion der Halswirbelsäule (HWS-Flexion)

Die (Ventral-) Flexion der HWS erfolgt nach KAPANDJI (1985, 210ff) durch die gesamte prävertebrale Muskulatur, welche sich folgendermaßen zusammensetzt:
- m. longus colli
  - paramedianes longitudinal verlaufendes Faserbündel
  - schräge aufsteigende Faserbündel
  - schräge absteigende Faserbündel
- m. longus capitis
- m. rectus capitis anterior
- m. rectus capitis lateralis
- mm. intertransversarii anteriores
- mm. intertransversarii posteriores
- m. scalenus anterior
- m. scalenus medius
- m. scalenus posterior
- supra- und infrahyale Muskeln (s. KAPANDJI 1985, 220f.)

KAPANDJI (1985, 210) weist darüber hinaus auf die Beteiligung des m. sternocleidomastoideus hin: „Ist die HWS fixiert und annähernd gestreckt (Wirkung der prävertebralen Muskeln), dann kommt es bei beidseitiger Kontraktion des Muskels zu einer Flexion der HWS und des Kopfes nach ventral."

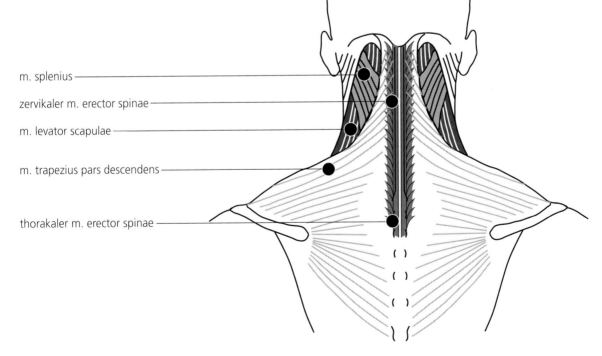

Abb. 11: Ausgewählte Hauptfunktionsmuskeln für die Extension der Halswirbelsäule

Die Flexion der HWS setzt sich aus der Ventralflexion von Kopf und Hals zusammen. Sie erfolgt durch beidseitige Kontraktion der o.a. Hauptfunktionsmuskeln.

- m. rectus capitis anterior
- mm. intertransversarii anteriores et posteriores
- mm. scaleni (m. scalenus anterior, medius et posterior)

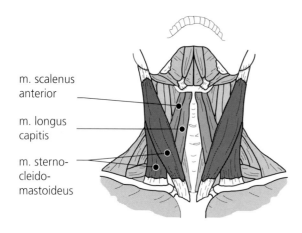

Abb. 12: Ausgewählte Hauptfunktionsmuskeln für die Flexion der Halswirbelsäule

3.1.7 Die Hauptfunktionsmuskulatur für die Lateralflexion der Halswirbelsäule (HWS-Lateralflexion)

Die Lateralflexion der Halswirbelsäule erfolgt nach KAPANDJI (1985, 210ff) sowie RUBINS (1974, 21) mittels einseitiger Kontraktion folgender Hauptfunktionsmuskeln:
- m. sternocleidomastoideus
- m. trapezius
- Muskeln des transversospinalen Systems (zervikaler Anteil)
- m. splenius cervicis et capitis
- m. longissimus cervicis et capitis
- m. iliocostalis cervicis
- m. levator scapulae
- m. semispinalis capitis
- Gruppe der kurzen Nackenmuskeln
- m. longus colli
- m. longus capitis
- m. rectus capitis lateralis

3.1.8 Die Hauptfunktionsmuskulatur für die Rotation der Halswirbelsäule (HWS-Rotation)

Die einseitige Kontraktion folgender Muskeln bzw. Muskelgruppen bewirkt nach KAPANDJI (1985, 210ff) die Rotation der Halswirbelsäule:
- Gruppe der kurzen Nackenmuskeln
- Muskeln des transversospinalen Systems (zervikaler Anteil)
- m. trapezius
- m. sternocleidomastoideus
- m. splenius cervicis
- m. splenius capitis
- m. levator scapulae
- m. rectus capitis anterior
- m.m. scaleni

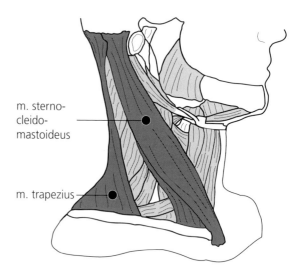

Abb. 13: Der m. sternocleidomastoideus, ein wichtiger Hauptfunktionsmuskel für Bewegungen der HWS

Kapitel 3.2

Ausgewählte biomechanische Aspekte

Aus biomechanischer Sicht sind für die Kraftentwicklung bei den Einzelbewegungen der Wirbelsäule neben dem Querschnitt bzw. Volumen der jeweiligen Hauptfunktionsmuskulatur insbesondere folgende Aspekte von Bedeutung:
- Momentarmlängen der Rumpf-, Nacken- und Halsmuskeln
- Massen der Körpersegmente Rumpf, Nacken, Kopf und obere Extremität

3.2.1 Muskelquerschnitt/-volumen und Momentarmlängen einzelner Rumpfmuskeln

Nach JONES (1993, 78f.) wird die strukturelle Kraft einer Muskelgruppe durch deren Querschnitt bestimmt. „...die strukturelle Kraft verändert sich proportional zur Veränderung der Querschnittsfläche."

COOPER et al. (1989) fanden heraus, daß die mm. erector spinae und psoas bei Männern einen signifikant größeren Querschnitt haben als bei Frauen ($p \leq 0,01$).

Die Momentarmlängen der jeweils eingesetzten Hauptfunktionsmuskeln stellen die wichtigsten mechanischen Einflußfaktoren auf die Muskelkraftentwicklung dar. Im Rumpfbereich wurden Muskelmomentarmlängen bisher nur von wenigen Autoren untersucht, über Momentarmlängen der Nacken- und Halsmuskeln liegen keinerlei Erkenntnisse vor.

REID/COSTIGAN (1985, 278 ff) errechneten - basierend auf computertomographisch ermittelten Rohdaten von 28 lebenden Personen (16 Männer und 12 Frauen, Durchschnittsalter: > 50 Jahre) - die durchschnittliche Querschnittsfläche, das Durchschnittsvolumen sowie die Länge des Muskelmomentarms des m. erector spinae und des m. rectus abdominis (letzteres jeweils auf Höhe des Segments L5 und bezogen auf die bilaterale Bewegungsachse. Der m. erector spinae verfügt danach im Vergleich zum m. rectus abdominis über einen um den Faktor $3,22 \pm 1,12$ größeren Querschnitt sowie über ein mehr als doppelt so großes Volumen (Faktor: $2,52 \pm 0,79$).

Der m. rectus abdominis hat umgekehrt einen bei Männern um mehr als 40 Prozent, bei Frauen um mehr als 30 Prozent längeren Momentarm als der m. erector spinae (s. Abb. 14).

Zum Zwecke der Erzeugung großer Muskelkräfte verfügt der m. erector spinae offensichtlich über wesentlich bessere physiologische Voraussetzungen, während der m. rectus abdominis - insbesondere bei Männern - deutlich günstigere mechanische Voraussetzungen aufweist.

Nach NEMETH/OHLSEN (1986, 158ff) findet die Extension und Flexion der Wirbelsäule in der Sagittalebene über der bilateralen, die Lateralflexion der Wirbelsäule in der Frontalebene über der anteroposterioren Bewegungsachse statt.

NEMETH/OHLSEN haben mittels Computertomographie an 21 Personen (11 Männer/10 Frauen, Durchschnittsalter: >60 Jahre) die Momentarmlängen der mm. erector spinae, rectus abdominis, psoas sowie obliquus abdominis bzgl. der bilateralen (Abb. 14) und anteroposterioren Bewegungsachsen (Abb. 15) untersucht (Meßposition: L5/S1).

Frauen weisen danach bei diesen Muskeln sowohl bzgl. der bilateralen als auch der anteroposterioren Bewegungsachse über durchweg deutlich geringere Momentarme als Männer auf (Ausnahme: Momentarmlänge des m. erector spinae bzgl. der anteroposterioren Bewegungsachse) und verfügen damit sowohl bei der Extension und Flexion als auch bei der Lateralflexion der Lenden- und Brustwirbelsäule über ungün-

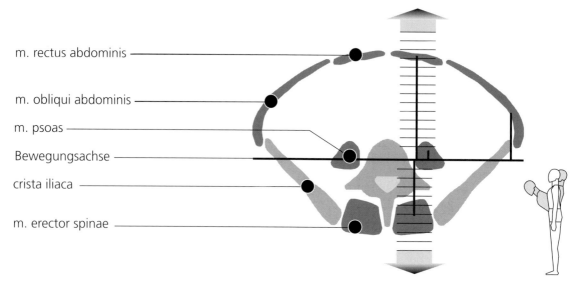

Abb. 14: Momentarmlängen der mm. rectus abdominis und erector spinae bzgl. der bilateralen Bewegungsachse (basierend auf NEMETH/OHLSEN 1986, 159)

stigere mechanische Voraussetzungen zur Kraftentwicklung als Männern.

REID/COSTIGAN und NEMETH/OHLSEN fanden jeweils geschlechtsspezifische Unterschiede bzgl. des sagittalen Momentarmlängenverhältnisses von m. rectus abdominis und m. erector spinae. Während Männer diesbzgl. Durchschnittswerte von 1,53 (NEMETH/OHLSEN) bzw. 1,71 (REID/COSTIGAN) aufweisen, zeigten Frauen deutlich geringere Werte: 1,23 (NEMETH/OHLSEN) bzw. 1,44 (REID/COSTIGAN).

Die Untersuchungen von NEMETH/OHLSEN führten darüber hinaus zu der Erkenntnis, daß die mm. obliquus abdominis und psoas bei der Lateralflexion der Wirbelsäule über wesentlich günstigere mechanische Bedingungen verfügen als der m. erector spinae (s. Abb. 15).

KUMAR (1988, 137ff) hat mittels computertomographischer Untersuchungen von 35 Männern und 21 Frauen (Durchschnittsalter: 59 Jahre) die Momentarmlängen einzelner Rumpfmuskeln in der Sagittal- und Frontalebene ermittelt. Während REID/COSTIGAN und NEMETH/-OHLSEN die o.a. Momentarmlängen jeweils auf Höhe eines Segments (L5 bzw. L5/S1) bestimmten, ermittelte KUMAR seine Momentarmlängen auf Höhe von T7 (n= 20), T12 (n= 41), L3 (n= 32) und L5 (n= 13).

Der Autor fand heraus, daß sich die segmentalen Momentarmlängen folgender Rumpfmuskeln in der Sagittalebene signifikant unterscheiden (p<0.01): m. transversospinalis, m. erectores spinae, m. quadratus lumborum (nur bei Männern), mm. obliquus internus et externus, m. rectus abdominis (nur bei Männern). KUMAR berichtet dabei über statistisch hochsignifikante Korrelationen zwischen den Momentarmlängen von m. transversospinalis und m. erector spinae, m. rectus abdominis und mm. obliquus abdominis sowie m. obliquus abdominis internus und m. obliquus abdominis externus. Folgende Faktoren haben nach Erkenntnissen von KUMAR keinen Einfluß auf die Ausprägung der Momentarmlängen in der Sagittalebene: Alter, Größe, Körpergewicht, Produkt aus Körpergröße und Körpergewicht.

In der Frontalebene unterscheiden sich die segmentalen Momentarmlängen der Rumpfmuskeln ebenfalls

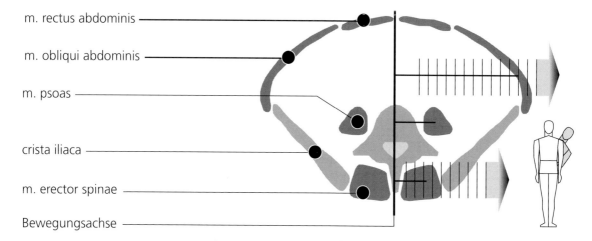

Abb. 15: Muskelmomentarmlängen bzgl. der anteroposterioren Bewegungsachse (basierend auf NEMETH/OHLSEN 1986, 159)

Muskel(gruppe)	Wirbelsäulensegmente			
	L2-L3	L3-L4	L4-L5	L5-S1
erector spinae	26,2	26,0	19,6	8,3
quadratus lumborum	4,7	7,1	7,5	
psoas	7,9	14,8	17,4	14,9
rectus abdominis	7,7	6,6	6,3	6,8
obliqui	32,1	35,1	22,8	11,3

Tab. 2: Durchschnittliche Muskelquerschnittsflächen bei Männern (Einheit: cm^2, TRACY et al. 1989, 188)

signifikant (p<0,01, Ausnahmen: Männer: m. transversospinalis, m. obliquus externus, m. rectus abdominis, Frauen: m. quadratus lumborum, mm. obliqui abdominis). KUMAR berichtet dabei über statistisch hochsignifikante Korrelationen zwischen den Momentarmlängen von m. transversospinalis und m. erector spinae, m. erector spinae und m. psoas, m. rectus abdominis und mm. obliqui abdominis sowie m. obliquus abdominis internus und m. obliquus abdominis externus. Die Momentarmlängen auf Höhe von L5 der über 60 Jahre alten Personen unterschieden sich von denen der unter 60 Jahre alten Personen signifikant. Folgende Faktoren haben nach Erkenntnis von KUMAR keinen Einfluß auf die Ausprägung der Momentarmlängen in der Frontalebene: Größe, Körpergewicht, Produkt aus Körpergröße und Körpergewicht.

TRACY et al. (1989, 186ff) bestimmten Muskelquerschnittsflächen und Momentarmlängen ausgewählter Rumpfmuskeln im lumbosakralen Bereich (Verfahren: Magnetresonanztomographie, Probanden: 26 Männer im Alter von 17-57 Jahren, Körperposition: Rückenlage) und ermittelten dabei die in Tab. 2 und Tab. 3 ersichtlichen Werte. Diese illustrieren - analog zu den Erkenntnissen von KUMAR - die unterschiedlichen physiologischen und mechanischen Bedingungen für Kraftentwicklung auf segmentalem Niveau. Die Autoren quantifizierten darüber hinaus die durchschnittliche Rumpftiefe der Männer mit 189,4 ± 28,1 mm sowie die durchschnittliche Rumpfbreite mit 317,9 ± 32,2 mm.

MOGA et al. (1993, 2305ff) errechneten auf der Basis computertomographischer Scans von 19 Patienten (11 Männer, 8 Frauen) die Momentarmlängen der mm. latissimus dorsi, erector spinae, quadratus lumborum, iliopsoas, rectus abdominis, transversus abdominis sowie obliqui abdominis internus et externus in der Sagittal- bzw. Frontalebene. Die Momentarme wurden dabei in gleicher Weise wie in der Studie von TRACY et al. für die Wirbelsäulensegmente T10-L5 bestimmt. Die Autoren fanden heraus, daß die Momentarme innerhalb der einzelnen Segmente - zumindest zwischen den Segmenten L2-L3, L3-L4 und L4-L5 - sowie beim Vergleich Männer zu Frauen erheblich variieren. In der Sagittalebene wies beispielsweise der m. erector spinae bei Männern Momentarme von ca. 48-55 mm, bei Frauen von ca. 40-50 mm auf. Die Momentarme des m. rectus abdominis waren bei Männern und Frauen im oberen thorakalen Bereich am größten (ca. 160 mm), reduzierten sich in den tieferliegenden Segmenten kontinuierlich und betrugen im Bereich L4-L5 noch ca. 100-110 mm. In der Frontalebene zeigten die Männer u.a. bei den mm. obliqui jeweils relativ konstante Momentarme (ca. 125-145 mm), während sich die entsprechenden Momentarme der Frauen vom oberen thorakalen (T10-T11) bis zum unteren LWS-Bereich (L3-L4) kontinuierlich vergrößerten.

CHAFFIN et al. (1990, 9-16) führten eine vergleichbare Studie mit 96 gesunden Frauen im Alter von 40 bis 63 Jahren durch, wobei die Querschnittsflächen und die Momentarme der mm. erector spinae, rectus abdominis, obliqui abdominis internus et externus, latissimus dorsi, psoas, quadratus lumborum und transversus abdominis bezogen auf die Wirbelsäulensegmente L2/L3, L3/L4 und L4/L5 bestimmt wurden. Der m. erector spinae und der m. rectus abdominis zeigten dabei konstante Querschnittsflächen und Momentarme in der Sagittal- und Frontalebene, während die Querschnittsflächen (Ausnahme: mm. obliqui) und Momentarme der mm. obliqui internus et externus, psoas und quadratus lumborum in der Frontalebene von L2 nach L5 kontinuierlich zunahmen.

JONES (1993) und eine Reihe anderer Autoren (s. Kapitel 5) fanden heraus, daß die Muskelkraft der Lumbalextensoren bei maximaler LWS-Flexion am größten ist und mit zunehmender Extension der LWS kontinuierlich abnimmt. Der Kraftverlauf läßt sich infolgedessen durch eine abfallende Drehmoment-Winkel-Kurve charakterisieren, wobei der Kraftabfall zwischen maximaler LWS-Flexions- und maximaler LWS-Extensions-

Muskel(gruppe)	Wirbelsäulensegmente			
	L2-L3	L3-L4	L4-L5	L5-S1
erector spinae	37,4	38,2	32,8	21,8
quadratus lumborum	59,2	74,9	78,4	
psoas	36,2	42,9	48,7	51,6
obliqui	126,7	122,1	116,6	109,0

Tab. 3: Durchschnittliche Momentarmlängen bzgl. der bilateralen Bewegungsachse bei Männern (Einheit: mm, TRACY et al. 1989, 190)

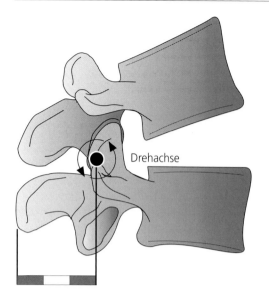
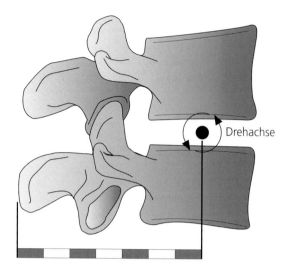

horizontales Moment <   horizontales Moment >

Abb. 16: Horizontale Momentarmlängen der Lumbalextensoren bei maximaler Flexion - rechts - und Extension - links - der Lendenwirbelsäule (basierend auf einer Vorlage von JONES 1993, 76)

position von den Autoren mit idealerweise 40% quantifiziert wird.

Abb. 16 veranschaulicht die horizontalen Extensorenmomentarmlängen bei maximaler LWS-Flexion und -Extension basierend auf Angaben von JONES (1993, 76).

Die Extensoren verfügen danach bei maximaler LWS-Flexion über einen mechanisch vorteilhaften großen Momentarm, der - bedingt durch die Wanderung der Drehachse vom intervertebralen Zwischenraum nach dorsal zu den Facettengelenken - mit zunehmender Extension kontinuierlich geringer wird. Der abnehmende Kraftverlauf bei der LWS-Extension hat danach - zumindest teilweise - mechanische Ursachen.

DeROSA (1993) differenzierte die Momentarme der einzelnen muskulären Anteile des erector spinae. Die tiefgelegenen Anteile des m. erector spinae, welche ihre Ursprünge am Darmbeinkamm und ihre Ansätze an den lumbalen Querfortsätzen haben, weisen danach einen sehr ungünstigen Momentarm für die Extension auf, wohingegen der m. multifidus hierfür den wirkungsvollsten Momentarm besitzt. „Der multifidus ist vielleicht der signifikanteste lumbale Extensor."

Auch MACINTOSH et al. (1993, 884ff) differenzieren die Momentarmlängen von mm. multifidus, iliocostalis lumborum pars lumborum und longissimus thoracis pars lumborum. Die Autoren untersuchten bei 9 jungen Männern (Alter: 22-37 Jahre) u.a. die jeweiligen Muskel- und Momentarmlängen sowie Kompressionsbelastungen im lumbosakralen Bereich bei vollständig flektierter und aufrechter Lendenwirbelsäule und gelangten dabei zu folgenden Erkenntnissen:

„Flexion resultiert in einer Zunahme der Länge aller Muskelbäuche des multifidus, iliocostalis lumborum pars lumborum und longissimus thoracis pars lumborum. Die relativen Zunahmen liegen zwischen 15% und 59%. Im Vergleich zu ihren Längen in aufrechter Position, nimmt die Länge der Momentarme der meisten Muskelbündel in der Flexionsposition ab, bei einigen um bis zu 39%, obwohl einige Momentarme um bis zu 30% zunehmen, vor allem die Bündel des multifidus und iliocostalis, welche auf die Segmente L4-5 und L5-S1 wirken." Die Autoren ermittelten darüber hinaus keine signifikanten Unterschiede zwischen Kompressionskräften bzw. maximalen Extensorenmomenten bei vollständig flektierter und aufrechter Lendenwirbelsäule.

„Frühere Autoren haben über die wahrgenommene Schwäche der Rückenmuskeln und deren Unvermögen zur Erzeugung ausreichender Extensorenmomente für die Ausbalancierung von aufrechterhaltenen Belastungen der flektierten Lendenwirbelsäule berichtet... das gegenwärtige Modell zeigt, daß die geometrischen Veränderungen der Muskelorientierung bei der Bewegung der Lendenwirbelsäule von der aufrechten in die flektierte Position die Kraft der Rückenmuskeln in bezug auf die ausgeübten Momente und Kompressionskräfte nicht substantiell beeinflussen. Konsequenterweise könnte die ‚fehlende' Kraft nicht im intraabdominalen Druck, der fascia thoracolumbalis oder dem dorsalen Bandsystem liegen, sondern könnten in der Tat in den passiven elastischen Elementen der voll gedehnten Rückenmuskeln gefunden werden."

3.2.2 Relative Massen der Körpersegmente Rumpf, Nacken, Kopf, obere Extremität

Die Berechnung der relativen Massen der Körpersegmente stellt in der Biomechanik ein Teilgebiet der Massengeometrie des menschlichen Körpers dar. „In der Biomechanik versteht man unter dem Begriff ‚Massengeometrie' die Gesamtheit der Parameter, die die Massenverteilung innerhalb des Körpers charakterisieren.." (ZACIORSKIJ et al. 1982, 416).

Basierend auf MILLER/NELSON (1976, 88ff) sowie ZACIORSKIJ et al. (1982, 416ff) lassen sich die Untersuchungs-

methoden zur Bestimmung der Massengeometrie des menschlichen Körpers in drei prinzipielle Kategorien einteilen:
1. Leichenuntersuchungen
2. Mathematische und physikalische Modellierung
3. Untersuchungen am lebenden Menschen

Körpersegment	Dempster (1955)	Clauser et al. (1969)
Kopf	7,90%	7,30%
Rumpf	48,60%	50,70%
gesamter Arm	4,90%	4,90%
Oberarm	2,70%	2,60%
Unterarm u. Hand	2,20%	2,30%
Unterarm	1,60%	1,60%
Hand	0,60%	0,70%
Summe (in % Ges.-körpermasse)	68,75%	70,10%

Tab. 4: Relative Massen der Körpersegmente Kopf, Rumpf, Arm und Hand basierend auf Untersuchungen männlicher Leichen von DEMPSTER und CLAUSER (in: MILLER/NELSON 1976, 97)

3.2.2.1 Leichensezierungen

Seit dem Jahre 1860 sind bisher die Körpersegmentmassen von etwas weniger als 50 Leichen - überwiegend Männer höheren Alters - untersucht worden. Die beiden umfassendsten Untersuchungen stammen von DEMPSTER (1955, 55ff) sowie CLAUSER et al. (1969), die 8 bzw. 13 männliche Leichen überwiegend höheren Alters seziert haben (Tab. 4).

Nach ZACIORSKIJ et al. (1982, 416f.) haben diese Leichenuntersuchungen wichtige Grundlagenerkenntnisse über die Größe von Parametern am lebenden Menschen geliefert. Er weist jedoch darauf hin, daß die dabei gewonnenen Erkenntnisse nicht verallgemeinert werden dürften, da die Unterschiede zwischen totem und lebendem Gewebe beträchtlich sein könnten.

Nach MILLER/NELSON (1976, 91ff) sind diese Leichenuntersuchungen darüber hinaus bzgl. der Faktoren Alter, Größe und Körpergewicht für die durchschnittliche erwachsene Bevölkerung nicht repräsentativ.

2. Mathematische und physikalische Modellierung

Die mathematische Modellierung wird nach ZACIORSKIJ et al. (1982, 418) zur näherungsweisen Beurteilung von Gliedparametern oder des Körpers als Ganzes benutzt. Nach MILLER/NELSON (1976,111ff) verwenden der-

Körpersegment	Regressionsgleichung
Kopf, Nacken, Rumpf	0.47 x KG + 12.0
beide oberen Extremitäten zusammen	0.13 x KG - 3.0
beide Oberarme	0.08 x KG - 2.9
Unterarme und Hände	0.06 x KG - 1.4
beide Unterarme	0.04 x KG - 0.5
beide Hände	0.01 x KG + 0.7

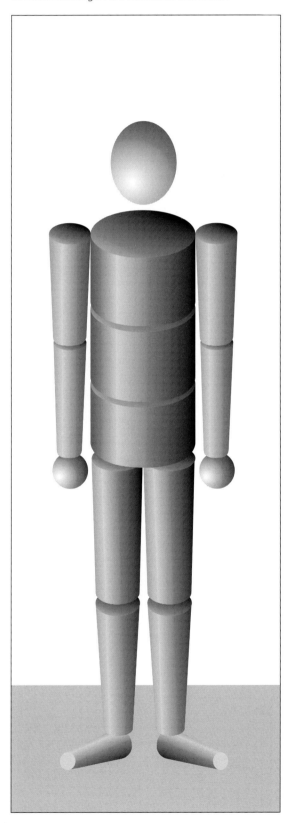

Abb. 17: Mathematisches Modell des menschlichen Körpers nach HANAVAN (basierend auf einer Vorlage von MILLER/NELSON 1976, 113)

Tab. 5: Regressionsgleichungen nach BARTER zur Berechnung der Segmentmassen des Oberkörpers (in MILLER/NELSON 1976, 95), KG= Gesamtkörpermasse in kg

KAPITEL 3.2

Körpersegment	Prozentualer Anteil am Gesamtkörpergewicht	
	lebende junge Männer (PLAGENHOEF)	männliche Leichen höheren Alters (DEMPSTER)
Rumpf (inkl. Kopf und Nacken)	55,4 %	57,4 %
beide Oberarme	6,6 %	5,4 %
beide Unterarme	3,8 %	3,2 %
beide Hände	1,3 %	1,2 %
Summe (in %Gesamtkörpermasse)	67,1 %	67,2 %

Tab. 6: Relative Massen der Körpersegmente Rumpf, Ober-/Unterarme, Hände bei Männern (nach PLAGENHOEF 1971, 25)

artige Modelle vereinfachende Annahmen bzgl. der Zusammensetzung und der Funktionsweise des menschlichen Körpers. Die Gliedmaßen des Menschen werden als einfache geometrische Figuren (Zylinder, Kegelstümpfe, Ellipsoide...) betrachtet, die homogene und starre Körper darstellen.

Das bedeutendste und am weitesten verbreitete mathematische Modell stammt von HANAVAN (1964, 64ff). Wie Abbildung 17 zeigt, handelt es sich dabei um ein 15gliedriges Modell. Die Ausmaße der Glieder (Segmentlängen, -durchmesser und -radien) wurden anhand von 25 anthropometrischen Messungen, die an insgesamt 66 Versuchsperson vorgenommen wurden, ermittelt. Die Gliedermassen errechnete HANAVAN nach Regressionsgleichungen von BARTER (1957, 57ff), welche die Segmentmassen des Körpers in Abhängigkeit vom Gesamtkörpergewicht einer Person spezifizieren (s. Tab. 5).

Das Hauptproblem bei der mathematischen und physikalischen Modellierung des menschlichen Körpers besteht nach Ansicht von ZACIORSKIJ et al. (1982, 418) in den Ausgangsdaten. BARTERs Ausgangsdaten stammen von 12 männlichen Leichen überwiegend höheren Alters.

3. Untersuchungen am lebenden Menschen

Die Hauptintention dieser Untersuchungen stellt die in vivo-Bestimmung der Massengeometrie des menschlichen Körpers dar. Es gibt nach ZACIORSKIJ et al. (1982, 417ff) diesbzgl. mittlerweile eine beträchtliche Anzahl unterschiedlicher Untersuchungsmethoden. Besonders für zwei dieser Methoden ist bisher Datenmaterial publiziert:
a. Wasserverdrängungsmethode
b. Radioisotopmethode (Methode des Gamma Scannings)

a. Wasserverdrängungsmethode

Nach ZACIORSKIJ et al. (1982, 417) erlaubt die Wasserverdrängungsmethode das Gliedervolumen und das Volumenzentrum zu bestimmen. Durch Multiplikation mit der mittleren Gewebsdichte lassen sich dann Masse und Lage des Massenzentrums eines Gliedes errechnen. Dieses Vorgehen setzt jedoch gleiche Werte für die Gewebsdichte in allen Teilen des Gliedes voraus. Nach ZACIORSKIJ haben experimentelle Untersuchungen von CLAUSER et al. bewiesen, daß dies nicht der Fall ist.

Neuere Untersuchungen von ERDMANN/GOS (1990, 945 ff) an 10 männlichen und weiblichen Leichen im Alter von 20-40 Jahren ergaben jedoch für zwei Drittel der Rumpfgewebe eine Dichte von 1,11-1,20 g cm^{-3}. Untersuchungen von DEMPSTER (in ZACIORSKIJ et al. 1982, 417) hatten diesbzgl. den Wert 1,03 g cm^{-3} ermittelt.

PLAGENHOEF (1971, 18ff) untersuchte mit der Wasserverdrängungsmethode 35 junge Studenten, 76 junge Studentinnen sowie 7 Tänzerinnen, während KJELDSEN

Körpersegment	Prozentualer Anteil am Gesamtkörpergewicht		
	Studentinnen (PLAGENHOEF)	Tänzerinnen (PLAGENHOEF)	Turnerinnen (KJELDSEN)
Rumpf (incl. Kopf und Nacken)	54,0 %	52,3 %	60,24%
beide Oberarme	6,0 %	5,8 %	5,49%
beide Unterarme	3,1 %	2,9 %	3,21%
beide Hände	1,3 %	1,0 %	1,03%
Summe (in %Gesamtkörpermasse)	64,1 %	62,0 %	69,97%

Tab. 7: Relative Massen der Körpersegmente Rumpf, Ober-/Unterarme, Hände lebender Frauen (nach PLAGENHOEF 1971, 27)

Segmente	B_0	B_1	B_2	R	σ
Fuß	-0,829	0,0077	0,0073	0,702	0,101
Unterschenkel	-1,592	0,0362	0,0121	0,872	0,219
Oberschenkel	-2,649	0,1463	0,0137	0,891	0,721
Hand	-0,1165	0,0036	0,00175	0,516	0,63
Unterarm	0,3185	0,01445	-0,00114	0,786	0,101
Oberarm	0,250	0,03012	-0,0027	0,837	0,178
Kopf	1,296	0,0171	0,0143	0,591	0,322
Oberer Teil des Rumpfes	8,2144	0,1862	-0,0584	0,798	1,142
Mittlerer Teil des Rumpfes	7,181	0,2234	-0,0663	0,828	1,238
Unterer Teil des Rumpfes	-7,498	0,0976	0,04896	0,743	1,020

Tab. 8: Regressionsgleichungen des Types $y = B_0 + B_1 x_1 + B_2 x_2$ zur Berechnung der Segmentmassen des Körpers (Einheit: kg) bei Männern nach Gewicht (x_1) und Länge (x_2) des Körpers (nach ZACIORSKIJ 1984, 130)

(in PLAGENHOEF 1971, 18ff) 6 Turnerinnen sowie 6 ausgewählte Nichtturnerinnen untersuchte (Tab.6 und 7).

PLAGENHOEF und KJELDSEN verwendeten dabei zur Bestimmung der Körpersegmentmassen am lebenden Menschen dieselben Gelenkebenen wie DEMPSTER bei seinen Leichensezierungen (DEMPSTER hatte zur Erfassung seiner Daten ebenfalls die Wasserverdrängungsmethode eingesetzt).

Die Rumpfmasse, gebildet aus den anteiligen Massen von Thorax, Bauch und Becken sowie Kopf und Nakken, setzt sich danach wie folgt zusammen:

- Thorax
  - Männer:
    PLAGENHOEF: 33,7%
    DEMPSTER: 37,5%
  - Frauen:
    KJELDSEN: 27,5%
- Bauch und Becken
  - Männer:
    PLAGENHOEF: 49,0%
    DEMPSTER: 48,8%
  - Frauen:
    KJELDSEN: 56,7-58,9%
- Kopf und Nacken
  - Männer:
    PLAGENHOEF: 17,3%
    DEMPSTER: 13,7%
  - Frauen:
    KJELDSEN: 14,3-15,6%

b. Radioisotopenmethode (Methode des Gamma Scannings)

Bei dieser Methode, die von ZACIORSKIJ et al. (1982, 418ff) detailliert beschrieben wurde, wird der menschliche Körper scheibchenweise von gebündelten Gamma-Strahlen durchdrungen. Die gleichzeitige Registrierung der Oberflächendichte eines bestimmten Abschnitts des Objekts erlaubt dann, die Masse, die Koordinaten des Massenzentrums und die Trägheitsmomente des Objekts zu berechnen.

ZACIORSKIJ et al. haben mit dieser Methode 115 Personen (100 Männer und 15 Frauen) untersucht. Die Gruppe der männlichen Teilnehmer bestand dabei aus 56 Sportstudenten, 26 nicht-sporttreibenden Studenten sowie 18 nicht-sporttreibenden wissenschaftlichen Mit-

Segmente	B_0	B_1	B_2	R	σ
Fuß	-1,207	-0,0175	0,0057	0,71	0,11
Unterschenkel	-0,436	-0,011	0,0238	0,42	0,36
Oberschenkel	5,185	0,183	-0,042	0,73	0,81
Hand	-0,116	0,0017	0,0020	0,48	0,93
Unterarm	0,295	0,009	0,0003	0,38	0,11
Oberarm	0,206	0,0053	0,0066	0,27	0,21
Kopf	2,388	-0,001	0,015	0,24	0,49
Oberer Teil des Rumpfes	-16,593	0,140	0,0995	0,64	1,47
Mittlerer Teil des Rumpfes	-2,741	0,031	0,056	0,45	1,09
Unterer Teil des Rumpfes	-4,908	0,124	0,0272	0,61	0,9

Tab. 9: Regressionsgleichungen des Types $y = B_0 + B_1 x_1 + B_2 x_2$ zur Berechnung der Segmentmassen des Körpers (Einheit: kg) bei Frauen nach Gewicht (x_1) und Länge (x_2) des Körpers (nach ZACIORSKIJ 1984, 130)

arbeitern. Alle weiblichen Versuchspersonen waren hervorragend trainierte Sportlerinnen (9 Schwimmerinnen, 6 Fechterinnen). Das Alter der Versuchspersonen betrug 19-35 Jahre.

Basierend auf diesen Untersuchungen entwickelten ZACIORSKIJ et al. (1984, 130ff) Regressionsgleichungen zur Berechnung der Segmentmassen des Körpers von Männern und Frauen in Abhängigkeit von Gesamtkörpergewicht x1 und Körpergröße x2 (Tab. 8 und 9).

„Der Zusammenhang zwischen Segmentmasse und Körpermasse ist in den meisten Fällen linear;...Es besteht lediglich eine gewisse Tendenz zur Nichtlinearität zwischen der Masse des mittleren Abschnitts des Rumpfs und der Körpermasse" (ZACIORSKIJ et al. 1982, 537). ZACIORSKIJ weist ferner darauf hin, daß diese Tendenz durch starke Fettablagerungen im Bauchbereich noch verstärkt wird.

Unter Berücksichtigung der Tatsache, daß zur Erstellung der o.a. Regressionsgleichungen bisher nur Untersuchungen mit trainierten und untrainierten Männern sowie sehr gut trainierten Frauen, jeweils im Alter von 19-35 Jahren, durchgeführt worden sind, scheint die von ZACIORSKIJ et al. weiterentwickelte Radioisotopmethode derzeit die reliabelste und valideste Methode zur Bestimmung von Körpersegmentmassen zu sein (s. ZACIORSKIJ et al. 1982, 418ff und 1984, 30ff).

In den Kapiteln 7-9 werden im Rahmen der Vorstellung von Ergebnissen eigener empirischer Studien maximale Drehmomente der Rumpf-, Nacken- und Halsmuskulatur in den Einheiten Nm/kg Oberkörpermasse bzw. Nm/kg Kopfmasse angegeben. Die für die Relativierung dieser Drehmomente erforderlichen Berechnungen erfolgen dabei jeweils unter Verwendung der Regressionsgleichungen von ZACIORSKIJ et al.

Als ein Extrakt dieses Kapitels läßt sich festhalten, daß bei Wirbelsäulenbewegungen, an denen alle Einzelsegmente des Oberkörpers beteiligt sind, Massen stabilisiert, überwunden und kontrolliert werden müssen, die - in Abhängigkeit von Alter und Trainingszustand - bei Männern zwischen 67% und 70%, bei Frauen zwischen 62% und 70% der Gesamtkörpermasse betragen. Die bei Bewegungen der Halswirbelsäule involvierte Kopfmasse entspricht ca. 7-8% des Gesamtkörpergewichts (s. auch RIZZI et al. 1976, 9 sowie HARMS-RINGDAHL/SCHÜLDT 1988, 17ff).

KAPITEL 4

DIE MOBILITÄT DER WIRBELSÄULE IN DEN EINZELNEN BEWEGUNGSEBENEN

Eine optimal entwickelte Mobilität in allen Segmenten und Bewegungsebenen (Sagittal-, Frontal und Transversalebene) stellt für PARVIAINEN/DENNER (1992) ein Charakteristikum einer voll funktionsfähigen Wirbelsäule dar.

KNEBEL (1985, 81) definiert Mobilität (Synonymbegriffe: Beweglichkeit, Gelenksbeweglichkeit, Gelenkigkeit, Flexibilität, Biegsamkeit, Geschmeidigkeit) als Fähigkeit der Gelenke, Bewegungen gemäß ihren funktionalen Möglichkeiten optimal ausführen zu können.

MEINEL/SCHNABEL (1977, 213f.) definieren Beweglichkeit als Fähigkeit, Bewegungen mit großer Amplitude auszuführen, wobei neben den anatomischen Bedingungen auch eine der Aufgabenstellung optimal angepaßte Bewegungskoordination eine wichtige Rolle spiele. „Maß der Beweglichkeit ist die maximal erreichbare Bewegungsamplitude" (MEINEL/SCHNABEL 1977, 214).

HOLLMANN/HETTINGER (1980, 171f.) definieren Flexibilität als „willkürlich möglicher Bewegungsbereich in einem oder in mehreren Gelenken" und nennen spezifische Einflußfaktoren:
- Gelenkstruktur
- Umfang der Muskelmasse
- Dehnungsfähigkeit der beteiligten Muskeln/Muskelgruppen
- Dehnungsfähigkeit von Muskelhüllen, Sehnen, Bändern, Gelenkkapseln und Haut
- Körpertemperatur
- Geschlecht
- Lebensalter
- Übungs- und Trainingszustand

Für CARPENTER (1993) hat darüber hinaus der Körperfettgehalt (= fetthaltige Körpermasse) einen erheblichen Einfluß auf die Mobilität.

Für den Bereich der Wirbelsäule ist der Begriff „optimale Mobilität" bisher nicht ausreichend definiert. Die Grenzformen Hypomobilität (KNEBEL 1985, 81: „verminderte Gelenkbeweglichkeit") sowie Hypermobilität (KNEBEL 1985, 81: „Überbeweglichkeit der Gelenke") stellen nach BURTON et al. (1989, 584ff) Risikofaktoren für die Entstehung von Rückenbeschwerden dar.

Die Wirbelsäule ist das komplexeste Gelenksystem des Menschen. KAPANDJI (1985, 36) betrachtet die Wirbelsäule als eine Gelenkkette mit drei Freiheitsgraden, die Ventral- und Dorsalflexion (Synonymbegriff: Extension), Seit(wärts)neigung (Synonymbegriff: Lateralflexion) nach rechts und links sowie axiale Drehung (Synonymbegriff: Rotation) erlaubt.

Die Mobilität der Wirbelsäule in den verschiedenen Bewegungsebenen kann entweder als „Gesamtmobilität" (= maximale Bewegungsamplitude eines oder mehrerer Wirbelsäulenabschnitte in einer definierten Bewegungsebene) oder als „segmentale Mobilität" (Bewegungsamplitude zwischen zwei benachbarten Wirbeln in einer definierten Bewegungsebene) charakterisiert und meßtechnisch ermittelt werden.

Methoden zur Mobilitätsanalyse der Wirbelsäule

Die bisher verfügbaren Methoden lassen sich folgendermaßen systematisieren:

1. Invasive Methoden
- radiologische Techniken (Röntgenographie)
  Literatur: PORTEK et al. 1983, PEARCY 1985, PEARCY et al.1984a/1984b/1985, WITT et al. 1984, Dvorak et al. 1987a/1987b/1988a, MILLER et al. 1992, IAI et al. 1993/1994
- Computertomographie
  Literatur: DVORAK et al. 1987a/1987b/1988b, PENNING/WILMINK 1987

2. Nicht-invasive Methoden
- Goniometrie (Standardgoniometer, LOEBL-Goniometer, Elektrogoniometer, Kyphometer, Spondylometer, Inklinometertechnik mit einem bzw. zwei Geräten)
  Literatur: LOEBL 1967/1973, DUDLEY HART et al. 1974, REYNOLDS 1975, WOLF et al. 1979, PORTEK et al. 1983, MAYER et al. 1984, MAYER 1985, MELLIN 1986/1987a/1987b/1991, SALISBURY/PORTER 1987, FULTON 1990b, GOMEZ et al. 1991, KLEIN et al. 1991, MELLIN et al. 1991, PAQUET et al. 1991/1994, RHEAULT et al. 1992, MANDELL et al. 1993, SULLIVAN et al. 1994.
- Messungen mittels Bandmaß (SCHOBER-Methode, MOLL et al.-Methode, MACRAE/WRIGHT-Methode, Flexicurve-Technik)
  Literatur: SCHOBER 1937, MACRAE/WRIGHT 1969, MOLL/WRIGHT 1971, MOLL et al. 1972, REYNOLDS 1975, PORTEK et al. 1983, MELLIN 1987b, SALISBURY/PORTER 1987, BURTON/TILLOTSON 1988, BURTON et al. 1989, TILLOTSON/ BURTON 1991, YOUDAS et al. 1995
- Ultraschall
  Literatur: SALISBURY/PORTER 1987
- optoelektronische Systeme, Videoanalyse- bzw. Bewegungsanalysesysteme
  Literatur: THURSTON/HARRIS 1983, TANII/MASUDA 1985, THORSTENSSON et al. 1985b, DVORAK et al. 1992, ADAMS et al. 1994, DOPF et al. 1994, JAYARAMAN et al. 1994.
- elektro-magnetische Systeme
  Literatur: PEARCY/HINDLE 1989, RUSSELL et al. 1992
- Vektor-Stereographie
  Literatur: PORTEK et al. 1983

Die segmentale Mobilität der Wirbelsäule kann nur mit invasiven Methoden untersucht werden.

Trotz ihrer unbestrittenen Reliabilität werden invasive Methoden zur Analyse der Wirbelsäulenmobilität vielfach abgelehnt. Invasive Methoden sind sehr teuer sowie zeit- und arbeitsintensiv. Darüber hinaus wird die zu untersuchende Person einer erheblichen Strahlenbelastung ausgesetzt (LOEBL 1967, 103, MAYER et al. 1984, 588, TUCCI et al. 1986, 226, MELLIN 1987b, 464). PEARCY (1985, 33) weist diesbzgl. auf die limitierten Einsatzmöglichkeiten der radiologischen Techniken bei Frauen hin.

Für klinische und für wissenschaftliche Zwecke werden überwiegend nicht-invasive Methoden angewandt. Mit nicht-invasiven Methoden kann ausschließlich die Gesamtmobilität der Wirbelsäule bzw. einzelner Wirbelsäulenabschnitte, nicht jedoch die segmentale Mobilität untersucht werden.

Nicht-invasive Methoden - insbesondere die unter 2. erwähnten Messungen mittels Bandmaß - weisen z.T. erhebliche Validitäts- und Reliabilitätsprobleme auf (MAYER 1985, 45, PEARCY et al. 1985, 150, PORTEK et al.1983, 197ff, REYNOLDS 1975, 180).

Eine Vielzahl von Studien bescheinigten jedoch insbesondere der Goniometrie eine akzeptable Reliabilität (LOEBL 1967, REYNOLDS 1975, PORTEK et al. 1983, MAYER et al. 1984, MAYER 1985, MELLIN 1986/1987a/1987b, SALISBURY/PORTER 1987, KLEIN et al. 1991, PAQUET et al. 1991/1994, DVORAK et al. 1992, SULLIVAN et al. 1994, YOUDAS et al. 1995).

DOPF et al. (1994, 586ff) weisen darauf hin, daß Messungen von gesamten Bewegungsamplituden (Flexion und Extension, rechts- und linksseitige Rotation bzw. Lateralflexion) eine geringere Variabilität zeigen als Messungen von Einzelbewegungen (Flexion, Extension etc.).

Unabhängig von den technischen Eigenschaften der eingesetzten Meßgeräte setzen reliable Mobilitätsuntersuchungen der Wirbelsäule die Erfüllung folgender Anforderungskriterien voraus (FULTON 1991):
• Standardisierung von Körperpositionen
• Stabilisierung des Beckens und Eliminierung jeglicher Bewegungen der Hüftgelenke (für Mobilitätsuntersuchungen der Halswirbelsäule: Stabilisierung von Brustkorb und Schultergürtel)

Bis heute existiert weder in der Medizin noch in der Sportwissenschaft eine einheitliche standardisierte Methodik zur Analyse der Wirbelsäulenmobilität, alters- und geschlechtsspezifischen Referenzdaten zur Charakterisierung der LWS-/BWS- und HWS-Mobilität in den einzelnen Bewegungsebenen sind nur ansatzweise verfügbar.

Verschiedene Autoren (Bsp.: MOLL/WRIGHT 1971, MOLL et al. 1972, WOLF et al. 1979, BURTON/TILLOTSON 1988) haben versucht, alters- und geschlechtsspezifische Referenzdaten für die Mobilität der Wirbelsäule zu erarbeiten.

Die Ergebnisse der einzelnen Studien lassen sich jedoch aus mehreren Gründen nicht miteinander vergleichen. Bei den Studien wurde(n) u.a.:
a. jeweils andere Analysemethoden (Messungen mittels Bandmaß: MOLL et al.-Methode, Goniometrie, Flexicurve-Bandmaßverfahren) eingesetzt,
b. die Mobilität der Wirbelsäule in z.T erheblich unterschiedlichen Körperpositionen (im Stehen, im Sitzen sowie z.T. auch im Liegen) ermittelt,
c. das Anforderungskriterium „Stabilisierung des Beckens und Eliminierung jeglicher Bewegungen der Hüftgelenke" i.d.R. nicht ausreichend erfüllt,
d. unterschiedliche Altersklassen gebildet

Bei der überwiegenden Anzahl der durchgeführten Studien wurde die Flexion bzw. Rotation der Wirbelsäule - mangels präziser Stabilisierung des Beckens - als kombinierte Bewegung von Wirbelsäule und Hüftgelenken gemessen. Dies hatte zur Folge, daß für die Gesamtmobilität der Wirbelsäule deutlich zu hohe Werte ermittelt wurden. Verschiedene Autoren haben daher versucht diese Fehlerquelle durch Subtraktionsverfahren (Gesamtmobilität von Wirbelsäule und Hüftgelenk minus Mobilität des Hüftgelenks = Gesamtmobilität der Wirbelsäule) zu eliminieren (LOEBL 1967, MAYER et al. 1984, MAYER 1985).

Nachfolgend wird die Gesamt- bzw. segmentale Mobilität der Lenden-, Brust- und Halswirbelsäule in den einzelnen Bewegungsebenen systematisiert dargestellt und das bisher verfügbare Datenmaterial aufgelistet. Der Einfluß der Faktoren Geschlecht und Lebensalter auf die Mobilität der menschlichen Wirbelsäule wird am Ende des Kapitels dokumentiert.

Kapitel 4.1

Die Mobilität der Lenden- und Brustwirbelsäule in den einzelnen Bewegungsebenen

4.1.1 Die Mobilität der Lenden- und Brustwirbelsäule in der Sagittalebene

In der Sagittalebene erfolgt die (Dorsal-) Extension und (Ventral-) Flexion der Lenden- und Brustwirbelsäule (Abb. 18).

PEARCY et al. (1984a, 294ff) untersuchten die segmentale Mobilität der Lendenwirbelsäule in der Sagittalebene von 11 beschwerdefreien Männern (Durchschnittsalter: 29 Jahre) mittels Röntgenographie und ermittelten dabei die in Tab. 10 dokumentierten maximalen Bewegungsamplituden (Einheit: Grad, Standardabweichungen in Klammern).

Mittels Addition der einzelnen segmentalen Mobilitätswerte errechnete sich dabei eine durchschnittliche Gesamtmobilität der Lendenwirbelsäule in der Sagittalebene von 70°. „Der gesamte Bereich der Flexion plus Extension war für jedes Zwischenwirbelgelenk ähnlich. Das L4/L5-Segment war jedoch mobiler als die darüberliegenden Segmente (gepaarter t-test $p \leq 0,05$), aber nicht signifikant mobiler als das L5/S1-Segment" (PEARCY 1985, 25).

PORTEK et al. (1983, 197ff) analysierten diese Untersuchungen mittels „Superposition" (= Übereinanderlegen) der einzelnen seitlichen Röntgenaufnahmen (aufrechte Körperposition, maximale Flexion + maximale Extension der Lendenwirbelsäule) und ermittelten dabei eine Gesamtmobilität der Lendenwirbelsäule in der Sagittalebene von durchschnittlich 73° (Minimalwert: 50°, Maximalwert: 88°).

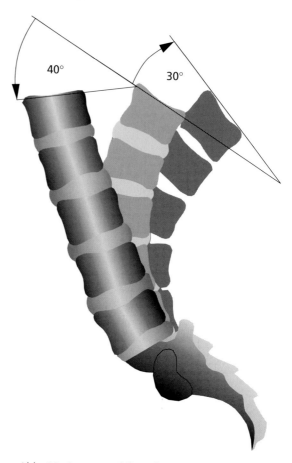

Wirbelsäulen-abschnitt	Flexion	Extension	Flexion/Extens.
L1/L2	8 ± 5	5 ± 2	13 ± 5
L2/L3	10 ± 2	3 ± 2	14 ± 2
L3/L4	12 ± 1	1 ± 1	13 ± 2
L4/L5	13 ± 4	2 ± 1	16 ± 4
L5/S1	9 ± 6	5 ± 4	14 ± 5

Tab. 10: Segmentale Mobilität der Lendenwirbelsäule in der Sagittalebene (PEARCY et al. 1984a, 295)

Abb. 18: Gesamtmobilität der Lendenwirbelsäule bei der Flexion und Extension in der Sagittalebene (basierend auf KAPANDJI 1985, 107)

Wirbelsäulenabschnitt	Lebensalter in Jahren			
	2-13	35-49	50-64	65-77
L1/L2	6°	4°	2°	
L2/L3	10°	8°	5°	5°
L3/L4	13°	9°	8°	3°
L4/L5	17°	12°	8°	7°
L5/S1	24°	8°	8°	7°

Tab. 11: Segmentale Mobilität der Lendenwirbelsäule bei der Ventralflexion in Abhängigkeit vom Lebensalter (TANZ in KAPANDJI 1985, 107)

TANZ (in KAPANDJI 1985, 107) stellte altersspezifische Daten für die segmentale Mobilität der Lendenwirbelsäule bei der Ventralflexion vor (Tab. 11), DAVID/ALLBROOK (in KAPANDJI 1985, 107) charakterisierten die Bewegungsamplituden für die segmentale und die gesamte Beugung-Streckung (Ventralflexion + Dorsalflexion) der Lendenwirbelsäule (Tab. 12).

MILLER et al. (1992, 753ff) ermittelten bei röntgenologischen Untersuchungen von sieben beschwerdefreien Personen (Durchschnittsalter: 37 Jahre) folgende Durchschnittswerte für die sagittale segmentale (Gesamt-) Mobilität der unteren Lendenwirbelsäule:
- L3/L4: 14,7°
- L4/L5: 14,9°
- L5/S1: 15,0°

JONES et al. (1988, 52) quantifizieren die Gesamtmobilität der Lendenwirbelsäule in der Sagittalebene mit 60-75°.

MAYER et al. (1984, 591) errechneten bei Untersuchungen von 13 beschwerdefreien männlichen und weiblichen Personen (Alter: 19-51 Jahre) eine durchschnittliche Gesamtmobilität der Lendenwirbelsäule von 82°, wobei die Ventralflexion durchschnittlich 55°, die Dorsalflexion durchschnittlich 27° betrug (Meßmethode: Goniometrie mittels Inklinometer).

Eine mit dieser Studie vergleichbare Untersuchung von KEELEY et al. (1986, 31ff) ermittelte folgende Durchschnittswerte: Ventralflexion: Männer 65,0°, Frauen 64,4°, Dorsalflexion: Männer 26,6°, Frauen 27,3°.

BURTON/TILLOTSON (1988, 106ff) fanden bei Untersuchungen von 510 männlichen und weiblichen Personen ohne Rückenbeschwerden (Alter: 10-84 Jahre) eine maximale Gesamtmobilität der Lendenwirbelsäule in der Sagittalebene von im Durchschnitt ca. 75° (Meßverfahren: Flexicurve-Technik).

Bei weiterführenden Untersuchungen von 742 männlichen und weiblichen Erwachsenen (Alter: 16-84 Jahre) sowie 216 männlichen und weiblichen Schulkindern (Alter: 10-11 Jahre) ermittelten BURTON/TILLOTSON (1991, 329ff) für die Gesamtmobilität der Lendenwirbelsäule in der Sagittalebene Durchschnittswerte von 57,8-58,2° (Erwachsene) bzw. 75,3-76,9° (Schulkinder).

Eine Studie von GOMEZ et al. (1991, 15 ff) mit 168 Männern und Frauen (Alter: 18-68 Jahre) quantifizierte die Bewegungsamplitude bei der Flexion der Lenden- und Brustwirbelsäule mit durchschnittlich 61,2°, während für die Extension der Lenden- und Brustwirbelsäule ein Durchschnittswert von 34,2° angegeben wurde.

MELLIN (1986, 759ff) untersuchte die (Gesamt-) Mobilität der Lenden- und Brustwirbelsäule in der Sagittalebene von 9 beschwerdefreien Männern und 16 beschwerdefreien Frauen (Durchschnittsalter: 31,3 Jahre) mittels Inklinometer-Goniometrie und gelangte dabei zu folgenden Meßwerten:
- Flexion
  - LWS: 55°
  - BWS: 15°
- Extension
  - LWS: 19°
  - BWS: 17°

Wirbelsäulenabschnitt	Beugung - Streckung	
	segmental	gesamt
L1	11°	83°
L2	12°	72°
L3	18°	60°
L4	24°	42°
L5	18°	18°
S1	0°	0°

Tab. 12: Segmentale Mobilität und Gesamtmobilität der Lendenwirbelsäule bei kombinierter Ventral-/Dorsalflexion nach DAVID/ALLBROOK (in KAPANDJI 1985, 107)

Altersbereich	n	Flexion	Extension
16-24	122	33 ± 9	54 ± 10
25-34	295	31 ± 8	52 ± 9
35-44	159	28 ± 8	49 ± 9
45-65	110	26 ± 8	45 ± 8

Tab. 13: Normwerte für die (Gesamt-) Mobilität von Lenden- und Brustwirbelsäule in der Sagittalebene von Männern (SULLIVAN et al. 1994, 685)

Altersbereich	n	Flexion	Extension
15-24	161	26 ± 9	63 ± 9
25-34	143	24 ± 8	60 ± 10
35-65	136	22 ± 8	53 ± 9

Tab. 14: Normwerte für die (Gesamt-) Mobilität von Lenden- und Brustwirbelsäule in der Sagittalebene von Frauen (SULLIVAN et al. 1994, 685)

Wirbelsäulen-abschnitt	segmentale Lateralflexion (rechts + links)
L1/L2	10 (7-15)
L2/L3	11 (7-18)
L3/L4	10 (5-12)
L4/L5	6 (1-9)
L5/S1	3 (1-6)

Tab. 15: Segmentale Mobilität der Lendenwirbelsäule in der Frontalebene, Einheit: Grad (PEARCY/TIBREWAL 1984b, 584)

SULLIVAN et al. (1994, 682ff) analysierten die Mobilität der Lendenwirbelsäule in der Sagittalebene bei 1126 beschwerdefreien Personen im Alter von 15-65 Jahren und erarbeiteten das aus Tab. 13 und 14 ersichtliche alters- und geschlechtsspezifische Datenmaterial (Einheit: Grad).

4.1.2 Die Mobilität der Lenden- und Brustwirbelsäule in der Frontalebene

In der Frontalebene erfolgt die Lateralflexion (= Seitwärtsneigung) der Wirbelsäule.

PEARCY/TIBREWAL (1984b, 582ff) untersuchten die segmentale Mobilität der Lendenwirbelsäule in der Frontalebene von 10 beschwerdefreien Männern (Durchschnittsalter: 28 Jahre) mittels Röntgenographie und fanden die in Tab. 15 dargestellten Bewegungsamplituden (Einheit: Grad, Wertebereich in Klammern).

Die Gesamtmobilität der Lendenwirbelsäule in der Frontalebene beträgt danach durchschnittlich 35° (Wertebereich: 15-48°), die einseitige Lateralflexion durchschnittlich 17° bzw. 18°.

PEARCY (1985, 28) weist darauf hin, daß die Wirbelsäulensegmente L4/L5 und L5/S1 in der Frontalebene signifikant weniger mobil sind als die Segmente L1/L2, L2/L3 und L3/L4.

TANZ (in KAPANDJI 1985, 69) nennt altersspezifische Daten für die einseitige segmentale Mobilität der Lendenwirbelsäule in der Frontalebene (Tab. 16).

Bedingt durch den physiologischen Alterungsprozeß reduziert sich danach die Mobilität der Wirbelsäule bei der einseitigen Lateralflexion von 62° (2-13 Jahre) über 31° (35-49 Jahre) auf 22° (65-77°).

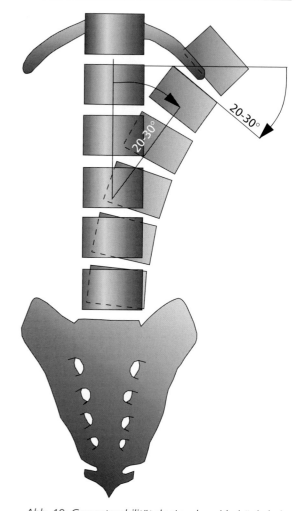

Abb. 19: Gesamtmobilität der Lendenwirbelsäule bei der einseitigen Lateralflexion in der Frontalebene (basierend auf KAPANDJI 1985, 109)

MELLIN (1986, 759ff) sowie MELLIN et al. (1991, 1108ff) untersuchten die (Gesamt-) Mobilität der Lenden- und Brustwirbelsäule in der Frontalebene von 25 beschwerdefreien Männern und Frauen (Durchschnittsalter: 31,3 Jahre) mittels Inklinometer-Goniometrie und gelangte dabei zu den in Tab. 17 und 18 dokumentierten Meßwerten (Einheit: Grad).

Nach KAPANDJI (1985, 38/108) ist das Ausmaß an einseitiger Lateralflexion der Lenden- und Brustwirbelsäule individuell unterschiedlich und altersabhängig. Als Mittelwerte für die Seitwärtsneigung der Lenden- und Brustwirbelsäule gibt KAPANDJI folgende durchschnittlichen Amplitudenwerte an: Lendenwirbelsäule: 20-30°, Brustwirbelsäule: 20°.

Wirbelsäulenabschnitt	Lebensalter in Jahren			
	2-13	35-49	50-64	65-77
L1/L2	12°	5°	6°	4°
L2/L3	12°	8°	7°	7°
L3/L4	16°	8°	8°	6°
L4/L5	15°	8°	7°	5°
L5/S1	7°	2°	1°	0°

Tab. 16: Segmentale Mobilität der Lendenwirbelsäule in der Frontalebene in Abhängigkeit vom Lebensalter (TANZ in KAPANDJI 1985, 109)

Lateralflexion	LWS	BWS	LWS/BWS
nach rechts	27°	15°	43°
nach links	20°	22°	41°
gesamt	47°	37°	84°

Tab. 17: (Gesamt-) Mobilität von Lenden- und Brustwirbelsäule in der Frontalebene (MELLIN 1986, 760)

Lateralflexion	LWS	BWS	LWS/BWS
nach rechts	25,2-25,8	28,3-30,1	43,6-46,1
nach links	27,5-27,8	28,3-29,2	47,3-47,7

Tab. 18: (Gesamt-) Mobilität von Lenden- und Brustwirbelsäule in der Frontalebene (MELLIN 1991, 1109)

PEARCY/HINDLE (1989, 73ff) quantifizierten die ein- bzw. beidseitige Lateralflexion des Rumpfes bei Männern (n=10, Durchschnittsalter: 34,1 Jahre) mit 25,9-28,5° bzw. 52,4-55,8°.

SEEDS et al. (1987, 141ff) ermittelten bei goniometrischen Untersuchungen von 110 beschwerdefreien Männern (Durchschnittsalter: 29,3 Jahre) und von 50 beschwerdefreien Frauen (Durchschnittsalter: 31,8 Jahre) eine Gesamtmobilität der Lenden- und Brustwirbelsäule in der Frontalebene von durchschnittlich 84,0 ± 5,6° bei Männern und 82,5 ± 9,8° bei Frauen.

Nach DOPF et al. (1994, 586ff) beträgt die einseitige Lateralflexion des Rumpfes bei 20-35jährigen beschwerdefreien Männern und Frauen durchschnittlich 45-46°.

4.1.3 Die Mobilität der Lenden- und Brustwirbelsäule in der Transversalebene

In der Transversalebene erfolgt die axiale Rotation der Wirbelsäule.

PEARCY/TIBREWAL (1984b, 582 ff) untersuchten die segmentale Mobilität der Lendenwirbelsäule in der Transversalebene von 10 beschwerdefreien Männern (Durchschnittsalter: 24 Jahre, stehende Körperposition) mittels Röntgenographie und fanden dabei die in Tab. 19 aufgelisteten Amplitudenwerte (Einheit: Grad, Wertebereich in Klammern).

Die Autoren ermittelten darüber hinaus eine Gesamtmobilität der Lendenwirbelsäule in der Transversalebene von durchschnittlich 8° (Wertebereich: 4-15°) sowie eine einseitige Rotation der Lendenwirbelsäule von durchschnittlich 4-5°.

Wirbelsäulen-abschnitt	axiale Rotation (rechts + links)
L1/L2	2 (0-3)
L2/L3	2 (1-3)
L3/L4	3 (1-5)
L4/L5	3 (1-5)
L5/S1	2 (0-3)

Tab. 19: Segmentale Mobilität der Lendenwirbelsäule in der Transversalebene (PEARCY/TIBREWAL 1984b, 584)

PEARCY (1985, 28) weist darauf hin, daß sich die axiale Rotation in den einzelnen Segmenten der Lendenwirbelsäule nicht signifikant voneinander unterscheidet, obwohl die Segmente L3/L4 und L4/L5 tendenziell mobiler seien als die Segmente L1/L2 bzw. L2/L3.

GUNZBURG et al. (1991, 22ff) verglichen die segmentale Rotation der Lendenwirbelsäule von 8 Leichen (Durchschnittsalter: 26 Jahre) und 8 lebenden männlichen Personen (Durchschnittsalter: 27 Jahre). Die durchschnittliche segmentale Rotation der Lendenwirbelsäule der männlichen Leichen betrug dabei 3,5°, die der lebenden Männer 1,7° (bei Rotation im Sitzen) bzw. 2,2° (bei Rotation im Stehen).

WHITE/PANJABI (1978, 63ff) quantifizierten die beidseitige axiale Rotation der Lendenwirbelsäule mit 1-3° (L1-L4) bzw. 3-6° (L5/S1). Die beidseitige axiale Rotation der Brustwirbelsäule beträgt nach WHITE (1969, 68) sowie WHITE/PANJABI (1978, 63ff) in der oberen Brustwirbelsäule 4-12°, in der unteren Brustwirbelsäule 2-3°.

GREGERSEN/LUCAS (in KAPANDJI 1985, 110f.) ermittelten Daten für die segmentale Mobilität und die Gesamtmobilität der Lenden- und Brustwirbelsäule bei der axialen Rotation in der Transversalebene. (Tab. 20).

Nach GREGERSEN/LUCAS (in KAPANDJI 1985, 110) ist das Gesamtausmaß der Drehung von Lenden- und Brustwirbelsäule im Sitzen und im Stehen gleich groß. Die Mobilität der unteren Brustwirbelsäule (T6-T12), sowie der gesamten Lendenwirbelsäule sei jedoch im Sitzen deutlich geringer als im Stehen. Als Begründung hierfür wird die bessere Immobilisierung des Beckens bei gebeugten Hüftgelenken angeführt. Ferner weisen die Autoren darauf hin, daß die Rotationsfähigkeit der Brustwirbelsäule viermal größer ist als die der Lendenwirbelsäule.

LOEBL (1973, 223) untersuchte an 51 beschwerdefreien Frauen (Alter: 20-29 Jahre) die Mobilität der gesamten Wirbelsäule bei der axialen Rotation in der Transversalebene (Methode: Goniometrie) und gelangte dabei für die Gesamtmobilität von Lenden- und Brustwirbelsäule zu folgenden Durchschnittswerten: Lendenwirbelsäule: 25°, Brustwirbelsäule: 67°.

MAYER et al. (1985c, 912ff) untersuchten ebenfalls die Gesamtmobilität der Lenden- und Brustwirbelsäule in der Transversalebene (67 beschwerdefreie Personen, Durchschnittsalter: 27 Jahre) und fanden dabei eine Gesamtmobilität pro Körperseite von im Durchschnitt 42°.

SEEDS et al. (1987, 141ff) ermittelten bei goniometrischen Untersuchungen mit 110 beschwerdefreien Männern (Durchschnittsalter: 29,3 Jahre) und 50 beschwerdefreien Frauen (Durchschnittsalter: 31,8 Jahre) eine

Wirbelsäulenabschnitt	Mobilität bei der axialen Rotation			
	segmental einseitig	segmental beidseitig	gesamt einseitig	gesamt beidseitig
LWS	1°	2°	5°	10°
BWS	3°	6°	37°	75°

Tab. 20: Segmentale Mobilität und Gesamtmobilität der Lenden- und Brustwirbelsäule bei der axialen Rotation in der Transversalebene (nach GREGERSEN/ LUCAS in KAPANDJI 1985, 110f.)

Gesamtmobilität der Lenden- und Brustwirbelsäule in der Transversalebene von durchschnittlich 83,5 ± 5,4° (Männer) bzw. 75,6 ± 16,3° (Frauen).

PEARCY/HINDLE (1989, 73ff) geben für die Rotation des Rumpfes bei Männern (n=10, Durchschnittsalter: 34,1 Jahre) Durchschnittswerte von 14,1-16,0° (einseitige Rotation) sowie 28,6-30,7° (beidseitige Rotation) an.

Nach DOPF et al. (1994, 586ff) beträgt die einseitige Rotation des Rumpfes bei 20-35jährigen beschwerdefreien Männern und Frauen durchschnittlich 42°.

MELLIN (1987a, 28ff) untersuchte die kombinierte axiale Rotation von Lenden- und Brustwirbelsäule bei 8 Männern und 31 Frauen (beschwerdefreie Personen, Durchschnittsalter: 37,1 Jahre, sitzende Körperposition) mittels Inklinometer-Goniometrie. Dabei ermittelte er für die Gesamtmobilität von Lenden- und Brustwirbelsäule (Rotation nach rechts und links) ein durchschnittliches Bewegungsausmaß von 93,6 ± 20,4°.

Nach MELLIN (1987a, 30) ist es nicht möglich, die Rotation der Lendenwirbelsäule mit nicht-invasiven Methoden exakt zu messen, da es auf der Vorderseite des Rumpfes keine validen Referenzpunkte für den 1. Lendenwirbel gäbe.

Diese Begründung erklärt den deutlich zu hohen Wert für die axiale Rotation der Lendenwirbelsäule bei LOEBL (1973, 223) und KEELEY et al. (1986, 31ff), die bei goniometrischen Untersuchungen mittels Inklinometer Werte von 10,4-15,2° für die einseitige Rotation der Lendenwirbelsäule ermittelten.

MELLIN (1987a, 28ff) hält jedoch goniometrische Verfahren für die meßtechnische Ermittlung der transversalen Gesamtmobilität von Lenden- und Brustwirbelsäule für durchaus geeignet.

Untersuchungen von PEARCY (1985, 28ff) zur segmentalen Mobilität bei der Rotation und Lateralflexion der Lendenwirbelsäule führten zu der Erkenntnis, daß gesunde Personen keine statistisch signifikanten Mobilitätsunterschiede im Rechts-links-Vergleich aufweisen.

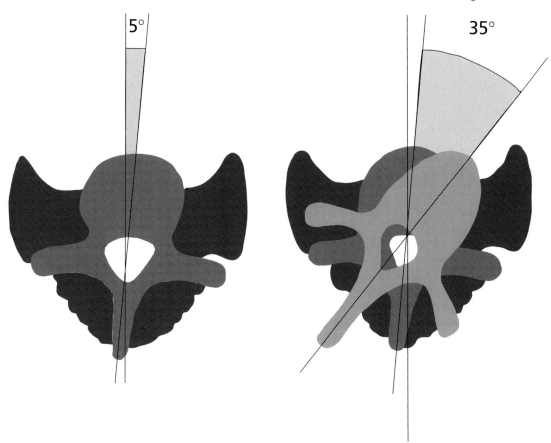

Abb. 20: Gesamtmobilität von Lenden- und Brustwirbelsäule bei der axialen Rotation in der Transversalebene (basierend auf KAPANDJI 1985, 41)

Kapitel 4.2

Die Mobilität der Halswirbelsäule in den einzelnen Bewegungsebenen

4.2.1 Die Mobilität der Halswirbelsäule in der Sagittalebene

Nach KAPANDJI (1985, 162ff) setzt sich die Halswirbelsäule aus zwei sowohl anatomisch als auch funktionell unterschiedlichen Abschnitten zusammen:
1. Obere Halswirbelsäule
   (bestehend aus 1. und 2. Halswirbel: Atlas und Axis, die zusammen mit dem Kopf das obere (Atlantooccipitalgelenk) und das untere Kopfgelenk (Atlantoaxialgelenk) bilden)
2. Untere Halswirbelsäule
   (erstreckt sich von der unteren Abschlußplatte des Axis bis zur Oberfläche des ersten Brustwirbels)

Die Ventral- bzw. Dorsalflexion (= Extension) der Halswirbelsäule erfolgt durch synergistische Flexion bzw. Extension der oberen und unteren Halswirbelsäule.

DVORAK et al. (1988a, 748ff) führten eigene empirische Untersuchungen zur Bestimmung der segmentalen Mobilität der Halswirbelsäule in der Sagittalebene durch (Röntgenuntersuchungen von 28 beschwerdefreien Erwachsenen) und listeten darüber hinaus detailliertes Datenmaterial anderer Autoren auf (Tab. 21).

DVORAK et al. (1988a, 748ff) fanden dabei in allen HWS-Segmenten hochsignifikante Unterschiede zwischen der aktiven und passiven segmentalen Mobilität in der Sagittalebene. Tab. 22 dokumentiert die dabei ermittelten Durchschnittswerte (Einheit: Grad).

DVORAK et al. definieren einen pathologischen Wert als einen Wert, der sich vom Mittelwert beschwerdefreier Personen um eine Standardabweichung nach oben (Hypermobilität) oder nach unten (Hypomobilität) unterscheidet. Die Autoren halten die Untersuchung der passiven segmentalen Mobilität für eine sensiblere Methode als die Untersuchung der aktiven segmentalen Mobilität.

DVORAK et al. (1992, S393ff) analysierten die passive Flexion/Extension der Halswirbelsäule bei 150 beschwerdefreien Männern und Frauen im Alter von 20 bis über 60 Jahren und ermittelten dabei die aus Tab. 23 ersichtlichen Normwerte.

KAPANDJI (1985, 36/176/206) gibt für die Gesamtmobilität der Halswirbelsäule in der Sagittalebene ebenfalls Zahlenmaterial an. Dieses ist in Abb. 21 illustriert.

Segmente	BAKKE 1931	BUETI-BAUML 1954	DE SEZE 1951	PENNING 1960	DVORAK/ FROEHLICH 1987
C1-C2	11,7				12
C2-C3	12,6	11	13	12,5	10
C3-C4	15,4	17	15,5	18	15
C4-C5	15,1	21	19	20	19
C5-C6	20,4	23	27,5	21,5	20
C6-C7	17,0	19	17,5	15,5	19
C1-C7	92,2				95

Tab. 21: Die segmentale Mobilität der Halswirbelsäule in der Sagittalebene (in DVORAK et al 1988a, 748ff)

Segmente	aktive segmentale Mobilität	passive segmentale Mobilität
C1-C2	12 ± 4	15 ± 3-4
C2-C3	10 ± 2-3	12 ± 2-3
C3-C4	15 ± 3	17 ± 3-4
C4-C5	19 ± 3-4	21 ± 3
C5-C6	20 ± 3-4	23 ± 3-4
C6-C7	19 ± 3-4	21 ± 4
C1-C7	92,2	109

Tab. 22: Die aktive und passive segmentale Mobilität der Halswirbelsäule in der Sagittalebene (nach DVORAK et al 1988a, 748ff)

TUCCI et al. (1986, 225ff) fanden bei goniometrischen Untersuchungen mit 21 Probanden folgende Durchschnittswerte: Ventralflexion: 51,2-72,8°, Dorsalflexion: 53,1-63,7°.

BREDENKAMP HERRMANN (1990, 414ff) führte röntgenologische und goniometrische Untersuchungen mit insgesamt 11 männlichen und weiblichen Personen (Alter: 32-55 Jahre) durch. Das Ausmaß von Ventral- und Dorsalflexion der Halswirbelsäule betrug dabei bis zu 125°.

Die Ergebnisse von BREDENKAMP HERRMANN entsprechen Angaben von LEGGETT et al. (1989a, S52/1991b), welche die Gesamtmobilität der Halswirbelsäule mit insgesamt 126° quantifizieren.

RHEAULT et al. (1992, 147) fanden bei goniometrischen Untersuchungen von 7 männlichen und 15 weiblichen HWS-Patienten (Durchschnittsalter: 37,4 Jahre) eine Gesamtmobilität der Halswirbelsäule in der Sagittalebene von durchschnittlich 101-104°, wobei für die HWS-Flexion ein Durchschnittswert von 42° und für die HWS-Extension ein Durchschnittswert von 60° gemessen wurde.

Die American Medical Association (1992, 88) gibt für die Gesamtmobilität der Halswirbelsäule in der Sagittalebene einen Durchschnittswert von 135° an (Flexion: 60°, Extension: 75°).

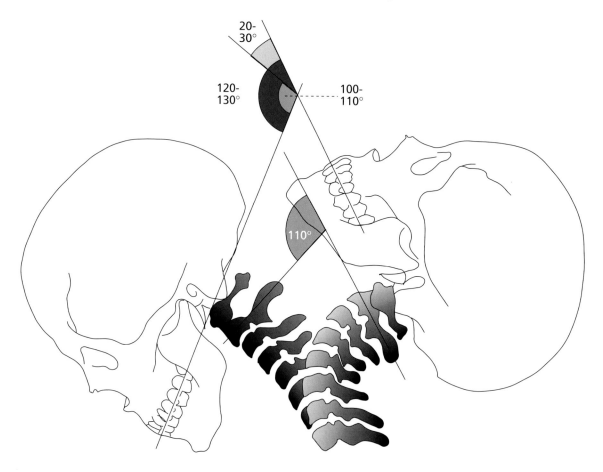

Abb. 21: Gesamtmobilität der Halswirbelsäule bei der Flexion und Extension in der Sagittalebene (basierend auf KAPANDJI 1985, 207)

Alter	n	Männer	Frauen
20-29	39	152,7 ± 20,0	149,3 ± 11,7
30-39	41	141,1 ± 11,4	155,9 ± 23,1
40-49	28	131,1 ± 18,5	139,8 ± 13,0
50-59	24	136,3 ± 15,7	126,9 ± 14,8
über 60	18	116,3 ± 18,7	133,2 ± 7,6

Tab. 23: Normwerte für die passive Flexion/Extension der Halswirbelsäule (DVORAK et al. 1992, S397)

4.2.2 Die Mobilität der Halswirbelsäule in der Frontalebene

Über die Mobilität der Halswirbelsäule bei der Lateralflexion in der Frontalebene liegen bisher nur sehr wenige Erkenntnisse vor.

Nach TITTEL (1981, 137) beträgt das Bewegungsausmaß bei der einseitigen Seitwärtsneigung der Halswirbelsäule ca. 30-40°, nach TUCCI et al. (1986, 225) 35,4 - 50,8°.

KAPANDJI (1985, 38/206) quantifiziert die Mobilität bei der einseitigen Lateralflexion der Halswirbelsäule mit ca. 35-45° (Lateralflexion der oberen Halswirbelsäule= Seitneigung des Kopfes gegenüber dem Atlas: ca. 8°). Demnach erfolgt die Lateralflexion der Halswirbelsäule offensichtlich überwiegend im Bereich der unteren Halswirbelsäule.

RHEAULT et al. (1992, 147) fanden bei goniometrischen Untersuchungen von 7 männlichen und 15 weiblichen HWS-Patienten (Durchschnittsalter: 37,4 Jahre) eine Gesamtmobilität der Halswirbelsäule in der Frontalebene von durchschnittlich 75° (einseitige HWS-Lateralflexion: 34,2-40,2°).

Die American Medical Association (1992, 88) gibt für die Gesamtmobilität der Halswirbelsäule in der Frontalebene einen Durchschnittswert von 90° an (= Lateralflexion von 45° zu jeder Seite).

DVORAK et al. (1992, S393ff) untersuchten die passive Lateralflexion der Halswirbelsäule bei 150 beschwerdefreien Männern und Frauen im Alter von 20 bis über 60 Jahren und ermittelten dabei die in Tab. 24 aufgelisteten Normwerte.

Alter	n	Männer	Frauen
20-29	39	101,1 ± 13,3	100,0 ± 8,6
30-39	41	94,7 ± 10,0	106,3 ± 18,1
40-49	28	83,7 ± 13,9	88,2 ± 16,1
50-59	24	88,3 ± 29,1	76,1 ± 10,2
über 60	18	74,2 ± 14,3	79,6 ± 18,0

Tab. 24: Normwerte für die passive Lateralflexion der Halswirbelsäule (DVORAK et al. 1992, S397)

4.2.3 Die Mobilität der Halswirbelsäule in der Transversalebene

Über die Mobilität der Halswirbelsäule bei der axialen Rotation in der Transversalebene ist ebenfalls nur wenig Datenmaterial publiziert.

Bei den vorhandenen Angaben über Bewegungsausmaße/-amplituden muß darüber hinaus zwischen der axialen Rotation des Kopfes und der axialen Rotation der (unteren) Halswirbelsäule differenziert werden.

Nach KAPANDJI (1985, 162ff) erfolgt die Rotation des Kopfes mittels Drehung im oberen und im unteren Kopfgelenk (= obere Halswirbelsäule) sowie mittels Drehung der unteren Halswirbelsäule, wobei sich die obere und die untere Halswirbelsäule funktionell ergänzten.

PENNING/WILMINK (1987, 732) führten computertomographische Untersuchungen an 10 Männern und 16 Frauen (beschwerdefreie Personen im Alter von 20-26 Jahren) durch, die zu den in Tab. 25 dargestellten Werten für die einseitige axiale Rotation der Halswirbelsäule führten.

Segmente	Durchschnittswerte in Grad
C0-C1	1,0
C1-C2	40,5
C2-C3	3,0
C3-C4	6,5
C4-C5	6,8
C5-C6	6,9
C6-C7	5,4
C7-T1	2,1
C0-T1	72,2

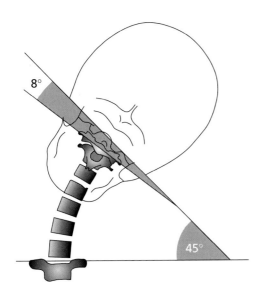

Abb. 22: Gesamtmobilität der Halswirbelsäule bei der einseitigen Lateralflexion in der Frontalebene (basierend auf KAPANDJI 1985, 207)

Tab. 25: Die Mobilität der Halswirbelsäule bei der einseitigen axialen Rotation (nach PENNING/WILMINK 1987, 736)

Segmente	beschwerdefreie Personen	Patienten mit instabiler HWS	Patienten mit hypomobiler HWS
C0-C1	2,8 - 4,0°	≥ 7 - 8°	
C1-C2	41,5 - 43,1°	≥ 54 - 56°	≤ 28 - 29°
C2-T1	28,3 - 30,8°	≥ 41 - 47°	≤ 20°
C0-T1	75,1 - 75,4°		

Tab. 26: Die Mobilität der Halswirbelsäule bei der einseitigen axialen Rotation (nach Dvorak et al. 1987b, 730f. bzw. 1988b, 134)

DVORAK et al. (1987a, 197ff) ermittelten anhand verschiedener röntgenographischer und computertomographischer Untersuchungen an sieben männlichen und fünf weiblichen Leichen (Alter: 58 Jahre) Durchschnittswerte für die einseitige axiale Rotation der Halswirbelsäule von 5,1° (Segment C0-C1), 32,2° (Segment C1-C2) und 4,1° (Segment C2-C3).

Weitere computertomographische Untersuchungen von DVORAK et al. (1987b, 726 bzw. 1988b, 132ff) mit 9 bzw. 35 beschwerdefreien Erwachsenen und 43 bzw. 137 Patienten mit Verletzungen der Halswirbelsäule führten zu Orientierungswerten für die einseitige axiale Rotation (Tab. 26, Einheit: Grad).

Die Rotation der oberen Halswirbelsäule findet danach nahezu ausschließlich in den Segmenten C1-C2 statt, während die Rotation der unteren Halswirbelsäule in den Segmenten C3-C6 am größten und in den Segmenten C7-T1 am geringsten ist (s. auch PENNING/WILMINK 1987, 734).

Eine Studie von IAI et al. mit 20 gesunden Männern (1993, 2388ff) führte zu der Erkenntnis, daß 77% der axialen Rotation der Halswirbelsäule (insgesamt: 49° pro Seite) in den Segmenten C1-C2 erfolgt. Nach IAI et al. beträgt die durchschnittliche Rotation zwischen C2 und C7 15°.

DVORAK et al. (1992, S393ff) untersuchten die passive axiale Rotation der Halswirbelsäule bei 150 beschwerdefreien Männern und Frauen im Alter von 20 bis über 60 Jahren und ermittelten dabei die aus Tab. 27 ersichtlichen Normwerte.

Nach JANDA (1986, 226) beträgt das normale Bewegungsausmaß bei der Drehung des Kopfes ca. 80° pro Körperseite.

Nach TITTEL (1981, 137) lassen sich Kopf und Hals um ca. 80-90° drehen, wobei ca. 30° auf den Bewegungsanteil des unteren Kopfgelenkes entfielen.

POLLOCK et al. (1990c) quantifizieren die Bewegungsamplitude bei der einseitigen axialen Rotation der Halswirbelsäule mit 72°, TUCCI et al. (1986, 225ff) mit 63,8-79,7°, JONES (1991c, 2 und 1993, 68) mit bis zu 87° bzw. mit 84°.

Nach KAPANDJI (1985, 40/206) kann die Halswirbelsäule einseitig um 45-50° rotiert werden. Die Rotationsfähigkeit des Kopfes beträgt 80-90°, wobei jeweils 12° auf das obere und untere Kopfgelenk entfallen. (s. Abb. 23).

RHEAULT et al. (1992, 147ff) fanden bei goniometrischen Untersuchungen von 7 männlichen und 15 weiblichen HWS-Patienten (Durchschnittsalter: 37,4 Jahre) eine Gesamtmobilität der Halswirbelsäule in der Transversalebene von durchschnittlich 122,4°, wobei für die einseitige HWS-Rotation Durchschnittswerte von 59-63,8° gemessen wurden.

Die American Medical Association (1992, 88) gibt für die Gesamtmobilität der Halswirbelsäule in der Transversalebene einen Durchschnittswert von 160° an (= Rotation von 80° nach beiden Seiten).

Alter	n	Männer	Frauen
20-29	39	183,8 ± 11,8	182,4 ± 10,0
30-39	41	175,1 ± 9,9	186,0 ± 10,4
40-49	28	157,4 ± 19,5	168,2 ± 13,6
50-59	24	166,2 ± 14,1	151,9 ± 15,9
über 60	18	145,6 ± 13,1	154,2 ± 14,6

Tab. 27: Normwerte für die passive axiale Rotation der Halswirbelsäule (DVORAK et al. 1992, S397)

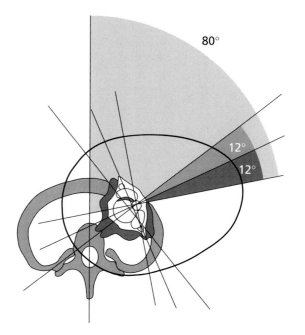

Abb. 23: Gesamtmobilität von Halswirbelsäule und Kopf bei der einseitigen Rotation in der Transversalebene (basierend auf KAPANDJI 1985, 207)

Kapitel 4.3

Der Einfluss von Geschlecht und Lebensalter auf die Mobilität der menschlichen Wirbelsäule

Nach WEINECK (1983, 196) und KNEBEL (1985, 82) haben Mädchen und Frauen aufgrund von hormonellen Unterschieden und einer dadurch bedingten geringeren Gewebsdichte eine im Durchschnitt größere Gelenkbeweglichkeit als Jungen und Männer.

Die auf dem Gebiet der Mobilitätsanalyse der menschlichen Wirbelsäule existente Literatur kann diese Aussage nicht bestätigen. Es liegen kontroverse Angaben über geschlechtsspezifische Mobilitätsunterschiede vor.

LOEBL (1967, 103ff) führte goniometrische Untersuchungen (Inklinometertechnik) mit 176 männlichen und weiblichen Personen im Alter von 15-84 Jahren durch und fand dabei keinerlei signifikanten geschlechtsspezifischen Unterschiede bzgl. Gesamtmobilität bzw. segmentaler Mobilität der Lenden- und Brustwirbelsäule in der Sagittalebene.

MACRAE/WRIGHT (1969, 584ff) untersuchten die Gesamtmobilität der Lendenwirbelsäule (Aufgabe: maximale Rumpfbeugung im Stehen) von 195 Frauen und 147 Männern (Alter: 18 - >70 Jahre) anhand von Messungen mittels Bandmaß (SCHOBER-Methode, MACRAE/WRIGHT-Methode). Die für die Ventralflexion der Lendenwirbelsäule ermittelten Werte waren dabei bei Frauen in allen Altersklassen hochsignifikant geringer als bei Männern.

Weiterführende Untersuchungen von MOLL/WRIGHT (1971, 381ff) bzw. MOLL et al. (1972, 293ff) mit 119 Männern und 118 Frauen (Alter 15 - >75 Jahre) führten zu dem Ergebnis, daß die Gesamtmobilität der Lendenwirbelsäule von Männern bei der Ventralflexion der Wirbelsäule (maximale Rumpfbeugung im Stehen) um ca. 10%, bei der Dorsalflexion der Wirbelsäule (maximale Rumpfrückwärtsneigung im Stehen) um ca. 7% größer ist als die entsprechende Mobilität von Frauen.

Bei der Lateralflexion der Lendenwirbelsäule (maximale Rumpfseitwärtsneigung nach rechts und links) wiesen dagegen Frauen eine um durchschnittlich 11% größere Wirbelsäulenmobilität auf.

WOLF et al. (1979, 217ff) kam nach Mobilitätsuntersuchungen (Goniometrie) von 49 Männern und 72 Frauen (Alter: 18->50 Jahre) zu dem Schluß, daß Frauen bei den Bewegungen Anheben der gestreckten Beine in Rückenlage, Rumpfrotation und Rumpfseitwärtsneigung tendenziell eine größere Mobilität aufweisen als Männer, während Männer bei der Ventralflexion des Rumpfes mobiler sind.

SEEDS et al. (1987, 141ff) ermittelten bei goniometrischen Untersuchungen an 110 beschwerdefreien Männern (Durchschnittsalter: 29,3 Jahre) und 50 beschwerdefreien Frauen (Durchschnittsalter: 31,8 Jahre) die Gesamtmobilität der Lenden- und Brustwirbelsäule in allen Bewegungsebenen und fanden dabei für Männer jeweils höhere Werte als für Frauen.

BURTON/TILLOTSON (1988, 106ff) untersuchten die Gesamtmobilität der Lendenwirbelsäule in der Sagittalebene (Flexicurve-Methode) von 242 Männern und 268 Frauen im Alter von 10 bis über 54 Jahre. Männer zeigten dabei höhere Werte bei der Ventralflexion, während Frauen bei der Dorsalflexion (Extension) der Lendenwirbelsäule und bei der Mobilität der unteren Lendenwirbelsäule höhere Werte aufwiesen.

Nach SULLIVAN et al. (1994, 682ff) verfügen gesunde Frauen über eine größere Rumpfextensionsfähigkeit und Gesamtmobilität in der Sagittalebene als gesunde Männer, die umgekehrt über eine größere Rumpfflexionsfähigkeit verfügen.

Nach DOPF et al. (1994, 586ff) sind beschwerdefreie Frauen im Alter von 20-35 Jahren bei der Lateralflexion des Rumpfes nach rechts und links sowie bei der Rotation nach links signifikant beweglicher als gleichaltrige beschwerdefreie Männer. Die Autoren fanden keine geschlechtsspezifischen Unterschiede bei der Rumpfflexion und -extension sowie bei der Rumpfrotation nach rechts.

Die Frage nach geschlechtsspezifischen Unterschieden bei der Wirbelsäulenmobilität kann anhand des bisher vorliegenden Datenmaterials nicht eindeutig beanwortet werden, zumal dieses überwiegend mit nicht-invasiven Methoden erarbeitet wurde, die - wie o.a. z.T. erhebliche Validitäts- und Reliabilitätsprobleme aufweisen.

Nach HOLLMANN/LIESEN (1985, 84f.) wird das Maximum an Flexibilität (Synonymbegriff: Mobilität) bereits zwischen dem 11. und 14. Lebensjahr erreicht. Beeinträchtigungen der Flexibilität seien bei gesunden Personen durchweg erst jenseits des 55. Lebensjahres zu verzeichnen.

Nach LOEBL (1967, 103ff) nimmt die Gesamtmobilität der Wirbelsäule von Männern und Frauen ab dem 15.-20. Lebensjahr mit zunehmendem Alter kontinuierlich ab. Dieser Mobilitätsverlust sei in den Bereichen von Brust- und Lendenwirbelsäule deutlich größer als im Übergangsbereich von Brust- und Lendenwirbelsäule und betrage bezogen auf die Ventral- und Dorsalflexion) ca. 8° pro Altersdekade.

Nach SULLIVAN et al. (1994, 682ff) nimmt die Mobilität der Lendenwirbelsäule in der Sagittalebene (Parameter: maximale Flexion, maximale Extension, Gesamtmobilität) sowohl bei gesunden Männern als auch bei gesunden Frauen mit zunehmendem Alter kontinuierlich ab.

MACRAE/WRIGHT (1969, 584ff) sowie MOLL/WRIGHT (1971, 381ff) bzw. MOLL et al. (1972, 293ff) gelangten bei ihren Untersuchungen zu der Erkenntnis, daß die Gesamtmobilität der Lendenwirbelsäule ab dem 21.-30. (MACRAE/WRIGHT) bzw. ab dem 25.-34. Lebensjahr (MOLL/WRIGHT bzw. MOLL et al.) mit zunehmendem Alter progressiv abnimmt.

WOLF et al. (1979, 217ff) fanden bei ihren Untersuchungen (Alter der Probanden: 18 - >50 Jahre, Zahl männlicher bzw. weiblicher Probanden pro Altersdekade: 7 bis 17) keinerlei signifikanten altersbedingten Verluste an Wirbelsäulenmobilität.

Nach TANZ (in KAPANDJI 1985, 107/109) ist sowohl das Ausmaß der Ventralflexion als auch der Lateralflexion der Lendenwirbelsäule im Alter von 2-13 Jahren am größten. Mit zunehmendem Lebensalter erfolge dann ein kontinuierlicher Mobilitätsverlust.

BURTON/TILLETSON (1988, 106ff) ermittelten die höchsten Werte für die Gesamtmobilität der Wirbelsäule in der Sagittalebene bei 10-12jährigen und fanden darüber hinaus geschlechts- und bewegungsspezifische Unterschiede bzgl. des altersbedingten Mobilitätsverlustes.

Männer zeigten dabei (erst) im mittleren Lebensabschnitt einen Verlust an Mobilität bei der Ventralflexion, die danach nur noch geringfügig abnahm. Frauen erlitten diesen Mobilitätsverlust früher, hielten dann das verbliebene Niveau bis ungefähr zum 65. Lebensjahr aufrecht, um dann einen erneuten Mobilitätsverlust zu erleiden. Bei der Dorsalflexion der Lendenwirbelsäule zeigten Männer ab dem 10.-12. Lebensjahr mit zunehmendem Alter einen kontinuierlichen Mobilitätsverlust, wohingegen Frauen erst ab dem mittleren Lebensabschnitt einen Verlust an Mobilität aufwiesen. Der altersbedingte Mobilitätsverlust bei der Ventralflexion war darüber hinaus sowohl bei Männern als auch bei Frauen geringer als der Mobilitätsverlust bei der Dorsalflexion.

Nach MELLIN (1987b, 464ff) bestehen zwischen der Gesamtmobilität von Lenden- und Brustwirbelsäule und dem Lebensalter indirekte Korrelationen. (Ventralflexion: hochsignifikant, Dorsalflexion: nicht signifikant bis signifikant, Rotation: signifikant bis hochsignifikant, Lateralflexion: sehr signifikant bis hochsignifikant).

Nach WEH/ROTTKER (1990, 87ff) nimmt die Mobilität der Halswirbelsäule mit zunehmendem Alter ab, wobei die mobilsten HWS-Segmente den größten Mobilitätsverlust erleiden.

Auch DÜHR (1993) stellte fest, daß die Gesamtmobilität der Halswirbelsäule bei Männern und Frauen mit zunehmendem Alter kontinuierlich abnimmt. Der Autor fand heraus, daß die Sagittalbewegungen eine ausgeprägtere Amplitudenreduktion erfahren als die Rotation und Lateralflexion.

Nach DVORAK et al. (1992, S393ff) nimmt die Gesamtmobilität der Halswirbelsäule in allen Bewegungsebenen mit zunehmendem Alter kontinuierlich ab. Der größte Mobilitätsverlust findet danach zwischen dem 30. und 50. Lebensjahr statt. DVORAK et al. fanden jedoch auch heraus, daß die Rotation des C1/C2-Segments mit zunehmendem Alter nicht ab-, sondern tendentiell zunimmt.

Die Mobilität der menschlichen Wirbelsäule scheint offensichtlich altersspezifischen Einflüssen zu unterliegen. Diese Feststellung entspricht Erkenntnissen, die an anderen Gelenksystemen gewonnen wurden (s. HOLLMANN/MADER 1980, 135).

KAPITEL 5

DIE KRAFT DER RUMPF-, NACKEN- UND HALSMUSKULATUR

Eine optimale und ausgewogene muskuläre Sicherung stellt für PARVIAINEN/DENNER (1992) und verschiedene andere Autoren (KRAUS 1949/ANDERSON 1954, 155/LARSON 1961, 643ff/KLAUSEN 1965, 176ff/HAMBLY 1967, 486/SMIDT et al. 1980, 165ff/DAVIES and GOULD 1982, 164ff) ein weiteres Anforderungskriterium an eine voll funktionsfähige Wirbelsäule dar.

Nach TAN (1992a) wird die muskuläre Sicherung der Wirbelsäule durch folgende Faktoren repräsentiert: Kraft, Leistungsfähigkeit (Ausdauer) und Bewegungskoordination der Rumpf-, Nacken- und Halsmuskulatur.

Kraft stellt nach HOLLMANN/HETTINGER (1980, 141f.) eine der klassischen motorischen Hauptbeanspruchungsformen dar, wobei zwischen der statischen und der dynamischen Kraft, welche sich wiederum in dynamisch-konzentrische und dynamisch-exzentrische Kraft untergliedert, differenziert werden muß.

„Die statische Kraft ist diejenige Spannung, die ein Muskel oder eine Muskelgruppe in einer bestimmten Position willkürlich gegen einen fixierten Widerstand auszuüben vermag" (HOLLMANN/HETTINGER 1980, 184). „Dynamische Kraft ist diejenige Masse, welche willkürlich innerhalb eines gezielten Bewegungsablaufes bewegt werden kann" (HOLLMANN/HETTINGER 1980, 211).

Nach HOLLMANN/HETTINGER (1980, 184f.) bestimmen folgende Faktoren die Größe der maximalen statischen Kraft:
- der Muskelfaserquerschnitt
- die Muskelfaserzahl
- die Struktur
- die Muskelfaserlänge und der Zugwinkel
- die Koordination
- die Motivation
- das Geschlecht
- das Alter
- der Ernährungs- und Trainingszustand

Für die dynamische Kraft seien folgende Faktoren von Bedeutung (HOLLMANN/HETTINGER 1980, 211):
- die statische Kraft
- die zu bewegende Masse (Gewicht und Form)
- die Kontraktionsgeschwindigkeit der Muskulatur
- die Koordination
- die Beachtung der einschlägigen physikalischen Gesetze und anthropometrischer Merkmale
- die Muskelvordehnung

SCHMIDTBLEICHER (1994) unterscheidet zwischen neuronalen (Rekrutierung, Frequenzierung und Synchronisation motorischer Einheiten, Inhibitionsabbau, Reflexförderung) und tendomuskulären Einflußgrößen (Muskelmasse, Muskelfaserzusammensetzung, Muskelfaserausprägung, enzymatische Kapazität, Kapillarisierung, Muskelelastizität, Sehnenelastizität) auf die Muskelkraft.

Im Bereich der Sportwissenschaften wird Kraft häufig mit Maximalkraft gleichgesetzt (LETZELTER/LETZELTER 1986, 66) bzw. anhand der Maximalkraft charakterisiert.

BÜHRLE (in BÜHRLE 1985, 93f.) beschreibt das Maximalkraftverhalten mit den Begriffen Absolutkraft, Maximalkraft und willkürliche Aktivierungsfähigkeit:

„Unter Absolutkraft ist das gesamte Kraftpotential zu verstehen, das im Muskel oder in einer Synergistengruppe angelegt ist. Es kann mit Hilfe der Elektrostimulation gemessen oder durch die physiologischen Muskelquerschnittsflächen abgeschätzt werden.

Die Maximalkraft wird als der Anteil der Absolutkraft interpretiert, der willkürlich aktiviert werden kann. Sie ist also bestimmt durch die Absolutkraft und die willkürliche Aktivierungsfähigkeit. Die Maximalkraft wird am besten durch standardisierte isometrische Kraftmessung erfaßt.

Die willkürliche Aktivierungsfähigkeit ist die Fähigkeit, einen möglichst hohen Anteil des morphologisch angelegten Kraftpotentials einsetzen zu können." (BÜHRLE 1985, 93f.).

Die Leistungsfähigkeit eines Muskels bzw. einer Muskelgruppe unter submaximalen Arbeitsbedingungen wird i.d.R. anhand der Kraftausdauer charakterisiert.

„Kraftausdauer ist die Ermüdungswiderstandsfähigkeit gegen langdauernde oder sich wiederholende Belastungen bei statischer oder dynamischer Muskelarbeitsweise... Leistungsbestimmende Faktoren der Kraftausdauer sind Maximalkraft, aerobe und anaerobe Kapazität sowie lokale und zentrale Ermüdung." (EHLENZ/GROSSER/ZIMMERMANN 1983, 60f.).

Nach SCHMIDTBLEICHER (1995) bestehen zwischen der Maximalkraft und der Kraftausdauer enge korrelative Beziehungen. Eine Steigerung der Maximalkraft wirkt sich danach positiv auf die Kraftausdauer aus. „Der korrelative Zusammenhang fällt um so höher aus, je größer die Last ist, gegen die gearbeitet werden muß.

Kapitel 5.1

Die Bedeutung der Kraftanalyse
Methoden und Verfahren der Kraftanalyse

5.1.1 Die Bedeutung der Kraftanalyse von Rumpf-, Nacken- und Halsmuskulatur

Kraftanalyse hat nach LETZELTER/LETZELTER (1986, 131) zwei Aufgaben:
- Diagnose von Stärken und Schwächen (leistungsdiagnostisch)
- Abschätzung des Trainingserfolges (effektiv-analytisch)

Darüber hinaus spiele die Kraftanalyse eine wichtige Rolle für die Trainingssteuerung (LETZELTER/LETZELTER/STEINMANN 1990, 46).

Mit Hilfe der Kraftanalyse kann nach THORSTENSSON/NILSSON (1982, 61) die Funktionsfähigkeit der Rumpfmuskeln von Normalpersonen und Rückenpatienten charakterisiert werden. Die Muskelkraft der Rumpfmuskulatur ist nach LANGRANA/LEE (1984, 171ff) ein Indikator für den individuellen Funktionszustand der Wirbelsäule.

Nach GRAVES (1991/1993) dient die Muskelkraftanalyse der Rumpf- und Nackenmuskulatur zur Beurteilung des Potentials eines Individuums für persönliche Veränderung bzw. Kraftverbesserung mittels Vergleich der Meßdaten mit Normwerten.

Für den klinischen Einsatz sieht GRAVES (1994) die Bedeutung der Muskelkraftanalyse wie folgt:
- Identifikation von Schwachstellen
- Evaluation von Verletzungen
- Überwachung von Fortschritten sowie
- Evaluation der Wirksamkeit von Behandlungsprogrammen und Trainingstechniken

BIERING-SOERENSEN (1984, 106ff) setzt die Kraftanalyse der Rumpfmuskulatur zur Identifikation und Charakterisierung von muskulären Defiziten als Risikofaktoren für Rückenbeschwerden ein.

Für LANGRANA/LEE (1984, 171) stellt die Kraftanalyse der Rumpfmuskulatur vor Aufnahme einer Arbeitstätigkeit die vielversprechendste und effektivste Methode zur Minimierung von Rückenverletzungen dar. LANGRANA et al. (1984, 287) weisen dabei darauf hin, daß eine Vielzahl von Studien einen Zusammenhang zwischen der Leistungsfähigkeit der Wirbelsäule und den Anforderungen von Arbeitstätigkeiten gezeigt hätten.

MATHESON (1993) setzt Kraftanalyse der Rumpfmuskulatur ebenfalls zur Prognostizierung eines möglichen Verletzungsrisikos bei spezifischer Arbeitstätigkeit ein. Der Autor weist jedoch darauf hin, daß Krafttests für einen derartigen Einsatzzweck nur dann geeignet sind, wenn diese unmittelbar tätigkeitsbezogen sind.

GRAVES (1994) sowie WHEELER et al. (1994, 1021ff) fanden heraus, daß sich die „maximal functional lifting capacity" bei Männern und Frauen im Alter von 18-39 Jahren mittels isometrischer Maximalkraftbestimmung der Rumpfextensoren näherungsweise bestimmen läßt.

Nach BEIMBORN/MORRISSEY (1988, 655) kann die Kraft der Rumpfmuskulatur als Kriterium für die Wiederarbeitsfähigkeit nach Rückenverletzungen eingesetzt werden (Maßnahme: Vergleich der Kraftwerte des Patienten mit Normwerten).

DAVIES et al. (1982, 164) sehen in der Kraftanalyse der Rumpfmuskulatur u.a. folgenden Nutzen: Überprüfung des Funktionszustands der Wirbelsäule vor Aufnahme einer Arbeitstätigkeit bzw. bei Sportlern vor Beginn einer Wettkampfsaison, Identifikation existierender Defizite im Bereich des Rumpfes zur Beurteilung von Arbeitsunfähigkeit, Identifikation von verletzungsanfälligen Individuen sowie von Simulanten, objektive Dokumentation der Effizienz rehabilitativer Maßnahmen bzw. objektive Dokumentation spezifischer Kriterien (u.a. normale Gelenkmechanik, bilateral ausgewogene Muskelkraft, -leistung und -ausdauer).

Auch JONES (1993, 12ff) behauptet, daß Rückenschmerzsimulanten und nicht-kooperative Individuen mittels wiederholten isometrischen Maximalkraftanalysen enttarnt werden könnten.

ANDERSSON (in MOONEY/ANDERSSON 1994, 2485) widerspricht dieser These von JONES und vertritt die Meinung, daß Krafttests keine allzu guten „Lügendetektoren" seien.

Kraftanalyse wird von THORSTENSSON et al. (1985a, 15ff) zur Ermittlung von Muskelkraftverhältnissen der agonistischen und antagonistischen Muskelgruppen des Rumpfes eingesetzt.

Isometrische Kraftmessungen dienen nach TAUCHEL/BÄR (1989, 203) u.a. zur Analyse und Objektivierung sowie zur frühzeitigen gezielten Beeinflussung muskulärer Dysbalancen.

Nach JONES (1993, 55) kann die Belastbarkeit eines Individuums bzw. dessen Regenerationsfähigkeit nach erschöpfenden Kraftbelastungen anhand von wiederholten isometrischen Maximalkraftanalysen bestimmt werden.

GOMEZ et al. (1991, 15) sehen den Nutzen der Kraftanalyse folgendermaßen:
1. Ermutigung und Motivation von Patienten durch die Demonstration von Fortschritten
2. Beurteilung verschiedener Behandlungsinterventionen
3. Überwachung von Fortschritten und Identifikation von Plateaus
4. Identifizierung spezifischer Defizite zum Zwecke der Erstellung individueller Programme

Für TAN (1992a) dient die Funktions- bzw. Kraftanalyse der Wirbelsäule klinischen, medizinrechtlichen (Beurteilung der physischen Beeinträchtigung...), beschäftigungsspezifischen („pre-employment and return-to-work-job screening") und wissenschaftlichen Zwecken.

SZPALSKI/HAYEZ (1992, 29ff) haben mit Hilfe der Analyse der Rumpfkraft bestimmt, wieviele Tage Bettruhe bei akuten Rückenschmerzen zur Wiederherstellung des funktionellen Status erforderlich sind.

5.1.2 Methoden und Verfahren der Kraftanalyse

Nach MOONEY (1993) kann die Muskelfunktion elektrisch, statisch und/oder dynamisch analysiert werden.

Nach LETZELTER/LETZELTER (1986, 137) kann Kraft als konditionelle Fähigkeit mit zwei verschiedenen Verfahren gemessen werden: der Dynamometrie und dem sportmethodischen Test.

Sportmethodische Tests werden auch als motorische Tests bezeichnet. Zur Kraftanalyse der Rumpfmuskulatur werden vor allem folgende motorischen Tests eingesetzt:
- Bauchmuskulatur
  - „Sit-up-Test" (Oberkörperanheben in Rückenlage)
  - beidbeiniges Beinheben bzw. -absenken in Rückenlage (mit gestreckten bzw. gebeugten Beinen)
- Rückenstreckmuskulatur
  - „Hyperextensions" (Oberkörperanheben in Bauchlage)

SMIDT/BLANPIED (1987, 1025) analysierten diese motorischen Tests, die auch als klinische Tests bzw. Widerstandsübungen Verwendung finden, und kamen dabei zu der Erkenntnis, daß der konventionelle „Sit up", das beidbeinige Beinabsenken (mit gestreckten Beinen) sowie das Oberkörperanheben in Bauchlage sowohl als Tests der maximalen Rumpfflexions- bzw. Rumpfextensionskraft als auch als Widerstandsübungen Limitierungen aufweisen. Die maximale Rumpfmuskelkraft lasse sich durch diese Tests nur unzureichend charakterisieren. Darüber hinaus könne die Kraft der Rumpfmuskulatur mit diesen Widerstandsübungen nur in einem Teilbereich der jeweiligen Bewegungen entwickelt werden, da der Widerstand für die Rumpfmuskeln bei derartigen Übungen durch im Verlauf der Bewegung erheblich variierende Schwerkrafteinflüsse auf Kopf, Nacken, Rumpf, obere und/oder untere Extremität erzeugt werde.

Auch für HALL et al. (1992, 80ff) ist der „Sit-up-Test" zur Charakterisierung der Bauchmuskelkraft nicht geeignet. Die Autoren befürworten diesen Test zur Beschreibung der Leistungsfähigkeit der Bauchmuskulatur.

Auch WYDRA (1993) äußerte nach vergleichenden Kraftuntersuchungen Zweifel an der Validität des Sit-up-Tests.

Die apparativ gestützen dynamometrischen Verfahren, welche semi-objektive Meßverfahren darstellen, lassen sich in zwei Kategorien einteilen: 1. maximale statische isometrische Kraftmessung, 2. submaximale dynamische Kraftmessung.

MATHESON (1992), SLANE (1992, 25ff) und GRAVES (1993) spezifizierten, die in den Jahren 1992 bzw. 1993 üblichen Testverfahren der submaximalen dynamischen Kraftmessung:
- isotonische Tests (Beispiel: Anheben einer maximalen Last vom Boden; die o.a. (sport)motorischen Tests können ebenfalls dieser Kategorie von Testverfahren zugeordnet werden)
- „isoinertial tests" („eine Variation isotonischen Testens mit konstanter Masse unter Verwendung eines spezifischen Protokolls oder Geräts", SLANE 1992, 28f.)
- isodynamische Tests (nach SLANE eine Form von „isoinertial tests", bei denen ein hydraulischer, computerunterstützter Dynamometer eingesetzt wird; TAN 1992a verwendet hierfür auch den Begriff „isoresistance tests") sowie
- isokinetische Tests („Isokinetisches Testen bedeutet Einsatz eines Dynamometermechanismus, der die Bewegungsgeschwindigkeit begrenzt oder kontrolliert bzw. konstant zu halten versucht", SLANE 1992, 29).

„Isoinertial tests" sowie isodynamische Tests sind bisher kaum verbreitet und Ergebnisse diesbzgl. empirischer Untersuchungen nur wenige publiziert. Nachfolgend werden daher die isometrische und isokinetische Kraftmessung/-analyse diskutiert.

Für TAN (1992a) quantifizieren sämtliche Testverfahren die jeweils zu testenden Muskelgruppen unter künstlich erzeugten Bedingungen.

ANDERSSON (in MOONEY/ANDERSSON 1994, 2485) äußert Zweifel an der Aussagekraft derartig isolierter Messungen: „It is not possible to translate an isolated measure of the performance of a group of muscles into an estimate of overall function."

Nach MÜLLER (1987, 131) sollte zur Diagnose des Kraftverhaltens unter rein konditionellem Aspekt eine möglichst einfach strukturierte Bewegung gewählt werden. „Vor allem bei dynamischen Kontraktionen müssen die koordinativen Einflüsse sorgfältig kontrolliert werden. Um das dynamische Kraftverhalten mit dem isometrischen vergleichen zu können, muß die biomechanische Anordnung bei beiden Kontraktionsarten identisch sein."

Nach JONES (1993) werden bei der isometrischen Kraftmessung die der dynamischen Kraftmessung eigenen Artefakte vermieden. Der Autor weist diesbzgl. u.a. auf die geschwindigkeitsabhängige Bedeutung der muskulären Reibung hin. „Tests der positiven Kraft führen immer zu einer Unterschätzung der wahren Kraft - reduziert durch Reibung in den Muskeln - während negative Tests immer zu einer Überschätzung der wahren Kraft - erhöht durch muskuläre Reibung - führen..."

Für MATHESON (1992) weist die isometrische Kraftmessung im Vergleich zur isokinetischen Kraftmessung folgende Vorteile auf:
• größere Sicherheit für die Testperson
• höhere Reliabilität
• geringere Kosten (Anschaffung der Gerätschaften und Administration)

Nach CHAFFIN (1993) verursachen isometrische Maximalkrafttests keine signifikanten medizinischen Probleme.

Nach YLINEN/RUUSKA (1994, 465ff) sind isometrische Maximalkraftanalyse der Nacken- und Halsmuskulatur selbst bei chronischen Nackenpatienten als gefahrlos einzustufen.

SLANE (1992, 25ff) sieht u.a. folgende weiteren Vorteile der isometrischen Kraftmessung: Geringer Zeitaufwand für das Testen, einfache Reproduzierbarkeit der Testposition sowie Meßmöglichkeit in einem Teilbereich der Gesamtbewegung.
Als möglichen Nachteil der isometrischen Kraftmessung betrachtet SLANE u.a. die mangelnde Korrelation der isometrischen Maximalkraft mit der isotonischen oder dynamischen Kraftleistung.
Als Vorteile der isokinetischen Kraftmessung nennt SLANE u.a. die Reliabilität des Equipments, das minimale Verletzungsrisiko für die Testperson sowie die Möglichkeit, den Grad der Anstrengung eines Individuums zu bestimmen.

Neben den Kosten für das Equipment sowie dem erheblichen Zeitaufwand für die Messungen nennt SLANE weitere Nachteile der isokinetischen Kraftmessung: Einfluß von Artefakten bis die vorbestimmte Geschwindigkeit des Dynamometers erreicht ist, Variabilität des auf dem Markt befindlichen Equipments und mangelnde Korrelation von Ergebnissen, die mit unterschiedlichem Equipment erzielt wurden. SLANE vertritt darüber hinaus die Ansicht, daß isokinetisches Testen keine reale Situation widerspiegele und weist darauf hin, daß die anhand des Datenmaterials gezogenen Schlußfolgerungen besonderer Sorgfalt bedürften.

CABRI (1991, 231ff) betont die Reliabilität und Reproduzierbarkeit isometrischer Testtechniken, bemängelt jedoch, daß dabei die meisten der dynamischen Eigenschaften der Muskeln nicht betrachtet würden.
CABRI nennt u.a. folgende Probleme bei der isokinetischen Kraftmessung: Schwer zu quantifizierender Einfluß der koaktivierten Antagonisten, Diskrepanz zwischen der vorgegebenen Winkelgeschwindigkeit des Meßgeräts und der Verkürzungsgeschwindigkeit des jeweiligen Muskels, systemimmanente Meßfehler („impact artifacts on torque records").

Nach STRAUB et al. (1992, 6) kann davon ausgegangen werden, daß die mittels isokinetischer Kraftmessung ermittelten Werte die reale Situation häufig nur verzerrt wiedergeben.

Für FULTON (1992) sind isokinetische Kraftmessungen extrem fehlerbehaftet. Er weist dabei insbesondere auf zwei Hauptfehlerquellen hin: „High level of impact forces" sowie Einfluß nicht-muskulär erzeugter Drehmomente.
Nicht-muskulär erzeugte Drehmomente werden nach FULTON durch Schwerkrafteinflüsse auf die jeweils zu bewegenden Körpermassen, durch die in den elastischen Komponenten des Muskel- und Skelettsystems gespeicherte Energie und durch muskuläre Reibung erzeugt.
„Muskuläre Reibung hat keinen Effekt während eines Tests der statischen Kraft, aber reduziert das erzeugte Drehmoment während eines Tests der dynamisch positiven (konzentrischen) Kraft und vergrößert das erzeugte Drehmoment während eines Tests der dynamisch negativen (exzentrischen) Kraft... Der einzige bedeutungsvolle Krafttest erfordert eine statische Testprozedur, bei der die Reibung keinen Einflußfaktor darstellt." (FULTON 1992, 7).
FULTON (1992, 9) hält isokinetische Kraftmessungen für gefährliche Testprozeduren, die zu bedeutungslosen Ergebnissen führten. „Isokinetische Tests werden so durch „impact force", durch Schwerkraft, durch gespeicherte Energie und durch Reibung beeinflußt...alle diese Faktoren werden während isokinetischer Testprozeduren ignoriert; dies hat zur Folge, daß die Testergebnisse keinerlei Beziehung zum tatsächlichen Kraftniveau haben. Kraftveränderungen, auf die ein Vergleich isokinetischer Testergebnisse hindeutet, zeigen nicht

die tatsächliche Veränderung der Kraft, sind für jeglichen Zweck bedeutungslos" (FULTON 1992, 8).

Für FULTON hat lediglich die isometrische Kraftmessung eine Existenzberechtigung: „Statische Messung der Kraft (Drehmoment) ist viel mehr als die beste Meßmethode, es ist buchstäblich die einzige bedeutungsvolle Meßmethode" (FULTON 1992, 3).

TAN (1992a) kritisiert isokinetische Tests und bezeichnet diese als unphysiologisch: „Außer Parkinson-Patienten bewegt sich niemand in einer derartigen Art und Weise".

VANSWEARINGEN (in KRÜGER 1986, 43) fand bei Kraftuntersuchungen am Handgelenk einen Zusammenhang zwischen isometrischen und isokinetischen Kraftmessungen in der Größenordnung von r= 0,63-0,91. OSTERING et al. (in JONES 1990, 15) vertreten die Ansicht, daß keinerlei Zusammenhang zwischen isometrischen und isokinetischen Kraftmessungen bestehe, während FUGL-MEYER (in JONES 1990, 15) starke Zusammenhänge beschrieben und KNAPIK/RAMOS (in JONES 1990, 15) bei isokinetischen Kontraktionen mit geringer Geschwindigkeit über die stärksten Zusammenhänge berichteten.

SMIDT et al. (1980, 165ff) führten isometrische und isokinetische Kraftmessungen der Rumpfmuskulatur durch. „Korrelationskoeffizienten zeigten, daß Messungen von isometrischen Kontraktionen reliabler waren (0,95 oder mehr) als Messungen von dynamischen Kontraktionen (Mehrheit größer als 0,80,..)." (SMIDT et al. 1980, 167f.).

SMIDT et al. (1983, 211ff) gelangten zu ähnlichen Ergebnissen. SMITH et al. (1985, 757ff) fanden bei isokinetischen Untersuchungen der Rumpfmuskulatur (Rumpfextensoren, -flexoren und -rotatoren) Reliabilitätskoeffizienten von 0,74-0,99.

Bei isometrischen Kraftmessungen der Rumpfmuskulatur (lumbal/thorakale Extension, Flexion und Lateralflexion) fanden THORSTENSSON/NILSSON (1982, 61ff) höhere Drehmomente als bei isokinetischen Kraftmessungen derselben Muskelgruppen (Bewegungsgeschwindigkeiten: 15 bzw. 30° pro sec).

HASUE et al. (1980, 143ff) untersuchten die Rumpfmuskelkraft von 100 beschwerdefreien Männern und Frauen sowie von 26 Patienten mit chronischen Rückenschmerzen mittels isometrischer und isokinetischer Kraftmessung. Beschwerdefreie Personen zeigten bei den isometrischen und den isokinetischen Kontraktionen nahezu dieselben Kraftwerte. Bei Patienten mit geringen oder mäßigen Beschwerden halten die Autoren jedoch die statische isometrische Kraftmessung für geeigneter als die dynamische isokinetische Kraftmessung. Die mögliche Angst der Patienten von Schmerzverschlimmerung durch spinale Bewegung wird hierbei als Begründung angeführt.

Nach LANGRANA/LEE (1984, 171ff) erlaubt die dynamische Messung der Rumpfmuskelkraft eine realistischere Beurteilung der getesteten Muskelgruppen als die isometrische Messung, da Muskelkontraktionen bei Aktivitäten des täglichen Lebens dynamischer Art seien.

Dieser Behauptung widerspricht JONES (1990, 16): „Bezogen auf Rehabilitation existiert kein Beweis für die Unterstützung des Arguments, daß dynamisches Testen die funktionelle Kapazität besser charakterisiert als statisches Testen." TAN (1992a) vertritt dieselbe Ansicht.

CABRI (1991, 248) äußert ähnliche Zweifel: „Weiterhin ist fraglich, ob die isokinetische Dynamometrie als ein Mittel zur Beurteilung (und schließlich Vorhersage) komplexer (Sport-) Bewegungen eingesetzt werden kann".

Nach Ansicht von GRAVES et al. (1990a, 289ff) bzw. GRAVES (1991) sind dynamische Muskelkraftmessungen für die Quantifizierung der Muskelkraft über die gesamte Amplitude einer Bewegung hinweg nicht geeignet, da die gemessenen Kraftwerte und die Form der „Kraftkurve" durch die Beschleunigung am Anfang und das Abbremsen am Ende der Bewegung sowie durch die Bewegungsgeschwindigkeit beeinflußt würden.

MOONEY (1991) äußert folgende Kritikpunkte an der isokinetischen Kraftmessung der Rumpfmuskulatur:
• durch Beschleunigungs- und Bremseinflüsse können nicht-muskuläre Drehmomente erzeugt werden, die darüber hinaus hohe Belastungen für das Muskel- und Skelettsystem darstellen
• bei isokinetischen Systemen treten Kraftverluste durch im Systemmechanismus auftretende Reibungskräfte auf
• ein Großteil der gemessenen Kräfte wird durch serien- bzw. parallelelastische und nicht durch kontraktile Elemente des Muskels erzeugt

Für MOONEY (1991) sind isokinetische Messungen variabler und weniger sicher als isometrische Messungen. Darüber hinaus vertritt er den Standpunkt, daß dynamische Messungen bei Patienten mit chronischen Rücken- bzw. Nackenbeschwerden nicht einsetzbar seien.

Nach POLLOCK et al. (1993, 266) besteht eine der Hauptlimitierungen isokinetischer Geräte darin, daß es unmöglich sei, sich mit einer konstanten Geschwindigkeit über eine vollständige Bewegungsamplitude hinweg zu bewegen. „Beschleunigung und Abbremsen treten zu Beginn und am Ende isokinetischer Übungen auf... Dadurch, daß sich der trainierte Körperteil nicht mit der vorgegebenen Geschwindigkeit bewegt, wird in diesen Positionen kein maximaler Widerstand erzeugt."

HANDEL et al. (1994, 29ff) gelangten zu derselben Erkenntnis: „Bei der Messung von konzentrischen Belastungen muß die Versuchsperson üblicherweise aktiv die Hebeleinrichtung des Dynamometers in einer initialen Phase auf die Sollgeschwindigkeit beschleunigen. Bei Vorgabe höherer Sollgeschwindigkeiten sind größere Drehmomente erforderlich, um durch stärkere Beschleunigungen eine noch ausreichend lange isokinetische Bewegungsphase erzielen zu können. Andernfalls verkürzt sich auf Kosten des Beschleunigungsintervalls die isokinetische Phase immer mehr, bis schließlich bei noch höheren Geschwindigkeiten die Sollgeschwindigkeit überhaupt nicht mehr erreicht werden kann. Bei der Auswertung von Drehmomenten im nicht-isokinetischen Bereich ergeben sich aber Fehler... Die Möglichkeit, hohe Winkelgeschwindigkeiten bis 400°/s einstellen zu können, läßt den unkritischen Anwender glauben, bei den hohen vorgegebenen Geschwindigkeiten zu messen, obwohl diese oft nicht erreicht werden... Die Problematik der Geschwindigkeitsregulation und der Messung von beschleunigungsbedingten Artefakten ist ein generelles Problem jeder isokinetischen Messung, was es prinzipiell auch im Umgang mit anderen Dynamometern zu bedenken gilt."

CARPENTER (1991a) bevorzugt die isometrische Kraftmessung der Rumpf- und Nackenmuskulatur, da die isokinetische Kraftmessung seiner Ansicht nach insbesondere folgende Mängel aufweist:
- durch das rhythmische Beschleunigen und Abbremsen des Bewegungsarmes wird das Testen über den gesamten Bewegungsumfang hinweg verhindert, ein signifikanter Teil der Bewegung kann nicht gemessen werden
- die glockenförmige Widerstandsverlaufskurve entspricht in keinster Weise der Drehmoment-Winkel-Kurve (= „Kraftkurve") der einzelnen Rumpf- und Nackenmuskeln
- durch das Überwinden der Trägheitsmasse des Bewegungsarmes jeweils zum Anfang einer jeden konzentrischen Bewegung wird ein Artefakt („torque over-shoot") erzeugt
- die Korrektur dieses „torque overshoots" mittels des sogenannten „dampenings" (Dämpfung) verändert die Drehmoment-Winkel-Kurve und ordnet den korrekten Gelenkwinkelpositionen falsche Kraftwerte zu

Darüberhinaus erwähnt CARPENTER (1991a) den großen Einfluß koordinativer Faktoren sowie die unvollständige Rekrutierung verfügbarer motorischer Einheiten. CARPENTER schließt mit der Feststellung, daß die isometrische Muskelkraftmessung reliabler und gefahrloser sei als die isokinetische Muskelkraftmessung.

Auch ROTHSTEIN et al. (1987, 1840ff) sowie JONES (1990, 1ff) weisen darauf hin, daß die Dämpfung des „torque overshoots" einen „dramatischen Effekt" auf die erhaltenen Meßwerte haben kann. Dadurch würden signifikante Veränderungen der Drehmomentenkurve verursacht, alle Drehmomentmessungen würden über die gesamte Bewegungsamplitude hinweg später registriert und damit falschen Winkelwerten zugeordnet.
Nach JONES (1990, 8) führt der „torque overshoot" zu einem größeren Meßfehler, wenn die getesteten Körpersegmentmassen groß sind, hohe Drehmomente entwickelt werden und die getestete Bewegungsamplitude klein ist.
ROTHSTEIN et al. weisen ferner darauf hin, daß die durch isokinetische Messungen ermittelten Muskelkraftverhältnisse so fehlerbehaftet seien, daß sie nicht zu klinischen Beurteilungen verwendet werden sollten. Auch gäbe es in der Physik keine Basis für die Behauptung, daß langsame isokinetische Geschwindigkeiten die Muskelkraft, hohe isokinetische Geschwindigkeiten die Leistung testeten. Schließlich existiere kein Beweis für die Behauptung, daß unterschiedliche Bewegungsgeschwindigkeiten unterschiedliche muskuläre Charakteristika prüften.

NEWTON/WADDELL (1993, 806) vertreten dieselbe Ansicht: „Es gibt keine theoretische Basis und keinen Beweis für die Unterstützung von Behauptungen, daß isokinetische Messungen bei verschiedenen Geschwindigkeiten verschiedene Charakteristika der Muskelaktivität wie Kraft bei geringer Geschwindigkeit und Leistung bei hoher Geschwindigkeit messen." (s. auch MAYHEW/ROTHSTEIN 1985, 57ff)

Eine eigene Studie von NEWTON et al. (1993, 812ff) führte zu folgender Erkenntnis: „Wir fanden keinen Beweis für die Unterstützung von Behauptungen, daß verschiedene isokinetische Messungen Messungen verschiedener biologischer Charakteristika wie Kraft oder Leistung sind."

MATHESON (1993) fand beim Einsatz von systematischer Rumpfkraftanalyse zur Prognostizierung eines möglichen Verletzungsrisikos bei spezifischer Arbeitstätigkeit heraus, daß dynamische Tests hierfür im Gegensatz zu isometrischen Tests ungeeignet sind.

Die isokinetische Kraftmessung weist für JONES (1990, 1ff) erhebliche Reliabilitätsprobleme auf:
- die Reliabilität der Meßgeräte untereinander ist bisher nicht dokumentiert
- es existiert kein publizierter Beweis, daß Tests, die reziproke Kontraktionen beinhalten, reliabel sind
- es gibt bisher noch keine Reliabilitätsuntersuchungen bei einer Patientenpopulation
- Reliabilitätsuntersuchungen sind nahezu ausschließlich für Bewegungen des Kniegelenks durchgeführt worden; es bestehen Zweifel, ob Reliabilität auch für andere Gelenke angenommen werden kann

Es gibt nur wenige Studien, welche die Reliabilität isokinetischer Kraftmessungen der Rumpfmuskulatur dokumentierten: SMIDT et al. (1989, 815ff), DELITTO et al. (1991, 800ff), FRIEDLANDER et al. (1991, 220ff), NEWTON et al. (1993, 812ff). Die Reliabilität dieser Messungen scheint insbesondere von der Bewegungsgeschwindigkeit abhängig zu sein, wobei bei geringen Bewegungsgeschwindigkeiten (≤ 120°/sec) über eine höhere Reliabilität berichtet wird als bei hohen. Die nicht existente Reliabilität isokinetisch ermittelter Kraftverhältnisse wurde von NEWTON et al. (1993, 812ff) sowie NEWTON/WADDELL (1993, 801ff) dokumentiert..

Die hohe Reliabilität isometrischer Kraftmessungen der Rumpf- und Nackenmuskulatur wird hingegen durch eine Vielzahl von Studien belegt: BÄCKLUND/NORDGREN (1968, 33ff), TROUP/CHAPMAN (1969, 49ff), SMIDT et al. (1980, 168/1989, 815ff, 1991, 300ff), BIERING-SOERENSEN (1983, 106ff), SINAKI/OFFORD (1988, 277ff), LEGGETT et al. (1988, S87/1989a, S52/1989c/1990a, 1991b), GRAVES et al. (1990a, 291), POLLOCK et al. (1990a, S20 u.

1990c), CARPENTER et al. (1991d/1991e/1992b), ROBINSON et al. (1991, 444ff), SILVERMAN et al. (1991, 679ff), DREISINGER (1992), PARKKOLA et al. (1992), ILVESMÄKI (1993), WYDRA (1993), WESSEL et al. (1994), PORTERO (1994).

Für MOONEY (1994a u. 1994b) ist die isometrische Maximalkraft der isolierten Rumpf- und Nackenmuskulatur das reliabelste und beste Werkzeug zur Messung der Wirbelsäulenfunktion. MOONEY (in MOONEY/ANDERSSON 1994, 2484) weist jedoch darauf hin, daß ein Kraftanalysesystem keine klinische Diagnose liefern kann. „... it can only identify levels of function."

Nach NEWTON/WADDELL (1993, 801ff) weisen Geräte für dynamische isokinetische bzw. isoinertiale Kraftmessungen eine Vielzahl von technischen Problemen sowie Probleme bei der Definition von Begriffen auf. Anhand einer umfangreichen Literaturstudie über die Einsatzmöglichkeiten derartiger Geräte auf dem Gebiet der dynamischen Rumpfkraftanalyse arbeiteten die Autoren heraus, daß derzeit keine schlüssigen wissenschaftlichen Beweise existieren, welche den Einsatz dieser Kraftanalysesysteme bzw. -verfahren für arbeitsmedizinische, klinische und arbeitsrechtliche bzw. gerichtsmedizinische Zwecke rechtfertigen.
NEWTON/WADDELL definierten dabei eine Vielzahl von Mängeln:
- ungenügende wissenschaftliche Dokumentation der gesammelten Erkenntnisse
- zu offensichtliche kommerzielle Interessen der Hersteller isokinetischer bzw. isoinertialer Systeme
- unzureichende Standardisierung und Beschreibung bzw. Dokumentation der Testprotokolle
- unterschiedliche Testprotokolle für Normalpersonen und Patienten
- keine ausreichenden Angaben zur drop out-Rate bei Analysen von Rückenpatienten
- unzureichende Untersuchung und fehlender Beweis der Reliabilität der Analysen bei Patientenpopulationen
- fehlender Beweis der Reliabilität der dynamischen Kraftanalysen mit höheren Geschwindigkeiten (>120° pro sec), der Reliabilität der Rumpfrotations- und Rumpflateralflexions-Kraftanalysen sowie der Reliabilität der errechneten Kraftverhältnisse von Muskelgruppen
- mangelhafte Reliabilitätsstudien mit Normalpersonen (u.a. geringe Fallzahlen, ungenügende statistische Verfahren, keine Dokumentation der testerunabhängigen Reliabilität („interobserver or interoperator reliability) sowie der geräteunabhängigen Reliabilität („intermachine reliability"), fehlerhafte Achsenpositionierungen
- unzureichende Differenzierbarkeit von Normalpersonen und Rückenpatienten mittels isoinertialer bzw. isokinetischer Kraftmessungen
- Kraftmessungen sind nur dann möglich, wenn sich der Patient mit der vorgegebenen Geschwindigkeit bewegt
- das isokinetische Drehmoment entspricht nicht der tatsächlichen Muskelkraft
- unzureichende Dokumentation der Veränderungen von Messungen in Abhängigkeit von der Chronizität von Rückenschmerzen

- fehlender Beweis für Zusammenhänge von Meßdaten und spezifischen körperlichen oder pathologischen Befunden bzw. pyschologischem Disstreß oder Krankheitsverhalten
- unzureichendes Datenmaterial für Schlußfolgerungen bzgl. quantitativer, zeitlicher sowie Ursache-und-Wirkung-Beziehungen zwischen Veränderungen von isokinetischen bzw. isoinertialen und klinischen Meßwerten
- fehlender Beweis der Validität isokinetischer bzw. isoinertialer Messungen bzgl. Quantifizierung der Rumpfkraft oder objektiver körperlicher Beeinträchtigungen in Verbindung mit Rückenschmerzen
- fehlender Beweis der Reliabilität und Validität der Beurteilbarkeit des Grads der Anstrengung einer Testperson mittels Vergleich der Übereinstimmung wiederholter Kraftmessungen
- fehlender Beweis der Behauptung, daß isokinetische bzw. isoinertialen Messungen bei Rückenpatienten von größerem klinischen Nutzen sind als die klassische klinische Evaluation
- fehlender Beweis der Einsatzbarkeit isokinetischer bzw. isoinertialer Messungen zur Diagnose spezifischer Muskelschwäche oder zur Verordnung spezifischer Übungen für den individuellen Patienten
- fehlender Beweis der Einsatzbarkeit isokinetischer bzw. isoinertialer Messungen zur Beurteilung der Eignung für eine spezifische Arbeitstätigkeit oder zur Prognostizierung zukünftiger Rückenschmerzen oder Arbeitsunfähigkeit
- Mangel an direktem Vergleich unterschiedlicher isokinetischer bzw. isoinertialer Systeme

Die Autoren kommen zu folgender Schlußfolgerung: „... nach einem Jahrzehnt der Untersuchungen, gibt es unzureichendes wissenschaftliches Beweismaterial zur Unterstützung des Einsatzes sowohl des isokinetischen als auch des isoinertialen Rumpfkrafttestens bei der Überprüfung der Eignung vor Aufnahme einer Arbeitstätigkeit, bei der routinemäßigen klinischen Beurteilung oder bei der medico-legalen Evaluation" (NEWTON/ WADDELL 1993, 809).

NEWTON et al. (1993, 812ff) fanden im Rahmen einer eigenen vergleichenden, dynamisch isokinetischen Rumpfkraftuntersuchung von 70 beschwerdefreien Männern und Frauen sowie 120 männlichen und weiblichen chronischen Rückenpatienten heraus, daß zwischen isokinetischen Messungen und dem vorhandenen Beschwerdebild (Parameter: Dauer der Rückenbeschwerden, Intensität der Rückenbeschwerden, klinische Befunde) sowie psychologischen Faktoren (Disstreß, Schmerz-/Krankheitsverhalten) keine oder nur sehr schwache Korrelationen bestehen. Nach NEWTON et al. sind per isokinetischer oder isoinertialer Kraftmessung ermittelte Ergebnisse darüber hinaus keinerlei Maß für die tatsächliche Muskelkraft eines Rückenpatienten bzw. für ein diesbzgl. Defizit. Ferner vertreten die Autoren die Ansicht, daß es keinen Beweis dafür gibt, daß isokinetische Ergebnisse bei Normalpersonen zukünftige Rückenprobleme vorhersagen können. „... isokinetische Ergebnisse sind für die individuelle Überprüfung der Eignung vor Aufnahme einer Arbeitstätigkeit ohne Wert" (NEWTON et al. 1993, 823).

Kapitel 5.2

Ausgewählte Einflussfaktoren bzw. Besonderheiten bei der Muskelkraftanalyse

5.2.1 Der Einfluss der Körperposition

Die Kraft der Rumpfmuskulatur kann in verschiedenen Körperpositionen gemessen werden. Die bisher auf diesem Forschungsgebiet vorliegenden Studien lassen sich - ohne Anspruch auf Vollständigkeit - folgendermaßen systematisieren:

- Kraftanalyse in Rücken- und Seitlage
  - MAYER/GREENBERG (1942, 842ff)
  - THORSTENSSON/NILSSON (1982, 61ff)
  - THORSTENSSON et al. (1985a, 15ff)
  - ANDERSSON et al. (1988, 587ff)
- Kraftanalyse in Seitlage
  - SMIDT et al. (1980, 165ff)
- Kraftanalyse in Rückenlage und in Bauchlage
  - ALSTON et al. (1966, 1041ff)
  - HASUE et al. (1980, 143ff)
  - SINAKI/OFFORD (1988, 277ff) - nur in Bauchlage -
- Kraftanalyse in Rücken- und Bauchlage sowie im Sitzen
  - FLINT (1958, 160ff)
  - NORDIN et al. (1987, 105ff)
  - KAHANOVITZ et al. (1987, 112ff)
- Kraftanalyse in Rücken- und Bauchlage sowie im Stehen
  - NACHEMSON/LINDH (1969, 60ff)
- Kraftanalyse in Bauchlage und im Sitzen
  - BRENKE/DIETRICH (1986, 92ff)
  - SINAKI/OFFORD (1988, 277)
  - TAUCHEL/BÄR (1989, 203ff)
- Kraftanalyse im Knien und im Sitzen
  - REID/COSTIGAN (1987, 783ff)
- Kraftanalyse im Stehen
  - ASMUSSEN/HEEBOLL-NIELSEN (1959, 174ff)
  - MCNEILL et al. (1980, 529ff)
  - ADDISON/SCHULTZ (1980, 539ff)
  - DAVIES/GOULD (1982, 164ff)
  - PORTILLO et al. (1982, 551ff)
  - BIERING-SOERENSEN (1984, 106ff)
  - NICOLAISEN/JOERGENSEN (1985, 121ff)
  - SCHULTZ et al. (1987, 320ff)
  - STOKES et al. (1987, 770ff)
  - ZETTERBERG et al. (1987, 1035ff)
  - SEEDS et al. (1987, 141ff)
  - TRIANO/SCHULTZ (1987, 561ff)
  - SEEDS et al. (1988, 121ff)
  - ASFOUR et al. (1990, 510ff)
  - GOMEZ et al. (1991, 15ff)
  - CALE'-BENZOOR et al. (1992, 99ff)
  - HOLMSTROEM et al. (1992, 3ff)
  - KHALIL et al. (1992, 311ff)
  - PARKKOLA et al. (1992, 383ff/1993, 830ff)
  - BALAGUE et al. (1993, 1199ff)
  - TAN et al. (1993, 2480ff)
- Kraftanalyse im Sitzen und im Stehen
  - TROUP/CHAPMAN (1969, 49ff)
  - LANGRANA/LEE (1984, 171ff)
  - SMITH et al. (1985, 757ff)
  - MAYER et al. (1985, 765ff)
  - CARTAS et al. (1993, 603ff)
  - NEWTON et al. (1993, 812ff)
- Kraftanalyse im Sitzen
  - SMIDT et al. (1983, 211ff)
  - LANGRANA et al. (1984, 287ff)
  - SMIDT/BLANPIED (1987, 1025ff)
  - JONES et al. (1988, 8ff)
  - CARPENTER et al. (1988, S4)
  - LEGGETT et al. (1988, S87)
  - SMIDT et al. (1989, 815ff)
  - HALLE et al. (1990, 690ff)
  - LEGGETT et al. (1990, S20)
  - GRAVES et al. (1990a, 289ff)
  - POLLOCK et al. (1990a, S20)
  - CARPENTER et al. (1991b und d)
  - LEGGETT et al. (1991c)
  - POLLOCK et al. (1991)
  - CARPENTER et al. (1992)
  - FULTON et al. (1992)
  - MEIER (1992)

- RISCH et al. (1992)
- ROBINSON et al. (1992)
- SHIRADO et al. (1992, 175ff)
- ILVESMÄKI (1993)
- WYDRA (1993)
- WESSEL et al. (1994, 329ff)

THORSTENSSON/NILSSON (1982, 61) bevorzugen die Rücken- und Seitlage, da bei Messungen in der Horizontalebene der direkte Einfluß der Schwerkraft auf den Oberkörper, der durch seine Masse Drehmomente erzeugen kann, vermieden wird. Ähnlich argumentieren THORSTENSSON et al. (1985a, 16f.) sowie SMIDT et al. (1980, 165).

Die stehende Körperposition hat nach EGGLI (1990, 2) folgende Vorteile:
1. Stehen erlaubt der Hüftmuskulatur ihr normales Bewegungmuster
2. die unteren Extremitäten tragen das Körpergewicht auf funktionelle Art und Weise
3. die normale Lendenlordose wird aufrechterhalten
4. Stehen erlaubt der Lendenwirbelsäule und der Hüfte darüberhinaus eine vollständige Bewegungsamplitude

THORSTENSSON/NILSSON (1982, 61) weisen darauf hin, daß bei Kraftmessungen in aufrechter Körperposition die Einflüsse der Schwerkraft aufgehoben sind.

Nach LANGRANA/LEE (1984, 171ff), die Untersuchungen in stehender und in sitzender Körperposition durchgeführt haben, kann der Anteil der Beckengürtelmuskeln (insbesondere m. iliopsoas und rückwärtige Oberschenkelmuskulatur) sowie der Muskeln der unteren Extremität an der Rückenkraft in sitzender Körperposition minimiert werden (Voraussetzung: kein Kontakt von Füßen und Boden). In stehender Körperposition könne der m. iliopsoas normal funktionieren und dadurch einen signifikanten Beitrag zu der gemessenen Rumpfkraft leisten.
Die Autoren verglichen in unterschiedlichen Körperpositionen ermittelte Muskelkräfte der Rumpfextensions- bzw. -flexionsmuskulatur und gelangten dabei zu folgender Erkenntnis: „Die Ergebnisse zeigen, daß der paraspinale Muskel im Stehen und Sitzen ungefähr dieselbe maximale Leistung erbringt, aber bei der Flexion in stehender Körperposition wird der Bauchmuskel durch den Iliopsoasmuskel unterstützt. Der Iliopsoasmuskel vergrößerte die Flexionskraft des Rückens um ungefähr 100%." (LANGRANA/LEE 1984, 175). Die Autoren stellten ferner fest, daß der Krafttest in sitzender Körperposition besser toleriert wurde als der Krafttest in stehender Körperposition.

Nach JONES (1993, 26f.) können unerwünschte Beckenbewegungen in stehender Körperposition nicht vermieden werden, so daß Tests in dieser Position - unabhängig von der Art und Weise der Ausführung - irreführend seien.

MAILAHN/BENNING (1994, 236ff) fanden bei isokinetischen Rumpfkraftanalysen von Rückenpatienten heraus, daß in stehender Körperposition Mitbewegungen der Hüftregion die Meßgenauigkeit beeinträchtigen können. „Weiterhin ist ein kontrollierter Bewegungsablauf der WS schwerer zu erzielen; es treten häufiger Schmerzen auf." Darüber hinaus weisen die Autoren auf mögliche Patellaprobleme durch die Art der Oberschenkelfixierung hin.

CARTAS et al. (1993, 603ff) untersuchten die isometrische Maximalkraft der Rumpfextensoren und -flexoren im Stehen sowie bei Hüftwinkeln von 135° (semi-stehend) und 90° (im Sitzen). „Die maximale isometrische Flexionskraft war in der stehenden Position signifikant höher als in der semi-stehenden und sitzenden Position. Die Körperposition (sitzend, semi-stehend, stehend) wirkte sich auf die maximale isometrische Extension nicht aus."

SMIDT et al. (1983, 212) bevorzugen die sitzende Körperposition aus folgenden Gründen: „(1) Die meisten Patienten schienen das Sitzen dem Stehen oder der Rückenlage vorzuziehen, (2) mechanische Prinzipien begünstigten die Stabilisierung des Beckens und der unteren Extremitäten, (3) aus der aufrechten Sitzposition heraus war eine beträchtliche Rumpfbewegung sowohl bzgl. Flexion, als auch bzgl. Extension möglich, und (4) das Bedürfnis, die Kraftmessung bzgl. des schwerkraftbedingten Widerstands des Oberkörpers zu korrigieren, war dadurch minimiert, daß die Rumpfbewegung zu jeder Seite der Vertikalen gleichmäßiger verteilt war." (SMIDT et al. 1983, 212). Die Autoren halten die neutrale Sitzposition für die beste Meßposition.

NEMETH/OHLSEN (1985, 129ff) haben bei 10 Männern und 10 Frauen die Momentarmlängen der einzelnen Hüftextensionsmuskeln in verschiedenen Hüftgelenkswinkeln untersucht. Abb. 24 veranschaulicht die dabei ermittelten Werte.

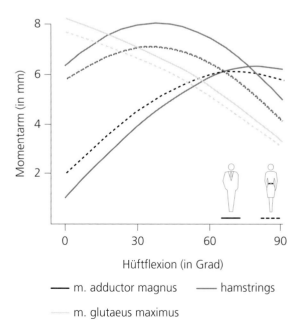

Abb. 24: Durchschnittliche Momentarmlängen der Hüftextensoren in Abhängigkeit vom Hüftwinkel (basierend auf NEMETH/OHLSEN 1985, 138)

Der Momentarm des m. glutaeus maximus nimmt danach mit zunehmendem Hüftgelenkswinkel ab, während der Momentarm der rückwärtigen Oberschenkelmuskulatur („hamstrings") bis zu einem Hüftgelenkswinkel von 35° ansteigt, um dann mit weiter zunehmendem Hüftgelenkswinkel kontinuierlich abzunehmen. Der Momentarm des m. adductor magnus vergrößert sich bis zu einem Hüftgelenkswinkel von 75° und verringert sich danach ebenfalls.

Nach NEMETH et al. (1983, 97ff), NEMETH (1984, 20), NEMETH/OHLSEN (1985, 139) sowie WATERS et al. (1974, 1592ff) entwickeln die Hüftextensionsmuskeln sowohl bei Männern als auch bei Frauen die höchsten maximalen Drehmomente bei einem Hüftgelenkswinkel von 90°. Mit zunehmender Extension im Hüftgelenk und damit Verkleinerung des Hüftgelenkswinkels reduzierten sich dann die durch die Hüftextensionsmuskeln erzeugten maximalen Drehmomente kontinuierlich.

Untersuchungen der Muskelkraft der rückwärtigen Oberschenkelmuskulatur von LUNNEN et al. (1981, 190ff) ermittelten die höchsten Kraftwerte bei einem Hüftgelenkswinkel von 135°. Auch in dieser Studie reduzierten sich die durch die rückwärtige Oberschenkelmuskulatur erzeugten maximalen Drehmomente mit zunehmender Verkleinerung des Hüftgelenkswinkels.

Aus biomechanischer Sicht besteht bei der Muskelkraftanalyse der Rumpfmuskulatur in stehender Körperposition (Hüftgelenkswinkel ca. 0°) die Möglichkeit, bei der LWS-/BWS-Flexion zu große Muskelkräfte zu messen, während bei der Muskelkraftanalyse in sitzender Körperposition (Hüftgelenkswinkel ca. 90°) die Möglichkeit besteht, bei der LWS-/BWS-Extension zu große Muskelkräfte zu messen. In stehender Körperposition muß daher der Einfluß des m. iliopsoas, in sitzender Körperposition der Einfluß der Hüftextensionsmuskulatur eliminiert bzw. reduziert werden. Dies kann in beiden Fällen nur durch eine präzise Stabilisierung des Beckens sowie durch eine achsengerechte Positionierung der Wirbelsäule der zu untersuchenden Person mit dem jeweils eingesetzten Meßgerät („Drehpunkt" in Höhe von L2/L3) erfolgen (s. auch Kapitel 5.2.3 und 5.2.5). Ein Vergleich der bei der Muskelkraftanalyse in stehender und sitzender Körperposition ermittelten Kraftverhältnisse der Rumpfmuskulatur mit den in sitzender Körperposition errechneten Verhältniswerten ist jedoch aufgrund der unterschiedlichen biomechanischen Bedingungen prinzipiell nicht möglich.

Die Kraftanalyse der Nacken- und Halsmuskulatur wird überwiegend im Sitzen durchgeführt (FRANCO/HERZOG 1987, 351ff / LEGGETT et al. 1989a, S52/1989c/1991b / POLLOCK et al. 1990c/CARPENTER et al. 1991c), Ausnahmen: SILVERMAN et al. (1991, 679ff), LEVOSKA et al. (1992, 33ff), STUMP et al. (1993, 155ff), YLINEN/RUUSKA (1994, 465ff).

5.2.2 Der Einfluss der Oberkörper- bzw. Kopfmasse

„Die genaue Beurteilung der lumbalen Extensionskraft im Sitzen wird durch die auf die Torsomasse einwirkende Schwerkraft, durch die kompressiven Kräfte der Torsomasse und durch die agonistische/antagonistische Muskelelastizität beeinflußt" (CARPENTER et al. 1991d).

Die Ausbalancierung der Oberkörper- bzw. Kopfmasse (bei der Muskelkraftanalyse der Halswirbelsäule), die insbesondere von THORSTENSSON/NILSSON (1982, 61), THORSTENSSON et al. (1985a, 16f.), SMIDT et al. (1980, 165), JONES et al. (1988, 65f.), FULTON et al. (1990d, 29f./1992a), GRAVES et al. (1990a, 289), LEGGETT et al. (1991b, 4), POLLOCK et al. (1991) sowie CARPENTER et al. (1991d) gefordert wird, ermöglicht die Reduzierung bzw. Eliminierung von Schwerkrafteinflüssen auf den Rumpf bzw. Kopf. Infolgedessen werden mit zunehmender lumbal/thorakaler bzw. zervikaler Flexion für die gegen die Schwerkraft arbeitende Extensionsmuskulatur größere Muskelkräfte, für die von den Schwerkrafteinflüssen unterstützte Flexionsmuskulatur geringere Muskelkräfte gemessen als dies bei Messungen ohne Ausbalancierung der an der Bewegung beteiligten Massen der Fall ist.

„...die Masse des Oberkörpers kann mittels eines Gegengewichts effektiv neutralisiert werden. Daher ist die Verwendung eines Gegengewichts wichtig, um eine genaue Messung der lumbalen Extensionskraft zu gewährleisten." (POLLOCK et al. 1991).

„...die Form der isometrischen Kraftkurve bei der lumbalen Extension wurde durch die Oberkörpermasse signifikant beeinflußt ($p \leq 0.05$)" (FULTON et al. 1992a).

Die Ergebnisse von Studien, bei denen die Muskelkräfte der Rumpf-, Nacken- oder Halsmuskulatur bei ausbalancierter Oberkörper- bzw. Kopfmasse gemessen wurden, lassen sich nicht mit Ergebnissen von Studien, bei denen dies nicht der Fall war, vergleichen. Auch die dabei jeweils errechneten Muskelkraftverhältnisse - beispielsweise zwischen der Extensions- und Flexionsmuskulatur des Rumpfes - lassen sich nicht miteinander vergleichen.

5.2.3 Die Bedeutung der achsengerechten Positionierung von Meßgerät und Testperson

Bei der Dynamometrie wird die Kraft eines Muskels bzw. einer Muskelgruppe i.d.R. als Nettodrehmoment (Nettomuskelkraftmoment), welches auf die Dreh-/Gelenkachse eines Meßgeräts ausgeübt wird, quantifiziert.

Nach STOKES (1987, 1230ff) muß - zum Zwecke der Standardisierung entsprechender Testverfahren - die Drehachse eines Meßgeräts einem anatomischen Koordinatensystem zugeordnet werden. STOKES weist darauf hin, daß dieses Anforderungskriterium bei den meisten peripheren Gelenken durch ein Aufeinanderabstimmen der Drehachse des Meßgeräts mit der jeweiligen Gelenkachse des Körpers relativ einfach zu bewerkstelligen sei.

Die Kraftanalyse der Rumpfmuskulatur, insbesondere unter dynamischen Arbeitsbedingungen, und die hierfür erforderliche Aufeinanderabstimmung der Dreh-

achse des jeweiligen Meßgeräts mit der Drehachse der Lendenwirbelsäule, ist für STOKES ungleich komplexer, wobei er auf folgende Einflußfaktoren hinweist:
- die Stabilisierung des Beckens zur Eliminierung von Bewegungen des Hüftgelenks ist schwierig
- an dynamischen Bewegungen des Rumpfes sind viele Gelenke des Körpers beteiligt: das Hüftgelenk, das Lumbosakralgelenk, die Zwischenwirbelgelenke der Lendenwirbelsäule, die Brustwirbelsäule und der Brustkorb

DAVIES/GOULD (1982, 164ff), SMIDT et al. (1983, 211ff), LANGRANA/LEE (1984a, 171ff) LANGRANA et al. (1984b, 287ff), MAYER et al. (1985, 765ff), MARRAS et al. (1984, 176ff), THOMPSON et al. (1985, 43ff), SMITH et al. (1985, 757ff), GOMEZ et al. (1991, 15ff) sowie CARTAS et al. (1993, 603ff) untersuchten die Kraft der Rumpfmuskulatur, indem sie die Drehachse des Meßgeräts entsprechend der Lage des Lumbosakralgelenks positionierten.

HASUE et al. (1980, 143ff) wählten die Position des Hüftgelenks als Kriterium für die Justierung der Drehachse des jeweiligen Meßgeräts, während THORSTENSSON/NILSSON (1982, 61ff), THORSTENSSON/ARVIDSON (1982, 69ff), THORSTENSSON et al. (1985a, 15ff) sowie ANDERSSON et al. (1988, 587ff) hierfür die Position der Wirbelsäulensegmente L2/L3 sowie des Hüftgelenks (trochanter major) festlegten.

GRABINER et al. (1990, 590ff) untersuchten die Kraft der Rumpfmuskulatur von 10 gesunden Frauen, indem sie die Drehachse ihres Meßgerätes nacheinander entsprechend dreier unterschiedlicher anatomischer Punkte positionierten: vorderer oberer Darmbeinstachel, trochanter major und hinterer oberer Darmbeinstachel.
Basierend auf diesen Untersuchungen empfehlen GRABINER et al. (1990, 590ff) die Position des vorderen oberen Darmbeinstachels als Kriterium für die Positionierung der Drehachse des Meßgeräts. Mehrfachmessungen der Rumpfmuskelkraft hatten für diesen anatomischen Punkt eine größere Reliabilität ergeben als für die beiden anderen o.a. anatomischen Punkte.

THORSTENSSON/NILSSON (1982, 61ff), THORSTENSSON/ARVIDSON (1982, 69ff) sowie THORSTENSSON et al. (1985a, 15ff) ermittelten bei vergleichenden Rumpfkraftuntersuchungen für den „Drehpunkt Hüftgelenk" insbesondere bei der Flexion (+ 50-60% in aufrechter Körperposition), aber auch bei der Extension (+ 14-17% in aufrechter Körperposition) höhere Drehmomente als für den „Drehpunkt L2/L3".
Nach Ansicht der Autoren erfolgt die Flexion des Rumpfes bei dem tiefer gelegenen „Drehpunkt Hüftgelenk" durch den m. rectus abdominis, die mm. obliqui abdominis sowie durch Hüftflexoren, insbesondere den m. iliopsoas. „Der Grund für die Veränderung des Drehpunkts vom trochanter major (Hüftgelenk) zum L2-L3 Niveau bestand darin, daß der Beitrag der Muskeln, die auf das Hüftgelenk wirken, dadurch beeinflußt werden konnte, daß der Drehpunkt oberhalb oder unterhalb ihres Ursprungs plaziert wurde. Sämtlich Unterschiede bzgl. der Kraft in beiden Situationen konnten danach, wenigstens teilweise, den Muskeln, die auf das Hüftgelenk wirken, zugeschrieben werden." Die Autoren weisen ferner darauf hin, daß die Verhältniswerte zwischen der Kraft der Rumpfflexoren und -extensoren durch den jeweiligen Drehpunkt entscheidend beeinflußt würden.

NORDIN et al. (1987, 108) bestätigten diese Erkenntnis anhand eines Vergleichs ihrer Untersuchungsergebnisse (Muskelkraftanalyse der Rumpfmuskulatur in Rücken- und Bauchlage, Drehpunkt: ca. 3 cm oberhalb des Darmbeinkamms) mit den Untersuchungsergebnissen von HASUE et al. (identische Versuchsanordnung wie NORDIN et al., Ausnahme: Drehpunkt = Hüftgelenk).

Muskelkraftverhältnisse der Rumpfmuskeln, die unter Einsatz unterschiedlicher Dreh(achsen)punkte ermittelt wurden, lassen sich offensichtlich nicht miteinander vergleichen.

CARPENTER (1992a) und JONES (1993, 76) veranschaulichten die Lage der Drehachse der Lendenwirbelsäule bei deren Flexion und Extension an einem Modell zweier Lendenwirbel (s. Abb. 16 in Kapitel 3.2).
Danach befindet sich die Drehachse der Lendenwirbelsäule bei der Flexion innerhalb des intervertebralen Zwischenraums, etwa in der Mitte der Zwischenwirbelscheibe. Mit zunehmender Extension der Lendenwirbelsäule wandert der Drehpunkt kontinuierlich nach dorsal. In der normalen Lordosestellung öffnet sich der intervertebrale Zwischenraum an der Vorderseite, während er an seiner Rückseite komprimiert wird. Mit zunehmender maximaler Extension der Lendenwirbelsäule bewegt sich die Drehachse der Lendenwirbelsäule vom intervertebralen Zwischenraum zu den Facettengelenken, wodurch sich der intervertebrale Zwischenraum sowohl an seiner Vorder- als auch an seiner Rückseite erweitert.
„Diese Verschiebung der Rotationsachse ist von signifikanter klinischer Relevanz. Die Erweiterung des intervertebralen Raumes an seiner Vorder- und Rückseite reduziert die axiale Kompression der Zwischenwirbelscheibe" (CARPENTER 1992a).

STOKES (1987, 1230ff) führte eine Computersimulation durch, um - zum Zwecke der Analyse der Rumpfmuskelkraft bei dynamischen Bewegungen in der Sagittalebene - die Aufeinanderabstimmung der Drehachse der Lendenwirbelsäule und der Drehachse des verwendeten Meßgeräts festlegen zu können. Ausgehend von der Annahme, daß sich der 12. Brustwirbel über dem fixierten Kreuzbein bewegt und das Bewegungsausmaß in sämtlichen 6 Zwischenwirbelgelenken zwischen L5/S1 und T12/L1 gleich groß ist, gelangte STOKES zu folgenden Erkenntnissen:
- das Rotationszentrum bei Flexions- und Extensionsbewegungen des 12. Brustwirbels über dem Kreuzbein liegt auf Höhe des 3. Lendenwirbels
- dieses Rotationszentrum ist nicht starr, sondern bewegt sich unter dynamischen Arbeitsbedingungen um bis zu 20 mm
- beim dynamischen Testen der Flexion und Extension der Lendenwirbelsäule sollte die fixierte Drehachse des Meßgeräts auf Höhe von L3 positioniert werden,

um die beste Annäherung an die sich verändernde Position des Rotationszentrums zu erhalten
- die Positionierung der Drehachse des Meßgeräts in Höhe des 3. Lendenwirbels stellt die beste Kompromißposition dar
- die Positionierung der Drehachse des Meßgeräts in Höhe von L5/S1 ist für das Testen der Lendenwirbelsäulenfunktion nicht geeignet

Muskelkraftanalysen der Rumpfmuskulatur werden folglich nicht nur durch die verwendete Körperposition, sondern darüber hinaus auch durch die achsengerechte Positionierung von Meßgerät und anatomischem Koordinatensystem der Testperson entscheidend beeinflußt.

Bewegungen der Halswirbelsäule in der Sagittalebene erfolgen nach DIMNET et al. (1982, 959ff) um eine Achse auf Höhe des 6. Halswirbels. BREDENKAMP/HERRMANN (1990, 414) sehen die Drehachse in Höhe des 7. Halswirbels, während die Muskelkraftanalysen von LEGGETT et al. (1991b, 5) die Drehachse des Meßgeräts in Abhängigkeit von der Lage des Schildknorpels des Kehlkopfes positionierten.

5.2.4 Weitere Einflussfaktoren

Für SMIDT et al. (1983, 211ff), JONES et al. (1988, 50f.), JONES (1991a, 1ff) und INANAMI (1991) stellt die Stabilisierung des Beckens einen elementaren Einflußfaktor auf die lumbale Funktionsanalyse dar.

„Bedeutungsvolle Messungen der lumbalen Funktion können nur auf eine Art und Weise erzielt werden... durch Isolation und Verankerung des Beckens; wenn es dem Becken möglich ist, sich frei zu bewegen, dann ist jeder Versuch, die lumbale Funktion zu messen, zum Scheitern verurteilt. Anstatt die lumbale Funktion zu testen, wird man unvermeidbar eine unbekannte Kombination aus Hüftfunktion und Lumbalfunktion messen und die Kraft der Hüft- und Oberschenkelmuskeln mit der Kraft der Lumbalmuskeln und Hüftbewegung mit lumbaler Bewegung durcheinanderbringen" (JONES et al. 1988, 50).

Fix et al. (1990) und GRAVES et al. (1992a, 37) weisen darauf hin, daß die Art und Weise, in der das Becken bei den Kraftmessungen der Rumpfmuskulatur stabilisiert wird, ebenfalls einen wichtigen Einflußfaktor darstellt.
Die Autoren haben isometrische Kraftmessungen der lumbalen Extensionsmuskulatur an zwei unterschiedlichen Analysegeräten durchgeführt. Beide Geräte stabilisierten das Becken über Druck von vorne auf den Femur. Beim ersten Gerät betrug die Beugung im Kniegelenk 120°, der Druck auf den Femur wurde durch ein Polster, das sich unmittelbar unterhalb des Kniegelenks befand, erzeugt („Kniefixierung"). Die Beugung im Kniegelenk betrug bei dem zweiten Gerät 60°, der Druck auf den Femur wurde durch Druck gegen die Fußsohlen erzeugt („Fußfixierung"). In vier von sieben Meßpositionen und insbesondere bei flektierter Lendenwirbelsäule erzielten die Testpersonen dabei beim Gerät mit „Kniefixierung" höhere Kraftwerte als beim Gerät mit „Fußfixierung".

Nach JONES (1993, 64ff) ist auch für die Maximalkraftanalyse der Rumpfrotatoren eine vollständige Beckenstabilisierung erforderlich. Hierfür müsse die Rotation des Beckens um die Längsachse mittels Eliminierung jeglicher Vor- und Rückwärtsbewegungen der Oberschenkelknochen verhindert werden.

LEGGETT et al. (1990a) haben bei Untersuchungen der isometrischen Maximalkraft der lumbalen Extensionsmuskulatur in sieben Winkelpositionen (lumbale Flexion von 72°, 60°, 48°, 36°, 24°, 12°, 0°) festgestellt, daß die Reihenfolge der isometrischen Maximalkrafttests (1. Testposition: 0°... 7. Testposition: 72° bzw. 1. Testposition: 72°... 7. Testposition: 0°) einen weiteren wichtigen Einflußfaktor auf die Quantifizierung des Funktionszustands der Wirbelsäule darstellt. Bei mehreren unmittelbar aufeinanderfolgenden Krafttests in verschiedenen Winkelpositionen der Gesamtbewegung tritt danach ein Ermüdungseffekt auf, der die Form der Drehmoment-Winkelkurve und die Reliabilität der Messungen erheblich beeinflußt (s. auch POLLOCK et al. 1993, 270). Die Autoren fordern daher bei derartigen Quantifizierungsverfahren die Standardisierung der Reihenfolge der jeweiligen Testpositionen.

CARPENTER et al. (1991e) gelangten bei vergleichbaren Untersuchungen der Rumpfrotationskraft (Rotation von rechts nach links im Vergleich zu Rotation von links nach rechts) zu derselben Erkenntnis.

ROBINSON et al. (1992, 186ff) fanden bei diesbzgl. Reliabilitätsuntersuchungen von chronischen Rückenpatienten heraus, daß dieser Ermüdungseffekt bei einer Patientenpopulation noch größer ist, wodurch die Reliabilität eines derartigen Quantifizierungsverfahrens erheblich beeinträchtigt wird.

POLLOCK et al. (1990c), LEGGETT et al. (1988/1989c/ 1991b, 653ff), GRAVES et al. (1990a, 289ff) sowie BERG et al. (1994, 661ff) haben bei Mehrfachmessungen der isometrischen Maximalkraft von Rumpf- und Nackenmuskulatur festgestellt, daß im Rahmen der zweiten Messung (am zweiten Untersuchungstag), bei der die Testperson bereits mit Meßgerät und Testverfahren vertraut ist, die genauesten Ergebnisse erzielt werden.

NEWTON et al. (1993, 812ff) gelangten bei dynamischen isokinetischen Rumpfmuskelkraftanalysen zu derselben Erkenntnis und fanden ferner heraus, daß Patienten einen größeren Lerneffekt zwischen Messungen zeigen als Normalpersonen.

CARPENTER et al. (1988) und GRAVES (1992) haben Testpersonen während der Durchführung wiederholter isometrischer Maximalkrafttests der Lumbalextensoren ein visuelles Feedback ermöglicht (ein vor der Testperson plazierter Computermonitor zeigte dabei die momentane Kraftentwicklung) und dadurch höhere Kraftwerte (CARPENTER et al. 1988) sowie eine verbesserte Reliabilität (GRAVES 1992) erzielt.

HOLMES (1993) fand heraus, daß beschwerdefreie Personen bei verbaler Anfeuerung durch den Tester höhere Drehmomente erzeugen können. HOLMES weist jedoch darauf hin, daß diese Form der Unterstützung bei Patienten keine bzw. nur eine wesentlich geringer ausgeprägte Wirkung zeige.

TAN (1992a) listet folgende Einflußfaktoren auf die Funktions- bzw. Muskelkraftanalyse der Wirbelsäule auf:
1. Psychosoziale Faktoren (Persönlichkeitsstruktur, Motivation, Schmerzen, Angst vor der Testsituation, Simulantentum, psychologischer Stress, Depression, soziale und wirtschaftliche Faktoren...)
2. Physischer Zustand der Testperson (Ermüdungszustand, Herz-Kreislaufleistungsfähigkeit, allgemeine Fitness, motorische Lern- oder Trainingseffekte)
3. Umweltbedingungen (Art der externen Last, Stoffwechselbedingungen, Temperatur, Lärm, Anzahl der Personen im Testraum...)
4. Biophysikalischer Zustand von Muskeln und Gelenken (Muskelfaserzusammensetzung, physiologischer Querschnitt des Muskels, Muskellänge, Gelenkbeweglichkeit...)
5. Testprotokoll (Positionierung der Drehachse, Körperposition, Feedback, Anweisungen, Testdesign und -folge...)
6. Typus des eingesetzten Meßgeräts

TAN (1992b) weist darauf hin, daß die sogenannte objektive Messung der Funktionskapazität eines Individuums subjektiven Einflüssen unterworfen ist: „Maximale Leistung hängt von der Anstrengung einer Person ab, die durch vielerlei psychosoziale, physische und umweltbedingte Faktoren beeinflußt werden kann."

Der Tester selbst (Vertrautheit mit der Handhabung des Testgeräts, Testerfahrung, Motivation, Erwartungshaltung etc.) stellt ebenfalls einen wichtigen Einflußfaktor dar.

Stellvertretend für eine Reihe von Autoren erwähnen NEWTON/WADDELL (1993, 806) den Einfluß des Schmerzes auf die Kraftanalyse. „Schmerz kann maximale Anstrengung in erheblichem Maße behindern und, als Ergebnis können Tests bei Patienten mit Rückenschmerzen tatsächlich Tests ihres Schmerzniveaus oder ihrer Schmerztoleranz sein."

5.2.5 Anforderungskriterien an die Muskelkraft- bzw. Muskelfunktionsanalyse der Rumpf-, Nacken- und Halsmuskulatur

Nach JONES et al. (1988, 62ff) sowie FULTON et al. (1990d, 28ff) setzt die Mobilitäts- bzw. Muskelkraftanalyse der Lendenwirbelsäule die Erfüllung folgender Anforderungskriterien voraus:
1. Isolation der Muskulatur der Lendenwirbelsäule
2. Verankerung des Beckens
3. Achsengerechte Positionierung der effektiven Achse der Lendenwirbelsäule
4. Ausbalancierung der sich bewegenden Teile des Meßgeräts mittels eines Gegengewichts
5. Bestimmung der Senkrechten durch das Massenzentrum des Oberkörpers
6. Ausbalancierung der Oberkörpermasse mittels eines Gegengewichts
7. Positionierung von Kopf und Armen
8. Messung der Kraft als Drehmoment um eine Rotationsachse
9. Präzise Zuordnung von Drehmoment und Winkelposition
10. Reduktion der im Meßgerät auftretenden Reibung
11. Wiederholbarkeit der Testergebnisse

GRAVES et al. (1990a, 289) definieren folgende Anforderungskriterien für die Muskelkraftanalyse der Lendenwirbelsäule:
1. Stabilisierung des Beckens zur Isolation der lumbalen Extensionsmuskulatur und zur Minimierung des Beitrags der Hüft- und Beinmuskeln
2. Messung über eine Bewegungsamplitude (spezifischer multipositionaler Test)
3. Standardisierung der Testposition und Korrektur von Schwerkrafteinflüssen (Körpergewicht) während des Testens

Die Verankerung des Beckens und der Schultern ist für JONES (1991a, 1ff) ein essentielles Anforderungskriterium an die lumbale Funktionsanalyse in der Transversalebene.

Für die Mobilitäts- und Muskelkraftanalyse der Halswirbelsäule definieren LEGGETT et al. (1991b, 4) und JONES (1991b, 1ff) folgende Anforderungskriterien:
1. Stabilisierung des Oberkörpers zur Isolation der zervikalen Extensionsmuskeln und zur Minimierung des Beitrags von Rumpf und oberen Extremitäten
2. Messung über die gesamten Bewegungsamplitude hinweg
3. Korrektur von Schwerkrafteinflüssen (Kopfgewicht) während des Testens
4. Standardisierung von Testposition und Testverfahren

POLLOCK et al. (1990c) weisen bei der Muskelkraftanalyse der zervikalen Rotationsmuskulatur auf die Erfordernisse „Torsostabilisierung" und „Standardisierung der Testposition" hin.

5.2.6 Allgemeine Fehlerquellen bei der Muskelkraftanalyse

POPE (in CARPENTER 1992a) listet folgende Quellen auf, die zu Variabilität von Muskelkraftanalysen führen können:
- Schmerz, Beschwerden
- Medikamente
- Drogen, Alkohol
- Lerneffekt
- Geschick des Testers (Standardisierung)
- Angst vor Verletzung
- Ermüdung
- Motivation
- Simulantentum
- psychosoziale Probleme

5.2.7 Kontraindikationen für die Muskelkraftanalyse der Rumpf, Nacken- und Halsmuskulatur

KEATING (1991) nennt folgende Kontraindikationen für die Kraftanalyse der Rumpfmuskulatur:
- Tumor
- Aortenaneurysma
- cauda equina-Syndrom
- progressive neurologische Symptome oder Zeichen
- schwere Osteoporose
- schwere Herz-Kreislauferkrankung
- frische Fraktur
- erst kurzfristig zurückliegende Bauchoperation

KEATING (1991) und NELSON (1992) berichten über ausschließlich positive Erfahrungen bei der Muskelkraftanalyse mit Patienten, die unter spinaler Stenose, Spondylolisthesis, Skoliose und Spondylitis litten.

DREISINGER (1991) berichtet diesbzgl. ebenfalls über positive Erfahrungen mit folgenden Beschwerdebildern bzw. Diagnosen: Diskushernie, lumbale Überbelastung („lumbar strain"), degenerative Bandscheiben.

KIESER (1991) hat bei folgenden LWS-Syndromen eine Muskelkraftanalyse der lumbalen Extensionsmuskulatur durchgeführt: Diskushernie, Fusion/Diskektomie, LWS-Wurzelsyndrom, Rückenschmerzen mit in die Beine ausstrahlenden Schmerzen.

INANAMI (1991) hat Muskelkraftanalysen der lumbalen Extensionsmuskulatur bei chronischen Rückenpatienten mit folgenden Diagnosen absolviert: Spondylolysis, Spondylolisthesis.

LEGGETT (1992) berichtet über durchweg positive Erfahrungen mit isometrischen Maximalkrafttests der Rumpfmuskulatur bei Skoliose- und Spondylolisthesepatienten.

NELSON (1991) definiert folgende Kontraindikationen für die Maximalkraftanalyse der Nacken- und Halsmuskulatur:
- Tumor
- Infektion
- frische Fraktur
- progressive neurologische Defizite
- rheumatische Spondylitis
- schwerwiegende Instabilität der Halswirbelsäule

Auch für den Bereich der Kraftanalyse der Nacken- und Halsmuskulatur berichten DREISINGER (1991) sowie NELSON (1992) über positive Erfahrungen mit den Beschwerdebildern bzw. Diagnosen Diskushernie, zervikale Überbelastung („cervical strain"), degenerative Bandscheiben.

KIESER (1991) hat bei folgenden Beschwerdebildern Muskelkraftanalysen der Extensionsmuskulatur der Halswirbelsäule durchgeführt: HWS-Syndrom, HWS-Syndrom mit Brachialgie, HWS-Syndrom mit Kopfschmerz, HWS-Schleudertrauma.

5.7 Veranschaulichung und Charakterisierung von Muskelkraftverhältnissen mittels Drehmoment-Winkelkurven („Kraftkurven")

Die bei der Kraftanalyse der Rumpf-, Nacken- und Halsmuskulatur eingesetzten Meßmethoden bestimmen die Muskelkraft der Hauptfunktionsmuskulatur i.d.R. als maximale (Netto-) Drehmomente, die in verschiedenen, präzise definierten Winkelpositionen der jeweiligen Gesamtbewegung muskulär erzeugt werden können.

Nach KULIG et al. (1984, 417ff) kann die maximale Kraft als eine Funktion des Gelenkwinkels variieren. „Ein Diagramm dieser Variation (maximale Muskelkraft bezogen auf den Gelenkwinkel) kann als Kraftkurve definiert werden" (KULIG et al. 1984, 418).

Nach CLARKE (in KULIG et al. 1984, 417f.) gibt es drei verschiedene Kategorien von Kraftkurven:
- ansteigend
- abfallend
- ansteigend/abfallend.

Ob eine Kraftkurve als ansteigend oder aber als abfallend bezeichnet wird, hängt nach KULIG et al. (1984, 422f.) von der Definition des Gelenkwinkels und von dessen Veränderung ab.

Im weiteren Verlauf dieser Arbeit wird der Begriff „Kraftkurve" durch den präziseren Terminus „Drehmoment-Winkelkurve" ersetzt.

Die Definition des Gelenkwinkels kann zu erheblichen Mißverständnissen bei der Kategorisierung von Drehmoment-Winkelkurven führen. Wie im weiteren Verlauf dieses Kapitels noch detailliert erläutert wird, reduziert sich beispielsweise die Kraft der lumbal/thorakalen Extensionsmuskulatur mit zunehmender Aufrichtung und Streckung der Wirbelsäule (größte Kraftwerte bei einer lumbalen Flexion von 72°, geringste Kraftwerte bei einer lumbalen Flexion von 0°.

Wird der Gelenkwinkel von plus nach minus verlaufend definiert, handelt es sich dabei um eine abfallende Drehmoment-Winkelkurve. Die Kraft der lumbal/thorakalen Flexionsmuskulatur reduziert sich umgekehrt mit zunehmender Flexion der Wirbelsäule, wobei die größten Kraftwerte bei einer lumbalen Flexion von -20°, die geringsten bei einer lumbalen Flexion von 40° registriert werden (SMIDT et al. 1980, 165ff). Wird der Gelenkwinkel auch bei dieser Bewegung als von plus nach minus verlaufend definiert, so werden die Kraftverhältnisse der Kategorie ansteigende Drehmoment-Winkelkurve zugeordnet. Diese Kategorisierung wäre jedoch aus physiologischer Sicht falsch, denn die Kraft der Bauchmuskulatur nimmt mit fortschreitender Kontraktion ab und nicht zu.

Um derartige Fehlkategorisierungen durch zwar einheitliche, praktisch jedoch irreführende Gelenkwinkeldefinitionen zu vermeiden, wird im weiteren Verlauf dieser Arbeit der jeweilige Gelenkwinkel nach dem Kriterium „von der maximalen Dehnung bis zur maximalen Kontraktion der Hauptfunktionsmuskulatur" definiert, um so die physiologischen Kraftverhältnisse bei den Einzelbewegungen der Lenden-/Brust- und Halswirbelsäule - zum Zwecke der Vergleichbarkeit untereinander - einheitlich zu kategorisieren.

Nachfolgend werden die Ergebnisse und Erkenntnisse empirischer Studien auf dem Gebiet der Muskelkraftanalyse der Rumpf-, Nacken- und Halsmuskulatur entsprechend der bereits in Kapitel 3 gewählten Systematik dokumentiert.

Kapitel 5.3

Die Kraft der Rumpfmuskulatur

5.3.1 Die Kraft der lumbal/thorakalen Extensions- und Flexionsmuskulatur in Abhängigkeit von Körperposition und Drehpunkt

Kraftanalysen der Rücken- und Bauchmuskulatur sind für folgende Körperpositionen dokumentiert:
- Seitlage
- Rücken- und Bauchlage
- Knien
- Stehen
- Sitzen

5.3.1.1 Die Kraft der lumbal/thorakalen Extensions- und Flexionsmuskulatur in Seitlage

Bei Messungen der Rumpfmuskelkraft in der Horizontalebene wird der direkte Einfluß der Schwerkraft auf den Oberkörper eliminiert.

MAYER/GREENBERG (1942, 843ff) untersuchten bereits im Jahre 1942 die Rumpfmuskelkraft von 550 Kindern im Alter von 7-17 Jahren und gelangten dabei zu der Erkenntnis, daß die Rumpfextensionsmuskulatur nahezu doppelt so kräftig ist wie die Rumpfflexionsmuskulatur.

Isometrische und isokinetische Untersuchungen von THORSTENSSON/NILSSON (1982, 61ff) mit 14 männlichen Personen im Alter von 18-31 Jahren führten zu folgenden Erkenntnissen:
- die Kraft der Rumpfextensoren ist größer als die Kraft der Rumpfflexoren, das Kraftverhältnis variiert jedoch mit der Rumpfposition und in Abhängigkeit vom Drehpunkt (s. auch THORSTENSSON et al. 1985a, 17)
  Bsp.: Isometrisch ermitteltes Kraftverhältnis Rumpfextensoren zu Rumpfflexoren:
  - Rumpfposition 0°:
    2,30 ± 0,66 (Drehpunkt L2-L3)
    1,50 ± 0,65 (Drehpunkt Hüftgelenk)
  - Rumpfposition 30°:
    2,87 ± 0,83 (Drehpunkt L2-L3)
    3,10 ± 1,13 (Drehpunkt Hüftgelenk)
- die Kraft der Rumpfextensoren ist bei flektiertem Rumpf, die Kraft der Rumpfflexoren bei extendiertem Rumpf am größten
- die Kraft der Rumpfextensoren nimmt mit zunehmender Flexion des Rumpfes zu (Folge: ansteigende Drehmoment-Winkel-Kurve), während die Kraft der Rumpfflexoren mit zunehmender Flexion des Rumpfes abnimmt (Folge: abfallende Drehmoment-Winkel-Kurve)
- die relative Differenz an isometrisch ermittelter Muskelkraft in den Rumpfpositionen 0° und 30° (= Rumpfflexion von 0° bzw. 30°) ist bei der Extension wesentlich größer als bei der Flexion. Die Drehmoment-Winkel-Kurve scheint danach bei der Flexion flacher zu sein als bei der Extension

Die Autoren machten bzgl. der mittels isokinetischer Kraftmessung ermittelten maximalen Drehmomente folgende Angaben (die dabei verwendeten Winkelgeschwindigkeiten sind in Klammern angegeben):
- Rumpfextensoren
  - Drehpunkt L2-L3
    250 ± 51 Nm (v= 15°/sec)
    242 ± 50 Nm (v= 30°/sec)
  - Drehpunkt Hüftgelenk
    350 ± 95 Nm (v= 15°/sec)
    300 ± 77 Nm (v= 30°/sec)
- Rumpfflexoren
  - Drehpunkt L2-L3
    91 ± 23 Nm (v= 15°/sec)
    86 ± 20 Nm (v= 30°/sec)
  - Drehpunkt Hüftgelenk
    216 ± 64 Nm (v= 15°/sec)
    191 ± 55 Nm (v= 30°/sec).

THORSTENSSON/ARVIDSON (1982, 71) ermittelten bei Untersuchungen der Rumpfmuskelkraft von 15 jungen

Athleten	Hüftextensoren	Hüftflexoren	Rumpfextensoren	Rumpfflexoren
Fußballspieler	4,31 ± 0,74	3,35 ± 0,86	3,46 ± 0,52	1,72 ± 0,33
Ringer	4,49 ± 0,99	3,15 ± 0,61	3,32 ± 0,58	1,91 ± 0,44
Turnerinnen	3,19 ± 0,49	2,87 ± 0,50	2,59 ± 0,45	1,59 ± 0,37
Turner	4,00 ± 0,69	4,35 ± 0,73	3,42 ± 0,37	2,24 ± 0,35
Tennisspieler männliche	4,54 ± 0,87	3,09 ± 0,59	3,08 ± 0,58	1,95 ± 0,36
Normalpersonen	3,57 ± 0,61	3,11 ± 0,72	3,36 ± 0,69	1,52 ± 0,32

Tab. 28: Isometrische Maximalkraft ausgewählter Hüft- und Rumpfmuskeln in Athletenpopulationen (Einheit: Nm/kg Körpergewicht, ANDERSSON et al. 1988, 589)

Männern (Alter: 19-21 Jahre, 8 beschwerdefreie Personen, 7 Personen mit Rückenbeschwerden von durchschnittlich zweijähriger Dauer) vergleichbare, jedoch im Durchschnitt etwas geringere Werte.

THORSTENSSON et al. (1985a, 15ff) fanden bei isokinetischen Untersuchungen (v = 15°/sec) mit 61 beschwerdefreien männlichen Personen (Durchschnittsalter: 20 Jahre) folgende Kraftverhältnisse zwischen der Rumpfextensions- und Rumpfflexionsmuskulatur:
- Rumpfposition 45°
  - 3,6 (Drehpunkt L2-L3)
  - 2,7 (Drehpunkt Hüftgelenk)
- Rumpfposition -15°
  - 1,9 (Drehpunkt L2-L3)
  - <1,0 (Drehpunkt Hüftgelenk)

ANDERSSON et al. (1988, 587ff) führten mit demselben Meßsystem isometrische Maximalkraftuntersuchungen der Rumpfflexoren und -extensoren sowie der Hüftextensoren und -flexoren durch (Meßposition: Rumpfflexion von 0°). 57 männliche und 14 weibliche schwedische Topathlet(inn)en (Alter: 18-22 Jahre) aus den Sportarten Fußball, Ringen, Tennis (jeweils nur Männer) und Turnen (Männer und Frauen) wurden dabei untersucht und die Meßwerte mit denen von 87 männlichen Normalpersonen verglichen (Tab. 28).

Bei den Hüftextensoren waren die Fußballspieler ($p \leq 0,05$), Ringer und Tennisspieler (jeweils $p \leq 0,01$) signifikant kräftiger als die Normalpersonen, während bei den Hüftflexoren lediglich die Turner eine größere Muskelkraft als Normalpersonen zeigten ($p \leq 0,01$). Keine der Athletengruppen verfügte über eine größere Rumpfextensorenkraft als die Normalpersonen. Die Rumpfflexorenkraft war bei den Ringern ($p \leq 0,05$), Turnern ($p \leq 0,01$) und Tennisspielern ($p \leq 0,05$) signifikant größer als bei den Normalpersonen.

SMIDT et al. (1980, 165ff) führten mit 11 beschwerdefreien männlichen Probanden (Alter: 21-37 Jahre) Messungen der isometrischen Maximalkraft der Rumpfextensoren und -flexoren in vier verschiedenen Rumpfpositionen durch. Tab. 29 und Abb. 25 veranschaulichen die hierbei ermittelten Werte (Standardabweichungen in Klammern).

SMIDT et al. weisen darauf hin, daß das Muskelkraftverhältnis zwischen Rumpfextensions- und Rumpfflexionsmuskulatur von der Rumpfposition abhängt und somit nicht durch einen einzigen Verhältniswert charakterisiert werden kann.

5.3.1.2 Die Kraft der lumbal/thorakalen Extensions- und Flexionsmuskulatur in der Rücken- und Bauchlage

Kraftanalysen der Rumpfmuskulatur in diesen Körperpositionen werden durch die variierende, von der Rumpfposition abhängige Wirkung der Schwerkraft auf den Oberkörper beeinflußt.

Rumpfposition	Kraft (in N)	Drehmoment (in Nm)	Verhältnis (Ext/Flx)
Rumpfflexion von -20°			
Extensoren	527,8 ± 121,5	246,0 ± 61,5	
Flexoren	504,7 ± 108,8	210,9 ± 36,9	1,17
Rumpfflexion von 0°			
Extensoren	648,8 ± 142,1	293,3 ± 62,2	
Flexoren	458,6 ± 64,7	194,4 ± 33,3	1,51
Rumpfflexion von 20°			
Extensoren	724,2 ± 121,5	312,3 ± 70,9	
Flexoren	385,1 ± 82,3	152,8 ± 30,8	2,04
Rumpfflexion von 40°			
Extensoren	820,3 ± 85,3	380,2 ± 70,2	
Flexoren	250,9 ± 56,8	100,7 ± 21,8	3,78

Tab. 29: Die isometrische Maximalkraft der Extensions- und Flexionsmuskulatur des Rumpfes sowie deren Verhältnis zueinander (Extension/Flexion) in Abhängigkeit von der Rumpfposition (nach SCHMIDT et al. 1980, 168)

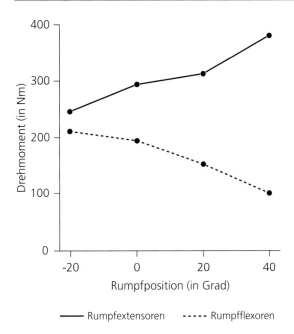

Abb. 25: Die isometrische Maximalkraft der Extensions- und Flexionsmuskulatur des Rumpfes sowie deren Verhältnis zueinander (Extension/Flexion) in Abhängigkeit von der Rumpfposition (nach SMIDT et al. 1980, 168)

FLINT (1958) untersuchte die isometrische Maximalkraft der Rumpfextensions- und Rumpfflexionsmuskulatur in Bauch- (Knie- und Hüftgelenke: gebeugt) und in Rückenlage (Kniegelenke: gestreckt, Hüftgelenke: gebeugt) bei 19 chronischen Rückenpatientinnen (Alter: 16-36 Jahre) sowie bei 27 beschwerdefreien Studentinnen (Ater: 18-35 Jahre). Die Rückenpatientinnen wiesen dabei eine durchschnittliche maximale Rumpfextensionskraft von 95,3 kg sowie eine durchschnittliche maximale Rumpfflexionskraft von 20,5 kg auf, während die beschwerdefreien Studentinnen entsprechende Werte von 106,6 kg bzw. 29,5 kg erzielten. Das Kraftverhältnis von Rumpfflexions- und Rumpfextensionsmuskulatur betrug bei den Rückenpatientinnen 0,215, bei den Studentinnen 0,276.

ALSTON et al. (1966, 1041ff) quantifizierten die isometrische Maximalkraft der Rumpfextensions- und -flexionsmuskulatur in Bauch- bzw. Rückenlage bei 32 beschwerdefreien männlichen Personen und bei 32 männlichen Rückenpatienten (Durchschnittsalter: jeweils ca. 43 Jahre). Die Hüft- und Kniegelenke waren dabei vollständig gestreckt, die Muskelkraft wurde mit Hilfe eines Kabeltensiometers in der Einheit pounds gemessen.

Die isometrische Maximalkraft der Rumpfextensionsmuskulatur der beschwerdefreien Personen betrug hierbei durchschnittlich 135,9 pounds (Rückenpatienten: 95,4 pounds), die isometrische Maximalkraft der Rumpfflexionsmuskulatur 99,06 pounds (Rückenpatienten: 77,46 pounds). Das Verhältnis von Rumpfextensoren- zu Rumpfflexorenkraft variierte in der vollständig gestreckten Rumpfposition zwischen 2,15 und 0,77 (Rückenpatienten: zwischen 3,5 und 0,59).

NACHEMSON/LINDH (1969, 60ff) testeten die isometrische Maximalkraft der Rumpfextensionsmuskulatur in Bauchlage und in aufrecht stehender Position sowie der Rumpfflexionsmuskulatur in Rückenlage (Hüft- und Kniegelenke gebeugt, Füße an einer Sprossenwand fixiert). Die anhand einer Federwaage in der Einheit pounds ermittelten Durchschnittswerte von 63 Rückenpatienten (33 Männer, 30 Frauen), 80 beschwerdefreien Personen (43 Männer, 37 Frauen), sowie 17 beschwerdefreien, korsetttragenden Frauen werden wie folgt angegeben:
- Rumpfextension in Bauchlage
  - Männer: 46,5-66,1 pounds
  - Frauen: 20,3-46,9 pounds
- Rumpfextension im Stehen
  - Männer: 46,9-56,7 pounds
  - Frauen: 21,0-45,3 pounds
- Rumpfflexion in Rückenlage
  - Männer: 22,7-50,9 pounds
  - Frauen: 5,2-27,9 pounds

HASUE et al. (1980, 143ff) untersuchten die Rumpfmuskelkraft von jeweils 50 beschwerdefreien Männern und Frauen im Alter von 10-59 Jahren (Drehpunkt: Hüftgelenk). Die Kraft der Bauchmuskulatur wurde in Rückenlage (Hüftgelenkswinkel: 45°, Kniegelenke gebeugt), die Kraft der Rückenmuskulatur in Bauchlage (Hüft- und Kniegelenkswinkel: 180°) bei jeweils geringfügig angehobenem Oberkörper isometrisch und isokinetisch gemessen. Die Autoren gaben für die isometrisch ermittelte Maximalkraft die aus Tab. 30 und 31 ersichtlichen alters- und geschlechtsspezifischen Werte an (die Originalwerte der Autoren, angegeben in foot-pounds wurden mittels Multiplikation mit dem Faktor 1,3558 in die Einheit Nm überführt; die Kraftverhältnisse wurden danach ebenfalls neu berechnet).

HASUE et al. (1980, 144) stellten fest, daß die Bauchmuskulatur schwächer als die Rückenmuskulatur ist, und, daß dieser Kraftunterschied bei Frauen ganz besonders ausgeprägt zu sein scheint.

Altersgruppe	Rückenmuskulatur (in Nm)	Bauchmuskulatur (in Nm)	Kraftverhältnisse Ext/Flx	Flx/Ext
10-19	205,3 ± 73,5	164,2 ± 48,5	1,25	0,80
20-29	215,0 ± 36,2	177,6 ± 45,8	1,21	0,83
30-39	209,5 ± 25,5	168,9 ± 34,4	1,24	0,81
40-49	156,5 ± 27,8	118,8 ± 25,7	1,32	0,76
50-59	143,8 ± 34,6	100,5 ± 36,7	1,43	0,70

Tab. 30: Isometrische Maximalkraft der Rücken- und Bauchmuskulatur von Männern (nach HASUE et al. 1980, 146, n=50)

Altersgruppe	Rückenmuskulatur (in Nm)	Bauchmuskulatur (in Nm)	Kraftverhältnisse Ext/Flx	Flx/Ext
10-19	149,1 ± 35,2	104,4 ± 24,5	1,43	0,70
20-29	130,8 ± 22,4	86,2 ± 27,1	1,52	0,66
30-39	137,3 ± 21,4	90,0 ± 18,3	1,52	0,65
40-49	128,4 ± 30,2	70,8 ± 41,1	1,81	0,55
50-59	90,4 ± 16,8	49,6 ± 16,7	1,82	0,55

Tab. 31: Isometrische Maximalkraft der Rücken- und Bauchmuskulatur von Frauen (nach HASUE et al. 1980, 146, n=50)

NORDIN et al. (1987, 105) untersuchten die Rumpfmuskelkraft von 101 beschwerdefreien Frauen (Alter: 18-48 Jahre) mittels nahezu identischer Versuchsanordnung (Unterschiede: Drehpunkt hierbei ca. 3 cm oberhalb des Darmbeinkamms, Kniegelenk bei der Messung der Bauchmuskelkraft gestreckt).

Für die absolute isometrische Maximalkraft wurden dabei folgende Durchschnittswerte ermittelt: Rumpfextensoren: 98 ± 23 Nm, Rumpfflexoren: 61 ± 19 Nm. Das Muskelkraftverhältnis von Rumpfextensoren zu Rumpfflexoren betrug 1,61 (Rumpfflexoren zu Rumpfextensoren= 0,62). Die im Vergleich zu HASUE et al. um ca. 30% geringeren Muskelkraftwerte begründeten NORDIN et al. (1987, 108) mit der unterschiedlichen Positionierung der Drehachsen von Meßgerät und Testperson in den beiden Studien.

5.3.1.3 Die Kraft der lumbal/thorakalen Extensions- und Flexionsmuskulatur in Bauchlage und im Sitzen bzw. im Knien und im Sitzen

BRENKE/DIETRICH (1986) bestimmten die Rücken- und Bauchmuskelkraft von 246 männlichen Sportlern verschiedener Sportarten (Durchschnittsalter: 21,5 Jahre). Die isometrische Maximalkraft der Rückenmuskulatur wurde dabei in Bauchlage, die isometrische Maximalkraft der Bauchmuskulatur im Sitzen mit angehockten unfixierten Beinen gemessen.

BRENKE/DIETRICH gaben folgende Durchschnittswerte für die absolute Maximalkraft an: Rückenmuskulatur 1321 ± 334 N, Bauchmuskulatur 1355 ± 255 N. Gewichtheber und Turner demonstrierten dabei die höchste relative Maximalkraft der Rückenmuskulatur, während die relative Maximalkraft der Bauchmuskulatur bei Turnern und Sprintern/Springern am stärksten ausgeprägt war. „Der Quotient aus Rückenmuskelkraft und Bauchmuskelkraft schwankt zwischen 0,91 (Sprint/Sprung/Gehen) und 1,20 (Gewichtheben)... Es ist anzunehmen, daß der optimale Quotient unter unseren Versuchsbedingungen bei 1 liegt" (BRENKE/DIETRICH 1986, 93f.)

TAUCHEL/BÄR (1989, 203ff) haben die Rumpfmuskelkraft von 26 Gewichthebern (Durchschnittsalter: 17,1 Jahre) aus 4 verschiedenen Gewichtsklassen anhand der isometrischen Maximalkraft bestimmt. Die Messung der Rückenmuskulatur erfolgte dabei in Bauchlage (Hüftgelenk und Kniegelenk gestreckt), die Bauchmuskulatur wurde in aufrecht sitzender Position analysiert.

Die Autoren ermittelten folgende Kraftwerte: Rückenmuskulatur 657-1073 N, Bauchmuskulatur 530-811 N.

Das Muskelkraftverhältnis zwischen der Rücken- und Bauchmuskulatur variierte zwischen 1,17 und 1,32 (Bauchmuskulatur : Rückenmuskulatur 0,76-0,85). Die Untersuchung zeigte ferner eine Abhängigkeit der ermittelten Kraft von der Körpermasse und der Körpergröße. Insbesondere die Kraft der Rückenmuskulatur, aber auch die Kraft der Bauchmuskulatur, erhöhte sich mit zunehmender Körpergröße bzw. Körpermasse.

REID/COSTIGAN (1987, 783ff) ermittelten die isometrische Maximalkraft der Rumpfmuskulatur von 20 beschwerdefreien Männern im Alter von 21,2 ± 1,7 Jahren. Die Kraft der Rumpfextensoren wurde im Knien, die Kraft der Rumpfflexoren im Sitzen (Hüft- und Kniegelenke in nahezu maximaler Beugeposition) gemessen. Der Oberkörper befand sich jeweils in aufrechter Position, so daß keine Schwerkrafteinflüsse auf den Oberkörper auftraten.

Für die isometrische Maximalkraft der Rumpfmuskeln in dieser Position werden folgende Werte angegeben: Rumpfextensoren 142,7 ± 31 Nm, Rumpfflexoren: 119,6 ± 31 Nm, Verhältnis Rumpfextensoren : Rumpfflexoren = 1,19. Unter Verwendung von zusätzlich anhand magnetischer Resonanztomographie ermittelter Daten bzgl. des anatomischen Querschnitts des m. erector spinae errechneten REID/COSTIGAN die Muskelkraft des m. erector spinae pro cm^2 Querschnittsfläche mit 47,8 ± 12,5 N/cm^2.

5.3.1.4 Die Kraft der lumbal/thorakalen Extensions- und Flexionsmuskulatur im Stehen

Kraftanalysen der Rumpfmuskulatur in dieser Körperposition werden durch die variierende, von der Rumpfposition abhängige Wirkung der Schwerkraft auf den Oberkörper beeinflußt.

Eine frühe Studie von TROUP/CHAPMAN (1969, 49ff) mit 230 gesunden Männern (Durchschnittsalter: 21,3 Jahre) und Frauen (Durchschnittsalter: 18,9 Jahre) resultierte in der Erkenntnis, daß die isometrische Maximalkraft der Rumpfextensionsmuskulatur bei Frauen um ca. 28%, bei Männern um ca. 23% größer ist als die isometrische Maximalkraft der Rumpfflexionsmuskulatur (die Messungen erfolgten jeweils in aufrechter Körperposition).

ASMUSSEN/HEEBOLL-NIELSEN (1959, 174ff) fanden bei Untersuchungen mit 201 männlichen Schülern im Alter von 7-16 Jahren ein Kraftverhältnis zwischen Rumpfflexions- und Rumpfextensionsmuskulatur von 0,76-0,95.

Kriterium	beschwerdefreie Männer McNEILL et al.	männliche Rückenpatienten McNEILL et al.	ADD./SCHULTZ
isometrische Maximalkraft (in Nm)			
Rumpfextensoren	210,00	108,00	95,00
Rumpfflexoren	149,00	119,00	110,00
Verhältnis Extensoren : Flexoren	1,41	0,91	0,86

Tab. 32: Die isometrische Maximalkraft der Rumpfextensions- und Rumpfflexionsmuskulatur von beschwerdefreien Männern sowie von männlichen Rückenpatienten (nach McNeill et al. 1980, 529ff und ADDISON/SCHULTZ 1980, 539ff)

McNEILL et al. (1980, 529ff) untersuchten die isometrische Maximalkraft der Rumpfextensions- und -flexionsmuskulatur in aufrechter Körperposition von 27 beschwerdefreien Männern und 30 beschwerdefreien Frauen (Durchschnittsalter: 33,5 bzw. 31,6 Jahre) sowie von 25 männlichen und 15 weiblichen Rückenpatienten (Durchschnittsalter: 39,8 bzw. 37,0 Jahre). Tab. 32 und 33 zeigen die dabei auf Höhe von L5-S1 ermittelten durchschnittlichen maximalen Drehmomente.

ADDISON/SCHULTZ (1980, 539ff) untersuchten mit identischer Versuchsanordnung 16 männliche und 17 weibliche Rückenpatienten mit chronischen Beschwerden (Durchschnittsalter 41,2 bzw. 36,4 Jahre) und verglichen die dabei ermittelten Daten mit denen von McNEILL et al. (Tab. 32 und 33).

DAVIES/GOULD (1982, 164ff) ermittelten bei 99 beschwerdefreien Männern und 62 beschwerdefreien Frauen (Alter: jeweils 18-25 Jahre) die isometrische Maximalkraft der Rumpfextensions- und Rumpfflexionsmuskulatur in zwei Winkelstellungen: aufrechte Körperposition und Rumpfbeugung von 45°. Auf Höhe von L5-S1 wurden dabei die in Tab. 34 aufgelisteten maximalen Drehmomente gemessen (die Originalwerte der Autoren, angegeben in foot-pounds wurden mittels Multiplikation mit dem Faktor 1,3558 in die Einheit Nm überführt; die Kraftverhältnisse wurden danach ebenfalls neu berechnet).

BIERING-SOERENSEN (1983, 106ff) analysierte die isometrische Maximalkraft der Rumpfextensions- und Rumpfflexionsmuskulatur in aufrechter Körperposition bei 449 Männern und 479 Frauen im Alter von 30-60 Jahren. Die Kraft der Rumpfextensionsmuskulatur betrug dabei bei Männern im Durchschnitt zwischen 886 und 936 N, die Kraft der Rumpfflexionsmuskulatur zwischen 690 und 706 N. Die entsprechenden Werte der weiblichen Testpersonen waren 419-470 N bzw. 315-358 N. Das Kraftverhältnis von Rumpfflexions- und Rumpfextensionsmuskulatur betrug bei Männern durchschnittlich 0,765-0,787, bei Frauen 0,766-0,79.

LANGRANA/LEE (1984, 171ff) ermittelten die Maximalkraft derselben Muskelgruppen mittels Verwendung eines isokinetischen Meßsystems. Die Probandengruppe bestand aus 25 beschwerdefreien Männern im Alter von 19-43 Jahren, die Probanden wurden in Abhängigkeit von der Lage von L5/S1 auf dem Meßsystem positioniert. Die Maximalkraft der Rumpfextensionsmuskulatur betrug im Durchschnitt 312,6 Nm, die Maximalkraft der Rumpfflexionsmuskulatur 219,6 Nm, das Kraftverhältnis von Rumpfextensions- und Rumpfflexionsmuskulatur wird mit 1,34 angegeben.

SMITH et al. (1985, 757ff) untersuchten die isometrische Maximalkraft der Rumpfextensions- und Rumpfflexionsmuskulatur in aufrechter Körperposition bei 125 beschwerdefreien männlichen und weiblichen Personen (Durchschnittsalter: 32,6 bzw. 29 Jahre), wobei ebenfalls die Lage von L5/S1 als Positionierungskriterium diente. Die Autoren errechneten dabei ein durchschnittliches Kraftverhältnis von Rumpfextensions- und Rumpfflexionsmuskulatur von 1,9 bei Männern sowie 2,6 bei Frauen.

NICOLAISEN/JOERGENSEN (1985, 121ff) testeten die isometrische Maximalkraft der Rumpfextensions- und Rumpfflexionsmuskulatur in aufrechter Körperposition von 53 männlichen und 24 weiblichen Postboten. Für die Rumpfflexionsmuskulatur wurden dabei für Männer Durchschnittswerte von 552-582 N, für Frauen von 331-397 N ermittelt, die entsprechenden Durchschnittswerte für die Rumpfextensionsmuskulatur betrugen 668-687 N (Männer) bzw. 448-511 N (Frauen). Das Kraftverhältnis von Rumpfextensions- und Rumpfflexionsmuskulatur wurde für Männer mit 1,15-1,24, für Frauen mit 1,19-1,40 angegeben.

Kriterium	beschwerdefreie Frauen McNEILL et al.	weibliche Rückenpatienten McNEILL et al.	ADD./SCHULTZ
isometrische Maximalkraft (in Nm)			
Rumpfextensoren	117,00	51,00	45,00
Rumpfflexoren	87,00	56,00	46,00
Verhältnis Extensoren : Flexoren	1,34	0,91	0,98

Tab. 33: Die isometrische Maximalkraft der Rumpfextensions- und Rumpfflexionsmuskulatur von beschwerdefreien Frauen sowie von weiblichen Rückenpatienten (nach McNeill et al. 1980, 529ff und ADDISON/SCHULTZ 1980, 539ff)

Kriterium	Männer	Frauen
Rumpfflexion (in Nm)		
aufrechte Körperposition	208,50	127,00
Rumpfbeugung von 45°	249,00	169,60
Rumpfextension (in Nm)		
aufrechte Körperposition	270,50	187,40
Rumpfbeugung von 45°	318,20	208,20
R-flexion : R-extension		
aufrechte Körperposition	0,77	0,68
Rumpfbeugung von 45°	0,78	0,81

Tab. 34: Die isometrische Maximalkraft der Rumpfextensions- und -flexionsmuskulatur von beschwerdefreien Männern und Frauen (nach DAVIES/GOULD 1982, 164ff)

SCHULTZ et al. (1987, 320ff) ermittelten bei isometrischen Untersuchungen mit 19-25jährigen beschwerdefreien Männern (n = 10) für die Rumpfextensionsmuskulatur in aufrechter Körperposition durchschnittliche maximale Drehmomente von 204 ± 78 Nm sowie für die Rumpfflexionsmuskulatur von 191 ± 70 Nm (isometrische Kraftmessung auf Höhe von L3). Das Kraftverhältnis von Rumpfflexions- und Rumpfextensionsmuskulatur betrug in dieser Körperposition 0,94.

STOKES et al. (1987, 770ff) verwendeten einen vergleichbaren Versuchsaufbau. Die isometrische Maximalkraft der Rumpfextensionsmuskulatur in aufrechter Körperposition von 27 beschwerdefreien Personen (21 Männer, 6 Frauen, Alter: 18-40 Jahre) betrug dabei durchschnittlich 106,2 Nm.

TRIANO/SCHULTZ (1987, 561ff) errechneten bei Untersuchungen der isometrischen Maximalkraft der Rumpfextensions- und Rumpfflexionsmuskulatur in aufrechter Körperposition bei 41 Rückenpatienten und 7 beschwerdefreien Personen Muskelkraftverhältnisse (Rumpfextension:Rumpfflexion) von 1,35 (beschwerdefreie Personen) bzw. 0,84-1,07 (Rückenpatienten).

Auch ZETTERBERG et al. (1987, 1035ff) quantifizierten die isometrische Maximalkraft der Rumpfextensions- und Rumpfflexionsmuskulatur in aufrechter Körperposition. 10 beschwerdefreie Männer im Alter von 20,5-38,5 Jahren wurden dabei untersucht. Basierend auf durchschnittlichen Maximalwerten von 664 N für die Rumpfextensions- bzw. 547 N für die Rumpfflexionsmuskulatur wurde auf Höhe von L3 ein durchschnittliches maximales Drehmoment von 186 Nm (Rumpfextensionsmuskulatur) bzw. 153 Nm (Rumpfflexionsmuskulatur) errechnet. Das Kraftverhältnis von Rumpfflexions- und Rumpfextensionsmuskulatur in aufrechter Körperposition betrug 0,82.

ASFOUR et al. (1990, 510ff) untersuchten - bei gleicher Versuchsanordnung - die isometrische Maximalkraft der Rumpfextensionsmuskulatur von 13 männlichen und 17 weiblichen Personen, die unter chronischen Rückenbeschwerden litten, und ermittelten dabei Durchschnittswerte von 225-284 N.

GOMEZ et al. (1991, 15ff) evaluierten die isometrische Maximalkraft der Rumpfextensions- und Rumpfflexionsmuskulatur bei 168 beschwerdefreien Männern und Frauen (Alter: 18-68 Jahre) in aufrechter Körperposition sowie bei einer Rumpfflexion von ca. 8°. Die Maximalkraft der Rumpfextensionsmuskulatur - auf Höhe des Lumbosakralgelenks gemessen - betrug dabei bei Männern durchschnittlich 211,5 Nm, bei Frauen 132,7 Nm. Für die Maximalkraft der Rumpfflexionsmuskulatur wurden Durchschnittswerte von 162,6 Nm (Männer) sowie 83,1 Nm (Frauen) angegeben. Das Kraftverhältnis von Rumpfflexions- und Rumpfextensionsmuskulatur betrug bei Männern 0,77 bei Frauen 0,63 (die Originalwerte der Autoren, angegeben in footpounds wurden mittels Multiplikation mit dem Faktor 1,3558 in die Einheit Nm überführt).

HOLMSTROEM et al. (1992, 3ff) untersuchten die isometrische Maximalkraft der Rumpfextensions- und Rumpfflexionsmuskulatur in aufrechter Körperposition bei 203 männlichen Bauarbeitern (Durchschnittsalter: 43,7-44,5 Jahre), von denen 86 über Rückenschmerzen klagten. Das durchschnittliche maximale Drehmoment der Rumpfflexionsmuskulatur betrug dabei 327-342,5 Nm, das durchschnittliche maximale Drehmoment der Rumpfextensionsmuskulatur 394,6-418.8 Nm. Das Kraftverhältnis von Rumpfextensions- und Rumpfflexionsmuskulatur der beschwerdefreien Arbeiter wurde mit 1,26-1.29 angegeben, während die Arbeiter, die unter Rückenschmerzen litten, hierbei einen Wert von 1,19 aufwiesen.

CALE'-BENZOOR et al. (1992, 99ff) führten isokinetische Untersuchungen der Rumpfextensions- und der Rumpfflexionsmuskulatur mit 17 weiblichen und 6 männlichen Balletttänzern durch. Auf Höhe von L4-L5 demonstrierten die männlichen Balletttänzer dabei sowohl bei der Rumpfextensions-, als auch bei der Rumpfflexionsmuskulatur um 29% höhere Kraftwerte als die Balletttänzerinnen. Verglichen mit Nichttänzern verfügten sowohl die männlichen als auch die weiblichen Balletttänzer über eine höhere Rumpfextensionskraft.

5.3.1.5 Die Kraft der lumbal/thorakalen Extensions- und Flexionsmuskulatur im Sitzen

Kraftanalysen der Rumpfmuskulatur in dieser Körperposition werden ebenfalls durch die variierende, von der Rumpfposition abhängige Wirkung der Schwerkraft auf den Oberkörper beeinflußt.

Die frühe Studie von TROUP/CHAPMAN (1969, 49ff) mit 230 gesunden Männern (Durchschnittsalter: 21,3 Jahre) und Frauen (Durchschnittsalter: 18,9 Jahre) zeigte, daß die isometrische Maximalkraft der Rumpfextensionsmuskulatur im Sitzen bei Frauen um ca. 48%, bei Männern um ca. 51% größer ist als die isometrische Maximalkraft der Rumpfflexionsmuskulatur (die Messungen erfolgten jeweils in aufrechter Rumpfposition).

Untersuchungen von SMIDT et al. (1983, 211ff) mit 24 beschwerdefreien Männern und Frauen (Alter: 22-25

Geschlecht	lumbale Flexion in Grad						
	72°	60°	48°	36°	24°	12°	0°
Männer	6,0	5,5	5,2	4,8	4,4	3,8	3,0
Frauen	3,9	3,5	3,3	3,1	3,0	2,7	2,2

Tab. 35: Die isometrische Maximalkraft der lumbalen Extensionsmuskulatur in Abhängigkeit vom Ausmaß der lumbalen Flexion (Einheit: Nm/kg Körpergewicht, GRAVES et al. 1990a, 293)

Jahre) sowie 24 männlichen und weiblichen Rückenpatienten (Alter: 37-43 Jahre) führten zu der Erkenntnis, daß Männer im Vergleich zu Frauen über eine um 54% bzw. 57% größere Rumpfflexoren- und Rumpfextensorenkraft verfügen. Die Lage von L5/S1 diente hierbei als Positionierungskriterium.

LANGRANA/LEE (1984, 171ff) haben die isometrische Maximalkraft der Rumpfextensions- und Rumpfflexionsmuskulatur in aufrechter Rumpfposition (lumbale Flexion von 0°) bei 50 beschwerdefreien Männern (Alter: 18-40 Jahre) und 26 beschwerdefreien Frauen (Alter: 20-45 Jahre) bestimmt (Positionierungskriterium: Lage von L5/S1). Bei Männern betrug das maximale Drehmoment der Rumpfextensionsmuskulatur im Durchschnitt 239 Nm, bei Frauen 123 Nm. Für die Rumpfflexionsmuskulatur wurden Werte von 130 Nm (Männer) sowie 64 Nm (Frauen) ermittelt. Das Kraftverhältnis von Rumpfflexions- und Rumpfextensionsmuskulatur betrug bei Männern 0,54, bei Frauen 0,52.

SMIDT/BLANPIED (1987, 1025ff) untersuchten die isometrische Maximalkraft der Rumpfextensions- und Rumpfflexionsmuskulatur bei 38 beschwerdefreien Männern (Alter: 25 ± 8 Jahre, Positionierungskriterium: Lage des Lumbosakralgelenks). Das durchschnittliche maximale Drehmoment der Rumpfextensionsmuskulatur wird von den Autoren mit 309 Nm, das der Rumpfflexionsmuskulatur mit 143 Nm angegeben, das Kraftverhältnis von Rumpfflexions- zu Rumpfextensionsmuskulatur betrage 0,46.

SMIDT et al. (1989, 815ff) haben die isometrische Maximalkraft der Rumpfextensoren und -flexoren in aufrechter Rumpfposition (lumbale Flexion von 0°) bei 45 beschwerdefreien Männern und Frauen (Durchschnittsalter: 28 Jahre) gemessen. Die isometrische Maximalkraft der Rumpfflexoren betrug dabei durchschnittlich 141,9 Nm, die isometrische Maximalkraft der Rumpfextensoren 258,4 Nm, das Kraftverhältnis Rumpfflexoren : Rumpfextensoren 0,55.

MEIER (1992) fand bei isokinetischen Untersuchungen mit 6 beschwerdefreien männlichen Personen (Alter: 23-29 Jahre) ein Kraftverhältnis von Rumpflexions- und Rumpfextensionsmuskulatur von durchschnittlich 0,6.

LEGGETT et al. (1988) setzten bei ihrer meßtechnischen Bestimmung der isometrischen Maximalkraft der lumbalen Extensionsmuskulatur ein Meßgerät (Hersteller: MedX Corporation, Ocala/USA) ein, das die Korrektur von Schwerkrafteinflüssen auf die Oberkörpermasse während des Testens durch Verwendung eines individuell justierbaren Gegengewichts ermöglicht. Die dabei ermittelten Meßwerte können nicht mit den o.a. Meßwerten verglichen werden, da durch die Korrektur von Schwerkrafteinflüssen auf die Oberkörpermasse mit zunehmender lumbaler Flexion wesentlich höhere Drehmomente gemessen werden als unter Versuchsbedingungen, bei denen dies nicht der Fall ist.

Röntgenologische Untersuchungen von INANAMI (1991) zur Effizienz der Beckenstabilisierung bei diesem Meßgerät haben gezeigt, daß die mechanische Stabilisierung des Beckens möglich ist. Innerhalb einer Bewegungsamplitude von 72° ermittelte der Autor (Mit-)Bewegungen des Beckens von durchschnittlich 2,9 ± 0,5°.

Nach mündlicher Aussage von CARPENTER anläßlich des internationalen Symposiums „SPINE & STRENGTH", San Diego/USA, 17./18. Juli 1992 wird bei diesem Meßgerät jede zu testende Person in Abhängigkeit der Lage von L5/S1 zur Gerätedrehachse positioniert.

LEGGETT et al. (1988) quantifizierten die isometrische Maximalkraft der lumbalen Extensionsmuskulatur von 66 Frauen und 41 Männern (Alter: 26 ± 1 Jahr) in sieben Gelenkpositionen (lumbale Flexion von 72°, 60°, 48°, 36°, 24°, 12°, 0°). Dabei wurden höchste Drehmomente, durchschnittlich ca. 315 Nm, bei einer maximalen lumbalen Flexion von 72° gemessen. Mit abnehmender lumbaler Flexion reduzierte sich die Muskelkraft der Lumbalextensoren kontinuierlich. Die geringsten Werte, durchschnittlich ca. 170 Nm, wurden in der

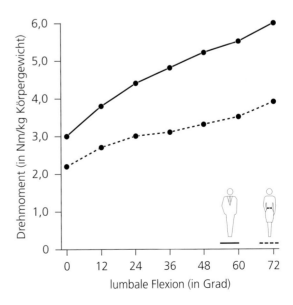

Abb. 26: Drehmoment-Winkelkurve bei der LWS-/BWS Extension (basierend auf GRAVES et al. 1990a, 293)

Geschlecht	lumbale Flexion in Grad						
	72°	60°	48°	36°	24°	12°	0°
Männer	453 ±153	411 ±127	381 ±110	357 ± 92	329 ± 83	301 ± 79	247 ± 73
Frauen	216 ± 47	194 ± 45	183 ± 43	174 ± 38	171 ± 41	160 ± 41	138 ± 41

Tab. 36: Geschlechts- und positionsspezifische Normdaten für die isometrische Maximalkraft der lumbalen Extensionsmuskulatur (Einheit: Nm, CARPENTER et al. 1991b)

0°-Position gemessen (zum genaueren Verständnis dieses lumbalen Extensionsgeräts ist es notwendig zu wissen, daß sich die Lendenwirbelsäule in der als 0°-Position bezeichneten Gelenkposition in maximaler Extensionsstellung befindet.

GRAVES et al. (1990a, 289ff) untersuchten mit demselben Meßgerät und unter identischen Versuchsbedingungen 56 beschwerdefreie Männer (Alter: 18-58 Jahre) und 80 beschwerdefreie Frauen (Alter: 17-52 Jahre). Für die relative isometrische Maximalkraft (Einheit: Nm/kg Körpergewicht) der lumbalen Extensionsmuskulatur geben die Autoren die in Tab. 35 dargestellten Durchschnittswerte an (Abb. 26 veranschaulicht diese in graphischer Form).

Die Drehmoment-Winkel-Kurve bei der lumbal(/thorakal)en Extension stellt danach eine abfallende Kurve dar. Der Kraftunterschied zwischen maximal flektierter und maximal extendierter Lendenwirbelsäulenposition, der nach JONES et al. (1988, 10) im Idealfall lediglich 40% betragen sollte, wird von GRAVES et al. für die untersuchten Männer mit 100%, für die untersuchten Frauen mit 77% angegeben. Die Autoren beziffern die absoluten maximalen Drehmomente bei Männern mit durchschnittlich 235,8 ± 85,2 Nm (0°) bzw. 464,9 ± 150,7 Nm (72°), bei Frauen mit durchschnittlich 134,6 ± 53,2 Nm (0°) bzw. 237,3 ± 71,9 Nm (72°).

CARPENTER et al. (1991b) haben Untersuchungen von mehreren hundert männlichen und weiblichen Personen (diese Zahlenangabe basiert auf mündlichen Aussagen von CARPENTER anläßlich des Kongresses „Spinal Rehabilitation Update 91" in Daytona Beach/USA), die in der o.a. Art und Weise getestet wurden, statistisch ausgewertet. Die Autoren errechneten dabei die in Tab. 36 aufgelisteten geschlechts- und Normdaten für die isometrische Maximalkraft der lumbalen Extensionsmuskulatur (die Originalwerte der Autoren, angegeben in foot-pounds wurden mittels Multiplikation mit dem Faktor 1,3558 in die Einheit Nm überführt).

Die University of Florida (Gainesville), Center for Exercise Science, publizierte im Jahre 1992 die aus Tab. 37 und 38 ersichtlichen alters- (drei verschiedene Altersklassen) und geschlechtsspezifischen Normdaten (Mittelwerte, Standardabweichung) für die isometrische Maximalkraft der Lumbalextensoren (die Originalwerte, angegeben in foot-pounds, wurden mittels Multiplikation mit dem Faktor 1,3558 in die Einheit Nm überführt).

RISCH et al. (1992) haben unter Verwendung desselben Meßgeräts bzw. derselben Meßmethodik die isometrische Maximalkraft von 54 Patienten mit chronischen Rückenschmerzen (34 Männer, 20 Frauen, Durchschnittsalter: 45 Jahre, durchschnittliche Dauer der Rückenschmerzen: 8 Jahre) evaluiert und dabei die in Tab. 39 dokumentierten durchschnittlichen Drehmomente (Einheit: Nm) ermittelt.

FOSTER (1992) fand anhand identischer Untersuchungen der isometrischen Maximalkraft der lumbalen Extensionsmuskulatur von männlichen und weiblichen Athleten heraus, daß lediglich weibliche Werferinnen (aus leichtathletischen Disziplinen) und Volleyballspielerinnen über eine größere Muskelkraft (absolute und relative Maximalkraft) verfügten als gleichaltrige untrainierte Frauen. Für hochtrainierte Athletinnen aus den Sportarten Tennis, Schwimmen, Turnen, Sprint und Mittel- bzw. Langstreckenlauf konnten hingegen kei-

Altersklassen	lumbale Flexion in Grad						
	72°	60°	48°	36°	24°	12°	0°
18-35 Jahre (n= 277)	457 ±130	413 ±121	385 ±108	362 ±100	338 ± 89	302 ± 84	232 ± 85
36-59 Jahre (n= 94)	437 ±136	411 ±121	378 ±107	350 ± 95	319 ± 87	277 ± 81	191 ± 85
60-78 Jahre (n= 25)	343 ± 95	309 ± 89	291 ± 88	277 ± 84	260 ± 79	226 ± 75	164 ± 64

Tab. 37: Alters-, geschlechts- und positionsspezifische Normdaten für die isometrische Maximalkraft der lumbalen Extensoren von Männern (Einheit: Nm, University of Florida, Center for Exercise Sience, Gainesville/Florida 1992)

Altersklassen	lumbale Flexion in Grad						
	72°	60°	48°	36°	24°	12°	0°
18-35 Jahre (n= 280)	244 ± 70	221 ± 65	206 ± 62	194 ± 57	184 ± 53	168 ± 49	131 ± 54
36-59 Jahre (n= 57)	228 ± 68	214 ± 65	205 ± 62	195 ± 60	183 ± 58	164 ± 54	121 ± 54
60-78 Jahre (n= 33)	175 ± 62	161 ± 58	148 ± 53	144 ± 57	140 ± 58	118 ± 49	94 ± 52

Tab. 38: Alters-, geschlechts- und positionsspezifische Normdaten für die absolute isometrische Maximalkraft der lumbalen Extensoren von Frauen (Einheit: Nm, Daten der University of Florida, Center for Exercise Sience, Gainesville/Florida 1992)

nerlei Kraftunterschiede nachgewiesen werden (s. auch CARPENTER et al. 1994, S113).

Die isometrische Maximalkraft der lumbalen Extensionsmuskulatur männlicher Wasserskiläufer war bei aufrechter Rumpfposition (lumbale Flexion von 0-30°) signifikant größer als die Kraft gleichaltriger Männer. Bei stärker flektiertem Rumpf (36-72°) konnten jedoch keine derartigen Kraftunterschiede nachgewiesen werden. Bei hochtrainierten männlichen Schwimmern fand FOSTER eine signifikant geringere Lumbalextensorenkraft als bei gleichaltrigen untrainierten Männern. FOSTER faßt seine Erkenntnisse folgendermaßen zusammen: „Obwohl männliche und weibliche Athleten harte Trainingsprogramme praktizieren, findet sich ein mangelnder Trainingseffekt auf die lumbale Extensionskraft".

LEGGETT et al. (in POLLOCK et al. 1993, 269) fanden bei Untersuchungen professioneller Wasserskiläufer ebenfalls eine überdurchschnittlich hohe Kraft der Lumbalextensoren bei aufgerichteter und hyperextendierter LWS, während die Kraft dieser Muskelgruppen in flektierten LWS-Positionen lediglich normal ausgeprägt war.

GRAVES (1994) sowie SZUBA et al. (1994, S153) berichten über Untersuchungen von 16 Leistungsruderern (Alter: 20 ± 1 Jahre). Diese wiesen in extendierten Rumpfpositionen eine signifikant größere (p≤0,05) isometrische Maximalkraft der lumbalen Extensoren auf als gleichaltrige Normalpersonen. Diese Kraftunterschiede zeigten sich jedoch nicht in flektierten Rumpfpositionen (p>0,05). Die Autoren führen die in einem Teilbereich der gesamten Bewegungsamplitude gefundenen Kraftsteigerungen der Leistungsruderer auf sportartspezifische Adaptationen zurück.

MISIGOJ-DURAKOVIC/HEIMER (1992, 45ff) ermittelten bei 18 Leistungskajakfahrern und 11 -kanuten im Vergleich zu anderen trainierten Personen eine unterdurchschnittlich entwickelte Rumpfextensorenkraft.

MOONEY (1993) fand bei Untersuchungen von Arbeitern eines Schiffbauunternehmens heraus, daß sich die isometrische Maximalkraft der lumbalen Extensionsmuskulatur bei Arbeitern mit sehr schwerer, schwerer und mittlerer körperlicher Arbeit nicht signifikant voneinander unterscheidet, während sich die Zahl der Fälle von Rückenbeschwerden mit zunehmender körperlicher Belastung deutlich erhöht.

CARPENTER et al. (1991d) sowie FULTON et al. (1992) berichten über Untersuchungen der isometrischen Maximalkraft der lumbalen Extensionsmuskulatur von jeweils 74 beschwerdefreien Personen (Durchschnittsalter: jeweils 32 Jahre). Im Gegensatz zu den bisher dargestellten Untersuchungen erfolgten die Muskelkraftmessungen hierbei folgendermaßen: Nach Ausbalancierung der jeweiligen Torsomasse einer Testperson mittels eines individuell justierbaren Gegengewichts wurde in jeder der sieben Gelenkpositionen das - durch die auf die Torsomasse einwirkende Schwerkraft, durch die kompressiven Kräfte der Torsomasse und durch die agonistische/antagonistische Muskelelastizität - jeweils unfreiwillig erzeugte Drehmoment meßtechnisch bestimmt. Danach erfolgte die Messung der isometrischen Maximalkraft („total torque") der lumbalen Extensionsmuskulatur bei einer lumbalen Flexion von 72°, 60°, 48°, 36°, 24°, 12°, 0°. Schließlich wurde mittels Subtraktion des jeweils unfreiwillig erzeugten Drehmoments vom „total torque" das sogenannte „net muscular torque" für jede der sieben Gelenkpositionen errechnet.

FULTON et al. (1992) geben hierfür - geschlechtsspezifisch - die aus Tab. 40 ersichtlichen relativen Maximalkraftwerte an (Einheit: Nm net muscular torque/kg Körpergewicht).

Probandengruppe	lumbale Flexion in Grad						
	72°	60°	48°	36°	24°	12°	0°
Patienten	170,3	157,9	143,2	129,1	108,9	91,2	70,9

Tab. 39: Die isometrische Maximalkraft der lumbalen Extensionsmuskulatur chronischer Rückenpatienten (Einheit: Nm, Risch et al. 1992)

Geschlecht	lumbale Flexion in Grad						
	72°	60°	48°	36°	24°	12°	0°
Männer	4,2	4,3	4,2	4,2	4,1	3,8	3,2
Frauen	3,1	3,1	3,1	3,1	3,1	2,9	2,4

Tab. 40: Die isometrische Maximalkraft der lumbalen Extensionsmuskulatur als relatives „net muscular torque" (Einheit: Nm/kg Körpergewicht, FULTON et al. 1992)

Nach FULTON et al. (1992) ist bei beiden Geschlechtern das „net muscular torque" in den Gelenkpositionen lumbale Flexion von 36°-72° signifikant geringer, in den Gelenkpositionen lumbale Flexion von 0° und 12° signifikant höher als das „total torque". Die unfreiwillig erzeugten Drehmomente betrugen zwischen 31% (lumbale Flexion von 72°) und -4% (lumbale Flexion von 0°) des „net muscular torque".

„Diese Daten verifizieren, daß Messungen von lumbalen Extensionsdrehmomenten durch unfreiwillige Kräfte signifikant beeinflußt werden, und, daß diese Kräfte bei der Beurteilung der lumbalen Extensionskraft kontrolliert werden müssen" (FULTON et al. 1992).

„...der Anstieg der total torque-Kraftkurve war steiler als der Anstieg der net muscular torque-Kurve, besonders in den flektierten Positionen, wo der Torso gegen den Unterkörper gedrückt wird und die lumbalen Extensionsmuskeln gedehnt werden" (CARPENTER et al. 1991d).

WYDRA (1993) berichtet über isometrische Maximalkraftanalysen der isolierten Rumpfflexoren (Meßposition: Rumpfflexion von 0°) und -extensoren (Meßposition: Rumpfflexion von 30°) sowie über das diesbzgl. Kraftverhältnis bei 99 männlichen (Alter: 49,3 ± 7,9 Jahre) und 103 weiblichen Rückenpatienten (Alter: 43,8 ± 10,2 Jahre).

Die durchschnittliche isometrische Maximalkraft der Rumpfflexoren betrug dabei 1,79 ± 0,44 Nm/kg Körpergewicht bei den männlichen und 1,27 ± 0,33 Nm/Körpergewicht bei den weiblichen Rückenpatienten. Die relativen Maximalkraftwerte für die Rumpfextensoren werden mit 3,36 ± 0,63 Nm/kg Körpergewicht bzw. 2,49 ± 0,56 Nm/kg Körpergewicht angegeben, während das Kraftverhältnis Rumpfflexoren : Rumpfextensoren bei den männlichen Patienten mit 0,54 ± 0,19 und bei den weiblichen Patienten mit 0,53 ± 0,19 quantifiziert wird.

Die Kraftverhältnisse bei der lumbal/thorakalen Extension der Wirbelsäule lassen sich - wie die Ergebnisse von SMIDT et al. (1980, 165ff) bzw. LEGGETT et al. (1988), GRAVES et al. (1990a, 289ff), CARPENTER et al. (1991b/1991d), POLLOCK et al. (1991), FULTON et al. (1992), RISCH et al. (1992) sowie TAN et al. (1993) zeigen - durch eine abfallende Drehmoment-Winkelkurve charakterisieren.

Die Untersuchung von SMIDT et al. (1980,165ff, s. Abb. 26) veranschaulichte die Kraftverhältnisse bei der lumbal/thorakalen Flexion. Auch diese Bewegung ist offensichtlich durch eine abfallende Drehmoment-Winkelkurve gekennzeichnet.

Eine Studie von WESSEL et al. (1994) mit 82 beschwerdefreien Männern und Frauen im Alter von 18-62 Jahren bestätigte diese Erkenntnis.

5.3.2 Die Kraft der lumbal/thorakalen Lateralflexionsmuskulatur in Abhängigkeit von Körperposition und Drehpunkt

Kraftanalysen der lumbal/thorakalen Lateralflexionsmuskulatur sind für die Körperpositionen Seitlage und Stehen dokumentiert.

5.3.2.1 Die Kraft der lumbal/thorakalen Lateralflexionsmuskulatur in Seitlage

Bei ihren Untersuchungen der Rumpfmuskelkraft von 550 Kindern im Alter von 7-17 Jahren analysierten MAYER/GREENBERG (1942, 843ff) auch die Muskelkraft der Lateralflexionsmuskulatur der Lenden- und Brustwirbelsäule. Sie gelangten dabei zu folgenden wesentlichen Erkenntnissen:
- die maximale Muskelkraft der Lateralflexionsmuskulatur ist größer als die der Flexionsmuskulatur und geringer als die maximale Muskelkraft der Extensionsmuskulatur der Lenden- und Brustwirbelsäule
- die maximale Muskelkraft der Lateralflexionsmuskulatur ist in der Ausgangsposition der Bewegung - die Hauptfunktionsmuskulatur befindet sich in dieser Winkelstellung in einem vorgedehnten Zustand - wesentlich größer als in der aufrechten Rumpfposition
- Unterschiede in der maximalen Muskelkraft der links- und rechtsseitigen Lateralflexionsmuskulatur - die Autoren führen diese auf unterschiedliche Handdominanzen zurück - können einen wichtigen Faktor bei der Entwicklung idiopathischer Skoliosen darstellen.

THORSTENSSON/NILSSON (1982, 61ff) führten mit 14 männlichen Personen im Alter von 18-31 Jahren isometrische und isokinetische (v = 15 bzw. 30°/sec) Untersuchungen der Lateralflexionsmuskulatur des Rumpfes durch. Die jeweiligen Muskelkräfte wurden dabei auf Höhe von L5-S1 gemessen. Ausgehend von einer vollständig lateralflektierten Rumpfposition von 45° stiegen die bei der Bewegung auftretenden Muskelkräfte - angegeben werden durchschnittliche Maximalwerte von 160-182 Nm - zunächst bis zu einer lateralflektierten Rumpfposition von 15° an, um dann mit zunehmender Lateralflexion zur anderen Körperseite hin kontinuierlich abzunehmen. Die Muskelkraftverhältnisse bei dieser Bewegung lassen sich danach durch eine ansteigend-abfallende Drehmoment-Winkelkurve cha-

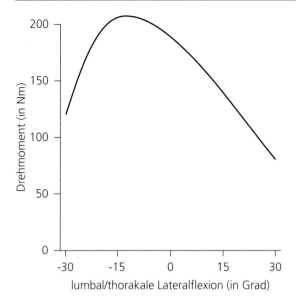

Abb. 27: Drehmoment-Winkelkurve bei der LWS-/BWS-Lateralflexion (basierend auf THORSTENSSON/NILSSON 1982, 65)

rakterisieren (Abb. 27). Im Gegensatz zu MAYER/GREENBERG fanden THORSTENSSON/NILSSON keine signifikanten Unterschiede bzgl. der Maximalkraft von rechts- und linksseitiger Rumpflateralflexionsmuskulatur. Die Autoren berichten jedoch über Einzelfälle, bei denen derartige Dysbalancen auftraten. Dabei konnten keine Zusammenhänge mit der jeweiligen Handdominanz festgestellt werden.

THORSTENSSON/ARVIDSON (1982, 71) ermittelten bei vergleichbaren Untersuchungen (die Autoren verwendeten dasselbe Meßinstrumentarium und dieselbe Meßmethodik wie THORSTENSSON/NILSSON) von 15 Männern (Alter: 19 bis 21 Jahre, 8 beschwerdefreie Personen, 7 Personen mit Rückenbeschwerden von durchschnittlich zweijähriger Dauer) eine durchschnittliche absolute bzw. relative Maximalkraft der Rumpflateralflexionsmuskulatur von 133-164 Nm bzw. von 1,8-2,7 Nm/kg Körpergewicht. Die Autoren berichteten ebenfalls über eine ansteigend-abfallende Drehmoment-Winkelkurve sowie über nicht nachweisbare signifikante Unterschiede bzgl. der Maximalkraft von rechts- und linksseitiger Lateralflexionsmuskulatur (Durchschnittswerte: 0,98-1,03).

Auch THORSTENSSON et al. (1985a, 15ff) fanden bei isokinetischen Untersuchungen mit demselben Meßinstrumentarium und derselben Meßmethodik (Ausnahme: v= 15°/sec) bei 126 männlichen Personen (Durchschnittsalter: 20-26 Jahre) eine ansteigend-abfallende Drehmoment-Winkelkurve sowie ebenfalls nicht nachweisbare signifikante Unterschiede bzgl. der Maximalkraft von rechts- und linksseitiger Lateralflexionsmuskulatur. Lediglich bei 5 Fechtern der nationalen Spitzenklasse konnten signifikante Rechts-links-Unterschiede (Kraftverhältnis: 0,68-0,81) festgestellt werden. Diese Fechter waren Rechtshänder. Die Muskelkraft der kontralateralen linksseitigen Lateralflexionsmuskulatur des Rumpfes war offensichtlich stärker ausgeprägt.

5.3.2.2 Die Kraft der lumbal/thorakalen Lateralflexionsmuskulatur im Stehen

MCNEILL et al. (1980, 529ff) untersuchten die isometrische Maximalkraft der Lateralflexionsmuskulatur des Rumpfes in aufrechter Körperposition bei 27 beschwerdefreien Männern und 30 beschwerdefreien Frauen (Durchschnittsalter: 33,5 bzw. 31,6 Jahre) sowie bei 25 männlichen und 15 weiblichen Rückenpatienten (Durchschnittsalter: 39,8 bzw. 37,0 Jahre). Tab. 41 und 42 veranschaulichen die dabei auf Höhe von L5-S1 ermittelten durchschnittlichen maximalen Drehmomente.

ADDISON/SCHULTZ (1980, 539ff) untersuchten bei identischer Versuchsanordnung 16 männliche und 17 weibliche Rückenpatienten mit chronischen Beschwerden (Durchschnittsalter 41,2 bzw. 36,4 Jahre, Behandlung erfolgte stationär) und verglichen die dabei ermittelten Daten mit denen von MCNEILL et al. (Tab. 41 und 42).

SCHULTZ et al. (1987, 320ff) ermittelten bei Untersuchungen mit 19-25jährigen beschwerdefreien Männern (n = 10) für die Rumpflateralflexoren in aufrechter Körperposition durchschnittliche maximale Drehmomente von 164-180 Nm (isometrische Kraftmessung auf Höhe von L3). Das Kraftverhältnis von rechts- und linksseitiger Lateralflexionsmuskulatur betrug 0,91.

ZETTERBERG et al. (1987, 1035ff) quantifizierten die isometrische Maximalkraft der Rumpflateralflexionsmuskulatur in aufrechter Körperposition bei 10 beschwerdefreien Männern im Alter von 21-39 Jahren. Basierend auf durchschnittlichen Maximalkraftwerten von 507 N bzw. 469 N wurden für die rechts- bzw. linksseitige Rumpflateralflexoren auf Höhe von L3 durchschnittliche maximale Drehmomente von 142 Nm bzw. 131 Nm sowie ein Kraftverhältniswert von 1,08 errechnet..

GOMEZ et al. (1991, 15ff) ermittelten die isometrische

Kriterium	beschwerdefreie Männer McNEILL et al.	männliche Rückenpatienten McNEILL et al.	ADD./SCHULTZ
isometrische Maximalkraft (in Nm) Rumpflateralflexoren	143-151	88-93	84-96
Verhältnis Rumpflateralflexion rechts : Rumpflateralflexion links	1,05	0,95	1,14

Tab. 41: Die isometrische Maximalkraft der Rumpfextensions- und Rumpfflexionsmuskulatur von beschwerdefreien Männern sowie von männlichen Rückenpatienten (nach McNeill et al. 1980, 529ff und ADDISON/SCHULTZ 1980, 539ff)

Kriterium	beschwerdefreie Frauen McNEILL et al.	weibliche Rückenpatienten McNEILL et al.	ADD./SCHULTZ
isometrische Maximalkraft (in Nm) Rumpflateralflexoren	78-80	42	37-44
Verhältnis Rumpflateralflexion rechts : Rumpflateralflexion links	1,02	1,00	1,19

Tab. 42: Die isometrische Maximalkraft der Rumpfextensions- und Rumpfflexionsmuskulatur von beschwerdefreien Frauen sowie von weiblichen Rückenpatienten (nach McNeill et al. 1980, 529ff und ADDISON/SCHULTZ 1980, 539ff)

Maximalkraft der Rumpflateralflexionsmuskulatur bei 168 beschwerdefreien Männern und Frauen (Alter: 18-68 Jahre) in aufrechter Körperposition sowie bei einer Rumpfflexion von ca. 8°. Die Maximalkraft der Rumpflateralflexionsmuskulatur betrug dabei bei Männern durchschnittlich 143-148 Nm, bei Frauen 75-80 Nm (die Originalwerte der Autoren, angegeben in foot-pounds, wurden mittels Multiplikation mit dem Faktor 1,3558 in die Einheit Nm überführt), wobei Männer ein Kraftverhältnis von rechts- und linksseitiger Rumpflateralflexionsmuskulatur von 0,96, Frauen von 0,94 aufwiesen.

McGILL (1992, 395ff) untersuchte die Kraft der Rumpflateralflexionsmuskulatur von elf beschwerdefreien männlichen Studenten (Durchschnittsalter: 22 Jahre) unter statischen und dynamischen Arbeitsbedingungen. Die Muskelkräfte wurden dabei auf Höhe von L4/L5 gemessen. Ausgehend von einer vollständig lateralflektierten Rumpfposition von 40° verringerten sich die bei der Bewegung auftretenden Muskelkräfte mit zunehmender Lateralflexion zur anderen Körperseite hin kontinuierlich (abfallende Drehmoment-Winkelkurve). McGILL hat darüber hinaus den Momentarm der Lateralflexoren errechnet. Dieser nahm mit zunehmender Lateralflexion zur anderen Körperseite hin kontinuierlich ab und betrug bei einer lumbal/thorakalen Lateralflexion von 20° 5,1 cm, in der aufgerichteten Rumpfposition 4,1 cm sowie bei einer lumbal/thorakalen Lateralflexion von -20° 1,5 cm.

Die Muskelkraftverhältnisse bei der einseitigen Lateralflexion der Lenden- und Brustwirbelsäule konnten bisher nicht eindeutig bestimmt werden. Während THORSTENSSON/NILSSON (1982, 61ff), THORSTENSSON/ARVIDSON (1982, 71) sowie THORSTENSSON et al. (1985a, 15ff) die Lateralflexion der Lenden- und Brustwirbelsäule anhand einer ansteigend-abfallende Drehmoment-Winkelkurve charakterisierten, ermittelte McGILL bei dieser Wirbelsäulenbewegung eine abfallende Drehmoment-Winkelkurve.

Basierend auf den Erkenntnissen von THORSTENSSON/NILSSON (1982, 61ff), THORSTENSSON/ARVIDSON (1982, 71), THORSTENSSON et al. (1985a, 15ff), McNEILL et al. (1980, 529ff), SCHULTZ et al. (1987, 320ff), ZETTERBERG et al. (1987, 1035ff), GOMEZ et al. (1991, 15ff) bzw. NEWTON et al. (1993, 812ff) kann für das Kraftverhältnis von rechts- und linksseitiger Lateralflexionsmuskulatur ein hypothetischer Referenzbereich von 0,90-1,10 angenommen werden.

5.3.3 Die Kraft der lumbal/thorakalen Rotationsmuskulatur in Abhängigkeit von Körperposition und Drehpunkt

Die Muskelkraft bei der Rotation des Rumpfes wurde bisher mit in stehender bzw. sitzender Körperposition befindlichen Probanden evaluiert.

5.3.3.1 Die Kraft der lumbal/thorakalen Rotationsmuskulatur im Stehen

SCHULTZ et al. (1987, 320ff) ermittelten bei isometrischen Untersuchungen mit 10 beschwerdefreien jungen Männern für die Rumpfrotationsmuskulatur in aufrechter Körperposition durchschnittliche maximale Drehmomente von 85-91 Nm (isometrische Kraftmessung auf Höhe von L3), wobei das Kraftverhältnis von rechts- und linksseitiger Rotationsmuskulatur 1,07 betrug.

GOMEZ et al. (1991, 15ff) analysierten die isometrische Maximalkraft der Rumpfrotationsmuskulatur bei 168 beschwerdefreien Männern und Frauen (Alter: 18-68 Jahre) in aufrechter Körperposition sowie bei einer Rumpfflexion von ca. 8°. Die Maximalkraft der Rumpfrotationsmuskulatur betrug bei Männern durchschnittlich 71-74 Nm, bei Frauen 34-38 Nm. Männer wiesen dabei ein Kraftverhältnis von rechts- und linksseitiger Rumpfrotationsmuskulatur von 1,03, Frauen von 1,10 auf.

5.3.3.2 Die Kraft der lumbal/thorakalen Rotationsmuskulatur im Sitzen

SMITH et al. (1985, 757ff) quantifizierten die Muskelkraft der Rumpfrotationsmuskulatur unter isometrischen und unter isokinetischen Arbeitsbedingungen bei 67 beschwerdefreien männlichen und weiblichen Personen (Durchschnittsalter: 27 Jahre). Die isometrische Maximalkraft der Rumpfrotationsmuskulatur der Männer wies dabei Werte auf, die um ca. ein Drittel über den Werten der Frauen lagen. Das Kraftverhältnis von rechtsseitiger und linksseitiger Rumpfrotationsmuskulatur betrug 1,0. Bei Individuen, die eine ungleiche Kraftentwicklung zeigten, konnten keinerlei signifikante Zusammenhänge mit der jeweiligen Handdominanz nachgewiesen werden. Die Autoren weisen darauf hin, daß auf der Basis der Muskelkraft von Rumpfextensions- bzw. Rumpfflexionsmuskulatur eines Individuums keine Vorhersagen bzgl. dessen Rumpfrotationskraft getroffen werden könnten.

Kriterium	Rumpfposition (lumbale Rotation in Grad)						
	54°	36°	18°	0°	-18°	-36°	-54°
isom. Maximalkraft (in Nm)	179	160	142	118	90	59	28

Tab. 43: Die isometrische Maximalkraft der lumbalen/thorakalen Rotationsmuskulatur in Abhängigkeit von der Rumpfposition (Einheit: Nm, POLLOCK et al. 1990a)

MAYER et al. (1985c, 912ff) untersuchten die isometrische Maximalkraft der Rumpfrotationsmuskulatur in der neutralen Rumpfposition (0°-Position) bei 67 beschwerdefreien Personen (Durchschnittsalter: 27 Jahre) und bei 33 Rückenpatienten (Durchschnittsalter: 38 Jahre). Die Kraft der Rumpfrotationsmuskulatur der beschwerdefreien Frauen und der weiblichen Rückenpatienten betrug dabei im Durchschnitt ca. 70-75% der Kraft der Rumpfrotationsmuskulatur der jeweiligen männlichen Pendants. Die Rückenpatienten wiesen im Vergleich zu den beschwerdefreien Personen muskuläre Defizite auf. Bei den beschwerdefreien Personen zeigten sich geringfügige Kraftunterschiede zwischen rechts- und linksseitiger Rumpfrotationsmuskulatur.

Eine Studie von POLLOCK et al. (1990a) stellt die bisher aussagekräftigste Quantifizierung der lumbal/thorakalen Rotationsmuskulatur dar. Die Autoren untersuchten die isometrische Maximalkraft der Rumpfrotationsmuskulatur von 39 Männern (Durchschnittsalter: 28 Jahre) und 29 Frauen (Durchschnittsalter: 25 Jahre) mittels eines Meßgeräts, das die vollständige Stabilisierung des Beckens zur Isolation der Rumpfrotationsmuskulatur ermöglichen soll. Wie Tab. 43 und Abb. 28 veranschaulichen, wurde die isometrische Maximalkraft der Rumpfrotatoren dabei in sieben Gelenkpositionen der Gesamtbewegung gemessen (lumbal/thorakale Rotation von 54°, 36°, 18°, 0°, -18°, -36°, -54°, Einheit: Nm).

In Kapitel 5.3.1.5 wurden bereits die Untersuchungen von CARPENTER et al. (1991d) sowie FULTON et al. (1992) erwähnt, welche die Zielsetzungen verfolgten, die isometrische Maximalkraft der lumbalen Extensionsmuskulatur als sogenanntes „net muscular torque" zu bestimmen („net muscular torque" = gemessenes maximales Drehmoment „total torque" minus - durch die auf die Torsomasse einwirkende Schwerkraft, durch die kompressiven Kräfte der Torsomasse und durch die agonistische/antagonistische Muskelelastizität - unfreiwillig erzeugtes Drehmoment). Derartige Untersuchungen haben CARPENTER et al. (1992b) bzw. GRAVES (1993) auch für die Rotationsmuskulatur des Rumpfes durchgeführt, wobei dasselbe Meßgerät wie bei den o.a. Untersuchungen von POLLOCK et al. (1990a) eingesetzt wurde.

Bei 24 Individuen (Alter: 25 ± 5 Jahre, Körpergewicht: 69 ± 11 kg) wurden dabei folgende Kraftwerte ermittelt: total torque = 38 Nm (-54°) bis 160 Nm (54°), net muscular torque = 53 Nm (-54°) bis 145 Nm (54°). „Unfreiwillig erzeugte Drehmomente erhöhten das net muscular torque in den gedehnten Positionen (18 bis 54°) signifikant und verringerten das net muscular torque in den kontrahierten Positionen (-18 bis -54°) signifikant. Relativ zu den durchschnittlichen net muscular torque-Werten ausgedrückt, betrugen die unfreiwillig erzeugten Drehmomente zwischen 10% bei 54° und -30% bei -54°." (CARPENTER et al. 1992b).

GRAVES quantifiziert die hierbei ermittelten Drehmomentunterschiede in Abhängigkeit von der Rumpfposition wie folgt (Unterschiede zwischen total torque- und net muscular torque-Bestimmung): -54°: -30%, -36°: -10%, -18°: -3%, 0°: 0%, 18°: +3%, 36°: +6%, 54°: +10%.

Die Muskelkraftverhältnisse bei der Rotation der Lenden- und Brustwirbelsäule lassen sich offensichtlich ebenfalls mittels einer abfallenden Drehmoment-Winkelkurve charakterisieren. Die Muskelkraft ist danach bei maximal nach außen gedrehtem Rumpf (54°) am größten. Bei der Einwärtsdrehung des Rumpfes in Richtung gegenüberliegende Körperseite (-54°) nimmt die Muskelkraft der Rotationsmuskulatur kontinuierlich ab, wobei dieser Kraftabfall mit fortschreitender Verkürzung der Hauptfunktionsmuskulatur überproportionale Ausmaße annimmt (Kraftverhältnis zwischen der 54°- und der -54°-Position = 6,39, s. Abb. 29).

Basierend auf den Erkenntnissen von SCHULTZ et al. (1987, 320ff), GOMEZ et al. (1991, 15ff), SMITH et al. (1985, 757ff), MAYER et al. (1985c, 912ff) sowie NEWTON et al. (1993, 812ff) kann für das Kraftverhältnis von rechts- und linksseitiger Rumpfrotationsmuskulatur ein hypothetischer Referenzbereich von 0,90-1,10 angenommen werden.

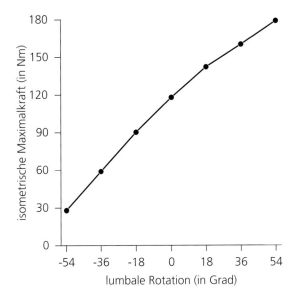

Abb. 28: Drehmoment-Winkelkurve bei der LWS-/BWS-Rotation (basierend auf POLLOCK et al. 1990a)

Kapitel 5.4

Die Kraft der Nacken- und Halsmuskulatur

BEIMBORN/MORRISSEY (1988, 658) haben die auf dem Gebiet der Rumpfkraftanalyse publizierten Untersuchungen zusammengefaßt und sind dabei zu folgender Erkenntnis gelangt: „Die Rumpfextensoren können die größten Drehmomente erzeugen, gefolgt von den Rumpfflexoren, Rumpfseitbeugern und Rumpfrotatoren."

5.4.1 Die Kraft der zervikalen Extensions- und Flexionsmuskulatur

Mit Ausnahme der Studien von SILVERMAN et al. (1991, 679ff), LEVOSKA et al. (1992, 33ff), STUMP et al. (1993, 155ff) sowie YLINEN/RUUSKA (1994, 465ff) analysierten die nachfolgend vorgestellten Untersuchungen die Muskelkraft der Nacken- und Halsmuskulatur in sitzender Körperposition und bei stabilisiertem Oberkörper.

FRANCO/HERZOG (1987, 351ff) untersuchten die isometrische Maximalkraft der zervikalen Extensions- und Flexionsmuskulatur in der neutralen Kopfposition bei 28 Footballspielern der Universität von Connecticut/ USA (Alter: 17-19 Jahre). Die Probandengruppe wurde in Abhängigkeit von der Spielposition in 14 Linemen und in 14 Runningbacks unterteilt. Tab. 44 veranschaulicht die dabei für die isometrische Maximalkraft der zervikalen Extensions- und Flexionsmuskulatur ermittelten Kraftwerte (die Originalwerte der Autoren, angegeben in foot-pounds wurden mittels Multiplikation mit dem Faktor 1,3558 in die Einheit Nm überführt).

STUMP et al. (1993, 155ff) haben die isometrische Maximalkraft der zervikalen Extensions- und Flexionsmuskulatur ebenfalls bei jungen American Footballspielern (n= 50, Durchschnittsalter: 16,6-17,7 Jahre) unter Verwendung eines manuellen Muskeltestergeräts untersucht. Die Autoren ermittelten dabei Kraftwerte von durchschnittlich 17,1-19,5 kg für die Extensoren bzw. 16,1-18,8 kg für die Flexoren.

MAYOUX-BENHAMOU et al. (1989, 513ff) quantifizierten die isometrische Maximalkraft der zervikalen Extensionsmuskulatur in der neutralen Kopfposition bei neun beschwerdefreien jungen Frauen und sieben beschwerdefreien jungen Männern und untersuchten dabei auch die Querschnittsfläche der Extensionsmuskulatur der Halswirbelsäule zwischen den Wirbelsäulensegmenten C4-C6 mittels Computertomographie. Die Autoren ermittelten dabei einen durchschnittlichen Maximalkraftwert von 215 N (bilaterale Bewegungsachse auf Höhe von C7-T1). Das durchschnittliche Verhältnis Kraft/cm Extensorenquerschnittsfläche wurde mit 10,17 N/cm^2 angegeben.

SILVERMAN et al. (1991, 679ff) haben die isometrische Maximalkraft der zervikalen Flexionsmuskulatur von 30 beschwerdefreien Männern und Frauen (Durchschnitts-

Kriterium	Linemen	Runningbacks	Linemen + Runningbacks
zervikale Flexion	101,30	75,40	88,40
zervikale Extension	133,50	117,50	125,50
Flexion : Extension	0,76	0,64	0,70

Tab. 44: Die isometrische Maximalkraft der zervikalen Flexions- und Extensionsmuskulatur in der neutralen Kopfposition von jungen American Footballspielern (Einheit: Nm, FRANCO/HERZOG 1987, 354)

alter: 33,6 bzw. 30,1 Jahre) sowie 30 männlichen und weiblichen Nackenpatienten (Durchschnittsalter: 47,5 bzw. 41,2 Jahre, durchschnittliche Dauer der Nackenbeschwerden: 47 Monate) gemessen (die Testpersonen befanden sich dabei in Rückenlage) und dabei folgende Kraftwerte ermittelt (Einheit: N/kg Körpergewicht):
• beschwerdefreie Personen: 1,71 ± 0,42
• Nackenpatienten: 1,16 ± 0,49.

LEVOSKA et al. (1992, 33ff) analysierten die isometrische Maximalkraft der zervikalen Extensions- und Flexionsmuskulatur von 34 beschwerdefreien, trainierten Männern (Durchschnittsalter: 19,5 Jahre). Die Kraft der zervikalen Extensionsmuskulatur wurde dabei in Bauchlage und bei einer zervikalen Flexion von 5° gemessen, während die Kraft der zervikalen Flexionsmuskulatur in Rückenlage und bei neutraler Kopfposition gemessen wurde.

Die Autoren ermittelten für die zervikale Extensionsmuskulatur eine durchschnittliche isometrische Maximalkraft von 230,7-245,1 N, während für die zervikale Flexionsmuskulatur Durchschnittswerte von 208,7 N bis 245,5 N angegeben wurden. Das Kraftverhältnis von zervikaler Flexions- (gemessen bei einer zervikalen Flexion von 0°) und Extensionsmuskulatur (gemessen bei einer zervikalen Flexion von 5°) betrug dabei zwischen 0,85 und 1,06. LEVOSKA et al. wiesen jedoch auf die gering ausgeprägte Reliabilität ihrer Messungen der zervikalen Flexorenkraft hin.

HARMS-RINGDAHL/SCHÜLDT (1988, 17ff) quantifizierten die isometrische Maximalkraft der zervikalen Extensionsmuskulatur in vier verschiedenen Positionen der unteren Halswirbelsäule („extended, vertical, slightly flexed and much flexed"), wobei die obere Halswirbelsäule jeweils in drei verschiedene Positionen („flexed, neutral and extended") muskulär fixiert wurde. Als Probanden dienten 10 beschwerdefreie Frauen (Durchschnittsalter: 25,6 Jahre), die isometrische Maximalkraft der zervikalen Extensionsmuskulatur wurde bezogen auf das Atlantooccipitalgelenk und auf die Lage der Wirbelsäulensegmente C7/T1 bestimmt.

Die Autoren gelangten dabei u.a. zu der Erkenntnis, daß die Position der oberen Halswirbelsäule die Größe der maximalen Muskelkraft der zervikalen Extensions-

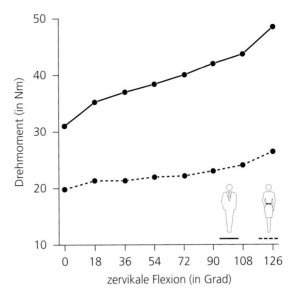

Abb. 30: Drehmoment-Winkelkurve bei der HWS-Extension (basierend auf CARPENTER et al. 1991c)

muskulatur nicht systematisch beeinflußt.

Bezogen auf das Atlantooccipitalgelenk ermittelten HARMS-RINGDAHL/SCHÜLDT durchschnittliche maximale Drehmomente von 9 (untere Halswirbelsäule in extendierter Position) bis 11 Nm (untere Halswirbelsäule in neutraler, leicht bzw. stark gebeugter Position), bezogen auf C7/T1 wurden durchschnittliche maximale Drehmomente von 23 Nm (untere Halswirbelsäule in extendierter Position), 29 Nm (untere Halswirbelsäule in neutraler Position), 31 Nm (untere Halswirbelsäule in leicht gebeugter Position) bzw. 30 Nm (untere Halswirbelsäule in stark gebeugter Position) angegeben.

BERG et al. (1994, 661ff) haben die isometrische Maximalkraft der HWS-Flexoren und -Extensoren bei 17 Arbeiterinnen einer Wäscherei evaluiert (Nackenbeschwerden: n= 9, Ermüdungsprobleme im HWS-Bereich: n= 8). Die Flexoren- und Extensorenkraft wurde dabei jeweils in drei Positionen gemessen (zervikale Flexion von 30°, 0° und -30°). Im Vergleich zur 0°-Position verfügten die Flexoren der Halswirbelsäule dabei in der -30°-Position über eine um 18% größere (p≤0,05) sowie in der 30°-Position über eine um 7% geringere Muskelkraft (p≤0,05, s. Abb. 29). Die Autoren fanden bei den Extensoren der Halswirbelsäule keine derartige Abhängigkeit der Muskelkraft von der Gelenkposition (jeweils p>0,05).

YLINEN/RUUSKA (1994, 465ff) evaluierten die isometrische Maximalkraft der HWS-Flexoren und -Extensoren bei 56 Patienten mit chronischen Nacken- und Schulterschmerzen (41 Frauen, 15 Männer). Bei diesen im Stehen und in neutraler Kopfposition durchgeführten Kraftanalysen wurde eine Flexorenkraft von 83 ± 48 N sowie eine Extensorenkraft von 158 ± 76 N ermittelt.

LEGGETT et al. (1989a/1989c/1991b, 653ff) sowie POLLOCK et al. (1990b) quantifizierten die isometrische Maximalkraft der zervikalen Extensionsmuskulatur von 52 Männern und Frauen (LEGGETT et al. 1989a), 73 Männern und Frauen (LEGGETT et al. 1989c bzw. 1991b) sowie

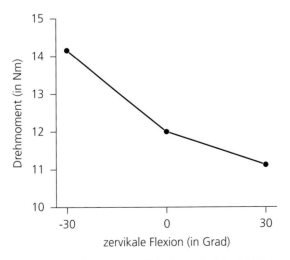

Abb. 29: Drehmoment-Winkelkurve bei der HWS-Flexion (basierend auf BERG et al. 1994)

Geschlecht	zervikale Flexion in Grad							
	126°	108°	90°	72°	54°	36°	18°	0°
Männer	48,4 ± 13,7	43,6 ± 9,4	42,0 ± 7,3	40,0 ± 7,1	38,3 ± 7,1	36,9 ± 7,5	35,2 ± 7,3	31,0 ± 8,1
Frauen	26,4 ± 7,7	24,0 ± 6,1	23,0 ± 6,0	22,1 ± 5,3	21,9 ± 5,1	21,3 ± 4,7	21,3 ± 5,6	19,8 ± 5,9

Tab. 45: Geschlechts- und positionsspezifische Normdaten für die isometrische Maximalkraft der zervikalen Extensionsmuskulatur (Einheit: Nm, CARPENTER et al. 1991c)

97 untrainierten beschwerdefreien Männern und Frauen (POLLOCK et al. 1990b). Über eine Bewegungsamplitude von 126° hinweg wurde dabei die isometrische Maximalkraft der zervikalen Extensionsmuskulatur in acht Gelenkpositionen (zervikale Flexion von 126°, 108°, 90°, 72°, 54°, 36°, 18°, 0°) gemessen, wobei die Drehachse des Meßgeräts in Abhängigkeit von der Lage des Schildknorpels des Kehlkopfes positioniert und der Einfluß der Kopfmasse durch ein justierbares Gegengewicht neutralisiert wurde.

Nach LEGGETT et al. (1989a/1989c/1991b, 653) läßt sich die Muskelkraft bei der zervikalen Extension anhand einer (linear) abfallenden Drehmoment-Winkelkurve charakterisieren. Die größten Muskelkräfte treten danach bei maximal flektierter, die geringsten Muskelkräfte bei maximal extendierter Halswirbelsäule auf (s. auch Abb. 30). Zum genaueren Verständnis dieses zervikalen Extensionsgeräts ist es notwendig zu wissen, daß sich die Halswirbelsäule in der als 0°-Position bezeichneten Winkelstellung in maximaler Extensionsstellung (Hyperlordose) befindet.

CARPENTER et al. (1991c) haben Untersuchungen von mehreren hundert männlichen und weiblichen Personen (diese Zahlenangabe basiert auf mündlichen Aussagen von CARPENTER anläßlich des Kongresses „Spinal Rehabilitation Update 91" in Daytona Beach/USA), die in der o.a. Art und Weise getestet wurden, statistisch ausgewertet. Die Autoren errechneten dabei die in Tab. 45 aufgelisteten und in Abb. 30 veranschaulichten geschlechts- und positionsspezifischen Normdaten für die isometrische Maximalkraft der zervikalen Extensionsmuskulatur (die Originalwerte der Autoren, angegeben in inch-pounds wurden mittels Multiplikation mit dem Faktor 0,1130 in die Einheit Nm überführt).

Die Kraftverhältnisse bei der Flexion der Halswirbelsäule sind - basierend auf den Erkenntnissen von BERG et al. (1994, 661ff) - durch eine abfallenden Drehmoment-Winkelkurve gekennzeichnet.

Die Kraftverhältnisse bei der Extension der Halswirbelsäule lassen sich - wie die Ergebnisse von LEGGETT et al. (1989a/1989c/1991b, 653ff), POLLOCK et al. (1990b) sowie CARPENTER et al. (1991c) zeigen - durch eine abfallende Drehmoment-Winkelkurve charakterisieren. Der Kraftunterschied zwischen maximal flektierter und maximal extendierter Halswirbelsäulenposition beträgt bei Männern 56,1%, bei Frauen 33,3% und ist damit wesentlich geringer als der Kraftunterschied in den vergleichbaren Positionen der Lendenwirbelsäule (Männer. 100%, Frauen: 77%).

Das Kraftverhältnis von zervikaler Flexions- und Extensionsmuskulatur wird von FRANCO/HERZOG (1987, 351ff) mit 0,64-0,76, von YLINEN/RUUSKA (1994, 465ff) mit 0,53 (die Muskelkräfte wurden bei beiden Studien jeweils in neutraler Kopfposition gemessen) sowie von LEVOSKA et al. (1992, 33ff) mit 0,85-1,06 (Muskelkraft der Flexionsmuskulatur bei einer zervikalen Flexion von 0° : Muskelkraft der Extensionsmuskulatur bei einer zervikalen Flexion von 5°) angegeben.

5.4.2 Die Kraft der zervikalen Lateralflexionsmuskulatur

Eine Quantifizierung der Muskelkraft der zervikalen Lateralflexionsmuskulatur ist bisher lediglich durch FRANCO/HERZOG (1987, 351ff), LEVOSKA et al. (1992, 33ff) sowie PORTERO (1994) erfolgt.

FRANCO/HERZOG (1987, 351ff) untersuchten im Rahmen der bereits o.a. Studie die isometrische Maximalkraft der zervikalen Lateralflexionsmuskulatur in der

Kriterium	Linemen	Runningbacks	Linemen + Runningbacks
Lateralflexion rechts	97,60	80,20	88,90
Lateralflexion links	97,20	83,70	90,40
Lateralflexion rechts : Lateralflexion links	1,00	0,96	0,98

Tab. 46: Die isometrische Maximalkraft der zervikalen Lateralflexionsmuskulatur in der neutralen Kopfposition von jungen American Footballspielern (Einheit: Nm, FRANCO/HERZOG 1987, 354)

Probanden	rechtsseitige Lateralflexoren	linksseitige Lateralflexoren
Bobfahrer	52,7 ± 4,6	52,1 ± 6,2
Rennfahrer	43,7 ± 8,7	44,9 ± 8,6
Düsenjägerpiloten	34,6 ± 6,8	33,6 ± 6,3
Kontrollgruppe vor Training	34,3 ± 4,1	35,0 ± 3,8
Kontrollgruppe nach Training	46,2 ± 8,1	44,7 ± 6,6

Tab. 47: Isometrische Maximalkraft der rechts- und linksseitigen zervikalen Lateralflexoren bei unterschiedlichen Probandengruppen (Einheit: Nm, PORTERO 1994)

neutralen Kopfposition bei 28 Footballspielern der Universität von Connecticut/USA (Alter: 17-19 Jahre). Die Probandengruppe wurde in Abhängigkeit von der Spielposition in 14 Linemen und in 14 Runningbacks unterteilt. Dabei wurden für die isometrische Maximalkraft der zervikalen Lateralflexionsmuskulatur die aus Tab. 46 ersichtlichen Durchschnittswerte ermittelt (die Originalwerte der Autoren, angegeben in foot-pounds wurden mittels Multiplikation mit dem Faktor 1,3558 in die Einheit Nm überführt).

Die Autoren stellten fest, daß lediglich drei der 28 Spieler keine Unterschiede in der Kraft der rechts- und der linksseitigen Lateralflexionsmuskulatur aufwiesen. Bei 14 von 28 Spielern war die rechtsseitige Lateralflexionsmuskulatur um durchschnittlich 10,2 Nm, bei 11 Spielern die linksseitige Lateralflexionsmuskulatur um durchschnittlich 11 Nm kräftiger. Diese wichtige Detailinformation ist aus den in Tab. 45 aufgelisteten Durchschnittswerten nicht ersichtlich. Eine derartige muskuläre Dysbalance muß nach Ansicht von FRANCO/HERZOG durch gezielte Trainingsmaßnahmen beseitigt werden, wodurch Verletzungen der Halswirbelsäule reduziert bzw. vermieden werden könnten.

STUMP et al. (1993, 155ff) untersuchten in einer ebenfalls bereits o.a. Studie die isometrische Maximalkraft der zervikalen Lateralflexionsmuskulatur von 50 jungen American Footballspielern. Die Autoren ermittelten dabei Kraftwerte von durchschnittlich 14,1-18,3 kg, wobei keine Kraftunterschiede zwischen rechts- und linksseitiger Lateralflexionsmuskulatur nachgewiesen werden konnten.

LEVOSKA et al. (1992, 33ff) analysierten die isometrische Maximalkraft der zervikalen Lateralflexionsmuskulatur von 34 beschwerdefreien, trainierten Männern (Durchschnittsalter: 19,5 Jahre), wobei die Kraftmessung in Rückenlage sowie bei neutraler Kopfposition erfolgte.

Die Autoren ermittelten dabei durchschnittliche Maximalkraftwerte von 172-177 N (rechtsseitige Lateralflexoren) bzw. 171-192 N (linksseitige Lateralflexoren). Das Kraftverhältnis von rechts- und linksseitiger zervikaler Lateralflexionsmuskulatur betrug zwischen 0,92 und 1,0.

PORTERO (1994, 163ff) berichtete über isometrische Maximalkraftuntersuchungen der rechts- und linksseitigen zervikalen Lateralflexionsmuskulatur bei französischen Bobfahrern (n= 7), Rennfahrern (n= 19), Düsenjägerpiloten (n= 34) sowie bei Kontrollpersonen vor und nach spezifischem HWS-Training (n= 6). Tab. 47 veranschaulicht die dabei ermittelten Drehmomente (Einheit: Nm).

Die Muskelkraftverhältnisse über die gesamte Bewegungsamplitude hinweg sind für die Lateralflexion der Halswirbelsäule bisher nicht dokumentiert.

Basierend auf bei der Lateralflexion der Lenden- und Brustwirbelsäule gewonnenen Erkenntnissen von THORSTENSSON/NILSSON (1982, 61ff), THORSTENSSON/ARVIDSON (1982, 71), THORSTENSSON et al. (1985a, 15ff), McNEILL et al. (1980, 529ff), SCHULTZ et al. (1987, 320ff), ZETTERBERG et al. (1987, 1035ff), GOMEZ et al. (1991, 15ff) sowie auf den o.a. Erkenntnissen von FRANCO/HERZOG (1987, 351ff) und LEVOSKA et al. (1992, 33ff) kann auch für das Kraftverhältnis von rechts- und linksseitiger zervikaler Lateralflexionsmuskulatur ein hypothetischer Referenzbereich von 0,90-1,10 angenommen werden.

5.4.3 Die Kraft der zervikalen Rotationsmuskulatur

SILVERMAN et al. (1991, 679ff) haben die isometrische Maximalkraft der zervikalen Rotationsmuskulatur von 30 beschwerdefreien Männern und Frauen (Durchschnittsalter: 33,6 bzw. 30,1 Jahre) und 30 männlichen und weiblichen Nackenpatienten (Durchschnittsalter: 47,5 bzw. 41,2 Jahre, durchschnittliche Dauer der Nackenbeschwerden: 47 Monate) gemessen (die Testpersonen befanden sich dabei in Rückenlage) und dabei die in Tab. 48 dargestellten Werte (Einheit: N/kg Körpergewicht) ermittelt.

BERG et al. (1994, 661ff) haben die isometrische Maximalkraft der rechts- und linksseitigen HWS-Rotatoren bei 17 Arbeiterinnen einer Wäscherei evaluiert (Nackenbeschwerden: n= 9, Ermüdungsprobleme im HWS-Bereich: n= 8, s. auch 5.4.1). Die Rotatorenkraft wurde dabei jeweils in zwei Positionen gemessen (zervikale Rotation von 0° und 30°). Im Vergleich zur 30°-Position verfügen die HWS-Rotatoren danach in der 0°-Position über eine um 4% größere Muskelkraft (p≤0,05).

zervikale Rotationskraft	beschwerdefreie Personen	Nackenpatienten
Rotation nach rechts	1,43 ± 0,43	0,99 ± 0,46
Rotation nach links	1,47 ± 0,41	1,01 ± 0,52

Tab. 48: Die isometrische Maximalkraft der zervikalen Rotationsmuskulatur von beschwerdefreien Personen und von Nackenpatienten (Einheit: N/kg Körpergewicht, SILVERMAN et al. 1991, 679ff)

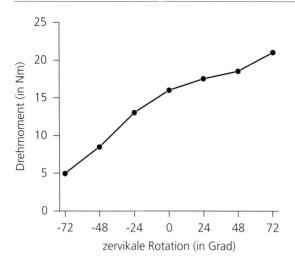

Abb. 31: Drehmoment-Winkelkurve bei der zervikalen Rotation (basierend auf POLLOCK et al. 1990c)

POLLOCK et al. (1990c) analysierten die isometrische Maximalkraft der zervikalen Rotationsmuskulatur von 68 beschwerdefreien Männern und Frauen (Durchschnittsalter: 29 Jahre) in sieben Gelenkpositionen (zervikale Rotation von 72°, 48°, 24°, 0°, -24°, -48°, -72°) gemessen und haben dabei eine abfallende Drehmoment-Winkelkurve ermittelt (Abb. 31)

POLLOCK et al. haben keine Kraftunterschiede zwischen der rechtsseitigen und der linksseitigen Rotationsmuskulatur festgestellt. Diese Erkenntnis wird von BERG et al. (1994, 661ff) sowie LEGGETT et al. (1991a) bestätigt.

Basierend auf den bei der Rotation der Lenden- und Brustwirbelsäule gewonnenen Erkenntnissen von SCHULTZ et al. (1987, 320ff), GOMEZ et al. (1991, 15ff), SMITH et al. (1985, 757ff) bzw. MAYER et al. (1985c, 912ff) sowie auf den o.a. Erkenntnissen von SILVERMAN et al. (1991, 679ff) und POLLOCK et al. (1990c) kann für das Kraftverhältnis von rechts- und linksseitiger zervikaler Rotationsmuskulatur ein Referenzbereich von 0,90-1,10 angenommen werden.

Die Untersuchungen von FRANCO/HERZOG lassen den Schluß zu, daß die zervikale Extensionsmuskulatur wesentlich kräftiger ist als die zervikale Flexions- und Lateralflexionsmuskulatur. Die Kraft dieser beiden letztgenannten Muskelgruppen scheint nahezu gleich groß zu sein. Auch für LEVOSKA et al. (1992, 33ff) sind die zervikalen Extensoren kräftiger als die zervikalen Flexoren und Lateralflexoren. Nach ihren Angaben ist jedoch die Muskelkraft der zervikalen Lateralflexionsmuskulatur deutlich geringer als die Muskelkraft der zervikalen Flexionsmuskulatur.

Die Studien von LEGGETT et al. (1989a/ 1989c/1991b, 653ff), POLLOCK et al. (1990b/1990c) sowie CARPENTER et al. (1991c) deuten darauf hin, daß die Muskelkraft der zervikalen Extensionsmuskulatur größer ist als die Muskelkraft der zervikalen Rotationsmuskulatur.

Auf dem Gebiet der Muskelkraftanalyse der Nacken- und Halsmuskulatur liegt ein erhebliches Defizit an Datenmaterial vor. DREISINGER (1991/1992) und HIGHLAND et al. (1991) führen hierfür zwei Hauptgründe an: 1. Mangel an geeigneten Instrumentarien zur validen und reliablen Beurteilung der muskulären Sicherung der Halswirbelsäule sowie 2. die unter klinischen Ärzten verbreitete Annahme, Kraftanalyse und -training könnten sehr gefährlich für HWS-Patienten sein.

Kapitel 5.5

Der Einfluss von Geschlecht und Lebensalter auf die Kraft der Rumpf- und Nackenmuskulatur

Nach HOLLMANN/HETTINGER (1980, 202ff) beträgt der Anteil der Muskeln am Gesamtkörpergewicht beim Mann durchschnittlich 40-45%, im Extremfall 50% des Körpergewichts, während bei der Frau die Muskulatur nur etwa 25-35% des Körpergewichts ausmache. HOLLMANN/ HETTINGER folgern daraus, daß im weiblichen Organismus eine ungünstigere Last-Kraft-Relation vorliege.

Die Muskelkraft der Frau beträgt nach HOLLMANN/ HETTINGER durchschnittlich 70%, bei Berücksichtigung des Körpergewichts 80% der Muskelkraft des Mannes. Die Autoren berichten über den größten Kraftunterschied (46%) bei der Unterarmbeugemuskulatur, während bei der Kaumuskulatur der geringste Kraftunterschied (22%) angegeben wird.

LAUBACH (1976, 534ff) hat die Ergebnisse von insgesamt 9 diesbzgl. Untersuchungen zusammengestellt. Danach verfügen Frauen über im Durchschnitt 63,8% der Muskelkraft von Männern (obere Extremität: 55,8%, untere Extremität: 71,9%, Rumpf: 63,8%).

Basierend auf den in den Kapiteln 5.3 und 5.4 dargestellten Untersuchungen, beträgt die absolute Maximalkraft von Frauen bei den Rumpfextensoren durchschnittlich 55,9% (29-70,8%), bei den Rumpfflexoren durchschnittlich 52,6% (29-64,5%), bei den Rumpflateralflexoren durchschnittlich 53,6% (53,5-53,7%), bei den Rumpfrotatoren durchschnittlich ca. 52% (33-75%) sowie bei den HWS-Extensoren durchschnittlich 57,4% der absoluten Maximalkraft von Männern.

Lediglich GRAVES et al. (1990a), CARPENTER et al. (1991c) und FULTON (1992) gaben die gemessenen isometrischen Maximalkraftwerte in Form der relativen Maximalkraft (maximales Drehmoment/kg Körpergewicht) an. Danach verfügen Frauen bei der lumbalen Extensionsmuskulatur über durchschnittlich 67% (GRAVES et al.) bzw. 74,3% (CARPENTER et al.) der Kraft von Männern.

Nach CARPENTER (1993) ist bei Männern im Alter von 18-78 Jahren sowohl die absolute als auch die relative isometrische Maximalkraft der Lumbalextensoren in allen Altersgruppen signifikant größer als bei Frauen.

Untersuchungen von BALAGUE et al. (1993, 1199ff) zur Bestimmung der Rumpfextensoren- und -flexorenkraft bei 113 gesunden Schulkindern führten zu der Erkenntnis, daß die Muskelkraft bei Jungen zwischen dem 10. und 16. Lebensjahr kontinuierlich zunimmt, während sich die Muskelkraft der Mädchen lediglich vom 10.-14. Lebensjahr kontinuierlich erhöht, um dann bis zum 16. Lebensjahr ein Plateau zu bilden und relativ konstant zu bleiben.

Nach HOLLMANN/HETTINGER (1980, 203ff) bzw. HOLLMANN/MADER (1980, 130ff) erreichen Frauen etwa zwischen dem 14. und 18. Lebensjahr ihre maximal mögliche Kraft, während Männer diese erst etwa mit dem 20. Lebensjahr erreichen. Danach bleibe die Muskelkraft etwa über ein Jahrzehnt bestehen, um dann allmählich, aber kontinuierlich abzufallen, „...so daß der 65jährige eine Kraft aufweist, die rund 75% der des 20- bis 30jährigen entspricht" (HOLLMANN/HETTINGER 1980, 204). Die Autoren weisen jedoch darauf hin, daß sowohl das Erreichen als auch die Abnahme der Maximalkraft in den verschiedenen Muskelgruppen unterschiedlich schnell vonstatten gehe. Nach HOLLMANN/ LIESEN (1985, 85f.) kann die statische Kraft noch mit dem 50. bis 60. Lebensjahr unverändert ausfallen, während sich die dynamische Kraft derselben Muskelgruppen aufgrund von Verlust koordinativer Qualität, speziell intramuskulärer Art, schon ab dem 40. Lebensjahr reduziere.

Nach HOLLMANN/LIESEN (1985, 85) verliert der Mensch physiologischerweise vom 20. bis 70. Lebensjahr ohne Training 30-40% seiner Muskelmasse. Für ISRAEL (1992, 326f.) erklärt sich dieser Muskelmassenverlust nicht durch den normalen Alterungsprozeß. Er sieht die Hauptursache hierfür in durch Inaktivität ausgelöste Muskelatrophie, welcher durch altersgemäßes Krafttraining entgegengewirkt werden könnte.

ISHIDA et al. (1994, S16) untersuchten die Körperzusammensetzung von 130 Männern im Alter von 20-78 Jahren. Die Autoren gelangten dabei zu der Erkenntnis, daß die fetthaltige Körpermasse mit fortschreitendem Alter kontinuierlich zu- und die fettfreie Körpermasse mit zunehmenden Alter kontinuierlich abnimmt. Bei den Untersuchungen zeigte sich, daß der Verlust an fettfreier Körpermasse im Bereich des Oberkörpers besonder stark ausgeprägt ist.

SAVAGE et al. (1991, 265ff) fanden bei Untersuchungen von 147 Männern im Alter von 20-58 Jahren heraus, daß der Muskelquerschnitt der mm. psoas, erector spinae und quadratus lumborum bei den jüngeren Männern signifikant größer ist ($p \leq 0,001$).

Nach PARKKOLA/KORMANO (1992, 86ff) nehmen bei gesunden Personen folgende Parameter mit zunehmendem Alter (19-74 Jahre) zu: Degeneration der Zwischenwirbelscheiben, Degeneration des lumbalen m. erector spinae und Fettgehalt des m. erector spinae. Bzgl. des Fettgehalts des lumbalen m. erector spinae fanden die Autoren des weiteren heraus, daß sich dieser mit zunehmender Degeneration der Zwischenwirbelscheibe und/oder des Muskelquerschnitts erhöht. „Bei dystrophen Muskeln ist die Muskelgröße nicht notwendigerweise verringert. Dieses Phänomen, welches als ‚Pseudohypertrophie' bekannt ist, basiert auf den Fettdepots innerhalb der Muskelfasern" (PARKKOLA/KORMANO 1992, 91).

Nach MOONEY (1990, 109) ist der altersbedingte Kraftverlust der Rumpfextensoren und -flexoren gleich groß, da das Kraftverhältnis zwischen Extensoren und Flexoren während des Alterungsprozesses dasselbe bleibe.

SINAKI/OFFORD (1988, 277ff) haben die isometrische Maximalkraft der Rumpfextensionsmuskulatur bei 68 Frauen im Alter von 49-65 Jahren untersucht und dabei festgestellt, daß sich die Rumpfextensionskraft mit zunehmendem Alter signifikant verringert.

HASUE et al. (1980, 143ff) untersuchten die Rumpfmuskelkraft von jeweils 50 beschwerdefreien Männern und Frauen im Alter von 10-59 Jahren. Obwohl die Anzahl der untersuchten Personen relativ gering war und die Autoren die Unterschiede der Gruppenmittelwerte nicht auf Signifikanz geprüft haben, lassen sich aus dieser Studie folgende Erkenntnisse gewinnen: Bei den Männern wurden die größten Maximalkraftwerte sowohl der Rücken- als auch der Bauchmuskulatur von den 20-29jährigen erreicht. Die Altersgruppe der 40-49jährigen und insbesondere der 50-59jährigen wies sowohl bei der Rücken- als auch bei der Bauchmuskulatur deutlich geringere Durchschnittswerte auf als die Altersgruppen 10-19, 20-29 sowie 30-39. Bei den Frauen wurden die größten Maximalkraftwerte sowohl der Rücken- als auch der Bauchmuskulatur von den 10-19jährigen erzielt. Bei der Rückenmuskulatur war ein evtl. altersbedingter Verlust an Muskelkraft erst bei der Altersgruppe der 50-59jährigen zu verzeichnen, während bei der Bauchmuskulatur die 40-49jährigen und insbesondere die 50-59jährigen bereits einen Kraftverlust zeigten.

Die von der University of Florida (Gainesville), Center for Exercise Science, im Jahre 1992 publizierten alters- und geschlechtsspezifischen Normdaten für die absolute isometrische Maximalkraft der Lumbalextensoren basieren auf Untersuchungen von 396 Männern (Altersklasse 18-35 Jahre: n= 277, Altersklasse 36-59 Jahre: n= 94, Altersklasse 60-78 Jahre: n= 25) und 370 Frauen (Altersklasse 18-35 Jahre: n= 280, Altersklasse 36-59 Jahre: n= 57, Altersklasse 60-78 Jahre: n= 33).

Die größten Kraftwerte wies sowohl bei den Männern als auch bei den Frauen die Gruppe der 18-35jährigen auf. Die 36-59jährigen Männer verfügten über 94 %, die 36-59jährigen Frauen über 97 % der Muskelkraft der 18-35jährigen Männer bzw. Frauen, während für die Altersgruppe der 60-78jährigen hierfür Werte von 75 % (Männer) und 73 % (Frauen) ermittelt wurden. Die isometrische Maximalkraft der lumbalen Extensoren reduziert sich nach Angaben von CARPENTER (1993) bei Männern mit zunehmendem Alter signifikant, während bei Frauen zwischen dem 18. und 59. Lebensjahr keine Kraftveränderungen gefunden wurden und ein signifikanter Verlust erst ab dem 60. Lebensjahr auftrat.

NEWTON et al. (1993, 812ff) fanden bei dynamischen isokinetischen Rumpfkraftanalysen weder bei beschwerdefreien Personen noch bei chronischen Rückenpatienten signifikante Veränderungen im Altersbereich 20 bis 55 Jahre.

Untersuchungen von DÜHR (1993) führten zu der Erkenntnis, daß sich die Kraft der Nackenmuskulatur bei Männern ab ca. dem 35. Lebensjahr, bei Frauen ab ca. dem 55. Lebensjahr reduziert.

Das individuelle Beschwerdebild (Rücken-/Nackenschmerzen) stellt einen weiteren wichtigen Einflußfaktor auf die muskuläre Sicherung der Wirbelsäule dar. Dieser wurde bereits im Kapitel 2.3. diskutiert.

KAPITEL 5.6

MUSKULÄRE DYSBALANCEN

Nach GROSSER/MÜLLER (1990, 17ff) führen Verkürzungen und Abschwächungen einzelner Muskelgruppen, ungleichmäßige Muskelbeanspruchungen und degenerative Veränderungen, insbesondere der Wirbelsäule, zu muskulären Dysbalancen.

Die Autoren nennen folgende Wirkungen muskulärer Dysbalancen:
- starke Bewegungseinschränkungen
- Einschränkungen der intramuskulären und intermuskulären Koordination
- geringere Vordehnung der Muskulatur
- ungünstigere Energiebereitstellung (bedingt durch partielle Verhärtungen)
- höhere Verletzungsanfälligkeit und
- insgesamt einen immensen Verlust der körperlichen Leistungsfähigkeit

GRAFF/PRAGER (1986, 22) definieren muskuläre Dysbalancen als muskuläres Ungleichgewicht zwischen Beugern und Streckern, Agonisten und Antagonisten durch Schwäche oder mangelnde Dehnbarkeit von Muskeln oder Muskelgruppen.

„Durch verschiedene pathogenetische Faktoren für das Stütz- und Bewegungssystem, z.B. durch Zwangshaltungen oder monotone Bewegungen bei der Arbeit, in der Schule, bei der Freizeitgestaltung, beim Sport, durch die Kleidung oder während des Schlafens, sowie durch noch nicht vollständig geklärte Einflüsse der phylogenetischen Entwicklung des Menschen zur aufrechten Haltung, haben sich muskuläre Dysbalancen entwickelt, die eine gestörte Gelenkfunktion hervorrufen und zu gestörten Stereotypen des Bewegungsablaufs führen können" (LEWIT in WEBER et al. 1985, 149).

Für HAUSER-BISCHOF et al. (1991, 50ff) ensteht eine muskuläre Dysbalance durch Verkürzung tonischer Muskeln und Abschwächung (Kraftverlust) phasischer Muskeln. „Bei der muskulären Dysbalance handelt es sich um einen typischen ‚Teufelskreis': Einerseits verstärkt die Verkürzung die Abschwächung, und andererseits verstärkt die Abschwächung die Verkürzung. Dabei kann der auslösende Faktor im fortgeschrittenen Stadium oft nicht mehr ermittelt werden" (HAUSER-BISCHOF et al. 1991, 51).

Nach HAUSER-BISCHOF et al. (1991, 52) werden Gelenke und Wirbelsäulenabschnitte durch regionale muskuläre Dysbalancen vermehrt belastet und können mit Schmerzen reagieren, wobei es zu einer Störung von Statik und Dynamik komme.

KNEBEL et al. (1988, 25) definieren muskuläre Dysbalancen als Ungleichgewicht in den Gelenk-Muskel-Beziehungen, das sich auf die Kraftfähigkeit, auf die Dehn- und Entspannungsfähigkeit sowie auf die neuronale Steuerung einzelner Muskeln und Muskelgruppen beziehen könne.

Nach SCHOPPHOFF et al. (1992) können muskuläre Dysbalancen und Muskelatrophien folgende Auswirkungen auf ein Gelenk haben:
- Störung des chondrosynovialen Stoffwechsels mit reduzierter Leistungsfähigkeit der Gelenke
- Fehlbelastung der Gelenke
- verminderte Gelenkstabilität
- Einschränkung der Gelenkbeweglichkeit
- Kraftreduktion
- Fehlkoordination
- Bewegungsstörungen
- neurovaskuläre Fehlregulation

Nach GARBE (1988, 189ff) bestehen muskuläre Dysbalancen schon bei Kindern. GARBE berichtet über Untersuchungen von TAUCHEL/MÜLLER, die bei Oberschülern, welche keinen außerschulischen Sport betreiben, Verkürzungen des m. rectus femoris in 26%, Verkürzungen der ischiokruralen Muskulatur in 67% aller Fälle fanden.

WEBER et al. (1985, 150) haben festgestellt, daß bei Sportlern, bei denen eine organische oder funktionelle Störung der Wirbelsäule vorliegt, ein Ungleichgewicht zwischen Bauch- und Rückenmuskulatur von bis zu 50 % bestehen kann. „Die Mehrzahl der ‚Rückenschmerzen' nicht nur bei Sportlern, ist durch vorhandene oder erworbene muskuläre Dysbalancen bedingt. Diese können Veränderungen in der Becken- und Wirbelsäulenstatik mit Auswirkungen auf die Druck- und Zugbelastung, insbesondere der 5. Zwischenwirbelscheibe und der kleinen Wirbelbogengelenke sowie den Bandapparat auslösen" (WEBER et al. 1985,150).

„Muskuläre Dysbalancen werden im Sport, bei leichteren alltäglichen Beschwerden am Bewegungsapparat, bei Haltungsstörungen und schließlich als Krankheitsursache viel zu wenig bedacht, besonders dann, wenn keine anderen morphologischen und pathologischen Ursachen gefunden werden können" (GARBE 1988, 197f.).

„In der Tat liegt außerordentlich häufig die Ursache für Beschwerden - auch an der Wirbelsäule oder an Gelenken - am Weichteilapparat, speziell am Funktionszustand der Wirbelsäule. Nur liegt die Ursache nicht in umschriebenen oder generalisierten Tonuserhöhungen der Muskulatur, sondern vor allem am Zustand des muskulären Ungleichgewichts mit funktionellen Verkürzungen von Muskelpartien einerseits und Schwächen andererseits" (GRAFF/PRAGER 1986a, 16).

Nach BRINGMANN/TAUCHEL (1989, 21ff) stellen muskuläre Dysbalancen einen wichtigen Einflußfaktor auf den Funktionszustand der Wirbelsäule dar. Ihrer Ansicht nach wird das Lumbalsyndrom häufig durch eine muskuläre Dysbalance der für die Becken-Wirbelsäulenstatik verantwortlichen Muskeln verursacht. Die daraus resultierenden biomechanisch unphysiologischen Verhältnisse führten dann zu dem bekannten Schmerzsymptom bis hin zu vermehrten Verschleißerscheinungen.

HOLMSTROEM et al. (1992, 3ff), TRIANO/SCHULTZ (1987, 561ff), McNEILL et al. (1980, 529ff) sowie ADDISON/SCHULTZ (1980, 539ff) fanden bei Rückenpatienten muskuläre Dysbalancen zwischen der Extensions- und Flexionsmuskulatur des Rumpfes.

ADDISON/SCHULTZ (1980, 539ff) quantifizierten bei männlichen und weiblichen Rückenpatienten muskuläre Dysbalancen zwischen der rechts- und linksseitigen Rumpflateralflexionsmuskulatur.

ANDERSSON et al. (1988, 587ff) fanden bei Kraftuntersuchungen von Topathlet(inn)en aus den Sportarten Ringen und Tennis Dysbalancen zwischen der rechts- und linksseitigen Rumpflateralflexionsmuskulatur. Die Muskelkraft der nichtdominanten Körperseite war dabei stärker entwickelt. Derartige Dysbalancen konnten die Autoren bei männlichen Normalpersonen nicht nachweisen.

FRANCO/HERZOG (1987, 351ff) stießen bei Untersuchungen von 28 jungen American Footballspielern auf signifikante Dysbalancen zwischen der Kraft von rechts- und linksseitiger HWS-Lateralflexionsmuskulatur.

TAUCHEL/BÄR (1989, 203) forderten dazu auf, muskuläre Dysbalancen zu analysieren, zu objektivieren und frühzeitig gezielt zu beeinflussen.

Muskuläre Dysbalancen, beispielsweise zwischen den Flexoren und Extensoren der Lenden- und Brustwirbelsäule oder zwischen der rechts- und linksseitigen zervikalen Rotationsmuskulatur, können nicht erfragt oder manuell erfühlt werden. Die optische Inaugenscheinnahme einer Person und ihrer Haltung ermöglicht ebenfalls keine eindeutige diesbzgl. Beurteilung.

Die weit verbreiteten (manuellen) Muskelfunktionstests - beispielsweise nach JANDA (1986) oder KENDALL (1985) - sind in erheblichem Maße von subjektiven Faktoren beeinflußt: „Der manuell vorgenommene Muskeltest hat zweifellos seine Nachteile. Obwohl er mit dem Fehler subjektiver Einschätzung behaftet ist, kann man trotzdem wertvolle Schlüsse aus ihm ziehen" (JANDA 1986, 10). „Die Verläßlichkeit des Tests hängt von dem Wissen, dem Geschick und der Erfahrung des Prüfers ab" (KENDALL 1985, 3). Muskuläre Dysbalancen sollten bzw. können folglich nur meßtechnisch bestimmt werden.

Die Analyse, Objektivierung und Beeinflussung muskulärer Dysbalancen setzt voraus, daß das Gleichgewicht - die Balance - von Muskelkräften, die auf ein Gelenk wirken, bekannt ist und hierfür (alters-, geschlechts- und beanspruchungsspezifische) Referenzwerte existieren.

Die Untersuchungen von MAYER/GREENBERG (1942, 843ff), ASMUSSEN/HEEBOLL-NIELSEN (1959, 174ff), ALSTON et al. (1966, 1041ff), NACHEMSON/LINDH (1969, 60ff), TROUP/CHAPMAN (1969, 49ff), ADDISON/SCHULTZ (1980, 539ff), HASUE et al. (1980, 143ff), McNEILL et al. (1980, 529ff), SMIDT et al. (1980, 165ff), DAVIES/GOULD (1982, 164ff), THORSTENSSON/ARVIDSON (1982, 71), THORSTENSSON/NILSSON (1982, 61ff), BIERING-SOERENSEN (1983, 106ff), SMIDT et al. (1983, 211ff), LANGRANA/LEE (1984, 171ff), MAYER et al. (1985c, 912ff), NICOLAISEN/JOERGENSEN (1985, 121ff), THORSTENSSON et al. (1985a, 15ff), SMITH et al. (1985, 757ff), FRANCO/HERZOG (1987, 351ff), NORDIN et al. (1987, 105), REID/COSTIGAN (1987, 783ff), SCHULTZ et al. (1987, 320ff), SMIDT/BLANPIED (1987, 1025ff), STOKES (1987, 1230ff), TRIANO/SCHULTZ (1987, 561ff), ZETTERBERG et al. (1987, 1035ff), SMIDT et al. (1989, 815ff), TAUCHEL/BÄR (1989, 203ff), POLLOCK et al. (1990c), CARPENTER et al. (1991b, 1991c, 1991d, 1991e), GOMEZ et al. (1991, 15ff), SILVERMAN et al. (1991, 679ff), CALE'-BENZOOR et al. (1992, 99ff), FULTON et al. (1992, 1992a), HOLMSTROEM et al. (1992, 3ff), MCGILL (1992, 395ff) haben gezeigt, daß die Muskelkraftverhältnisse von Rumpf-, Nacken- und Halsmuskeln von einer Fülle von Faktoren beeinflußt werden. Als Haupteinflußfaktoren sind hierbei zu nennen:
- Art und Typ des eingesetzten Meßgeräts
- Testverfahren (isometrische/isokinetische Kraftmessung, sportmotorischer Test)
- Körperposition (stehend, liegend, sitzend)
- Lage des Drehpunkts bei achsengerechter Positionierung von Meßgerät und Körper
- Art und Effizienz der Stabilisierungsmaßnahmen für Becken, Torso und Schultergürtel
- Grad der Isolation der Hauptfunktionsmuskulatur

- Meßposition innerhalb der gesamten Bewegungsamplitude
- Eliminierung von Schwerkrafteinflüssen auf Oberkörper- und Kopfmasse
- Reihenfolge der Testpositionen
- Alter
- Geschlecht
- Beschwerdebild
- Art der Beanspruchung/Trainingszustand

Bis heute hat sich weder in der Medizin noch in der Sportwissenschaft eine einheitliche standardisierte Methodik zur Kraftanalyse der wirbelsäulensichernden und -entlastenden Strukturen etablieren können. Obwohl mittlerweile eine Reihe technisch weit entwickelter Meßgeräte verfügbar sind, existiert bisher kein einheitlicher Standard, weder technisch noch methodisch. Solange dies der Fall ist, müssen für jeden einzelnen Typus von Meßgerät alters-, geschlechts- und beanspruchungsspezifische Referenzwerte für die Muskelkraft der einzelnen Rumpf-, Nacken- und Halsmuskeln sowie für deren Kraftverhältnisse untereinander, entwickelt werden, bevor muskuläre Defizite wirbelsäulensichernden Strukturen bei Normalpersonen, Sportlern oder Rückenpatienten evaluiert und quantifiziert werden können.

Der Aspekt „muskuläre Dysbalancen" der wirbelsäulensichernden und -entlastenden Muskelgruppen existiert bisher überwiegend als theoretisches Konstrukt, das der Entmystifizierung bedarf. Hierfür ist einerseits umfangreiches, detailliertes Datenmaterial sowie andererseits eine wesentlich komplexere Betrachtungsweise der Muskelkraftverhältnisse an der Wirbelsäule erforderlich.

Autoren wie KAPANDJI (1985, 2ff) und JUNGHANNS (1986, 18ff) betonen die Komplexität der muskulären Vertäuung bzw. des statisch-dynamischen Muskel-Bänder-Korsetts der Wirbelsäule. Die Quantifizierung der muskulären Sicherung der Wirbelsäule bedarf daher einer komplexen Betrachtungsweise, wobei nicht nur die Ausprägung der Muskelkraft und -leistungsfähigkeit einzelner Muskelgruppen, sondern insbesondere auch deren Verhältnisse zueinander objektiviert und analysiert werden müssen. Erst danach liegen genügend Informationen vor, um den muskulären Status der Wirbelsäule bewerten zu können. Monokausale Ansätze, welche lediglich die Muskelkraft bzw. -leistungsfähigkeit einzelner Rumpf- oder Nackenmuskeln evaluieren, können der Komplexität des Problems nicht gerecht werden und sind folglich nur von eingeschränkter Aussagekraft.

McNEILL (1980, 529ff) fand bei vergleichenden Untersuchungen der isometrischen Maximalkraft der Rumpfextensions-, Rumpfflexions- und Rumpflateralflexionsmuskulatur männlicher und weiblicher Rückenpatienten signifikante Kraftdefizite in allen analysierten Rumpfmuskeln. Die Rumpflateralflexionsmuskulatur der Rückenpatienten wies dabei ein größeres Kraftdefizit (durchschnittlich 38,4-46,8%) als die Rumpfflexionsmuskulatur (durchschnittlich 20,1-35,6%) sowie ein nahezu gleichgroßes Defizit wie die Rumpfextensionsmuskulatur (durchschnittlich 48,6-56,4%) auf.

ADDISON/SCHULTZ (1980, 539ff) ermittelten bei vergleichbaren Untersuchungen von beschwerdefreien männlichen und weiblichen Personen sowie männlichen und weiblichen Rückenpatienten Muskelkraftdefizite der Rückenpatienten von durchschnittlich 46-61,5% (Rumpfextensoren), 26-47% (Rumpfflexoren) bzw. 39-49% (Rumpflateralflexoren).

SEEDS et al. (1988, 121ff) gelangten bei vergleichenden Muskelkraftuntersuchungen von 143 männlichen und 29 weiblichen Rückenpatienten und 110 beschwerdefreien Männern und 50 beschwerdefreien Frauen zu der Erkenntnis, daß Rückenpatienten durchschnittliche Muskelkraftdefizite von 42% bei den Rumpfextensoren, 15-20% bei den Rumpflateralflexoren und 10-12% bei den Rumpfrotatoren aufweisen.

Auch für den Bereich der Halswirbelsäule gibt es Belege, welche die Forderung nach einer komplexen Betrachtung der muskulären Sicherung unterstützen. Beispielsweise fanden SILVERMAN et al. (1991, 679ff) bei Muskelkraftuntersuchungen der zervikalen Flexions- und Rotationskraft von beschwerdefreien Personen und von Nackenpatienten signifikante Muskelkraftdefizite der Nackenpatienten ähnlichen Ausmaßes sowohl bei den zervikalen Flexoren (47,4%) als auch bei den zervikalen Rotatoren (44,4-45,5%).

Anläßlich internationaler Kongresse (Beispiel: „SPINE AND STRENGTH SYMPOSIUM", San Diego/USA, 17./18. Juli 1992) wird vermehrt die dreidimensionale Betrachtung des Funktionszustands und der muskulären Sicherung der Wirbelsäule gefordert. In Anbetracht der Tatsachen, daß deren zweidimensionale Evaluation bis heute nicht annähernd befriedigend realisiert wurde sowie des nachweislich vorhandenen Defizits an Referenzdatenmaterial erscheinen diesbzgl. Forderungen ihrer tatsächlichen Realisierbarkeit weit vorauszueilen.

Die Analyse muskulärer Defizite oder Dysbalancen der Rumpf-, Nacken- und Halsmuskulatur eines Individuums setzt nach bisher vorliegenden Erkenntnissen u.a. die Existenz folgender elementarer Komponenten voraus:
- alters-, geschlechts- und beanspruchungsspezifische Referenzwerte für die Muskelkraft der Rumpf-, Nacken- und Halsmuskulatur
- alters-, geschlechts- und beanspruchungsspezifische Referenzwerte für die Muskelkraftverhältnisse an Rumpf und Halswirbelsäule

Es ist unschwer ersichtlich, daß es sich bei der Kraftanalyse der wirbelsäulensichernden Muskelgruppen um eine sehr junge Disziplin handelt, deren Erkenntnisstand derzeit noch als sehr lückenhaft bezeichnet werden muß und bei der Anspruch und Wirklichkeit noch erheblich auseinanderklaffen. Das präventiv und rehabilitativ bedeutsame Potential, das in diesen Maßnahmen zur Quantifizierung und Charakterisierung der muskulären Sicherung der Wirbelsäule steckt, ist jedoch unverkennbar und wird in naher Zukunft durch die mittlerweile verfügbare neue Generation technisch innovativer Analysesysteme vermehrt ausgeschöpft werden können.

Kapitel 5.7

Die statische Leistungsfähigkeit der Rumpfmuskulatur

Für die Charakterisierung der statischen Leistungsfähigkeit der Rumpfmuskulatur liegt nur sehr wenig Datenmaterial vor, während für die dynamische Leistungsfähigkeit der Rumpfmuskulatur sowie für die statische und dynamische Leistungsfähigkeit der Nakken- und Halsmuskulatur bisher überhaupt keine Erkenntnisse vorliegen. Hierfür zeichnet jeweils das Fehlen reliabler und insbesondere valider spezifischer Testverfahren verantwortlich.

BIERING-SOERENSEN (1984, 106ff) haben die statische Muskelleistungsfähigkeit der Rückenmuskulatur anhand eines selbstkonzipierten Haltetests quantifiziert. Das Becken sowie die Ober- und Unterschenkel der in Bauchlage befindlichen Testperson wurden hierfür auf einem Untersuchungstisch mittels Gurtbändern fixiert. Die Aufgabe der Testperson bestand bei diesem Test darin, den nichtabgestützten Oberkörper mit vor dem Körper verschränkten Armen möglichst lange in horizontaler Position zu halten. „Der Test wurde so lange fortgesetzt, bis der Teilnehmer seine Haltung nicht länger kontrollieren konnte oder bis er seine Toleranzgrenze für Ermüdungssymptome erreichte" (BIERING-SOERENSEN 1984, 108). Nach BONDE-PETERSEN et al. (1975, 43ff) entspricht die relative Last bei einer derartigen Analysekonstruktion ca. 50% MVC.

119 beschwerdefreie Männer und 129 beschwerdefreie Frauen im Alter von jeweils 30-60 Jahren erzielten dabei eine durchschnittliche Haltezeit von 198 sec bzw. 197 sec., während drei unterschiedliche Gruppen von männlichen und weiblichen Rückenpatienten gleichen Alters durchschnittlich Haltezeiten von 23 bis 125 sec realisierten.

NICOLAISEN/JOERGENSEN (1985, 121ff) analysierten unter Einsatz des BIERING-SOERENSEN-Tests die statische Muskelleistungsfähigkeit der Rückenmuskulatur von 24 weiblichen und 53 männlichen Briefträgern. Diese wurden in Abhängigkeit von ihrer Rückenschmerzhistorie in drei Gruppen eingeteilt. Die Angehörigen der Gruppe 1 waren aufgrund ihrer Rückenschmerzen arbeitsunfähig, die Angehörigen der Gruppe 2 litten unter Rückenschmerzen, waren jedoch arbeitsfähig, während die Angehörigen der Gruppe 3 noch nie unter Rückenschmerzen gelitten hatten.

Für die Briefträgerinnen wurden dabei folgende Haltezeiten ermittelt: 146 ± 61,6 sec (Gruppe 1), 227 ± 37,1 sec (Gruppe 2) sowie 219 ± 33,0 sec (Gruppe 3). Die entsprechenden Werte der männlichen Briefträger waren 148 ± 61,2 sec (Gruppe 1), 194 ± 59,9 sec (Gruppe 2) sowie 184 ± 59,0 sec (Gruppe 3).

Die Autoren fanden heraus, daß Frauen über ausdauerndere Rückenmuskeln verfügen als Männer. Die Unterschiede innerhalb der einzelnen Gruppen erklären sich nach NICOLAISEN/JOERGENSEN durch Unterschiede in der Faserstruktur der Rückenmuskulatur. „Gruppe 1-Personen haben mehr ermüdbare fast twitch-Fasern und sind daher empfindlicher bzgl. Haltungsstreß und muskulärer Ermüdung der Haltemuskulatur" (NICOLAISEN/JOERGENSEN (1985, 121).

HULTMAN et al. (1993, 114ff) haben unter geringfügiger Modifikation des BIERING-SOERENSEN-Tests 36 gesunde Männer sowie 91 Männer mit prächronischen und 21 Männer mit chronischen Rückenschmerzen untersucht und dabei folgende Haltezeiten ermittelt: 150 ± 49 sec (gesunde Männer), 134 ± 47 sec (prächronische Rückenpatienten) sowie 85 ± 41 sec (chronische Rückenpatienten). Ein darüber hinaus durchgeführter Haltetest für die ventrale Muskulatur (Sit-up-Test mit einem sagittalen Hüftwinkel von 110°) quantifizierte die statische Muskelleistungsfähigkeit der Bauchmuskulatur wie folgt: 54 ± 28 sec (gesunde Männer), 42 ± 25 sec (prächronische Rückenpatienten) sowie 35 ± 26 sec (chronische Rückenpatienten). Die Autoren fanden heraus, daß die statische Muskelleistungsfähigkeit der Rücken- und Bauchmuskulatur sowie die radiologische Dichte des lumbalen m. erector spinae chronischer

Rückenpatienten im Vergleich zu gesunden Männern signifikant geringer sind, während sich die Querschnittsflächen des m. erector spinae auf Höhe von L3 nicht signifikant voneinander unterscheiden.

Auch LARSON et al. (1995) haben einen geringfügig modifizierten BIERING-SOERENSEN-Test eingesetzt und dabei insgesamt 272 männliche und weibliche Patienten untersucht. Diese Patienten litten unter verschiedensten Beschwerden, jedoch nicht unter akuten Rückenbeschwerden. Die Autoren ermittelten dabei für die 116 männlichen Patienten Haltezeiten von 155 ± 53 sec (Altersgruppe 20-34 Jahre), 159 ± 47 sec (Altersgruppe 35-44 Jahre) sowie 141 ± 49 sec (Altersgruppe 45-55 Jahre). Die Meßwerte der 156 weiblichen Patienten betrugen 184 ± 46 sec (Altersgruppe 20-34 Jahre), 182 ± 47 sec (Altersgruppe 35-44 Jahre) sowie 167 ± 57 sec (Altersgruppe 45-55 Jahre).

Eine parallel durchgeführte elektromyographische Quantifizierung des Ermüdungsverhaltens der lumbalen m. erector spinae (bilaterale Elektrodenpositionen: Segmente L1/L2 und L4/L5, Meßparameter/Ermüdungsindex: Veränderung der mean power frequency als eine Funktion der Zeit) ergab folgende relative Veränderungen der mean power frequency:
- -37 ± 20 Hz/min (Männer Altersgruppe 20-34 Jahre)
- -29 ± 10 Hz/min (Männer Altersgruppe 35-44 Jahre)
- -28 ± 15 Hz/min (Männer Altersgruppe 45-55 Jahre)
- -22 ± 12 Hz/min (Frauen Altersgruppe 20-34 Jahre)
- -17 ± 13 Hz/min (Frauen Altersgruppe 35-44 Jahre)
- -17 ± 12 Hz/min (Frauen Altersgruppe 45-55 Jahre)

Die weiblichen Patienten zeigten in allen Altersgruppen eine signifikant höhere statische Muskelleistungsfähigkeit als die männlichen Patienten (Haltezeit: $p \leq 0,001$, elektromyographische Ermüdungsindexe: $p \leq 0,001$).

MANNION/DOLAN (1994, 1223ff) verwendeten ebenfalls eine Analysekonstruktion, die auf der von BIERING-SOERENSEN beruhte. Neben der maximalen Haltezeit wurde dabei anhand von elektromyographischen Untersuchungen das Ermüdungsverhalten des thorakalen und lumbalen m. erector spinae evaluiert (Elektrodenpositionen: Segmente T10 sowie L3, EMG-Parameter: Veränderung der median frequency des elektromyographischen Leistungsspektrums). Als Probanden dienten 21 gesunde Männer und 208 gesunde Frauen.

Die durchschnittliche Haltezeit der Frauen betrug 142 ± 55 sec und unterschied sich damit signifikant ($p \leq 0,05$) von der durchschnittlichen Haltezeit der Männer (116 ± 40 sec). Männer zeigten darüber hinaus eine größere prozentuale Verringerung der median frequency als Frauen (thorakaler m. erector spinae: 37 ± 15% gegenüber 32 ± 14%, $p > 0,05$, lumbaler m. erector spinae: 48 ± 11% gegenüber 35 ± 12%, $p \leq 0,001$). Die Autoren fanden sowohl bei den Männern als auch bei den Frauen eine stärkere Verringerung der median frequency im lumbalen m. erector spinae (thorakaler m. erector spinae: 33 ± 14%, lumbaler m. erector spinae: 36 ± 13%, $p \leq 0,001$). „Die Ausdauer scheint durch die am stärksten ermüdbare Region der Muskelgruppe limitiert zu sein... Bei gleicher Aufgabenstellung sind die Rumpfextensoren von Frauen weniger leicht ermüdbar als die von Männern" (MANNION/DOLAN 1994, 1223).

BIEDERMANN/FORREST (1989) setzten ein von BIEDERMANN et al. (1991, 1179ff) beschriebenes elektromyographisches Testverfahren ein. Dabei hielt die stehende Testperson mit ausgestreckten Armen ein ca. 5 kg (11,6 amerikanische pounds) schweres Gewicht vor dem Körper, wobei die Positionen der Füße, des Beckens und der Wirbelsäule standardisiert waren. Untersuchungen der median frequency des m. iliocostalis lumborum (bilaterale Elektrodenposition: Segmente L2-L3) sowie des m. multifidus (bilaterale Elektrodenposition: Segmente L4-L5) bei 30 gesunden Männern und 33 gesunden Frauen (Durchschnittsalter: 28,6 Jahre) führten zu der Erkenntnis, daß Frauen in diesen Muskelgruppen eine stärkere Ermüdung zeigen und damit eine geringere statische Muskelleistungsfähigkeit aufweisen als gleichaltrige Männer.

ROY/DE LUCA et al. (1989/1990/1995, s. auch KLEIN et al. 1991) entwickelten auf der Basis eines sogenannten Back-Analysis-Systems ein EMG-Protokoll zur Evaluation des Ermüdungsverhaltens des m. erector spinae (bilaterale Elektrodenpositionen: m. longissimus thoracis: Segment L1, m. iliocostalis lumborum: Segment L2, m. multifidus: Segment L5, EMG-Parameter: Veränderung der median frequency des elektromyographischen Leistungsspektrums). Spezielle Fixierungsmechanismen stabilisieren dabei das Becken und die unteren Extremitäten der stehenden Testperson. Diese führt gegen einen fixierten Kraftaufnehmer jeweils 30 Sekunden dauernde submaximale isometrische Kontraktionen der Rumpfextensoren mit einer Intensität von i.d.R. 40% und 80% des vorab ermittelten MVC durch. Die Standardisierung der Intensität wird dabei durch einen in Augenhöhe vor der Testperson befindlichen Monitor sichergestellt.

Vergleichende Untersuchungen des Ermüdungsverhaltens von 12 gesunden Männern (Alter: 27,4 ± 6,8 Jahre) und 12 chronischen Rückenpatienten (Alter: 32,5 ± 13,6 Jahre) bzw. von 42 gesunden Personen und 28 chronischen Rückenpatienten führten zu der Erkenntnis, daß der lumbale m. erector spinae chronischer Rückenpatienten bei definierter Belastung eine vermehrte Ermüdung zeigt. „Median frequency-Parameter unterschieden sich zwischen Patienten und Normalpersonen aufgrund unterschiedlicher Muskelaktivierungs- und Belastungsverteilungsmuster innerhalb der verschiedenen paraspinalen Muskeln als Antwort auf Schmerz oder Angst vor erneuter Verletzung" (ROY et al. 1995, 45).

ROY et al. (1989, 992ff) fanden ferner heraus, daß das median frequency-Verhalten sowohl muskelspezifisch als auch lastabhängig ist. Die vermehrte Ermüdung chronischer Rückenpatienten erklären die Autoren mit einem größeren Anteil von Typ II-Fasern. ROY et al. (1989, 1990, 1995) sowie KLEIN et al. (1991) konnten nachweisen, daß ihr EMG-Protokoll zur Differenzierung von Personen mit und ohne Rückenbeschwerden besser geeignet ist als isometrische Maximalkraftanalysen im Stehen.

KAPITEL 6

DIE TRAINIERBARKEIT DER RUMPF-, NACKEN- UND HALSMUSKULATUR

Kapitel 6.1

Ausgewählte trainingswissenschaftliche Aspekte

Mobilitätsanalysen der Lenden-/Brust- und Halswirbelsäule sowie Muskelkraftanalysen der Rumpf-, Nacken- und Halsmuskulatur charakterisieren den momentanen Funktionszustand der Wirbelsäule eines Individuums und quantifizieren Mobilitätsdefizite und -dysbalancen sowie muskuläre Defizite und Dysbalancen.

Wie in den vorstehenden Kapiteln dokumentiert, lassen sich derartige Defizite und Dysbalancen bei Rückenpatienten, beschwerdefreien Normalpersonen sowie bei Sportlern und Athleten nachweisen. Es stellen sich daher die Fragen, wie, ob und in welchem Ausmaß Defizite des Funktionszustands der Wirbelsäule mit spezifischen Trainingsmaßnahmen reduziert oder beseitigt werden können. Die Beantwortung dieser Fragestellungen setzt dabei voraus, daß Charakteristika einer voll funktionsfähigen Wirbelsäule bekannt und als Trainingsziele präzise definiert sind.

6.1.1 Trainingsziele

PARVIAINEN/DENNER (1992) definieren folgendes Anforderungsprofil an eine voll funktionsfähige Wirbelsäule:
- optimale Mobilität in allen Segmenten und Bewegungsebenen
- optimale und ausgewogene Muskelkraft der wirbelsäulensichernden Rumpf-, Nacken- und Halsmuskulatur unter statischen und dynamischen Arbeitsbedingungen
- optimale Leistungsfähigkeit/Ausdauer der wirbelsäulensichernden Rumpf-, Nacken- und Halsmuskulatur unter statischen und dynamischen Arbeitsbedingungen

In den Kapiteln 4 und 5 wurde das bisher verfügbare Datenmaterial zur Charakterisierung dieser einzelnen Kriterien systematisiert dargestellt. Das in den Kapitel 7 bis 9 vorgestellte eigene „Analyse- und Trainingskonzept zur Quantifizierung und Optimierung des Funktionszustands der Wirbelsäule" liefert alters- und geschlechtsspezifisches Referenzdatenmaterial und ermöglicht dadurch eine mosaiksteinartige Komposition des o.a. Anforderungsprofils an eine voll funktionsfähige Wirbelsäule. Dessen Realisierung im Einzelfall stellt für PARVIAINEN/DENNER (1992) die Hauptzielsetzung aller primär-, sekundär- und tertiärpräventiven Trainingsmaßnahmen dar.

Nach BÖRDLEIN (1995) soll frühzeitige intensive Therapie die Chronifizierung von Rückenbeschwerden verhindern.

Für HOLMES (1992) hat die Prävention und Behandlung von Skoliosen, Stenosen, Ischiasbeschwerden, Bandscheibenvorfällen, Spondylolysen, Funktionsstörungen der Facetten sowie Überbelastungen der Wirbelsäule ein gemeinsames Ziel: Die Verbesserung bzw. Optimierung der Muskelkraft.

NELSON (1993, 79ff) erklärte die funktionelle Wiederherstellung des Patienten zum obersten Trainingsziel. Darunter versteht er die Normalisierung von spinaler Muskelkraft, -ausdauer und Beweglichkeit. „...Rehabilitation verfolgt die Absicht, spinale Funktion zu verbessern - nicht Schmerzen zu verringern."

JACKSON/BROWN (in CARPENTER 1992a) definieren folgende Gründe für die Verschreibung eines körperlichen Trainingsprogramms für Rückenpatienten:
- Verringerung von Schmerz
- Kräftigung schwacher Muskeln
- Verringerung von mechanischem Streß für die spinalen Strukturen
- Verbesserung des Fitneßzustands zur Vermeidung von Verletzung
- Stabilisierung hypermobiler Segmente
- Verbesserung der Haltung

- Verbesserung der Mobilität
- Verringerung von körperlichem und psychologischem Streß

LEGGETT (1991) und CARPENTER (1992a) definieren primäre und sekundäre Behandlungsziele bei der Rehabilitation von Rückenpatienten:
- primäre Behandlungsziele
  - Vergrößerung der isometrischen Kraft über die gesamte Bewegungsamplitude
  - Vergrößerung der dynamischen Kraft und Ausdauer
  - Vergrößerung der Gesamtmobilität
  - Verringerung der subjektiven Schmerzbewertung
  - Verbesserung funktioneller Aktivitäten des täglichen Lebens
  - Verbesserung psychosozialer Funktion
- sekundäre Behandlungziele
  - Vergrößerung der Kraft von Ober- und Unterkörper
  - Vergrößerung der aeroben Fitneß
  - Verbesserung der Körperzusammensetzung
  - Verbesserung von Haltung und Körpermechanik
  - Verbesserung der arbeitsbezogenen Leistungsfähigkeit

BRACKER (1994) nennt folgende Ziele bei der Behandlung von Wirbelsäulenpatienten:
- unverzügliche Wiederherstellung der Wirbelsäulenfunktion
- geringe Kosten für die Gesellschaft
- Kostenersparnis durch Reduktion der Anzahl diagnostischer Techniken sowie durch Limitierung langfristiger passiver Behandlungsmodalitäten
- Minimierung unwirksamer Operationen
- Operationen zum optimalen Zeitpunkt
- unverzügliche Wiederherstellung der Arbeitsfähigkeit

Nach HOLMES (1994) stellt bei der Behandlung chronischer Rückenpatienten die funktionelle Wiederherstellung und nicht die Beschwerdefreiheit das Primärziel dar.

KINNEY (1993) unterscheidet die Zielsetzungen aktiver Behandlung wie folgt:
1. Remobilisierung
2. muskuläre Rehabilitation
3. Anpassungen des Lebensstils

Das finnische SISU Rehabilitationsprogramm (PARVIAINEN 1992) verfolgt bei der Behandlung chronischer Rückenpatienten drei Hauptzielsetzungen:
1. Vergrößerung der Funktions- und Arbeitsfähigkeit des Patienten
2. Überwindung der Furcht vor Schmerzen bei verschiedenen Aktivitäten
3. Motivation zu Eigenverantwortlichkeit und Steigerung diesbzgl. Fähigkeiten des Patienten

6.1.2 Trainingsformen

Die Auswahl der Trainingsformen, -methoden und -mittel wird im wesentlichen von zwei Faktoren bestimmt:
1. Trainingsziele
2. prinzipieller Zugang und Problemlösungsansatz

Auf dem Gebiet der aktiven Primär-, Sekundär- und Tertiärprävention von Rückenbeschwerden existieren unterschiedliche Lösungsansätze.

Am weitesten verbreitet sind dabei die überwiegend verhaltenspräventiv ausgerichtete Rückenschule (s. HAUSER-BISCHOF et al. 1991, REINHARDT 1989, KAISSER/HÖFLING 1990, KEMPF 1990) sowie der funktionsgymnastische Ansatz (s. FLEISS 1991, KNEBEL 1985). Mit kontinuierlich zunehmender Tendenz kommen mittlerweile auch trainingswissenschaftliche Konzepte wie progressives dynamisches Krafttraining zum Einsatz.

„In den 80er Jahren wurde belegt, daß die Rückenschule allein das enorme sozio-ökonomische Problem der Rückenschmerzen nicht lösen kann, sondern ein konsequent durchgeführtes, muskuläres Rehabilitationsprogramm folgen muß, um langfristig nicht nur eine Reduktion der Schmerzen zu bewirken, sondern auch eine Wiedereingliederung in den Arbeitsprozeß und die Wiedererlangung einer vollen Arbeitskapazität möglich zu machen" (MAYER in HAUSER-BISCHOF et al. 1991, 18).

Nachfolgend werden einige ausgewählte, aktuelle Lösungsansätze für das rehabilitative Training von Rückenpatienten in Kurzform vorgestellt.

DUHEM (1992) strebt bei Rückenpatienten „la reeducation et readaptation fonctionelles" an, wobei er Elemente der klassischen Rückenschule mit modernen trainingswissenschaftlichen Methoden aus dem Bereich des funktionellen Krafttrainings miteinander verbindet.

MOONEY (1991) gibt das Leitmotiv „Reaktivierung anstelle von Rehabilitation" aus und empfiehlt ein komplexes Behandlungsprogramm, das einerseits eine umfassende Information und Schulung des Patienten, andererseits ein intensives Kraft-, Herz-Kreislauf-, Beweglichkeits- und Alltagstauglichkeitstraining beinhaltet, bei dem progressives, dynamisches Krafttraining der Rumpf- und Nackenmuskulatur eine essentielle Rolle spielt.

Für BURNS (1994) ist die funktionelle Wiederherstellung des Patienten das oberste Ziel, welches durch konditionierende Übungen, Rückenschule, Simulation von Arbeitsaufgaben, Verhaltensveränderungen und Streßmanagement realisiert werden sollte.

Für RISCH et al. (1993, 232ff) ist die körperliche Rehabilitation eine wichtige Komponente bei der Rehabilitation chronischer Rückenpatienten, die in Verbindung mit psychologischer Rehabilitation einerseits die Rückkehr an den Arbeitsplatz und andererseits Verbesserungen bei Aktivitäten des täglichen Lebens ermöglichen soll. Für die Autoren ist „physical reconditioning" - insbesondere von atrophierten Muskeln -, u.a. mittels progressivem dynamischem Krafttraining, ein wichtiger Bestandteil bei der Behandlung chronischer Rückenpatienten.

Für MAYER (1992a), RISCH et al. (1993, 232ff), MOONEY (1992b) sowie PARVIAINEN/DENNER (1992) stellt das sogenannte „deconditioning syndrome" einen wichtigen

Einflußfaktor auf den Funktionszustand und das Beschwerdebild der Wirbelsäule dar (s. auch Kapitel 2.2). Die North American Spine Society (in CARPENTER 1992a) sowie MAYER (1992b) empfehlen bei Vorliegen von „deconditioning" die Aufnahme eines „reconditioning"-Programms.

„...reconditioning folgt sportmedizinischen Prinzipien. Die Patienten arbeiten daran, Mobilität, Kraft, Ausdauer und Gewandtheit wiederzugewinnen, indem sie eine Vielfalt von Mobilisationsübungen, aeroben Übungen und Krafttrainingsübungen anwenden. Alle Übungen werden gesteuert durch das häufige Nachtesten des Patienten zur Dokumentation von Fortschritten und Bereichen, in denen weiterhin Defizite bestehen und die weiterer Betonung im Training bedürfen" (MAYER 1992b).

Die bisher praktizierten Lösungsansätze haben alle ihre Existenzberechtigung, ihre Effizienz ist vielfach evaluiert und dokumentiert (Bsp: HAUSER-BISCHOF et al. 1991, VERSLOOT et al. 1992, KHALIL et al. 1992, ELNAGGAR et al. 1991, GARBE 1988, LEGGETT 1992, RISCH et al. 1993). Während die Rückenschule und der funktionsgymnastische Ansatz als präventiv und rehabilitativ wirksame Konzepte - trotz deren offensichtlich nur relativ kurzfristiger Wirksamkeit (s. BAUMANN/SCHÖPS 1993 bzw. COHEN et. al. 1994) - respektiert und etabliert sind, wird die Notwendigkeit des Einsatzes von gezieltem, apparativ gestütztem Krafttraining zur Primär-, Sekundär- und Tertiärprävention von Funktionsbeeinträchtigungen und Erkrankungen der Wirbelsäule noch kontrovers und dabei vielfach unsachlich diskutiert. Zum Zwecke der Beurteilbarkeit des Wertes und der Einsatzmöglichkeiten dieser Trainingsmaßnahme wird nachfolgend sowie in Kapitel 9 der momentane Erkenntnisstand bzgl. der Trainierbarkeit der Rumpf-, Nacken- und Halsmuskulatur mittels apparativ gestütztem, progressivem statischen und dynamischen Krafttraining dargestellt.

Krafttraining an speziell hierfür entwickelten Apparaturen wird gerne und oftmals als eine Trainingsform des „High-Tech-Zeitalters" dargestellt. Der Amerikaner Arthur Jones, der Anfang der 70er Jahre auf der Grundlage neu entwickelter Krafttrainingsgeräte die sogenannte Nautilusmethode (s. DENNER 1987) entwickelte und popularisierte, gilt dabei als Begründer des modernen, apparativ gestützten Krafttrainings. In der Medizin ist diese Form des Krafttrainings jedoch bereits seit Mitte des vergangenen Jahrhunderts bekannt. Der schwedische Arzt Dr. Gustav Zander entwickelte im Jahre 1857 ein umfassendes Behandlungskonzept, dessen Herzstück insgesamt 76 verschiedene, überwiegend mechanische Meß- und Trainingsgeräte (u.a. für die Rumpfextension und -lateralflexion) bildeten (LEVERTIN et al. 1906). Dieses als „medico-mechanische Gymastikmethode" bezeichnete Behandlungskonzept war Ende des vergangenen Jahrhunderts in insgesamt 139 „Medico-Mechanical Zander-Institutes" europaweit verbreitet. Es existierten sogar Zander-Institute in den USA, Argentinien und Chile. In Friedrichsbad wurden beispielsweise in den Jahren 1884-1893 insgesamt 5581 Personen nach der Zandermethode behandelt. Diese beinhaltete aktives, progressives dynamisches Muskel- und Krafttraining, passive Bewegungen und mechanische Operationen (Vibration, Percussion, Kneten...) an jeweils hierfür entwickelten Apparaturen. Vor Trainingsbeginn und nach Trainingsende erfolgte eine Muskelkraftanalyse, die zur Entwicklung eines individuellen Trainingsprogramms, zur Trainingssteuerung sowie zur Dokumentation der Effizienz des Trainingsprogramms eingesetzt wurde. Aufgrund ihrer brillanten Effizienz genoß die Zandermethode in der medizinischen Welt größte Akzeptanz. In vielen Rekonvaleszentenheimen für verletzte Arbeiter konnte die Invaliditätsrate mit Hilfe der Zandermethode von 100 % auf durchschnittlich 35-40 % reduziert werden.

Nach MOONEY (1992c) nahm in der ersten Hälfte dieses Jahrhunderts die Bedeutung der Trainingsbehandlung sowie der körperlichen Aktivität generell wieder ab. Körperliche Ruhe und Erholung galt nun der Vorzug bei der Behandlung und Heilung von Erkrankungen des Muskel- und Skelettsystems. Erst der 2. Weltkrieg und der damit verbundene Bedarf an einsatzfähigen Soldaten habe dann zur Wiedereinführung von progressivem Krafttraining geführt.

Nach Ansicht von HESSLINK (1992) wird progressives dynamisches Krafttraining in den 90er Jahren dieses Jahrhunderts auf dem Gebiet der Prävention und Rehabilitation von Erkrankungen und Veränderungen des Muskel- und Skelettsystems eine neue Blütezeit erleben.

6.1.3 Anpassungserscheinungen beim Krafttraining

Eine Trainingsform legitimiert ihre Existenzberechtigung primär anhand ihrer Effizienz sowie der bei ihrem Einsatz erzielbaren Anpassungserscheinungen.

Nach TESCH (1992, 246f.) werden Art und Umfang dieser Anpassungserscheinungen durch Art, Intensität und Dauer des Trainings beeinflußt.

PARVIAINEN/DENNER (1992) nennen drei Kategorien von Adaptationen beim Einsatz von progressivem dynamischem Krafttraining:
1. Metabolische Adaptationen
2. Neuronale Adaptationen
3. Morphologische Adaptationen

BRECHUE (1994) unterscheidet vier Kategorien von Adaptationen:
1. Kraftadaptationen (Kraft, Geschwindigkeit)
2. Muskelhypertrophie (ultrastrukturelle, biochemische, histochemische und endokrine Adaptationen)
3. neuronale Adaptationen
4. Adaptationen von Skelett und Bindegewebe (nicht-kontraktile Proteine)

Nach POLLOCK et al. (1993, 263) führt Krafttraining zu Verbesserungen folgender physiologischer Parameter:
- Kraft
- Kraftausdauer
- Muskelmasse
- Knochenmasse
- Bindegewebsdicke

Nach TAIMELA (1994) kann spezifisches Krafttraining zu folgenden adaptativen Veränderungen der Wirbelsäule führen:
1. adaptative Veränderungen definierter biologischer Strukturen
- Knochen
- Knorpel
- Bänder und Bindegewebe
- Zwischenwirbelscheiben
- Muskeln
- Blutversorgung (Zunahme der Kapillardurchblutung und -dichte)
2. adaptative metabolische Veränderungen
- Enzymaktivitäten
- Energieversorgung

HOLLMANN/HETTINGER (1980, 272) spezifizierten die Wirkungen von Krafttraining:
- Hypertrophie
- Hyperplasie (evtl.)
- Vermehrung des DNS- und RNS-Gehalts sowie der Asparaginaminotransferase
- Vermehrung der Myofibrillen, der Aktin- und Myosinmoleküle
- Vermehrung des Kreatinphosphats, evtl. auch des ATP-Gehalts, der Myosin-ATPase
- je nach Art des Krafttrainings Vermehrung der Masse an langsamen und schnellen Muskelfasern
- Vergrößerung motorischer Nerven und der Synapsen, der Transmitterproduktion bzw. -freisetzung
- reduzierte elektrische Aktivität für eine gegebene submaximale Kraftbeanspruchung, Frequenz- und Amplitudenzunahme bei Maximalbelastung
- Vergrößerung des Diaphysendurchmessers der Röhrenknochen, der Kortikalschicht und Vergrößerung der Knochenvorsprünge an den Muskel-Sehnen-Ansätzen
- Verdichtung der Knochenstruktur (Neubildung von Knochentrabekeln)
- Dickenzunahme der Gelenkknorpel
- Hypertrophie der Sehnenfasern und Ligamente

Nach GROSSER/MÜLLER (1990, 13ff) sind fünf Anpassungsmechanismen an Muskel- und Krafttraining bekannt:
1. Lokal aerobe Verbesserung (Verbesserung der aeroben Energiebereitstellung)
2. Hypertrophie (Muskelfaserquerschnittsvergrößerung)
3. Neuronal-intramuskuläre Koordinationsverbesserung (synchrone Aktivierung der höchstmöglichen Zahl von motorischen Einheiten durch hochgradige Rekrutierung und Frequenzierung)
4. Reaktive Spannungsfähigkeit (Vermögen, bei hohen Dehnungsbelastungen in der exzentrischen Phase des sogenannten Dehnungsverkürzungs-Zyklus die Muskelspannung aufrechtzuerhalten)
5. Neuronale (inter- und intramuskuläre) Koordinations- und energetische Verbesserung (Ausschöpfung des lokalen Energiebereiches)

Nach STONE (1988, S162ff) vergrößern sich Kraft und Masse des Bindegewebes bei intensivem körperlichen Training mit hohen Lasten.

NILSSON/WESTLIN (1971, 179ff) bzw. COLLETTI et al. (1989, 12ff) fanden bei Untersuchungen von Athleten verschiedener Leistungsklassen sowie von Untrainierten bzw. von gesunden jungen Männern heraus, daß die Knochendichte der unteren Extremität bzw. der unteren Extremität und der Lendenwirbelsäule mit zunehmender Beanspruchung signifikant zunimmt.

BANDY et al. (1990, 248ff) listen folgende krafttrainingsinduzierte Adaptationen:
1. Adaptation der Muskelfaser
- Vergrößerung des Muskelquerschnitts durch Hypertrophie, Hyperplasie oder beides
- selektive Hypertrophie schneller Muskelfasern
- Abnahme oder Aufrechterhaltung der Mitochondrienzahl und Kapillardichte des Muskels
- mögliche Veränderungen bei der Energiebereitstellung
2. Neuronale Adaptation
- vermehrte Rekrutierung motorischer Einheiten
- vermehrte Feuerungsrate motorischer Einheiten
- vermehrte „reflex potentiation"
- verbesserte Synchronisierung

Nach HOWALD (1985, 35) kann Krafttraining folgende Auswirkungen auf strukturelle und funktionelle Eigenschaften von Muskelfasern haben:
1. Struktur
- Mitochondrien
  - Abnahme von Volumendichte und Oberfläche der Membranen
- Myofibrillen
  - Zunahme der Faserquerschnittsfläche
2. Stoffwechselfunktion
- Substrate
  - Zunahme der energiereichen Phosphate
  - Zunahme von Glykogen
- Enzymaktivität
  - Zunahme der Spaltung energiereicher Phosphate
  - Zunahme der anaeroben Glycogenolyse und Glycolyse
  - Zunahme der Oxydation von Kohlenhydraten
- Myoglobin
  - Zunahme des Myoglobin

Nach MacDOUGALL (1992, 230ff) vergrößert sich bei intensivem Krafttraining die Querschnittsfläche der jeweils trainierten Skelettmuskeln durch Zunahme kontraktiler Proteine (Vergrößerung von Myofibrillenquerschnitt und -zahl). Darüber hinaus vergrößere sich das interstitielle Bindegewebe proportional zur Vergrößerung der Muskelfaserfläche.

Für MORITANI (1992, 267ff) wird die menschliche Muskelkraft nicht nur durch quantitative (Muskelquerschnittsfläche) und qualitative (Muskelfasertypen) Faktoren, sondern auch durch neuronale Faktoren bestimmt.

SALE (1992, 249ff) charakterisiert die durch Krafttraining erzielbaren neuronalen Adaptationen:
- vermehrte Aktivierung der Agonisten (verstärkte Frequenzierung und Rekrutierung motorischer Einheiten
- Reduzierung oder Eliminierung des bilateralen Defizits

bei beidseitigen Bewegungen
- selektive Rekrutierung motorischer Einheiten innerhalb der Agonisten
- selektive Aktivierung der Agonisten innerhalb einer Muskelgruppe
- Veränderung der Mitkontraktion der Antagonisten

SALE (1992, 263) und MORITANI (1992, 269) weisen darauf hin, daß die in den ersten Trainingswochen erzielten Adaptationen überwiegend neuronal bedingt sind, während die später erfolgenden Kraftgewinne sowohl durch neuronale Adaptationen als auch durch Hypertrophie erfolgen, wobei die Hypertrophie dann den dominierenden Faktor darstellt.

HÄKKINEN/KOMI (1983, 455ff) und KOMI (1986, 13f.) haben mit 14 männlichen, krafttrainingserfahrenen Personen über einen Zeitraum von 16 Wochen ein hochintensives Krafttraining für die Kniegelenksextensoren (dynamische Kniebeugen mit Zusatzlasten, 3 Trainingseinheiten pro Woche) absolviert. Dabei wurden die Entwicklung 1. des Faserquerschnitts des m. vastus lateralis (fast-twitch- und slow-twitch-Muskelfasern), 2. des maximalen integrierten Elektromyogramms der mm. vasti lateralis, rectus femoris, vasti medialis sowie 3. der Kraft beider Kniegelenksextensoren nach 4, 8, 12 und 16 Wochen Training sowie nach weiteren 4 bzw. 8 Wochen ohne Training untersucht (s. Abb. 32 und Abb. 33).

Der Kraftgewinn in den ersten 8 Wochen resultiert danach überwiegend aus der verbesserten neuronalen Nutzung/Aktivierung der bereits vorhandenen Muskelsubstanz, wobei sich der Anteil der hypertrophen Faktoren am Kraftgewinn allmählich, aber stetig erhöht. Die verbesserte neuronale Nutzung/Aktivierung erreicht offensichtlich mit der 12. Trainingswoche ihr Maximum und nimmt dann mit zunehmender Hypertrophie sowohl der schnellen (fast-twitch) als auch der langsamen (slow-twitch) Muskelfasern kontinuierlich ab. Der nach Trainingsende auftretende Kraftverlust ist in den ersten 4 Wochen zunächst überwiegend neuronal (Reduzierung der maximalen Aktivierung), später morphologisch (Muskelfaseratrophie) bedingt.

Reduzierte elektrische Aktivität für eine gegebene submaximale Kraftbeanspruchung ist nach KOMI et al. (1978, 45ff) sowie HÄKKINEN/KOMI (1983, 455ff) eine weitere neuronale Adaptation beim Krafttraining.

JONES (1993, 67) weist darauf hin, daß das Training selbst keine Kraftzunahme produziere, sondern diese lediglich stimuliere, und, daß Kraftzunahmen ohne die erforderliche Regenerationszeit zwischen Trainingseinheiten nicht erfolgen könnten.

Wie im weiteren Verlauf dieser Arbeit noch dargestellt werden wird, kann spezifisches Krafttraining das vorhandene Beschwerdebild der Lenden-/Brust- und Halswirbelsäule in vielen Fällen sehr positiv verändern. KESSLER et al. (1994, 387) unternahmen anhand einer Trainingsstudie mit prächronischen Rückenschmerzpatienten den Versuch, die durch spezifisches Muskel- und Krafttraining induzierten positiven Veränderungen des Beschwerdebilds der Wirbelsäule zu erklären und listen dabei folgende möglichen schmerzreduzierenden Wir-

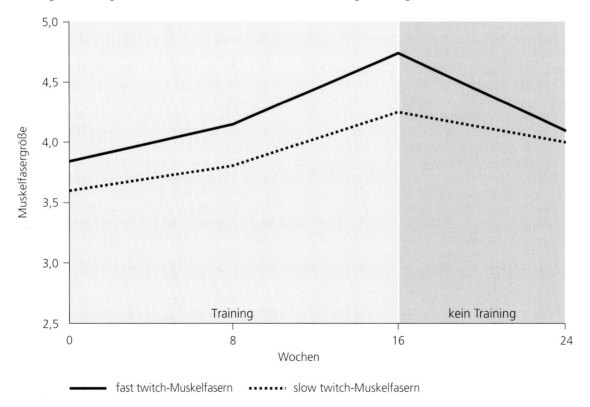

Abb. 32: Der Einfluß eines 16wöchigen Krafttrainings sowie weiterer 8 Wochen ohne Training auf die durchschnittliche Größe schneller (fast-twitch) und langsamer (slow-twitch) Fasern des m. vastus lateralis (basierend auf einer Vorlage von KOMI 1986, 13)

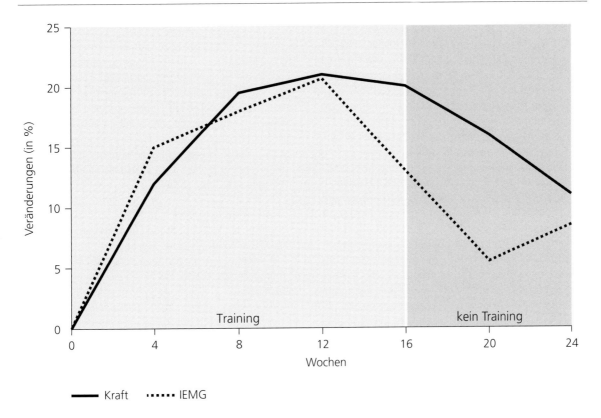

Abb. 33: Der Einfluß eines 16wöchigen Krafttrainings sowie weiterer 8 Wochen ohne Training auf die Muskelkraft der Knieextensoren und das integrierte EMG (IEMG) des m. vastus lateralis (basierend auf einer Vorlage von KOMI 1986, 11)

kungen von Krafttraining auf:
- rein kognitiv vermittelte Steigerung der Selbsteffizienz
- Ablenkung von den Schmerzen
- allgemeine Erhöhung des Aktivitätsniveaus
- Zunahme der körperlichen Fitneß und die verbundene muskuläre Stabilisierung der Wirbelsäule
- Hypoalgesie durch körperliche Betätigung (exercise-induced analgesia, EIA)

Die Erklärung für die letztgenannte EIA sehen die Autoren in der Aktivierung eines zentralnervösen schmerzinhibitorischen Systems durch körperliche Anstrengung, in deren Folge sich die Schmerzschwelle erhöht, der Schmerz werde infolgedessen als weniger intensiv empfunden.

6.1.4 Anforderungskriterien an effizientes Krafttraining für die Rumpf-, Nacken- und Halsmuskulatur

Die nachfolgend vorgestellten Anforderungskriterien sollten nicht nur beim spezifischen Krafttraining der wirbelsäulensichernden und -entlastenden muskulären Strukturen erfüllt werden, sondern gelten prinzipiell auch für das Krafttraining aller großen Gelenksysteme.

6.1.4.1 Stabilisierungsmaßnahmen zur Isolation der Hauptfunktionsmuskulatur

„Aus Forschungs- und aus klinischer Erfahrung haben wir u.a. gelernt, daß die meisten der Übungen, die zum Zwecke der Vergrößerung der Kraft der Muskeln der Lendenwirbelsäule eingesetzt werden, für ihren beabsichtigten Zweck wertlos sind; einige dieser Übungen vergrößern die Kraft der Hüft- und Oberschenkelmuskeln, während die Muskeln des unteren Rückens in einem Zustand der fortgesetzten Atrophie belassen werden. Die Lumbalmuskeln antworten nur auf spezifisches, isoliertes Training" (FULTON 1992, 11).

Diese Erkenntnis von FULTON wird von MOONEY (1992a) bestätigt. Er berichtet über Untersuchungen mit hochtrainierten Athleten, die ihre Rückenmuskeln bereits jahrelang an verschiedenen Krafttrainingsgeräten trainiert hätten und trotzdem bei isolierten Messungen der isometrischen Maximalkraft der Lumbalextensoren beträchtliche Defizite gezeigt sowie ferner über regelmäßige Rückenschmerzen geklagt hätten. „Das jahrelange harte Training hatte nahezu keinerlei Trainingseffekt auf die Lumbalextensoren, sondern hat lediglich zu einer Weiterentwicklung der Kraft der Hüftextensoren geführt" (MOONEY 1992a).

Auch FOSTER (1992) berichtete über derartige Erkenntnisse nach Untersuchungen der isometrischen Maximalkraft der Lumbalextensoren männlicher und weiblicher Leistungssportler aus verschiedenen Sportarten.

GRAVES et al. (1990d, 403) sowie WEBB et al. (1989) haben eine 12wöchige Krafttrainingsstudie mit der Zielsetzung „Verbesserung der isometrischen Maximalkraft der lumbalen Extensionsmuskulatur" durchgeführt, an der 77 Personen (Durchschnittsalter: 31,8 Jahre) teilgenommen haben. 21 Personen verwendeten dabei ein Trainingsgerät, das die Stabilisierung des Beckens ermöglichte, bei 41 Personen kamen zwei verschiedene Trainingsgeräte zum Einsatz, die keine Beckenstabilisierung erlaubten. 15 Personen bildeten eine Kontrollgruppe, die nicht trainierte. An den Trainingsgeräten wurde einmal pro Woche ein progressives dynamisches Krafttraining gegen variablen Widerstand (Methode: Nautilusmethode) durchgeführt (Abb. 34).

Diejenigen Personen, die an den Trainingsgeräten ohne Beckenstabilisierung trainiert hatten, konnten ihr Trainingsgewicht auf definiertem Belastungsniveau (ca. 80-85% des 1 rpm) um durchschnittlich 19,4 kg steigern, die in sieben Gelenkpositionen gemessene isometrische Maximalkraft der lumbalen Extensionsmuskulatur zeigte jedoch keine signifikanten Verbesserungen. Diejenigen Personen, die an dem Trainingsgerät mit Beckenstabilisierung trainiert hatten, steigerten ihr Trainingsgewicht auf dem o.a. Belastungsniveau um durchschnittlich 24,1 kg, die isometrische Maximalkraft der lumbalen Extensionsmuskulatur verbesserte sich über die gesamte Bewegungsamplitude signifikant ($p \leq 0,05$).

„Diese Daten zeigen, daß die Stabilisierung des Beckens erforderlich ist, um die lumbalen Extensionsmuskeln effektiv zu trainieren. Die gesteigerten Trainingsgewichte der Gruppe ohne Beckenstabilisierung sind wahrscheinlich eine Folge des Trainings der Muskeln, die bei der Rotation des Beckens beteiligt sind (Hamstrings und Gesäßmuskeln)" (GRAVES et al. 1990d, 403).

Für FULTON (1991) ist ein effizientes Training der lumbalen Extensionsmuskulatur erst dann möglich, wenn diese durch Stabilisierung/Verankerung des Beckens isoliert und der Beitrag der Hüft- und Beinmuskeln minimiert werden kann. Für das Training der Nackenmuskulatur fordert FULTON analog die Isolation der zervikalen Extensionsmuskulatur durch Stabilisierung des Oberkörpers und Minimierung des Beitrags von Muskeln des Rumpfes und der oberen Extremität.

„...lumbale Extensionskraft wird mit den existierenden Trainingsmethoden, denen es nicht gelingt, das Becken zu stabilisieren, nicht normal entwickelt oder aufrechterhalten. Werden jedoch die lumbalen Extensoren durch Beckenstabilisierung isoliert, können große Kraftverbesserungen erwartet werden" (FOSTER/FULTON 1991, 206).

Nach FOSTER/FULTON (1991, 202ff) unterscheiden sich Übungen zur Kräftigung der Lumbalextensoren primär durch die Methode, mit welcher der Widerstand für den arbeitenden Muskel erzeugt wird. FOSTER/FULTON nennen hierbei drei verschiedene Kategorien von Übungen:
• Übungen, bei denen der Widerstand durch Schwerkrafteinflüsse auf verschiedene Segmente des Körpers erzeugt wird (freie Übungen)
• Übungen, die den Einsatz von Langhanteln oder Gewichte für die Widerstandserzeugung benötigen (Bsp.: „good morning"-Übung, Kreuzheben mit durchgedrückten Beinen)
• Übungen, die den Einsatz spezifischer Trainingsmaschinen für die Widerstandserzeugung benötigen

FOSTER/FULTON bevorzugen die dritte Kategorie von Übungen, da Übungen der Kategorien 1 und 2 folgende Nachteile aufwiesen:
1. Bei freien Übungen stellt das Eigengewicht der jeweiligen Körpersegmente den limitierenden Faktor dar und ermöglicht keinen progressiven Kraftgewinn

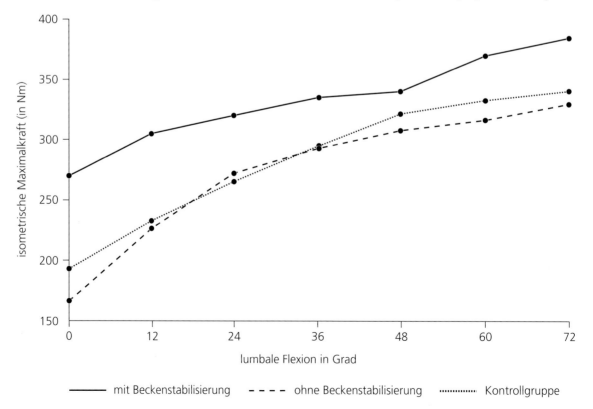

Abb. 34: Auswirkungen von dynamischem Krafttraining mit und ohne Beckenstabilisierung auf die isometrische Maximalkraft der lumbalen Extensionsmuskulatur (basierend auf einer Vorlage von GRAVES et al. 1990d, 403)

2. viele freie Übungen liefern keinen Widerstand über die gesamte Bewegungsamplitude
3. der Widerstandsverlauf bei freien Übungen stimuliert die Lumbalextensoren nicht gleichmäßig über die gesamte Bewegungsamplitude
4. fehlende/mangelhafte Beckenstabilisierung

Wie die Untersuchungen von GRAVES et al. (1990d, 403) sowie WEBB et al. (1989) gezeigt haben, kann man nicht davon ausgehen, daß sämtliche speziell für das Training der Lumbalextensoren entwickelten Krafttrainingsgeräte das Anforderungskriterium Isolation der Lumbalextensoren durch Stabilisierung des Beckens erfüllen.

Auch YESSIS (1990, 112) bemängelt, daß bei fast allen Rückenextensionsmaschinen eine Extension der Hüftgelenke stattfinde und damit die spinalen Erektoren nur isometrisch kontrahiert würden.

YESSIS (1991, 106ff) weist darauf hin, daß bei freien Übungen wie Rumpfbeugen, Kreuzheben, Hyperextensions und Kniebeugen die spinalen Extensoren nur isometrisch kontrahiert und nicht dynamisch trainiert werden. „Da die Bewegung in den Hüftgelenken stattfindet, nicht in der Taille, beanspruchen die oben erwähnten Übungen hauptsächlich den glutaeus maximus und die oberen Bereiche der hinteren Oberschenkelmuskeln...Trotzdem sind diese Übungen sehr effektiv zur Entwicklung der spinalen Erektoren, aber nur, wenn sie mit ausreichend hohem Gewicht ausgeführt werden" (YESSIS 1991, 110).

LIEFRING et al. (1991, 33ff) haben die Muskelaktivität bei häufig angewendeten krankengymnastischen Übungen zur Kräftigung der Bauch-, Gesäß- und Rückenmuskulatur mittels Polyelektromyographie objektiviert. 16 Patienten (Durchschnittsalter: 39,6 Jahre) mit einem chronisch lumbalen Radikulärsyndrom wurden dabei untersucht. Bei den Übungen für die Gesäß- und Rückenmuskulatur fanden die Autoren dabei deutlich höhere Muskelaktivitäten bei den Hüftextensionsmuskeln (m. biceps femoris, m. glutaeus maximus) im Vergleich zum m. erector trunci. Die Autoren haben jedoch keine Normalisierung des EMG vorgenommen, wodurch die Aussagekraft dieser Untersuchungsergebnisse eine erhebliche Limitierung erfährt.

Die von FULTON (1991/1992, 11), MOONEY 1992a, FOSTER (1992), GRAVES et al. (1990d, 403), WEBB et al. (1989) sowie FOSTER/FULTON (1991, 197ff) geforderte Isolation von Rumpf- und Nackenmuskeln durch adäquate Stabilisierung von Becken bzw. Oberkörper ist bei funktionsgymnastischen Kräftigungsübungen nicht möglich und setzt daher den Einsatz speziell hierfür entwickelter Krafttrainingsgeräte voraus.

6.1.4.2 Krafttrainingsgeräte mit variablem Widerstand

DARDEN (1980, 1ff/1985, 37ff) und JONES (1978, 67ff) definieren 10 Grundanforderungen an Trainingsübungen, die einen Muskel über die gesamte Bewegungsamplitude hinweg belasten wollen:
1. Positive Belastung
2. Negative Belastung
3. Widerstand in rotierender Form
4. Dehnung
5. Vordehnung
6. Automatisch sich verändernder Widerstand
7. Ausgewogener Widerstand
8. Direkter Widerstand
9. Widerstand in der vollkontrahierten Position
10. Uneingeschränkte Bewegungsgeschwindigkeit

Diese Anforderungskriterien lassen sich nur unter Einsatz von Krafttrainingsgeräten mit variablem Widerstand erfüllen. Derartige, i.d.R. mechanische Geräte, verfolgen die Intention, den Widerstandsverlauf jedes Trainingsgeräts möglichst optimal auf die gelenkpositionsabhängigen Kraftverhältnisse der jeweils trainierten Muskelgruppe(n) abzustimmen. Wie bei den Kraftanalysen von Rumpf-, Nacken und Halsmuskulatur in Kapitel 5 demonstriert wurde, variieren die Kraftverhältnisse bei den einzelnen Bewegungen z. T. erheblich (lumbal/thorakale Extension: ≤100%, lumbal/thorakale Rotation: ≤540%). Anhand des Prinzips des variablen Widerstands soll die jeweils beanspruchte Muskelgruppe über die gesamte Bewegungsamplitude hinweg gleichmäßig stark stimuliert bzw. ermüdet/erschöpft werden, um damit maximale und ausgewogene Adaptationen zu provozieren.

Dieses Prinzip der Widerstandserzeugung wurde bereits in den o.a. medico-mechanischen Trainingsgeräten von Zander angewandt (SCHÜTZ in LEVERTIN et al.1906,20) und später von JONES bei der Entwicklung der Nautilusgeräte wieder aufgegriffen.

Nach GROENFORS (1987, 5) besteht der größte Vorteil von Krafttrainingsgeräten mit variablem Widerstand darin, daß sie Muskeln isolieren und diesen einen ausgewogenen Widerstand entgegensetzen können.

Studien von FLEMING (1985, 58) und KRAMER/CLARKSON (1989, 256ff) belegen, daß einzelne Gerätetypen verschiedener Hersteller von Krafttrainingsgeräten mit variablem Widerstand mitunter diesem Anspruch nicht gerecht werden können.

FLEMING (1985, 58) hat die Widerstandsverläufe je eines Knieextensions-, Knieflexions-, Ellbogenextensions- und Ellbogenflexionsgeräts mit variablem Widerstand bei 20 männlichen Collegestudenten gemessen und mit den anhand isometrischer Maximalkraftmessung in jeweils 5 Winkelpositionen der Gesamtbewegung ermittelten tatsächlichen Kraftverhältnissen verglichen. 20 von 20 Personen zeigten bei der Knieflexion, 18 von 20 Personen bei der Knieextension, 15 von 20 Personen bei der Ellbogenflexion und 5 von 20 Personen bei der Ellbogenextension signifikante Unterschiede zwischen den tatsächlichen Kraftverhältnissen und dem durch das jeweilige Trainingsgerät erzeugten Widerstandsverlauf.

KRAMER/CLARKSON (1989, 256ff) haben ebenfalls den Widerstandsverlauf je eines Knieextensions- und Knie-

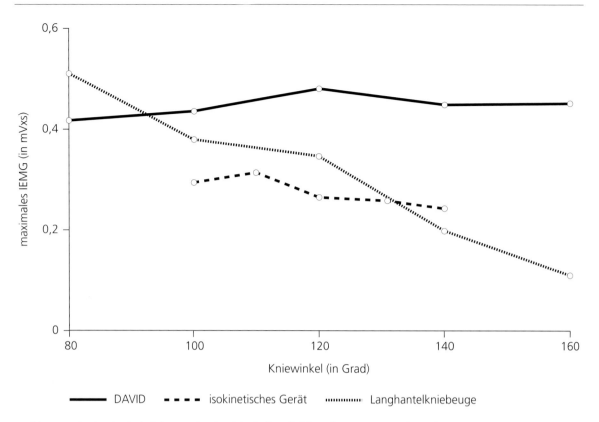

Abb. 35: Die durchschnittliche maximale elektrische Aktivität der mm. vastus lateralis, vastus medialis und rectus femoris in verschiedenen Kniegelenkswinkeln bei Maximalkontraktionen an einem Trainingsgerät mit variablem Widerstand (DAVID), an einem isokinetischen Gerät und bei einer Langhantelkniebeuge (basierend auf einer Vorlage von HÄKKINEN et al. 1987, 224ff)

flexionsgerätes mit variablem Widerstand gemessen und mit dem tatsächlichen unter dynamischen Bedingungen gemessenen Kraftverlauf der Knieextensions- und -flexionsmuskulatur verglichen. „Das Verhältnis zwischen den Widerstandsverläufen und der Muskelkapazität war jedoch negativ, was darauf hindeutet, daß die Maschinen keine Widerstandsverläufe erzeugten, die der Muskelkapazität entsprechen" (KRAMER/ CLARKSON 1989, 256).

Nach POLLOCK et al. (1993, 266) ermöglichen Trainingsgeräte mit variablem Widerstand über die gesamte Bewegungsamplitude hinweg eine maximale Überlastung der beanspruchten Muskel(gruppe)n. Bei Übungen mit konstantem Widerstandsverlauf muß der Muskel nach Ansicht von POLLOCK et al. in seiner stärksten Position niemals maximal kontrahieren.

MANNING et al. (1990, 397ff) trainierten 17 Männer und Frauen über einen Zeitraum von 10 Wochen (bei 2-3 Trainingseinheiten pro Woche) unter Verwendung des von FLEMING und KRAMER/CLARKSON untersuchten Knieextensionsgerätes mit variablem Widerstand, während 17 Männer und Frauen über denselben Zeitraum ein methodisch identisches Krafttraining gegen konstanten Widerstand absolvierten (das Knieextensionsgerät mit variablem Widerstand wurde hierfür zu einem Knieextensionsgerät mit konstantem Widerstand umgebaut). Vor Trainingsbeginn und nach Trainingsende wurde dabei die beidbeinige isometrische Maximalkraft der Knieextensoren meßtechnisch bestimmt. „Es bestand in keiner Winkelposition ein Unterschied (p>0,05) zwischen der mit konstantem Widerstand und der mit variablem Widerstand trainierten Gruppe und das Ausmaß der von beiden Gruppen gewonnenen Kraft war in allen Winkelpositionen ähnlich (p>0,05). Die pauschale Bevorzugung von Krafttrainingsgeräten mit variablem Widerstand gegenüber Krafttrainingsgeräten mit konstantem Widerstand ist daher nicht haltbar."

Unter der Voraussetzung, daß der Widerstandsverlauf eines Geräts optimal auf die bei einer spezifischen Bewegung auftretenden Kraftverhältnisse abgestimmt ist, lassen sich mit Krafttraining gegen variablen Widerstand jedoch optimale Bedingungen für eine hohe Muskelaktivierung über die gesamte Bewegungsamplitude erzeugen (s. HÄKKINEN et al. 1987, 224ff).

HÄKKINEN et al. (1987, 224ff) haben die Muskelaktivierungsmuster bei drei verschiedenen Übungen untersucht. Fünf krafttrainingserfahrene männliche Sportler führten dabei Maximalkontraktionen an einem Knieextensionsgerät mit variablem Widerstand (Hersteller: DAVID International Ltd., Vantaa/Finnland), an einem isokinetischen Gerät und bei einer Langhantelkniebeuge (Maximalversuch mit einer Einzelwiederholung) durch (Abb. 35).

„..die integrierte elektromyographische Aktivität (IEMG) der 3 oberflächlichen Knieextensionsmuskeln blieb bei der David-Maschine über die gesamte Knieextensionsbewegung hinweg auf demselben maximalen Niveau. Das IEMG bei der maximalen konzentrischen Kontraktion an dieser Maschine war höher ($p<0{,}05$-

0,01) als die Muskelaktivierung bei der maximalen ‚isokinetischen' Kontraktion. Während der Langhantelübung war das IEMG der Knieextensoren nur in kleinen Kniewinkelpositionen ‚maximal' und dasselbe wie bei der Maschine mit variablem Widerstand. Danach nahm die Aktivität des IEMG mit fortschreitender Knieextension ab. Die vorliegenden Erkenntnisse deuten darauf hin, daß die Anwendung des Prinzips des variablen Widerstands während der maximalen konzentrischen Belastung der Knieextensionsmuskeln optimale Bedingungen für hohe Muskelaktivierung über die gesamte Gelenkbewegung erzeugen kann" (HÄKKINEN et al. 1987, 224).

KAUHANEN et al. (1988) haben mit denselben Probanden die Effizienz eines Ellenbogenflexionsgerätes mit variablem Widerstandsverlauf (Hersteller: DAVID International Ltd., Vantaa/Finnland, in den nachfolgenden Zitaten als D-Maschine bezeichnet) mit der Effizienz von Langhantelcurls im Stehen („Scott-Curls") verglichen. Hierbei wurde von beiden Übungen eine Ermüdungsserie mit einer Last von 60 % des jeweiligen konzentrischen Maximums durchgeführt und die auftretenden Muskelaktivitäten des m. biceps brachii und des m. brachioradialis registriert.

„Die integrierte elektromyographische Aktivität (IEMG) der Hauptarmflexormuskeln blieb über die Flexion hinweg dieselbe, mit Ausnahme eines während der allerletzten Phase der Bewegung bemerkten Abfalls (p<0.05). Diese Aktivierung bei der vollständigen Ellenbogenflexion war jedoch größer (p<0.05) als die entsprechende maximale Aktivierung, die gegen den konstanten Widerstand registriert wurde...Bei der Belastung mit konstantem Widerstand war die Zahl der Ermüdung verursachenden Wiederholungen signifikant (p<0.01) größer als in der D-Maschine. Die IEMGs der Hauptarmflexoren waren jedoch während der gesamten Ermüdung signifikant (p<0.05-0.01) geringer als diejenigen in der D-Maschine. Die vorliegenden Erkenntnisse deuten darauf hin, daß die Belastung der Armflexoren mit der gegenwärtigen variablen Widerstandsmaschine optimale Bedingungen für die effiziente Aktivierung der Armflexormuskeln über die gesamte Gelenkbewegung erzeugen kann" (KAUHANEN et al. (1988).

Die Erkenntnis von KAUHANEN et al., daß an einem optimal designten Krafttrainingsgerät mit variablem Widerstand signifikant weniger Wiederholungen zur Ermüdung eines Muskels notwendig sind als bei einer Übung mit konstantem Widerstand, bestätigen HÄKKINEN et al. (1988, 79ff) bei vergleichbaren Untersuchungen der Kniegelenksextensoren. Die Autoren haben dabei die Effizienz eines Krafttrainingsgeräts mit variablem Widerstandsverlauf (Hersteller: DAVID International Ltd., Vantaa/Finnland) mit der Effizienz eines Krafttrainingsgeräts mit konstantem Widerstandsverlauf verglichen. Bei einer Belastungsintensität von 60% des dynamischen 1 rpm waren bei dem Krafttrainingsgerät mit variablem Widerstand durchschnittlich 16,7 Wiederholungen, bei dem Krafttrainingsgerät mit konstantem Widerstand durchschnittlich 32,3 Wiederholungen zur Ermüdung/Erschöpfung der Kniegelenksextensoren erforderlich.

Unter der Voraussetzung, daß der Widerstandsverlauf des jeweils eingesetzten Trainingsgeräts optimal auf die bei einer spezifischen Bewegung auftretenden Kraftverhältnisse abgestimmt ist, scheint progressives dynamisches Krafttraining gegen variablen Widerstand offensichtlich erheblich effizienter zu sein als Krafttraining gegen konstanten Widerstand.

Ein weiterer, insbesondere für rehabilitative Zwecke wichtiger Vorteil von Krafttraining gegen variablen Widerstand liegt in der Tatsache, daß bereits mit geringen Widerstandslasten hohe Muskelstimulationen erzielt werden können, und damit potentielle, durch die Höhe der Last bedingte Gefahrenmomente beim Krafttraining wesentlich reduziert werden können.

Die beim Krafttraining gegen konstanten Widerstand üblichen Übungen wie Rumpfbeugen, Kreuzheben, Hyperextensions und Kniebeugen, sind nach YESSIS (1991, 110) - s.o. - nur dann „sehr effektiv zur Entwicklung der spinalen Erektoren.., wenn sie mit ausreichend hohem Gewicht ausgeführt werden."

6.1.4.3 Training über die gesamte Bewegungsamplitude

Nach DARDEN (1978, 164ff) hängt die Effizienz einer Trainingsübung von der dabei eingesetzten Muskelmasse ab. Der Wert einer Übung sei um so größer, je größer die eingesetzte Muskelmasse sei. Infolgedessen empfiehlt DARDEN die Auswahl von Übungen, welche die Hautmuskelgruppen über die größtmögliche Bewegungsamplitude belasteten.

Untersuchungen von LOGAN (1960, 4027ff), GARDNER (1963, 98ff), LINDH (1979, 33ff) sowie KNAPIK et al. (1983, 58ff) führten zu der Erkenntnis, daß isometrisches Training einen gelenkpositionsspezifischen Effekt hat. KNAPIK et al. (1983, 58ff) fanden dabei heraus, daß isometrisches Training, das in einer spezifischen Winkelposition der Gesamtbewegung durchgeführt wird, die Muskelkraft in dieser Gelenkposition sowie innerhalb eines Bereichs von ca. 20° um diese Winkelposition herum vergrößern kann. Dieses physiologische Phänomen wird üblicherweise als „Ausbreitungseffekt" bzw. „Crossing-Effekt (s. HOLLMANN/HETTINGER 1980, 258ff.) bezeichnet.

POLLOCK et al. (1987) und GRAVES et al. (1989, 84ff) quantifizierten die isometrische Maximalkraft der Kniegelenksextensoren bei 28 Männern und 31 Frauen (Durchschnittsalter: 26,8 bzw. 26,5 Jahre) in 9 Gelenkpositionen (Knieflexion von 9°, 20°, 35°, 50°, 65°, 80°, 95°, 110°). Danach wurden diese Personen in vier verschiedene Gruppen eingeteilt. Gruppe A trainierte die Kniegelenksextensoren über einen Zeitraum von 10 Wochen (Krafttraining gegen variablen Widerstand, 2-3 Trainingseinheiten pro Woche) nur in einem Teilbereich der gesamten Bewegungsamplitude (Knieflexion von 120°-60°), ebenso Gruppe B (Knieflexion von 60°-0°), während Gruppe AB die Kniegelenksextensoren über die gesamte Bewegungsamplitude (Knieflexion von 120°-0°) trainierte. Gruppe C bildete eine Kontrollgruppe, die kein Training absolvierte.

Die nach Trainingsende erneut durchgeführte isometrische Maximalkraftmessung der Kniegelenksextensoren führte zu der Erkenntnis, daß die isometrischen Kraftsteigerungen der Trainingsgruppen, die nur in einem Teilbereich der Gesamtbewegung trainiert hatten, innerhalb der trainierten Bewegungsamplituden signifikant größer waren als innerhalb der nicht-trainierten Bewegungsamplituden (p<0,01), während die Gruppe, welche die Kniegelenksextensoren über die gesamte Bewegungsamplitude hinweg trainiert hatte, in allen Winkelpositionen nahezu gleichgroße Kraftgewinne verzeichnete.

Die Autoren vertreten die Auffassung, daß beim dynamischen Krafttraining der Kniegelenksextensoren gegen variablen Widerstand winkelspezifische Trainingseffekte auftreten. „Die vorliegenden Daten deuten darauf hin, daß durch Training innerhalb einer begrenzten Bewegungsamplitude Kraftverbesserung über die gesamte Bewegungsamplitude erzielt werden können, besonders, wenn der Aktionsradius eines Gelenks auf die Bereiche, in denen maximale Muskelverkürzung auftritt, begrenzt wird. Die Verbesserung durch Training mit begrenzter Amplitude ist jedoch nicht in allen Winkelpositionen so groß wie die durch Training über die gesamte Bewegungsamplitude erzielte Verbesserung" (GRAVES et al. 1989, 88).

GRAVES et al. (1990c, 1992b, 128ff) haben mit demselben Untersuchungsdesign (Ausnahmen: Trainingszeitraum= 12 Wochen, Zahl der Trainingseinheiten= 1 pro Woche) die Trainierbarkeit der isometrischen Maximalkraft der lumbalen Extensionsmuskulatur untersucht. Die Gruppen A (n= 18) und B (n= 14) trainierten dabei die Lumbalextensoren nur in einem Teilbereich der Gesamtbewegung (Gruppe A: lumbale Flexion von 72°-36°, Gruppe B: lumbale Flexion von 36°-0°), während die Gruppe AB (n= 16) ein Training über die gesamte Bewegungsamplitude hinweg absolvierte. Gruppe C (n= 10) bildete erneut eine Kontrollgruppe, die nicht trainierte.

„..im Vergleich mit C vergrößerten die Gruppen A, B und AB das lumbale Extensionsdrehmoment in allen gemessenen Winkelpositionen (p≤0.05). Die größten Gewinne an Drehmoment wurden für die Gruppen A und B in ihren jeweiligen Trainingsbereichen registriert, aber A und B unterschieden sich in keiner Winkelposition von AB (p>0.05). Diese Daten deuten darauf hin, daß Training der Lumbalextensoren innerhalb einer begrenzten Bewegungsamplitude von 36° effektiv für die Kraftentwicklung über eine lumbale Extension von 72° ist" (GRAVES et al. 1992b, 128).

Die Autoren betonen, daß beim Training der Lumbalextensoren mit begrenzter Bewegungsamplitude ein signifikanter Ausbreitungs- sowie ein unspezifischer Trainingseffekt zu verzeichnen sei. Nichtsdestotrotz empfehlen die Autoren jedoch auch für die Lumbalextensoren Training über die gesamte Bewegungsamplitude u.a. zur Erlangung und Erhaltung von Flexibilität und Gelenkmobilität (GRAVES et al. 1992b, 132).

Nach PARVIAINEN/DENNER (1992) setzt eine optimale muskuläre Sicherung der Wirbelsäule die gleichmäßige und ausgewogene Entwicklung der kontraktilen und der (parallel-, serien-) elastischen Komponenten der Rumpf-, Nacken- und Halsmuskulatur voraus. Nach Ansicht der Autoren ist hierfür Krafttraining gegen variablen Widerstand über die gesamte Bewegungsamplitude hinweg erforderlich.

6.1.4.4 Statisches und dynamisches Krafttraining

Nach JUNGHANNS (1986, 39ff u. 195) lebt die Zwischenwirbelscheibe aufgrund ihrer anfälligen Diffusionsernährung von der Bewegung. Die durch Bewegungsmangel verursachte körperliche Minderbeanspruchung des Rückgrats führe zur „Stoffwechselnot der Bandscheibe" sowie zur „biochemisch gesteuerten biomechanischen Katastrophe" des Gewebes.

Nach SCHOBERTH (1992, 9) leben Bandscheiben vom Flüssigkeitsaustausch. „Die Flüssigkeitsaufnahme in die Bandscheibe wird erschwert bei Druckbelastung, sie wird erleichtert bei Druckentlastung. Nur durch wechselnde Belastung und Entlastung der Bandscheiben kann ihre Durchsaftung/Ernährung gefördert werden."

MOONEY (1989, 373ff) vertritt die Ansicht, daß die Mehrzahl der dauerhaften Rückenschmerzen durch chemische Abnormalitäten innerhalb der Zwischenwirbelscheiben verursacht würde, und daß sich die Quelle des Rückenschmerzes innerhalb der Zwischenwirbelscheiben befindet. MOONEY empfiehlt aktive mechanische Therapie als die vernünftigste Maßnahme zur Behandlung der Zwischenwirbelscheibe. „Momentan erscheint es vernünftig, daß alle therapeutischen Maßnahmen auf die Gesundheit der Zwischenwirbelscheibe ausgerichtet sind. Alle Anhaltspunkte deuten auf die verbesserte Ernährung der Zwischenwirbelscheibe durch mechanische Aktivität hin" (MOONEY 1989, 378).

Trotz des lückenhaften Erkenntnisstandes auf dem Gebiet der Faserzusammensetzung von Rumpf-, Nakken- bzw. Halsmuskulatur - der Muskelfasertypus repräsentiert die Funktion des Muskels -, veranschaulichen die in Kapitel 3.1 vorgestellten Erkenntnisse die Notwendigkeit sowohl die statische als auch insbesondere die dynamische Funktion der wirbelsäulensichernden und -entlastenden Muskel(gruppe)n zu entwickeln bzw. zu erhalten.

GARBE (1988, 198) bevorzugt den Einsatz dynamischer Übungen zur Kräftigung atrophierter und abgeschwächter Muskelgruppen, wobei er folgende Begründung anführt: „Die Wirksamkeit von Trainingsmaschinen beinhaltet einmal die Vorteile des dynamischen Muskeltrainings (gesteigerte Kapillarisierung, Verbesserung des metabolischen Muskelstatus und der Koordination) und vor allem werden ausreichend hohe Trainingsreize gesetzt, die bei herkömmlicher Krankengymnastik nicht selten unterschwellig ausfallen."

LEGGETT et al. (1990b, 504ff) - s. auch Kapitel 6.2.1 - haben untersucht, ob und wie sich die Trainingsart (progressives dynamisches Krafttraining gegen variablen Widerstand bzw. statisches Krafttraining) auf die Entwicklung der isometrischen Maximalkraft der Lumbalextensoren auswirkt. „Einmal wöchentliches isometrisches und dynamisches Training resultierte in ähnlichen Verbesserungen der isometrischen Kraft über die getestete Bewegungsamplitude von 72° hinweg und deutet darauf hin, daß in multiplen Gelenkwinkeln durchgeführtes isometrisches Training für die Entwicklung der isometrischen lumbalen Extensionskraft über die gesamte Bewegungsamplitude genauso effektiv sein kann wie dynamisches Training" (GRAVES et al. 1990b, 507).

Nach YESSIS (1991, 110) müssen die spinalen Extensoren sowohl mit statischem als auch mit dynamischem Training über ihre gesamte Bewegungssamplitude hinweg entwickelt werden.

PARVIAINEN/DENNER (1992) empfehlen eine Kombination von statischem und dynamischem Krafttraining für die Rumpf-, Nacken- und Halsmuskulatur zur Entwicklung und Erhaltung einer optimalen muskulären Sicherung der gesamten Wirbelsäule unter maximalen und submaximalen statischen und dynamischen Arbeitsbedingungen.

6.1.4.5 Ausgewählte methodische Aspekte

DeLORME setzte bei Trainingsmaßnahmen mit Veteranen des 2. Weltkriegs als erster ein systematisches progressives Krafttraining nach dem „overload principle" ein (HESSLINK 1992).

Wie bereits erwähnt, hat JONES Anfang der 70er Jahre in den USA die sogenannte Nautilusmethode entwickelt, von der die Methodik des Krafttrainings, insbesondere in den USA, in der Folgezeit sehr stark geprägt wurde (s. DENNER 1987). Die Nautilusmethode, die in den nachfolgend beschriebenen Studien zur Trainierbarkeit der Rumpf- und Nackenmuskulatur von einer Vielzahl von Autoren eingesetzt wurde, beinhaltet im wesentlichen:
- progressives hochintensives Training bis zum Punkt momentaner Muskelerschöpfung
- Einsatz ein- und mehrgelenkiger Übungen mit langsamer und kontrollierte Bewegungsgeschwindigkeit
- kurze Pausendauer zwischen einzelnen Übungen
- minimaler Trainingsumfang (6-12 Übungen a 1-2 Serien)
- kurze Trainingsdauer pro Trainingseinheit (25-40 Minuten) sowie
- geringe Trainingshäufigkeit (1 Trainingseinheit alle 2-4 Tage)

Diese intensitätsorientierte Krafttrainingsmethode, welche überwiegend die Ausnutzung des morphologisch bedingten, bereits vorhandenen Kraftpotentials mittels Optimierung neuronaler Prozesse bewirkt, und deren hypertrophe Wirkung aufgrund der geringen Trainingsumfänge bezweifelt werden darf, hat bisher in Deutschland, dessen sportwissenschaftliche Trainingslehre umfangsorientierte Krafttrainingsmethoden (s. EHLENZ/GROSSER/ZIMMERMANN 1983, BÜHRLE 1985, LETZELTER/LETZELTER 1986, HARTMANN/TÜNNEMANN 1988) bevorzugt, noch kaum Beachtung in Wissenschaft und Medizin gefunden. Hierzu mag die Tatsache beigetragen haben, daß diese Methode in Deutschland von kommerziellen Trainingsanlagen nicht selten aus ganz anderen Motiven eingesetzt wird: „Zeitgemäße Studios wie das Cityfit propagieren ohnehin das Ein-Satz-Prinzip, da es eine möglichst hohe Ausschöpfung der Floor-Kapazität und eine kontinuierlich fließende Gerätefrequentierung ohne Wartestaus unterstützt" (in LIFELINES, Newsletter von Life Fitness Europe GmbH, 1992, 2).

Nach ATHA (1981, 1ff) sowie McDONAGH/DAVIES (1984, 139ff) ist die Intensität des Widerstandstrainings der wichtigste Faktor für die Entwicklung der Muskelkraft, während der Trainingsumfang wichtiger für die Entwicklung von Muskelausdauer und Muskelmasse ist (STONE et al. 1982, 36ff/MESSIER/DILL 1985, 345ff/SILVESTER et al. 1982, 30ff).

Auch für GRAVES et al. (1992c) ist beim Krafttraining mit bisher untrainierten Personen die Qualität und nicht die Quantität des Widerstandstrainings der wichtigste Faktor für die Entwicklung der Muskelkraft.

STARKEY et al. (1994, S116) evaluierten die Wirksamkeit von intensitäts- und umfangsorientiertem Krafttraining der Knieextensoren und -flexoren. 18 Personen führten dabei über einen Zeitraum von 14 Wochen dreimal pro Woche je 1 Serie a 8-12 Wiederholungen durch, während 20 Personen ebenfalls dreimal pro Woche je 3 Serien a 8-12 Wiederholungen absolvierten (apparatives Krafttraining an mechanischen Knieextensions- und Knieflexionsgeräten mit variablem Widerstand).
Die isometrische Maximalkraft der Knieextensoren und -flexoren erhöhte sich dabei in beiden Gruppen signifikant (Gruppe intensitätsorientiertes Krafttraining: +15,1% bzw. +13,9%, Gruppe umfangsorientiertes Krafttraining: +14,8% bzw. +16,2%, jeweils $p \leq 0,01$). Ultraschalluntersuchungen dokumentierten darüber hinaus signifikante Dickenzunahmen ausgewählter Kniegelenksmuskeln ($p \leq 0,01$). Die Autoren fanden keine signifikanten Unterschiede zwischen den trainingsbedingten Anpassungserscheinungen beider Gruppen und gelangten daher zu folgender Schlußfolgerung: „Zum Zwecke der Kraftsteigerung der Knieextensoren/Knieflexoren sowie der Muskeldickenzunahme ist eine Serie hochintensives Widerstandstraining genauso effektiv wie drei Serien und stellt eine effizientere Ausnutzung der Trainingszeit dar."

GRAVES et al. (1994, S74) berichteten über eine Studie zur Evaluation der Wirksamkeit von intensitätsorientiertem Krafttraining mit unterschiedlicher Reizdauer bei 10 gesunden untrainierten Zwillingspaaren. Jeweils ein Zwilling führte dabei 10 Wochen lang zweimal pro Woche eine dynamische Ermüdungsserie für die Kniegelenksextensoren mit 7-10 Wiederholungen durch, während der andere Zwilling pro Trainingseinheit 15-20 Wiederholungen absolvierte (apparatives Krafttraining an einem mechanischen Knieextensionsgerät mit variablem Widerstand).
Beide Zwillingsgruppen konnten durch das Kraftrai-

ning die isometrische Maximalkraft der Knieextensoren signifikant steigern (Gruppe 7-10 Wiederholungen: +15,1%, Gruppe 15-20 Wiederholungen: +12,5%, jeweils p≤0,05), wobei sich die Kraftsteigerungen in den beiden Gruppen nicht voneinander unterschieden (p>0,05).

„Diese Daten deuten darauf hin, daß die anfängliche Reaktion (erste zehn Wochen) auf Widerstandstraining in vorher untrainierten Individuen nicht von der Anzahl der Wiederholungen beim Training abhängt, sofern mit einer Widerstandslast gearbeitet wird, die zwischen 7 und 20 Wiederholungen erlaubt."

Nach POLLOCK et al. (1993, 264ff) müssen bei der Entwicklung von progressiven Krafttrainingsprogrammen folgende Komponenten berücksichtigt werden:
- Trainingshäufigkeit in Abhängigkeit von der individuellen Regenerationsfähigkeit
- Trainingsintensität in Abhängigkeit von den spezifischen Trainingszielen
- Trainingsumfang in Abhängigkeit von der Trainingsintensität
- Trainingsdauer in Abhängigkeit von den angestrebten Adaptationen
- Trainingsart in Abhängigkeit von der Geräteausstattung

Das American College of Sports Medicine gibt Empfehlungen bzgl. Trainingsquantität und -qualität für die Entwicklung und Aufrechterhaltung der muskulären Fitneß bei gesunden Erwachsenen. In Anbetracht der Tatsache, daß Trainingsprogramme, die länger als 60 Minuten pro Trainingseinheit dauern, nicht dauerhaft durchgeführt werden (POLLOCK 1988, 259ff) und aufgrund der nur gering ausgeprägten größeren Kraftgewinne durch häufigeres (GILLAM 1981, FLECK/KRAEMER 1987, BRAITH et al. 1989) und umfangreicheres Training (DeLORME 1945, HETTINGER 1961, BERGER 1962a, FLECK/KRAEMER 1987, SALE 1988, WILMORE/COSTILL 1988, GRAVES et al. 1991) wird folgender Minimalstandard für Widerstandsübungen empfohlen:
- Trainingsart: dynamisch
- Übungsausführung: mäßige bis langsame Bewegungsgeschwindigkeit und Training über die gesamte Bewegungsamplitude
- Anzahl der Übungen: im Minimum 8-10 (Kriterium: Miteinbeziehung der Hauptmuskelgruppen)
- Trainingsumfang: im Minimum eine Serie von 8-12 Wiederholungen bis nahezu zur muskulären Ermüdung
- Trainingshäufigkeit: im Minimum zweimal pro Woche

Das American Council on Exercise Research Committee gibt nahezu identische Empfehlungen (in GRAVES et al. 1991, 33ff).

FREIWALD/ENGELHARDT (1993) weisen auf Probleme bei der Übertragung trainingswissenschaftlicher Erkenntnisse auf den therapeutischen Bereich hin. „Die Voraussetzungen zur Anwendung trainingswissenschaftlicher Erkenntnisse und deren direkte Umsetzung sind im Patientengut nicht immer gegeben. Trainingsmaßnahmen führen häufig nicht zu den gewünschten Anpassungen."

6.1.5 Indikationen/Kontraindikationen für Krafttraining der Rumpf-, Nacken- und Halsmuskulatur

Nach BRACKER (1994) sind 80% aller Personen mit Rückenproblemen innerhalb von 6 Wochen wieder arbeitsfähig. Patienten, die aufgrund eines Rückenproblems seit mehr als 6 Wochen in medizinischer Behandlung seien und nicht an einem aktiven Übungsprogramm teilgenommen hätten, sind seiner Ansicht nach für die Teilnahme an einem intensiven, 4-12wöchigen körperlichen Trainingsprogramm, welches intensive spezifische Kräftigung des verletzten Bereichs beinhalten solle, indiziert.

CARPENTER (1994) sieht die Voraussetzungen für die Durchführung eines progressiven, dynamischen Krafttrainings bei Rückenpatienten dann erfüllt, wenn der Patient
- über eine angemessene medizinische Diagnose verfügt
- über das Stadium der post-akuten Regeneration hinaus ist (Minimum: 45-60 Tage nach Auftreten der Verletzung)
- die traditionelle konservative Therapie ohne Erfolg absolviert hat
- im Rahmen objektiver Analysen unterdurchschnittlich entwickelte Muskelfunktion zeigt

Analog zur Kraftanalyse der Rumpfmuskulatur nennt KEATING (1991) folgende Kontraindikationen für Krafttraining der Rumpfmuskulatur:
- Tumor
- Aortenaneurysma
- cauda equina-Syndrom
- progressive neurologische Symptome oder Zeichen
- schwere Osteoporose
- schwere Herz-Kreislauferkrankung
- frische Fraktur
- erst kurzfristig zurückliegende Bauchoperation

Eine Reihe von Autoren berichtet über positive Erfahrungen mit progressivem, dynamischem Krafttraining gegen variablen Widerstand bei folgenden Beschwerde-/Krankheitsbildern bzw. Diagnosen:
- chronische Rückenschmerzen (u.a. FULTON et al. 1990d, INANAMI 1991, CARPENTER 1992a, HOLMES et al. 1992, LEGGETT 1992, NELSON 1992, RISCH et al. 1993)
- Lumbalsyndrom (FULTON et al. 1990d, DREISINGER 1991/1992, RUSSELL et al. 1991, CARPENTER 1992a, NELSON 1992, NELSON 1993)
- Lumbalsyndrom mit Ausstrahlungsbeschwerden in die Beine (NELSON 1993)
- lumbale Überbelastung (DREISINGER 1991/1992, RUSSELL et al. 1991, NELSON 1992, NELSON 1993)
- Lumbalgie (GARBE 1988)
- Rückenschmerzen in Verbindung mit z.T. langjährigen Ischiasbeschwerden (KIESER 1991, CARPENTER 1992a, RISCH et al. 1993, SIBLEY 1992)
- degenerative Bandscheiben (FULTON et al. 1990d, DREISINGER 1991/1992, RUSSELL et al. 1991, CARPENTER 1992a, HOLMES et al. 1992, NELSON 1992/1994, NELSON 1993)
- lumbale Diskushernie (KIESER 1991, DREISINGER 1991/1992, RUSSELL et al. 1991)

- post Laminektomie/Diskektomie/Fusion (FULTON et al. 1990d, KIESER 1991, CARPENTER 1992a, HOLMES et al. 1992, NELSON 1992)
- Spondylolyse, Spondylolisthesis (CARPENTER 1992a, NELSON 1992/1993/1994, LEGGETT 1992, NELSON 1993, KELLY 1994)
- lumbale Spondylose (RISCH et al. 1993)
- segmentale/lumbale Instabilität (CARPENTER 1992a, RISCH et al. 1993)
- spinale Stenose (NELSON 1992/1993/1994, RISCH et al. 1993)
- kongenitale Abnormalität L5-S1 (FULTON et al. 1990d)
- LWS-Wurzelsyndrom (KIESER 1991)
- Myofaszialsyndrom (RISCH et al. 1993)
- symptomatische Skoliose (LEGGETT 1992, SIBLEY 1992)
- Skoliose mit L3/L4-Instabilität und Ischiasbeschwerden (SIBLEY 1992)
- Rückenschmerzen bei Schwangeren (SIBLEY 1992)
- Osteoporose (CARPENTER 1992a)
- degenerative Arthritis (FULTON et al. 1990d, NELSON 1993)
- Depressionen und emotionale Dysfunktion (SIBLEY 1992)

NELSON (1991) definiert folgende Kontraindikationen für das Krafttraining der Nackenmuskulatur:
- Tumor
- Infektion
- frische Fraktur
- progressive neurologische Defizite
- rheumatische Spondylitis
- schwerwiegende Instabilität der Halswirbelsäule

Diverse Autoren berichten über positive Erfahrungen mit progressivem dynamischem Krafttraining gegen variablen Widerstand bei folgenden Beschwerdebildern/Diagnosen im Bereich der Halswirbelsäule:
- chronische Nackenschmerzen (NELSON 1992/1993)
- HWS-Syndrom (KIESER 1991)
- HWS-Syndrom mit Brachialgie (KIESER 1991, NELSON 1992/1993)
- HWS-Syndrom mit Kopfschmerz (KIESER 1991, NELSON 1992/1993)
- HWS-Schleudertrauma (KIESER 1991)
- zervikale Überbelastung (DREISINGER 1991/1992, HIGHLAND et al. 1991, NELSON 1992/1993)
- degenerative zervikale Bandscheiben (DREISINGER 1991/1992, HIGHLAND et al. 1991)
- zervikale Diskushernie (DREISINGER 1991/1992, HIGHLAND et al. 1991)

Beim rehabilitativen, progressiven dynamischen Krafttraining der Rumpf-, Nacken- und Halmuskulatur handelt es sich einerseits um eine bereits seit ca. 150 Jahren bekannte Maßnahme sowie andererseits um eine noch sehr junge Wissenschaftsdisziplin. Die bisher auf diesem Gebiet vorliegenden und in diesem Kapitel dokumentierten wissenschaftlichen Erkenntnisse sind lückenhaft und überwiegend noch nicht ausreichend empirisch abgesichert. Infolgedessen sollten die an dieser Stelle - zum Zwecke einer ersten Orientierung - aufgelisteten Indikationen bzw. Kontraindikation, die auf den Erfahrungswerten einiger weniger Wissenschaftler und klinischer Ärzte beruhen, noch nicht als eindeutige Kriterien betrachtet werden.

Falls im Einzelfall bei einem Patienten nicht eindeutig bestimmt werden könne, ob eine definierte Kontraindikation vorliegt oder nicht, schlägt NELSON (1991) vor, den Patienten zunächst über einen Zeitraum von drei Wochen zu trainieren. Sollten sich in diesem Zeitraum keine signifikanten, objektiv bewertbaren Fortschritte zeigen, müsse das Trainingsprogramm abgebrochen werden.

Nach POLLOCK (1991) hängt die Trainierbarkeit und das Ausmaß der erzielbaren Anpassungserscheinungen der wirbelsäulensichernden und -entlastenden Muskelgruppen primär vom spezifischen Ausgangszustand eines Individuums ab. Nachfolgend werden daher die Ergebnisse von Trainingsstudien mit beschwerdefreien Personen und (chronischen) Rücken- bzw. Nackenpatienten getrennt dargestellt.

Kapitel 6.2

Die Trainierbarkeit der Rumpfmuskulatur

6.2.1 Die Trainierbarkeit der lumbal/thorakalen Extensions- und Flexionsmuskulatur

BERGER (1962, 329ff) trainierte jeweils 37 Männer mittels statischem und dynamischem Krafttraining (jeweils 3 Trainingseinheiten pro Woche, Trainingszeitraum: unbekannt). Das statische Krafttraining der Rumpfextensoren wurde dabei in sitzender Körperposition (isometrische Kontraktion gegen einen fixierten Widerstand) durchgeführt, während das dynamische Krafttraining der Rumpfextensoren aus der Übung Oberkörperanheben in Bauchlage bestand (inkl. Verwendung von Zusatzlasten - Langhantel oder Gewichtsscheibe -, die hinter dem Nacken gehalten wurden).

Die isometrisch trainierten Männer verbesserten die isometrische Maximalkraft der Rumpfextensoren um durchschnittlich 14,8 % und die dynamische Kraft der Rumpfextensoren um 17,6 %, während die dynamisch trainierenden Männer diesbzgl. Steigerungen von 7,1 % (isometrische Maximalkraft) bzw. 21,6 % (dynamische Kraft) demonstrierten.

SMIDT et al. (1991, 300ff/1992, 280ff) untersuchten die Verbesserung der isometrischen Maximalkraft bei den Trainingsübungen „Sit-up" mit gebeugten Beinen, Anheben des Oberkörpers in Bauchlage sowie beidbeiniges Beinheben in Rückenlage. 22 beschwerdefreie Frauen (Durchschnittsalter: 56,6 Jahre) haben dabei über einen Zeitraum von 12 Monaten durchschnittlich dreimal pro Woche ein Heimtrainingsprogramm, bestehend aus den o.a. dynamischen Übungen, durchgeführt (3 Serien a 10 Wiederholungen pro Übung; Verwendung von Zusatzgewichten, um eine Belastungsintensität von ca. 70 % der Maximalkraft zu realisieren). 27 gleichaltrige Frauen bildeten eine Kontrollgruppe, die nicht trainiert hat.

Während die Kontrollgruppe keine Veränderungen zeigte, verbesserte sich die isometrische Maximalkraft der trainierenden Frauen nach 5 bzw. 12 Monaten wie folgt: „Sit-up": +21 % (nach 5 Monaten) bzw. +30 % (nach 12 Monaten), Anheben des Oberkörpers in Bauchlage: +24 % (nach 5 Monaten) bzw. +29 % (nach 12 Monaten), beidbeiniges Beinheben in Rückenlage: +16 % (nach 5 Monaten) bzw. +25 % (nach 12 Monaten).

SMIDT et al. (1992, 280ff) berichteten bei den trainierenden Frauen über ein Tendenz zur Verlangsamung des postmenopausalen Verlusts an Knochendichte im Bereich von L2-L4 (-1,51 % in 12 Monaten, Kontrollgruppe: -2,28 %), der nach WAHNER (1987, 73ff) durchschnittlich zwischen 1-4 % pro Jahr beträgt. Der Zusammenhang von Rumpfmuskelkraft - insbesondere Kraft der Rumpfextensoren - und Knochendichte der Wirbelkörper wird im übrigen von SINAKI et al. (1986, 116ff), SINAKI/OFFORD (1988, 277), HALLE et al. (1990, 690ff), SNOW-HARTER et al. (1992, 1291ff) sowie POLLOCK et al. (1992, s. unten) bestätigt.

SMIDT et al. (1989, 815ff) haben die Rumpfextensoren und -flexoren von 29 beschwerdefreien Männern und Frauen (Durchschnittsalter: 28 Jahre) über einen Zeitraum von 6 Wochen (3 Trainingseinheiten pro Woche) unter Verwendung eines isokinetischen Geräts in sitzender Körperposition trainiert. 13 Personen führten dabei ein ausschließlich konzentrisches Training durch, während 16 Personen ausschließlich exzentrisch belastet wurden. Die isometrische Maximalkraft der Rumpfflexoren aller Teilnehmer verbesserte sich dabei um durchschnittlich 26-30 %, während die isometrische Maximalkraft der Rumpfextensoren um durchschnittlich 17-23 % gesteigert werden konnte.

LEGGETT et al. (1989b, 147) sowie POLLOCK et al. (1989, 624) trainierten 15 beschwerdefreie Männer (Durchschnittsalter: 29,1 Jahre), die sich in einem guten Trainingszustand befanden und seit mindestens einem Jahr regelmäßig Krafttraining betrieben hatten. Der Trainingszeitraum betrug 10 Wochen, pro Woche wurde eine Trainingseinheit an demselben Trainingsgerät mit Beckenstabilisierung, das WEBB et al. (1989) sowie GRAVES et al. (1990d) eingesetzt hatten, durchgeführt (progressives dynamisches Training gegen variablen Widerstand nach der Nautilusmethode).

Die isometrische Maximalkraft der lumbalen Extensionsmuskulatur verbesserte sich über die gesamte Bewegungsamplitude signifikant (p≤0,01). In der vollständig flektierten Wirbelsäulenposition erhöhte sich die isometrische Maximalkraft der Lumbalextensoren um durchschnittlich 42%, in der vollständig extendierten Wirbelsäulenposition um durchschnittlich 102%. Die Trainingsteilnehmer steigerten darüberhinaus das Trainingsgewicht (= Widerstandslast) auf einem Belastungsniveau von ca. 75-85% des 1 rpm um durchschnittlich 60,6%.

„Das Ausmaß an Kraftgewinn, das die Trainingsgruppe zeigte, reflektiert den niedrigen Ausgangstrainingszustand der lumbalen Extensionsmuskulatur. Diese Daten deuten darauf hin, daß - wenn der Lumbalbereich mittels Beckenstabilisierung isoliert wird - die isolierten Lumbalextensionsmuskeln ein abnormal großes Potential für Kraftverbesserung aufweisen" (POLLOCK et al. 1989, 624).

„Wie können diese großen Gewinne an lumbaler Extensionskraft erklärt werden? Die vernünftigste Erklärung besteht darin, daß die Muskelkraft der lumbalen Extensoren mit existierenden Trainingsmethoden nicht normal entwickelt oder erhalten wird... Diese Situation könnte gleichbedeutend mit der eines Muskels sein, der in einen Gipsverband gesteckt wurde; dieser befindet sich einem „state of chronic disuse", atrophiert schnell und verliert seinen Querschnitt und seine Kraft. Daher entwickeln sich die lumbalen Extensionsmuskeln niemals bis zu ihrem vollen Potential und atrophieren durch den „chronic disuse". Das erklärt, warum die isolierten Lumbalextensionsmuskeln ein so großes Potential für Kraftverbesserung haben" (POLLOCK et al. 1989, 627).

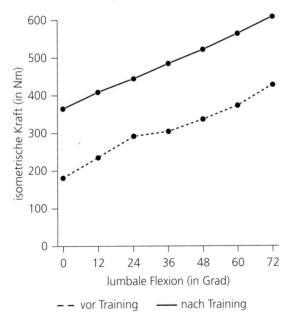

Abb. 36: Die trainingsbedingte Verbesserung der isometrischen Maximalkraft der lumbalen Extensionsmuskulatur bei beschwerdefreien Männern (basierend auf POLLOCK et al. 1989, 627)

CARPENTER et al. (1990 bzw. 1991f, 1992a), FULTON et al. (1990d), GRAVES et al. (1990b, 1992c), LEGGETT et al (1990b, 403f.), RUSSELL et al. (1990), TUCCI et al. (1990) DREISINGER (1991), INANAMI (1991), KIESER (1991), POLLOCK (1991, 1992), CARPENTER (1992a), FOSTER (1992), GRAVES et al. (1992c), HOLMES et al. (1992), LEGGETT (1992), NELSON (1992), POLLOCK et al. (1992) und RISCH et al. (1993) sowie eine Reihe weiterer Autoren haben unter Verwendung desselben Trainingsgeräts weitere Trainierbarkeitsstudien der Lumbalextensoren durchgeführt.

LEGGETT et al. (1990b, 403f.) haben mit 21 Männern und Frauen über einen Zeitraum von 12 Wochen ein progressives dynamisches Krafttraining gegen variablen Widerstand absolviert (eine Trainingseinheit/Woche nach der Nautilus-Methode), während 14 Männer und Frauen ebenfalls 12 Wochen lang an demselben Trainingsgerät isometrisch trainiert haben (eine Trainingseinheit pro Woche, dabei erfolgte in sieben Gelenkpositionen jeweils eine isometrische Maximalkontraktion).

Sowohl die dynamisch als auch die isometrisch trainierten Personen konnten ihre isometrische Maximalkraft über die gesamte Bewegungsamplitude signifikant (p≤0,05) und in demselben Ausmaß verbessern. „Diese Daten weisen darauf hin, daß sowohl Training gegen variablen Widerstand als auch isometrisches Training in mehreren Gelenkwinkeln gefahrlos und in gleichem Maße effektiv sind, um die isometrische Kraft der lumbalen Extensionsmuskulatur über die gesamte Bewegungsamplitude hinweg zu verbessern" (LEGGETT et al. 1990b, 403).

GRAVES et al. (1990b, 504ff) haben untersucht, ob und wie sich die Trainingshäufigkeit (Zahl der Trainingseinheiten pro Woche) und die Trainingsart (progressives dynamisches Krafttraining gegen variablen Widerstand bzw. statisches Krafttraining) auf die Entwicklung der isometrischen Maximalkraft der Lumbalextensoren auswirkt. An dieser Studie nahmen insgesamt 72 beschwerdefreie Männer (Durchschnittsalter: 31 Jahre) und 42 beschwerdefreie Frauen (Durchschnittsalter: 28 Jahre) teil. 85 Personen betrieben dabei ein progressives, dynamisches Krafttraining gegen variablen Widerstand (Methode: Nautilusmethode), wobei 19 Personen einmal alle 14 Tage (Gruppe DYN 1x/2 wk), 22 Personen einmal pro Woche (Gruppe DYN 1x/wk), 23 Personen zweimal pro Woche (Gruppe DYN 2x/wk) und 21 Personen dreimal pro Woche (Gruppe DYN 3x/wk) trainierten. 14 Personen betrieben einmal pro Woche ein statisches Krafttraining, wobei in sieben Gelenkpositionen jeweils eine isometrische Maximalkontraktion durchgeführt wurde (Gruppe IM 1x/wk). 15 Personen bildeten eine Kontrollgruppe, die nicht trainierte. Der Trainingszeitraum betrug jeweils 12 Wochen.

Im Vergleich zur Kontrollgruppe verbesserten alle Trainingsgruppen die isometrische Maximalkraft der Lumbalextensoren in allen sieben Gelenkpositionen signifikant (p≤0,05). Der durchschnittliche Kraftgewinn der einzelnen Trainingsgruppen wird wie folgt angegeben: Gruppe DYN 1x/2 wk: +30,0%, Gruppe DYN 1x/wk: +29,2%, Gruppe DYN 2x/wk: +35,5%, Gruppe DYN 3x/wk: +43,6%, Gruppe IM 1x/wk: +30,7%. Ein

Vergleich der Trainingsgruppen untereinander zeigte keine statistisch signifikanten Unterschiede bzgl. der erzielten Kraftverbesserungen. Die Autoren fanden jedoch heraus, daß sich die Leistungsfähigkeit der lumbalen Extensionsmuskulatur auf submaximalem Niveau in den einzelnen dynamisch trainierten Gruppen unterschiedlich stark entwickelt hat. Die Gruppe DYN 1x/2 wk steigerte das auf einem Belastungsniveau von ca. 75-85% des 1 rpm verwendete Trainingsgewicht um durchschnittlich 26,6%, die Gruppe DYN 1x/wk um 38,9%, die Gruppe DYN 2x/wk um 41,4% und die Gruppe DYN 3x/wk um 37,2%. Ein Vergleich der beiden Trainingsgruppen DYN 1x/wk und IM 1x/wk zeigte keine statistisch signifikanten Unterschiede bzgl. der erzielten Kraftverbesserung der lumbalen Extensionsmuskulatur.

Die Autoren erklären die Unabhängigkeit des Kraftgewinns von der Trainingsart mit der langsamen Bewegungsgeschwindigkeit beim dynamischen Training (Dauer pro Einzelwiederholung: ca. 6 sec, Konzentrik: 2 sec, Exzentrik: 4 sec). GRAVES et al. gelangten zu folgenden Schlußfolgerungen: „Einmal wöchentliches isometrisches und dynamisches Training resultierte in ähnlichen Verbesserungen der isometrischen Kraft über die getestete Bewegungsamplitude von 72° hinweg und deutet darauf hin, daß in multiplen Gelenkwinkeln durchgeführtes isometrisches Training für die Entwicklung der isometrischen lumbalen Extensionskraft über die gesamte Bewegungsamplitude genauso effektiv sein kann wie dynamisches Training" (GRAVES et al. 1990b, 507).

„Diese Daten deuten an, daß eine Trainingshäufigkeit von lediglich einmal pro Woche einen effektiven Trainingsreiz für die Entwicklung der lumbalen Extensionskraft liefert" (GRAVES et al. 1990b, 504). „Schwache Muskeln erfordern nach hochintensivem Training relativ lange Erholungsperioden. Daher stellt eine Trainingshäufigkeit von einmal pro Woche die sicherste und effektivste Trainingshäufigkeit für die Lumbalextensoren, zumindest in der Anfangsphase des Trainings, dar" (GRAVES et al. 1990b, 508).

Nach Angaben von POLLOCK (1992a) ist diese Studie über einen Zeitraum von insgesamt 5 Monaten hinweg weitergeführt worden, ohne daß Personen, die dreimal pro Woche trainierten, signifikant größere Kraftverbesserungen gezeigt hätten als Personen, die nur einmal alle 14 Tage trainierten.

CARPENTER et al. (1990) berichteten über eine Untersuchung mit 56 Personen, wobei 41 von diesen ein progressives dynamisches Krafttraining der Lumbalextensoren gegen variablen Widerstand durchführten (Methode: Nautilusmethode). 10 dieser Personen absolvierten über einen Zeitraum von 12 bzw. 20 Wochen eine Trainingseinheit alle zwei Wochen, jeweils 12 Personen trainierten einmal bzw. zweimal pro Woche, 7 Personen führten drei Trainingseinheiten pro Woche durch, 15 Personen bildeten die Kontrollgruppe, die nicht trainierte.

Alle Trainingsgruppen demonstrierten nach 12 Wochen signifikante Steigerungen der isometrischen Maximalkraft der Lumbalextensoren ($p \leq 0,05$), die sich bis zur 20. Trainingswoche in fünf von sieben Gelenkpositionen weiter verbesserte (Ausnahme: lumbale Flexion von 60° und 72°). Die Form der Drehmoment-Winkelkurve veränderte sich als Folge des Trainings: Die isometrische Maximalkraft der Lumbalextensoren verbesserte sich in der flektierten Wirbelsäulenposition um 16% (nach 12 Wochen) bzw. 17% (nach 20 Wochen), in der extendierten Wirbelsäulenposition um 92% (nach 12 Wochen) bzw. 123% (nach 20 Wochen).

Die Autoren gelangten zu der Erkenntnis, daß zur Entwicklung der lumbalen Extensionskraft lediglich eine geringe Trainingshäufigkeit erforderlich ist, da sich die Trainingsergebnisse der einzelnen Gruppen nicht signifikant voneinander unterschieden. Darüber hinaus vertreten CARPENTER et al. die Ansicht, daß die Kraftverbesserungen überwiegend in den ersten 12 Trainingswochen stattfänden und danach Adaptationen der lumbalen Extensionsmuskulatur nur noch in der extendierten Wirbelsäulenposition zu erwarten seien.

Exkurs: JONES (1993, 49) weist darüber hinaus darauf hin, daß Personen mit einem überdurchschnittlichen hohen Anteil an schnellen leicht-ermüdbaren Muskelfasern nur eine geringe Übungstoleranz hätten und infolgedessen nur mit geringer Trainingshäufigkeit und und mit geringen Wiederholungszahlen belastet werden sollten. FEURTADO (1993) empfiehlt, die Lumbalextensoren von Personen mit hohem Anteil an langsamen Fasern mit zwei Trainingseinheiten pro Woche und 15-20 Wiederholungen pro Serie zu trainieren, während Personen mit einem überdurchschnittlich hohen Anteil an schnellen Muskelfasern nur einmal pro 14 Tage mit jeweils 8-12 Wiederholungen pro Serie trainieren sollten. KAZALA (1993) empfiehlt, die Lumbalextensoren von Patienten (s. unten) in den ersten vier Wochen zweimal pro Woche mit durchschnittlich 15-20 Wiederholungen zu trainieren. Danach sollte das Training mit einer Einheit pro Woche und durchschnittlich 10-15 Wiederholungen für weitere 4-8 Wochen fortgesetzt werden. „Nach vier Behandlungswochen werden die meisten Patienten durch die muskuläre Ermüdung und nicht länger durch den Schmerz limitiert."

GRAVES et al. (1992c) haben untersucht, ob beim statischen bzw. dynamischen Krafttraining der lumbalen Extensionsmuskulatur mit zwei Serien pro Übung größere Adaptationen erzielt werden können als mit einer Serie pro Übung. 67 Männer und 43 Frauen (Durchschnittsalter: 31 Jahre) wurden hierfür in fünf verschiedene Trainingsgruppen sowie in eine Kontrollgruppe, die nicht trainierte, eingeteilt. 28 Personen (Gruppe DYN) absolvierten dabei ein progressives dynamisches Krafttraining mit einer Serie pro Übung, 21 Personen (Gruppe DYN/DYN) ein progressives dynamisches Krafttraining mit zwei Serien pro Übung, 14 Personen (Gruppe IM) ein statisches Krafttraining mit einer Serie pro Übung, 14 Personen (Gruppe IM/IM) ein statisches Krafttraining mit zwei Serien pro Übung, während 18 Personen ein progressives dynamisches Krafttraining mit einer Serie pro Übung sowie ein statisches Krafttraining mit einer Serie pro Übung absolvierten. Das Training wurde an dem bereits mehrfach erwähnten Extensionsgerät, das u.a. auch LEGGETT et al. (1989b, 147 / 1990b, 403ff), POLLOCK et al. (1989, 624), GRA-

VES et al. (1990b, 504ff) sowie CARPENTER et al. (1990) einsetzten, durchgeführt. Beim statischen Krafttraining bestand dabei eine Serie jeweils aus sieben isometrischen Maximalkontraktionen, die in verschiedenen Gelenkpositionen (lumbale Flexion von 0°, 12°, 24°, 36°, 48°, 60°, 72°) erfolgten. Sämtliche Gruppen trainierten über einen Zeitraum von 12 Wochen.

Im Vergleich zur Kontrollgruppe verbesserten sämtliche Trainingsgruppen die isometrische Maximalkraft der lumbalen Extensionsmuskulatur in allen sieben gemessenen Gelenkpositionen der Gesamtbewegung signifikant ($p \leq 0,05$). Der Kraftzuwachs betrug in der vollständig flektierten Wirbelsäulenposition durchschnittlich 17,8% (11,5-20,6%), in der vollständig extendierten Wirbelsäulenposition durchschnittlich 63,2% (49,0-78,6%). Die Autoren fanden keine statistisch signifikanten Unterschiede bzgl. der Kraftverbesserungen innerhalb der einzelnen Trainingsgruppen.

„Diese Daten deuten darauf hin, daß eine einzige Serie der lumbalen Extensionsübung genauso effektiv für die Entwicklung der lumbalen Extensionskraft ist wie zwei Serien. In multiplen Gelenkwinkeln durchgeführtes isometrisches Training sorgt für einen effektiven - mit dem durch dynamisches Training vergleichbaren - Trainingsreiz für die Entwicklung der lumbalen Extensionskraft über die gesamte Bewegungsamplitude" (GRAVES et al. 1992c, 3).

TUCCI et al. (1990) trainierten 34 beschwerdefreie Männer (Durchschnittsalter: 34 Jahre) und 16 beschwerdefreie Frauen (Durchschnittsalter: 33 Jahre) über einen Zeitraum von 10-12 Wochen, die Zahl der wöchentlichen Trainingseinheiten wird mit 1-3 angegeben (progressives dynamisches Krafttraining gegen variablen Widerstand nach der Nautilus-Methode). Die isometrische Maximalkraft der Lumbalextensoren verbesserte sich dabei in der vollständig flektierten Wirbelsäulenposition um durchschnittlich 8,6%, in der vollständig extendierten Wirbelsäulenposition um durchschnittlich 37,2% sowie über die gesamte Bewegungsamplitude hinweg um im Durchschnitt 17,8%.

PARKKOLA et al. (1992, 383ff) haben mit 12 beschwerdefreien Medizinstudenten (11 Frauen, 1 Mann, Alter: 21-27 Jahre) ein 18-wöchiges apparatives Rumpfkrafttraining mit 2-3 Trainingseinheiten pro Woche durchgeführt. Die isometrische Maximalkraft der Rumpfextensoren erhöhte sich durch dieses umfangsorientierte Programm um durchschnittlich 35% ($p \leq 0,01$), die der Rumpfflexoren um durchschnittlich 31% ($p \leq 0,01$). Die Muskelquerschnitte von m. erector spinae und m. psoas auf Höhe von L4/L5 vergrößerten sich dabei um 10% ($p \leq 0,01$) bzw. 22% ($p \leq 0,001$).

FOSTER et al. (1993) berichteten über eine 6monatige Trainingsstudie, bei der 9 beschwerdefreie Männer (Durchschnittsalter: 35 Jahre) einmal pro Woche ein intensitätsorientiertes Krafttraining für die Lumbalextensoren durchführten (Nautilus-Methode). Die isometrische Maximalkraft der Lumbalextensoren steigerte sich dabei um durchschnittlich 17-29,5% ($p \leq 0,01$) bei gleichzeitiger Vergrößerung des Muskelquerschnitts des m. erector spinae (Höhe L3/L4) um durchschnittlich 5% ($p \leq 0,01$). „Diese Studie zeigt, daß eine Zunahme der isolierten lumbalen Extensorenkraft mit einer Zunahme an Muskelmasse verbunden ist und mit einer Trainingshäufigkeit von 1x/Woche erreicht werden kann."

BRENKE et al. (1983) berichteten über eine Untersuchung, bei der 212 Sportler verschiedener Sportarten während eines Rehabilitationsaufenthalts ein tägliches Krafttrainingsprogramm für die Bauch- und Rückenmuskulatur absolvierten. Innerhalb von 23 Tagen konnte dadurch die Kraft der Rückenmuskulatur um durchschnittlich 15,6%, die Kraft der Bauchmuskulatur um durchschnittlich 9,7% gesteigert werden, wobei sich der Quotient aus Rücken- und Bauchmuskelkraft von 0,89 auf 0,94 veränderte.

WYDRA (1993) hat mit 14 Männern (Alter: 52,4 ± 4,7 Jahre) und 14 Frauen (Alter: 41,7 ± 8,2 Jahre) im Rahmen eines Kuraufenthalts ein 3wöchiges progressives Krafttrainingsprogramm für die isolierten Rumpfflexoren und -extensoren durchgeführt (Anzahl der Trainingseinheiten pro Woche: 3). Während die Rumpfflexoren der Männer keine signifikante Kraftsteigerung ($p > 0,05$) zeigten, erhöhte sich die isometrische Maximalkraft der Frauen um durchschnittlich 16,8% ($p \leq 0,05$). Sowohl die männlichen als auch die weiblichen Teilnehmer konnten bei einem begleitend durchgeführten „Sit up-Test" die Anzahl der Wiederholungen in 30 Sekunden signifikant steigern ($p \leq 0,002$). Die isometrische Maximalkraft der Rumpfextensoren verbesserte sich bei den Männern um durchschnittlich 13,6% und bei den Frauen um durchschnittlich 25,4% (jeweils $p \leq 0,01$). Bei einem begleitend durchgeführter statischer Ausdauertest erhöhte sich die durchschnittliche Haltezeit in beiden Gruppen signifikant ($p \leq 0,01$).

FOSTER (1992) berichtete über eine 12wöchige Trainingsstudie mit Leistungssport betreibenden Tennisspielerinnen. Die isometrische Maximalkraft der lumbalen Extensionsmuskulatur hat sich dabei um durchschnittlich 14% in der vollständig flektierten Wirbelsäulenposition und um durchschnittlich 31% in der vollständig extendierten Wirbelsäulenposition verbessert.

POLLOCK et al. (1992) haben mit 17 beschwerdefreien männlichen und weiblichen Senioren (Alter: 60-82 Jahre) über einen Zeitraum von 6 Monaten einmal pro Woche ein progressives, dynamisches Krafttraining der Lumbalextensoren (Methode: Nautilus-Methode) durchgeführt. Zusätzlich absolvierten diese Personen dreimal pro Woche ein aerobes Ausdauertraining von 40-45-minütiger Dauer. Nach 6 Monaten hatte sich die isometrische Maximalkraft der lumbalen Extensionsmuskulatur signifkant ($p \leq 0,05$) sowie um durchschnittlich 14% verbessert und die Knochendichte im Bereich der Lendenwirbelsäule (Segmente L2/L3) signifikant vergrößert ($p \leq 0,05$). „Diese Ergebnisse deuten darauf hin, daß 6monatiges spezifisches Training der Lumbalextensoren die BMD der Lendenwirbelsäule beim älteren Menschen vergrößern kann."

NICHOLS et al. (1993, 205ff) haben mit 18 aktiven und gesunden Seniorinnen (Alter: 67,8 ± 1,6 Jahre) ein

6monatiges komplexes Krafttrainingsprogramm absolviert (Zahl der Trainingseinheiten pro Woche: drei, apparativ gestützte Trainingsübungen: Schulterdrücken, Bankdrücken, Knieextension, Knieflexion, Latziehen, Rumpfflexion, Rudern). Das dynamische 1 rpm bei der Rumpfflexion erhöhte sich dabei um durchschnittlich 19,7% ($p \leq 0,008$). Die Autoren gelangten zu folgender Schlußfolgerung: „Sogar ältere aktive Frauen können von Widerstandsübungen profitieren... Krafttraining unter korrekter Anleitung stellt eine sichere, angenehme und effektive Maßnahme zur Maximierung der Muskelkraft älterer Frauen dar" (NICHOLS et al. 1993, 210).

FLINT (1958, 160ff) trainierte 19 chronische Rückenpatientinnen (Alter: 16-36 Jahre) über einen Zeitraum von 12 Wochen, wobei jede Patientin durchschnittlich 26 Trainingseinheiten absolvierte. Das Trainingsprogramm für die Rumpfextensoren und -flexoren bestand aus progressivem dynamischem Krafttraining gegen konstanten Widerstand, für welches ein speziell entwickeltes Trainingsgerät eingesetzt wurde (pro Trainingseinheit wurden insgesamt drei verschiedene Übungen mit einer Serie von 10 ermüdenden Wiederholungen durchgeführt).

Durch den Trainingsprozeß verbesserte sich die isometrische Maximalkraft der Rumpfextensionsmuskulatur um durchschnittlich 45,6%, während sich die isometrische Maximalkraft der Rumpfflexionsmuskulatur um durchschnittlich 59,6% erhöhte. 58% der Patientinnen waren nach Beendigung des Trainingsprogramms völlig beschwerdefrei, 31% berichteten über reduzierte Beschwerden, während 11% keinerlei Veränderung der Beschwerden aufwiesen. Die Autoren gelangten zu der Feststellung, daß chronische Rückenbeschwerden durch die Verbesserung der Leistungsfähigkeit von Rücken- und Bauchmuskulatur sowie durch die Reduzierung des Kraftungleichgewichts zwischen Rumpfextensoren und -flexoren abgeschwächt werden könnten.

Nach FLINT (1958, 161) hat LARSON bereits im Jahre 1942 eine vergleichbare Studie mit 45 männlichen Rückenpatienten durchgeführt, nach deren Ende 69% der Teilnehmer über eine Verbesserung der Beschwerden berichtet hätten.

GARBE (1988, 195ff) berichtete über eigene Erfahrungen mit therapeutischem Training bei Lumbalgien im Zusammenhang mit muskulären Dysbalancen. 108 Personen wurden dabei über einen Zeitraum von 8 Wochen dreimal pro Woche trainiert, wobei das Trainingsprogramm aus Dehn- und Widerstandsübungen für die Bauch- und Glutealmuskulatur sowie für die ischiokrurale und Rumpfrotationsmuskulatur bestand. Nach Trainingsende hatten 78,7% dieser Personen einen guten bis befriedigenden Zustand erreicht. Die Autoren leiten diese Aussage von Veränderungen des Beschwerdebilds ab.

ASFOUR et al. (1990, 510ff) trainierten 30 chronische Rückenpatienten (17 Frauen, 13 Männer, Durchschnittsalter: 43,3-46,5 Jahre) über einen Zeitraum von zwei Wochen (8 Trainingseinheiten). Das Herzstück jeder Trainingseinheit bildeten isometrische Maximalkontraktionen der Rumpfextensionsmuskulatur, die in Bauchlage erfolgten und jeweils über einen Zeitraum von 10 Sekunden aufrechterhalten wurden. Pro Trainingseinheit wurden sechs derartige Maximalkontraktionen durchgeführt, während derer 15 der 30 Teilnehmer sowohl ein visuelles als auch ein akustisches Feedback der elektromyographisch bestimmten Aktivität ihrer Rückenmuskulatur erhielten. Die 15 Rückenpatienten ohne Feedback verbesserten die isometrische Maximalkraft der Rumpfextensionsmuskulatur um durchschnittlich 16,7%, während die 15 Rückenpatienten mit Feedback ihre Kraftwerte um durchschnittlich 81,5% verbessern konnten.

MANNICHE et al. (1991, 53ff) haben die Effizienz verschiedenartiger Behandlungsmaßnahmen untersucht. Insgesamt 90 chronische Rückenpatienten (Durchschnittsalter: 45 Jahre) wurden dabei in drei Gruppen eingeteilt und jeweils spezifisch behandelt. Gruppe A (n= 32) erhielt Anwendungen heißer Kompressionen sowie Massage von Rücken- und Gesäßmuskeln in Verbindung mit einem sanften Übungsprogramm, das hauptsächlich aus isometrischen Übungen für die Lendenwirbelsäule bestand. Gruppe B (n= 31) wandte dieselben drei Trainingsübungen wie Gruppe C an, wobei jedoch der Trainingsumfang lediglich ein Fünftel des Trainingsumfangs der Gruppe C betrug. Gruppe C (n= 27) absolvierte ein intensives Krafttrainingsprogramm für die Rückenmuskulatur, das aus drei dynamischen Übungen (Rumpfheben in Bauchlage, beidbeiniges Beinheben in Bauchlage, Lat-Ziehen in den Nacken) bestand). Von jeder der drei Übungen wurden pro Trainingseinheit 100 Wiederholungen durchgeführt (die Anzahl der Wiederholungen pro Übung pro Trainingseinheit, nicht die Anzahl der Serien pro Übung, war dabei vordefiniert). Der Trainingszeitraum betrug 3 Monate, die Zahl der absolvierten Trainingseinheiten wurde von den Autoren mit 30 angegeben.

Nach Trainingsende berichteten 15% der Angehörigen von Gruppe A, 42% der Angehörigen von Gruppe B sowie 74% der Angehörigen von Gruppe C über Verbesserungen des Beschwerdebilds. Bei der drei Monate nach Trainingsende durchgeführten Nachuntersuchung zeigten die Angehörigen von Gruppe C immer noch deutlich bessere Ergebnisse als die Angehörigen der Gruppen A und B. „Für die Autoren war es überraschend, daß so viele Patienten in der Lage waren, die intensiven Rückenübungen ohne Schwierigkeit zu absolvieren" (MANNICHE et al. 1991, 62).

Weitere Studien von MANNICHE et al. (1993a, 1993b) sowie ROLSTED HANSEN (1993) haben gezeigt, daß selbst unspezifisches dynamisches Krafttraining in funktionsgymnastischer Form bei chronischen und subchronischen Rückenpatienten kurz-, mittel- und langfristig wirkungsvoll sein kann. Untersuchungsparameter waren dabei u.a. Schmerzreduktion, funktioneller Status, Behinderung bei Aktivitäten des täglichen Lebens sowie Arbeitsfähigkeit.

ROY et al. (1995, 38ff) evaluierten das Ermüdungsverhalten des lumbalen m. erector spinae chronischer

Rückenpatienten vor und nach Teilnahme an einem intensiven vierwöchigen stationären Rehabilitationsprogramm. Ein primäres Behandlungsziel desselben war die Verbesserung der muskulären Leistungsfähigkeit. ROY et al. fanden heraus, daß sich die Ermüdbarkeit des lumbalen m. erector spinae unter definierten submaximalen statischen Arbeitsbedingungen (Belastungsintensitäten von 40% und 80% MVC) durch die Programmteilnahme signifikant verringerte und, daß diese Verringerung bei bisher nicht-operierten Rückenpatienten größer war als bei bereits operierten. MAYER et al. (1989, 986ff) gelangten zu vergleichbaren Erkenntnissen.

POLLOCK et al. (1993, 280) berichteten über eine erste Trainingsstudie, an der u.a. 12 Personen (Alter: 41 ± 3 Jahre) mit mäßigen chronischen Rückenschmerzen von zumindest zweijähriger Dauer teilgenommen hatten. Der Trainingszeitraum betrug 12 Wochen, wobei pro Woche eine Serie dynamischen Krafttrainings für die Lumbalextensoren (Wiederholungszahl: 10-15) durchgeführt wurde. Die Patienten zeigten dabei signifikante Verbesserungen der isometrischen Maximalkraft sowie ausgewählter subjektiver Parameter. Die Autoren fanden ferner heraus, daß sich das Ausmaß der Adaptationen der Patienten nicht von den entsprechenden Werten beschwerdefreier Personen unterschied und, daß Personen mit mäßigen chronischen Rückenschmerzen offensichtlich ähnlich auf Krafttraining reagieren wie Normalpersonen.

HOLMES et al. (1992) haben mit 18 weiblichen Senioren (Durchschnittsalter: 62,7 Jahre), die unter chronischen Rückenschmerzen litten, über einen Zeitraum von durchschnittlich 97 Tagen ein- bis zweimal pro Woche (durchschnittliche Zahl der absolvierten Trainingseinheiten: 20) ein progressives dynamisches Krafttraining gegen variablen Widerstand durchgeführt. Bei dieser und bei den nachfolgend beschriebenen Studien wurde wiederum dasselbe Trainingsgerät und dieselbe Trainingsmethodik (Nautilus-Methode) eingesetzt wie u.a. in den o.a. Studien von LEGGETT et al. (1989b/1990b), POLLOCK et al. (1989/1992), CARPENTER et al. (1990), GRAVES et al. (1990b/1992c), TUCCI et al. (1990) sowie FOSTER (1992).

Folgende Adaptationen wurden erzielt: Die isometrische Maximalkraft der lumbalen Extensionsmuskulatur verbesserte sich über die gesamte Bewegungsamplitude um durchschnittlich 39-84%, die Gesamtmobilität der Lendenwirbelsäule vergrößerte sich von 59,2° auf 68,1° (+15%), das auf einem Belastungsniveau von ca. 75-85% des 1 rpm verwendete durchschnittliche Trainingsgewicht konnte von 47,5 kg auf 81,1 kg (+70,7%) gesteigert werden, die Beschwerden reduzierten sich um durchschnittlich 60%. Vor Trainingsbeginn und nach Trainingsende verglichen HOLMES et al. sowohl die Mobilität der Lendenwirbelsäule als auch die isometrische Maximalkraft der lumbalen Extensionsmuskulatur der unter Rückenbeschwerden leidenden Seniorinnen mit den entsprechenden Werten gleichaltriger beschwerdefreier Seniorinnen (n= 20). Die anfänglich vorhandenen hochsignifikanten Defizite der unter Rückenbeschwerden leidenden Seniorinnen waren nach Trainingsende nicht mehr vorhanden.

Die Autoren gelangten zu folgenden Erkenntnissen: „... ältere Frauen haben die Fähigkeit, ihr Kraftniveau durch ein progressives Widerstandstrainingsprogramm aktiv zu vergrößern, und diese Kraftvergrößerung führt zu einer Verringerung der Rückenschmerzsymptome... Spezifisches lumbales Extensionstraining erhöht die lumbale Extensionskraft, verringert das subjektive Schmerzniveau, vergrößert die Gesamtmobilität und ist daher wirksam für die konservative Behandlung von Rückenschmerzen in der geriatrischen Population" (HOLMES et al. 1992, 3).

POLLOCK (1991) berichtete über eine bisher nicht publizierte Studie, an der 45 Rückenpatienten teilgenommen hatten. Diese absolvierten über einen Zeitraum von 12 Wochen ein progressives dynamisches Krafttraining gegen variablen Widerstand (Methode: Nautilus-Methode), wodurch sich die isometrische Maximalkraft der lumbalen Extensionsmuskulatur um durchschnittlich 20-45% verbessert habe und die vorhandenen Schmerzsymptome eine signifikante Reduktion erfahren hätten.

KIESER (1991) berichtet über eigenen Erfahrungen mit progressivem dynamischem Krafttraining der lumbalen Extensoren gegen variablen Widerstand (Methode: Nautilusmethode). 89 männliche und 60 weibliche Rückenpatienten (Beschwerdeprofil: 83% Lumbalsyndrom, davon 22% Diskushernie, 7% Fusion/Diskektomie, 9% LWS-Wurzelsyndrom, 8% Rückenschmerzen mit in die Beine ausstrahlenden Schmerzen) wurden dabei trainiert. 67% dieser Personen absolvierten 12 oder weniger Trainingseinheiten, 33% absolvierten mehr als 12 Trainingseinheiten. Die isometrische Maximalkraft der lumbalen Extensionsmuskulatur konnte durch das Trainingsprogramm bei 52% der Patienten um 0-20%, bei 31% der Patienten um 21-40%, bei 8% der Patienten um 41-60%, bei 7% der Patienten um 61-100% sowie bei 2% der Patienten um mehr als 100% verbessert werden. 41 von 64 Patienten, die vor Trainingsbeginn eine defizitäre Mobilität der Lendenwirbelsäule aufwiesen, konnten dieses Defizit durch das Training beseitigen. Durch den Trainingsprozeß konnten ferner folgende Verbesserungen des Beschwerdeprofils erzielt werden: 54% der Patienten war nach Beendigung des Trainingsprogramms beschwerdefrei, während 26% der Patienten signifikant reduzierte Beschwerden aufwiesen. 9% der Patienten zeigten keinerlei Veränderung der Beschwerden.

LEGGETT (1992) stellt Ergebnisse der UCSD (University of California San Diego) vor. Chronische Rückenpatienten (der Autor machte keine Angaben zur näheren Charakterisierung der Patienten, deren Zahl ca. 100 betragen haben soll) wurden dabei über einen Zeitraum von 8 Wochen (Woche 1-4: zwei Trainingseinheiten pro Woche, Woche 5-8: eine Trainingseinheit pro Woche) im Rahmen eines ambulanten Rehabilitationssystems trainiert (progressives dynamisches Krafttraining gegen variablen Widerstand nach der Nautilus-Methode). Die Rückenpatienten konnten dabei folgende durchschnittlichen Anpassungserscheinungen erzielen: Mobilität der Lendenwirbelsäule in der Sagittalebene: + ca. 23%, isometrische Maximalkraft der lumbalen Extensionsmuskulatur: +26-48%, Beschwerdebild: Schmerzreduzierung um ca. 50%. LEGGETT hat ferner festgestellt, daß die Schmerzen der Patienten mit zunehmender Verbesserung von Wirbelsäulenmobilität und lumbaler Extensionskraft weniger häufig auftraten und weniger lange andauerten.

INANAMI (1991) hat eine Trainingsstudie mit 31 klinischen Patienten (17 Männer, 14 Frauen) durchgeführt. Hierbei handelte es sich um chronische Rückenpatienten mit einer durchschnittlichen Symptomdauer von vier Jahren. Die Rückenpatienten (Durchschnittsalter; 33,8 Jahre) zeigten keine oder nur sehr gering ausgeprägte neurologische Defizite. INANAMI hat diese Patienten über einen Zeitraum von 12 Wochen unter Anwendung von progressivem dynamischem Krafttraining gegen variablen Widerstand (Methode: Nautilus-Methode) trainiert (Zahl der Trainingseinheiten pro Woche: 1). Durch den Trainingsprozeß konnte die isometrische Maximalkraft der lumbalen Extensionsmuskulatur um im Durchschnitt 20,8% vergrößert, das vorhandene Beschwerdeprofil um durchschnittlich 42,6% reduziert werden. Darüberhinaus berichtet der Autor über einen hochsignifikanten Rückgang von Einschränkungen bei Aktivitäten des täglichen Lebens (Liegen, Stehen, Sitzen, Gehen, Rumpfvorbeugen, Heben).

DREISINGER (1991, 1992) und RUSSELL et al. (1991) haben am Columbia Spine Center Untersuchungen mit klinischen Patienten durchgeführt. 63 männliche und 28 weibliche Rückenpatienten wurden dabei über einen Zeitraum von 8 Wochen mittels progressivem dynamischem Krafttraining gegen variablen Widerstand trainiert (zwei Trainingseinheiten pro Woche, Methode: Nautilusmethode). 28% dieser Patienten wiesen dabei eine Diskushernie, 25% eine lumbale Überbelastung, 13% (eine) degenerative Zwischenwirbelscheibe(n) auf, während bei 25% der Patienten verschiedenste Diagnosen vorlagen. Die Autoren berichteten über folgende statistisch signifikante Anpassungserscheinungen (Durchschnittswerte): Verbesserung der LWS-Mobilität in der Sagittalebene: Von 55° auf 60° (Männer: Von 52° auf 58°, Frauen von 61° auf 65°), durchschnittliche Zunahme der isometrischen Maximalkraft der lumbalen Extensionsmuskulatur: +30,6% (Männer: +32,4%, Frauen: +25,2%), Schmerzreduzierung: 36,5% (Männer: 30,6%, Frauen: 48,7%).

FULTON et al. (1990d, 8ff) berichteten über zwei Trainingsstudien von JONES. In der ersten Studie wurden 12 männliche chronische Rückenpatienten, in der zweiten Studie 18 weibliche chronische Rückenpatienten mittels progressivem dynamischem Krafttraining gegen variablen Widerstand trainiert (die Autoren machen keine Angaben zur Dauer der Trainingsperiode). Die isometrische Maximalkraft der lumbalen Extensionsmuskulatur der männlichen Rückenpatienten konnte dabei um durchschnittlich 55% verbessert werden und betrug am Ende des Trainingsprozesses 91% der geschlechtsspezifischen Normwerte. Die isometrische Maximalkraft der lumbalen Extensionsmuskulatur der weiblichen Rückenpatienten vergrößerte sich um durchschnittlich 57% und betrug nach Beendigung des Trainingsprogramms 99% der geschlechtsspezifischen Normwerte.

FULTON et al. (1990d, 15ff) berichteten über Studien von FULTON mit 150 männlichen und 111 weiblichen Rückenpatienten. Während eines Trainingszeitraums von durchschnittlich 70-152 Tagen (Anzahl der Trainingseinheiten pro Woche: 1) konnten dabei mittels progressivem dynamischem Krafttraining gegen variablen Widerstand erhebliche Verbesserungen der isometrischen Maximalkraft der lumbalen Extensionsmuskulatur (die Autoren quantifizieren diese Verbesserungen nicht in Zahlen) sowie folgende Verbesserungen des Beschwerdebilds erzielt werden: 30,7% der männlichen und 20,7% der weiblichen Rückenpatienten waren nach Trainingsende völlig beschwerdefrei, 52% der männlichen und 60,4% der weiblichen Rückenpatienten wiesen ein deutlich verbessertes Beschwerdebild auf, während 17,3% der männlichen und 18,9% der weiblichen Rückenpatienten keinerlei Veränderung des Beschwerdebilds zeigten. FULTON hat dabei ein umgekehrt proportionales Verhältnis von isometrischer Maximalkraft der lumbalen Extensionsmuskulatur und Beschwerdebild der Lendenwirbelsäule festgestellt. Diejenigen männlichen und weiblichen Patienten, welche am Ende des Trainingsprozesses die größte Muskelkraft aufwiesen, waren beschwerdefrei, während diejenigen Patienten, welche reduzierte Beschwerden angaben, eine erheblich geringere Muskelkraft aufwiesen. Diejenigen männlichen und weiblichen Patienten, bei denen keinerlei Veränderung des Beschwerdebilds auftrat, verfügten auch nach Trainingsende lediglich über eine sehr gering ausgeprägte isometrische Maximalkraft der lumbalen Extensionsmuskulatur.

PARVIAINEN (1992) berichtete über das finnische SISU Rehabilitationsprogramm. Zwei Gruppen von insgesamt 50 chronischen Rückenpatienten hatten dabei im Rahmen eines vierwöchigen stationären Aufenthalts in einem Rehabilitationszentrum ein progressives dynamisches Krafttraining gegen variablen Widerstand für die Rumpfextensoren und -flexoren betrieben und ausgeprägte Adaptationen erzielt. Die isometrische Maximalkraft der Rumpfextensoren vergrößerte sich dadurch um durchschnittlich 35% bzw. 65%, während sich die isometrische Maximalkraft der Rumpfflexoren um durchschnittlich 26% bzw. 53% steigerte. Diese Trainingsstudien wurden elektromyographisch begleitet. Parallel zur Verbesserung der isometrischen Maximalkraft erhöhte sich dabei die Aktivität des m. erector spinae unter definierten statischen und dynamischen Arbeitsbedingungen um durchschnittlich 45%.

NELSON (1992/1993) berichtete über klinische Untersuchungen mit mehr als 700 Patienten (1992) bzw. später 1339 Patienten (1993) mit Beschwerden im Bereich der Lendenwirbelsäule (Durchschnittsalter: 38 Jahre, 54% Männer und 46% Frauen, durchschnittliche Dauer der Beschwerden: 26 Monate). NELSON setzte dabei ebenfalls dasselbe Trainingsgerät und dieselbe Trainingsmethodik ein wie u.a. HOLMES et al. (1992), POLLOCK (1991), KIESER (1991), LEGGETT (1992), INANAMI

(1991), DREISINGER (1991, 1992), RUSSELL et al. (1991) sowie FULTON et al. (1990d), wobei zusätzlich die lumbale Rotationsmuskulatur an einem speziell hierfür entwickelten Analyse- und Trainingsgerät (s. POLLOCK et al. 1990a sowie CARPENTER et al. 1992b in Kapitel 5.3.3.2) in gleicher Weise trainiert wurde.

Die isometrische Maximalkraft der lumbalen Extensionsmuskulatur hat sich durch den Trainingsprozeß (die Dauer desselben wird von NELSON nicht genannt, vermutlich handelt es sich dabei jedoch um einen Zeitraum von 8-12 Wochen) bei den männlichen Patienten um durchschnittlich ca. 60%, bei den weiblichen Patienten ebenfalls um durchschnittlich ca. 60% verbessert. Nach Trainingsende wiesen die männlichen Patienten jedoch im Durchschnitt immer noch geringere Kraftwerte auf als beschwerdefreie männliche Normalpersonen, während die Werte der weiblichen Patienten denen von beschwerdefreien weiblichen Normalpersonen entsprachen. Die Leistungsfähigkeit der lumbalen Extensionsmuskulatur auf submaximalem Niveau, die NELSON mittels sogenannter „work capacity tests" bestimmte (s. Kapitel 3.1.) hatte sich bei männlichen Patienten um durchschnittlich 44%, bei weiblichen Patienten um durchschnittlich 47% verbessert. Für die Leistungsfähigkeit der lumbalen Rotationsmuskulatur auf submaximalem Niveau geben die Autoren Verbesserungen von 51% (Männer) und 77% (Frauen) an.

Bei 62-64% der Patienten waren die Rückenschmerzen bzw. die in die Beine ausstrahlenden Schmerzen nach Trainingsende verschwunden oder erheblich reduziert, weitere 21-23% der Patienten berichteten über ein geringfügig verbessertes Beschwerdebild, während 12-13% der Patienten keinerlei Veränderungen und 2-3% der Patienten eine Verschlechterung des Beschwerdebilds angaben. Ferner zeigten 71% der Patienten nach Trainingsende eine deutlich verbesserte Funktionalität der Wirbelsäule bei Aktivitäten des täglichen Lebens.

NELSON gelangte zu der Erkenntnis, daß diejenigen Patienten, welche die größten Verbesserungen der muskulären Parameter erzielten, die ausgeprägtesten Verbesserungen des Beschwerdebilds aufwiesen. Seiner Ansicht nach besteht eine hochsignifikante indirekte Korrelation zwischen der lumbalen Muskelkraft bzw. -leistungsfähigkeit und dem Beschwerdebild der Lendenwirbelsäule. FULTON (1990b), MOONEY (1991b/1994) und SIBLEY (1992) gelangten bei ihren (klinischen) Untersuchungen mit LWS-Patienten zu vergleichbaren Erkenntnissen. Die drop out-Rate wird von NELSON (1993) mit 18% angegeben.

NELSON (1993) hat die Teilnehmer nach durchschnittlich 13 Monaten nachbefragt und gelangte dabei zu einer Reihe wichtiger Erkenntnisse. Von 220 Patienten, die potentielle Kandidaten für eine Operation waren, gaben 167 (71%) an, daß Ihnen die Teilnahme an dem intensiven und spezifischen Trainingsprogramm geholfen habe, die Operation zu vermeiden. 64% gaben an, daß sich der Zustand ihrer Wirbelsäule aufrechterhalten bzw. weiter verbessert habe, 36% berichteten über eine erneute Verschlechterung. Diese 36% rekrutierten sich überwiegend aus Patienten, welche das Trainingsprogramm nur mit geringem bis mäßigem Erfolg absolviert hatten. NELSON quantifizierte die unmittelbare durchschnittliche Kostenersparnis pro Operationskandidat mit $ 19000 bei gegenüberstehenden durchschnittlichen Kosten für die Programmteilnahme von $ 2250.

„...wenn nur einer von jeweils 8 Operationskandidaten die Operation durch Rehabilitation vermeiden kann, erreicht man einen break even bei den direkten Kosten und vermeidet die indirekten Kosten."

MOONEY (1993) berichtet über eines Studie von MOONEY et al., bei der 55 Patienten mit Rückenverletzungen an einem 8wöchigen Krafttrainingsprogramm teilgenommen hatten, dessen Schwerpunkt in der Kräftigung der Lumbalextensoren bestand (Anzahl der Trainingseinheiten pro Woche: 2). MOONEY machte Angaben zu Adaptationen bei 18 weiblichen und 20 männlichen Patienten. Die isometrische Maximalkraft der Lumbalextensoren hatte sich danach um im Durchschnitt 67% verbessert, wobei zwei Drittel dieser Adaptationen bereits in den ersten vier Trainingswochen auftraten. Die Patienten waren darüber hinaus in der Lage, Lasten vom Boden anzuheben, die um 20,2% schwerer als zu Beginn des Trainings waren. MOONEY berichtet ferner über statistisch signifikante Veränderungen ($p \leq 0,01-0,001$) ausgewählter subjektiver Parameter (Selbstwahrnehmung, Schmerzintensität, Aktivitätsniveau).

DREISINGER (1993) konnte anhand von vier Studien mit 63 bzw. 505 männlichen sowie 28 bzw. 430 weiblichen Rückenpatienten (Durchschnittsalter: jeweils 36-59 Jahre) nachweisen, daß sich die isometrische Maximalkraft der Lumbalextensoren bei derartigen Populationen in einem 8-12wöchigen Trainingszeitraum vollständig normalisieren läßt.

RISCH et al. (1993, 232ff) haben 31 chronische Rückenpatienten über einen Zeitraum von 10 Wochen mittels progressivem, dynamischem Krafttraining gegen variablen Widerstand (Methode: Nautilus-Methode) trainiert, 23 chronische Rückenpatienten bildeten eine Kontrollgruppe, die nicht trainiert hat. Die Trainingsgruppe wird wie folgt charakterisiert: Durchschnittsalter: 44 Jahre, Geschlecht: 18 männlich, 13 weiblich, Beschwerdebild: Rückenschmerzen mit Ischiasbeschwerden: 18%, Rückenschmerzen ohne Ischiasbeschwerden: 12%, Myofascialsyndrom: 13%, spinale Stenose: 7%, lumbale Spondylose: 15%, lumbale Instabilität: 13%. Die Patienten hatten im Durchschnitt seit 84 Monaten Rückenschmerzen und gaben an, pro Tag durchschnittlich 13 Stunden lang unter Rückenschmerzen zu leiden. Die Rückenpatienten haben dabei in den ersten vier Wochen zwei Trainingseinheiten pro Woche sowie in den darauffolgenden sechs Wochen jeweils eine Trainingseinheit pro Woche absolviert.

Während für die Kontrollgruppe in dem 10wöchigen Zeitraum keinerlei Veränderung der isometrischen Maximalkraft der lumbalen Extensionsmuskulatur sowie eine Zunahme der Beschwerden und der körperlichen und psychosozialen Dysfunktion - die drei letztgenannten Parameter wurden mittels in den USA etablierter Testverfahren (WHYMPI, MHI, SIP) quantifiziert - gefunden wurde, konnten bei der Trainingsgruppe folgende statistisch signifikante Anpassungserscheinungen (Durchschnittswerte) ermittelt werden: Verbesserung der isometrischen Maximalkraft der lumbalen Extensionsmuskulatur: +42,2% (lumbale Flexion von 72°: +24,2%, lumbale Flexion von 0°: +42,0%), Schmerzen: -17%, körperliche Dysfunktion: -15,4%, pyschosoziale Dysfunktion: -17,6%. Weder die Angehörigen der Trainings- noch die Angehörigen der Kontrollgruppe berichteten nach Trainingsende über positive Veränderungen bei Aktivitäten des täglichen Lebens oder bzgl. psychologischem Disstreß (Depression und Angst). „In Anbetracht des hohen Niveaus an psychologischem Disstreß in der Population dieser Studie, sind intensivere Interventionen oder längere Behandlungsprotokolle erforderlich, um die Depression und die Angst dieser Patienten zu beeinflussen" (RISCH et al. 1993, 237).

KELLY et al. (1994) setzten progressives dynamisches Krafttraining der Lumbalextensoren bei 24 chronischen Rückenpatienten mit Spondylolisthesis (15 Männer, 9 Frauen, Durchschnittsalter: 39 Jahre, durchschnittliche Dauer der Beschwerden: 62 Monate) ein und erzielten dabei im Trainingszeitraum von 8-12 Wochen ausgeprägte Adaptationen.

Die Autoren berichteten über eine Vergrößerung der Rumpfmobilität in der Sagittalebene von durchschnittlich 8,2°. Die isometrische Maximalkraft der Lumbalextensoren erhöhte sich um durchschnittlich ca. 10-20%, während sich die Ausdauerleistungsfähigkeit der Lumbalextensoren bzw. Rumpfrotatoren um durchschnittlich 28,3% bei Männern und 82,7% bei Frauen bzw. um durchschnittlich 38,4% bei Männern und 163,1% bei Frauen steigerte. 12,5% der Patienten wiesen nach Trainingsende ein unverändertes oder verschlechtertes, 87,5% der Patienten ein verbessertes Beschwerdebild auf.

Bei den bereits in Kapitel 6.1.5 erwähnten klinischen Einzelfallstudien von CARPENTER (1992a), bei denen chronische Rückenpatienten mit unterschiedlichen Beschwerdebildern (Rückenschmerzen mit und ohne teilweise langjährige Ischiasbeschwerden, degenerativen Bandscheiben, Osteoporose, Spondylolisthesis, segmentale Instabilität, Patienten nach Entfernung einer Diskushernie) erfolgreich mittels progressivem dynamischem Krafttraining gegen variablen Widerstand trainiert worden sind, hat CARPENTER (1992a) Verbesserungen der isometrischen Maximalkraft der lumbalen Extensionsmuskulatur von durchschnittlich 48-226% gefunden.

BLOCK/KERMOND (1994) fanden heraus, daß das monokausale extensorenorientierte Konzept der Gruppe um POLLOCK, GRAVES, CARPENTER et al. für Patienten mit fixierter Flexion der Lendenwirbelsäule ungeeignet ist. Bei einer Trainingsstudie mit 86 Rückenpatienten zeigten 31,4% der Patienten nach 8-12 Wochen keinerlei positive Schmerzveränderungen. Die Autoren haben dafür folgende Erklärung: Eine fixierte Flexion der Lendenwirbelsäule plaziert die Ursprünge der mm. psoas und quadratus lumborum hinter die Drehachse, so daß diese nicht als Flexoren sondern als Extensoren wirken. BLOCK/KERMOND gelangten zu der Schlußfolgerung, daß isolierte Extensorenkräftigung vorhandene muskuläre Dysbalancen sogar noch vergrößert.

Exkurs: Nach NELSON (1991) sowie MOONEY (1992b) sollte ein spezifisches Aufbautrainings-/Rehabilitationsprogramm für die Wirbelsäule dann beendet werden, wenn sich ein objektives Plateau bei den trainingsbedingten Anpassungserscheinungen zeige und/oder normale Mobilitäts- und Kraftwerte sowie ein normales Beschwerdebild/Schmerzniveau erreicht seien. Nach KAZALA (1993) sollte die Verlängerung eines Krafttrainingsprogramms über einen Zeitraum von 8-12 Wochen hinaus von den dokumentierten Kraft- und Mobilitätsverbesserungen sowie von den nachgewiesenen Verbesserungen der Schmerzsymptomatik abhängig gemacht werden.

HOLMES (1994) berichtete über die Effizienz eines 5-monatigen Präventionsprogramms bei dem Industrieunternehmen Western Energy. 180 Mitarbeiter (92% mit Rückenbeschwerden) haben dabei freiwillig einmal pro Woche ein progressives dynamisches Krafttraining für die Lumbalextensoren absolviert. Die Rumpfmobilität in der Sagittalebene steigerte sich dadurch um durchschnittlich 12%, die isometrische Maximalkraft der Lumbalextensoren um durchschnittlich 60-104%. 82% der Teilnehmer, die vor Beginn Rückenbeschwerden angaben, berichteten über positive Veränderung der Schmerzintensität (Beschwerdefreiheit: 37%, Reduktion der Beschwerden: 49%, keine Veränderung der Beschwerden: 14%), während 50% bzw. 70% aller Teilnehmer über eine verbesserte Funktionsfähigkeit bei der Arbeitstätigkeit bzw. bei Freizeitaktivitäten berichteten. 86% der Teilnehmer gaben an, daß Programm fortsetzen zu wollen. Seit Beginn des Programms waren keine Rückenverletzungen mehr aufgetreten. Die arbeitsausfallbedingten Kosten pro Mitarbeiter pro Monat reduzierten sich von durchschnittlich $ 14 430 auf durchschnittlich $ 389. Die Zahl der unfallfreien Arbeitsstunden konnte von durchschnittlich 180 auf 660 Stunden gesteigert werden.

GUNDEWALL et al. (1993, 587ff) stellten eine schwedische Präventionsstudie mit 69 Krankenschwestern bzw. Krankenschwesternhelferinnen vor. 28 Frauen nahmen dabei an einem 13monatigen funktionsgymnastischen Krafttrainingsprogramm unter Anleitung von Physiotherapeuten teil, während 32 Frauen eine Kontrollgruppe bildeten, die nicht trainierte. Die trainierenden Frauen konnten dabei die isometrische Maximalkraft der Rumpfextensoren um durchschnittlich 20% steigern. Während die Teilnehmerinnen der Trainingsgruppe in den 13 Monaten insgesamt 28 Tage wegen Rückenschmerzen krankgeschrieben waren, betrug die entsprechende aufsummierte Anzahl der nichttrainierenden Teilnehmerinnen 155 Tage (p≤0,004).

„Die Studie zeigt, daß jede Person in der Trainingsgruppe im Durchschnitt 3,8 Fehltage weniger hatte als die entsprechenden Personen in der Kontrollgruppe." Der Vergleich der beiden Gruppen veranschaulichte darüber hinaus, daß die Häufigkeit und Intensität der Rückenschmerzen bei den Teilnehmerinnen der Trainingsgruppe jeweils signifikant geringer waren. Die Autoren errechneten, daß bei den trainierenden Teilnehmerinnen pro Betreuungsstunde durchschnittlich 1,3 Arbeitstage gewonnen wurden. Das Aufwand-Nutzen-Verhältnis wird mit 10:1 angegeben.

JONES (1993, 42) prognostiziert, daß die Zahl der Rückenprobleme in den nächsten Jahren durch Prävention mittels spezifischer Trainingsmaßnahmen um mindestens 50 Prozent reduziert werde.

Über die Trainierbarkeit der lumbal/thorakalen Lateralflexionsmuskulatur liegen bisher keinerlei Erkenntnisse vor.

6.2.2 Die Trainierbarkeit der lumbal/thorakalen Rotationsmuskulatur

Die Trainierbarkeit der lumbal/thorakalen Rotationsmuskulatur ist bisher nur von wenigen Autoren untersucht und beschrieben worden.

POLLOCK (1992a) berichtete über eine Vorstudie unter Verwendung des von POLLOCK et al. (1990a) sowie CARPENTER et al. (1992b) für Analysezwecke eingesetzten Geräts, wobei eine nicht näher spezifizierte Trainingsgruppe über einen Zeitraum von 10 Wochen ein progressives dynamisches Krafttraining gegen variablen Widerstand (Methode: Nautilusmethode) absolvierte. Dabei seien isometrische Maximalkraftverbesserungen der lumbalen Rotationsmuskulatur von durchschnittlich 17-21% registriert worden.

NELSON (1992) hat die lumbalen Rotationsmuskeln von mehr als 700 Patienten mit Beschwerden im Bereich der Lendenwirbelsäule unter klinischen Bedingungen mittels progressivem dynamischem Krafttraining gegen variablen Widerstand trainiert, wobei er dasselbe Trainingsgerät einsetzte wie POLLOCK et al. (1990a) sowie CARPENTER et al. (1992b). Die dabei erzielte Verbesserung der Leistungsfähigkeit der lumbalen Rotationsmuskulatur wurde bereits in Kapitel 6.2.1.2 dargestellt.

POLLOCK (1993) berichtete über eine Krafttrainingsstudie mit 57 Teilnehmern, die in vier verschiedene Gruppen (Kontrollgruppe, Gruppe mit einer Trainingseinheit pro Woche, Gruppe mit zwei Trainingseinheiten pro Woche, Gruppe mit drei Trainingseinheiten pro Woche) eingeteilt waren.

Während die Kontrollgruppe und die Gruppe mit einer Trainingseinheit pro Woche keinerlei signifikante Kraftverbesserungen der Rumpfrotationsmuskulatur demonstrierten, konnte bei den Personen, die zwei- bzw. dreimal pro Woche trainierten, geringfügige Kraftsteigerungen, welche sich mit zunehmender Rotation zur gegenüberliegenden Körperseite vergrößerten, nachgewiesen werden. Verglichen mit zweimaligem Training pro Woche resultierte dreimaliges Training pro Woche nicht in ausgeprägteren Kraftverbesserungen der Rumpfrotatoren.

GULICK et al. (1994) haben mit 12 Jugendlichen (2 Jungen, 10 Mädchen, Alter: 11-16 Jahre), die idiopathische Skoliosen von 20-60 Grad aufwiesen, ein einseitiges progressives Krafttraining der Rumpfrotatoren durchgeführt, wobei jeweils die Rumpfrotatoren der schwachen konkaven Seite der Wirbelsäule belastet wurden. Vor Trainingsbeginn durchgeführte isometrische Maximalkraftanalysen ergaben Kraftunterschiede von 12-47% zwischen konvexer und konkaver Körperseite. Ein gleichzeitig eingesetztes Oberflächen-EMG veranschaulichte ebenfalls signifikante Seitigkeitsunterschiede. Bei 10 von 12 Jugendlichen waren die Muskeln der konkaven Seite der Wirbelsäule signifikant schwächer als die Muskeln der konvexen Seite.

4-12monatiges Krafttraining steigerte die Rumpfrotatorenkraft der konkaven Seite um durchschnittlich 13-38%. Das EMG zeigte ähnliche Veränderungen. Röntgenaufnahmen zeigten bei vier Jugendlichen eine Abnahme der Skoliose um durchschnittlich 20-28 Grad, bei einem Jugendlichen eine Zunahme von 7 Grad sowie bei sieben Jugendlichen eine unveränderte Skoliosenausprägung. Die Autoren empfehlen bei jugendlichen Skoliotikern eine diesbzgl. aktive Behandlung zum Zwecke der Minimierung des Fortschreitens der Skoliose.

Kapitel 6.3

Die Trainierbarkeit der Nacken- und Halsmuskulatur

6.3.1 Die Trainierbarkeit der zervikalen Extensions-, Flexions- und Lateralflexionsmuskulatur

LEGGETT et al. (1991b, 653) trainierten die zervikale Extensionsmuskulatur von 14 beschwerdefreien Männern und Frauen (Durchschnittsalter: 25 Jahre) über einen Zeitraum von 10 Wochen, wobei pro Woche eine Krafttrainingseinheit durchgeführt wurde (progressives dynamisches Training gegen variablen Widerstand, Bewegungsamplitude: 126°, Nautilus-Methode).

Die isometrische Maximalkraft der zervikalen Extensionsmuskulatur verbesserte sich in 6 von 8 Gelenkpositionen signifikant (bei einer zervikalen Flexion von 36-126°: $p \leq 0,05$, bei einer zervikalen Flexion von 0°-18°: $p > 0,05$), wobei die Kraftverbesserungen durchschnittlich 6,3-14,3 % betrugen. Die Trainingsteilnehmer steigerten darüber hinaus das Trainingsgewicht auf einem Belastungsniveau von ca. 75-85 % des 1 rpm von 12,8 kg auf 17,3 kg (+35,1 %). Die Autoren vertreten die Ansicht, daß eine Krafttrainingseinheit pro Woche über einen Zeitraum von 10 Wochen wahrscheinlich keinen geeigneten Trainingsreiz für die zervikale Extensionsmuskulatur darstelle.

GRAVES et al. (1990e) haben mit demselben Trainingsgerät 59 weitere Personen über einen Zeitraum von 12 Wochen trainiert. Diese wurden in vier verschiedene Trainingsgruppen eingeteilt, die jeweils unterschiedliche Trainingsprogramme (Basismethodik: Nautilus-Methode) absolvierten. Gruppe 1 (n= 14) trainierte einmal pro Woche ausschließlich dynamisch, Gruppe 2 (n= 19) trainierte ebenfalls einmal pro Woche dynamisch, wobei in jeder Trainingseinheit zusätzlich je eine isometrische Maximalkontraktion in insgesamt 8 Gelenkpositionen (zervikale Flexion von 0°, 18°, 36°, 54°, 72°, 90°, 108°, 126°) durchgeführt wurde. Gruppe 3 (n= 19) trainierte wie Gruppe 1, jedoch mit zwei Trainingseinheiten pro Woche, Gruppe 4 (n= 10) trainierte wie Gruppe 2, absolvierte jedoch ebenfalls zwei Trainingseinheiten pro Woche.

Alle Trainingsgruppen verbesserten dabei die isometrische Maximalkraft der zervikalen Extensionsmuskulatur signifikant ($p \leq 0,05$), wobei die Gruppe 1 die im Durchschnitt geringsten Verbesserungen zeigte. „Die Daten veranschaulichen einen durchgängigen Trainingseffekt über die gesamte Bewegungsamplitude sowohl mit dynamischem als auch mit einer Kombination von dynamischem und isometrischem Training. Im allgemeinen wurde nur an den Extrempunkten der Bewegungsamplitude ein günstigerer Effekt durch zweimaliges Training im Vergleich zu einmaligem Training gefunden" (GRAVES et al. 1990e).

Exkurs: FEURTADO (1993) empfiehlt die HWS-Extensoren von Personen mit hohem Anteil an langsamen Fasern mit zwei Trainingseinheiten pro Woche und 15-20 Wiederholungen pro Serie zu trainieren, während Personen mit einem überdurchschnittlich hohen Anteil an schnellen Muskelfasern einmal pro Woche mit jeweils 10-15 Wiederholungen pro Serie trainieren sollten.

HERSTOFF et al. bzw. CZAPLINSKI/HERSTOFF et al. (1994) haben mit 10 (vermutlich) beschwerdefreien Personen ein 8wöchiges dynamisches Krafttrainingsprogramm für die HWS-Extensoren durchgeführt (Anzahl der Trainingseinheiten pro Woche: 2). Das Programm wurde elektromyographisch begleitet. Die Autoren berichten über eine signifikante Zunahme der isometrischen Maximalkraft ($p \leq 0,05$) sowie über eine signifikante Zunahme der EMG-Amplituden der zervikalen (Segmente C4/C5) und lumbalen Extensoren (Segmente L3/L4).

MAEDA et al. (1994, 59ff) haben mit 18 erwachsenen Männern ein 8wöchiges Krafttrainingsprogramm für die zervikalen Extensoren, Flexoren und Lateralflexoren durchgeführt, wobei jeweils sechs Personen ein konzentrisches bzw. exzentrisches Maximalkrafttrainingsprogramm absolvierten (Anzahl der Trainingseinheiten pro Woche: 3, Anzahl der Wiederholungen pro Serie: 10, Anzahl der Serien pro Übung: 3), während sechs weitere Personen eine Kontrollgruppe bildeten, die nicht trainierte. Die Veränderungen von isometrischer Maximalkraft und Nackenumfang wurden dabei wöchentlich erfaßt.

Nach 8 Wochen hatte sich dabei die isometrische Maximalkraft bei den konzentrisch trainierten Männern um im Durchschnitt 37,8%, bei den exzentrisch trainierten Männern um im Durchschnitt 39,6% gesteigert (jeweils p≤0,001), wobei das Ausmaß der Adaptationen beider Trainingsgruppen keine signifikanten Unterschiede zeigte. Die Autoren weisen darauf hin, daß sich die Muskelkraft der HWS-Muskeln dabei im frühen Stadium des Trainings - ermüdungsbedingt - signifikant verringert habe. Der Nackenumfang vergrößerte sich bei beiden Trainingsgruppen ab der 3. und 4. Woche signifikant (konzentrisches Training: +4,9%, exzentrisches Training: +5,5%).

STUMP et al. (1993, 155ff) haben mit 25 jungen American Footballspielern (Durchschnittsalter: 17,7 Jahre) begleitend zum normalen Football-Frühjahrstraining ein Krafttrainingsprogramm für die zervikalen Flexoren, Extensoren und Lateralflexoren absolviert. Das Widerstandstraining für die Nacken- und Halsmuskulatur wurde dabei unter Verwendung eines wassergefüllten und unmittelbar am Kopf befestigten Geräts - Saturn-Ring genannt - über einen Zeitraum von 8 Wochen fünfmal pro Woche durchgeführt. Dieses Trainingsprogramm führte zu ausgeprägten Adaptationen im gesamten HWS-Bereich. Die isometrische Maximalkraft der zervikalen Flexoren, Extensoren und Lateralflexoren konnte um durchschnittlich 31,5%, 34,6% und 29% gesteigert werden. Die Mobilität der Halswirbelsäule in beiden trainierten Bewegungsebenen und der Halsumfang demonstrierten ebenfalls hochsignifikante Verbesserungen.

BERG et al. (1994, 661ff) führten mit 17 Arbeiterinnen einer Wäscherei ein 8wöchiges progressives dynamisches Krafttrainingsprogramm für die HWS-Flexoren, -Extensoren und -Rotatoren durch (Anzahl der Trainingseinheiten pro Woche: 2, Dauer pro Trainingseinheit: 12 Minuten, Serien und Wiederholungszahlen: jeweils 3 Serien a 12 Wiederholungen). 9 Arbeiterinnen litten dabei vor Trainingsbeginn unter Nackenbeschwerden, während 7 Arbeiterinnen Ermüdungsprobleme im HWS-Bereich angaben. Durch die Teilnahme am Trainingsprogramm erhöhte sich die isometrische Maximalkraft der HWS-Flexoren, -Extensoren und -Rotatoren um 27%, 19% und 35% (jeweils p≤0,05), während die Beschwerden signifikant reduziert wurden (p≤0,05).

KIESER (1991) berichtete über eigene Erfahrungen mit progressivem dynamischem Krafttraining der zervikalen Extensoren gegen variablen Widerstand. Die Autorin setzte dabei dasselbe Trainingsgerät wie LEGGETT et al. (1991b) ein und wandte ebenfalls die Nautilus-Methode an. Jeweils 20 männliche und weibliche HWS-Patienten (Beschwerdeprofil: 58% HWS-Syndrom, 28% HWS-Syndrom mit Brachialgie, 4% HWS-Syndrom mit Kopfschmerz, 10% HWS-Schleudertrauma) absolvierten dabei im Durchschnitt 10-20 Trainingseinheiten. Die isometrische Maximalkraft der zervikalen Extensionsmuskulatur konnte dadurch bei 58% der Patienten um 0-20%, bei 33% der Patienten um 21-40%, sowie bei 9% der Patienten um mehr als 40% verbessert werden. 9 von 31 Patienten, die vor Trainingsbeginn eine defizitäre HWS-Mobilität aufwiesen, konnten diese auf 120-126° verbessern. Durch den Trainingsprozeß konnten ferner folgende Verbesserungen des Beschwerdeprofils erzielt werden: 40% der Patienten war nach Beendigung des Trainingsprogramms beschwerdefrei, während 32% der Patienten signifikant reduzierte Beschwerden aufwiesen. 18% der Patienten zeigten keinerlei Veränderung der Beschwerden.

LEGGETT (1992) stellte Ergebnisse der UCSD (University of California San Diego) vor. Chronische HWS-Patienten (der Autor machte keine Angaben zur näheren Charakterisierung der Patienten, deren Zahl ca. 100 betragen haben soll) wurden hierbei entsprechend der o.a. Methodik (s. LEGGETT et al. 1991b) über einen Zeitraum von 8 Wochen (Woche 1-4: 2 Trainingseinheiten pro Woche, Woche 5-8: 1 Trainingseinheit pro Woche) im Rahmen eines ambulanten Rehabilitationssystems trainiert. Die HWS-Patienten konnten dabei folgende durchschnittliche Anpassungserscheinungen erzielen: Mobilität der Halswirbelsäule (die Bewegungsebene wird von LEGGETT nicht näher spezifiziert): + ca. 23%, isometrische Maximalkraft der zervikalen Extensionsmuskulatur: + ca. 23-55%, Beschwerdebild: Schmerzreduktion um ca. 50%.

DREISINGER (1991, 1992) und HIGHLAND et al. (1991) haben am Columbia Spine Center mit demselben Trainingsgerät und derselben Trainingsmethodik wie LEGGETT et al. (1991b), KIESER (1991) sowie LEGGETT (1992) Untersuchungen mit klinischen Patienten durchgeführt. 39 männliche und 51 weibliche Patienten wurden dabei über einen Zeitraum von 8 Wochen trainiert (Woche 1-4: 2 Trainingseinheiten pro Woche, Woche 5-8: 1 Trainingseinheit pro Woche). 15,5% dieser Patienten wiesen dabei eine Diskushernie, 77,8% ein Zervikalsyndrom, sowie 6,7% (eine) degenerative Zwischenwirbelscheibe(n) auf.

Die Autoren berichteten über folgende statistisch signifikante Anpassungserscheinungen (Durchschnittswerte): Verbesserung der HWS-Mobilität in der Sagittalebene: Von 104° auf 113° (Männer: Von 103° auf 110°, Frauen von 105° auf 115°), durchschnittliche Steigerung der isometrischen Maximalkraft der zervikalen Extensionsmuskulatur: +22% (Männer: +15,4%, Frauen: +33,3%), Schmerzreduktion: -57,3% (Männer: -52,1%, Frauen: -59,7%). Nach Angaben von HIGHLAND et al. (1991, 5) hat keiner der Patienten während der Trainingsperiode eine Verletzung erlitten.

NELSON (1992) berichtete ebenfalls über klinische Untersuchungen mit mehr als 300 HWS-Patienten (Durchschnittsalter: 38 Jahre, 54% Männer und 46% Frauen, durchschnittliche Dauer der Beschwerden: 26 Monate). NELSON setzte dabei ebenfalls dasselbe Trainingsgerät und dieselbe Trainingsmethodik wie u.a. LEGGETT et al. (1991b), KIESER (1991), LEGGETT (1992) sowie DREISINGER (1991, 1992) und HIGHLAND et al. (1991) ein, wobei zusätzlich die zervikale Rotationsmuskulatur an einem speziell hierfür entwickelten Analyse- und Trainingsgerät (s. auch POLLOCK et al. 1990c in Kapitel 5.4.3) in gleicher Weise trainiert wurde.

Die isometrische Maximalkraft der zervikalen Extensionsmuskulatur hat sich durch den Trainingsprozeß (die Dauer desselben wird von NELSON nicht genannt, vermutlich handelt es sich dabei jedoch um einen Zeitraum von 8-12 Wochen) bei den männlichen Patienten um durchschnittlich ca. 50%, bei den weiblichen Patienten um durchschnittlich ca. 60% verbessert. Nach Trainingsende wiesen die männlichen Patienten höhere Kraftwerte auf als beschwerdefreie männliche Normalpersonen, während die Werte der weiblichen Patienten denen von beschwerdefreien weiblichen Normalpersonen entsprachen.

Die Leistungsfähigkeit der zervikalen Extensionsmuskulatur auf submaximalem Niveau, die NELSON mittels sogenannter „work capacity tests" bestimmte (siehe Kapitel 3.1.1) hat sich bei männlichen Patienten um durchschnittlich 53%, bei weiblichen Patienten um durchschnittlich 51% verbessert. Für die Leistungsfähigkeit der zervikalen Rotationsmuskulatur auf submaximalem Niveau geben die Autoren Verbesserungen von 72% (Männer) und 126% (Frauen) an. Bei 51-59% der HWS-Patienten waren die Nacken- und/oder Kopfschmerzen bzw. die in die Arme ausstrahlenden Schmerzen nach Trainingsende verschwunden oder erheblich reduziert, weitere 21% berichteten über ein geringfügig verbessertes Beschwerdebild, während 12-22% keinerlei Veränderungen und 0-3% eine Verschlechterung des Beschwerdebilds angaben.

NELSON gelangte ferner zu der Erkenntnis, daß diejenigen Patienten, welche die größten Verbesserungen der muskulären Parameter erzielten, die ausgeprägtesten Verbesserungen des Beschwerdebilds demonstrierten. Seiner Ansicht nach besteht eine hochsignifikante indirekte Korrelation zwischen der zervikalen Extensoren- bzw. Rotatorenkraft und dem Beschwerdebild der Halswirbelsäule. FULTON (1990b), MOONEY (1991b) sowie NELSON selbst (1992) gelangten bei ihren (klinischen) Untersuchungen mit LWS-Patienten zu derselben Erkenntnis.

FULTON et al. (1990d, 18) berichteten über positive Erfahrungen und Kraftverbesserungen der zervikalen Extensionsmuskulatur bei der Rehabilitation von 24 männlichen und 26 weiblichen HWS-Patienten.

HAND (1994) führte mit 16 Patienten, die wegen schmerzverursachender Dysfunktion des Unterkiefergelenks in zahnärztlicher Behandlung waren und deren diesbzgl. zahnheilkundliche Behandlung erfolglos verlaufen war, ein progressives dynamisches Krafttrainingsprogramm für die HWS-Extensoren und -Rotatoren durch (Dauer: vermutlich 8-12 Wochen). Das Krafttrainingsprogramm wurde durch Maßnahmen der physikalischen Therapie begleitet.

HAND berichtete über ausgeprägte Mobilitäts- und Kraftverbesserungen sowie über eine positive Veränderung des Schmerzniveaus aller Teilnehmer um durchschnittlich 65%. Der Autor erklärt diese Adaptationen u.a. wie folgt: „Die Kaumuskeln und die Muskeln der Halswirbelsäule sind Muskeln mit einer gemeinsamen Funktion (myotonische Einheit). TRAVELL klassifiziert die Sternomastoid- und Trapezmuskeln als Kaumuskeln. Diese Muskeln tragen darüber hinaus zur Unterstützung und Funktion der Halswirbelsäule und des Schädels bei... Dadurch, daß die Muskulatur der Halswirbelsäule ein wesentlicher Teil des HWS-Kausystems ist, können die besten Anstrengungen dentaler Therapie unproduktiv sein... Bei einer Reihe von Patienten mit Kopf- und Nackenschmerzen zeigte gleichzeitige dentale Therapie und zervikale Rehabilitation eine deutliche Verbesserung gegenüber konventioneller dentaler Therapie allein. Es soll hiermit nicht angedeutet werden, daß die Vergrößerung der Kraft dieser wichtigen Muskeln alle Probleme des HWS-Kauschmerzes löst, aber sie kann als oftmals entscheidende Ergänzung bei der Behandlung von Patienten mit chronischen Kopf- und Nackenschmerzen von Nutzen sein."

YLINEN/RUUSKA (1994, 465ff) evaluierten Veränderungen der isometrischen Maximalkraft der HWS-Flexoren und -Extensoren bei 56 Patienten mit chronischen Nacken- und Schulterschmerzen (41 Frauen, 15 Männer), die an einem dreiwöchigen Rehabilitationsprogramm teilnahmen. Die drei Trainingseinheiten pro Woche bestanden dabei aus einem individuellen physiotherapeutischen Programm, Stretching, aeroben Übungsformen sowie isometrischen und dynamischen Kräftigungsübungen unter Verwendung von Geräten bzw. Zusatzlasten. Durch die Programmteilnahme konnte die isometrische Maximalkraft der HWS-Flexoren um 41%, die isometrische Maximalkraft der HWS-Extensoren um 31% gesteigert werden (jeweils $p \leq 0,05$). Die mittels visueller 10-Punkt-Analogskala vor und nach Training erfaßten Nacken- und Schulterschmerzen demonstrierten eine signifikante Reduktion von 7,1 auf 2,8.

Wie bereits in Kapitel 2.3 erwähnt, fanden KROUT/ANDERSON (1966, 603ff) bei 95 von 115 Patienten mit Nackenbeschwerden muskuläre Defizite der uni- (n= 46) oder bilateralen (n= 49) zervikalen Flexionsmuskulatur sowie daraus resultierende muskuläre Dysbalancen zwischen der zervikalen Flexions- und Extensionsmuskulatur (Testverfahren: Manueller Muskeltest).

KROUT/ANDERSON behandelten diese Patienten daraufhin mit unterschiedlichen Behandlungsmethoden (Verabreichung von Schmerz- und Beruhigungsmitteln, physikalische Therapie, funktionsgymnastische Kräftigungsübungen für die Nacken- und Halsmuskulatur), die i.d.R. miteinander kombiniert wurden. Eine Gruppe von insgesamt 15 Patienten führte ausschließlich ein funktionsgymnastisches Kräftigungsprogramm für die zervikale Flexionsmuskulatur durch (über den Behandlungs- bzw. Trainingszeitraum machen die Autoren keine Angaben).

Während 30% der konservativ behandelten Patienten nach Behandlungsende keinerlei Beschwerden mehr hatten und eine normale zervikale Flexionskraft aufwiesen, waren in der Gruppe, die ausschließlich ein funktionsgymnastisches Kräftigungsprogramm für die zervikale Flexionsmuskulatur absolvierte, 80% völlig beschwerdefrei. Die Autoren fanden heraus, daß die vollständige Beseitigung der Beschwerden Hand in Hand mit der Wiedererlangung der normalen Kraft der vorderen Zervikalmuskeln ging. Diejenigen Patienten, bei denen keine Kraftverbesserung der vorderen Zervikalmuskeln stattfand, zeigten keine oder nur geringfügige Verbesserungen der Beschwerden. Diese frühe Studie kommt somit zu derselben Erkenntnis wie die o.a. Studien von NELSON (1992), FULTON (1990b) und MOONEY (1991b).

Die Trainierbarkeit der zervikalen Lateralflexionsmuskulatur wurde bisher lediglich von PORTERO (1994), MAEDA et al. (1994, s.o.) sowie STUMP et al. (1993, 155ff, s.o.) dokumentiert.

PORTERO (1994) hat dabei mit sieben gesunden Männern acht Wochen lang ein spezifisches, submaximales isometrisches Krafttraining durchgeführt, welches elektromyographisch begleitet wurde (Anzahl der Trainingseinheiten pro Woche: 3, Belastungsintensitäten: 60-80% der maximalen Anspannung).

Die isometrische Maximalkraft der rechts- und linksseitigen zervikalen Lateralflexoren erhöhte sich dabei um durchschnittlich 35,6%, während sich deren Ausdauerleistungsfähigkeit um durchschnittlich 135% (Parameter: Anspannungszeit) bzw. 53,4% (Parameter: Mean Power Frequency-Abnahme des m. sternocleidomastoideus) vergrößerte.

6.3.2 Die Trainierbarkeit der zervikalen Rotationsmuskulatur

Nach JONES (1993, 68) handelt es sich bei zervikalen Rotationsmuskeln i.d.R. um tonische Muskeln, die sich aus überwiegend langsamen Fasern zusammensetzen.

LEGGETT et al. (1991a) trainierten die zervikale Rotationsmuskulatur von 34 beschwerdefreien Männern (Alter: 29 ± 13 Jahre) und 14 beschwerdefreien Frauen (Alter: 30 ± 11 Jahre) über einen Zeitraum von 12 Wochen mit progressivem dynamischem Krafttraining gegen variablen Widerstand. Sie verwendeten dabei als Trainingsgerät ein bereits von POLLOCK et al. (1990c) - s. Kapitel 5.4.3 - für Analysezwecke eingesetztes Gerät (Bewegungsamplitude: 72° zu jeder Seite).

Die Teilnehmer an dieser Studie wurden in vier verschiedene Gruppen eingeteilt, die jeweils mit unterschiedlicher Häufigkeit trainierten. Gruppe 1 (n= 9) absolvierte drei Trainingseinheiten pro Woche, Gruppe 2 (n= 13) zwei Trainingseinheiten pro Woche, während Gruppe 3 (n= 12) einmal wöchentlich und Gruppe 4 (n= 9) einmal alle 14 Tage trainierte. Das Training bestand aus einer Serie von 8-20 Wiederholungen dynamisches Krafttraining gegen variablen Widerstand, das jeweils über die gesamte Bewegungsamplitude und bis zur Muskelermüdung durchgeführt wurde.

Gruppe 1 und Gruppe 2 erzielten signifikante (p≤0,05) Verbesserungen der isometrischen Maximalkraft der zervikalen Rotationsmuskulatur über die gesamte Bewegungsamplitude, wobei die Gruppe 1 in fünf von sieben Gelenkpositionen größere Kraftverbesserungen realisierte. Die Gruppen 3 und 4 erzielten nur geringfügige Verbesserungen im Vergleich zu einer inaktiven Kontrollgruppe (n= 7).

LEGGETT et al. (1991a) gelangten zu folgender Erkenntnis: „Die zervikalen Rotationsmuskeln benötigen für optimale Ergebnisse häufiges Training."

Wie bereits in Kapitel 6.3.1 erwähnt, haben BERG et al. (1994, 661ff) mit 17 Arbeiterinnen einer Wäscherei ein 8wöchiges progressives dynamisches Krafttrainingsprogramm für die HWS-Flexoren, -Extensoren und -Rotatoren durchgeführt und dabei u.a. eine Steigerung der isometrischen Maximalkraft der HWS-Rotatoren um 35% (p≤0,05) bei gleichzeitiger Beschwerdereduktion nachgewiesen.

NELSON (1992) hat die zervikalen Rotationsmuskeln von mehr als 300 HWS-Patienten unter klinischen Bedingungen mittels progressivem dynamischem Krafttraining gegen variablen Widerstand trainiert, wobei er dasselbe Trainingsgerät einsetzte wie LEGGETT et al. (1991a). Die dabei erzielte Steigerung der Leistungsfähigkeit der zervikalen Rotationsmuskulatur wurde bereits in Kapitel 6.3.1 dargestellt.

POLLOCK (1993) berichtete über eine 12wöchige Trainingsstudie mit 86 Teilnehmern. Während 11 Personen eine Kontrollgruppe bildeten, trainierten 17 Personen dreimal, 19 Personen zweimal und 20 Personen einmal pro Woche. Eine Gruppe von 19 Personen absolvierte das progressive, dynamische Krafttraining der isolierten zervikalen Rotatoren einmal pro 14 Tage. Die trainingsbedingten Kraftverbesserungen vergrößerten sich dabei, a. mit zunehmender Rotation zur gegenüberliegenden Körperseite sowie b. mit zunehmender Trainingshäufigkeit.

Nach POLLOCK (1991) sowie LEGGETT et al. (1991a) entsprechen die bisher im HWS-Bereich (zervikale Extension und Rotation) mittels dynamischem Krafttraining gegen variablen Widerstand erzielten Kraftverbesserungen den an anderen Gelenksystemen mittels ähnlicher Trainingsmaßnahmen erzielten Anpassungserscheinungen. Für beide Autoren sind sie jedoch nicht mit den extremen Anpassungserscheinungen vergleichbar, die bei den Lumbalextensoren erzielt und dokumentiert worden sind (s. Kapitel 6.2).

POLLOCK schließt daraus, daß sich die zervikalen Extensoren und Rotatoren nicht in einem derart ausgeprägten Zustand der „chronic disuse atrophy" befinden wie die Lumbalextensoren (s. FULTON 1990b, 1ff/ 1990c, 2).

Bei Anwendung einer intensitätsorientierten Trainingsmethode wie der Nautilus-Methode scheinen darüber hinaus für die Kraftentwicklung sowohl der zervikalen Extensions- als auch der zervikalen Rotationsmuskulatur mindestens zwei Trainingseinheiten pro Woche erforderlich. Erkenntnisse über objektive und subjektive Anpassungserscheinungen unter Anwendung umfangsorientierter Krafttrainingsmethoden liegen bisher weder für die zervikale Extensions- noch für die zervikale Rotationsmuskulatur vor.

6.3.3 Die Notwendigkeit einer komplexen Betrachtung der muskulären Sicherung der Wirbelsäule

Bei der Darstellung des momentanen Status quo der Muskelkraftanalyse von Rumpf-, Nacken- und Halsmuskulatur im Rahmen von Kapitel 5 wurde bereits auf die Notwendigkeit, die muskuläre Sicherung der Wirbelsäule komplex und nicht monokausal zu betrachten, hingewiesen.

Bei den bisher auf dem Gebiet der Trainierbarkeit von Rumpf-, Nacken- und Halsmuskulatur vorliegenden Ansätzen dominieren jedoch monokausale Ansätze, welche die Entwicklung und Optimierung der Muskelkraft/-leistungsfähigkeit einzelner Rumpf- oder Nackenmuskeln zum Ziel haben. Das Potential für Kraftsteigerung dieser ausgewählten Muskelgruppen, welches offensichtlich durch progressives dynamisches Krafttraining gegen variablen Widerstand ausgeschöpft werden kann, konnte im Rahmen diesbzgl. Effizienzstudien eindrucksvoll dokumentiert werden, ebenso wie die in vielen Fällen damit verbundene positive Beeinflussung des jeweiligen Beschwerdebilds der Wirbelsäule.

Eine Vielzahl potentieller Einflußfaktoren auf die muskuläre Sicherung der Wirbelsäule bleibt jedoch bei einem monokausalen Ansatz ununtersucht und undokumentiert, eine Reihe von Fragen unbeantwortet: Wie wirkt sich eine derart massive Entwicklung einzelner Komponenten auf das muskuläre Gesamtsystem der Wirbelsäule und auf das physiologische Zusammenwirken dessen einzelner Komponenten aus? Werden durch die Beseitigung muskulärer Dysbalancen, beispielsweise zwischen der lumbal/thorakalen Flexions- und Extensionsmuskulatur, evtl. neue muskuläre Dysbalancen, beispielsweise zwischen der lumbal/thorakalen Extensions- und Lateralflexions- bzw. Rotationsmuskulatur, geschaffen? Reicht die Optimierung der muskulären Sicherung der Wirbelsäule in einer Bewegungsebene aus, um die Wirbelsäule vor maximalen oder submaximalen Beanspruchungen bei komplexen motorischen Bewegungen des Alltags adäquat zu entlasten bzw. zu schützen? etc.

Eine komplexe Betrachtung der muskulären Sicherung der Wirbelsäule wird auch von TILMANN (1992, 1350) gefordert. „Aktive und passive Behandlungsformen, die sich ausschließlich auf den dorsal liegenden Teil des Bewegungsapparates konzentrieren, können nicht zum gewünschten Ziel führen, da sie wichtige funktionelle Zusammenhänge bei der Belastung der Wirbelsäule nicht berücksichtigen... Aktives Muskeltraining muß alle beteiligten Muskeln einbeziehen."

Die Entwicklung komplexer Trainingsformen zur Optimierung der muskulären Sicherung der Hals-, Brust- und Lendenwirbelsäule scheiterte bisher zumeist am Fehlen geeigneter Analyse- und Trainingsgeräte. Wie bereits in Kapitel 5 erwähnt, steht mittlerweile auf diesem Gebiet jedoch eine neue Generation technisch innovativer Analyse- und Trainingssysteme verschiedener Hersteller zur Verfügung, die es ermöglicht, die muskuläre Sicherung der gesamten Wirbelsäule in allen Bewegungsebenen zu analysieren und zu optimieren sowie in ein harmonisches Gleichgewicht zu bringen.

KAPITEL 6.4

DIE AUFRECHTERHALTUNG MITTELS SPEZIFISCHER TRAININGSMASSNAHMEN ERWORBENER OBJEKTIVER UND SUBJEKTIVER ADAPTATIONEN

SMIDT et al. (1989, 815ff) haben die Rumpfextensoren und -flexoren von 29 beschwerdefreien Männern und Frauen (Durchschnittsalter: 28 Jahre) über einen Zeitraum von sechs Wochen (3 Trainingseinheiten/Woche) unter Verwendung eines isokinetischen Geräts trainiert und dabei die isometrische Maximalkraft der Rumpfflexoren um durchschnittlich 26-30% sowie die isometrische Maximalkraft der Rumpfextensoren um durchschnittlich 17-23% verbessert. 12 Teilnehmer dieser Studie wurden sechs Wochen nach Beendigung des Trainingsprogramms erneut untersucht. Die isometrische Maximalkraft der getesteten Muskelgruppen betrug dabei im Durchschnitt 96% der Werte, die unmittelbar nach Beendigung der letzten Trainingseinheit ermittelt worden waren.

MANNICHE et al. (1991, 53ff) haben mit 27 chronischen Rückenpatienten (Durchschnittsalter: 45 Jahre) ein Kräftigungsprogramm für die Rückenmuskulatur, das aus drei Übungen (Rumpfheben in Bauchlage, beidbeiniges Beinheben in Bauchlage, Lat-Ziehen in den Nakken) bestand, über einen Zeitraum von drei Monaten (Anzahl der Trainingseinheiten: 30) absolviert. Nach Trainingsende berichteten 74% der Rückenpatienten über Verbesserungen des Beschwerdebilds.

13 Rückenpatienten haben nach Beendigung der 3monatigen Trainingsperiode einmal pro Woche nach derselben Methodik weitertrainiert, während 14 der 27 Patienten nicht weitertrainiert haben. In den ersten drei Monaten nach Beendigung der Trainingsperiode veränderte sich das verbesserte Beschwerdebild bei keiner der beiden Gruppen. Ein Jahr nach Ende der Trainingsperiode wiesen jedoch nur noch diejenigen Rükkenpatienten, die kontinuierlich einmal pro Woche weitertrainiert hatten, ein im Verhältnis zum ursprünglichen Ausgangszustand signifikant verbessertes Beschwerdebild auf.

„...intensives Rückentraining kann eine dauerhafte Verbesserung des Beschwerdezustands bewirken, aber zur Vermeidung von Rückfällen ist kontinuierliches Training notwendig" (MANNICHE et al. 1991, 61f.).

GARBE (1988, 195ff) hat 108 Personen, die unter Lumbalgien im Zusammenhang mit muskulären Dysbalancen litten, über einen Zeitraum von 8 Wochen dreimal pro Woche trainiert, wobei das Trainingsprogramm aus Dehn- und Widerstandsübungen für die Bauch- und Glutealmuskulatur sowie für die ischiokrurale und für die Rumpfrotationsmuskulatur bestand. Nach Trainingsende hatten 78,7% dieser Personen einen guten bis befriedigenden Zustand erreicht (die Autoren beziehen sich bei dieser Feststellung auf das Beschwerdebild). „56 Patienten konnten nach einem Jahr nachkontrolliert werden. Von ihnen hatten 38 das erlernte Trainingsprogramm fortgesetzt und waren beschwerdefrei. Die Restlichen klagten über rezidivierende Schmerzen ähnlich dem Vorzustand" (GARBE 1988, 196).

KESSLER et al. (1994, 387ff) fanden bei einer Trainingsstudie mit prächronischen Rückenschmerzpatienten heraus, daß 12wöchiges, unspezifisches apparatives Krafttraining die vorhandenen Schmerzen lediglich kurzfristig verbessert. Drei Monate nach Trainingsende hatte die Schmerzintensität wieder ihr Ausgangsniveau vor Training erreicht. Die Autoren gelangten zu folgender Erkenntnis: „Eine längere Trainingsdauer oder besser noch ein ständiges Training sind für anhaltende Erfolge notwendig."

KIESER (1991) hat mit 89 männlichen und 60 weiblichen Rückenpatienten progressives dynamisches Krafttraining der lumbalen Extensoren gegen variablen Widerstand (Methode: Nautilus-Methode) durchgeführt, wobei 67% dieser Patienten 12 oder weniger Trainingseinheiten absolvierten, während 33% dieser Patienten mehr als 12 Trainingseinheiten absolvierten. Die isometrische Maximalkraft der lumbalen Extensionsmuskulatur konnte durch das Trainingsprogramm bei

52% der Patienten um 0-20%, bei 31% der Patienten um 21-40%, bei 8% der Patienten um 41-60%, bei 7% der Patienten um 61-100%, sowie bei 2% der Patienten um mehr als 100% verbessert werden. Durch den Trainingsprozeß konnten bei 80% aller Patienten eine signifikante Verbesserung des Beschwerdebilds erzielt werden.

KIESER hat 26 dieser Patienten fünf Monate nach Trainingsende erneut untersucht und dabei festgestellt, daß die isometrische Maximalkraft der Lumbalextensoren in 88,5% und das Beschwerdebild in 80,8% aller Fälle immer noch unverändert waren.

FULTON et al. (1990d) berichteten über zwei Trainingsstudien von JONES mit insgesamt 30 chronischen Rückenpatienten, die mittels progressivem dynamischem Krafttraining gegen variablen Widerstand trainiert wurden und dabei Verbesserungen der isometrischen Maximalkraft der lumbalen Extensionsmuskulatur von durchschnittlich 55-57% erzielten (die Autoren machen keine Angaben zur Dauer der Trainingsperiode). Bei einer Nachbefragung dieser Patienten ein Jahr nach Trainingsende waren 28 von 30 Patienten weiterhin beschwerdefrei.

TUCCI et al. (1990) trainierten 34 beschwerdefreie Männer (Durchschnittsalter: 34 Jahre) und 16 beschwerdefreie Frauen (Durchschnittsalter: 33 Jahre) über einen Zeitraum von 10-12 Wochen mit 1-3 Trainingseinheiten pro Woche (progressives, dynamisches Krafttraining gegen variablen Widerstand, Methode: Nautilus-Methode). Die isometrische Maximalkraft der Lumbalextensoren verbesserte sich dabei in der vollständig flektierten Wirbelsäulenposition um durchschnittlich 8,6%, in der vollständig extendierten Wirbelsäulenposition um durchschnittlich 37,2%, sowie über die gesamte Bewegungsamplitude hinweg um im Durchschnitt 17,8%. Die 50 Personen wurden nach der Trainingsperiode in drei verschiedene Gruppen eingeteilt. Gruppe 1 (n= 18) setzte das Trainingsprogramm mit reduzierter Häufigkeit fort und trainierte einmal alle 14 Tage, Gruppe 2 (n= 22) setzte das Trainingsprogramm ebenfalls mit reduzierter Häufigkeit fort und trainierte nur noch einmal alle vier Wochen, während Gruppe 3 (n= 10) das Training beendete und nicht weitertrainierte.

Nach einem Zeitraum von erneut 12 Wochen wurden die Angehörigen sämtlicher Gruppen nachgetestet. Gruppe 1 konnte die in sieben Gelenkpositionen der Gesamtbewegung gemessene isometrische Maximalkraft der lumbalen Extensionsmuskulatur aufrechterhalten und zeigte keinerlei statistisch signifikanten Kraftverlust. Gruppe 2 zeigte einen durchschnittlichen Kraftverlust von 17,5%, der jedoch statistisch nicht signifikant war. Gruppe 3 hatte 12 Wochen nach Beendigung des Trainings bereits 54,6% der durch den Trainingsprozeß neu gewonnen maximalen Muskelkraft wieder verloren ($p \leq 0,05$).

„Die vorliegende Studie hat gezeigt, daß Verbesserungen der lumbalen Extensionskraft 12 Wochen lang mit reduzierten Trainingshäufigkeiten von 1x/2 Wochen oder 1x/4 Wochen aufrechterhalten werden konnten, indem Art, Umfang und Intensität des Trainings konstant gehalten wurden" (TUCCI et al. 1990, 5).

Über Möglichkeiten und Ausmaß der Aufrechterhaltung mittels spezifischer Trainingsmaßnahmen erworbener Kraftverbesserungen der lumbal/thorakalen Rotationsmuskulatur sowie der gesamten Nacken- und Halsmuskulatur liegen bisher keinerlei Erkenntnisse vor.

Studien von MOREHOUSE (in TUCCI et al. 1992, 5), GRAVES et al. (1988, 316ff) sowie WELSCH et al. (1994) an anderen Gelenksystemen haben ebenfalls gezeigt, daß mittels spezifischer Trainingsmaßnahmen erworbene Muskelkraft mittelfristig ($\leq$ 12 Wochen) durch weiterführendes Training mit reduzierter Häufigkeit aufrechterhalten werden kann, sofern Art und insbesondere Intensität des Trainings beibehalten werden.

„Die Schlüsselkomponente für die Aufrechterhaltung der Muskelkraft scheint die Intensität des Trainings zu sein. Wenn die Intensität des Trainings beibehalten wird, geht das gesteigerte Kraftniveau nicht verloren" (POLLOCK et al. 1993, 266f.).

In den Kapiteln 6.2 und 6.3 wurde veranschaulicht, wie und in welchem Ausmaß sich die isometrische Maximalkraft einzelner Rumpf-, Nacken- und Halsmuskeln mittels progressivem dynamischem Krafttraining gegen variablen Widerstand bei beschwerdefreien Personen und bei (chronischen) Rückenpatienten verbessern läßt und, wie und in welchem Ausmaß das Beschwerdebild und die Funktionalität der Wirbelsäule dadurch positiv beeinflußt werden können. Auf dem Gebiet der weiterführenden Trainingsmaßnahmen liegt bisher nur äußerst lückenhaftes Datenmaterial vor. Dieses deutet darauf hin, daß die mittels spezifischer Trainingsmaßnahmen in relativ kurzer Zeit erworbenen objektiven und subjektiven Anpassungserscheinungen mittel- und langfristig nur mit kontinuierlich durchgeführtem Training, bei dem Art, Qualität und insbesondere Intensität eine größere Rolle zu spielen scheinen als Quantität und Häufigkeit, stabilisiert und aufrechterhalten werden können.

Kapitel 7

Entwicklung eines „Analyse- und Trainingskonzepts zur Quantifizierung und Optimierung des Funktionszustands der Wirbelsäule".

Teil 1

Methodik des analytischen Ansatzes

Die in den Kapiteln 2 bis 6 dokumentierten Ansätze zur Quantifizierung von Parametern, welche die Funktion und den muskulären Status der Wirbelsäule charakterisieren, unterscheiden sich in erheblichem Maße.

Alle dokumentierten Ansätze weisen jedoch ein gemeinsames Merkmal auf: Der momentane Funktionszustand der Wirbelsäule und dessen Veränderbarkeit durch spezifische Trainingsmaßnahmen wird nicht komplex und multifaktoriell, sondern reduziert auf wenige ausgewählte Parameter charakterisiert. Die systematische Analyse der verfügbaren Literatur führte jedoch u.a. zu den Erkenntnissen, daß Personen, die unter Rücken-/Nackenbeschwerden leiden, vielfältige funktionelle Defizite zeigen und das Phänomen Rückenschmerzen nicht monokausaler Natur ist.

In Anbetracht der multiplen Faktoren, die gegebenenfalls die Entstehung und Entwicklung von Rückenschmerzen beeinflussen können, und in Kenntnis der Stärken und Schwächen der bisher existenten analytischen und trainingsmethodischen Ansätze bzw. der Lückenhaftigkeit des diesbzgl. vorhandenen Datenmaterials, verfolgten die nachfolgend dargestellten eigenen empirischen Studien im wesentlichen drei Zielsetzungen:

1. Entwicklung eines standardisierten biomechanischen Analyseverfahrens zur komplexen Quantifizierung des momentanen Funktionszustands der Wirbelsäule (Kapitel 7.1)
2. Entwicklung von alters- und geschlechtsspezifischem Referenzdatenmaterial zur Charakterisierung ausgewählter Meßparameter (Kapitel 8)
3. Entwicklung eines standardisierten Trainingskonzepts zur Optimierung des Funktionszustands der Wirbelsäule inkl. Erprobung bei unterschiedlichen Zielgruppen (Kapitel 9)

Grundlage aller methodischen und konzeptionellen Entwicklungen waren dabei die bisher unpublizierten Überlegungen von PARVIAINEN/DENNER (1992), die folgendes Anforderungsprofil an eine voll funktionsfähige Wirbelsäule definiert haben:
- optimale Mobilität in allen Segmenten und Bewegungsebenen
- optimale und ausgewogene Muskelkraft der wirbelsäulensichernden Rumpf-, Nacken- und Halsmuskulatur unter statischen und dynamischen Arbeitsbedingungen
- optimale Leistungsfähigkeit der wirbelsäulensichernden Rumpf-, Nacken- und Halsmuskulatur unter statischen und dynamischen Arbeitsbedingungen

Unter Berücksichtigung der insbesondere in den Kapiteln 4-6 erarbeiteten Anforderungskriterien an reliable und valide Analysen isolierter Wirbelsäulenfunktionen bzw. an effiziente Übungskonstruktionen und Trainingskonzepte, stellt der systematische und zielgerichtete Einsatz apparativer Systeme das Herzstück aller Analyse- und Trainingsmaßnahmen dar.

Kapitel 7.1

Entwicklung eines standardisierten biomechanischen Verfahrens zur Quantifizierung des Funktionszustands der Wirbelsäule

Für das neu entwickelte und nachfolgend vorgestellte Analyseverfahren, dessen Hauptelement eine apparativ gestützte Analyse isolierter Wirbelsäulenfunktion darstellt, wurde die Bezeichnung biomechanische Funktionsanalyse der Wirbelsäule gewählt. Dieses Analyseverfahren wird jeweils in ein vom Einsatzweck (Primär-, Sekundär-, Tertiärprävention) abhängiges standardisiertes Testverfahren zur Beurteilung des Funktionszustands der Wirbelsäule eingebettet (s. Kapitel 8.2.1.1).

Neben der biomechanischen Funktionsanalyse der Wirbelsäule besteht ein derartiges Testverfahren i.d.R. aus folgenden Komponenten:
- standardisiertes Befragungsverfahren zur Erfassung ausgewählter subjektiver Parameter (Trainingszustand, Beschwerdebild der Wirbelsäule, persönliches Wohlbefinden, etc.)
- Überprüfung von Indikationen und Kontraindikationen für die Durchführung einer biomechanischen Funktionsanalyse der Wirbelsäule sowie
- meßtechnische Ermittlung relevanter anthropometrischer Merkmale (Körpergröße, -gewicht und -zusammensetzung)

Der Zeitaufwand für die Durchführung einer biomechanischen Funktionsanalyse der Wirbelsäule hängt primär von der Anzahl der eingesetzten Einzelanalysen sowie vom wirbelsäulenspezifischen Beschwerdebild der Testperson ab und beträgt durchschnittlich 60, maximal 90 Minuten.

Nachfolgend werden zunächst die zur Durchführung einer biomechanischen Funktionsanalyse der Wirbelsäule erforderlichen apparativen Systeme, die diesbzgl. Standardmeßtechnik sowie die dabei eingesetzten Methoden beschrieben. Die Vorstellung der einzelnen Komponenten des jeweiligen standardisierten Testverfahrens erfolgt an den hierfür relevanten Stellen in den Kapiteln 8.2 und 9.

7.1.1 Apparative Systeme

In Zusammenarbeit mit dem finnischen Unternehmen David Fitness & Medical Ltd. entstanden in den Jahren 1989-1994 fünf Systeme, die wie folgt bezeichnet wurden:
- DAVID 110 lumbal/thorakale Extension
- DAVID 120 lumbal/thorakale Rotation
- DAVID 130 lumbal/thorakale Flexion
- DAVID 140 zervikale Extension, Flexion und Lateralflexion
- DAVID 150 lumbal/thorakale Lateralflexion

Die DAVID-Systeme 110-150 sind sowohl Analyse- als auch Trainingssysteme und verwenden für beide Einsatzzwecke eine einheitliche Technologie, welche in den Methodikteilen der Kapitel 7 und 8 näher beschrieben wird. Bei allen Systemen handelt es sich - aus den in Kapitel 6.1.4.2 dargestellten Gründen - um mechanische Systeme, welche der jeweiligen Hauptfunktionsmuskulatur unter dynamischen Arbeitsbedingungen einen variablen Widerstand entgegensetzen. Die Höhe der verwendeten Gewichtslast wird vom Testdurchführenden bzw. Trainer/Therapeuten unter Verwendung eines im Systemrahmen verankerten Gewichtsblocks (Zusatzmasse: 1-140 kg, Gewichtsabstufungen: in Schritten von 1-5 kg) bestimmt und präzise dosiert.

Für isometrische Maximalkraftanalysen lassen sich die Bewegungsarme der einzelnen Systeme in standardisierten und exakt definierten Positionen mechanisch verriegeln. Das Eigengewicht der Bewegungsarme der einzelnen Analyse- und Trainingssysteme wird durch auf der Drehachse fest fixierte Gegengewichte austariert, die Bewegungsamplituden aller Systeme können unter Verwendung mechanischer Bewegungsbegrenzer, die seitlich oder an der Rückseite der Systeme angebracht sind, limitiert und an die individuellen Bewegungsmöglichkeiten angepaßt werden.

Die Testpersonen bzw. Trainierenden befinden sich an allen fünf Systemen in sitzender Körperposition. Die Einstellung bzw. Aktivierung der in Kapitel 7.1.1.1-5 näher beschriebenen Fixierungmechanismen, welche die Isolation definierter Wirbelsäulenbewegungen ermöglichen, erfolgt durch einen mit den Systemen im Detail vertrauten Testdurchführenden bzw. Trainer/Therapeuten. Kapitel 7.1.1.1-5 stellt die einzelnen Systeme in der in den Kapiteln 3-6 systematisierten Reihenfolge vor.

Für Mobilitätsanalysen der Halswirbelsäule wird darüber hinaus ein als CMS (Cervical Measurement System) bezeichneter und in Kapitel 7.1.2 näher beschriebener Goniometer eingesetzt.

7.1.1.1 DAVID 110 lumbal/thorakale Extension (Abb. 37)

Das DAVID 110 System wird zur Analyse der Gesamtmobilität der Lenden- und Brustwirbelsäule in der Sagittalebene sowie zur Analyse und zum Training der Muskelkraft und -leistungsfähigkeit der isolierten lumbal/thorakalen Extensionsmuskulatur eingesetzt.

Basierend auf den in Kapitel 5.2.3 dargestellten Erkenntnissen von STOKES (1987, 1230ff) und eigenen Erkenntnissen von PARVIAINEN/DENNER (1992) wird die Testperson vom Testdurchführenden in Abhängigkeit von der Lage der Wirbelsäulensegmente L3/L4 zur Drehachse des Analysesystems, welche sich am Ende der seitlichen Rahmenkonstruktionen des Geräts befindet, positioniert. Die achsengerechte Positionierung von Analyse-/Trainingssystem und Testperson/Trainierendem wird durch einen höhenverstellbaren Sitz realisiert.

Die Beteiligung der Knie- und Hüftextensoren an der lumbal/thorakalen Extension wird mechanisch durch einen komplexen Hüft-/Beckenfixierungsmechanismus erschwert. Dieser besteht im wesentlichen aus vier Komponenten:
• höhenverstellbare Fußplatten zur Anpassung an die Unterschenkellänge

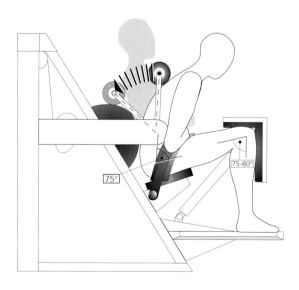

Abb. 37: Analyse- und Trainingssystem DAVID 110

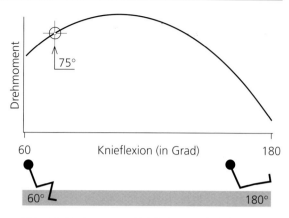

Abb. 38: Drehmoment-Winkel-Kurve bei der eingelenkigen Kniestreckung in sitzender Körperposition (basierend auf JONES 1993, 87)

• an die individuelle Oberschenkellänge anpaßbare gepolsterte Kniefixation
• verstellbarer Beckengurt
• dorsales Stützpolster für Becken sowie Lenden- und Brustwirbelsäule

Mittels Anpassung von Fußplatten und Kniefixation an die Segmentlängen der Testperson wird ein Kniewinkel von 75-80° realisiert. Wie Abb. 38 veranschaulicht, können die Kniegelenksextensoren in dieser mechanisch ungünstigen Gelenkposition nur eine verhältnismäßig geringe Muskelkraft entwickeln. Eine Extension im Kniegelenk wird zusätzlich durch den verstellbaren Beckengurt, der eine Aufwärtsbewegung des Beckens verhindern soll, erschwert.

Der sagittale Hüftwinkel - definiert als Winkel zwischen Os sacrum und Femur - beträgt ca. 75°. Die in Kapitel 5.2.1 dargestellten Untersuchungen von NEMETH/OHLSEN (1985, 129ff) haben gezeigt, daß der m. glutaeus maximus und die rückwärtige Oberschenkelmuskulatur in dieser Gelenkposition über einen relativ geringen, der m. adductor magnus über einen relativ großen Momentarm verfügen. Die Beteiligung der Hüftextensionmuskulatur wird durch den o.a. komplexen Hüft-/Beckenfixierungsmechanismus erschwert. Die Art der Fixierung des Unterschenkels mittels Fußplatten und Kniefixation bewirkt eine nach oben gerichtete Kraft auf die Femurenden im Kniegelenk. Das mechanische Zusammenwirken von Kniefixation und Beckengurt kehrt diese nach oben gerichtete in eine nach rückwärts auf die Femuren wirkende Kraft um. In Verbindung mit dem dorsalen Stützpolster wird das Becken dadurch fixiert, eine Beckenaufrichtung und damit eine dynamische Aktion der Hüftextensoren verhindert.

Sowohl bei Analysen als auch beim Training wird die Kraft der lumbal/thorakalen Extensoren über ein rundes Rückenpolster, das sich auf Höhe der Schulterblätter befindet, auf den Bewegungsarm des Systems übertragen. Das dorsale Stützpolster unterstützt neben der Fixierung des Beckens die segmentale dynamische Extension der Lenden- und unteren Brustwirbelsäule.

Bei isometrischen Maximalkraftanalysen (s. unten) werden die Ober- und Unterarme vor dem Körper ver-

ENTWICKLUNG EINES STANDARDISIERTEN BIOMECHANISCHEN VERFAHRENS

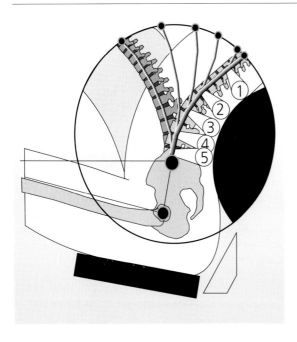

Abb. 39: Isolierte segmentale Bewegungen der Lenden- und Brustwirbelsäule an den DAVID Systemen 110 und 130

schränkt und unmittelbar an den Brustkorb herangeführt. Bei Mobilitätsanalysen und zum Training hängen die Arme locker und ausgestreckt herab. Die veränderte und kompaktere Armposition bei der Maximalkraftanalyse begünstigt die hierfür erforderliche maximale Anspannung. Bei dynamischen Bewegungen hängen die Arme neben dem Rumpf, um dessen Flexions- und Extensionsbewegungen nicht zu behindern.

Die Kopfhaltung variiert bei allen Einsatzzwecken in Abhängigkeit von der Bewegungsaufgabe. Dabei gilt der Grundsatz, daß die Stellung des Kopfes die Rumpfbewegung steuert. Die Flexion des Rumpfes aus dessen maximaler Extensionsposition wird beispielsweise über die Flexion des Kopfes eingeleitet und über deren Art und Ausmaß gesteuert. Umgekehrt wird die Extension des Rumpfes aus der maximalen Rumpfflexionsposition über die Extension des Kopfes eingeleitet und gesteuert. Bei isometrischen Maximalkraftanalysen wird der Kopf in Verlängerung der jeweiligen Rumpfposition gehalten.

Die maximale Bewegungsamplitude am DAVID 110 System ist auf 80° begrenzt (lumbal/thorakale Flexion:

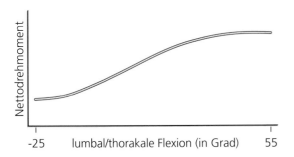

Abb. 40: Widerstandsverlauf (Drehmoment-Winkel-Kurve) des DAVID 110 Systems

55°, lumbal/thorakale Extension: 25°). Die dynamische Bewegung beginnt in der maximal flektierten Rumpfposition, wobei das Ausmaß der Rumpfflexion von der Mobilität der Testperson bzw. des Trainierenden abhängt. Zum Zwecke der Aktivierung und Stimulation des tief gelegenen medialen und des oberflächlich gelegenen lateralen Muskelstrangs des m. erector spinae (s. Kapitel 3.1) wird zunächst die Lenden- und danach die Brustwirbelsäule Segment für Segment dynamisch extendiert und während der exzentrischen Muskelaktion in umgekehrter Reihenfolge dynamisch flektiert (Abb. 39). Der Hüft-/Beckenfixierungsmechanismus ermöglicht dabei in Verbindung mit dem dorsalen Stützpolster die Isolation der segmentalen Bewegung bei gleichzeitiger Abstützung von Becken sowie Lenden- und Brustwirbelsäule. Die Bewegungsgeschwindigkeit hängt - an allen DAVID Systemen - von den Vorgaben für die Einzelanalysen bzw. von den Trainingszielen ab und wird in den nachfolgenden Kapiteln an den entsprechenden Stellen beschrieben.

DENNER, KONRAD und MEIER haben den Widerstandsverlauf (Synonymbegriff: Drehmoment-Winkel-Kurve) des DAVID 110 Systems unter dynamischen Arbeitsbedingungen ermittelt. In einer Einzelfallstudie mit einem Probanden, der mit dem System und den Bewegungsabläufen vertraut war, wurde hierfür das Signal des in die Drehachse des DAVID 110 Systems integrierten Drehmomentensensors (nähere Beschreibung: s. Kapitel 7.1.2) unter dynamischen Arbeitsbedingungen aufgezeichnet (Gewichtslast: 70% des dynamischen 1 rpm, Begriffserläuterung: s. Kapitel 7.1.3.3.2.1). Das vorab unter Verwendung einer bekannten Gewichtslast kalibrierte analoge Drehmomentsignal wurde dabei mittels eines NORAXON Myosystem 2000 (Hersteller: NORAXON OY, Oulu/Finnland) mit einer Meßfrequenz von 1000 Hz aufgezeichnet und innerhalb des NORAXON Systems softwaregestützt ausgewertet und dargestellt.

Abb. 40 veranschaulicht den dabei ermittelten Widerstandsverlauf als Drehmoment-Winkel-Kurve. Unabhängig von der Höhe der gewählten Gewichtslast erzeugt das DAVID 110 System einen mit fortschreitender lumbal/thorakaler Extension kontinuierlich abnehmenden Widerstandsverlauf.

7.1.1.2 DAVID 130 lumbal/thorakale Flexion (Abb. 41)

Das DAVID 130 System wird zur Analyse und zum Training der Muskelkraft und -leistungsfähigkeit der isolierten lumbal/thorakalen Flexionsmuskulatur eingesetzt.

Es hat dieselbe mechanische Grundkonstruktion wie das DAVID 110 System. Die unter 7.1.1.1 beschriebenen Kriterien Positionierung der Testperson bzw. des Trainierenden, Funktion des Hüft-/Beckenfixierungsmechanismus und des dorsalen Stützpolsters, Knie-/Hüftwinkel sowie Kopfhaltung bzw. Steuerung der Bewegung über die Kopfstellung gelten für das DAVID 130 System in gleicher Weise wie für das DAVID 110 System.

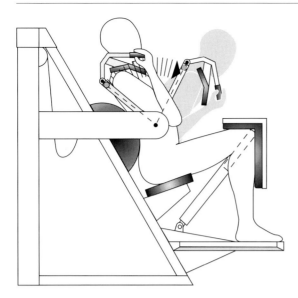

Abb. 41: Analyse- und Trainingssystem DAVID 130

Die Beteiligung der starken Hüftflexoren - insbesondere der mm. iliacus und rectus femoris - an der lumbal/thorakalen Flexion wird durch den komplexen Hüft-/Beckenfixierungsmechanismus, welcher eine Beckenkippung und damit eine dynamische Aktion der Hüftflexoren weitgehend verhindert - erschwert.

Sowohl bei Analysen als auch beim Training wird die Kraft der lumbal/thorakalen Flexoren über eine gepolsterte Brustkorbauflage, die oberhalb des rechts- und linksseitigen m. pectoralis major fixiert wird, auf den Bewegungsarm des Systems übertragen. Diese Brustkorbauflage ist mit zwei Handgriffen versehen. Die Handgriffe dienen primär der konstanten Positionierung beider Unter- und Oberarme. Pro Hand werden maximal ein bis zwei Finger - i. d. R. der Zeige- und/oder Mittelfinger - am Handgriff fixiert, wodurch eine mögliche Beteiligung des m. pectoralis major erschwert wird.

Die maximale Bewegungsamplitude am DAVID 130 System beträgt 85° (lumbal/thorakale Flexion: ≤60°, lumbal/thorakale Extension: ≤25°). Die dynamische Bewegung wird durch eine maximale Vordehnung der lumbal/thorakalen Flexoren eingeleitet. Analog zum DAVID 110 System erfolgt danach die segmentale dynamische Flexion zunächst der Brust- und dann der Lendenwirbelsäule. Während der exzentrischen Muskelaktion werden dieselben Wirbelsäulensegmente in umgekehrter Reihenfolge dynamisch extendiert (s. auch Abb. 39).

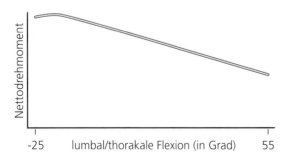

Abb. 42: Widerstandsverlauf (Drehmoment-Winkel-Kurve) des DAVID 130 Systems

Die unter 7.1.1.1 näher beschriebenen Untersuchungen von DENNER/KONRAD/MEIER zur Ermittlung des Widerstandsverlaufs an DAVID Systemen dokumentierten für das DAVID 130 System einen mit fortschreitender lumbal/thorakaler Flexion kontinuierlich abnehmenden Widerstand (Abb. 42).

Im ersten Jahr der Konzeptentwicklung wurde für die lumbal/thorakale Extension und Flexion ein kombiniertes Analyse- und Trainingssystem (Bezeichnung: DAVID Rehab System Spine Unit) eingesetzt. Dieses wies dieselben Konstruktionscharakteristika wie die Einzelsysteme DAVID 110 und DAVID 130 auf. Für die Fixierung der Ober- und Unterarme sowie die Kraftübertragung auf den Bewegungsarm des Systems wurde dabei anstelle der gepolsterten Brustkorbauflage des DAVID 130 Systems ein breiter Brustgurt verwendet.

Beim apparativen Wechsel von David Rehab System Spine Unit zu den aktuellen DAVID 110 und 130 Systemen wurde die Kompatibilität des bis dahin erarbeiteten Datenmaterials anhand von Vergleichsstudien überprüft und sichergestellt.

7.1.1.3 DAVID 150 lumbal/thorakale Lateralflexion (Abb. 43)

Das David 150 System wird zur Analyse der Gesamtmobilität der Lenden- und Brustwirbelsäule in der Frontalebene sowie zur Analyse und zum Training der Mus-

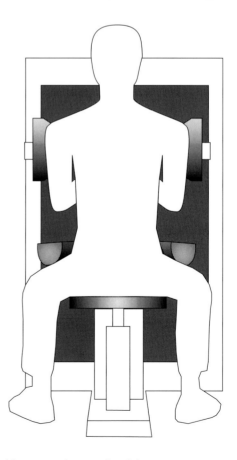

Abb. 43: Analyse- und Trainingssystem DAVID 150 lumbal/thorakale Lateralflexion

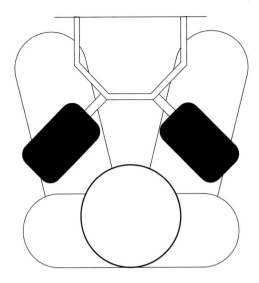

Abb. 44: Höhenverstellbarer Oberschenkel- und Beckenfixierungsmechanismus des DAVID 150 Systems

kelkraft und/oder -leistungsfähigkeit der isolierten lumbal/thorakalen Lateralflexionsmuskulatur eingesetzt.

Analog zu den DAVID Systemen 110 und 130 wird die Testperson bzw. der Trainierende auch am DAVID 150 System in Abhängigkeit von der Lage der Wirbelsäulensegmente L3/L4 zur Drehachse des Systems positioniert. Die Drehachse ist Teil der zentralen Rahmenkonstruktion des Systems und befindet sich unmittelbar vor der Rumpfmitte der Testperson bzw. des Trainierenden. Ein höhenverstellbarer Sitz ermöglicht die achsengerechte Positionierung von Analyse-/Trainingssystem und Testperson/Trainierendem.

Die Beteiligung der Knieextensoren und die Kippung des Beckens in der Frontalebene werden durch einen ebenfalls höhenverstellbaren Oberschenkel- und Beckenfixierungsmechanismus erschwert (Abb. 44). Dieser besteht aus einem jeweils rechts- und linksseitig angebrachten Oberschenkel- und Beckenpolster, welche - bei um durchschnittlich 20-25° abduzierten Oberschenkeln und einem Kniewinkel von durchschnittlich 90° - einerseits eine nach unten wirkende Kraft auf die Femuren ausüben sowie andererseits das Becken unterhalb des vorderen oberen Darmbeinstachels fixieren. Bei Personen mit geringen Segmentlängen im Unterkörper erfolgt die Realisierung des o.a. Kniewinkels unter Verwendung unterschiedlicher hoher (hölzerner) Fußunterla-

gen. Sollten Testpersonen bei isometrischen Maximalkraftanalysen erkennbar die Knieextensoren aktivieren, werden die Beine im Kniegelenk nahezu vollständig gestreckt oder gebeugt, wodurch die Kontaktfläche zwischen Fußsohlen und Boden auf ein Minimum reduziert wird.

Das DAVID 150 System fixiert den Oberkörper bzw. die Schulterachse durch einen an die Schulterbreite anpaßbaren Schulterfixierungsmechanismus. Dieser besteht aus zwei seitlich verstellbaren Schulterpolstern mit entsprechenden Aussparungen zur vollständigen Integration und festen Fixierung der rechten und linken Schulter. Über eine Querverstrebung sind beide Schulterpolster mit dem Bewegungsarm des Systems - auf diesen wird die Kraft der lumbal/thorakalen Lateralflexoren ausgeübt - verbunden.

Die Arme werden im Ellenbogengelenk gebeugt, die Unterarme unmittelbar an den Körper herangeführt und gekreuzt, wobei die Finger bzw. Fingerspitzen der rechten und linken Hand auf dem hinteren Teil der o.a. Querverstrebung aufgelegt werden.

Die Mobilität der Testperson bzw. des Trainierenden limitiert am DAVID 150 System die maximale mögliche Bewegungsamplitude. Vor Beginn der dynamisch konzentrischen Bewegung wird die lumbal/thorakale Lateralflexionsmuskulatur mittels maximaler Rumpfseitwärtsneigung vorgedehnt. Aus dieser Startposition heraus, erfolgt eine kontinuierliche maximale Lateralflexion des gestreckten Rumpfes zur gegenüberliegenden Körperseite sowie danach eine entsprechende Umkehrbewegung. Bei der rechts- und linksseitigen lumbal/thorakalen Lateralflexion befindet sich der Kopf immer in Verlängerung des Rumpfes.

Nach DENNER/KONRAD/MEIER nimmt der Widerstand des DAVID 150 Systems mit fortschreitender Lateralflexion zur gegenüberliegenden Seite kontinuerlich ab (Abb. 45).

7.1.1.4 DAVID 120 lumbal/thorakale Rotation (Abb. 46)

Das David 120 System wird zur Analyse der Gesamtmobilität der Lenden- und Brustwirbelsäule in der Transversalebene sowie zur Analyse und zum Training der Muskelkraft und/oder -leistungsfähigkeit der isolierten lumbal/thorakalen Rotationsmuskulatur eingesetzt. Es trägt die Funktionsbezeichnung lumbal/thorakale Rotation, da die in Kapitel 4.1 vorgestellten Untersuchungen dokumentiert haben, daß eine axiale Rotation der Lendenwirbelsäule in der Transversalebene nachweislich möglich ist und daher bei Bewegungen am DAVID 120 System prinzipiell nicht ausgeschlossen werden kann.

Das DAVID 120 System positioniert die Testperson bzw. den Trainierenden auf einem drehbaren gepolsterten Sitz, wobei sich die Drehachse des Systems unmittelbar unter dem rückwärtigen Ende des Sitzes befindet.

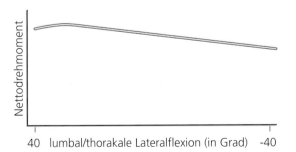

Abb. 45: Widerstandsverlauf (Drehmoment-Winkel-Kurve) des DAVID 150 Systems

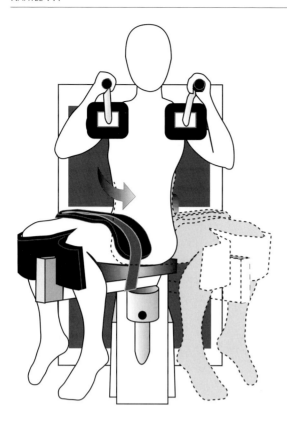

Abb. 46: Analyse- und Trainingssystem DAVID 120

Die Rotation des Beckens um die Längsachse wird durch einen speziell für dieses System konstruierten Beckenfixierungsmechanismus erschwert. Dieser besteht aus drei Komponenten:
- an die individuelle Oberschenkellänge anpaßbare Kniefixation
- breiter und verstellbarer Oberschenkelgurt
- dorsales Stützpolster für Becken und untere Lendenwirbelsäule

Der Beckenfixierungsmechanismus hat die Funktion, bei einem Kniewinkel von 90° eine Vor- bzw. Rückwärtsbewegung der Femuren, die von oben in den Mechanismus eingeführt werden, mechanisch zu verhindern.

Die Rotation der Schulter bzw. des Schultergürtels wird durch einen weiteren Mechanismus erschwert. Dieser sogenannte Schulterfixierungsmechanismus beinhaltet ebenfalls drei Komponenten:
- höhenverstellbares Rückenpolster
- an die individuelle Rumpftiefe bzw. an den individuellen Oberarmdurchmesser anpaßbare Schulterpolster
- höhenveränderbare Handgriffe

Der Schulterfixierungsmechanismus sieht eine Autofixation der Testperson bzw. des Trainierenden vor. Das höhenverstellbare Rückenpolster unterstützt dabei die aufrechte Rumpfposition und wird auf Höhe der Schulterblätter fixiert. Die Schulterpolster werden vor dem Schulter-Oberarm-Übergang positioniert und von der Testperson bzw. dem Trainierenden mittels nach hinten unten ausgeübtem Druck auf die höhenveränderbaren Handgriffe fest fixiert. Der Kopf wird aufrecht in Verlängerung der Wirbelsäule gehalten. Aufgrund seiner Steuerungsfunktion für die Motorik der Wirbelsäule darf der Kopf bei Analysen bzw. beim Training am DAVID 120 System nicht flektiert, das Kinn nicht abgesenkt werden.

Bei Mobilitäts- und isometrischen Maximalkraftanalysen wird die Autofixation der Testperson durch den Testdurchführenden aktiv unterstützt. Dabei übt der Testdurchführende vor der Testperson stehend eine nach rückwärts auf den Schulter-Oberarm-Übergang wirkende Kraft auf die Handgriffe aus und überwacht gleichzeitig die exakte Kopfhaltung der Testperson.

Die Kraft der lumbal/thorakalen Rotatoren wird über den drehbaren Sitz, der den Bewegungsarm des Systems bildet, auf die Drehachse übertragen. Die geführte Rotationsbewegung des Systems besteht daher aus einer Rotation des fixierten Unterkörpers gegen den autofixierten Oberkörper. Die Steuerung der Bewegung erfolgt über die Stellung bzw. Bewegung des Kopfes, dessen Bewegungsbahn gegengleich zur Bewegungsbahn des fixierten Unterkörpers verläuft.

Das DAVID 120 System unterscheidet sich mit dieser Konstruktion erheblich von vergleichbaren Analyse- bzw. Trainingssystemen, deren geführte Bewegungen i.d.R. aus einer Rotation des fixierten Oberkörpers gegen den fixierten Unterkörper bestehen. Beide Konstruktionstypen ermöglichen eine nahezu identische Rotation der Brustwirbelsäule. Die geführte Rotation des fixierten Unterkörpers gegen den autofixierten Oberkörper weist drei herausragende Merkmale auf:
- wirkungsvolle Isolation der spinalen Rotationsbewegung (Maßnahme: Erschwerung der Beteiligung der starken Schultergürtelmuskulatur mittels Schulterfixierungsmechanismus)
- präzise Steuerbarkeit der spinalen Rotationsbewegung (Maßnahme: gegengleiche Bewegung von Kopf und fixiertem Unterkörper)
- Vermeidung einer möglichen Überbelastung des Trainierenden in Extrempositionen der Bewegung (Maßnahme: sofortige Auflösung der Autofixation)

Die maximale Bewegungsamplitude am DAVID 120 System wird durch die Mobilität der Testperson bzw. des Trainierenden begrenzt. Zu Beginn der dynamischen Bewegung erfolgt eine maximale Vordehnung der lumbal/thorakalen Rotationsmuskulatur mittels maximaler Außenrotation des fixierten Unterkörpers. Danach wird die Lenden- und Brustwirbelsäule durch dynamisch

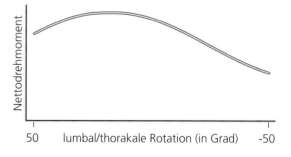

Abb. 47: Widerstandsverlauf (Drehmoment-Winkel-Kurve) des DAVID 120 Systems

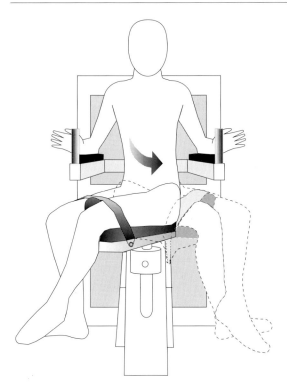

Abb. 48: Erster Prototyp des Analyse- und Trainingssystems DAVID 120

konzentrische Aktion der lumbal/thorakalen Rotationsmuskulatur segmental rotiert, wobei der gepolsterte Sitz mit dem fixierten Unterkörper zur gegenüberliegenden Seite gedreht wird. Der Kopf vollzieht dabei - wie bereits beschrieben - eine gegengleiche Bewegung zur anderen Körperseite. Mittels exzentrischer Muskelaktion der lumbal/thorakalen Rotationsmuskulatur wird der drehbare Sitz mit dem fixierten Unterkörper dann in die Ausgangsposition zurückgeführt.

Die Untersuchungen von DENNER/KONRAD/MEIER zur Bestimmung des Widerstandsverlaufs an DAVID Systemen ermittelten für das DAVID 120 System einen mit fortschreitender lumbal/thorakaler Rotation zur gegenüberliegenden Körperseite zunächst geringfügig ansteigenden und danach kontinuierlich abnehmenden Widerstand (Abb. 47).

In den ersten Jahren der Konzeptentwicklung stand für die lumbal/thorakale Rotationsbewegung ein Prototyp des DAVID 120 Systems zur Verfügung, der andere Becken- und Schulterfixierungsmechanismen vorsah (Abb. 48).

Die Rotation des Beckens um die Längsachse wurde dabei durch Autofixation der Testperson bzw. des Trainierenden erschwert. Diese bestand aus einer maximalen Kontraktion der Hüftadduktoren, unterstützt durch das Verschränken der Unterschenkel sowie den bereits vorhandenen Oberschenkelgurt.

Die Autofixation der Schulter bzw. des Schultergürtels wurde bei diesem Prototyp durch eine gegen die Handgriffe ausgeübte und nach rückwärts auf die im Ellenbogengelenk um 90° gebeugten Arme wirkende Kraft realisiert. Der seitlich hinter der Person stehende Testdurchführende bzw. Trainer/Therapeut sorgte darüber hinaus durch feste manuelle Fixierung beider Schultergelenke für eine verstärkte Isolation der Bewegung.

Beim Austausch von Prototyp und aktuellem DAVID 120 System wurde die Kompatibilität des bis dahin erarbeiteten Datenmaterials anhand von Vergleichsstudien überprüft und sichergestellt.

7.1.1.5 DAVID 140 zervikale Extension, Flexion und Lateralflexion (Abb. 49)

Das David 140 System wird zur Analyse der Muskelkraft und -leistungsfähigkeit der isolierten zervikalen Extensions-, Flexions- und Lateralflexionsmuskulatur sowie darüber hinaus zum Training der Muskelkraft und -leistungsfähigkeit der isolierten zervikalen Extensions- und Lateralflexionsmuskulatur eingesetzt. Wie Abb. 49 illustriert, wird die aufrecht sitzende Testperson bzw. der aufrecht sitzende Trainierende dabei frontal, dorsal bzw. lateral zum DAVID 140 System positioniert.

Für Analysen und zum Training der zervikalen Extensions- und Lateralflexionsmuskulatur erfolgt die Positionierung der Testperson bzw. des Trainierenden zur Drehachse des Systems - diese befindet sich am Ende der seitlichen Rahmenkonstruktionen des Geräts - in Abhängigkeit von der Lage des Wirbelsäulensegments C7. Die achsengerechte Positionierung von Analyse-/Trainingssystem und Testperson/Trainierendem wird dabei durch einen höhenverstellbaren Sitz realisiert.

Ein verstellbares in die zentrale Rahmenkonstruktion des Systems integriertes Stützpolster ermöglicht darüber hinaus die Anpassung des Systems an die individuelle Rumpftiefe (zervikale Extension und Flexion) bzw. Schulterbreite (zervikale Lateralflexion).

Die bei der Vorstellung des DAVID 150 Systems diskutierten Kriterien und Aspekte Abduktionsstellung der Oberschenkel, Kniewinkel und dessen Realisierung bei Personen mit geringen Segmentlängen im Unterkörper, Streckung bzw. Beugung der Beine im Kniegelenk bei erkennbarer Aktivierung der Knieextensoren während isometrischer Maximalkraftanalysen gelten für das DAVID 140 System in gleicher Weise (s. Kapitel 7.1.1.3).

Sowohl bei Analysen als auch beim Training wird die von der jeweiligen zervikalen Hauptfunktionsmuskulatur ausgeübte Kraft über ein Kopfpolster auf den Bewegungsarm des Systems übertragen. Dieses Kopfpolster weist eine runde Vertiefung auf, welche den Kopf umschließt und einbettet.

Für Analysezwecke hängen die ausgestreckten Arme neben dem Rumpf herab, wobei die Hände der Testperson keinen Kontakt mit dem verstellbaren Sitz des Systems haben. Beim Training der zervikalen Extensionsmuskulatur werden beide Hände am zentralen Rahmen des Systems fixiert, wobei der Winkel im Ellenbogengelenk ca. 90° beträgt. Bei isometrischen Ma-

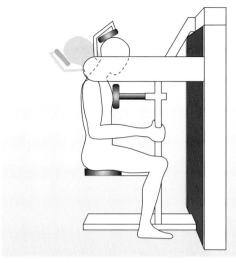

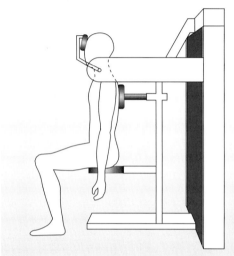

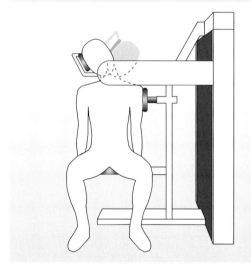

Abb. 49: Analyse- und Trainingssystem DAVID 140 zervikale Extension (oben), zervikale Flexion (Mitte), zervikale Lateralflexion (unten)

ximalkraftanalysen und beim Training der zervikalen Lateralflexionsmuskulatur wird die apparativ nicht fixierte Schulter durch manuellen Druck des Testdurchführenden bzw. Trainer/Therapeuten fest fixiert.

Die maximale Bewegungsamplitude am DAVID 140 System ist auf 110° begrenzt (zervikale Flexion: 60°, zervikale Extension: 50°).

Die dynamische zervikale Extensionsbewegung beginnt in der flektierten Kopfposition, wobei das Ausmaß der zervikalen Flexion - im Rahmen der maximalen Bewegungsamplitude des Systems - von der Mobilität der Testperson bzw. des Trainierenden abhängt. Dabei werden die untere und obere Halswirbelsäule segmental extendiert und während der Umkehrbewegung entsprechend flektiert.

HARMS-RINGDAHL/SCHÜLDT (1988, 17ff) fanden heraus, daß die Position der oberen Halswirbelsäule die Größe der maximalen Muskelkraft der zervikalen Extensionsmuskulatur nicht systematisch beeinflußt (s. Kapitel 5.4.1). Infolgedessen liegt das Hauptaugenmerk sowohl bei Analysen als auch beim Training der zervikalen Extensionsmuskulatur auf der korrekten Bewegung der unteren Halswirbelsäule.

Das DAVID 140 System wird nicht zum Training der zervikalen Flexionsmuskulatur eingesetzt.

Bei der dynamischen zervikalen Lateralflexionsbewegung - der Trainierende positioniert sich dabei seitlich zum System - werden die Lateralflexoren vor Beginn der konzentrischen Bewegung mittels maximaler Seitwärtsneigung des Kopfes vorgedehnt. Aus dieser Startposition heraus, erfolgt eine kontinuierliche zervikale Lateralflexion zur gegenüberliegenden Körperseite sowie danach eine entsprechende dynamisch exzentrische Bewegung.

Die Untersuchungen von DENNER/KONRAD/MEIER zur Bestimmung des Widerstandsverlaufs an DAVID Systemen ermittelten für das DAVID 140 System einen mit fortschreitender zervikaler Extension (bzw. Lateralflexion zur gegenüberliegenden Körperseite) kontinuierlich abnehmenden Widerstand (Abb. 50).

7.1.2 Standardmeßtechnik und Meßinstrumentarien

Die DAVID Systeme 110, 120, 130 und 150 werden zur Analyse der Wirbelsäulenmobilität sowie der Muskelkraft und -leistungsfähigkeit definierter Rumpfmuskelgruppen eingesetzt, während am DAVID System 140 nur muskuläre Parameter der Halswirbelsäule erfaßt werden.

Für die Durchführung von Mobilitätsanalysen des Rumpfes in der jeweiligen Bewegungsebene sind die

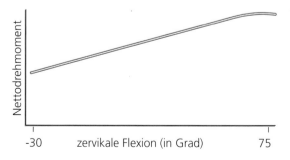

Abb. 50: Widerstandsverlauf (Drehmoment-Winkel-Kurve) des DAVID 140 Systems (zervikale Extension)

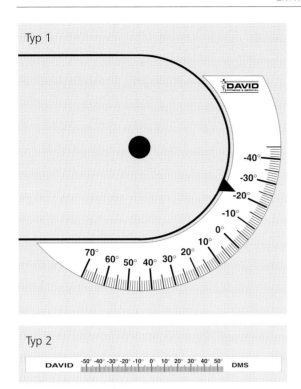

Abb. 51: Goniometerskalen zur Bestimmung der Wirbelsäulenmobilität an DAVID Systemen

DAVID Systeme 110, 120, 130 und 150 mit speziellen Goniometerskalen ausgestattet (Abb. 51). Diese befinden sich unmittelbar neben der jeweiligen Drehachse, welche auf ihrer Oberfläche mit einer Markierung oder einem Pfeil versehen ist. Anhand dieser Goniometerskalen läßt sich die Rotation der Drehachse in Intervallen von 1° (zweidimensional) bestimmen (Einheit: Grad).

Die Mobilität der Halswirbelsäule wird unter Verwendung eines speziellen Goniometers quantifiziert (Abb. 52). Dieser ist an den Kopfdurchmesser bzw. an die Kopfgröße anpaßbar und trägt die Bezeichnung CMS (Cervical Measurement System, Vertreiber: Kuntoväline Oy, Helsinki/Finnland). Ein verstellbares Stirnband aus PVC ermöglicht dabei die feste Fixierung des Goniometers am Kopf der Testperson. An den beiden Seiten des Stirnbandes ist eine helmartige Konstruktion befestigt, welche zwei Wasserwaagen sowie zwei Inklinometer und einen Kompaß trägt. Die beiden Wasserwaagen erleichtern die präzise Fixierung und Justierung des CMS. Der seitlich auf Ohrhöhe angebrachte Inklinometer wird zur Bestimmung der Flexion und Extension des Kopfes eingesetzt, während der vor dem Gesicht auf Nasenhöhe angebrachte Inklinometer der Bestimmung der rechts- und linksseitigen Lateralflexion des Kopfes dient. Das Ausmaß der Rotation des Kopfes läßt sich an dem oben auf dem Helm angebrachten Kompaß ablesen. Bei dessen Einsatz müssen mögliche magnetische Felder innerhalb des Testraumes beachtet und minimiert werden. Das Ausmaß der jeweiligen Kopfbewegung kann sowohl an den Inklinometern als auch an dem Kompaß in Intervallen von 2° abgelesen werden (Einheit: Grad).

Wie bereits in Kapitel 7.1.1 beschrieben, lassen sich die Bewegungsarme der DAVID Systeme für isometrische Maximalkraftanalysen in standardisierten und exakt definierten Positionen mechanisch verriegeln. Die genauen Meßpositionen werden im nachfolgenden methodischen Teil dieses Kapitels noch definiert.

Die isometrische Maximalkraft der jeweiligen Hauptfunktionsmuskulatur wird meßtechnisch als maximales Nettodrehmoment (= Summe aller Momente) in der Einheit Nm bestimmt. Die DAVID Systeme registrieren dabei die auf die Drehachse der einzelnen Analysesysteme ausgeübten Momente unter Verwendung eines in die jeweilige Drehachse integrierten Drehmomentensensors.

Technisch wird hierfür die sogenannte Dehnungsmeßstreifen-Technologie (DMS) zum elektrischen Messen mechanischer Größen eingesetzt. Die DAVID Systeme verwenden einen Dehnungsmeßstreifen Typ XY 21 6/350 (Hersteller: HBM Höttinger Baldwin Meßtechnik, Darmstadt). Hierbei handelt es sich um einen Folien-Dehnungsmeßstreifen mit zwei Meßgittern (Werkstoff: Konstantanfolie), wobei die aktive Meßgitterlänge 6 mm, der Nennwiderstand 350 Ohm, die Widerstandstoleranz ±0,3% und der Gebrauchstemperaturbereich -70 bis +200°C betragen.

Der Dehnungsmeßstreifen registriert und mißt das bei der Muskelkontraktion auf die Drehachse ausgeübte Drehmoment als elektrischen Spannungsunterschied, welcher durch ein in der Rahmenkonstruktion der einzelnen DAVID Systeme angebrachtes „amplifier board"

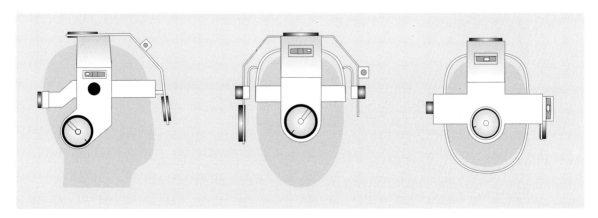

Abb. 52: Cervical Measurement System (CMS) zur Analyse der HWS-Mobilität

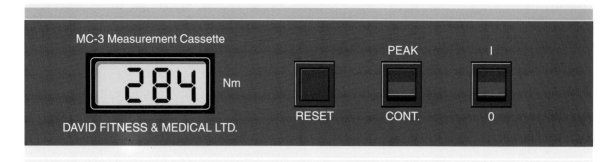

Abb. 53: Meßkassette DAVID MC-3

verstärkt und intern in die Einheit Nm umgerechnet wird. Diese Umrechnung wird durch eine bei der Fertigung der DAVID Systeme vorgenommene und mindestens alle drei Monate bzw. bei Bedarf auch öfter wiederholte Kalibrierung von Drehmomentensensor und Verstärker ermöglicht.

Das während einer isometrischen Maximalkraftanalyse aufgebrachte maximale Nettodrehmoment wird auf der Digitalanzeige einer mit dem amplifier board verbundenen Einschubkassette - vom Hersteller DAVID MC-3 Kassette bezeichnet - simultan dargestellt (Abb. 53).

Auf eine entsprechende Anfrage im November 1994 gab das finnische Unternehmen David Fitness & Medical Ltd. für den absoluten Fehler bei der Drehmomentenerfassung einen Wert von ±1 Nm an (Referenztemperatur: 23°C).

Wie bereits in Kapitel 7.1.1.1-5 erwähnt, werden die Testpersonen an den DAVID Systemen 110-150 in Abhängigkeit von der Lage der Wirbelsäulensegmente L3/L4 bzw. C7 zu der Drehachse des jeweiligen Analysesystems positioniert. Die meßtechnische Ermittlung der auf die Drehachse ausgeübten Momente mittels in die Drehachse integrierten Drehmomentensensors ermöglicht dabei die hebelarmunabhängige Quantifizierung von Nettodrehmomenten.

Für Analysen der dynamischen und statischen Muskelleistungsfähigkeit der Rumpf-, Nacken- und Halsmuskulatur werden neben den DAVID Systemen und deren o.a. Meßtechnik ein handelsübliches Metronom, eine Stoppuhr mit Digitalanzeige sowie das EMG-System ME3000P (Hersteller: MEGA Electronics Oy, Kuopio/Finnland) benötigt (Abb. 54).

Bei letzterem handelt es sich um ein portables 4-Kanal-EMG-System, welches die elektrische Aktivität definierter Muskelbereiche unter Verwendung von Oberflächenelektroden registriert, aufzeichnet und speichert. Nach Beendigung des Meßvorgangs werden die in dem portablen System gespeicherten Roh-EMG-Daten mittels eines optischen Kabels sowie einer Interface-Karte in einen IBM-kompatiblen PC eingelesen. Eine zu dem EMG-System gehörende Analysesoftware (ME3000 Professional v1.22) ermöglicht danach die Quantifizierung ausgewählter elektrischer Parameter.

Die wichtigsten technischen Charakteristika des ME3000P werden vom Hersteller wie folgt angegeben: Meßempfindlichkeit des vorverstärkten EMG-Signals: ±1 mV, Meßbereich für bipolare EMG-Signale: ±5000 mV, Genauigkeit der AD-Konvertierung für jeden EMG-Kanal: 12 bit, maximale Abtastrate: 2000 Hz/Kanal.

Für eine Einzelstudie zur Quantifizierung der dynamischen Leistungsfähigkeit der lumbal/thorakalen Extensoren, welche im methodischen Teil des Kapitels näher beschrieben wird, wurde neben den bereits genannten Instrumentarien ein als Ergopower/Biorobot bezeichneter Dynamometer (Hersteller: Ergotest Technology A. S., Langensund/Norwegen) eingesetzt (Abb. 55).

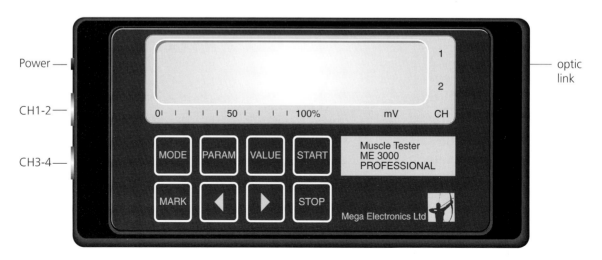

Abb. 54: EMG-System ME3000P

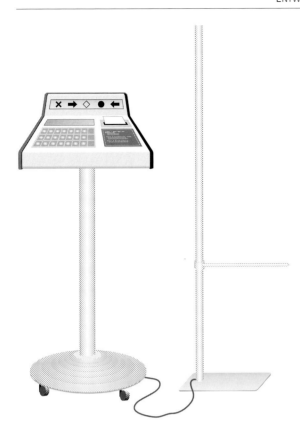

Abb. 55: Ergopower/Biorobot Dynamometer

Dieser von BOSCO entwickelte Dynamometer basiert auf einer elektronischen Messung der Wegstrecken, welche externe Gewichtslasten mechanischer Trainingssysteme während konzentrischer und exzentrischer Muskelaktionen zurücklegen. Der Gewichtsblock des Trainingssystems wird dabei mechanisch mit einem schlittenförmigen Adapter, der sich innerhalb einer freistehenden Gleitschiene auf- und abwärts bewegt, verbunden. Die Bewegungen des Adapters in der Gleitschiene werden per Kabelverbindung über einen optischen Sensor an einen zentralen Meßtisch übermittelt. Dieser besteht aus einem Mikroprozessor und einer Software zur Signalerfassung und -verarbeitung.

Auf der Basis der bekannten bzw. vom Mikroprozessor ermittelten Größen m (= vom Testdurchführenden bestimmte Widerstandslast des Trainingssystems) bzw. s (= Wegstrecke der Widerstandslast während konzentrischer und exzentrischer Muskelaktionen) und t (= Zeit) errechnet die Software des Ergopower/Biorobot-Systems die physikalischen Parameter Geschwindigkeit v, Beschleunigung a, Kraft F und Leistung P. Für jede Einzelwiederholung und für jede Serie von Einzelwiederholungen kann dabei u. a. die maximale und die durchschnittliche Geschwindigkeit, Kraft und Leistung berechnet und vorprogrammiert werden.

Der Dynamometer ist mit einem nach dem Lichtzeichenanlagenprinzip gestalteten Display ausgestattet. Für Analysen, bei denen die Testperson eine vorprogrammierte Leistung erbringen soll, zeigt das Display die Abweichung der momentanen von der vorgegebenen Leistung mittels optischem Feedback an. Kann die Testperson die vorgegebene Leistung nicht mehr realisieren, bricht der Mikroprozessor die Signalerfassung ab. Die ermittelten Werte werden jeweils mittels eines in den Meßtisch integrierten Druckers ausgegeben.

Zum Zwecke der Minimierung von Fehlern bei der Datenerfassung werden die bei allen Einzelanalysen ermittelten Meßwerte prinzipiell handschriftlich auf einem speziellen Testbogen notiert (s. Kapitel 8.2.1.1). Die Weiterverarbeitung der Daten erfolgt dann unter Verwendung eines handelsüblichen Apple Macintosh Computers sowie entsprechender Softwareprogramme (Datenerfassung: Microsoft Excel, statistische Auswertung: Statistica Mac, grafische Darstellung: Macromedia Freehand, Layout: Quark XPress).

KAPITEL 7.2

METHODIK

Die biomechanische Funktionsanalyse der Wirbelsäule quantifiziert den Funktionszustand der Wirbelsäule anhand folgender Parameter:
- LWS-/BWS- bzw. HWS-Mobilität in den einzelnen Bewegungsebenen
- isometrische Maximalkraft der lumbal/thorakalen Extensions-, Flexions-, Lateralflexions- und Rotationsmuskulatur sowie der zervikalen Extensions-, Flexions- und Lateralflexionsmuskulatur
- Kraftverhältnisse von lumbal/thorakaler bzw. zervikaler Flexions- und Extensionsmuskulatur sowie von rechts- und linksseitiger lumbal/thorakaler Lateralflexions- und Rotationsmuskulatur bzw. von rechts- und linksseitiger zervikaler Lateralflexionsmuskulatur
- statische Muskelleistungsfähigkeit der lumbalen und zervikalen Extensionsmuskulatur
- dynamische Muskelleistungsfähigkeit der lumbal/thorakalen Extensionsmuskulatur

Für die Ermittlung dieser Parameter wurden in den Jahren 1990-1994 standardisierte Methoden und Einzelanalysen entwickelt, welche nachfolgend vorgestellt und charakterisiert werden.

7.2.1 Mobilitätsanalysen

Die Wirbelsäulenmobilität in der Sagittal-, Frontal- und Transversalebene wird - differenziert nach LWS-/BWS- bzw. HWS-Mobilität - als Gesamtmobilität in der jeweiligen Bewegungsebene quantifiziert (Einheit: Grad). Unter Verwendung der DAVID Systeme 110, 150 und 120 sowie des Cervical Measurement Systems (CMS) erfolgt die Bestimmung der LWS-/BWS- bzw. HWS-Mobilität goniometrisch, wobei jeweils die maximale Bewegungsamplitude in der vorgegebenen Bewegungsebene gemessen wird. Bei Bewegungen in der Sagittalebene erfolgt zusätzlich eine Differenzierung von Flexions- und Extensionsbewegungen, während bei Bewegungen in der Frontal- und Transversalebene zusätzlich zwischen rechts- und linksseitiger Lateralflexion bzw. Rotation differenziert wird.

Die Positionierung der Testperson zur Drehachse der einzelnen Analysesysteme erfolgt dabei - wie bereits mehrfach erwähnt - in Abhängigkeit von der Lage der Wirbelsäulensegmente L3/L4 bzw. C7. Beide Positionierungskriterien werden vom Testdurchführenden in jedem Einzelfall optisch und taktil identifiziert. Die Lage der Wirbelsäulensegmente L3/L4 läßt sich dabei durch Ertasten des Darmbeinkammes und/oder durch Ertasten der lumbalen Dornfortsätze - die stehende Testperson beugt hierfür den Rumpf nach vorne - bestimmen, während die Lage des Wirbelsäulensegments C7 durch Ertasten des besonders kräftigen und langen Dornfortsatzes des 7. Halswirbels erfolgt.

Alle Einzelbewegungen zur Bestimmung der Wirbelsäulenmobilität werden mit minimaler Bewegungsgeschwindigkeit und ohne Einsatz von Schwungelementen durchgeführt, wobei die Extrempositionen an beiden Enden der Bewegungsamplitude nur so lange eingenommen werden, bis der Testdurchführende den Meßwert abgelesen hat. Jede einzelne Bewegung wird mehrfach durchgeführt und so oft wiederholt, bis die Testperson einen konstanten Meßwert reproduzieren kann.

Nach HOLLMANN/HETTINGER (1980, 171f., s. Kapitel 4) unterliegt die Mobilität einer Reihe von spezifischen Einflußfaktoren, u.a. der Dehnungsfähigkeit der beteiligten Muskel-, Sehnen-, Band- und Gelenkstrukturen sowie der Körpertemperatur. Infolgedessen werden mit jeder Testperson vor der Durchführung von Mobilitätsanalysen einerseits spezifische Dehnungsübungen (durchschnittliche Übungsanzahl: 3) sowie andererseits eine submaximale Belastungsserie (Gewichtslast: ca. 30-40% des individuellen 1 rpm) an dem jeweiligen DAVID Analysesystem durchgeführt.

Die Einzelanalysen erfolgen in der nachfolgend dargestellten standardisierten Reihenfolge:
1. LWS-/BWS-Mobilität sagittal
2. LWS-/BWS-Mobilität frontal
3. LWS-/BWS-Mobilität transversal
4. HWS-Mobilität sagittal
5. HWS-Mobilität frontal
6. HWS-Mobilität transversal

7.2.1.1 Analyse der LWS-/BWS-Mobilität in der Sagittalebene

Die Bestimmung der Gesamtmobilität der Lenden- und Brustwirbelsäule in der Sagittalebene wird am DAVID 110 System durchgeführt. Aus der aufrechten Rumpfposition heraus flektiert die Testperson zunächst die Brust- und danach die Lendenwirbelsäule bis die maximale Rumpfflexionsposition erreicht ist. Der seitlich neben der Testperson stehende Testdurchführende prüft dabei mittels taktiler Kontrolle des vorderen oberen Darmbeinstachels der Testperson, ob eine Mitbewegung des Beckens stattfindet. Aus der maximalen Rumpfflexion heraus extendiert die Testperson zunächst die Lenden- und danach die Brustwirbelsäule bis die maximale Rumpfextensionsposition erreicht ist. Die Meßwerte für die maximale Rumpfflexion und -extension werden vom Testdurchführenden an dem oberhalb der Drehachse angebrachten Goniometer abgelesen.

7.2.1.2 Analyse der LWS-/BWS-Mobilität in der Frontalebene

Für die Analyse der Gesamtmobilität der Lenden- und Brustwirbelsäule in der Frontalebene wird das DAVID 150 System eingesetzt. Die aufrecht sitzende Testperson führt dabei zunächst eine maximale Lateralflexion der Lenden- und Brustwirbelsäule nach rechts und dann nach links durch. Der Testdurchführende steht hinter der Testperson und prüft mittels taktiler Kontrolle der vorderen oberen Darmbeinstachel, ob jeweils eine Mitbewegung des Beckens erfolgt. Die Meßwerte für die maximale rechts- und linksseitige Lateralflexion der Lenden- und Brustwirbelsäule werden vom Testdurchführenden an dem oberhalb der Drehachse des Analysesystems angebrachten Goniometer registriert.

7.2.1.3 Analyse der LWS-/BWS-Mobilität in der Transversalebene

Das DAVID 120 System ist ebenfalls mit einem Goniometer versehen, welches der Analyse der LWS-/BWS-Gesamtmobilität in der Transversalebene dient. Die aufrecht sitzende Testperson rotiert hierfür den gepolsterten Sitz mit dem fixierten Unterkörper zunächst maximal nach rechts und dann nach links. Der Testdurchführende steht unmittelbar vor der Testperson und unterstützt aktiv die Autofixation des Schultergürtels. Die Meßwerte für die maximale rechts- und linksseitige Rotation der Lenden- und Brustwirbelsäule werden vom Testdurchführenden an dem neben der Drehachse des Analysesystems angebrachten Goniometer abgelesen.

7.2.1.4 Analyse der HWS-Mobilität in der Sagittalebene

Bei Analysen der Gesamtmobilität der Halswirbelsäule sitzt die Testperson aufrecht und ohne Kontakt mit der Rückenlehne auf einem Stuhl, wobei Hüft- und Kniewinkel ca. 90° betragen. Ober- und Unterschenkel stehen parallel nebeneinander, die Füße haben Bodenkontakt, die Arme hängen seitlich und ausgestreckt neben dem Körper herab.

Vor Beginn jeder Analyse wird das Cervical Measurement System an den individuellen Kopfdurchmesser bzw. an die individuelle Kopfgröße angepaßt und die beiden Inklinometer sowie der Kompaß auf jeweils 0° justiert.

Sämtliche Einzelanalysen werden unter Anwendung der Neutral-Null-Methode durchgeführt, wobei die Testperson jeweils eine nach subjektivem Empfinden neutrale Kopfhaltung einnimmt. Nach erfolgter Justierung der Meßinstrumentarien erhält die Testperson die Bewegungsaufgabe, die Halswirbelsäule maximal zu flektieren. Der seitlich neben der Testperson stehende Testdurchführende unterstützt dabei die isolierte Flexion der Halswirbelsäule mittels manueller Stabilisierung des Rumpfes des Testperson auf Höhe von Brustbein und Schulterblättern. Evtl. Mitbewegungen der Brustwirbelsäule können dadurch optisch und taktil kontrolliert sowie fehlerhafte Versuche abgebrochen und wiederholt werden. Aus der maximalen HWS-Flexionsposition heraus extendiert die Testperson die Halswirbelsäule bis deren maximaler Extensionsposition erreicht ist. Die Meßwerte für die maximale HWS-Flexion und HWS-Extension werden vom Testdurchführenden an dem seitlich auf Ohrhöhe angebrachte Inklinometer abgelesen und auf dem Testbogen notiert.

7.2.1.5 Analyse der HWS-Mobilität in der Frontalebene

Bei der Analyse der Gesamtmobilität der Halswirbelsäule in der Frontalebene führt die aufrecht sitzende Testperson eine maximale Lateralflexion der Halswirbelsäule zunächst nach rechts und dann nach links durch. Der Testdurchführende steht dabei vor der Testperson und stabilisiert dessen Schulterachse manuell mittels sanftem Druck auf beide Oberarm-Schulterübergänge. Eine evtl. Seitwärtsneigung im Rumpfbereich kann dadurch ebenfalls optisch und taktil kontrolliert werden. Zum Zwecke der Vermeidung einer kombinierten Lateralflexion-Rotation der Halswirbelsäule erhält die Testperson darüber hinaus die Aufgabe, den Testdurchführenden während der Lateralflexion ununterbrochen anzuschauen. Die Meßwerte für die maximale rechts- und linksseitige Lateralflexion der Halswirbelsäule werden vom Testdurchführenden an dem vor dem Gesicht auf Nasenhöhe der Testperson angebrachten Inklinometer registriert.

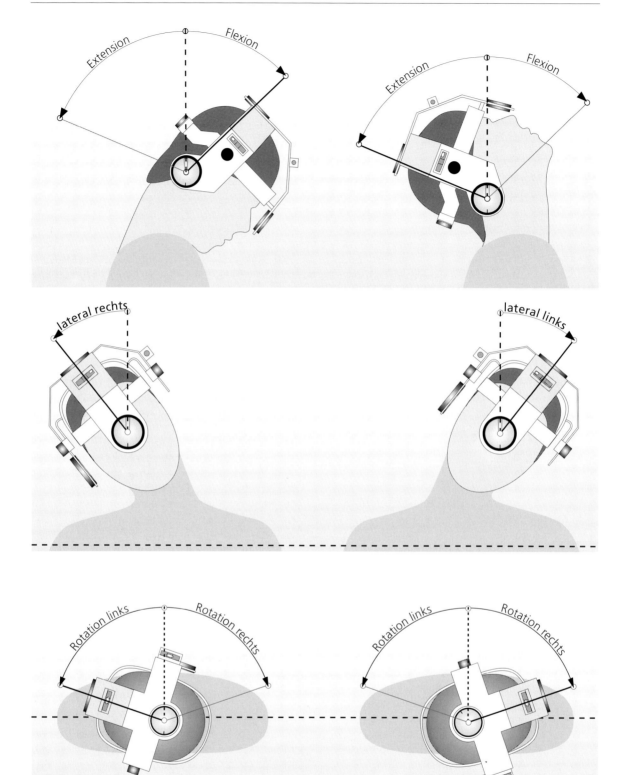

Abb. 56: Goniometrische Bestimmung der Gesamtmobilität der Halswirbelsäule in den einzelnen Bewegungsebenen

7.2.1.6 Analyse der HWS-Mobilität in der Transversalebene

Die Gesamtmobilität der Halswirbelsäule in der Transversalebene läßt sich unter Verwendung des oben auf dem Helm angebrachten Kompasses ermitteln. Die aufrecht sitzende Testperson rotiert hierfür die Halswirbelsäule zunächst maximal nach rechts und dann nach links. Der Testdurchführende steht dabei unmittelbar hinter der Testperson, stabilisiert deren Schulterachse durch manuelle Fixierung beider Schultern und kontrolliert erneut evtl. Mitbewegungen des Rumpfes optisch und taktil. Sollte die Testperson die Halswirbelsäule während der Rotation erkennbar flektieren oder extendieren, korrigiert der Testdurchführende die Kopf- bzw. Kinnhaltung und veranlaßt eine Wiederholung der Rotationsbewegung.

7.2.2 Isometrische Maximalkraftanalysen

Die isometrische Maximalkraft der Rumpf-, Nacken- und Halsmuskulatur wird meßtechnisch als maximales Nettodrehmoment bestimmt. Die Bewegungsarme der DAVID Analysesysteme lassen sich hierfür in standardisierten und vom Hersteller vorgegebenen Positionen mechanisch verriegeln. Die Meßpositionen sind dabei - in Abhängigkeit von der jeweiligen Position des Bewegungsarmes der einzelnen Systeme - wie folgt definiert:
- DAVID 110: lumbal/thorakale Flexion von 30° und 0°
- DAVID 130: lumbal/thorakale Flexion von 0° und 30°
- DAVID 150: lumbal/thorakale Lateralflexion von 30°, 0° und -30°
- DAVID 120: lumbal/thorakale Rotation von 60°, 30°, 0°, -30° und -60°
- DAVID 140: zervikale Flexion bzw. Lateralflexion von 30° und 0°

Für die Entwicklung von alters- und geschlechtsspezifischem Referenzdatenmaterial (s. Kapitel 8) wurden für die DAVID Systeme 110-150 Referenzpositionen festgelegt. In Anbetracht der aus der systematischen Analyse der verfügbaren Literatur bekannten Tatsachen, daß Personen mit Rücken- und/oder Nackenbeschwerden vielfach eine eingeschränkte Wirbelsäulenbeweglichkeit aufweisen und Maximalkraftmessungen in verschiedenen Gelenkpositionen unkontrollierbaren Ermüdungseinflüssen unterliegen, wurden diese Referenzpositionen folgendermaßen definiert:
1. Die vorgegebene Rumpf- bzw. Kopfposition muß auch von Personen mit erheblichen Mobilitätsdefiziten eingenommen werden können und
2. Sind im Zweifelsfall mehrere Rumpf- bzw. Kopfpositionen geeignet, wird die Position ausgewählt, in welcher die Muskelkraft größer ist.

Vorstudien mit jedem einzelnen DAVID System führten zur Festlegung folgender Referenzpositionen:
- DAVID 110: lumbal/thorakale Flexion von 30°
- DAVID 130: lumbal/thorakale Flexion von 0°
- DAVID 150: lumbal/thorakale Lateralflexion von 30°
- DAVID 120: lumbal/thorakale Rotation von 30°
- DAVID 140 zervikale Extensoren: zervikale Flexion von 30°
- DAVID 140 zervikale Flexoren: zervikale Flexion von 0°
- DAVID 140 zervikale Lateralflexoren: zervikale Lateralflexion von 30°

Die absolute isometrische Maximalkraft einer Testperson wird von der Meßtechnik der DAVID Systeme in der Einheit Nm erfaßt und auf der Digitalanzeige der DAVID MC-3 Kassette angezeigt. Aus der verfügbaren Literatur ist bekannt, daß die menschliche Muskelkraft und das Auftreten von Rückenbeschwerden u. a. von den Faktoren Geschlecht, Körpergewicht und Körpergröße beeinflußt werden. Infolgedessen relativiert ein speziell entwickeltes Softwareprogramm (Hersteller: Bitworks/ Darmstadt) die gemessenen absoluten Kraftwerte unter Verwendung der Regressionsgleichungen von ZACIORSKIJ et al. (1984, 130, s. Kapitel 3.2.). Diese ermöglichen die geschlechtsspezifische Berechnung der Segmentmassen des Oberkörpers bzw. des Kopfes, basierend auf Gewicht und Länge des Körpers. Die an den einzelnen DAVID Analysesysteme ermittelte isometrische Maximalkraft wird daher als relative isometrische Maximalkraft in der Einheit Nm/kg Oberkörpermasse (DAVID 110, DAVID 130, DAVID 150, DAVID 120) bzw. Nm/kg Kopfmasse (DAVID 140) quantifiziert und dokumentiert.

Die (zweidimensionalen) Kraftverhältnisse von lumbal/thorakaler bzw. zervikaler Flexions- und Extensionsmuskulatur sowie von rechts- und linksseitiger lumbal/ thorakaler Lateralflexions- und Rotationsmuskulatur bzw. von rechts- und linksseitiger zervikaler Lateralflexionsmuskulatur werden ebenfalls von dem o.a. Softwareprogramm mittels Division der gemessenen Nettodrehmomente beider Muskelgruppen errechnet.

Wie bereits in Kapitel 5 detailliert dargestellt, unterliegen isometrische Maximalkraftanalysen sowie Analysen der statischen und dynamischen Muskelleistungsfähigkeit einer Reihe von Einflußfaktoren. Es obliegt dem Testdurchführenden, die essentiellen Einflußfaktoren auf die Analyse zu kontrollieren und zu eliminieren bzw. reduzieren. Dieses setzt voraus, daß der Testdurchführende selbst mit dem Analysesystem, dessen Handhabung und möglichen Fehlerquellen sowie mit Techniken zur Motivation von Testpersonen im Detail vertraut ist und über eine ausgeprägte Testerfahrung verfügt. Die nachfolgend vorgestellten Muskelkraft- und Muskelleistungsfähigkeitsanalysen sollten prinzipiell nur von erfahrenen Testdurchführenden, die bei mindestens 100 beschwerdefreien Personen biomechanische Funktionsanalysen der Wirbelsäule unter Anleitung durchgeführt haben, vorgenommen werden. Analysen von Personen mit Rücken- und/oder Nackenbeschwerden setzen prinzipiell einen äußerst erfahrenen Testdurchführenden voraus.

Vor Beginn jeder Kraftanalyse erhält die Testperson vom Testdurchführenden präzise Bewegungsanweisungen und eindeutig definierte Aufgaben, da die Durchführung isometrischer Maximalkraftanalysen eine genaue Bewegungsvorstellung der Testperson voraussetzt. Andernfalls ist keine maximale Aktivierung isolierter Muskelgruppen möglich. Der Testdurchführende spricht jede einzelne Testperson auf eine standardisierte Art und Weise an. Bei isometrischen Maximalkraftanalysen wird die Testperson um höchste Konzentration gebeten und zu einer maximalen isometrischen Anspannung aufgefordert. Die Testperson entwickelt ihre maximale isometrische Kraft nicht ruckartig, sondern innerhalb von drei Sekunden nach Freigabe der Anspannung durch den Testdurchführenden. Diese maximale Anspannung wird über einen Zeitraum von weiteren 2-3 Sekunden aufrechterhalten. Kriterium für die Beendigung der Analyse ist ein konstanter Wert auf der Digitalanzeige der Meßkassette. Während der Durchführung der isometrischen Maximalkraftanalyse feuert der Testdurchführende die Testperson verbal an und ermutigt sie dadurch zur Aktivierung ihres momentanen Kraftpotentials. Der Testdurchführende steht bei allen Muskelkraft- und Muskelleistungsfähigkeitsanalysen seitlich neben der Testperson und überwacht mittels peripherem Sehen einerseits die korrekte Bewegungsausführung der Testperson sowie andererseits die Digitalanzeige der Meßkassette.

Prinzipiell wird jede isometrische Maximalkraftanalyse einmal wiederholt, wobei das Pausenintervall zwischen zwei isometrischen Maximalkraftanalysen 60 sec beträgt. Sollten sich die Meßwerte beider Kraftanalysen um mehr als 3% unterscheiden, wird die Analyse ein zweites Mal wiederholt. Nach der ersten Maximalkraftanalyse gibt der Testdurchführende der Testperson ein Feedback sowie spezifizierte Bewegungsanweisungen. Auf dem Testprotokoll wird der absolute isometrische Maximalkraftwert des korrektesten Einzelversuchs notiert.

Isometrische Maximalkraftanalysen werden nur mit spezifisch vorbereiteten Testpersonen (s. Kapitel 7.1.3.1) durchgeführt. Sie erfolgen generell unmittelbar nach der Mobilitätsanalyse an dem jeweiligen DAVID System und werden in der nachfolgend dargestellten standardisierten Reihenfolge absolviert:
1. isometrische Maximalkraft der lumbal/thorakalen Extensoren
2. isometrische Maximalkraft der lumbal/thorakalen Flexoren
3. isometrische Maximalkraft der rechtsseitigen lumbal/thorakalen Lateralflexoren
4. isometrische Maximalkraft der linksseitigen lumbal/thorakalen Lateralflexoren
5. isometrische Maximalkraft der rechtsseitigen lumbal/thorakalen Rotatoren
6. isometrische Maximalkraft der linksseitigen lumbal/thorakalen Rotatoren
7. isometrische Maximalkraft der zervikalen Extensoren
8. isometrische Maximalkraft der zervikalen Flexoren
9. isometrische Maximalkraft der rechtsseitigen zervikalen Lateralflexoren
10. isometrische Maximalkraft der linksseitigen zervikalen Lateralflexoren

Sollten Testpersonen während der Durchführung einer biomechanischen Funktionsanalyse erkennbare Ermüdungserscheinungen zeigen und isometrische Maximalkraftanalysen nicht mehr mit maximaler Willensaktivierung durchführen können, werden die noch ausstehenden Einzelanalysen zu einem späteren Zeitpunkt nachgeholt. Hierfür wird die Testperson nach durchschnittlich drei bis fünf Tagen zu einem erneuten Testtermin eingeladen.

In den Kapiteln 7.1.1.1-5 und 7.1.3.1 wurden bereits die Positionierungs-, Fixierungs- und Bewegungscharakteristika für alle DAVID Analysesysteme im Detail beschrieben. Die nachfolgenden Hinweise zu den einzelnen isometrischen Maximalkraftanalysen beschränken sich daher auf bisher nicht diskutierte Aspekte, wobei eine korrekte Bedienung und Handhabung der Systeme vorausgesetzt wird.

7.2.2.1 Isometrische Maximalkraftanalyse der lumbal/thorakalen Extensoren

Die isolierte Extension der Lenden- und Brustwirbelsäule setzt eine eindeutige Bewegungsvorstellung der Testperson voraus. Bei der isometrischen Maximalkraftanalyse müssen die lumbal/thorakalen Extensoren dabei eine nach hinten auf das runde Rückenpolster wirkende Kraft ausüben. Individuen mit sehr kräftigen Extensionsmuskeln im Unterkörper versuchen mitunter, die Extension der Lenden- und Brustwirbelsäule durch eine Extension in den Fuß-, Knie- und/oder Hüftgelenken zu unterstützen. Derartige fehlerhafte Aktivierungen sind für den Testdurchführenden eindeutig erkennbar. Eine Extension in den Fußgelenken führt zu einer Anhebung der Fersen und zum Verlust des Kontakts mit den Fußplatten, während eine Extension in den Knie- und/oder Hüftgelenken jeweils in einer Abwärtsbewegung der Kniefixation resultiert.

Fehlhaltungen der Lenden- und Brustwirbelsäule der Testperson (Bsp.: Einnehmen einer Rundrücken- oder Flachrückenposition) stellen weitere mögliche Fehlerquellen dar. Für die korrekte Ausführung gilt der Grundsatz, daß die Lenden- und Brustwirbelsäule eine der jeweiligen Rumpfposition entsprechende physiologische Krümmung aufweisen sollte.

Beide genannten Fehlermöglichkeiten können durch eine Verbesserung der Bewegungsvorstellung der Testperson eliminiert werden. Bei fehlerhaften Aktivierungen der Extensionsmuskulatur des Unterkörpers ist darüber hinaus die Fixierung der Testperson zu überprüfen und evtl. zu modifizieren.

7.2.2.2 Isometrische Maximalkraftanalyse der lumbal/thorakalen Flexoren

Bei der isolierten Flexion der Lenden- und Brustwirbelsäule muß die Testperson darauf hingewiesen werden, in welche Richtung sie ihre Kraft ausüben soll. Die Bewegungsanweisungen an die Testperson beinhalten dabei zwei wesentliche Informationen: „Versuchen Sie die Wirbelsäule einzurollen und mit der Stirn das Becken zu berühren".

Individuen mit starker Hüftbeugemuskulatur tendieren bisweilen dazu, die Flexion der Lenden- und Brustwirbelsäule durch eine Flexion der Hüfte zu unterstützen. Dabei werden die Knie durch eine für den Testdurchführenden ersichtliche Extension in den Fußgelenken angehoben, um eine Vordehnung der Hüftbeugemuskulatur zu erzielen.

Eine verbesserte Bewegungsvorstellung der Testperson sowie eine verstärkte Fixierung des Unterkörpers können beide Fehlerquellen eliminieren.

7.2.2.3 Isometrische Maximalkraftanalyse der lumbal/thorakalen Lateralflexoren

Der Testdurchführende muß bei der isolierten Lateral-

flexion der Lenden- und Brustwirbelsäule insbesondere drei Einflußfaktoren kontrollieren:
- die Mitaktivierung der rechts- (bei einer lumbal/thorakalen Lateralflexion nach links) bzw. linksseitigen Knieextensoren (bei einer lumbal/thorakalen Lateralflexion nach rechts)
- die Rumpfposition (möglicher Fehler: Einnehmen einer Rundrückenposition)
- die Kopfhaltung (möglicher Fehler: exzessive Lateralflexionsbewegung des Kopfes)

Die Mitaktivierung der Knieextensoren der anderen Körperseite kann durch eine nahezu vollständige Streckung oder Beugung der Beine im Kniegelenk und damit eine Reduktion der Kontaktfläche zwischen Fußsohlen und Boden eliminiert werden, während die Korrektur von Rumpfposition und Kopfhaltung durch entsprechende Informationen und Verhaltenshinweise des Testdurchführenden realisiert werden können.

7.2.2.4 Isometrische Maximalkraftanalyse der lumbal/thorakalen Rotatoren

Auch die isolierte Rotation der Lenden- und Brustwirbelsäule ist ohne eine eindeutige Bewegungsvorstellung der Testperson nur schwer zu realisieren. Vor der isometrischen Maximalkraftanalyse muß daher die korrekte Bewegungsausführung intensiv eingeübt werden. Darüber hinaus werden evtl. mehrere submaximale Kontraktionen vorgeschaltet.

Der Testdurchführende hat darüber hinaus darauf zu achten, daß die Testperson den Rumpf bei der isometrischen Maximalkraftanalyse der lumbal/thorakalen Rotatoren nicht flektiert und keinerlei Ausweichbewegungen im Becken unternimmt. Ersteres kann durch eine aufrechte Rumpfposition und Kopfhaltung sowie einen geradeaus gerichteten Blick, letzeres durch eine verbesserte Bewegungsvorstellung und eine verstärkte Fixierung des Beckens eliminiert werden.

7.2.2.5 Isometrische Maximalkraftanalyse der zervikalen Extensoren

Analog zur isometrischen Maximalkraftanalyse der lumbal/thorakalen Lateralflexoren muß bei der isometrischen Maximalkraftanalyse der zervikalen Extensoren und Lateralflexoren eine evtl. fehlerhafte Mitaktivierung der Knieextensoren beachtet und anhand derselben Maßnahmen eliminiert werden.

Der Testdurchführende muß darüber hinaus die Einhaltung weiterer Kriterien sicherstellen: aufrechte Rumpfposition, vollständiger Kontakt von Brustbein und Stützpolster, herabhängende ausgestreckte Arme ohne Kontakt zum verstellbaren Sitz des Systems.

Bei allen isometrischen Maximalkraftanalysen der Nacken- und Halsmuskulatur muß der Testdurchführende die Testperson besonders sorgfältig darauf hinweisen, die maximale Anspannung der jeweiligen Hauptfunktionsmuskulatur in sanfter Weise auf- und wieder abzubauen. Ruckartige Bewegungen setzen die Testperson einer nicht unerheblichen Verletzungsgefahr aus.

7.2.2.6 Isometrische Maximalkraftanalyse der zervikalen Flexoren

Bei der koordinativ anspruchsvollen isometrischen Maximalkraftanalyse der zervikalen Flexoren muß die Testperson - ähnlich wie bei der isolierten Flexion der Lenden- und Brustwirbelsäule - vorab darauf hingewiesen werden, in welche Richtung sie ihre Kraft ausüben soll. Die Bewegungsaufgabe besteht darin, die Halswirbelsäule nach vorne unten zu beugen.

Die zur diesbzgl. Kraftentwicklung erforderliche Vordehnung der zervikalen Flexoren wird durch eine leichte Bogenspannung im Rumpfbereich ermöglicht. Der Testdurchführende hat dabei darauf zu achten, daß die Testperson ihr Gesäß unterhalb bzw. geringfügig hinter der Schulterachse positioniert.

7.2.2.7 Isometrische Maximalkraftanalyse der zervikalen Lateralflexoren

Wie in Kapitel 7.1.1.5 dargestellt, fixiert das DAVID 140 System bei Bewegungen der Halswirbelsäule in der Frontalebene nur jeweils die dem Gerät zugewandte Schulter, während die apparativ nicht fixierte Schulter durch manuellen Druck des Testdurchführenden fixiert wird.

Aufgrund dieser Konstruktion muß der Testdurchführende sicherstellen, daß die Testperson die manuell fixierte Schulter nicht absenkt, da ansonsten die Lateralflexion der Halswirbelsäule durch eine Lateralflexion des Rumpfes unterstützt bzw. realisiert wird.

Zum Zwecke der Vermeidung eines übermäßigen und unangenehmen Drucks auf die elastische Knorpelplatte der Ohrmuschel muß der Testdurchführende des weiteren darauf achten, daß der Kopf der Testperson korrekt in die runde Vertiefung des Kopfpolsters eingebettet wird.

7.2.3 Analysen der statischen und dynamischen Muskelleistungsfähigkeit der lumbalen und zervikalen Extensoren

HOLLMANN/HETTINGER (1980, 182) definieren die isometrische bzw. statische Maximalkraft als „die bei einer willkürlichen maximalen statischen Muskelanspannung aufwendbare Kraft". BÜHRLE (1985, 93) bezeichnet die „Fähigkeit, einen möglichst hohen Anteil des durch den Muskelquerschnitt bestimmten Kraftpotentials bei willkürlicher Kontraktion einsetzen zu können" als „willkürliche Aktivierungsfähigkeit".

Die Überlegungen und Untersuchungen der Freiburger Arbeitsgruppe um die Autoren BÜHRLE und SCHMIDT-

BLEICHER zur dimensionsanalytischen Neustrukturierung des Kraftverhaltens (BÜHRLE 1985) führten darüber hinaus u. a. zu der Erkenntnis, daß die Unterscheidung zwischen isometrischer und dynamisch-konzentrischer Maximalkraft nicht gerechtfertigt sowie irreführend ist. „Beiden Meßwerten liegt das gleiche motorische Grundvermögen - also die gleichen morphologischen und funktionalen Anpassungen - zu Grunde. Das isometrische Meßverfahren muß als Grenzsituation des dynamischen Verfahrens interpretiert werden... Dimensionsanalytisch kann nur eine motorische Eigenschaft angesetzt werden. Wir bezeichnen dieses motorische Vermögen als Maximalkraft." Die Freiburger Arbeitsgruppe fand ferner heraus, daß die Maximalkraft der wichtigste Bestimmungsfaktor aller Schnellkraftleistungen ist und, daß diese am besten durch standardisierte isometrische Kraftmessung erfaßt wird.

Aufgrund dieser Erkenntnisse verzichtet die biomechanische Funktionsanalyse der Wirbelsäule auf Analysen der dynamischen Maximalkraft. Zur Quantifizierung der Maximalkraft werden ausschließlich standardisierte isometrische Maximalkraftanalysen eingesetzt.

Die muskuläre Sicherung der Wirbelsäule kann jedoch nicht allein anhand des Parameters Maximalkraft charakterisiert werden.

Nach EHLENZ/GROSSER/ZIMMERMANN (1983, 57ff) stellt die Kraftausdauer eine weitere Erscheinungsform bzw. Anwendungskategorie der menschlichen Muskelkraft dar. „Kraftausdauer ist die Ermüdungswiderstandsfähigkeit gegen langdauernde oder sich wiederholende Belastungen bei statischer oder dynamischer Muskelarbeitsweise... Ob und wie lange man Kraftleistungen aufrecht erhalten oder wiederholen kann, hängt .. vom Kraftniveau und einer entsprechenden Energieversorgung der ausführenden Muskulatur ab. Bei Belastungen unter 20 % der maximalen Kraftfähigkeit dominiert die Ausdauer als leistungsbestimmender Faktor, über 20 % die Kraft (bei Belastungen von über 80 % die Maximalkraft)... Leistungsbestimmende Faktoren der Kraftausdauer sind Maximalkraft, aerobe und anaerobe Kapazität sowie lokale und zentrale Ermüdung" (EHLENZ/GROSSER/ZIMMERMANN 1983, 60f.).

Die biomechanische Funktionsanalyse der Wirbelsäule quantifiziert die Kraftausdauer - differenziert nach statischer und dynamischer Kraftausdauer (Kapitel 7.2.3.1 u. 2) - unter Verwendung standardisierter Methoden. Anstelle des Begriffs Kraftausdauer wird jedoch dabei der Synonymbegriff Muskelleistungsfähigkeit verwandt. Diese Begriffsmodifikation erfolgte im Jahre 1993 auf Anregung von Prof. Paavo V. Komi, Universität Jyväskylä/Finnland, der anstelle des englischen Terminus „endurance capacity" den Terminus „power capacity" vorschlug.

7.2.3.1 Analysen der statischen Muskelleistungsfähigkeit

In den Jahren 1990-1993 hat eine Arbeitsgruppe um den Autor dieser Arbeit am Institut für Leichtathletik und Turnen der Deutschen Sporthochschule Köln sowie ab Oktober 1993 am Forschungs- und Präventionszentrum zur Analyse und Optimierung der Funktion von Wirbelsäule und Bewegungsapparat (FPZ) Köln mit über 4000 Personen im Alter von 13-85 Jahre eine biomechanische Funktionsanalyse der Wirbelsäule durchgeführt (s. Kapitel 8). Dabei zeigte sich, daß zahlreiche Personen, die unter chronischen Rückenbeschwerden leiden, medizinische Kontraindikationen für eine isometrische Maximalkraftanalyse der Rumpf- bzw. Nackenmuskulatur aufweisen (s. Kapitel 5.2.7 und 8.2.1.1). Die nachfolgend vorgestellten Analysen der statischen Muskelleistungsfähigkeit wurden daher insbesondere für zwei Einsatzzwecke entwickelt:

- Quantifizierung der lokalen aerob-anaeroben statischen Muskelleistungsfähigkeit zur Charakterisierung der muskulären Kapazität der lumbalen und zervikalen Extensoren unter submaximalen statischen Arbeitsbedingungen
- Quantifizierung und Charakterisierung der muskulären Sicherung der Wirbelsäule bei Individuen mit medizinischen Kontraindikationen für isometrische Maximalkraftanalysen

Die Größe der auf den passiven Bewegungsapparat einwirkenden Kraft stellt bei Personen mit chronischen Rückenbeschwerden den kritischen Faktor dar. Da bei Analysen der statischen Muskelleistungsfähigkeit jegliche nicht vertretbare Gefährdung der Testpersonen vermieden werden muß, darf die Belastungshöhe nur relativ gering sein. Diese wird im Einzelfall in Abhängigkeit von alters- und geschlechtsspezifischem Referenzdatenmaterial für das relative maximale Nettodrehmoment der lumbal/thorakalen bzw. zervikalen Extensoren (Einheit: Nm/kg Körpergewicht bzw. Nm/kg Kopfmasse, s. Kapitel 8) sowie vom Körpergewicht bzw. der Kopfmasse der Testperson (Einheit: jeweils kg, Berechnung der Kopfmasse auf der Basis der Regressionsgleichungen von ZACIJORSKIJ) bestimmt, wodurch die Vergleichbarkeit von Personen mit und ohne Beschwerden sowie von Personen mit unterschiedlicher Maximalkraft gewährleistet wird.

Die Belastungshöhe (Einheit: Nm) beträgt bei Analysen der statischen Muskelleistungsfähigkeit der lumbalen Extensoren 33 % des durch Multiplikation von alters- und geschlechtsspezifischem Referenzwert beschwerdefreier Personen (Einheit: Nm/kg Körpergewicht) mit dem meßtechnisch ermittelten Körpergewicht der Testperson (Einheit: kg) ermittelten Durchschnittsnettodrehmoments. Bei Analysen der statischen Muskelleistungsfähigkeit der zervikalen Extensoren beträgt die Belastungshöhe (Einheit: Nm) 25 % des durch Multiplikation von alters- und geschlechtsspezifischem Referenzwert beschwerdefreier Personen (Einheit: Nm/kg Kopfmasse) mit der Kopfmasse der Testperson (Einheit: kg) ermittelten Durchschnittsnettodrehmoments.

Die unterschiedliche Belastungshöhe für die lumbalen und zervikalen Extensoren ergab sich auf der Basis umfangreicher elektromyographischer Voruntersuchungen. Diese führten u. a. zu der Erkenntnis, daß die zervikalen Extensoren bei gleicher Belastungshöhe und -dauer wesentlich stärker ermüden als die lumbalen Extensoren.

Aus Vergleichbarkeitsgründen wird daher für die zervikalen Extensoren eine geringere Belastungshöhe gewählt.

Personen, die unter chronischen Rückenbeschwerden leiden, können darüber hinaus submaximale statische Belastungen i.d.R. nicht sehr lange aufrechterhalten, da die muskuläre Aktivität zu Ischämie im Muskelgewebe führt, was eine Konzentration von Schmerzsubstanzen zur Folge hat (TRAUE/KESSLER 1992, 12f.). Zum Zwecke der Vergleichbarkeit von Individuen wird daher die Belastungsdauer der submaximalen Einzelanalysen auf jeweils 60 sec begrenzt.

Als Verfahren zur Analyse der lokalen aerob-anaeroben statischen Muskelleistungsfähigkeit der lumbalen und zervikalen Extensoren wird die Oberflächenelektromyographie eingesetzt. Das in Kapitel 7.1.2 vorgestellte portable 4-Kanal-EMG-System ermöglicht dabei die softwaregestützte Quantifizierung der belastungsbedingten Veränderung ausgewählter Parameter, welche die Frequenz des mit einer Abtastrate von 1000 Hz aufgezeichneten EMG-Signals beschreiben.

BASMAJIAN/DE LUCA (1985), DE LUCA (1985, 251ff) ROY et al. (1989, 992ff) sowie HÄGG (1992, 1211ff) haben herausgefunden, daß Veränderungen von Frequenzparametern des EMG-Signals sensible Indikatoren für die lokale muskuläre Ermüdung unter konstanten statischen Arbeitsbedingungen sind. Arbeiten von BIEDERMANN et al. (1990 und 1991), BIEDERMANN/FORREST (1989), ROY et al. (1989, 992ff) sowie MANNION/DOLAN (1994, 1223ff) haben darüber hinaus die Reliabilität des elektrischen Parameters median frequency (MF) zur Charakterisierung des Ermüdungsverhaltens der lumbalen mm. multifidus und iliocostalis nachgewiesen.

Infolgedessen wurde für die Quantifizierung der lokalen aerob-anaeroben statischen Muskelleistungsfähigkeit der lumbalen und zervikalen Extensoren ebenfalls der Parameter median frequency sowie zusätzlich der Parameter mean power frequency (MPF) ausgewählt. Das Softwareprogramm ME3000 Professional v1.22 errechnet dabei für beide Parameter den unter den definierten statischen Arbeitsbedingungen auftretenden Frequenzabfall/Minute in % vom Initialwert. Dies geschieht unter Einsatz der Formel FI= (1 : Testdauer in Minuten) x Frequenzveränderung in Hz.

Ein gering ausgeprägter Frequenzabfall/Minute in % vom Initialwert repräsentiert dabei eine geringe lokale muskuläre Ermüdung und damit eine hohe lokale aerob-anaerobe statische Muskelleistungsfähigkeit. Eine geringe lokale aerob-anaerobe statische Muskelleistungsfähigkeit wird umgekehrt durch einen hohen Frequenzabfall/Minute in % vom Initialwert charakterisiert. Der Einsatz der Elektromyographie hat zur Folge, daß die lokale aerob-anaerobe statische Muskelleistungsfähigkeit unter submaximalen Bedingungen quantifiziert werden kann und keine erschöpfende Ausbelastung der Testperson erforderlich ist.

Nach MANNION/DOLAN (1994, 1223ff) sowie ROY et al. (1995, 38ff) werden Frequenzparameter des EMG-Signals primär durch metabolische Ermüdungsprozesse, die nicht willkürlich reguliert werden können, beeinflußt (Akkumulation von Stoffwechselprodukten wie H+, Laktat, H2PO4, Adenosindiphosphat...). Die Motivation der Testperson sowie deren Fähigkeit, ermüdende isometrische Kontraktionen trotz unangenehmer Begleiterscheinungen (Ermüdungs-/Rücken-/Nackenschmerzen) aufrechtzuerhalten, verliert damit erheblich an Bedeutung und Einfluß.

Für die Durchführung der elektromyographischen Untersuchungen werden Oberflächenelektroden des Typs blue sensor P-00-S (Hersteller: Medicotest Oelstykke/Dänemark) verwendet. Diese Elektroden werden paarweise auf der Haut über dem abzuleitenden Muskelbereich des rechts- und linksseitigen lumbalen und zervikalen m. erector spinae angebracht. Die Haut der Testperson wird hierfür mit Waschbenzin gereinigt, Körperhaare im Bereich der Elektrodenpositionen werden mittels Rasur, abgestorbene Hautpartikel durch Vorbehandlung mit feinem Sandpapier entfernt. Die Positionierung der Elektroden - diese wird in den Abschnitten 7.2.3.1.1 u. 7.2.3.1.2 noch näher beschrieben - erfolgt jeweils parallel zum Faserverlauf der abzuleitenden Muskulatur, wobei ein konstanter vertikaler und horizontaler Elektrodenabstand sichergestellt wird. Bei Bedarf (Bsp.: stark schwitzende Testperson) werden die Elektroden unter Verwendung von Tapestreifen zusätzlich fixiert.

Die Analysen zur Quantifizierung der statischen Muskelleistungsfähigkeit der lumbalen und zervikalen Extensoren werden als optionale Analysen jeweils unmittelbar nach oder anstelle der isometrischen Maximalkraftanalyse der jeweiligen Muskelgruppe durchgeführt. Analog zur Mobilitäts- und isometrischen Maximalkraftanalyse ist hierfür eine spezifische Vorbereitung der Testperson erforderlich. Die Analyse erfolgt einmalig und wird nicht wiederholt.

7.2.3.1.1 Analyse der statischen Muskelleistungsfähigkeit der lumbalen Extensoren

Für die Analyse der statischen Muskelleistungsfähigkeit der lumbalen Extensoren (Meßposition: lumbal/thorakale Flexion von 30°) werden die Oberflächenelektroden auf Höhe der Wirbelsäulensegmente L3 und L5 über den Muskelbäuchen des rechten und linken m. erector spinae symmetrisch angebracht (Abb. 57), die Plazierung der Erdungselektrode erfolgt lateral über dem subkutanen Fettdepot oder auf der untersten Rippe. Die Lage der Wirbelsäulensegmente L3 und L5 wird vom Testdurchführenden mittels Ertasten der lumbalen Dornfortsätze - die stehende Testperson beugt hierfür den Rumpf nach vorne - optisch und taktil identifiziert. Nach der korrekten Befestigung der Elektroden setzt sich die Testperson vorsichtig in das DAVID 110 System und wird dort vom Testdurchführenden entsprechend der hierfür geltenden Kriterien fest fixiert.

Vor Beginn der statischen Analyse errechnet der Testdurchführende zunächst das von der Testperson über

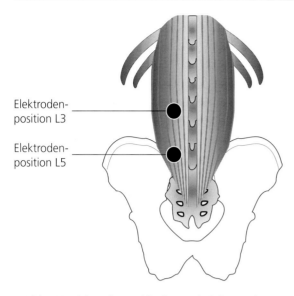

Abb. 57: Elektrodenpositionierung bei der Analyse der statischen Muskelleistungsfähigkeit der lumbalen Extensoren

einen Zeitraum von 60 sec aufzubringende durchschnittliche Nettodrehmoment. Dieses entspricht - wie bereits erwähnt - in jedem Einzelfall 33% des alters- und geschlechtsspezifischen Durchschnittsnettodrehmoments von beschwerdefreien Referenzpersonen. Die Testperson wird dann vom Testdurchführenden aufgefordert, das ermittelte Nettodrehmoment durch isometrische Anspannung zu erzeugen.

Der seitlich neben der Testperson stehende Testdurchführende kann das dabei aufgebrachte Nettodrehmoment an der Digitalanzeige der DAVID MC-3-Meßkassette, welche hierfür auf einen continous mode umgeschaltet wird, ablesen. Hat die Testperson den vorgegebenen Sollwert realisiert, löst der Testdurchführende die Aufzeichnung der EMG-Signale aus. Positive und negative Veränderungen des Istwerts in der Größenordnung von mehr als 5% werden vom Testdurchführenden mittels verbalem Feedback unmittelbar korrigiert. Je nach Bedarf erfolgt dabei eine Anfeuerung oder Beruhigung der Testperson. Hat diese die vorgegebene Bewegungsaufgabe über einen Zeitraum von 60 sec korrekt und vollständig absolviert, wird der Test und die Aufzeichnung der EMG-Signale beendet. Vorzeitig abgebrochene und fehlerhafte Versuche mit erheblichen Veränderungen des aufgebrachten Nettodrehmoments werden nicht berücksichtigt, sondern müssen anläßlich eines erneuten Testtermins wiederholt werden.

7.2.3.1.2 Analyse der statischen Muskelleistungsfähigkeit der zervikalen Extensoren

Bei der Analyse der statischen Muskelleistungsfähigkeit der zervikalen Extensoren (Meßposition: zervikale Flexion von 30°) werden die Oberflächenelektroden auf Höhe der Wirbelsäulensegmente C5 und C7 über den Muskelbäuchen des rechten und linken m. erector spinae symmetrisch angebracht (Abb. 58). Die Erdungselektrode wird dabei auf der knöchernen Schulterblattgräte plaziert.

Durch Inaugenscheinnahme und Ertasten des besonders kräftigen und langen Dornfortsatzes des 7. Halswirbels ermittelt der Testdurchführende zunächst die Lage des Wirbelsäulensegments C7 und davon ausgehend die Lage des Wirbelsäulensegments C5. Danach wird die Testperson mit korrekt befestigten Elektroden in das vorbereitete DAVID 140 System gesetzt.

Die Vorabermittlung des aufzubringenden Soll-Nettodrehmoments in Höhe von 25% des alters- und geschlechtsspezifischen Durchschnittsnettodrehmoments beschwerdefreier Referenzpersonen sowie die Testauslösung, -durchführung, -überwachung, -beendigung und evtl. -wiederholung erfolgt analog zur Analyse der statischen Muskelleistungsfähigkeit der lumbalen Extensoren. Die Wiederholrate der Analyse zur Quantifizierung der statischen Muskelleistungsfähigkeit der zervikalen Extensoren ist aufgrund der niedrigen submaximalen Belastung äußerst gering.

7.2.3.2 Analysen der dynamischen Muskelleistungsfähigkeit der lumbal/thorakalen Extensoren

Analog zur Analyse der statischen Muskelleistungsfähigkeit verfolgt die Analyse der dynamischen Muskelleistungsfähigkeit die Zielsetzung, die Ermüdungswiderstandsfähigkeit gegen langdauernde Belastungen zu quantifizieren. Unter Einsatz standardisierter Methoden wird die jeweilige Hauptfunktionsmuskulatur dabei unter definierten dynamisch-konzentrischen und dynamisch-exzentrischen Arbeits- und Belastungsbedingungen evaluiert.

Nach HÄGG (1992, 1211) dürfen Veränderungen von Frequenzparametern des EMG-Signals als Indikatoren für die lokale muskuläre Ermüdung nur unter konstanten statischen Arbeitsbedingungen eingesetzt werden. Unter dynamischen Arbeitsbedingungen variiert die Zahl der aktiven motorischen Einheiten und verändern sich die geometrischen Beziehungen zwischen der Elektrode und den aktiven Muskelfasern, wodurch das EMG-Leistungsspektrum in komplexer Weise verändert wird.

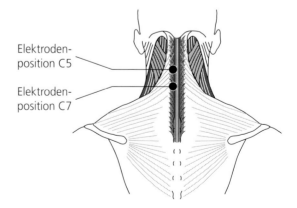

Abb. 58: Elektrodenpositionierung bei der Analyse der statischen Muskelleistungsfähigkeit der zervikalen Extensoren

Die Oberflächenelektromyographie kann infolgedessen nicht als meßtechnisches Verfahren zur Quantifizierung der lokalen muskulären Ermüdung unter dynamischen Arbeitsbedingungen verwendet werden. Dies hat zur Folge, daß die nachfolgend vorgestellte Standardanalyse zur Quantifizierung der dynamischen Muskelleistungsfähigkeit der lumbal/thorakalen Extensoren - im Gegensatz zur Analyse der statischen Muskelleistungsfähigkeit der lumbalen und zervikalen Extensoren - eine erschöpfende Ausbelastung der Testperson erforderlich macht.

7.2.3.2.1 Standardanalyse zur Quantifizierung der dynamischen Muskelleistungsfähigkeit der lumbal/thorakalen Extensoren

Die Aufgabe der Testperson besteht bei dieser Analyse darin, eine in Abhängigkeit von alters- und geschlechtsspezifischem Referenzdatenmaterial bestimmte Gewichtslast mit konstanter, optisch bzw. akustisch vorgegebener Bewegungsgeschwindigkeit möglichst lange über eine maximale Bewegungsamplitude hinweg dynamisch-konzentrisch und dynamisch-exzentrisch zu bewegen. Das Analyseergebnis wird unter Verwendung einer geeichten Stoppuhr in der Einheit Sekunde quantifiziert. Als Analysesystem dient das DAVID System 110.

Auch bei der Entwicklung dieser Methode zur Evaluierung der dynamischen Muskelleistungsfähigkeit wurde die Zielsetzung verfolgt, Personen mit und ohne Rückenbeschwerden vergleichen zu können. Analog zur Analyse der statischen Muskelleistungsfähigkeit wurden infolgedessen die kritischen Belastungsparameter, in diesem Fall die Bewegungsgeschwindigkeit sowie die Größe der Gewichtslast, bewußt niedrig angesetzt.

Die optische bzw. akustische Standardisierung der Bewegungsgeschwindigkeit erfolgt mittels Verwendung eines handelsüblichen Metronoms. Dieses wird im Abstand von ca. 2 m unmittelbar vor und in Augenhöhe der Testperson plaziert und auf 40 Schläge/Minute justiert. Praktisch bedeutet dies, daß die Testperson die dynamisch-konzentrische und die dynamisch-exzentrische Bewegungsphase (Bewegungsamplitude jeweils 70°, s. unten) in jeweils 1,5 sec absolviert. Die durchschnittliche Bewegungsgeschwindigkeit beträgt infolgedessen ca. 45-50° pro sec. Vor Durchführung der nachfolgend näher charakterisierten Analyse übt die Testperson sowohl den korrekten Bewegungsablauf als auch die dynamische Bewegung mit korrekter und konstanter Geschwindigkeit intensiv unter Verwendung von submaximalen Gewichtslasten.

Die Größe der Gewichtslast, die an dem mechanischen Trainingssystem mit variablem Widerstand, im rhythmischen Wechsel dynamisch-konzentrisch und dynamisch-exzentrisch bewegt wird, wurde mit 40 % des dynamischen 1rpm festgelegt. Nach der klassischen Trainingslehre handelt es sich hierbei um eine Gewichtslast, mit der 30 dynamische Einzelwiederholungen über eine vollständige Bewegungsamplitude hinweg ausgeführt werden können. Eine derartige Gewichtslast läßt sich sowohl von Untrainierten als auch von den meisten Personen mit Rückenbeschwerden gefahrlos muskulär stabilisieren und kontrollieren sowie koordiniert dynamisch bewegen. Die Höhe der Belastung positioniert die Analyse im unteren Kraftausdauerbereich.

Anhand einer Vorstudie wurden die Prinzipien und Kriterien zur Bestimmung der Gewichtslast für Analysen der dynamischen Muskelleistungsfähigkeit festgelegt. 7 beschwerdefreie, mit dem DAVID 110 System vertraute und nicht spezifisch wirbelsäulentrainierte Erwachsene (3 Männer, 4 Frauen, Alter: 30,1 ± 7,0 Jahre, Größe: 171,6 ± 5,2 cm, Gewicht: 66,6 ± 16,8 kg) nahmen dabei an einer umfangreichen Serie von Einzeltests teil. An drei verschiedenen Testtagen, zwischen denen ein Zeitraum von jeweils drei Tagen lag, wurde dabei zunächst das dynamische 1rpm am DAVID 110 System ermittelt, wobei pro Testtag 2-3 Einzelversuche (Pausenintervall: 5 Minuten) absolviert wurden.

Das dynamische 1rpm ist definiert als maximale Gewichtslast, welche willkürlich einmal über die gesamte Bewegungsamplitude hinweg dynamisch-konzentrisch überwunden werden kann.

Jede der teilnehmenden Personen begann ihren ersten Einzelversuch mit einer Gewichtslast, welche dem eigenen Körpergewicht entsprach. In Abhängigkeit vom Ergebnis, von der objektiven Bewegungsausführung und vom subjektiven Empfinden der Testperson wurde die Gewichtslast dann für den jeweils nächsten Versuch um einen zwischen Testdurchführendem und Testperson vereinbarten Betrag erhöht bzw. reduziert. Es wurden nur solche Versuche als gültig akzeptiert, die mit langsamer Bewegungsgeschwindigkeit und ohne jeglichen Einsatz von Schwungelementen oder Synergisten erfolgten. Die dynamische Maximalkraft bzw. das dynamische 1 rpm der lumbal/thorakalen Extensoren konnte damit durch schrittweises Herantasten an die maximale Gewichtslast gefahrlos bestimmt werden. Es betrug durchschnittlich 72,1 ± 21,0 kg.

Parallel zur Bestimmung des dynamischen 1 rpm wurde die isometrische Maximalkraft der lumbal/thorakalen Extensoren ermittelt. Diese betrug 219,6 ± 67,9 Nm.

Anhand einer weiteren Versuchsreihe wurde die Gewichtslast, welche von den einzelnen Testpersonen willkürlich 30mal über die maximale Bewegungsamplitude hinweg dynamisch bewegt werden konnte, im Rahmen von vier Einzelversuchen an zwei Testtagen ermittelt (Zeitintervall zwischen zwei Einzelversuchen: 15 Minuten, Zeitintervall zwischen zwei Testtagen: 3 Tage). Die Geschwindigkeit dieser rhythmisch wechselnden dynamisch-konzentrischen und dynamisch-exzentrischen Bewegungen wurde dabei mittels Metronomeinsatz in der o. a. Weise standardisiert. Die Gewichtslast für den ersten Einzelversuch entsprach dabei 50 % des Körpergewichts der Testperson. Entsprechend der Vorgehensweise bei der Bestimmung des dynamischen 1 rpm wurde danach die Gewichtslast für den jeweils nächsten Versuch - in Abhängigkeit vom Ergebnis, von der objektiven Bewegungsausführung und vom subjektiven Empfinden der Testperson - um einen zwischen Testdurchführendem und Testperson vereinbarten Betrag erhöht bzw. reduziert. Auch hierbei wurden nur solche Einzelversuche als gültig akzeptiert, die mit korrekter Bewegungsgeschwindigkeit und ohne jeglichen Einsatz von Schwungelementen oder Synergisten erfolgten. Die Gewichtslast, welche von den einzelnen Testpersonen exakt 30mal über die maximale Bewegungsamplitude hinweg dynamisch bewegt werden konnte, wurde folglich ebenfalls durch schrittweises Herantasten an die vorhandene dynamische Muskelleistungsfähigkeit bestimmt. Sie betrug durchschnittlich 31,7 ± 9,1 kg und entsprach damit durchschnittlich 42,9% (Minimum: 38,5%, Maximum: 47,7%) des vorab ermittelten dynamischen 1 rpm.

Aus Sicherheitsgründen darf das dynamische 1 rpm bei Personen mit Rückenbeschwerden nicht experimentell bestimmt werden. Infolgedessen wurde das bei dieser Vorstudie ermittelte Datenmaterial dazu verwendet, einen Verhältniswert zwischen isometrischer Maximalkraft der lumbal/thorakalen Extensoren und der Gewichtslast, welche 30mal über die gesamte Bewegungsamplitude hinweg dynamisch bewegt werden konnte, zu errechnen. Die Division der ermittelten Werte ergab einen Verhältniswert von 7,1 ± 0,2 (Minimum: 6,9, Maximum: 7,4), der aus pragmatischen Gründen auf 7 abgerundet wurde.

Die Erkenntnisse aus dieser Vorstudie bilden die Grundlagen für die standardisierte Errechnung der Gewichtslast bei Analysen der dynamischen Muskelleistungsfähigkeit der lumbal/thorakalen Extensoren. Zum Zwecke der Vergleichbarkeit von Personen mit und ohne Beschwerden sowie von Personen mit unterschiedlicher Maximalkraft erfolgt die Berechnung der Gewichtslast ebenfalls unter Verwendung des alters- und geschlechtsspezifischen Referenzdatenmaterials für das relative maximale Nettodrehmoment der lumbal/thorakalen Extensoren beschwerdefreier Personen (Einheit: Nm/kg Körpergewicht) sowie des meßtechnisch ermittelten Körpergewichts der Testperson (Einheit: kg). Die Gewichtslast (Einheit: kg) wird dabei im Einzelfall wie folgt berechnet: alters- und geschlechtsspezifischer Referenzwert (in Nm/kg Körpergewicht) x Körpergewicht (in kg) : 7.

Wie bereits erwähnt, besteht die Aufgabe der Testperson bei der Analyse der dynamischen Muskelleistungsfähigkeit darin, eine definierte Gewichtslast mit konstanter, optisch bzw. akustisch vorgegebener Bewegungsgeschwindigkeit möglichst lange über eine maximale Bewegungsamplitude hinweg dynamisch-konzentrisch und dynamisch-exzentrisch zu bewegen. Die maximale Bewegungsamplitude beträgt dabei 70° (lumbal/thorakale Flexion: 50°, lumbal/thorakale Extension: 20°). Bei Personen, deren maximale lumbal/thorakale Flexion weniger als 45° und deren maximale lumbal/thorakale Extension weniger als 15° beträgt, ist die Analyse nicht einsetzbar. Ein Reduktion der maximalen Bewegungsamplitude um mehr als 5-10° würde ansonsten nur durch eine wesentlich erhöhte Bewegungsgeschwindigkeit kompensiert werden können. Der seitlich neben der Testperson stehende Testdurchführende kann die Amplitudengrößen der einzelnen dynamischen Bewegungen auf der Goniometerskala des DAVID 110 Systems ablesen und überwachen.

Diese Analyse der dynamischen Leistungsfähigkeit der lumbal/thorakalen Extensoren stellt eine Standardkomponente der biomechanischen Funktionsanalyse der Wirbelsäule dar, welche unmittelbar im Anschluß an die Analyse der isometrischen Maximalkraft der lumbal/thorakalen Extensoren erfolgt. Aufgrund der unvermeidbaren Kumulation lokaler Ermüdung wird die Analyse nur einmal durchgeführt und nicht wiederholt.

Eine derart komplexe Analyse bedarf der strikten Definition, Überwachung und Einhaltung exakter Abbruchkriterien. Die Analyse wird vom Testdurchführenden sofort beendet, sobald
 a. die vorgegebene Bewegungsgeschwindigkeit von der Testperson nicht mehr eingehalten werden kann oder
 b. die vorgegebene Bewegungsamplitude - ermüdungsbedingt - nicht mehr realisiert werden kann (Kriterien: Amplitudenreduktion um mehr als 5°) oder
 c. erkennbar Synergisten eingesetzt werden oder
 d. Belastungsschmerz die Fortführung der dynamischen Bewegungen nicht erlaubt

Die Analyse kann und sollte nur von äußerst erfahrenen Testdurchführenden eingesetzt werden. Neben dem präzisen Erkennen von Abbruchkriterien benötigt der Testdurchführende darüber hinaus die Fähigkeit, korrekte Analysen mittels standardisierter Anweisungen sowie gezielter Informationen, Bewegungskorrekturen, Aufgabenmodifikationen und Rhythmushilfen sicherzustellen.

7.2.3.2.2 Optionale Analyse zur Quantifizierung der dynamischen Muskelleistungsfähigkeit der lumbal/thorakalen Extensoren

Die Standardanalyse zur Quantifizierung der dynamischen Muskelleistungsfähigkeit der lumbal/thorakalen Extensoren erfordert eine erschöpfende Ausbelastung der Testperson. Bei nicht-motivierten bzw. nicht-motivierbaren Testpersonen und bei Personen, die unter erheblichen Rückenbeschwerden leiden, kann dieses Charakteristikum zu einem vorzeitigen Abbruch der Analyse führen. Die tatsächliche dynamische Muskelleistungsfähigkeit der lumbal/thorakalen Extensoren kann daher bei diesen Testpersonen nicht oder nur fehlerhaft quantifiziert werden.

Diese Erkenntnis initiierte die Entwicklung einer weiteren optionalen Analyse zur Quantifizierung der dynamischen Muskelleistungsfähigkeit der lumbal/thorakalen Extensoren. Die Aufgabe der Testperson besteht bei dieser Analyse darin, eine vorgegebene physikalische Leistung möglichst lange mittels rhythmisch wechselnder dynamisch-konzentrischer und dynamisch-exzentrischer Bewegungen aufrechtzuerhalten (Einheit: Sekunde, Meßinstrumentarium: geeichte Stoppuhr).

Das DAVID 110 System wird hierfür mit dem in Kapitel 7.1.2 charakterisierten und als Ergopower/Biorobot bezeichneten Dynamometer verbunden. Dieser mißt die Wegstrecke s, welche die vordefinierte Widerstandslast m des DAVID 110 Systems während dynamisch-konzentrischer und dynamisch-exzentrischer Bewegungen in der Zeit t zurücklegt und errechnet anhand dieser Größen eine Vielzahl von physikalischen Parametern (s. oben und unten). Die Größe der Gewichtslast für die dynamischen Bewegungen entspricht dabei erneut 40 % des dynamischen 1rpm. Deren Berechnung erfolgt in der o. a. Weise.

Bei der Analyse absolviert die Testperson zunächst drei dynamisch-konzentrische und dynamisch-exzentrische Wiederholungen mit maximaler Bewegungsgeschwindigkeit. Der Ergopower/Biorobot Dynamometer errechnet dabei die für diese Analyse ausgewählten Parameter peak power (= maximale Leistung innerhalb der drei dynamisch-konzentrischen Wiederholungen) und average power (= mittlere Leistung innerhalb jeder dynamisch-konzentrischen Einzelwiederholung).

Danach erhält die Testperson die Aufgabe, 40 % der für die dynamisch-konzentrische Bewegung ermittelten individuellen peak power - dies entspricht ca. 60 % der average power der besten dynamisch-konzentrischen Einzelwiederholung - mittels dynamischer Bewegungen am DAVID 110 System muskulär aufzubringen und möglichst lange aufrechtzuerhalten. Der Testdurchführende programmiert hierfür den Ergopower/Biorobot Dynamometer, indem er die verwendete Gewichtslast für die dynamische Bewegungen und die vorgegebene physikalische Leistung über die Tastatur des Dynamometers eingibt.

Das nach dem Lichtzeichenanlagenprinzip gestaltete Display des Dynamometers wird im Abstand von 1-2 m vor der Testperson plaziert und zeigt dieser während der dynamischen Bewegungen positive und negative Abweichungen von muskulär erzeugter und vorgegebener Leistung mittels optischem Feedback an. Der Testdurchführende unterstützt darüber hinaus die korrekte Durchführung der Analyse durch gezieltes verbales Feedback. Kann die Testperson die vorgegebene physikalische Leistung in mehr als zwei aufeinanderfolgenden Wiederholungen nicht mehr muskulär realisieren - d. h., wird der vordefinierte Sollwert jeweils um mehr als 10 % unterschritten -, bricht der Dynamometer die Meßwerterfassung ab. Die Ausgabe der bei den dynamischen Bewegungen ermittelten Parameter für die physikalische Leistung erfolgt dann unter Verwendung eines in den Meßtisch integrierten Druckers.

Der Testdurchführende kann den Zeitpunkt der Beendigung der Analyse mittels gleichzeitiger Beobachtung von Testperson und Display des Dynamometers exakt bestimmen. Die Analyse wird vom Testdurchführenden sofort beendet, sobald
  a. die Testperson erkennbar Synergisten einsetzt oder
  b. zwei aufeinanderfolgende dynamische Wiederholungen im roten Bereich des Dynamometerdisplays angezeigt werden oder
  c. Belastungsschmerz die Fortführung der dynamischen Bewegungen nicht mehr erlaubt.

Darüber hinaus dokumentiert der ausgedruckte Testreport die bei jeder dynamischen Wiederholung erbrachte average power, so daß eine nachträgliche Subtraktion bzw. Addition der Zeitdauer einer evtl. kritischen Einzelwiederholung möglich ist.

Die Anwendung dieser optionalen Analyse erfordert ebenfalls eine spezifische Vorbereitung der Testperson sowie eine intensive Einübung des korrekten Bewegungsablaufs. Darüber hinaus setzt auch diese Analyse einen äußerst erfahrenen Testdurchführenden voraus.

Im Vergleich zur o. a. Standardanalyse weist die optionale Analyse vier Vor- und zwei Nachteile auf. Im Gegensatz zur Standardanalyse erfordert die optionale Analyse keine dynamische Bewegungen mit konstanter Geschwindigkeit und konstanter Bewegungsamplitude, darüber hinaus ist der Grad der Erschöpfung der Testperson deutlich geringer. Das optische Feedback mittels Dynamometerdisplay erleichtert des weiteren die Motivation schwer motivierbarer Individuen.

Die vorab durchzuführenden drei dynamischen Wiederholungen mit maximaler Bewegungsgeschwindigkeit stellen einen Nachteil der optionalen Analyse dar. Die Verletzungsgefahr der Testperson ist durch das erforderliche Beschleunigen und Abbremsen der submaximalen Widerstandslast erhöht, darüber hinaus können Personen, die unter Rückenbeschwerden leiden, mitunter keine dynamischen Bewegungen mit maximaler Bewegungsgeschwindigkeit realisieren. Ein weiterer Nachteil der optionalen Analyse liegt in der Berechnung der vorgegebenen physikalische Leistung auf der Basis der individuellen peak power, da alters- und geschlechtsspezifischen Referenzwerten für die peak power der lumbal/thorakalen Extensoren bisher noch nicht vorliegen.

Kapitel 7.3

Gütekriterien der Einzelanalysen

HAGMÜLLER (1979, 75ff) bzw. LIENERT (in KRÄMER (1988) unterscheiden zwischen Hauptgütekriterien (Objektivität, Reliabilität und Validität) und Nebengütekriterien (Normierung, Vergleichbarkeit, Ökonomie, Nützlichkeit) meßtechnisch ermittelter Variablen. Nach KRÄMER (1988) läßt sich die Frage nach der Brauchbarkeit von Analysen anhand dieser Gütekriterien beantworten.

Die Objektivität ist der Grad, indem die Ergebnisse eines Tests unabhängig vom Untersucher, Auswerter und Beurteiler sind (KRÄMER 1988). KRÄMER unterscheidet dabei zwischen Durchführungsobjektivität, Auswertungsobjektivität und Interpretationsobjektivität.

Die vorgestellte Methodik der biomechanischen Funktionsanalyse der Wirbelsäule stellt die Durchführungsobjektivität durch eine Standardisierung der Analysesituation sicher. Die Genauigkeit der Analysebedingungen wird dabei durch die systematische Standardisierung folgender Bedingungen und Aspekte gewährleistet (KRÄMER 1988):
- milieuspezifische Bedingungen (Vereinbarung eines individuellen Analysetermins mit der Testperson, konstante äußere Bedingungen durch einheitliche optische und akustische Abtrennung und Ausstattung des Analyseraums)
- materialspezifische bzw. apparative Bedingungen (Standardisierung von Analysesystemen, Referenzpositionen und Meßtechnik bzw. -instrumentarien)
- psychophysiologische Testvorbereitungen (Standardisierung der spezifischen Vorbereitung der Testperson sowie der Gewöhnung an die Untersuchungssituation)
- Informationsmedium und Informationsgehalt der Beschreibung (Vereinheitlichung von Analysebeschreibung und Durchführungs- bzw. Verhaltensanweisungen an die Testperson)

Die Sicherstellung der Auswertungs- und Interpretationsobjektivität erfolgt durch:

- Einsatz standardisierter Meßtechnik, die Fehler bei der Ablesung von Meßwerten und bei der Erfassung von Rohdaten verhindert bzw. auf ein Minimum reduziert
- Einsatz erfahrener Testdurchführender sowie
- Vergleich von Meßwerten mit alters- und geschlechtsspezifischen Referenzdaten (s. Kapitel 8)

Nach LIENERT (in KRÄMER 1988) bezieht sich die Reliabilität auf den Grad der Genauigkeit, mit dem ein Test ein bestimmtes Merkmal mißt. Eine hohe Reliabilität (Zuverlässigkeit) liegt somit vor, wenn ein Test im Wiederholungsfalle zu gleichen Ergebnissen führt; die Testergebnisse müssen intraindividuell reproduzierbar sein.

Nach HAGMÜLLER (1979, 76) wird der Grad der Reliabilität durch einen Reliabilitätskoeffizienten bestimmt, der angibt, inwieweit Meßwiederholungen unter gleichen Bedingungen zu den gleichen Ergebnissen führen.

Als Methode zur Überprüfung der Reproduzierbarkeit von Meßwerten wurde bei den eigenen Untersuchungen die Retestmethode eingesetzt. Dabei werden dieselben Analysen mehrfach durchgeführt und Übereinstimmungen bzw. Korrelationen der beiden Ergebnisreihen mittels graphischer und mathematischer Verfahren überprüft.

Nach LIENERT (in KRÄMER 1988) beschäftigt sich die Validität mit der Frage, ob ein Test jene Merkmale mißt, die er zu messen vorgibt.

Nach HAGMÜLLER (1979, 76f.) gibt die Validität den Grad der Genauigkeit an, mit der ein Unterschungsinstrument das mißt, was es zu messen beansprucht. „Die Validität ist also ein inhaltliches Gütekriterium, das sich auf die Frage bezieht, inwieweit es sich bei dem Meßinstrument um eine gelungene Operationalisierung eines zu überprüfenden Merkmals handelt."

Nach LETZELTER/STEINMANN (1990, 47) ist bei der sportmethodischen Kraftdiagnostik nicht die Reliabilität, sondern die Inhaltsvalidität das Problem. Die Validität der Methoden der biomechanischen Funktionsanalyse der Wirbelsäule wurde infolgedessen primär unter dem Aspekt der inhaltlichen bzw. logischen Validität geprüft.

Die eigenen Untersuchungen zur Überprüfung und Dokumentation der Reliabilität und Validität der in Kapitel 7.2 vorgestellten Einzelanalysen werden aus Gründen der inneren Logik sowie der Übersichtlichkeit nach Analysesystemen systematisiert dargestellt.

Die Nebengütekriterien Normierung und Vergleichbarkeit sind durch den Einsatz von normativem alters- und geschlechtsspezifischem Referenzdatenmaterial (s. Kapitel 7.2) gewährleistet. Die Anschaffung der apparativen Systeme und der Standardmeßtechnik erfordert Investitionen in der Größenordnung von 100 000.- bis 150 000.- DM (Stand August 1995), zu denen sich die Lohn- und Lohnnebenkosten für die Testdurchführenden und deren spezifische Ausbildung addieren. In Anbetracht der enormen sozialmedizinischen und volkswirtschaftlichen Kosten durch Probleme des Rückens und der damit zusammenhängenden Leiden (s. Kapitel 2.1) sowie der vielfältigen Einsatzmöglichkeiten der biomechanischen Funktionsanalyse auf den Gebieten Primär-, Sekundär- und Tertiärprävention von Funktionsbeeinträchtigungen der Wirbelsäule, dürfen die Nebengütekriterien Ökonomie und Nützlichkeit als erfüllt betrachtet werden.

Die nachfolgend dargestellten eigenen Untersuchungen konzentrieren sich auf die Überprüfung und Dokumentation der Hauptgütekriterien Reliabilität und Validität.

7.3.1 Methode zur Beurteilung der Reliabilität der Einzelanalysen

Die Reliabilität der in Kapitel 7.3 vorgestellten und charakterisierten Einzelanalysen wurde unter Verwendung der Retestmethode überprüft, wobei das Untersuchungsdesign der Studien auf der Basis der verfügbaren Literatur entwickelt wurde.

Nach LETZELTER/STEINMANN (1990, 47) müssen beim Einsatz apparativer Analysesysteme Mängel in der instrumentellen Konsistenz, also gerätebedingte Meßfehler einkalkuliert werden.
Der finnische Hersteller David Fitness & Medical Ltd. eliminiert gerätebedingte Meßfehler bzw. mögliche Variationen von Meßwerten bei Verwendung unterschiedlicher DAVID Systeme desselben Typs nach eigenen Angaben durch produktionsinterne Maßnahmen sowie durch eine standardisierte Endkontrolle vor dem Versand und Transport der Systeme.
Wie bereits in Kapitel 7.1.2 erwähnt, wird die Kalibrierung der DAVID Systeme darüber hinaus regelmäßig alle drei Monate bzw. bei Bedarf auch öfter entsprechend den Vorgaben des Herstellers wiederholt bzw. sichergestellt. Über diese standardisierten Maßnahmen hinaus wurden mögliche gerätebedingte Meßfehler bei den eigenen Reliabilitätsuntersuchungen nicht berücksichtigt.

Nach LETZELTER/STEINMANN (1990, 46ff) sind die Gütekriterien von Krafttests stichprobenbezogen und hängen in starkem Maße von der Ausgeglichenheit der Stichprobe ab. Bei der Entwicklung der biomechanischen Funktionsanalyse der Wirbelsäule bestand von Anfang an die Primärzielsetzung, Referenzdatenmaterial zur Prävention von Funktionsbeeinträchtigungen der Wirbelsäule zu erarbeiten. Infolgedessen wurden die eigenen Reliabilitätsuntersuchungen mit Personen durchgeführt, die weder unter Rücken- bzw. Nackenbeschwerden litten noch regelmäßig ein spezifisches Training für die Wirbelsäule und deren muskuläre Strukturen absolvierten. Eine Reihe von Autoren (Bsp.: GRAVES et al. 1990, ROBINSON et al. 1992, NEWTON et al. 1993) haben nachgewiesen, daß Analysen ausgewählter muskulärer Parameter der Wirbelsäule sowohl bei beschwerdefreien Normalpersonen als auch bei chronischen Patienten eine vergleichbare Reliabilität zeigen.

GRAVES et al. (1990, 289ff) haben eine Studie zur Reproduzierbarkeit der isometrischen Maximalkraft der lumbalen Extensionsmuskulatur durchgeführt. 136 gesunde Personen (56 Männer, 80 Frauen) wurden dabei an drei verschiedenen Tagen zweimal in jeweils sieben verschiedenen Rumpfpositionen getestet. Das Pausenintervall zwischen den einzelnen Testtagen betrug mindestens 72 Stunden, das Pausenintervall zwischen den beiden Testserien pro Testtag 20-30 Minuten. Die Studie führte u. a. zu der Erkenntnis, daß die isometrische Maximalkraft der lumbalen Extensionsmuskulatur eine zeitliche abhängige Größe ist. Die Autoren fanden bei ihren Untersuchungen zur Quantifizierung der kurzfristigen Reliabilität (Originalbegriff: „intra-day analysis") ausgeprägte, statistisch signifikante Unterschiede zwischen den Meßwerten der beiden Testserien eines Tages. Diese Studie belegte ebenso wie eine vergleichbare Studie von POLLOCK et al. (1990a) zum Kraftverhalten der Rumpfrotatoren, daß die Überprüfung der kurzfristigen Reliabilität für den Parameter isometrische Maximalkraft unsinnig ist, da wiederholte Messungen an einem Testtag einerseits in der täglichen Praxis der Kraftanalyse nicht durchgeführt werden sowie andererseits nicht unter gleichen Bedingungen durchgeführt werden können. Als mögliche Ursachen für die von GRAVES et al. gewonnene Erkenntnis lassen sich zentrale bzw. periphere Ermüdung sowie Beeinträchtigung bzw. Erschöpfung der Willenskraft vermuten.

Studien von RHEAULT et al. (1992, 147ff), LEVOSKA et al. (1992, 33ff) bzw. ILVESMÄKI (1993) mit HWS-Patienten, gesunden Piloten bzw. beschwerdefreien Personen untersuchten anhand von Analysen der Gesamtmobilität der Halswirbelsäule, der isometrischen Maximalkraft der Nacken- und Halsmuskulatur bzw. der Bauch- und Rückenmuskulatur die Abhängigkeit der Reliabilität vom Testdurchführenden. Bei allen Studien wurden dieselben Probanden von zwei verschiedenen, erfahrenen Testdurchführenden an einem Testtag (RHEAULT et al. sowie ILVESMÄKI) bzw. an zwei verschiedenen Testtagen (LE-

VOSKA et al.) untersucht und die jeweiligen Parameter meßtechnisch erfaßt.

Die Autoren ermittelten dabei jeweils moderate bis hohe Korrelationskoeffizienten zwischen den Meßwerten der beiden Testdurchführenden. LEVOSKA et al. quantifizierten die Variation der Meßwerte mit 4,3 % (zervikale Extensoren), 5,6 % (zervikale Lateralflexoren) und 17,4 % (zervikale Flexion) und wiesen darauf hin, daß für die relative hohe Variation der Meßwerte bei der zervikalen Flexion weniger der Testdurchführende als vielmehr die mangelnde Standardisierung des Tests sowie ein erheblicher Lerneffekt - die Meßwerte erhöhten sich mit jeder Testwiederholung - verantwortlich zeichnen. Die Autoren gelangten u.a. zu folgenden Erkenntnissen: „Der Testdurchführende verursachte in jeder Meßrichtung einen systematischen Fehler, welcher jedoch klein war und von Charakteristika des Testdurchführenden abhing" (LEVOSKA et al. 1992, 36) bzw. „präzisere Testergebnisse setzen eine intensive Übung des Testvorgangs voraus" (ILVESMÄKI 1993).

Unter Berücksichtigung der Erkenntnisse dieser Studien wurden bei der Entwicklung und Anwendung der biomechanischen Funktionsanalyse der Wirbelsäule sowohl die systematische und präzise Standardisierung der Methoden als auch die umfassende und identische Schulung der Testdurchführenden sichergestellt (s. auch Kapitel 8.2.1.2). Die eigenen Reliabilitätsuntersuchungen beschränken sich infolgedessen auf die Überprüfung und Dokumentation der zeitlich abhängigen Reproduzierbarkeit von Messungen ein und desselben Testdurchführenden unter gleichen Bedingungen („intraobserver reliability").

In der biomechanisch-trainingswissenschaftlichen bzw. (sport)medizinischen Fachliteratur erfolgt die Beurteilung der Reliabilität von Messungen üblicherweise mittels Errechnung des Korrelationskoeffizienten (r) zwischen zwei Meßreihen. Nach HARTUNG (1991, 545) ist der Korrelationskoeffizient ein Maß für die Stärke des linearen Zusammenhangs.

Die Verwendung von Korrelationskoeffizienten ist jedoch in Arbeiten der Autoren ALTMAN/BLAND (1993, 307ff) bzw. BLAND/ALTMAN (1986, 307ff) kritisiert worden: „r mißt die Stärke eines Zusammenhangs zwischen 2 Variablen, nicht deren Übereinstimmung... Der Signifikanztest ist für die Frage der Übereinstimmung irrelevant" (BLAND/ALTMAN 1986, 307f.). „Darüber hinaus argumentierten diese Autoren, daß zwei Meßreihen mit einem großen Streubereich, aufgrund der Abhängigkeit der Korrelation von der Variation, beinahe unweigerlich zu einer hohen Korrelation führen. Als Antwort auf ihre Kritik entwickelten BLAND und ALTMAN (1986) eine alternative Methode zur Prüfung der Reproduzierbarkeit, die auf einer grafischen Technik basiert, bei welcher die Differenzen zwischen Beobachtungen gegen ihre Mittelwerte geplottet werden" (KEISER/GROENEWELD 1991, 268).

Unter der Voraussetzung, daß die Differenzen zwischen den beiden Meßreihen normalverteilt sind, werden dabei drei Referenzlinien aufgetragen:

1. Mittelwert der Differenzen (da dieselbe Methode verwendet wurde, sollte dieser gleich Null oder nahe bei Null liegen)
2. Mittelwert der Differenzen + 1,96 x s
3. Mittelwert der Differenzen - 1,96 x s
   (s= Standardabweichung der Differenzen)

Die obere und untere Referenzlinie (Synonymbegriffe: obere und untere Grenze) wurden dabei von BLAND & ALTMAN entsprechend der vom British Standards Institution für einen Reliabilitätskoeffizienten ausgewählten Definition festgelegt (Quelle: British Standards Institution. Precision of test methods I: Guide for the determination and reproducibility for a standard test method (BS 5497, part 1). London: BSI, 1979).

BLAND & ALTMAN machten jedoch keine detaillierten Angaben darüber, wie diesbzgl. bei nicht-normalverteilten Daten sowie bei Untersuchungen mit mehr als zwei Meßreihen zu verfahren ist. MAYER (1994) hat daher den Ansatz von BLAND & ALTMAN logisch erweitert und die nachfolgende Methode zur Beurteilung der Reliabilität von Messungen bei zwei und mehr Meßreihen konzipiert. Die eigenen Reliabilitätsuntersuchungen wurden alle nach dieser Methode evaluiert.

7.3.1.1 Methode zur Beurteilung der Reliabilität von Messungen bei zwei Meßreihen (MAYER 1994)

Für jeden Probanden werden zunächst der Mittelwert beider Messungen einer Meßgröße und ihre Differenz berechnet. Danach wird überprüft, ob die empirische Verteilung der Differenzen von einer Normalverteilung derart stark abweicht, daß eine Normalverteilung des Datenmaterials nicht unterstellt werden darf. Hierzu werden Q-Q-Plots (Quantile-Quantile-Plots) erstellt, indem die empirischen Quantile der Beobachtungsreihe gegen die entsprechenden theoretischen Quantile einer Normalverteilung abgetragen werden (Abb. 59).

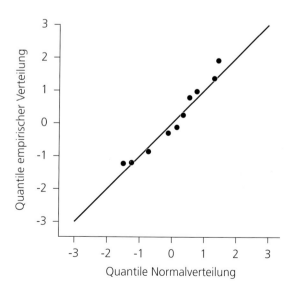

Abb. 59: Q-Q-Plot zur Überprüfung der Normalverteilung

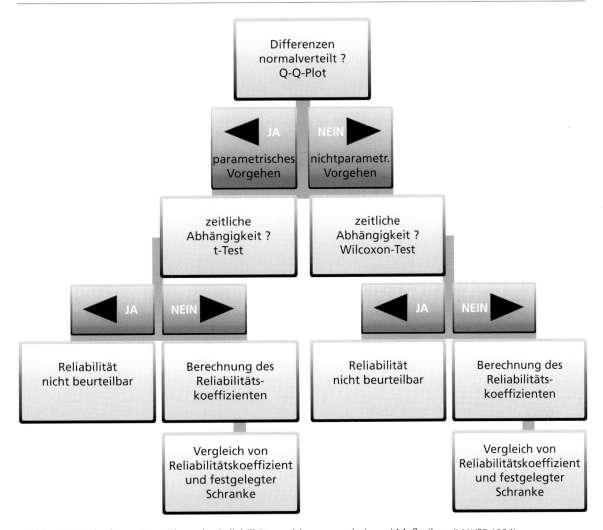

Abb. 60: Methode zur Beurteilung der Reliabilität von Messungen bei zwei Meßreihen (MAYER 1994)

Falls die Daten Realisationen einer Normalverteilung darstellen, so liegen die Punkte etwa auf der 1. Winkelhalbierenden. Starke Abweichungen der Punkte von dieser Geraden sprechen gegen die Normalverteilung. Abweichungen nur der letzten oder ersten Punkte können als Ausreißer interpretiert werden. In Abhängigkeit vom Ergebnis der Beurteilung erfolgt dann ein parametrisches oder nichtparametrisches Vorgehen (Abb. 60).

Im nächsten Schritt wird überprüft, ob das Datenmaterial der Annahme einer zeitlichen Unabhängigkeit der Messungen widerspricht. Dies ist im parametrischen Fall identisch mit einem statistischen Test für die Hypothese:
H_0: Die erwartete Differenz ist Null
gegen die Alternativhypothese:
H_1: Die erwartete Differenz ist von Null verschieden.

Diese Hypothese wird mittels eines gepaarten t-Tests auf einem Signifikanzniveau von $\alpha = 0.05$ getestet. Im nichtparametrischen Fall wird zur Überprüfung der zeitlichen Unabhängigkeit der WILCOXON-Vorzeichenrangtest herangezogen. Dieser wird gegebenenfalls auf einem Signifikanzniveau von $\alpha = 0.05$ verwendet. Führt der angewandte Test zur Ablehnung der Nullhypothese, kann nach BLAND & ALTMAN (1986, 310) die Reliabilität der Messungen mit dem vorliegenden Datenmaterial nicht beurteilt werden.

Die Ablehnung von H_0 bedeutet, daß die gefundenen Unterschiede zwischen den Meßreihen nicht mehr allein durch den Zufall erklärt werden können, sondern systematischer Natur sind. Dies impliziert jedoch, daß die Messungen unter unterschiedlichen Bedingungen durchgeführt wurden. Liegen keine gleichen Bedingungen vor, kann die Reliabilität von Messungen nicht beurteilt werden.

Im letzten Schritt werden, unter der Bedingung, daß der vorher durchgeführte Test nicht zur Ablehnung der Nullhypothese geführt hat, die Wertepaare in einem Koordinatensystem abgetragen.

Als Referenzlinien werden im parametrischen Fall in dem o. a. Differenz-gegen-Mittelwert-Plot parallel zur x-Achse Geraden durch die y-Werte $-1,96 \times s$, 0 und $+1,96 \times s$ gezogen (Abb. 61).

Der y-Wert, der durch die obere Referenzlinie geschnitten wird, wird als Reliabilitätskoeffizient bezeichnet (Definition des Reliabilitätskoeffizienten bei zwei Meßreihen im parametrischen Fall: rechnerische Größe, welche dem 0,975-Quantil der Normalverteilung mit Erwartungswert Null und Varianz s^2 entspricht, wobei s^2 die aus den Daten ermittelte empirische Varianz ist, MAYER 1994). In Verbindung mit dem Differenz-gegen-Mittelwert-Plot stellt dieser Reliabilitätskoeffizient die

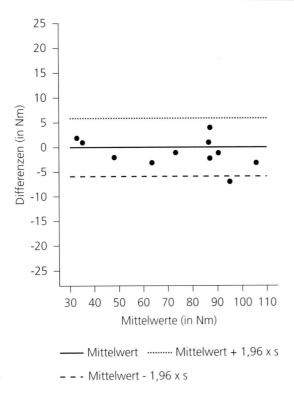

Abb. 61: Differenz-gegen-Mittelwert-Plot

zu interpretierende Größe dar und dient als Maß für die Beurteilung der Reliabilität.

Unter den genannten Voraussetzungen gilt nun: Werden für einen Probanden aus derselben Grundgesamtheit, aus der auch obige Stichprobe vom Umfang n gezogen wurde unter den gleichen Bedingungen, wie sie für die n-Personen der Stichprobe geherrscht haben, zwei Messungen erhoben, so beträgt die Wahrscheinlichkeit dafür, daß die Differenz der beiden Messungen zwischen -1,96 x s und +1,96 x s liegt, 95%.

Im nichtparametrischen Fall werden abweichend hiervon das empirische 0.025-Quantil (= untere Grenze) und das empirische 0.975-Quantil (= obere Grenze) ermittelt. Als Referenzlinien werden in dem o. a. Plot parallel zur x-Achse Geraden durch diese Punkte sowie durch den Punkt y= 0 gezogen. Unter den genannten Voraussetzungen gilt nun: Werden für einen Probanden aus derselben Grundgesamtheit, aus der auch obige Stichprobe vom Umfang n gezogen wurde unter den gleichen Bedingungen, wie sie für die n Personen der Stichprobe geherrscht haben, zwei Messungen erhoben, so beträgt die Wahrscheinlichkeit dafür, daß die Differenz der beiden Messungen zwischen dem 0.025 Quantil und dem 0.975 Quantil liegt 95%.

In Anlehnung an die Überlegungen von BLAND & ALTMAN (1986) geht die Methode sowohl im parametrischen als auch im nichtparametrischen Fall von dem Ansatz aus, daß die Reliabilität von Messungen mit zwei Meßreihen dann gegeben ist, wenn der Reliabilitätskoeffizient für den Untersuchungsdurchführenden aufgrund fachlicher Überlegungen akzeptabel ist, d. h. einen vor Untersuchungsbeginn festgelegten Schwellenwert nicht überschreitet.

7.3.1.2 Methode zur Beurteilung der Reliabilität von Messungen bei mehr als zwei Meßreihen (MAYER 1994)

Die Methode zur Beurteilung der Reliabilität von Messungen bei zwei Meßreihen wurde von MAYER zum Zwecke der Beurteilung der Reliabilität von Messungen bei mehr als zwei Meßreihen logisch erweitert.

Für jeden Probanden werden zunächst der Mittelwert von p-Messungen (p>2) einer Meßgröße und ihre Spannweite berechnet.

Danach wird - ebenfalls mittels Erstellung von Q-Q-Plots (Interpretation s. o.) - überprüft, ob die empirische Verteilung der Spannweiten von einer Normalverteilung derart stark abweicht, daß eine Normalverteilung der Spannweiten nicht unterstellt werden darf. In Abhängigkeit vom Ergebnis der Beurteilung erfolgt dann wiederum ein parametrisches oder nichtparametrisches Vorgehen (s. Abb. 63).

Dabei wird überprüft, ob die Annahme einer zeitlichen Unabhängigkeit der Messungen aufgrund des Datenmaterials ausgeschlossen werden muß. Dies ist im parametrischen Fall identisch mit einem statistischen Test für die Hypothese:

H_0: Die erwarteten Werte aller p-Messungen sind gleich

gegen die Alternativhypothese:

H_1: Der erwartete Wert mindestens einer der p-Messungen unterscheidet sich vom erwarteten Wert mindestens einer anderen Messung.

Diese Hypothese wird mittels einer einfaktoriellen Varianzanalyse mit Meßwiederholung auf einem Signifikanzniveau von $\alpha = 0.05$ getestet. Im nichtparametrischen Fall wird zur Überprüfung der zeitlichen Unabhängigkeit der Test von FRIEDMANN herangezogen. Dieser wird gegebenenfalls auf einem Signifikanzniveau von $\alpha = 0.05$ verwendet. Führt der angewandte Test zur Ablehnung der Nullhypothese, kann nach BLAND & ALTMAN (1986, 310) die Reliabilität der Messungen mit dem vorliegenden Datenmaterial nicht beurteilt werden (Erläuterung: s. oben).

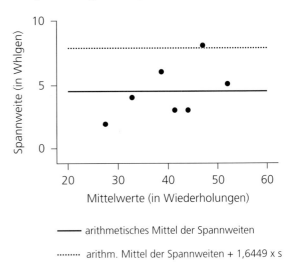

Abb. 62: Spannweite-gegen-arithmetisches Mittel-Plot

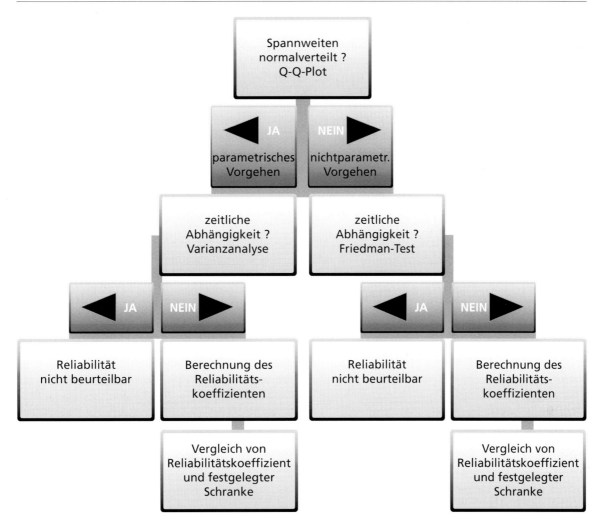

Abb. 63: Methode zur Beurteilung der Reliabilität von Messungen bei mehr als zwei Meßreihen (MAYER 1994)

Zuletzt werden, unter der Bedingung, daß der vorher durchgeführte Test nicht zur Ablehnung der Nullhypothese geführt hat, die Wertepaare in einem Koordinatensystem abgetragen.

Außerdem wird im parametrischen Fall die Größe 1,6449 x s berechnet, wobei s die Standardabweichung der Spannweiten $r_1, r_2, ..., r_n$ bezeichnet.

Als Referenzlinien werden in dem o. a. Spannweite-gegen-arithmetisches Mittel-Plot parallel zur x-Achse Geraden durch die y-Werte $\bar{r}$ und ($\bar{r}$ + 1,6449 x s) gezogen. $\bar{r}$ bezeichnet hierbei das arithmetische Mittel der Spannweiten (Abb. 62).

Der y-Wert, der durch die obere Referenzlinie geschnitten wird, wird hierbei als Reliabilitätskoeffizient bezeichnet (Definition des Reliabilitätskoeffizienten bei mehr als zwei Meßreihen im parametrischen Fall: rechnerische Größe, welche dem 0,95-Quantil der Normalverteilung mit Erwartungswert $\bar{r}$ und Varianz s^2 entspricht, wobei $\bar{r}$ das arithmetische Mittel und s^2 die empirische Varianz der Daten bezeichnet, MAYER 1994).

In Verbindung mit dem Spannweite-gegen-arithmetisches Mittel-Plot stellt dieser Reliabilitätskoeffizient die zu interpretierende Größe dar und dient als Maß für die Beurteilung der Reliabilität.

Unter den genannten Voraussetzungen gilt nun:

Werden für einen Probanden aus derselben Grundgesamtheit, aus der auch obige Stichprobe vom Umfang n gezogen wurde unter den gleichen Bedingungen, wie sie für die n-Personen der Stichprobe geherrscht haben, p-Messungen erhoben, so ist die Wahrscheinlichkeit dafür, daß die Spannweite der Messungen höchstens ($\bar{r}$ + 1,6449 x s) beträgt, 95 %.

Im nichtparametrischen Fall wird abweichend hiervon das empirische 0.95-Quantil ermittelt. Als Referenzlinien werden in dem o. a. Plot parallel zur x-Achse Geraden durch diesen Punkt sowie durch den Median der Spannweiten gezogen. Unter den genannten Voraussetzungen gilt nun: Werden für einen Probanden aus derselben Grundgesamtheit, aus der auch obige Stichprobe vom Umfang n gezogen wurde unter den gleichen Bedingungen, wie sie für die n-Personen der Stichprobe geherrscht haben, p-Messungen erhoben, so beträgt die Wahrscheinlichkeit dafür, daß die Spannweite der Messungen höchstens so groß wie das gefunde 0,95-Quantil ist, 95 %.

In Anlehnung an die Überlegungen von BLAND & ALTMAN (1986) geht die Methode sowohl im parametrischen als auch im nichtparametrischen Fall von dem Ansatz aus, daß die Reliabilität von Messungen mit mehr als zwei Meßreihen dann gegeben ist, wenn der Reliabilitätskoeffizient für den Untersuchungsdurchführenden aufgrund fachlicher Überlegungen akzeptabel ist, d. h. einen vor Untersuchungsbeginn festgelegten Schwellenwert nicht überschreitet.

Zum Zwecke der Vergleichbarkeit mit anderen Studien (s. auch KEISER/GROENEWELD 1991, 267ff) werden darüber hinaus die Korrelationskoeffizienten (r) nach PEARSON errechnet (Voraussetzung: Normalverteilung der Daten, Prüfung: s.o.). Aus den von BLAND & ALTMAN (1986, 308) genannten Gründen wird dabei jedoch auf eine Prüfung der Korrelationskoeffizienten auf Signifikanz verzichtet.

Die deskriptive und analytische Statistik aller eigenen Studien wurde unter Verwendung der Softwareprogramme SAS 6.08 (Hersteller: SAS/USA, Software für IBM-kompatible Personal Computer) sowie STATISTICA 4.1. (Hersteller: StatSoft/USA, Software für Apple Macintosh Computer) durchgeführt.

7.3.2 Methoden zur Beurteilung der Validität der Einzelanalysen

Die Validität der in Kapitel 7.2 vorgestellten Methoden und Analysen wurde - wie bereits o.a. primär unter dem Aspekt der inhaltlichen bzw. logischen Validität geprüft.

Die gezielte Isolation definierter Wirbelsäulenfunktionen mittels umfangreicher Fixierungsmechanismen stellt ein wesentliches Charakteristikum der vorgestellten apparativ gestützten Analysen dar.

DENNER und ALP haben den komplexen Hüft-/Beckenfixierungsmechanismus der DAVID Systeme 110 bzw. 130 anhand einer kinematischen 2-D-Analyse untersucht. Bei dieser Einzelfallstudie mit einem Probanden, der mit den DAVID Systemen und deren Bewegungsabläufen im Detail vertraut war, wurde primär überprüft, ob und inwieweit sagittale Bewegungen des Beckens bei der isolierten lumbal/thorakalen Extension und Flexion eliminiert bzw. reduziert werden können.

Zu Beginn der Untersuchung wurden auf der Hautoberfläche des weitgehendst unbekleideten Probanden folgende Referenzpunkte mit einem schwarzen Markierungsstift gekennzeichnet: Hüftgelenk, vorderer oberer Darmbeinstachel, hinterer Darmbeinkamm, Wirbelsäulensegmente L1, B10 und C7. Danach wurde der Proband in der David Rehab System Spine Unit - ein kombiniertes Analyse- und Trainingssystem für die lumbal/thorakale Extension bzw. Flexion und ein Vorgängermodell für die Einzelsysteme DAVID 110 und 130 - (s. 7.1.1.2) korrekt positioniert.

Die Untersuchung fand in einem Laborraum, dessen Ausleuchtung einen guten Kontrast zwischen Proband und Hintergrund sicherstellte, statt. In einer seitlichen Entfernung von ca. 5 m wurde dabei eine professionelle Videokamera (Typ: SONY HI8 DXC 327) auf einem 3-beinigen Stativ montiert. Diese Kamera war so positioniert, daß sich ihre Linsenachse senkrecht zur Bewegungsebene befand und die Bewegungsphasen vollständig gefilmt werden konnten. Zum Zwecke der Bestimmung der 2-D-Koordination des Objekts aus den Kamerakoordinaten wurden deren horizontaler und vertikaler Bildausschnitt vor Beginn und nach Ende der Untersuchung mit einem Referenzkörper (Skalierstab von 1 m Länge) kalibriert, wobei die Kamera nach der Eingangsskalierung nicht mehr bewegt wurde.

Der Proband führte danach zunächst für die Bewegung lumbal/thorakale Extension und dann für die Bewegung lumbal/thorakale Flexion jeweils ca. 15 Einzelwiederholungen ohne und mit externer Gewichtslast (40% des dynamischen 1 rpm) durch. Dabei zeichnete die hochauflösende Videokamera, die über einen internen VHS-Rekorder verfügte, alle Bewegungen mit einer Bildfrequenz von 50 Halbbildern pro Sekunde (= Bildwechselfrequenz von 50 Hz) auf.

Bei der nachfolgenden Analyse der aufgezeichneten Videobilder wurde von den Untersuchungsleitern zunächst jeweils eine korrekte Einzelwiederholung der Bewegungen lumbal/thorakale Extension und lumbal/thorakale Flexion ausgewählt und anschließend unter Verwendung des PEAK PERFORMANCE Bewegungsanalysesystems (Hersteller: Peak Performance Technologies Inc., Englewood/USA) manuell digitalisiert sowie bildweise analysiert. Dabei wurde der Proband durch ein 17-Punkte-Modell des menschlichen Körpers repräsen-

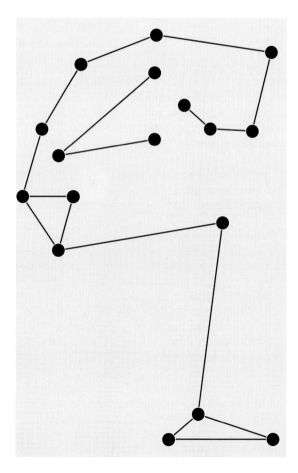

Abb. 64: 17-Punkte-Modell des menschlichen Körpers zur Analyse der lumbal/thorakalen Extensions- und Flexionsbewegungen

tiert. Dieses bestand aus folgenden Referenzpunkten, welche auf den Videoaufnahmen eindeutig identifiziert werden konnten: Fußspitze, Ferse, Fußknöchel, Kniegelenk, Hüftgelenk, vorderer oberer Darmbeinstachel, hinterer Darmbeinkamm, Wirbelsäulensegmente L1, B10 und C7, Schultergelenk, Ellenbogengelenk, Handgelenk, Hinterkante des Kopfes, Stirn, Nase und Kinn (Abb. 64).

Das EMG stellt einen Indikator für die neuromuskuläre Beanspruchung dar (LAURIG 1983). DENNER/KONRAD/MEIER haben die Validität der Analyse- und Übungskonstruktionen DAVID 110-150 infolgedessen mittels polyelektromyographischer Untersuchungen überprüft. Dabei wurden die Aktivitäten der jeweiligen Hauptfunktionsmuskeln, Synergisten und Antagonisten unter maximalen isometrischen und submaximalen dynamischen Arbeitsbedingungen quantifiziert und anhand von Muskelaktivierungsprofilen dokumentiert.

Bei diesen Untersuchungen handelt es sich um drei Einzelfallstudien mit einem beschwerdefreien Probanden, der mit den DAVID Systemen im Detail vertraut war. Jede der drei Studien hatte dabei die Evaluation unterschiedlicher Analyse- und Übungskonstruktionen zum Inhalt. Zwischen der ersten und zweiten Studie lag dabei ein Zeitraum von sechs Monaten, zwischen der zweiten und dritten Studie eine Zeitraum von sechs Wochen. Zum Zwecke der Vergleichbarkeit wurde bei sämtlichen Einzeluntersuchungen dieselbe standardisierte Methodik eingesetzt.

Die Durchführung der elektromyographischen Untersuchungen erfolgte unter Verwendung eines mit einem IBM-kompatiblen PC verbundenen 8-Kanal EMG-Systems (Typ: Myosystem 2000, Hersteller: NORAXON OY, Oulu/Finnland) sowie mittels Applikation von Oberflächenelektroden des Typs blue sensor NF-00-S (Hersteller: Medicotest Oelstykke/Dänemark).

Diese Elektroden wurden paarweise auf der mit Waschbenzin gereinigten Haut über den abzuleitenden Muskelbereichen der mm. erector spinae (Segmente: L4-L5, L2-L3, B12-L1, B10-B11 bzw. C2-C3, C7-T1), rectus abdominis (1. und 2. Abschnitt, getrennt durch die erste intersectio tendinea), obliquus externus, biceps femoris, glutaeus maximus, rectus femoris, splenius (Segmente: C2-C3), levator scapulae, trapezius pars descendens und pars transversus, sternocleidomastoideus, longus capitis sowie scalenus anterior angebracht und anhand von Tapestreifen zusätzlich fixiert. Die Positionierung der Elektroden erfolgte jeweils parallel zum Faserverlauf der abzuleitenden Muskulatur, wobei ein konstanter Elektrodenabstand von 30 mm sichergestellt wurde. Für die präzise Bestimmung der einzelnen Elektrodenpositionen führte die Testperson pro Muskelgruppe jeweils eine kurze isometrische Kontraktion in Bauch- oder Rückenlage bzw. im Sitzen oder Stehen durch, so daß die jeweiligen Muskelbäuche für den Testdurchführenden erkennbar waren bzw. von diesem ertastet werden konnten. Die erste der beiden Elektroden pro Muskel wurde danach unmittelbar über der Mitte des jeweiligen Muskelbauches, die zweite in einer distalen Entfernung von 30 mm hiervon plaziert.

Die Roh-EMG-Signale von jeweils bis zu 8 Muskeln (Auswahl durch den Testdurchführenden in Abhängigkeit von der zu untersuchenden Analyse- bzw. Übungskonstruktion) wurden in einer Bandbreite von 10-1000 Hz aufgezeichnet und mit dem Faktor 1000 verstärkt (CMRR-Faktor >120 dB). Anschließend wurden die Signale A/D-gewandelt, mit einer Abtastrate von 1000 Hz digitalisiert und auf der Festplatte des PCs gespeichert. Unter Verwendung der Software des Myosystems 2000 erfolgte danach eine vollständige Gleichrichtung des EMGs. Abschließend wurde eine Hüllkurve mit einem gleitenden Mittelwert (Mittelungsfaktor 10) gebildet (s. WINTER et al. 1980).

Zum Zwecke der Vergleichbarkeit von Aktivitäten einzelner Muskeln unter definierten isometrischen und dynamischen Arbeitsbedingungen, wurden die aufgezeichneten EMG-Werte bei allen drei Einzelfallstudien normalisiert. Im Anschluß an die Positionierung und Fixierung der Elektroden führte die Testperson dabei zunächst für alle in der jeweiligen Einzeluntersuchung evaluierten Muskeln mehrere standardisierte isometrische Maximalkontraktionen (Synonymbegriff: Referenzkontraktionen, Dauer der maximalen Anspannung: 5 sec, s. 7.2.2) unter biomechanisch günstigen Bedingungen für maximale Kraftentwicklung durch.

Der lumbale und thorakale m. erector spinae wurden dabei in Bauchlage mit geringfügig angehobenem Rumpf sowie im DAVID 110 System (Position 1: lumbal/thorakale Flexion von 30°, Position 2: lumbal/thorakale Flexion von 0°) maximal angespannt. Für die Muskelgruppen m. rectus abdominis und m. obliquus externus bestanden die Referenzkontraktionen aus isometrischen Maximalkontraktionen bei den Übungskonstruktionen gerader und schräger Sit-up sowie DAVID 130 (Position 1: lumbal/thorakale Flexion von 0°, Position 2: lumbal/thorakale Flexion von 30°), DAVID 120 (Position: lumbal/thorakale Rotation von 30°) und DAVID 150 (Position: lumbal/thorakale Lateralflexion von 30°).

Für die Referenzkontraktionen der mm. rectus femoris, glutaeus maximus und biceps femoris wurde die Testperson in ein kombiniertes Knieextensions- und Knieflexionssystem (Typ: DAVID Rehab Systems Knee Unit, Hersteller: David Fitness & Medical Ltd., Vantaa/Finnland) sowie in eine Beinpresse mit Gewichtsscheibenbestückung (Typ: DAVID B 14, Hersteller: David Fitness & Medical Ltd., Vantaa/Finnland) positioniert. In der jeweils biomechanisch günstigsten Gelenkposition für maximale Kraftentwicklung, d. h. bei einem Kniewinkel von 120° (Knieextension) bzw. 150° (Knieflexion), erfolgten danach mehrere maximale isometrische Kontraktionen. Für die Bestimmung der maximalen Aktivität des m. glutaeus maximus wurden darüber hinaus einbeinige maximale isometrische Kontraktionen der Hüftextensoren in Bauchlage durchgeführt.

Die zervikalen Hauptfunktionsmuskeln mm. erector spinae (Segmente: C2-C3 und C7-T1), splenius (Segmente: C2-C3), levator scapulae, trapezius pars descendens und pars transversus, sternocleidomastoideus, longus capitis sowie scalenus anterior wurden in verschiedenen Kopfpositionen gegen manuellen Widerstand sowie im DAVID 140 System (Position 1: zervikale Flexion von 30°, Position 2: zervikale Flexion von 0°, Position 3: zervikale Lateralflexion von 30°) maximal angespannt.

Im Anschluß an die Absolvierung der jeweiligen isometrischen Referenz- bzw. Maximalkontraktionen führte die Testperson an jedem DAVID System sechs dynamisch-konzentrische und dynamisch-exzentrische Wiederholungen mit einer Gewichtslast, die 70 % des dynamischen 1 rpm entsprach und die im Rahmen von Voruntersuchungen des Probanden exakt bestimmt wurde, durch. Die Belastungshöhe von 70 % des dynamischen 1 rpm wurde gewählt, um sowohl die Analyse- als auch die Übungskonstruktion (s. Kapitel 9) unter realistischen, d. h. der Trainingspraxis entsprechenden Bedingungen evaluieren zu können. Der Einsatz eines handelsüblichen Metronoms stellt dabei die optische bzw. akustische Standardisierung der Bewegungsgeschwindigkeit sicher (s. 7.2.3.2.1), der Einsatz eines externen, flexiblen und DMS-verstärkten Goniometers (Hersteller: Penny & Giles/UK) - dieser wurde jeweils am Rahmen und am Bewegungsarm der einzelnen DAVID Systeme befestigt - ermöglichte die Unterscheidung von dynamisch-konzentrischen und dynamisch-exzentrischen Bewegungsphasen.

Bei allen Einzeluntersuchungen (Gesamtdauer pro Untersuchungstag: 6-8 Stunden) hatte die Probandin sowohl zwischen den einzelnen Referenzkontraktionen als auch beim Wechsel von einer Analyse- bzw. Übungskonstruktion zur jeweils nächsten, ausreichend Gelegenheit zur vollständigen Regeneration.

Im Rahmen der Auswertung und Analyse der Meßdaten wurden nach der vollständigen Gleichrichtung des Roh-EMGs und anschließenden Glättung zunächst die isometrischen Maximalkontraktionen evaluiert und das jeweilige IEMG über einen Zeitraum von 1 sec errechnet (Zeitraum: 3.-4. Sekunde der 5 Sekunden dauernden isometrischen Maximalkontraktion, Einheit: mV x sec). In einem nächsten Schritt wurde die mittlere Amplitude des EMGs berechnet (Einheit: mV). Danach erfolgte für jeden Muskel die Bestimmung des sogenannten Referenzwerts. Dieser ist wie folgt definiert: Höchster Wert der Muskelaktivität während aller isometrischer Referenz-/Maximalkontraktionen (Einheit: mV). In der internationalen Fachliteratur ist hierfür der Begriff „isometric maximum voluntary contraction (IMVC)" etabliert. Diese Vorgehensweise ermöglichte es, das Aktivitätsniveau jedes evaluierten Muskels unter den standardisierten isometrischen und dynamischen Bedingungen der einzelnen Analyse- und Übungskonstruktionen als einen Prozentsatz des myoelektrischen Potentials der jeweiligen isometrischen Referenzkontraktion zu quantifizieren und in der Einheit %IMVC auszudrücken.

Bei der Auswertung und Analyse der jeweils sechs dynamischen Wiederholungen pro Übungskonstruktion wurden zunächst für die jeweils 3., 4. und 5. Wiederholung die mittlere Amplitude der EMG-Signale der konzentrischen und exzentrischen Bewegungsphasen berechnet und im Anschluß daran der Mittelwert aus den mittleren Amplituden der drei dynamisch-konzentrischen und dynamisch-exzentrischen Wiederholungen gebildet. Dieser Mittelwert wurde dann in Abhängigkeit von den Referenzwerten jedes evaluierten Muskels normalisiert und ebenfalls in der Einheit %IMVC quantifiziert. Die gleichzeitig zeit- und amplitudennormalisierten EMG-Werte bieten die Möglichkeit, Bewegungen mit unterschiedlicher Dauer und variierenden Kraftverhältnissen vergleichen zu können. Die mittlere Amplitude der EMG-Signale (Synonymbegriff: mittlere Aktivierung) beschreibt dabei den neuromuskulären Input für die untersuchte Bewegungsphase (LAURIG 1983).

Im Rahmen der nachfolgenden Dokumentation von Ergebnissen eigener Untersuchungen werden die elektromyographisch ermittelten Muskelaktivierungsprofile jeweils nach den Charakteristika zur Beurteilung der Reliabilität der Einzelanalysen dargestellt. Wie bereits erwähnt, erfolgt diese Darstellung aus Gründen der inneren Logik sowie der Übersichtlichkeit nach Analysesystemen geordnet.

KAPITEL 7.4

ERGEBNISSE EIGENER RELIABILITÄTS- UND VALIDITÄTSUNTERSUCHUNGEN

7.4.1 Reliabilität und Validität der Analysen mit den DAVID Systemen 110 und 130

21 beschwerdefreie und nicht spezifisch wirbelsäulentrainierte Erwachsene (18 Männer, 3 Frauen, Alter: 28,0 ± 4,2 Jahre, Größe: 178,7 ± 6,6 cm, Gewicht: 78,0 ± 9,6 kg) bildeten eine Experimentalgruppe, die an drei verschiedenen Tagen von einem erfahrenen Testdurchführenden analysiert wurde. Das Zeitintervall zwischen den einzelnen Untersuchstagen betrug 72 Stunden. Unter Verwendung des kombinierten Analysesystems DAVID Rehab Systems Spine Unit (s. Kapitel 7.1.1.2) wurden dabei jeweils die LWS-/BWS-Mobilität in der Sagittalebene sowie die isometrische Maximalkraft der lumbal/thorakalen Extensoren (Meßpositionen: lumbal/thorakale Flexion von 30° und 0°) und Flexoren (Meßpositionen: lumbal/thorakale Flexion von 0° und 30°) ermittelt (Tab. 49).

Der Reliabilitätskoeffizient für den Meßparameter LWS-/BWS-Mobilität sagittal beträgt 3,2°. Für die isometrische Maximalkraft der lumbal/thorakalen Extensoren wurden Reliabilitätskoeffizienten von 29,9 Nm (Meßposition: lumbal/thorakale Flexion von 30°) bzw. 34,3 Nm (Meßposition: lumbal/thorakale Flexion von 0°) errechnet, während die entsprechenden Reliabilitätskoeffizienten für die isometrische Maximalkraft der lumbal/thorakalen Flexoren 20,0 Nm (Meßposition: lumbal/thorakale Flexion von 0°) bzw. 15,7 Nm (Meßposition: lumbal/thorakale Flexion von 30°) betragen. Abb. 65 und 66 veranschaulichen die ermittelten Ergebnisse.

Die Korrelationskoeffizienten nach PEARSON variieren für den Parameter LWS-/BWS-Mobilität sagittal zwischen r= 0,90 (Vergleich Tag 1 mit Tag 3) und r= 0,96 (Vergleich Tag 2 mit Tag 3). Für die isometrische Maximalkraft der lumbal/thorakalen Extensoren wurden Korrelationskoeffizienten von r= 0,97-0,98 (Meßposition: lumbal/thorakale Flexion von 30°) bzw. r= 0,96-0,97 (Meßposition: lumbal/thorakale Flexion von 0°), für die isometrische Maximalkraft der lumbal/thorakalen Flexoren von r= 0,97-0,99 (Meßposition: lumbal/thorakale Flexion von 0°) bzw. r= 0,98-0,99 (Meßposition: lumbal/thorakale Flexion von 30°) errechnet.

Exkurs: ILVESMÄKI (1992/1993) hat mit der DAVID Rehab Systems Spine Unit 7 beschwerdefreie Männer (Al-

Kriterium	Exp.-Gruppe
LWS/BWS-Mobilität sagittal (in Grad)	
Tag 1	78,7 ± 3,2
Tag 2	78,9 ± 3,1
Tag 3	79,3 ± 2,8
Isometr. Maximalkraft (in Nm)	
lumbal/thorakale Extensoren	
l./th. Flexion von 30°	
Tag 1	278,4 ± 51,8
Tag 2	284,4 ± 61,4
Tag 3	284,1 ± 54,1
l./th. Flexion von 0°	
Tag 1	230,6 ± 54,3
Tag 2	227,2 ± 56,9
Tag 3	234,6 ± 56,4
lumbal/thorakale Flexoren	
l./th. Flexion von 0°	
Tag 1	200,5 ± 40,7
Tag 2	201,3 ± 41,6
Tag 3	202,4 ± 41,5
l./th. Flexion von 30°	
Tag 1	167,8 ± 28,1
Tag 2	164,8 ± 32,9
Tag 3	164,7 ± 33,0

Tab. 49: Meßparameter der Experimentalgruppe (n= 21)

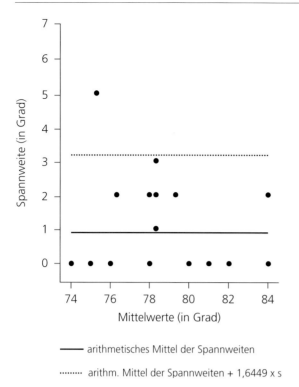

Abb. 65: Spannweite-gegen-arithmetisches Mittel-Plot für den Meßparameter LWS-BWS-(Gesamt)Mobilität sagittal

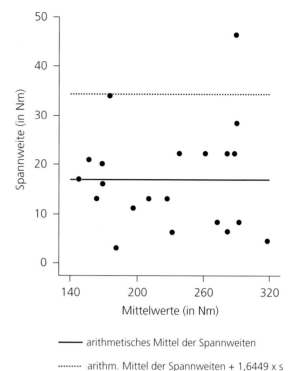

Abb. 66b: Spannweite-gegen-arithmetisches Mittel-Plot für den Meßparameter isometrische Maximalkraft der lumbal/thorakalen Extensoren (Meßposition lumbal/thorakale Flexion von 0°)

ter: 33,1 ± 5,4 Jahre, Größe: 181,3 ± 4,1 cm, Gewicht: 74,7 ± 9,4 kg) und 28 beschwerdefreie Frauen (Alter: 35,8 ± 9,4 Jahre, Größe: 163,9 ± 4,8 cm, Gewicht: 63,4 ± 8,8 kg) an zwei verschiedenen Tagen getestet. Die Autorin ermittelte dabei für den Parameter isometrische Maximalkraft der lumbal/thorakalen Extensoren Korrelationskoeffizienten von r= 0,93-0,95 (Meßpositi-

on: lumbal/thorakale Flexion von 30°) bzw. r= 0,84-0,89 (Meßposition: lumbal/thorakale Flexion von 0°). Für den Parameter isometrische Maximalkraft der lumbal/thorakalen Flexoren ergaben sich Korrelationskoeffizienten von r= 0,89-0,92 (Meßposition: lumbal/thorakale Flexion von 0°) bzw. r= 0,86-0,96 (Meßposition: lumbal/thorakale Flexion von 30°).

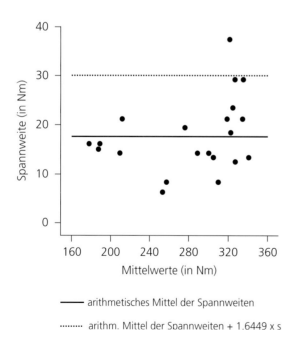

Abb. 66a: Spannweite-gegen-arithmetisches Mittel-Plot für den Meßparameter isometrische Maximalkraft der lumbal/thorakalen Extensoren (Meßposition lumbal/thorakale Flexion von 30°)

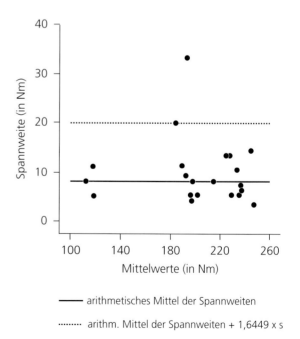

Abb. 66c: Spannweite-gegen-arithmetisches Mittel-Plot für den Meßparameter isometrische Maximalkraft der lumbal/thorakalen Flexoren (Meßposition lumbal/-thorakale Flexion von 0°)

Ergebnisse eigener Reliabilitäts- und Validitätsuntersuchungen

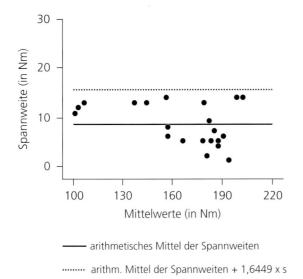

Abb. 66d: *Spannweite-gegen-arithmetisches Mittel-Plot für den Meßparameter isometrische Maximalkraft der lumbal/thorakalen Flexoren (Meßposition lumbal/thorakale Flexion von 30°)*

Die am zweiten Untersuchungstag erfaßten Meßwerte waren dabei signifikant höher als die entsprechenden Werte des ersten Untersuchungstages. „Dies weist auf einen signifikanten Lerneffekt zwischen den beiden Tests hin" (ILVESMÄKI (1993).

WYDRA (1993) hat die Reliabilität der isometrischen Maximalkraftanalysen an den DAVID Systemen 110 und 130 mit unterschiedlichen Stichproben analysiert. Der Autor machte keine Angaben darüber, ob es sich dabei um Personen mit oder ohne Rückenbeschwerden handelte. An zwei verschiedenen Tagen durchgeführte Untersuchungen (Zeitintervall zwischen den beiden Untersuchungstagen: vier Tage) von 11 Männern (Alter: 48,0 ± 11,1 Jahre, Größe: 175,0 ± 4,0 cm, Gewicht: 75,8 ± 8,3 kg) und 16 Frauen (Alter: 46,8 ± 8,6 Jahre, Größe: 165,5 ± 7,0 cm, Gewicht: 63,7 ± 10,5 kg) ergaben dabei für den Meßparameter isometrische Maximalkraft der lumbal/thorakalen Extensoren (Meßposition: lumbal/thorakale Flexion von 30°) einen Korrelationskoeffizienten von r= 0,96. Eine mit demselben Design durchgeführte Studie, an der 14 Männer (Alter: 40,5 ± 7,8 Jahre, Größe: 175,2 ± 5,1 cm, Gewicht: 75,4 ± 10,0 kg) und 14 Frauen (Alter: 43,1 ± 10,6 Jahre, Größe: 163,8 ± 4,3 cm, Gewicht: 63,7 ± 14,4 kg) teilnahmen, ermittelte für den Meßparameter isometrische Maximalkraft der lumbal/thorakalen Flexoren (Meßposition: lumbal/thorakale Flexion von 0°) einen Korrelationskoeffizienten von r= 0,98.

LAUER (1994) hat die Reliabilität isometrischer Maximalkraftanalysen an den DAVID Systemen 110 und 130 vor Beginn einer Trainingsstudie evaluiert. 22 männliche und 22 weibliche Testpersonen wurden dabei von zwei verschiedenen Testdurchführenden an zwei Untersuchungstagen getestet. Die Autorin ermittelte für das Analysesystem DAVID 110 einen Korrelationskoeffizienten von r= 0,97, während der Korrelationskoeffizient für das Analysesystem DAVID 130 mit r= 0,98 errechnet wurde.

Bei den polyelektromyographischen Untersuchungen zur Evaluation der Validität der Analyse- und Übungskonstruktion DAVID 110 wurden die myoelektrischen Aktivitäten folgender Muskeln der rechten Körperseite erfaßt:
- m. rectus abdominis
- m. rectus femoris
- m. biceps femoris

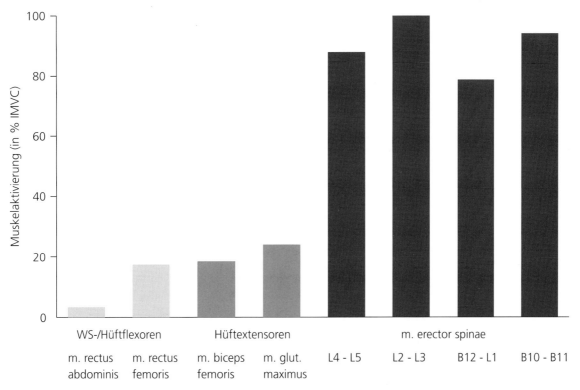

Abb. 67: *Muskelaktivierungsprofil des DAVID Systems 110 unter maximalen isometrischen Arbeitsbedingungen (Meßposition: lumbal/thorakale Flexion von 30°)*

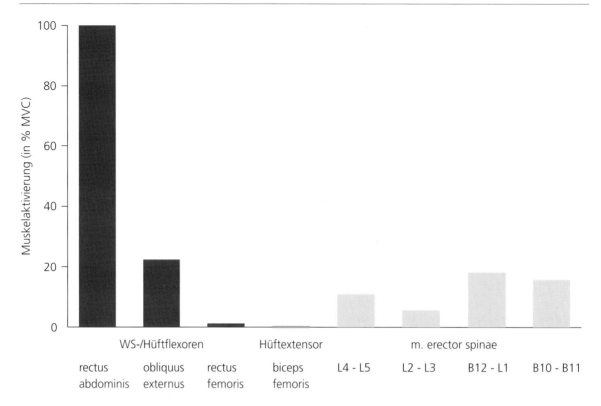

Abb. 68: Muskelaktivierungsprofil des DAVID Systems 130 unter maximalen isometrischen Arbeitsbedingungen (Meßposition: lumbal/thorakale Flexion von 0°)

- m. glutaeus maximus
- m. erector spinae (Segmente L4-L5)
- m. erector spinae (Segmente L2-L3)
- m. erector spinae (Segmente T12-L1)
- m. erector spinae (Segmente T10-T11)

Abb. 67 dokumentiert das Muskelaktivierungsprofil des DAVID Systems 110 unter maximalen isometrischen Arbeitsbedingungen (Meßposition: lumbal/thorakale Flexion von 30°). Der Antagonist m. rectus abdominis zeigt dabei eine Aktivität in Höhe von 4,3%IMVC, während die Synergisten mm. rectus femoris, biceps femoris und glut. maximus Aktivitäten von 17,5%IMVC, 18,5%IMVC und 26,3%IMVC erzeugen. Die Aktivitäten des m. erector spinae entsprechen in den ausgewählten lumbalen Anteilen 87,8%IMVC (Segmente L4-L5) und 100,0%IMVC (Segmente L2-L3), während in den ausgewählten thorakalen Anteilen Aktivitäten von 78,7%IMVC (Segmente T12-L1) und 94,1%IMVC (Segmente T10-T11) auftreten.

Die Muskelaktivierungsprofile der Analyse- und Übungskonstruktion DAVID 130 wurden anhand polyelektromyographischer Untersuchungen folgender Muskeln der rechten Körperseite erstellt:
- m. rectus abdominis
- m. obliquus externus
- m. rectus femoris
- m. biceps femoris
- m. erector spinae (Segmente L4-L5)
- m. erector spinae (Segmente L2-L3)
- m. erector spinae (Segmente T12-L1)
- m. erector spinae (Segmente T10-T11)

Unter maximalen isometrischen Arbeitsbedingungen (Meßposition: lumbal/thorakale Flexion von 0°) zeigt der Antagonist m. erector spinae Aktivitäten in Höhe von 10,8%IMVC (Segmente L4-L5), 5,7%IMVC (Segmente L2-L3), 18,0%IMVC (Segmente T12-L1) und 15,5%IMVC (Segmente T10-T11), während der m. biceps femoris nicht aktiviert wird. Die Synergistenaktivitäten betragen 22,4%IMVC (m. obliquus externus) und 1,2%IMVC (m. rectus femoris), der m. rectus abdominis wird maximal (100%IMVC) aktiviert (Abb. 68).

9 beschwerdefreie und nicht spezifisch wirbelsäulentrainierte Erwachsene (6 Männer, 3 Frauen, Alter: 29,8

Kriterium	Exp.-Gruppe
Veränderung median frequency (in %)	
rechtsseitiger m. erector spinae	
Tag 1	-9,3 ± 8,0
Tag 2	-10,6 ± 8,1
linksseitiger m. erector spinae	
Tag 1	-13,6 ± 7,8
Tag 2	-10,3 ± 8,3
Veränderung mean power frequency (in %)	
rechtsseitiger m. erector spinae	
Tag 1	-7,7 ± 6,6
Tag 2	-10,7 ± 7,5
linksseitiger m. erector spinae	
Tag 1	-14,3 ± 7,7
Tag 2	-11,2 ± 9,2

Tab. 50: Meßparameter der Experimentalgruppe (n= 9)

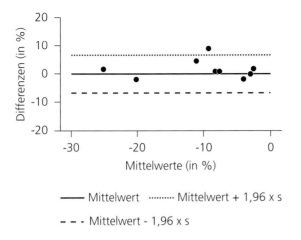

Abb. 69a: Differenz-gegen-Mittelwert-Plot für den Meßparameter median frequency (rechtsseitiger m. erector spinae)

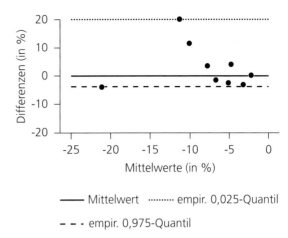

Abb. 69c: Differenz-gegen-Mittelwert-Plot für den Meßparameter mean power frequency (rechtsseitiger m. erector spinae)

± 5,9 Jahre, Größe: 175,4 ± 8,4 cm, Gewicht: 69,8 ± 11,3 kg) nahmen an einer Studie teil, welche die Reliabilität der emg-gestützten Analyse der statischen Muskelleistungsfähigkeit der lumbalen Extensoren evaluierte. Die Testpersonen wurden dabei von einem erfahrenen Testdurchführenden an zwei verschiedenen Untersuchungstagen (Zeitintervall zwischen den einzelnen Untersuchstagen: drei Tage) analysiert, wobei die einzelnen Elektroden jeweils neu positioniert wurden. Tab. 50 veranschaulicht das für die elektrischen Parameter median frequency (MF) und mean power frequency (MPF) ermittelte Datenmaterial (vorgegebenes Durchschnittsnettodrehmoment: 81,8 ± 19,8 Nm).

Die Reliabilitätskoeffizienten für den Meßparameter median frequency betragen 6,9 % (rechtsseitiger m. erector spinae) sowie 9,3 % (linksseitiger erector spinae). Für den Parameter mean power frequency des rechtsseitigen m. erector spinae - das Datenmaterial ist nicht normalverteilt - ergibt sich ein empirisches 0,025-Quantil von -3,9 % sowie ein empirisches 0,975-Quantil von 20,1 %. Der Reliabilitätskoeffizient für den Parameter mean power frequency des linksseitigen m. erector spinae beträgt 8,1 %. Abb. 69a-d veranschaulichen die ermittelten Ergebnissen in graphischer Form.

Die Korrelationskoeffizienten r nach PEARSON betragen für den Parameter median frequency 0,83 (linksseitiger m. erector spinae) und 0,90 (rechtsseitiger m. erector spinae), für den Parameter mean power frequency 0,90 (linksseitiger m. erector spinae).

Die Reliabilität der Standardanalyse zur Quantifizierung der dynamischen Muskelleistungsfähigkeit der lumbal/thorakalen Extensoren wurde von einem erfahrenen Testdurchführenden anhand von wiederholten Untersuchungen von 13 beschwerdefreien und nicht spezifisch wirbelsäulentrainierten Erwachsenen (8 Männer, 5 Frauen, Alter: 34,8 ± 8,2 Jahre, Größe: 174,9 ± 7,1 cm, Gewicht: 71,8 ± 13,5 kg) evaluiert. Die Probanden, deren isometrische Maximalkraft (Meßposition: lumbal/thorakale Flexion von 30°) 210,8 ± 56,6 Nm betrug, absolvierten hierfür an drei Untersuchungstagen (Zeitintervall zwischen den einzelnen Untersuchungstagen: jeweils drei Tage) jeweils eine dynamische Ermüdungsserie mit einer gleichbleibenden Gewichtslast von 35,0 ± 8,4 kg.

Die Dauer dieser dynamischen Ermüdungsserien unterschied sich nicht signifikant und betrug 55,8 ± 19,0 sec am Tag 1, 56,6 ± 17,9 sec am Tag 2 sowie 59,7 ± 17,8 sec am Tag 3.

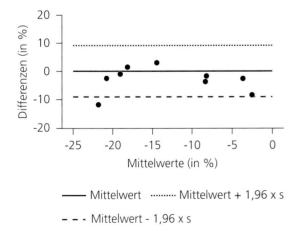

Abb. 69b: Differenz-gegen-Mittelwert-Plot für den Meßparameter median frequency (linksseitiger m. erector spinae)

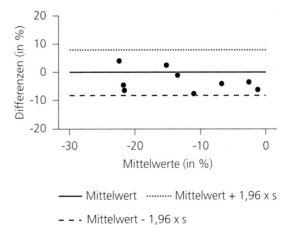

Abb. 69d: Differenz-gegen-Mittelwert-Plot für den Meßparameter mean power frequency (linksseitiger m. erector spinae)

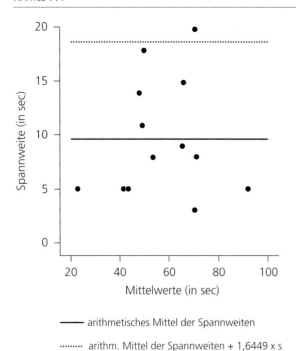

Abb. 70: Spannweite-gegen-arithmetisches Mittel-Plot für die Dauer der dynamischen Ermüdungsserie

Der Reliabilitätskoeffizient für die Dauer der Ermüdungsserie beträgt 18,7 sec (Abb. 70), während die Berechnungen des Korrelationskoeffizienten nach PEARSON Werte von r= 0,93 (Vergleich Tag 1 mit Tag 2), r= 0,88 (Vergleich Tag 1 mit Tag 3) und r= 0,92 (Vergleich Tag 2 mit Tag 3) ergeben.

Die Reliabilität der optionalen Analyse zur Quantifizierung der dynamischen Muskelleistungsfähigkeit der lumbal/thorakalen Extensoren wurde unter Verwendung eines analogen Untersuchungsdesigns evaluiert. Bei 7 beschwerdefreien und nicht spezifisch wirbelsäulentrainierten Erwachsenen (3 Männer, 4 Frauen, Alter: 30,1 ± 7,0 Jahre, Größe: 171,6 ± 5,2 cm, Gewicht: 66,6 ± 16,8 kg) wurden dabei an drei verschiedenen Untersuchungstagen (Zeitintervall zwischen den einzelnen Untersuchungstagen: jeweils drei Tage) zunächst die peak power (= maximale Leistung innerhalb von drei dynamisch-konzentrischen Wiederholungen mit einer Gewichtslast von 30,7 ± 7,8 kg) und danach die Dauer der dynamischen Ermüdungsserie (Gewichtslast: 30,7 ± 7,8 kg, vorgegebene Leistung: 109,9 ± 39,2 Watt) bestimmt.

Die Meßwerte für die peak power bzw. die Dauer der dynamischen Ermüdungsserie unterschieden sich nicht signifikant und betrugen 274,1 ± 110,6 Watt bzw. 70,1 ± 18,0 sec am Tag 1, 279,0 ± 102,1 Watt bzw. 70,0 ± 16,3 sec am Tag 2 sowie 276,7 ± 96,3 Watt bzw. 73,7 ± 17,5 sec am Tag 3.

Die Reliabilität des Meßparameters peak power wird durch einen Reliabilitätskoeffizienten von 39,0 Watt (Abb. 71) und durch Korrelationskoeffizienten nach PEARSON von r= 0,99 (Vergleich Tag 1 mit Tag 2, Vergleich Tag 1 mit Tag 3 sowie Vergleich Tag 2 mit Tag 3) charakterisiert. Der Reliabilitätskoeffizient für die Dauer der dynamischen Ermüdungsserie mit vorgegebener Leistung beträgt 10,8 sec (Abb. 72), während für die Korrelationskoeffizienten nach PEARSON Werte von r= 0,96 (Vergleich Tag 1 mit Tag 2 und Vergleich Tag 1 mit Tag 3) bzw. r= 0,97 (Vergleich Tag 2 mit Tag 3) errechnet wurden.

Die logische Validität von Standard- und optionaler Analyse zur Quantifizierung der dynamischen Muskelleistungsfähigkeit der lumbal/thorakalen Extensoren hängt insbesondere von Art und Ausmaß der Isolation der Hauptfunktionsmuskulatur ab. Diese wird bei beiden Analysen bis zur Ermüdung bzw. Erschöpfung belastet. Infolgedessen konzentrieren sich die eigenen Untersuchungen auf diesen Aspekt.

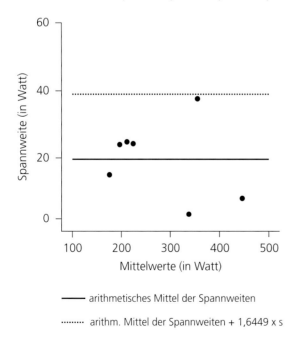

Abb. 71: Spannweite-gegen-arithmetisches Mittel-Plot für den Meßparameter peak power

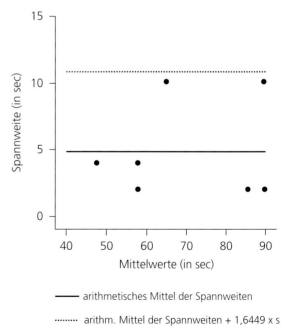

Abb. 72: Spannweite-gegen-arithmetisches Mittel-Plot für die Dauer der dynamischen Ermüdungsserie mit vorgegebener Leistung

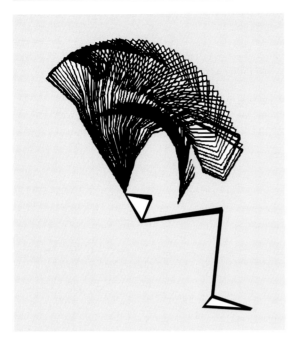

Abb. 73: Komplexer Hüft-/Beckenfixierungsmechanismus und isolierte lumbal/thorakale Extensions- und Flexionsbewegungen an den DAVID Systemen 110 u. 130

Die kinematische 2-D-Analyse von DENNER und ALP untersuchte primär die Fragestellung, ob und inwieweit der komplexe Hüft-/Beckenfixierungsmechanismus der DAVID Systeme 110 bzw. 130 sagittale Bewegungen des Beckens bei der isolierten lumbal/thorakalen Extension und Flexion eliminiert bzw. reduziert. Anhand der aufgezeichneten und digitalisierten Videobilder konnten dabei die Bewegungen von Unter- und Oberschenkel, Becken, Lenden-, Brust- und Halswirbelsäule, Kopf, Schulter sowie Unter- und Oberarme analysiert und beschrieben werden.

Bei der lumbal/thorakalen Flexion und Extension mit einer Bewegungsamplitude von insgesamt 80° (lumbal/thorakale Flexion: 55°, lumbal/thorakale Extension: 25°) verändert der vordere obere Darmbeinstachel seine Position nur äußerst geringfügig. Bei vollständiger Aktivierung des komplexen Hüft-/Beckenfixierungsmechanismus kann das Becken danach während der lumbal/thorakalen Flexionsbewegung um ungefähr 2-3° kippen.

Während Unter- und Oberschenkel sowie Schulter, Unter- und Oberarme keine eigentlichen Positionsveränderungen zeigen, wird die Extension und Flexion der Lenden- und Brustwirbelsäule von umfangreichen Extensions- und Flexionsbewegungen der Halswirbelsäule und des Kopfes begleitet. Diese dienen zur Einleitung und Steuerung der Rumpfbewegungen (s. Kapitel 7.1.1.1 und 7.1.1.2). Abb. 73 illustriert die komplexen Bewegungsbahnen der involvierten Körpersegmente.

Anhand der o.a. polyelektromyographischer Untersuchungen ausgewählter Muskeln der rechten Körperseite wurden Muskelaktivierungsprofile zur Charakterisierung der dynamisch-konzentrischen und dynamisch-exzentrischen Bewegungen am DAVID 110 System erstellt.

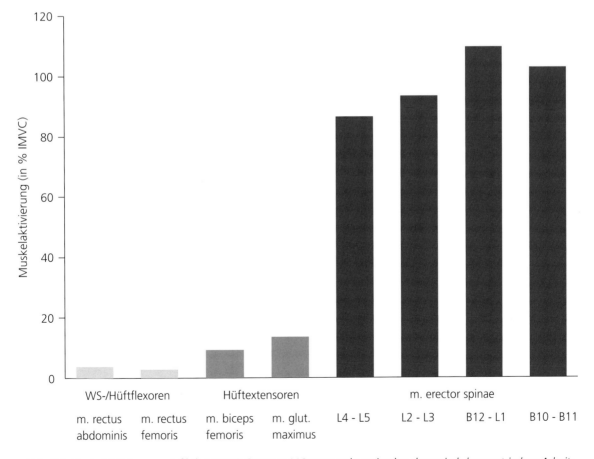

Abb. 74: Muskelaktivierungsprofil des DAVID Systems 110 unter submaximalen dynamisch-konzentrischen Arbeitsbedingungen (Gewichtslast: 70% des dynamischen 1 rpm)

Unter submaximalen dynamisch-konzentrischen Arbeitsbedingungen (Gewichtslast: 70% des dynamischen 1 rpm) zeigt der Antagonist m. rectus abdominis eine Aktivität in Höhe von 3,7%IMVC, während die Synergisten m. rectus femoris, m. biceps femoris und m. glutaeus maximus Aktivitäten von 2,9%IMVC, 9,2%IMVC und 13,4%IMVC erzeugen. Die Aktivitäten des m. erector spinae entsprechen in den ausgewählten lumbalen Anteilen 86,3%IMVC (Segmente L4-L5) und 93,2%IMVC (Segmente L2-L3), während in den ausgewählten thorakalen Anteilen Aktivitäten von 109,5%IMVC (Segmente T12-L1) und 102,5%IMVC (Segmente T10-T11) auftreten (Abb. 74).

Unter submaximalen dynamisch-exzentrischen Arbeitsbedingungen lassen sich die Muskelaktivitäten folgendermaßen quantifizieren: m. rectus abdominis: 2,5 %IMVC, m. rectus femoris: 2,2%IMVC, m. biceps femoris: 8,2%IMVC, m. glutaeus maximus: 8,1%IMVC, m. erector spinae L4-L5: 39,9%IMVC, m. erector spinae L2-L3: 32,7%IMVC, m. erector spinae B12-L1: 35,6 %IMVC sowie m. erector spinae B10-B11: 29,3%IMVC.

7.4.2 Reliabilität und Validität der Analysen mit dem DAVID 150 System

10 beschwerdefreie und nicht spezifisch wirbelsäulentrainierte Erwachsene (5 Männer, 5 Frauen, Alter: 26,4 ± 3,0 Jahre, Größe: 173,4 ± 7,6 cm, Gewicht: 70,4 ± 14,2 kg) bildeten eine Experimentalgruppe, die an drei verschiedenen Tagen von einem unerfahrenen Testdurchführenden analysiert wurde. Zwischen den einzelnen Untersuchungstagen lag ein Zeitraum von jeweils drei Tagen. Unter Verwendung eines ersten Prototypen des DAVID 150 Systems wurde dabei jeweils die isome-

Kriterium	Exp.-Gruppe
Isometr. Maximalkraft (in Nm)	
rechtsseitige Lateralflexoren	
l./th. Lateralflexion von 30°	
Tag 1	152,5 ± 39,1
Tag 2	150,4 ± 43,9
Tag 3	151,1 ± 42,3
l./th. Lateralflexion von 0°	
Tag 1	138,2 ± 40,8
Tag 2	136,5 ± 38,5
Tag 3	140,8 ± 39,1
l./th. Lateralflexion von -30°	
Tag 1	96,5 ± 33,4
Tag 2	96,3 ± 25,4
Tag 3	100,9 ± 27,8
linksseitige Lateralflexoren	
l./th. Lateralflexion von 30°	
Tag 1	151,2 ± 38,8
Tag 2	153,5 ± 41,8
Tag 3	156,7 ± 39,3
l./th. Lateralflexion von 0°	
Tag 1	134,3 ± 29,3
Tag 2	133,0 ± 27,9
Tag 3	133,3 ± 25,5
l./th. Lateralflexion von -30°	
Tag 1	98,0 ± 25,6
Tag 2	100,6 ± 23,3
Tag 3	98,7 ± 23,3

Tab. 51: Meßparameter der Experimentalgruppe (n= 10)

trische Maximalkraft der rechts- und linksseitigen lumbal/thorakalen Lateralflexoren (Meßpositionen: lumbal/thorakale Lateralflexion von 30°, 0° und -30°) ermittelt (Tab. 51).

Die Reliabilitätskoeffizienten für die isometrische Maximalkraft der rechtsseitigen lumbal/thorakalen Lateralflexoren betragen 32,0 Nm (Meßposition: lumbal/thorakale Lateralflexion von 30°, Abb. 75), 22,3 Nm (Meßposition: lumbal/thorakale Lateralflexion von 0°) sowie 30,0 Nm (Meßposition: lumbal/thorakale Lateralflexion von -30°). Die entsprechenden Werte für die isometrische Maximalkraft der linksseitigen lumbal/thorakalen Lateralflexoren lauten 55,0 Nm (Meßposition: lumbal/thorakale Lateralflexion von 30°), 16,7 Nm (Meßposition: lumbal/thorakale Lateralflexion von 0°) sowie 21,6 Nm (Meßposition: lumbal/thorakale Lateralflexion von -30°).

Die Korrelationskoeffizienten r nach PEARSON variieren für den Parameter isometrische Maximalkraft der rechtsseitigen lumbal/thorakalen Lateralflexoren zwischen 0,94 und 0,98 (Meßposition: lumbal/thorakale Lateralflexion von 30°), 0,97 und 0,98 (Meßposition: lumbal/thorakale Lateralflexion von 0°) bzw. 0,89 und 0,94 (Meßposition: lumbal/thorakale Lateralflexion von -30°). Für die isometrische Maximalkraft der linksseitigen lumbal/thorakalen Lateralflexoren betragen die Korrelationskoeffizienten r= 0,86-0,98 (Meßposition: lumbal/thorakale Lateralflexion von 30°), 0,95-0,98 (Meßposition: lumbal/thorakale Lateralflexion von 0°) bzw. 0,92-0,94 (Meßposition: lumbal/thorakale Lateralflexion von -30°).

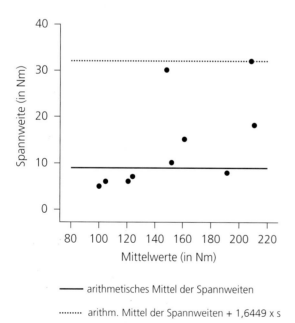

Abb. 75: Spannweite-gegen-arithmetisches Mittel-Plot für den Meßparameter isometrische Maximalkraft der lumbal/thorakalen Lateralflexoren (rechtsseitige Lateralflexoren, Meßposition: lumbal/thorakale Lateralflexion von 30°)

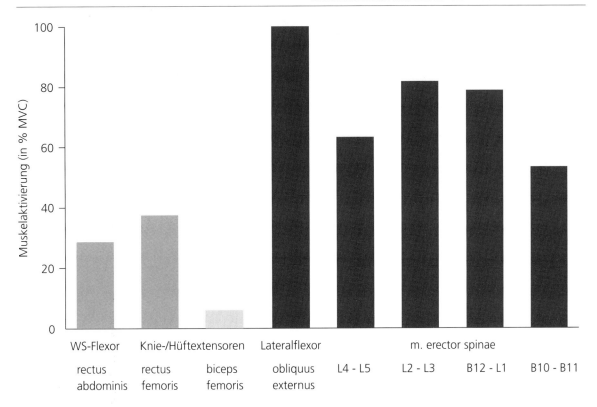

Abb. 76: Muskelaktivierungsprofil des DAVID Systems 150 unter maximalen isometrischen Arbeitsbedingungen (Meßposition: lumbal/thorakale Lateralflexion von 30°)

Muskelaktivierungsprofile der Analyse- und Übungskonstruktion DAVID 150 wurden mittels polyelektromyographischer Untersuchungen folgender Muskeln der rechten Körperseite erstellt:
- m. rectus abdominis
- m. rectus femoris
- m. biceps femoris
- m. obliquus externus
- m. erector spinae (Segmente L4-L5)
- m. erector spinae (Segmente L2-L3)
- m. erector spinae (Segmente T12-L1)
- m. erector spinae (Segmente T10-T11)

Unter maximalen isometrischen Arbeitsbedingungen (Meßposition: lumbal/thorakale Lateralflexion von 30°) zeigt der m. obliquus externus eine maximale Aktivität von 100%IMVC, während der Synergist m. erector spinae Aktivitäten in Höhe von 63,1%IMVC (Segmente L4-L5), 81,9%IMVC (Segmente L2-L3), 78,7%IMVC (Segmente T12-L1) und 53,3%IMVC (Segmente T10-T11) erzeugt. Beim m. rectus femoris - durch die Art der Konstruktion des Systems ebenfalls ein möglicher Synergist - tritt eine Aktivität in Höhe von 37,5%IMVC auf, während die Aktivitäten der mm. rectus abdominis und biceps femoris 28,6%IMVC und 6,4%IMVC betragen (Abb. 76).

7.4.3 Reliabilität und Validität der Analysen mit dem DAVID 120 System

11 beschwerdefreie und nicht spezifisch wirbelsäulentrainierte Erwachsene (7 Männer, 4 Frauen, Alter: 24,7 ± 1,0 Jahre, Größe: 181,4 ± 10,4 cm, Gewicht: 75,6 ± 14,6 kg) wurden an zwei verschiedenen Tagen von einem erfahrenen Testdurchführenden analysiert (Zeitraum zwischen den Untersuchstagen: drei Tage). Als Analysesystem diente dabei ein erster Prototyp des DAVID 120 Systems, der eine Autofixation von Becken und Schulter bzw. Schultergürtel vorsah (s. Kapitel 7.1.1.4 und Abb. 48).

Folgende Meßparameter wurden bestimmt: LWS-/BWS-Gesamtmobilität in der Transversalebene (Parameter: Rotation nach rechts, Rotation nach links, Rotation gesamt), isometrische Maximalkraft der rechts- und links-

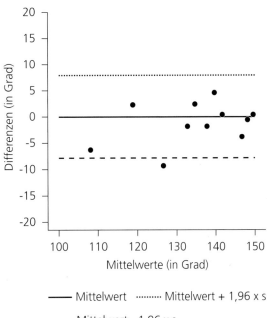

Abb. 77: Differenz-gegen-Mittelwert-Plot für den Meßparameter LWS-/BWS-Gesamtmobilität transversal

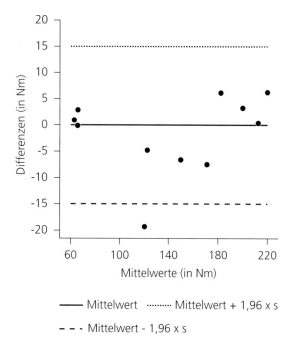

Abb. 78: Differenz-gegen-Mittelwert-Plot für den Meßparameter isometrische Maximalkraft der lumbal/thorakalen Rotatoren (rechtsseitige Rotatoren, Meßposition: lumbal/thorakale Rotation von 30°)

seitigen lumbal/thorakalen Rotatoren (Meßpositionen: lumbal/thorakale Rotation von 30° und -30°).

Die Reliabilitätskoeffizienten für die Mobilitätsparameter betragen 3,7° (Rotation nach rechts), 4,2° (Rotation nach links) sowie 7,4° (Rotation gesamt, Abb. 77). Für die isometrische Maximalkraftparameter wurden folgende Reliabilitätskoeffizienten ermittelt: 15,0 Nm (rechtsseitige Rotatoren, Meßposition: lumbal/thorakale Rotation von 30°, Abb. 78), 12,3 Nm (rechtsseitige Rotatoren, Meßposition: lumbal/thorakale Rotation von -30°), 11,9 Nm (linksseitige Rotatoren, Meßposition: lumbal/thorakale Rotation von 30°) sowie 5,8 Nm (linksseitige Rotatoren, Meßposition: lumbal/thorak. Rotation von -30°).

Die Korrelationskoeffizienten nach PEARSON variieren für die Mobilitätsparameter zwischen r= 0,93 und 0,98, während die Korrelationskoeffizienten r für die isometrischen Maximalkraftparameter 0,98-0,99 betragen.

Nach TITTEL (1981, 150ff), KAPANDJI (1985, 94f.) sowie SODERBERG und WHITE/PANJABI (in WOLF et al. 1991, 160) erfolgt die Rotation des Rumpfes durch die Interaktion des ipsilateralen m. erector spinae und der kontralateralen mm. multifidi und Rotatoren (s. Kapitel 3.1), wobei der m. obliquus externus abdominis und der m. obliquus internus abdominis derselben Körperseite als Antagonisten wirken.

Das Oberflächen-EMG kann die Aktivität und muskuläre Beanspruchung der tiefgelegenen Rotatoren nicht erfassen. Infolgedessen beschränkt sich das nachfolgend dokumentierte Muskelaktivierungsprofil der Analyse- und Übungskonstruktion DAVID 120 auf die Darstellung der Aktivitäten oberflächlicher muskulärer Strukturen bei der lumbal/thorakalen Rotation nach rechts. Folgende Muskeln wurden erfaßt:
- rechtsseitiger m. rectus abdominis
- rechtsseitiger m. glutaeus maximus
- linksseitiger m. obliquus externus
- rechtsseitiger m. erector spinae (Segmente L4-L5)
- rechtsseitiger m. erector spinae (Segmente L2-L3)
- rechtsseitiger m. erector spinae (Segmente T12-L1)
- rechtsseitiger m. erector spinae (Segmente T10-T11)

Unter maximalen isometrischen Arbeitsbedingungen (Meßposition: lumbal/thorakale Rotation von 30°) beträgt die Aktivität des m. obliquus externus 96,4%IMVC, während der m. erector spinae Aktivitäten in Höhe von 14,5%IMVC (Segmente L4-L5), 7,2%IMVC (Segmente L2-L3), 12,8%IMVC (Segmente T12-L1) und 28,4%IMVC (Segmente T10-T11) zeigt. Bei den mm. rectus abdominis und glutaeus maximus treten Aktivitäten in Höhe von 35,4%IMVC und 12,8%IMVC auf (Abb. 79).

7.4.4 Reliabilität und Validität der Analysen mit dem Cervical Measurement System (CMS)

15 beschwerdefreie und nicht spezifisch wirbelsäulentrainierte Erwachsene (9 Männer, 6 Frauen, Alter: 24,6 ± 1,0 Jahre, Größe: 181,9 ± 10,5 cm, Gewicht: 77,3 ± 15,4 kg) nahmen an einer Studie teil, bei der die Mobilität der Halswirbelsäule an zwei verschiedenen Tagen quantifiziert wurde (Zeitintervall zwischen Untersuchungstag 1 und Untersuchungstag 2: drei Tage). Unter Verwendung des Cervical Measurement Systems (CMS) wurden dabei von einem erfahrenen Testdurch-

Kriterium	Exp.-Gruppe
LWS/BWS-Mobilität (in Grad)	
Rotation nach rechts	
Tag 1	69,1 ± 4,9
Tag 2	69,8 ± 5,0
Rotation nach links	
Tag 1	65,4 ± 9,4
Tag 2	66,1 ± 8,3
Rotation gesamt	
Tag 1	134,5 ± 13,8
Tag 2	135,9 ± 12,5
Isometr. Maximalkraft (in Nm)	
rechtsseitige Rotatoren	
l./th. Rotation von 30°	
Tag 1	140,6 ± 61,5
Tag 2	142,5 ± 60,1
l./th. Rotation von -30°	
Tag 1	86,3 ± 34,5
Tag 2	86,6 ± 33,5
linksseitige Rotatoren	
l./th. Rotation von 30°	
Tag 1	123,3 ± 49,3
Tag 2	123,6 ± 48,5
l./th. Rotation von -30°	
Tag 1	74,9 ± 25,6
Tag 2	75,9 ± 26,7

Tab. 52: Meßparameter der Experimentalgruppe (n= 11)

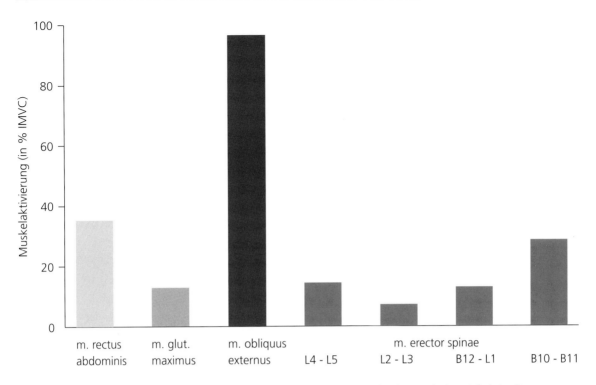

Abb. 79: Muskelaktivierungsprofil des DAVID Systems 120 unter maximalen isometrischen Arbeitsbedingungen (Meßposition: lumbal/thorakale Rotation von 30°)

führenden folgende Mobilitätsparameter ermittelt: HWS-Flexion, HWS-Extension, HWS-Mobilität sagittal gesamt, HWS-Lateralflexion nach rechts, HWS-Lateralflexion nach links, HWS-Mobilität frontal gesamt, HWS-Rotation nach rechts, HWS-Rotation nach links, HWS-Mobilität transversal gesamt (Tab. 53).

Die Reliabilitätskoeffizienten für die Parameter HWS-Flexion und HWS-Mobilität sagittal gesamt (Abb. 80) betragen 13,9° und 11,7°. Die Reliabilität der HWS-Extension kann mit dem vorliegenden Datenmaterial nicht beurteilt werden, da der t-Test für verbundene Stichproben zu einer Ablehnung der Nullhypothese führt. Ein Differenz-gegen-Mittelwert-Plot wurde dennoch erzeugt. Die Referenzlinien laufen durch die Punkte -6,2°, 4,3° (arithmetisches Mittel der beobachteten Differenzen) und 14,9°. Für die Parameter HWS-Lateralflexion nach rechts, HWS-Lateralflexion nach links sowie HWS-Mobilität frontal gesamt (Abb. 81) wurden Reliabilitätskoeffizienten von 6,5°, 3,3° sowie 6,4° errechnet, während die Reliabilitätskoeffizienten für die Parameter HWS-Rotation nach links und HWS-Mobilität transversal gesamt (Abb. 82) 8,1° und 7,5° betragen. Das Datenmaterial für den Parameter HWS-

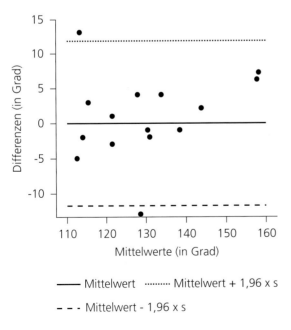

Abb. 80: Differenz-gegen-Mittelwert-Plot für den Meßparameter HWS-Mobilität sagittal gesamt

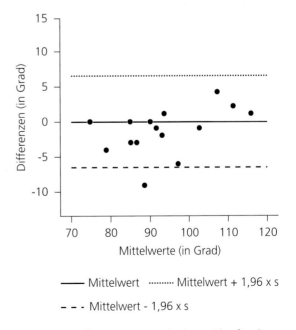

Abb. 81: Differenz-gegen-Mittelwert-Plot für den Meßparameter HWS-Mobilität frontal gesamt

Kriterium	Exp.-Gruppe
HWS-Mobilität sagittal (in Grad)	
HWS-Flexion	
Tag 1	57,2 ± 8,5
Tag 2	60,7 ± 11,2
HWS-Extension	
Tag 1	73,2 ± 10,3
Tag 2	68,9 ± 8,7
HWS-Mobilität sagittal gesamt	
Tag 1	130,4 ± 15,8
Tag 2	129,5 ± 14,4
HWS-Mobilität frontal (in Grad)	
HWS-Lateralflexion nach rechts	
Tag 1	46,0 ± 7,9
Tag 2	47,5 ± 5,8
HWS-Lateralflexion nach links	
Tag 1	46,7 ± 6,8
Tag 2	46,6 ± 6,6
HWS-Mobilität frontal gesamt	
Tag 1	92,7 ± 12,3
Tag 2	94,1 ± 10,9
HWS-Mobilität transversal (in Grad)	
HWS-Rotation nach rechts	
Tag 1	82,2 ± 10,0
Tag 2	82,5 ± 9,2
HWS-Rotation nach links	
Tag 1	81,7 ± 10,2
Tag 2	82,6 ± 8,6
HWS-Mob. transversal gesamt	
Tag 1	163,9 ± 18,0
Tag 2	165,1 ± 16,4

Tab. 53: Mobilitätsparameter der Experimentalgruppe (n= 15)

Mobilität nach rechts war nicht normalverteilt. Infolgedessen wurden das empirische 0,025-Quantil und das empirische 0,975-Quantil auf nichtparametrischem Weg ermittelt. Diese betragen -5,0° und 13,0°.

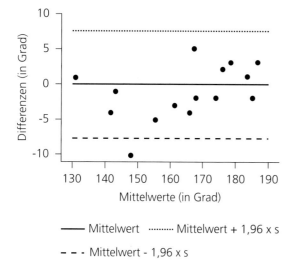

Abb. 82: Differenz-gegen-Mittelwert-Plot für den Meßparameter HWS-Mobilität transversal gesamt

Die Korrelationskoeffizienten r nach PEARSON betragen für die HWS-Mobilität in der Sagittalebene 0,77 (HWS-Flexion), 0,85 (HWS-Extension) und 0,93 (HWS-Mobilität sagittal gesamt). Für die HWS-Mobilität in der Frontalebene wurden Korrelationskoeffizienten von r= 0,93 (HWS-Lateralflexion nach rechts) sowie r= 0,97 (HWS-Lateralflexion nach links und HWS-Mobilität frontal gesamt) errechnet. Die entsprechenden Korrelationskoeffizienten r für HWS-Mobilität in der Transversalebene lauten 0,92 (HWS-Rotation nach links) sowie 0,98 (HWS-Mobilität transversal gesamt).

7.4.5 Reliabilität und Validität der Analysen mit dem DAVID 140 System

Im Rahmen der o. a. Untersuchung zur wiederholten Quantifizierung der HWS-Mobilität in den einzelnen Bewegungsebenen wurden darüber hinaus mit dem DAVID 140 System folgende muskulären Parameter bestimmt (Tab. 54): Isometrische Maximalkraft der zervikalen Extensoren (Meßposition: zervikale Flexion von 30° und 0°), Flexoren (Meßposition: zervikale Flexion von 0°) sowie rechts- und linksseitigen Lateralflexoren (Meßpositionen: zervikale Lateralflexion von 30° und 0°).

Kriterium	Exp.-Gruppe
isometrische Maximalkraft (in Nm)	
zervikale Extensoren	
zervikale Flexion von 30°	
Tag 1	62,5 ± 16,9
Tag 2	60,9 ± 15,1
zervikale Flexion von 0°	
Tag 1	62,3 ± 16,9
Tag 2	62,5 ± 16,8
zervikale Flexoren	
zervikale Flexion von 0°	
Tag 1	28,1 ± 16,1
Tag 2	28,8 ± 16,2
rechtsseitige zerv. Lateralflexoren	
zervikale Lateralflexion von 30°	
Tag 1	54,8 ± 18,9
Tag 2	54,3 ± 17,2
zervikale Lateralflexion von 0°	
Tag 1	49,5 ± 17,7
Tag 2	50,0 ± 17,8
linksseitige zerv. Lateralflexoren	
zervikale Lateralflexion von 30°	
Tag 1	53,1 ± 17,2
Tag 2	55,1 ± 16,9
zervikale Lateralflexion von 0°	
Tag 1	50,8 ± 18,2
Tag 2	52,1 ± 18,5

Tab. 54: Muskuläre Parameter der Experimentalgruppe (n= 15)

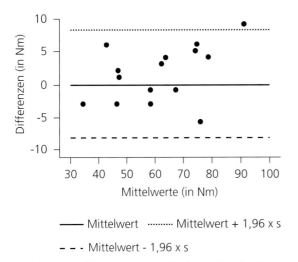

Abb. 83a: Differenz-gegen-Mittelwert-Plot für den Meßparameter isometrische Maximalkraft der HWS-Extensoren (Meßposition: zervikale Flexion von 30°)

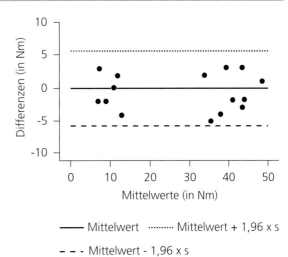

Abb. 84: Differenz-gegen-Mittelwert-Plot für den Meßparameter isometrische Maximalkraft der HWS-Flexoren (Meßposition: zervikale Flexion von 0°)

Die Reliabilitätskoeffizienten für die isometrische Maximalkraft betragen 8,3 Nm (Meßposition: zervikale Flexion von 30°) und 7,7 Nm (Meßposition: zervikale Flexion von 0°) für die zervikalen Extensoren, 5,5 Nm für die zervikalen Flexoren, 9,5 Nm (Meßposition: zervikale Lateralflexion von 30°) und 9,7 Nm (Meßposition: zervikale Lateralflexion von 0°) für die rechtsseitigen zervikalen Lateralflexoren sowie 7,9 Nm für die linksseitigen zervikalen Lateralflexoren (Meßposition: zervikale Lateralflexion von 0°).

Die Reliabilität des Parameters isometrische Maximalkraft der linksseitigen zervikalen Lateralflexoren (Meßposition: zervikale Lateralflexion von 30°) kann mit dem vorliegenden Datenmaterial nicht beurteilt werden, da der t-Test für verbundene Stichproben zu einer Ablehnung der Nullhypothese führt. Ein Differenz-gegen-Mittelwert-Plot wurde dennoch erzeugt. Die Referenzlinien laufen durch die Punkte -8,6 Nm, 2,1 Nm (arithmetisches Mittel der beobachteten Differenzen) und 4,5 Nm. Abb. 83-85 veranschaulichen einige der ermittelten Ergebnisse.

Die Korrelationskoeffizienten r nach PEARSON betragen für die isometrische Maximalkraft der HWS-Extensoren jeweils 0,97 (Meßpositionen: zervikale Flexion von 30° und 0°) und für die isometrische Maximalkraft der HWS-Flexoren 0,98. Die entsprechenden Korrelationskoeffizienten für isometrische Maximalkraft der rechts- und linksseitigen zervikalen Lateralflexoren variieren zwischen r= 0,96 und r= 0,98.

Bei den polyelektromyographischen Untersuchungen zur Evaluation der Validität der Analyse- und Übungskonstruktion DAVID 140 zervikale Extension wurden die myoelektrischen Aktivitäten folgender Muskeln der rechten Körperseite erfaßt:
- m. erector spinae (Segmente C2-C3)
- m. erector spinae (Segmente C7-T1)
- m. splenius (Segmente C2-C3)
- m. levator scapulae
- m. trapezius pars descendens
- m. trapezius pars transversus
- m. sternocleidomastoideus

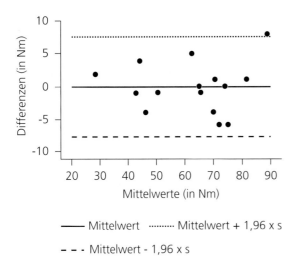

Abb. 83b: Differenz-gegen-Mittelwert-Plot für den Meßparameter isometrische Maximalkraft der HWS-Extensoren (Meßposition: zervikale Flexion von 0°)

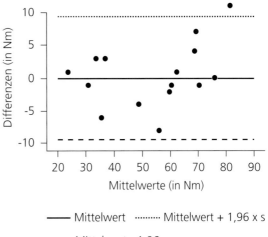

Abb. 85: Differenz-gegen-Mittelwert-Plot für den Meßparameter isometrische Maximalkraft der rechtsseitigen HWS-Lateralflexoren (Meßposition: zervikale Lateralflexion von 30°)

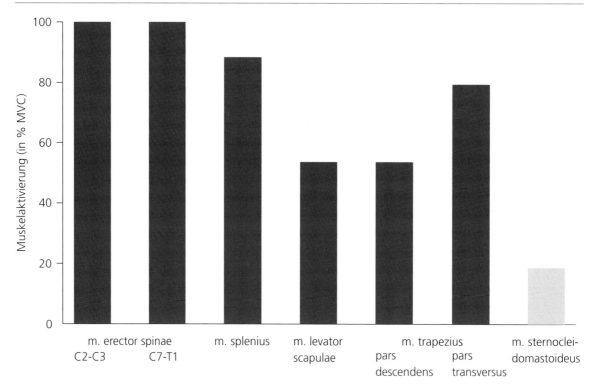

Abb. 86: Muskelaktivierungsprofil des DAVID Systems 140 zervikale Extension unter maximalen isometrischen Arbeitsbedingungen (Meßposition: zervikale Flexion von 30°)

Abb. 86 dokumentiert das Muskelaktivierungsprofil des DAVID Systems 140 zervikale Extension unter maximalen isometrischen Arbeitsbedingungen (Meßposition: zervikale Flexion von 30°). Der zervikale m. erector spinae wird in beiden ausgewählte Abschnitten maximal aktiviert (100%IMVC), die Aktivitäten der mm. splenius und levator scapulae betragen 88,2%IMVC sowie 53,6%IMVC, während die mm. trapezius partes descendens et transversus sowie sternocleidomastoideus Aktivitäten von 53,6%IMVC, 79,5%IMVC und 18,7%IMVC erzeugen.

Das Muskelaktivierungsprofil der Analysekonstruktion DAVID 140 zervikale Flexion wurden anhand polyelektromyographischer Untersuchungen folgender Muskeln der rechten Körperseite erstellt:
• m. erector spinae (Segmente C2-C3)
• m. splenius (Segmente C2-C3)

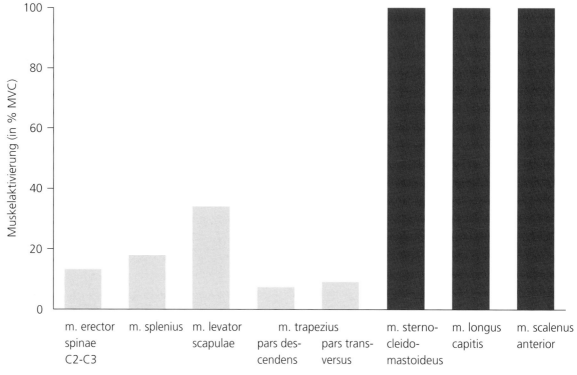

Abb. 87: Muskelaktivierungsprofil des DAVID Systems 140 zervikale Flexion unter maximalen isometrischen Arbeitsbedingungen (Meßposition: zervikale Flexion von 0°)

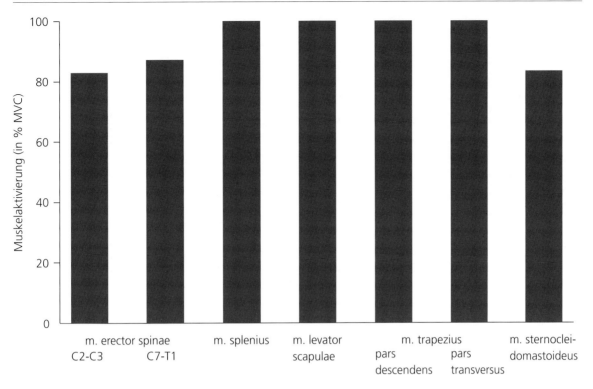

Abb. 88: Muskelaktivierungsprofil des DAVID Systems 140 zervikale Lateralflexion unter maximalen isometrischen Arbeitsbedingungen (Meßposition: zervikale Lateralflexion von 30°)

- m. levator scapulae
- m. trapezius pars descendens
- m. trapezius pars transversus
- m. sternocleidomastoideus
- m. longus capitis
- m. scalenus anterior

Unter maximalen isometrischen Arbeitsbedingungen (Meßposition: zervikale Flexion von 0°) zeigen die Antagonisten mm. erector spinae, splenius, levator scapulae sowie trapezius pars descendens und pars transversus Aktivitäten in Höhe von 12,9 %IMVC, 17,6 %IMVC, 34,1 %IMVC, 7,1 %IMVC und 9,0 %IMVC, während die Synergisten mm. sternocleidomastoideus, longus capitis und scalenus anterior jeweils maximal (= 100 %IMVC) aktiviert werden (Abb. 87).

Bei der Erstellung des Muskelaktivierungsprofils der Analyse- und Übungskonstruktion DAVID 140 zervikale Lateralflexion wurden dieselben Muskeln wie beim Muskelaktivierungsprofil der Analyse- und Übungskonstruktion DAVID 140 zervikale Extension erfaßt. Die polyelektromyographischen Untersuchungen beschränkten sich dabei auf die rechtsseitige Lateralflexion der Halswirbelsäule.

Abb. 88 dokumentiert das Muskelaktivierungsprofil des DAVID Systems 140 zervikale Lateralflexion unter maximalen isometrischen Arbeitsbedingungen (Meßposition: zervikale Lateralflexion von 30°). Die Aktivitäten des zervikalen m. erector spinae betragen 83,8 %IMVC (Segmente C2-C3) und 87,0 %IMVC (Segmente C7-T1), die mm. splenius, levator scapulae sowie trapezius pars descendens und pars transversus werden maximal (100 %IMVC), der m. sternocleidomastoideus nahezu maximal (= 83,2 %IMVC) aktiviert.

10 beschwerdefreie und nicht spezifisch wirbelsäulentrainierte Erwachsene (6 Männer, 4 Frauen, Alter: 32,4 ± 6,0 Jahre, Größe: 178,1 ± 8,0 cm, Gewicht: 75,9 ± 15,0 kg) nahmen an einer Studie zur Evaluation der Reliabilität der emg-gestützten Analyse der statischen Muskelleistungsfähigkeit der zervikalen Extensoren teil. Die Testpersonen wurden dabei von einem erfahrenen Testdurchführenden an zwei verschiedenen Untersuchungstagen (Zeitintervall zwischen den einzelnen Untersuchungstagen: drei Tage) analysiert, wobei die einzelnen Elektroden jeweils neu positioniert wurden. Tab. 55 veranschaulicht das für die elektrischen Parameter median

Kriterium	Exp.-Gruppe
Veränderung median frequency (in %)	
rechtsseitiger m. erector spinae	
Tag 1	-11,4 ± 8,1
Tag 2	-11,4 ± 9,4
linksseitiger m. erector spinae	
Tag 1	-11,7 ± 7,9
Tag 2	-9,3 ± 10,9
Veränderung mean power frequency (in %)	
rechtsseitiger m. erector spinae	
Tag 1	-13,3 ± 8,1
Tag 2	-12,7 ± 6,8
linksseitiger m. erector spinae	
Tag 1	-13,6 ± 8,7
Tag 2	-11,7 ± 7,3

Tab. 55: Meßparameter der Experimentalgruppe (n= 10)

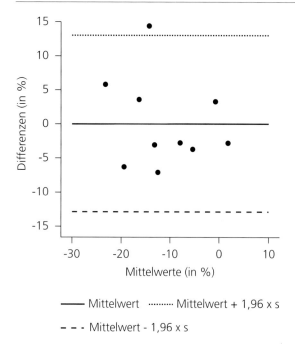

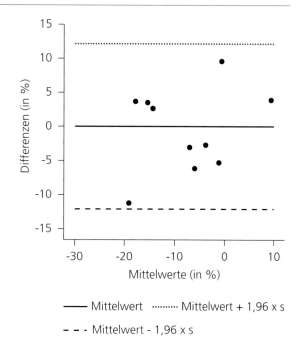

Abb. 89a: Differenz-gegen-Mittelwert-Plot für den Meßparameter median frequency (rechtsseitiger zervikaler m. erector spinae)

Abb. 89c: Differenz-gegen-Mittelwert-Plot für den Meßparameter mean power frequency (rechtsseitiger zervikaler m. erector spinae)

frequency (MF) und mean power frequency (MPF) ermittelte Datenmaterial (vorgegebenes Durchschnittsnettodrehmoment: 11,8 ± 2,9 Nm).

Der Reliabilitätskoeffizient für den Meßparameter median frequency des rechtsseitigen m. erector spinae beträgt 12,8%. Für den Parameter median frequency des linksseitigen m. erector spinae - das Datenmaterial ist nicht normalverteilt - ergibt sich ein empirisches 0,025-Quantil von -8,4% sowie ein empirisches 0,975-Quantil von 10,4%. Die Reliabilitätskoeffizienten für den Parameter mean power frequency betragen 11,7%

(rechtsseitiger m. erector spinae) und 12,4% (linksseitiger m. erector spinae). Abb. 89a-d veranschaulichen die ermittelten Ergebnissen in graphischer Form.

Die Korrelationskoeffizienten r nach PEARSON betragen für den Parameter median frequency 0,73 (rechtsseitiger m. erector spinae), für den Parameter mean power frequency 0,69 (rechtsseitiger m. erector spinae) und 0,71 (linksseitiger m. erector spinae).

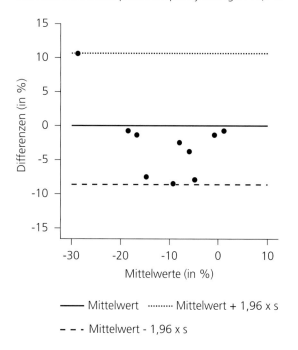

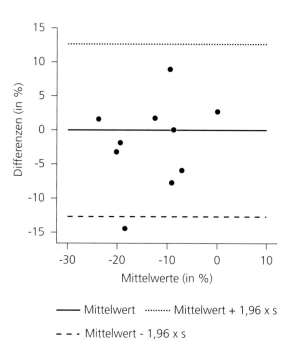

Abb. 89b: Differenz-gegen-Mittelwert-Plot für den Meßparameter median frequency (linksseitiger zervikaler m. erector spinae)

Abb. 89d: Differenz-gegen-Mittelwert-Plot für den Meßparameter mean power frequency (linksseitiger zervikaler m. erector spinae)

Kapitel 7.5

Diskussion der Methodik

Die Analysen zur meßtechnischen Bestimmung der LWS-/BWS-Mobilität sind in hohem Maße reproduzierbar. Reliabilitätskoeffizienten von 3,2° (LWS-/BWS-Mobilität sagittal gesamt), 3,7° (LWS-/BWS-Rotation nach rechts), 4,2° (LWS-/BWS-Rotation nach links) und 7,4° (LWS-/BWS-Mobilität transversal gesamt) dokumentieren eine geringe Streuung der Spannweiten und Differenzen verschiedener Meßreihen.

Die Korrelationskoeffizienten dieser Mobilitätsparameter variieren zwischen r= 0,90 und r= 0,96 (LWS-/BWS-Mobilität sagittal) bzw. zwischen r= 0,93 und r= 0,98 (LWS-/BWS-Mobilität transversal) und entsprechen Ergebnissen anderer Studien mit vergleichbarem Design (wiederholte Messungen eines Testdurchführenden, beschwerdefreie Personen).

LOEBL (1967-1968, 103ff) fand bei goniometrischen Untersuchungen der Rumpfflexion und -extension eine durchschnittliche Variation der Meßwerte von fünf Meßreihen in Höhe von 11,4 % der Gesamtmobilität.

MELLIN (1986, 759ff) ermittelte bei goniometrischen Untersuchungen der LWS-/BWS-Flexion und -Extension Test-Retest-Korrelationskoeffizienten von r= 0,86-0,93 (LWS-BWS-Flexion) bzw. r= 0,93-0,98 (LWS-BWS-Extension). Eine entsprechende Studie von SULLIVAN et al. (1994, 682ff) dokumentiert für die LWS-Flexion und -Extension Korrelationskoeffizienten von r= 0,84-0,92.

PAQUET et al. (1991, 516ff) verwendeten ein elektrisches Goniometer und berichtet über Korrelationskoeffizienten nach PEARSON von r= 0,98 bei der wiederholten Rumpfflexion und -extension.

TILLOTSON/BURTON (1991, 29ff) haben zur Analyse der Rumpfflexion und -extension die Flexicurve-Technik eingesetzt (s. Kapitel 4) und dabei Test-Retest-Korrelationskoeffizienten von r= 0,95-0,97 ermittelt.

MELLIN (1987a, 28ff) führte goniometrische Untersuchungen der LWS-/BWS-Mobilität in der Transversalebene durch und errechnete Korrelationskoeffizienten r von 0,42-0,87 (LWS-/BWS-Rotation nach rechts), 0,75-0,87 (LWS-/BWS-Rotation nach links) sowie 0,70-0,87 (LWS-/BWS-Mobilität transversal gesamt).

BOLINE et al. (1992, 335ff) ermittelte bei einer vergleichbaren Test-Retest-Studie Korrelationskoeffizienten von r= 0,54 (Rotation nach rechts), r= 0,73 (Rotation nach links) und r= 0,70 (Rotation gesamt).

Die Reproduzierbarkeit der Analysen zur meßtechnischen Bestimmung der HWS-Mobilität unterscheidet sich in den einzelnen Bewegungsebenen.

Sowohl die Reliabilitätskoeffizienten als auch die Korrelationskoeffizienten belegen, daß die genaue Differenzierung zwischen der HWS-Flexion und -Extension schwierig ist.

Berücksichtigt man die Erkenntnis von DOPF et al. (1994, 586ff), daß Messungen von gesamten Bewegungsamplituden eine geringere Variabilität zeigen als Messungen von Einzelbewegungen, kann die Reliabilität des Meßparameters HWS-Mobilität sagittal gesamt als gegeben betrachtet werden (Reliabilitätskoeffizient: 11,7°, Korrelationskoeffizient: r= 0,93, Amplitudengröße ca. 130°, s. Tab. 53).

Die Meßparameter zur Charakterisierung und Quantifizierung der HWS-Mobilität in der Frontal- und Transversalebene sind durch Reliabilitäts- bzw. Korrelationskoeffizienten von 6,4° bzw. r= 0,97 (HWS-Mobilität frontal gesamt) sowie 7,5° bzw. r= 0,98 gekennzeichnet. Berücksichtigt man die Amplitudengrößen von 90° (HWS-Mobilität frontal gesamt) sowie 160-165° (HWS-Mobilität transversal gesamt) kann die Reliabilität der beiden Mobilitätsparameter ebenfalls als gegeben betrachtet werden.

Auf dem Gebiet der Reliabilität von goniometrischen Methoden zur Quantifizierung der HWS-Mobilität sind bisher nur wenige Studien mit vergleichbarem Design publiziert.

MAYER et al. (1993, 2191ff) verwendeten einen elektronischen digitalen Inklinometer zur Bestimmung der HWS-Mobilität in den einzelnen Bewegungsebenen und ermittelten dabei Test-Retest-Korrelationskoeffizienten von r= 0,97-0,99 für die Parameter HWS-Flexion, HWS-Extension, HWS-Lateralflexion nach rechts, HWS-Lateralflexion nach links, HWS-Rotation nach rechts sowie HWS-Rotation nach links.

DVORAK et al. (1992, S393ff) haben die HWS-Mobilität in den einzelnen Bewegungsebenen unter Einsatz eines dreidimensionalen Bewegungsanalysesystems untersucht. Die Autoren ermittelten dabei anhand von Variationskoeffizienten zwischen drei Meßreihen (HWS-Rotation: 2,1, HWS-Lateralflexion: 3,9 und HWS-Flexion/Extension: 3,9) eine sehr gute Reproduzierbarkeit der Meßmethode.

VERNON et al. (1992, 343ff) berichteten über Test-Retest-Reliabilitätsstudien mit einem speziellen Dynamometer. Für die HWS-Mobilität in den einzelnen Bewegungsebenen wurden dabei Korrelationskoeffizienten von r= 0,79-0,97 genannt.

Die isometrischen Maximalkraftanalysen der lumbal/thorakalen Extensions-, Flexions- und Rotationsmuskulatur sind durch hohe Reproduzierbarkeit charakterisiert. Die Spannweite-gegen-arithmetisches Mittel-Plots bzw. Differenz-gegen-Mittelwert-Plots und die Reliabilitätskoeffizienten dokumentieren - von einzelnen Ausreißern abgesehen - eine durchweg akzeptable Streuung der Spannweiten und Differenzen verschiedener Meßreihen.

Nach BLAND/ALTMAN (1986, 309) sollten die Differenzen zwischen Meßreihen keine systematische Variation zeigen, d. h. die Differenzen sollten unabhängig davon, ob der einzelne Proband geringe oder hohe Meßwerte realisiert, eine vergleichbare Streuung aufweisen. Dieses Anforderungskriterium wird von den genannten Maximalkraftanalysen erfüllt.

Die Betrachtung der Spannweite-gegen-arithmetisches Mittel-Plots für die isometrischen Maximalkraftanalysen der lumbal/thorakalen Lateralflexoren belegen ebenfalls eine hohe Reproduzierbarkeit der Meßwerte. Die diesbzgl. Untersuchung weist jedoch konstant 1-2 Ausreißer auf, wodurch sich relativ hohe Reliabilitätskoeffizienten ergeben. Bei der nachträglichen Analyse dieser beiden Einzelfälle zeigte es sich, daß es sich dabei um Probanden handelte, die an der Untersuchung nicht hätten teilnehmen dürfen.

Der erste dieser Probanden war ein 24jähriger Mann, dessen isometrische Maximalkraftanalysen am Untersuchungstag 1 - ohne Wissen des Testdurchführenden - unmittelbar im Anschluß an eine intensive Krafttrainingseinheit erfolgten. Er realisierte dadurch in den Meßpositionen lumbal/thorakale Lateralflexion von 30° lediglich Nettodrehmomente von 195 Nm (rechtsseitige Lateralflexoren) und 175 Nm (linksseitige Lateralflexoren). In ausgeruhtem Zustand erzeugte der Proband an den Untersuchungstagen 2 und 3 Nettodrehmomente von 227 Nm bzw. 203 Nm (rechtsseitige Lateralflexoren) sowie 230 Nm und 220 Nm (linksseitige Lateralflexoren).

Bei der zweiten Probandin handelt es sich um eine 24jährige Sportstudentin, die am Untersuchungstag 1 an den Folgen eines grippalen Infekts litt. Die dabei erzeugten Nettodrehmomente (Meßposition: lumbal/thorakale Lateralflexion von 30°) in Höhe von 131 Nm (rechtsseitige Lateralflexoren) und 124 Nm (linksseitige Lateralflexoren) geben das tatsächliche Kraftpotential der Probandin nicht wieder. An den Untersuchungstagen 2 und 3 realisierte die Probandin zunehmend höhere Drehmomente in Höhe von 151 Nm und 142 Nm (Untersuchungstag 2) bzw. 161 Nm und 160 Nm.

Im Unterschied zu allen anderen Reliabilitätsstudien wurde die Reproduzierbarkeit der Meßwerte am DAVID 150 System von einem unerfahrenen Testdurchführenden durchgeführt. In Anbetracht der relativ geringen Größe der Experimentalgruppe hat dieser Testdurchführende auf einen Ausschluß der beiden o. a. Probanden unzulässigerweise verzichtet.

Die Korrelationskoeffizienten r für die isometrischen Maximalkraftparameter betragen zwischen 0,96 und 0,98 (lumbal/thorakale Extensoren), 0,97 und 0,99 (lumbal/thorakale Flexoren), 0,86 und 0,98 (lumbal/thorakale Lateralflexoren) sowie 0,98 und 0,99 (lumbal/thorakale Rotatoren). Sie entsprechen damit den Test-Retest-Korrelationskoeffizienten, die ILVESMÄKI (1992/1993), WYDRA (1993) und LAUER (1994) unter Verwendung derselben DAVID Systeme ermittelt haben.

SMIDT et al. (1980, 165ff/1983, 211ff/1989, 815ff/1991, 300ff) haben eine Reihe von vergleichbaren Reliabilitätsuntersuchungen mit unterschiedlichen Analysesystemen durchgeführt. Für die isometrische Maximalkraft der Rumpfextensoren wurden dabei Test-Retest-Korrelationskoeffizienten von r= 0.95-0.99, 0.43-0.97, 0.97 sowie 0.99 errechnet. Die entsprechenden Korrelationskoeffizienten für die isometrische Maximalkraft der Rumpfflexoren betrugen r= 0.98-0.99, 0.73-0.97, 0.99 sowie 0.99.

SINAKI/OFFORD (1988, 277ff) berichteten bei wiederholten isometrischen Maximalkraftanalysen der Rumpfextensoren (drei Untersuchungstage) über einen Variationskoeffizienten von 8,1%.

GRAVES et al. (1990a, 289ff) untersuchten die isometrische Maximalkraft der Lumbalextensoren an drei verschiedenen Untersuchungstagen insgesamt fünfmal (in jeweils sieben Gelenkpositionen). Die Autoren ermittelten dabei Test-Retest-Korrelationskoeffizienten von r= 0,70-0,95 (Vergleich Tag 1 mit Tag 2) bzw. r= 0,81-0,96 (Vergleich Tag 2 mit Tag 3).

CARPENTER et al. (1991d) haben die isometrische Maximalkraft der Lumbalextensoren an zwei verschiedenen

Untersuchungstagen bestimmt und dabei Korrelationskoeffizienten von r= 0,91-0,97 errechnet.

POLLOCK et al. (1990a) untersuchten die Reproduzierbarkeit der isometrischen Maximalkraft der Rumpfrotatoren in sieben verschiedenen Rumpfpositionen. Anhand von drei Einzeltests an zwei Untersuchungstagen wurden dabei Test-Retest-Korrelationskoeffizienten von r= 0,42-0,95 (Vergleich Tag 1 Test 1 mit Tag 2 Test 1) ermittelt.

CARPENTER et al. (1991e, 1992b) bzw. POLLOCK et al. (1993, 270) haben dasselbe Analysesystem eingesetzt und berichten über Test-Retest-Korrelationskoeffizienten für die isometrische Maximalkraft der Rumpfrotatoren in Höhe von r= 0.83-0.99, 0.38-0.78 und 0.86-0.99 bzw. 0.85-0.97.

Die Analysen zur meßtechnischen Bestimmung der isometrischen Maximalkraft der zervikalen Extensoren, Flexoren und Lateralflexoren sind ebenfalls in hohem Maße reproduzierbar. Die Reliabilitätskoeffizienten von 8,3 Nm (Meßposition: zervikale Flexion von 30°) und 7,7 Nm (Meßposition: zervikale Flexion von 0°) für die isometrische Maximalkraft der zervikalen Extensoren zeigen im Vergleich zu den Reliabilitätskoeffizienten der zervikalen Flexoren (5,5 Nm) und Lateralflexoren (7,9-9,7 Nm) verhältnismäßig geringere Streuungen der Differenzen beider Meßreihen. Diese lassen sich durch die besseren Fixierungsmöglichkeiten des DAVID 140 Systems für die Bewegung zervikale Extension erklären.

Die Korrelationskoeffizienten der HWS-Kraftparameter variieren zwischen r= 0,96 und r= 0,98 und entsprechen Ergebnissen anderer Studien mit vergleichbarem Design (wiederholte Messungen eines Testdurchführenden, beschwerdefreie Personen).

LEVOSKA et al. (1992, 33ff) ermittelte Test-Retest-Korrelationskoeffizienten für die isometrische Maximalkraft der Nacken- und Halsmuskulatur in Höhe von r= 0,54 (HWS-Flexoren), r= 0,73 (HWS-Extensoren) und r= 0,74-0,80 (HWS-Lateralflexoren).

LEGGETT et al. (1991b, 653ff) haben die isometrische Maximalkraft der zervikalen Extensoren an vier verschiedenen Tagen in jeweils acht Kopfpositionen gemessen und dabei Test-Retest-Korrelationskoeffizienten von r= 0,88-0,92 (Vergleich Tag 1 mit Tag 2), r= 0,90-0,96 (Vergleich Tag 2 mit Tag 3) sowie r= 0,93-0,96 (Vergleich Tag 3 mit Tag 4) errechnet.

Im Rahmen einer identischen Studie zur Evaluation der Reproduzierbarkeit der isometrischen Maximalkraft der zervikalen Rotatoren ermittelten POLLOCK et al. (1990c) Test-Retest-Korrelationskoeffizienten von r= 0,91-0,97 (Vergleich Tag 2 mit Tag 3).

Die Validität der isometrischen Maximalkraftanalysen der Rumpf-, Nacken- und Halsmuskulatur wird durch die Muskelaktivierungsprofile der Analysesysteme DAVID 110-150 dokumentiert. Die erforderliche und beabsichtigte Isolation der jeweiligen Hauptfunktionsmuskulatur ist offensichtlich realisierbar.

Dynamische Analysen sind - wie in Kapitel 5 dargestellt - vielfältigsten Faktoren unterworfen, die u.a. deren Reproduzierbarkeit erheblich beeinflussen.

Die Standardanalyse zur Quantifizierung der dynamischen Muskelleistungsfähigkeit der lumbal/thorakalen Extensoren wird durch einen Reliabilitätskoeffizienten von 18,7 sec sowie durch Test-Retest-Korrelationskoeffizienten von 0,88-0,93 charakterisiert. Die Betrachtung des Spannweite-gegen arithmetisches Mittel-Plots zeigt, daß die Dauer der dynamischen Ermüdungsserie bei 7 von 13 Probanden an drei Untersuchungstagen um <7 sec, bei vier Probanden um >8 sec und ≤15 sec sowie bei zwei Probanden um >15 sec variiert. Entsprechend der Forderung von BLAND/ALTMAN (1986, 309) zeigt die Spannweite zwischen den Meßreihen keine systematische Variation. 7 der 13 Probanden realisierten bei den drei Untersuchungen eine nahezu identische Belastungsdauer, während vier Probanden eine mit jedem Untersuchungstag zunehmende und zwei Probanden eine mit jedem Untersuchungstag abnehmende Belastungsdauer zeigten.

Diese Erkenntnisse deuten darauf hin, daß die Reproduzierbarkeit dieser Analyse in hohem Maße von Eigenschaften der Testperson abhängt. Wie in Kapitel 7.2.3.2.1 dargestellt, erfordert diese Analyse eine erschöpfende dynamische Ausbelastung der Testperson. Eine derartige Ausbelastung setzt eine hohe und gleichbleibende Motivation, ausgeprägte Willensstärke und Belastungsbereitschaft sowie entsprechende Belastungserfahrungen der Testperson voraus und stellt höchste Anforderungen an den Testdurchführenden. Bei der praktischen Anwendung der Analyse sollte die individuelle Reproduzierbarkeit des Meßergebnisses von einem erfahrenen Testdurchführenden an zwei verschiedenen Untersuchungstagen überprüft werden. In Anbetracht der Tatsache, daß zwei Probanden der Experimentalgruppe bei einem Zeitintervall von drei Tagen eine kontinuierliche Verschlechterung ihrer Belastungsdauer zeigten, sollte das Zeitintervall zwischen diesen beiden Untersuchungstagen mindestens fünf, besser sieben Tage betragen.

Die optionale Analyse zur Quantifizierung der dynamischen Muskelleistungsfähigkeit der lumbal/thorakalen Extensoren ist durch einen Reliabilitätskoeffizienten von 10,8 sec und eine Korrelationskoeffizienten von 0,96-0,97 charakterisiert und weist damit eine hohe Reproduzierbarkeit auf. Die Modifikation der o. a. Standardanalyse wirkt sich offensichtlich sehr positiv auf die Reproduzierbarkeit aus. Der Einsatz des externen mit einer Lichtzeichenanlage versehen Dynamometers erhöht einerseits die Motivation der Testperson und erleichtert darüber hinaus die Testbedingungen (s. Kapitel 7.2.3.2.2).

In der verfügbaren Literatur sind keine vergleichbaren Analysen zur Quantifizierung der dynamischen Muskelleistungsfähigkeit der lumbal/thorakalen Extensoren dokumentiert.

Die kinematische 2-D-Analyse des David 110 Systems veranschaulicht, daß der komplexe Hüft-/Beckenfixierungsmechanismus sagittale Bewegungen des Beckens nahezu vollständig reduziert und dadurch eine Isolation der Rumpfbewegungen ermöglicht. Das Muskelaktiverungsprofil des DAVID 110 Systems dokumentiert die dadurch bedingte Isolation der lumbal/thorakalen Extensionsmuskulatur. Aufgrund dieser Merkmale und unter Berücksichtigung der übrigen Belastungscharakteristika sollten die Validität der Standardanalyse und der optionalen Analyse zur Quantifizierung der dynamischen Muskelleistungsfähigkeit als gegeben betrachtet werden dürfen.

Die EMG-gestützten Analysen der statischen Muskelleistungsfähigkeit der lumbalen und zervikalen Extensoren weisen für den Meßparameter median frequency eine ausreichende Reproduzierbarkeit auf. Sowohl die Reliabilitätskoeffizienten von 6,9% und 9,3% (statische Muskelleistungsfähigkeit der lumbalen Extensoren) bzw. 12,8% (statische Muskelleistungsfähigkeit der zervikalen Extensoren) als auch die Differenz-gegen-Mittelwert-Plots dokumentieren eine akzeptable Streuung der Differenzen beider Meßreihen. Die ermittelten Korrelationskoeffizienten von 0,83-0,90 bzw. 0,73 entsprechen Untersuchungen von BIEDERMANN et al. (1990, 83ff) und ROY et al. (1989, 992).

BIEDERMANN et al. (1990, 83ff) haben Reliabilitätscharakteristika des Meßparameters median frequency anhand von Untersuchungen der mm. mulitifidus (Segmente L4-L5) und iliocostalis lumborum (Segmente L2-L3) beschwerdefreier Personen analysiert. An zwei Untersuchungstagen (Zeitintervall zwischen Untersuchungstag 1 und Untersuchungstag 2: 5 Tage) durchgeführte submaximale Kontraktionen (Dauer: 45 sec, Körperposition: aufrechter Stand) führten dabei zu Test-Retest-Korrelationskoeffizienten für den Parameter median frequency von r= 0,90-0,95 (m. multifidus) und r= 0,76-0,79 (m. iliocostalis lumborum). BIEDERMANN et al. haben dabei signifikante Unterschiede zwischen den Korrelationskoeffizienten der rechts- und linksseitigen Muskeln festgestellt.

ROY et al. (1989, 992) haben die Reliabilität des Parameters median frequency mittels zwei Untersuchungen innerhalb eines Tages bestimmt und dabei dieselbe Analysekonstruktion wie BIEDERMANN et al. (1990, 83ff) verwendet. Anhand von zwei Kontraktionen mit einer Intensität von 80%MVC und einer Dauer von 30 sec wurde dabei ein Test-Retest-Korrelationskoeffizient von r= 0,94-0,98 ermittelt.

Die präzise Elektrodenpositionierung - insbesondere ein konstanter Elektrodenabstand - stellt bei wiederholter Applikation einen wichtigen Einflußfaktor auf die Reproduzierbarkeit von EMG-Befunden dar (KOMI/BUSKIRK 1979, 357ff). KOMI/BUSKIRK fanden bei wiederholten EMG-Untersuchungen des m. biceps brachii (statische Anspannungen in Höhe von 40% der Maximalkontraktion an drei Untersuchungstagen) Test-Retest-Reliabilitätskoeffizienten von durchschnittlich r= 0,85-0,89. In Anbetracht der Aussage von KOMI/BUSKIRK, daß derartige Korrelationskoeffizienten eine gute und akzeptable Reliabilität repräsentieren, können die emggestützten Analysen der statischen Muskelleistungsfähigkeit insbesondere der lumbalen, aber auch der zervikalen Extensoren ebenfalls als ausreichend reliabel charakterisiert werden.

Keiner der im Rahmen der Diskussion genannten Autoren hat die Methode von ALTMAN/BLAND (1993) bzw. BLAND/ALTMAN (1986) zur Prüfung der Reproduzierbarkeit verwendet. Die methodische Standortbestimmung der vorgestellten biomechanischen Funktionsanalyse reduziert sich daher auf eine vergleichende Betrachtung der wenig aussagefähigen Test-Retest-Korrelationskoeffizienten.

Kapitel 8

Entwicklung eines „Analyse- und Trainingskonzepts zur Quantifizierung und Optimierung des Funktionszustands der Wirbelsäule".

Teil 2

Alters- und geschlechtsspezifische Referenzdaten für ausgewählte Mobilitäts- und Muskelkraft-/Muskelleistungsfähigkeitsparameter der Wirbelsäule

Bei der Entwicklung des Verfahrens der biomechanischen Funktionsanalyse der Wirbelsäule bestand von Anfang an die Zielsetzung, alters- und geschlechtsspezifisches Referenzdatenmaterial für die einzelnen Meßparameter zu entwickeln. Im Jahre 1990 wurde mit der Sammlung und systematischen Erfassung von Meßdaten begonnen. Zum Zwecke der Standortbestimmung des Gesamtkonzepts wurden diese in regelmäßigen jährlichen Abständen statistisch ausgewertet und erste Versionen normativen Datenmaterials berechnet.

Im Jahre 1994 publizierte SOLBERG (in BURTIS/ASHWOOD 1994, 454ff) einen Überblicksartikel mit dem Titel „The Concept of Reference Values". Darin werden wissenschaftliche Überlegungen und aktuelle Empfehlungen der International Federation of Clinical Chemistry (IFCC) im Detail dargestellt. Das im weiteren Verlauf der Arbeit vorgestellte und verwendete Referenzdatenmaterial zur Charakterisierung ausgewählter Mobilitäts-/Muskelkraft-/Muskelleistungsfähigkeitsparameter der Wirbelsäule wurde auf der Grundlage der Publikation von SOLBERG entwickelt. Aufgrund ihrer herausragenden Bedeutung wird diese nachfolgend - so originalgetreu wie möglich und daher als Gesamttext in Anführungszeichen - zusammenfassend dargestellt.

Kapitel 8.1

Das Konzept der Referenzwerte nach SOLBERG

8.1.1 Interpretation durch Vergleich

„Gesundheit ist notwendigerweise ein relatives Konzept...

Die Aussage, Gesundheit ist relativ, impliziert, daß der Zustand eines Individuums in Relation zu etwas gesetzt werden muß. Gesammelte Daten... müssen durch Vergleich mit Referenzdaten interpretiert werden...

Wir benötigen Referenzwerte für alle durchgeführten Tests... nicht nur von gesunden Individuen, sondern auch von Patienten mit relevanten Krankheiten. Im Idealfall sollten beobachtete Werte in Bezug zu mehreren Sammlungen von Referenzdaten gesetzt werden...

Gewisse Bedingungen sind obligatorisch, um Vergleiche der Laborresultate eines Patienten mit Referenzwerten möglich und valide zu machen:

1. Alle Gruppen von Referenzindividuen sollten eindeutig definiert sein
2. Der untersuchte Patient sollte den Referenzindividuen - mit Ausnahme der zu untersuchenden Parameter - in jeder Hinsicht ausreichend ähneln
3. Die Bedingungen, unter denen die Daten gesammelt und ausgewertet wurden, sollten bekannt sein
4. Alle verglichenen Quantitäten sollten vom gleichen Typus sein
5. Alle Laborresultate sollten unter Verwendung adäquat standardisierter Methoden unter ausreichender analytischer Qualitätskontrolle entwickelt werden

8.1.2 Definition von Begriffen

Die International Federation of Clinical Chemistry (IFCC) empfiehlt den Begriff „Referenzwerte" und verwandte Begriffe wie „Referenzindividuum", „Referenzgrenze", „Referenzintervall" und „beobachtete Werte"... Die nachfolgenden Definitionen... entsprechen den IFCC Empfehlungen.

Die Definition der Referenzwerte basiert auf der Definition des Begriffs Referenzindividuum: Ein zu Vergleichszwecken unter Verwendung definierter Kriterien ausgewähltes Individuum.

Zum Zwecke der Interpretation der unter klinischen Bedingungen gesammelten Werte eines Individuums benötigt man geeignete Vergleichswerte. Die Entwicklung solcher Werte bedarf der Auswahl geeigneter Individuen. Die Charakteristika der Individuen jeder Vergleichsgruppe sollten eindeutig definiert sein...

Ein Referenzwert ist wie folgt definiert: Bei einem Referenzindividuum durch Beobachtung oder Messung einer besonderen Art von Quantität ermittelter Wert.

Der beobachtete Wert ist definiert als: Wert einer besonderen Art von Quantität, der durch Beobachtung oder Messung ermittelt und zum Zwecke einer medizinischen Entscheidung entwickelt wurde. Beobachtete Werte können mit Referenzwerten, Referenzverteilungen, Referenzgrenzen oder Referenzintervallen verglichen werden.

Die IFCC definiert darüber hinaus weitere Begriffe, die mit dem Konzept der Referenzwerte zusammenhängen: Referenzpopulation, Referenzstichprobe, Referenzverteilung, Referenzgrenze, Referenzintervall...

8.1.3 Arten von Referenzwerten

Es ist zweckmäßig, eine kurze Beschreibung des Begriffs Referenzwerte abzugeben, wie beispielsweise „gesundheitsbezogene Referenzwerte"...

Man sollte darüber hinaus zwischen personen- und populationsbasierenden Referenzwerten unterscheiden. Personenbezogene Referenzwerte sind frühere Werte desselben Individuums, die in einem definierten Gesundheitszustands erfaßt worden sind. Als populationsbasierende Referenzwerte bezeichnet man die Referenzwerte einer Gruppe exakt definierter Referenzindividuen.

8.1.4 Auswahl von Referenzindividuen

Eine Reihe definierter Auswahlkriterien bestimmt, welches Individuum in die Gruppe der Referenzindividuen aufgenommen werden sollte. Solche Auswahlkriterien schließen Darstellungen der Quellenpopulation, Spezifizierungen von Kriterien für Gesundheit bzw. der relevanten Krankheit mit ein.

Oftmals werden getrennte Referenzwerte für jedes Geschlecht, für unterschiedliche Altersgruppen und für weitere Kriterien benötigt. Unsere Gruppe von Referenzindividuen muß daher eventuell in homogenere Untergruppen eingeteilt werden. Hierfür ist es erforderlich, Regeln für die Einteilung zu spezifizieren. Diese werden Stratifikations- oder Partitionskriterien genannt.

Es ist wichtig, zwischen Auswahl- und Partitionskriterien zu unterscheiden. Zuerst werden Auswahlkriterien zur Erlangung einer Gruppe von Referenzindividuen angewendet. Danach kann man diese Gruppe unter Verwendung von Partitionskriterien in Untergruppen einteilen. Ob ein spezifisches Kriterium (z. B. Geschlecht) ein Auswahl- oder ein Partitionskriterium ist, hängt vom Projektzweck ab...

8.1.4.1 Indirekte oder direkte Stichproben

Die direkte Auswahl von Referenzindividuen... ist die einzige Methode, die mit dem Konzept der Referenzwerte, wie es von der IFCC empfohlen wird, übereinstimmt... Ihre einzigen Nachteile sind die Probleme und Kosten bei der Rekrutierung einer repräsentativen Gruppe von Referenzindividuen...

Definition direkte Auswahl: Auswahl von Individuen aus einer Erwachsenenpopulation unter Verwendung definierter Kriterien.

Definition indirekte Auswahl: Anwendung definierter Regeln auf eine Datenbank von Analyseergebnissen zum Erhalt einer Teilmenge von Werten mit den benötigten Charakteristika (ohne Berücksichtigung der Individuen).

8.1.4.2 A-priori- oder a-posteriori-Stichproben

Bei entsprechender Sorgfalt können sowohl a-priori-Stichproben als auch a-posteriori-Stichproben zu reliablen Referenzwerten führen. Deren Auswahl hängt oftmals von der Frage der Durchführbarkeit ab.

Definition a-priori: Eine direkte Methode, bei der Individuen, die definierte Auswahlkriterien erfüllen, für die Stichprobe und deren Analyse ausgewählt werden.

Die a-priori-Strategie ist am besten für kleinere Studien geeignet. Mögliche Referenzindividuen aus einer Erwachsenenpopulation werden interviewt und klinisch untersucht und anhand von ausgewählten Labormethoden wird entschieden, ob sie die definierten Auswahlkriterien erfüllen oder nicht...

Definition a posteriori: Eine direkte Methode, bei der eine Datenbank verwendet wird, die sowohl Analyseergebnisse als auch Informationen von einer großen Anzahl von Individuen enthält. Werte von Individuen, die definierte Auswahlkriterien erfüllen, werden ausgewählt.

Die a-posteriori-Methode basiert auf der Verfügbarkeit einer großen Datensammlung medizinisch untersuchter Individuen und gemessener Quantitäten...

Es ist wichtig, daß die Daten mittels strikt standardisierter und umfassender Protokolle gesammelt werden, welche die Stichprobe aus der Erwachsenenpopulation, der Registrierung demographischer und klinischer Daten teilnehmender Individuen, die Vorbereitung und Durchführung der Datensammlung und die Handhabung und Analyse der Stichproben betreffen...

8.1.4.3 Zufällige oder nichtzufällige Stichproben („random or nonrandom sampling")

Idealerweise sollte die Gruppe der Referenzindividuen eine zufällige Stichprobe all der Individuen sein, welche die definierten Auswahlkriterien der Erwachsenenpopulation erfüllen...

Aus verschiedenen Gründen werden die meisten Sammlungen von Referenzwerten durch ein nichtrandomisiertes Verfahren gewonnen. Das bedeutet, daß nicht alle möglichen Referenzindividuen der untersuchten Gesamtbevölkerung eine gleichgroße Chance haben, für die normalerweise viel kleinere Stichprobe untersuchter Individuen ausgewählt zu werden. Ein strikt randomisiertes Stichprobenschema ist aus praktischen Gründen in den meisten Fällen unmöglich...

Es ist wichtig zu realisieren, daß man keine zufällige Stichprobe im strengen Sinne bekommt, wenn man zuerst Individuen zufällig aus der Gesamtpopulation auswählt und dann Auswahlkriterien anwendet, um die Teilmenge von Individuen, welche diese Kriterien erfüllen, auszusortieren...

Eine Stichprobe von Referenzindividuen, die man durch Auswahl unter Blutspendern, Fabrikarbeitern oder Krankenhauspersonal erhält, entspricht definitiv nicht einer zufälligen Stichprobe möglicher Referenzindividuen in der allgemeinen Population...

Die Schlußfolgerungen sind offensichtlich: (1) man muß - unter Berücksichtigung aller praktischen Überlegungen -, die bestmögliche Referenzstichprobe, die man bekommen kann, verwenden; und (2) die Daten sollten - unter Berücksichtigung möglicher Einflüsse durch die Nichtrandomisiertheit des Stichprobenauswahlverfahrens -, mit gebührender Vorsicht eingesetzt und interpretiert werden.

8.1.5 Auswahlkriterien und Evaluation von Individuen

Die Auswahl von Referenzindividuen besteht essentiell darin, bei einer Gruppe untersuchter Kandidaten definierte Kriterien anzuwenden. Die erforderlichen Charakteristika der Referenzwerte bestimmen, welche Kriterien im Auswahlverfahren eingesetzt werden sollten... Folgende wichtigen Kriterien sollten für die Entwicklung gesundheitlich relevanter Referenzwerte herangezogen werden:

Beispiele für Ausschlußkriterien bei gesundheitlich relevanten Referenzwerten:
- Krankheit

- Risikofaktoren (Übergewicht, genetische Faktoren...)
- Einnahme pharmakologisch aktiver Mittel (Medikamente, Drogenmißbrauch, Alkohol, Tabak...)
- spezifische physiologische Zustände (Schwangerschaft, Streß...)

Normalerweise sollten die Individuen mittels eines Anamneseinterviews oder -fragebogens und basierend auf einer ärztlichen Untersuchung klinisch evaluiert werden.

8.1.6 Partitionierung der Referenzgruppe

Es kann darüber hinaus notwendig sein, Partitionskriterien für die Unterteilung ausgewählter Referenzindividuen in homogenere Gruppen zu definieren... Die Anzahl der Partitionskriterien sollte normalerweise so klein wie möglich gehalten werden, um genügend große Stichproben zum Gewinn valider Daten zu erhalten.

Alter und Geschlecht sind die am häufigsten zur Untergruppierung verwendeten Kriterien... Alter kann anhand von gleichen Intervallen (Bsp. Dekaden)... kategorisiert werden.

Beispiele für Partitionskriterien für eine mögliche Unterteilung der Referenzgruppe:
- Alter
- Geschlecht
- genetische Faktoren (Rasse, Blutgruppe...)
- physiologische Faktoren (Schwangerschaftsstadium, körperlicher Zustand...)
- andere Faktoren (sozioökonomische, milieuspezifische...)

8.1.7 Zwei Philosophien von Standardisierung

Präanalytische Verfahren - eingesetzt vor Bestimmung von Patienten- und Referenzwerten - sollten so ähnlich wie möglich sein. Allgemein ist es viel leichter, die Routinen für Studien von Referenzwerten zu standardisieren als für die tägliche klinische Situation, besonders wenn die Daten in Not- oder anderen ungeplanten Situationen gesammelt werden. Daher werden zwei Ansätze vorgeschlagen:
1. Nur solche Faktoren, die auch unter klinischen Bedingungen relativ leicht kontrolliert werden können, sollten bei der Entwicklung von Referenzwerten kontrolliert werden.
2. Die Regeln für die präanalytische Standardisierung bei der Entwicklung von Referenzwerten sollten auch als Idealstandards für die klinische Situation dienen...

Jede der beiden Philosophien stimmt mit dem Konzept der Referenzwerte überein, vorausgesetzt, daß die Bedingungen, unter den die Referenzwerte entwickelt werden, eindeutig angegeben sind.

8.1.8 Statistische Behandlung von Referenzwerten

Dabei geht es um zwei Hauptthemen: Die Partitionierung der Referenzwerte in homogene Klassen und die Bestimmung der Referenzgrenzen und -intervalle.

8.1.8.1 Partitionierung der Referenzwerte

Die Teilmenge der Referenzindividuen und die entsprechenden Referenzwerte können nach Geschlecht, Alter und anderen Charakteristika partitioniert werden. Das Partitionierungsverfahren wird auch als Stratifikation, Kategorisierung oder Untergruppenbildung und seine Ergebnisse als Partitionen, Strata, Kategorien, Klassen oder Untergruppen bezeichnet...

Das Ziel der Partitionierung ist, falls möglich und notwendig, die Reduktion der Variation unter Individuen, um das biologische „Rauschen" zu verringern. Geringere Variation innerhalb von Klassen führt zu engeren und sensibleren Referenzintervallen. Man bezeichnet solche Intervale als klassenspezifisch (Bsp.: alters- und geschlechtsspezifische Referenzintervalle)...

Allgemein werden Referenzwerte dann partitioniert, wenn die Unterschiede zwischen den Klassen statistisch signifikant sind (Ablehnung der Nullhypothese gleicher Verteilungen)...

8.1.8.2 Bestimmung der Referenzgrenzen und -intervalle

In der klinischen Praxis vergleicht man normalerweise einen beobachteten Patientenwert mit dem entsprechenden Referenzintervall, welches durch zwei Referenzgrenzen begrenzt wird. Dieses Intervall, das auf verschiedene Art und Weise definiert werden kann..., stellt eine nützliche Zusammenfassung der Information, die ein vollständiger Satz von Referenzwerten enthält, dar...

Referenzgrenzen beschreiben die Referenzverteilung. Sie sagen etwas über die beobachtete Variation von Werten in dem ausgewählten Satz von Referenzindividuen aus...

Es gibt drei Arten von Referenzintervallen: Toleranzintervalle, Voraussageintervalle und Interperzentil-Intervalle...

Das Interperzentil-Intervall... wird von der IFCC empfohlen... Es ist definiert als ein Intervall, das durch 2 Perzentile der Referenzverteilung begrenzt wird. Ein Perzentil bezeichnet einen Wert, der die Referenzverteilung teilt, so daß ein spezifizierter Prozentsatz ihrer Werte Größen von kleiner als oder gleich dem begrenzenden Wert hat...

Es besteht eine willkürliche, aber übliche Übereinkunft, das Referenzintervall als das zentrale 95%-Intervall, welches durch die 2,5- und 97,5-Perzentile begrenzt wird, zu definieren... (konventionelles zentrales 95%-Intervall).

Das Interperzentilintervall kann sowohl durch parametrische als auch durch nichtparametrische statistische Techniken bestimmt werden... Vergleicht man die Ergebnisse, die man durch diesen beiden Methoden erhält, findet man normalerweise, daß die Schätzungen der Perzentile sehr ähnlich sind, der einzige Unterschied besteht darin, daß die parametrischen Schätzungen von Perzentilen theoretisch präziser (engere Konfidenzintervalle) sind als diejenigen, die man durch die nichtparametrische Methode erhält, besonders mit kleineren Stichprobengrößen. Der tatsächliche Unterschied an

Präzision ist jedoch minimal, da der Typ der Verteilung nicht mit Sicherheit bekannt ist...

Die Schätzung des 2,5 Perzentils erfordert mindestens 40 Beobachtungen. Die Präzision der Perzentile erhöht sich mit einer zunehmenden Anzahl von Beobachtungen... Eine Stichprobengröße von mindestens 120 Referenzwerten wird von der IFCC empfohlen.

8.1.9 Präsentation eines beobachteten Wertes in Relation zu Referenzwerten

Ein beobachteter Wert (Patientenwert) kann mit Referenzwerten verglichen werden. Dieser Vergleich ist oftmals der Hypothesentestung ähnlich, stellt aber selten statistisches Testen im strengen Sinne dar. Im Idealfall sollten Patient und Referenzindividuen einander entsprechen, d. h. man sollte die Hypothese aufstellen, daß sie aus derselben Population ausgewählt wurden. Dies ist jedoch oftmals nicht der Fall. Daher ist es ratsam, die Referenzwerte als Maßstab für eine weniger formelle Beurteilung als die Hypothesentestung zu betrachten...

Ein beobachteter Wert kann - in Abhängigkeit von seiner Lage in Relation zum Referenzintervall - als gering, normal oder hoch klassifiziert werden...

Die Charakterisierung des beobachteten Wertes als ein Perzentil der Referenzverteilung, liefert ein sehr genaues Maß der Relation."

Kapitel 8.2

Differenzierendes und wertendes Referenzdatenkonzept zur Charakterisierung des Funktionszustands der Wirbelsäule

Die eigene experimentelle Forschung verfolgte u.a. die Zielsetzung, primäres qualitativ hochwertiges Referenzdatenmaterial zu erarbeiten. Im Rahmen einer fünfjährigen Querschnittstudie wurden dabei - unter Verwendung der in Kapitel 7 vorgestellten standardisierten Methoden - mehr als 5000 Personen analysiert.

SOLBERG (1994, 455) vertritt die Ansicht, daß beobachtete Werte in Relation zu mehreren Sammlungen von Referenzdaten gesetzt und klassifiziert werden sollten.

ISRAEL et al. (1995, 45ff) erarbeiteten ein Körpernormkonzept, das - abhängig von der Charakteristik des bewegungsinduzierten adaptiven Gesamtbildes - vier Kategorien von Körpernormen unterscheidet: 1. Minimalnorm, 2. Majoritätsnorm, 3. Idealnorm und 4. Spezialnorm.

Die Minimalnorm dient danach der Abgrenzung physiologischer Befunde von pathologischen Zuständen und markiert die Grenze zwischen gesund und krank, die Majoritätsnorm kennzeichnet die traditionelle Norm und entspricht dem repräsentativen Mittelwert der (gesunden) Population, die Idealnorm reflektiert das Optimum an Funktionstüchtigkeit und reflektiert übergreifend Leistungsfähigkeit, Gesundheitsstabilität, Erholungsvermögen, Widerstandsfähigkeit und Belastbarkeit, während die Spezialnorm die organismischen Voraussetzungen für eine konkrete Aufgabe, die eine spezielle Tauglichkeit erfordert, reflektiert.

In Anbetracht der beträchtlichen Bandbreite der epigenetischen Adaptabilität regen die Autoren - unter dem Aspekt von Gesundheitsstabilität und Leistungsfähigkeit - die Entwicklung von differenzierenden und wertenden Körpernormkonzepten an. Dabei weisen ISRAEL et al. darauf hin, daß die ausschlaggebende Instanz für die Gültigkeit einer Norm ihre Brauchbarkeit in der Praxis sei. „Die Forderung nach stichhaltigen und praxistauglichen Normen ist für die Medizin unverzichtbar" (ISRAEL et al. 1995, 46).

Das nachfolgend vorgestellte eigene Referenzdatenmaterial wurde unter Berücksichtigung der Ansätze und Überlegungen von SOLBERG und ISRAEL et al. differenziert nach Referenzpersonen, chronischen Patienten und Athleten evaluiert.

8.2.1 Methodik

Die Methodik umfaßt vier Teilbereiche:
- standardisiertes Testverfahren für die Analyse des Funktionszustands der Wirbelsäule (Kapitel 8.2.1.1)
- Datensammlung (Kapitel 8.2.1.2)
- Auswahl und Definition der Referenzindividuen und -gruppen (Kapitel 8.2.1.3)
- statistische Auswertung (Kapitel 8.2.1.4)

8.2.1.1 Standardisiertes Testverfahren für die Analyse des Funktionszustands der Wirbelsäule

Zum Zwecke der präanalytischen Standardisierung wurde die biomechanische Funktionsanalyse der Wirbelsäule in ein „Standardisiertes Testverfahren für die Analyse des Funktionszustands der Wirbelsäule" eingebettet. Die dabei ermittelten Daten wurden zunächst auf einem zweiseitigen Testbogen (Abb. 90a und 90b) handschriftlich protokolliert und anschließend computergestützt erfaßt.

SOLBERG empfiehlt, bei der Entwicklung von Referenzwerten nur solche Faktoren zu kontrollieren, die auch unter klinischen Bedingungen relativ leicht kontrolliert werden können.

Die systematische Analyse der verfügbaren Literatur (s. Kapitel 4-6) hat gezeigt, daß der Funktionszustand der Wirbelsäule insbesondere von vier Faktoren beein-

Standardisiertes Testverfahren für die Analyse des Funktionszustands der Wirbelsäule

1. Persönliche Daten

Name _____ Anschrift _____
Vorname _____ _____
Geburtsdatum _____
Telefon (d) _____ (p) _____
Krankenkasse _____ Sitz _____
behandelnder Arzt _____

2. Spezifischer Trainingszustand

betreiben Sie zur Zeit ein spezifisches Wirbelsäulentraining? ☐ ja ☐ nein

☐ apparatives Krafttraining ☐ Funktions-/Krankengymnastik

Regelmäßigkeit **Systematik**

☐ untrainiert ☐ regelmäßig 2-3x ☐ systematisch ☐ Leistungssportler

☐ sporadisch ☐ regelmäßig 4x/Wo. ☐ unsystematisch

3. Beschwerdeprofil

haben Sie **Rückenbeschwerden**? haben Sie **Nackenbeschwerden**?

vorher   nachher vorher   nachher

☐ ja ☐ nein ☐ ja ☐ nein ☐ ja ☐ nein ☐ ja ☐ nein

Dauer der Beschwerden in Jahren _____ **Dauer** der Beschwerden in Jahren _____

momentane Episode in Wochen _____ **momentane Episode** in Wochen _____

ärztliche Diagnose _____

Schmerzregionen LWS **Schmerzregionen HWS**

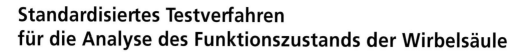

☐ keine Beschwerden ⓒ⁷ keine Beschwerden
☐ A ☐ B ☐ C ⓒ⁷ oberhalb C7
☐ D ☐ E ☐ F ⓒ⁷ unterhalb C7
☐ G ⓒ⁷ oberhalb und unterhalb

momentane Regelmäßigkeit **Schmerzintensität**

Rücken Nacken Rücken Nacken
vorher/nachher vorher/nachher vorher/nachher vorher/nachher

☐ ☐ beschwerdefrei ☐ ☐   0 beschwerdefrei 0
☐ ☐ unregelmäßig ☐ ☐   1   1
                         2   leicht   2
☐ ☐ regelmäßig ☐ ☐   3   3
                         4   mäßig   4
☐ ☐ ständig ☐ ☐   5   5
                         6   6
                         7   stark   7
                         8   8
                         9   9
                         10 unerträglich   10

Zusammenhang zwischen Beschwerden und Berufstätigkeit ☐ ja ☐ nein

4. subjektive Parameter

Wie schätzen Sie Ihre Wie schätzen Sie Ihr
allgemeine Leistungsfähigkeit ein? **persönliches Wohlbefinden** ein?

vorher   nachher vorher   nachher

1 sehr gut 1   1 sehr gut 1
2   2   2   2
3   3   3   3
4   4   4   4
5 sehr schlecht 5 5 sehr schlecht 5

© FPZ 1995

Abb. 90a: Standardisiertes Testverfahren für die Analyse des Funktionszustands der Wirbelsäule (Seite 1)

DIFFERENZIERENDES UND WERTENDES REFERENZDATENKONZEPT

5. Messungen A

Datum vorher_____ / nachher_____   ☐ Rechtshänder   ☐ Linkshänder

	vorher/nachher		vorher/nachher
fettfreie Körpermasse _____ / _____ %		Körpergewicht _____ / _____ kg	
fetthaltige Körpermasse _____ / _____ %		Körpergröße _____ cm Tester _____	

6. Muskelverkürzungstests

		vorher/nachher		vorher/nachher
ischiocrurale Muskulatur	verkürzt	☐ / ☐	normal	☐ / ☐
m. rectus femoris	verkürzt	☐ / ☐	normal	☐ / ☐
m. erector spinae	verkürzt	☐ / ☐	normal	☐ / ☐
m. iliopsoas	verkürzt	☐ / ☐	normal	☐ / ☐

7. Messungen B: Biomechan. Funktionsanalyse der Wirbelsäule

Halswirbelsäule

Mobilität in der:

		vorher/nachher		vorher/nachher		vorher/nachher
Sagittalebene	Flexion	°/°	Extens.	°/°	gesamt	°/°
Frontalebene	rechts	°/°	links	°/°	gesamt	°/°
Transversalebene	rechts	°/°	links	°/°	gesamt	°/°

Sitz ___   Brustpolster ___

HWS-Extension (isometr. Maximalkraft)   **HWS-Flexion** (isometrische Maximalkraft)

vorher / nachher	vorher / nachher		vorher / nachher	vorher / nachher
0° ____ / ____ Nm	____ / ____ Nm/kg		0° ____ / ____ Nm	____ / ____ Nm/kg

HWS-Extension (Leistungsfähigkeit)   kg _____ sec vorher _____ nachher _____

Sitz ___   Brustpolster ___

HWS-Lateralflexion (isometrische Maximalkraft)

rechts			links	
vorher / nachher	vorher / nachher		vorher / nachher	vorher / nachher
0° ____ / ____ Nm	____ / ____ Nm/kg		0° ____ / ____ Nm	____ / ____ Nm/kg

Lenden-/Brustwirbelsäule

Mobilität in der:

		vorher/nachher		vorher/nachher		vorher/nachher
Sagittalebene	Flexion	°/°	Extens.	°/°	gesamt	°/°
Frontalebene	rechts	°/°	links	°/°	gesamt	°/°
Transversalebene	rechts	°/°	links	°/°	gesamt	°/°

Sitz ___   Fußplatte ___   Kniepolster ___   Amplitude ___

LWS-/BWS-Extension (isometr. Maximalkr.)   **LWS-/BWS-Flexion** (isometr. Maximalkraft)

vorher / nachher	vorher / nachher		vorher / nachher	vorher / nachher
30° ____ / ____ Nm	____ / ____ Nm/kg		0° ____ / ____ Nm	____ / ____ Nm/kg

Flexion 0°: Extension 30° vorher _____ nachher _____

LWS-/BWS-Extension (Leistungsfähigkeit)   **LWS-/BWS-Flexion** (Leistungsfähigkeit)

kg _____ sec vorher _____ nachher _____	kg _____ sec vorher _____ nachher _____

Rückenfixierung ___   Schulterfixierung ___   Kniepolster ___   Amplitude ___

LWS-/BWS-Rotation (isometrische Maximalkraft)

rechts			links	
vorher / nachher	vorher / nachher		vorher / nachher	vorher / nachher
30° ____ / ____ Nm	____ / ____ Nm/kg		30° ____ / ____ Nm	____ / ____ Nm/kg

Sitz ___   Schulterpolster r. ___   Schulterpolster l. ___   Amplitude ___

LWS-/BWS-Lateralflexion (isometrische Maximalkraft)

rechts			links	
vorher / nachher	vorher / nachher		vorher / nachher	vorher / nachher
30° ____ / ____ Nm	____ / ____ Nm/kg		30° ____ / ____ Nm	____ / ____ Nm/kg

© FPZ 1995

Abb. 90b: Standardisiertes Testverfahren für die Analyse des Funktionszustands der Wirbelsäule (Seite 2)

flußt zu werden scheint:
- Geschlecht
- Alter
- Trainingszustand
- Beschwerdebild

Das standardisierte Testverfahren für die Analyse des Funktionszustands der Wirbelsäule erfaßt diese Faktoren im Rahmen eines 5-10 Minuten dauernden Interviews, das der Testdurchführende mit der Testperson jeweils vor Absolvierung der apparativ gestützten biomechanischen Funktionsanalyse durchführt.

Im Anschluß an die Erfassung persönlicher Daten (Name, Vorname, Geburtsdatum, Anschrift, telefonische Erreichbarkeit, Krankenkasse, behandelnder Arzt/Physiotherapeut) wird der Trainingszustand der Testperson dabei vom Testdurchführenden als „spezifischer Trainingszustand der wirbelsäulensichernden Muskelgruppen" anhand von drei Parametern kategorisiert:
- Art spezifischen Trainings
- Regelmäßigkeit spezifischen Trainings
- Systematik spezifischen Trainings

Als spezifisches Training für die wirbelsäulensichernden Muskelgruppen gelten dabei:
- spezifisches apparatives Krafttraining unter Einsatz von Trainingsgeräten mit variablem Widerstand
- spezifisches Krafttraining mit und ohne Verwendung von Zusatzlasten (Lang-/Kurzhanteln, Hantelscheiben, Gewichtsweste etc.)
- spezifische funktions- bzw. krankengymnastische Kräftigungsübungen

Die Regelmäßigkeit spezifischen Trainings für die wirbelsäulensichernden Muskelgruppen wird anhand der Optionen „untrainiert" (<1 regelmäßige Trainingseinheit pro Woche), „sporadisch" (≤1 regelmäßige Trainingseinheit pro Woche), „regelmäßig 2-3x" (2-3 regelmäßige Trainingseinheiten pro Woche) sowie „regelmäßig 4x" (≥4 regelmäßige Trainingseinheiten pro Woche) per Ankreuzverfahren kategorisiert.

In Abhängigkeit von den beiden Faktoren „Trainerbetreuung" und/oder „Periodisierung" wird die Systematik spezifischen Trainings für die wirbelsäulensichernden Muskelgruppen als „systematisch" (spezifisches sowie im Sinne einer systematischen und zielorientierten Steuerung periodisiertes Training unter Leitung eines hierfür qualifizierten Trainers, Therapeuten oder Kursleiters) oder „unsystematisch" (unbetreutes und/oder nicht-periodisiertes Training) kategorisiert. Ein spezielles Ankreuzfeld dient darüber hinaus der Erfassung von Leistungssportlern bzw. Athleten.

Das Beschwerdebild der Wirbelsäule wird - differenziert nach „Rückenbeschwerden" und „Nackenbeschwerden" ebenfalls mittels standardisierter Befragung erfaßt und anhand folgender Parameter charakterisiert:
- Beschwerden ja/nein
- Dauer der Beschwerden in Jahren (= Beschwerdealter)
- Dauer der momentanen Beschwerdeepisode in Wochen
- ärztliche Diagnose
- Schmerzregionen
- Regelmäßigkeit der Beschwerden
- Intensität der Beschwerden

Der Testdurchführende stellt der Testperson dabei sowohl zum Themenkomplex „Rückenbeschwerden" als auch zum Themenkomplex „Nackenbeschwerden" drei standardisierte Fragen: 1. „Leiden Sie momentan unter Rückenbeschwerden respektive Nackenbeschwerden?", 2. „In welchem Alter traten die Beschwerden zum ersten Mal auf?", 3. „Wie lange dauert die momentane Beschwerdeepisode bereits an?". Der Zeitbegriff „momentan" in Frage 1 umfaßt dabei den Tag der Testdurchführung sowie die unmittelbar zurückliegende Woche. Die Frage 2 dient der Ermittlung des sogenannten Beschwerdealters (in Jahren), während die Frage 3 die Dauer der momentanen Beschwerdeepisode (in Wochen) erfaßt.

Die ärztliche Diagnose wird nach Aktenlage auf der Basis mitgeführter ärztlicher Befunde erhoben. Im Rahmen der Terminvereinbarung und Vorabinformation wird die Testperson dabei standardmäßig aufgefordert, vorhandene aktuelle medizinische Befunde zur Analyse mitzuführen.

STAUDTE (1994) hat Kontraindikationen definiert, bei deren Vorliegen eine isometrische Maximalkraftanalyse der Rumpf-, Nacken- oder Halsmuskulatur nicht durchgeführt werden darf (s. auch Kapitel 5.2.7):
1. absolute Kontraindikationen
- frische Frakturen (bis 4 Monate)
- Bauchoperationen (bis 4 Monate)
- frauenärztliche Operationen (bis 4 Monate)
- akut operationsindizierte Befunde
- Narbenbrüche
- Mißbildungen der Wirbelsäule
  - Spina bifida mit Befall von mehr als einem Wirbelsäulensegment
  - jugendlicher Morbus Scheuermann
  - Skoliose im Wachstum von mehr als 30° nach COBB
- schwere Gefäßerkrankungen
  - Aneurysma der Aorta
  - Lungenembolie
  - Thrombose großer Venen
  - zerebrale Ischämien
- schwere Herz- und Kreislauferkrankungen mit
  - Herzinsuffizienz
  - instabiler Angina pectoris
- schwere entzündliche Erkrankungen im akuten Schub
  - z. B. PcP, Morbus Bechterew
- schwerste Osteoporose mit weniger als 80% Knochendichte des Altersdurchschnitts
- akuter Bandscheibenvorfall mit Beinbeschwerden
  - Operationsindikation (akute Nervenreizung)
- progressive neurologische Symptomatik
- grüner Star, Netzhautablösung
- ansteckende Krankheiten
- progrediente Instabilität der Wirbelsäule

2. relative Kontraindikationen
- Tumorleiden
- Skoliosen der Wachstumsphase

- Hypertonie
- belastungslabile KHK
- relative Herzinsuffizienz
- kurze Intervallphasen von Rheuma
- Osteoporose
- Bandscheibenvorfälle und Protrusionen bis 3 Monate ohne Operationsindikation
- Diabetes
- instabile Psyche

Sollte eine Testperson nicht ärztlich diagnostiziert sein, erläutert der Testdurchführende der Testperson diese Kontraindikationen vor Durchführung der Analyse. Ergibt sich dabei der geringste Hinweis, daß eine absolute oder relative Kontraindikation vorliegen könnte, wird auf die Durchführung der Analyse verzichtet und eine genaue ärztliche Diagnostik veranlaßt. Die Analyse des verfügbaren Know-hows (s. Kapitel 5 und 6) hat jedoch gezeigt, daß isometrische Maximalkraftanalysen der wirbelsäulensichernden Muskelgruppen auch bei chronischen Rückenpatienten als relativ gefahrlos eingestuft werden können und deren Durchführung keiner übertriebenen Vorsichtsmaßnahmen bedarf.

Die Lokalisation der Beschwerden im Bereich der LWS erfolgt nach einer von BIERING-SOERENSEN (1983, 82) vorgestellten Methode, die von BERGQUIST-ULLMAN/LARSSON (1977) stammt. Dabei werden die Schmerzregionen der LWS auf der Basis von Angaben der Testperson spezifiziert. Die Region A entspricht der oberen medialen LWS, die Region B der mittleren medialen LWS, die Region C der unteren medialen LWS inkl. Übergang zum Sakralbereich, die Regionen D und E der links- und rechtsseitigen lateralen LWS, während die Regionen F und G den links- und rechtsseitigen Gesäßbereich charakterisieren.

Für die Lokalisation der Beschwerden im Bereich der HWS wurde eine eigene Methode entwickelt, die auf der Methode von BIERING-SOERENSEN beruht. Dabei wird zwischen Nackenbeschwerden, die oberhalb, unterhalb bzw. oberhalb und unterhalb des siebten Halswirbels auftreten, differenziert.

Nach STAUDTE (1994) stellte eine progressive neurologische Symptomatik eine absolute Kontraindikation für die Durchführung einer isometrischen Maximalkraftanalyse der Rumpf-, Nacken- oder Halsmuskulatur dar. DVORAK (1994) definiert Ausstrahlungsbeschwerden in die Oberschenkel bzw. Oberarme als neurologische Symptome und Ausstrahlungsbeschwerden in die Zehen - besonders in die kleine Zehe - bzw. in die Finger als neurologische Zeichen. Nach DVORAK stellen nur neurologische Zeichen eine Kontraindikation für die isometrische Maximalkraftanalyse der Rumpf- und/oder Nacken-/Halsmuskulatur dar. Die Lokalisation der Beschwerden in den Bereichen LWS und HWS anhand der vorgestellten Methodik ist daher nicht nur von statistischem Interesse, sondern dient auch zur Überprüfung evtl. neurologisch bedingter Kontraindikationen.

Basierend auf einer analogen Methode von BIERING-SOERENSEN (1983, 81ff) wird die Regelmäßigkeit bzw. Intensität der Rücken- und/oder Nackenbeschwerden anhand von drei (unregelmäßig, regelmäßig, ständig) bzw. vier verschiedenen Kategorien (leicht, mäßig, stark, unerträglich bzw. 10-Punkt-Analogskala) mittels Befragung bestimmt. Die Testperson wird dabei gebeten, die durchschnittliche Regelmäßigkeit bzw. Intensität der Beschwerden am Tag der Testdurchführung sowie während der unmittelbar zurückliegenden Woche entsprechend zu charakterisieren.

Die Relativierung der bei den Maximalkraftanalysen ermittelten Nettodrehmomente setzt die Kenntnis der Parameter Körpergröße (in cm) und Körpergewicht (in kg) voraus. Diese werden vor Beginn der apparativ gestützten Analysen meßtechnisch bestimmt und schriftlich protokolliert.

Das standardisierte Testverfahren für die Analyse des Funktionszustands der Wirbelsäule ermöglicht darüber hinaus - sofern dies für die jeweils untersuchte Fragestellung von Bedeutung ist - die Erfassung eines Zusammenhangs zwischen den Beschwerden und der Berufstätigkeit, die Protokollierung von Art und Zeitpunkt bereits erfolgter Operationen im Bereich der LWS, BWS und HWS sowie die Dokumentation von Ergebnissen standardisierter Muskelverkürzungstests nach JANDA (1986) bzw. PARVIAINEN/DENNER (1992, s. Anhang zu Kapitel 9).

8.2.1.2 Datensammlung

Die systematische Datensammlung und Entwicklung populationsbasierender Referenzwerte nahm einen Zeitraum von fünf Jahren in Anspruch. Unter Verwendung des standardisierten Testverfahrens für die Analyse des Funktionszustands der Wirbelsäule wurden dabei deutschsprachige Männer und Frauen mit nahezu ausschließlich deutscher Staatsangehörigkeit (Alter: 13-85 Jahre) untersucht. Mit Ausnahme von zwei dunkelhäutigen Athleten der Sportart American Football war die Hautfarbe der Testpersonen weiß.

Alle untersuchten Personen waren arbeitsfähig und nahmen freiwillig an der Befragung und der biomechanischen Funktionsanalyse der Wirbelsäule teil, zeigten eine ausreichende bis sehr gute Kooperationsbereitschaft bzw. Motivation und verfügten über keinerlei Vorerfahrungen bzgl. apparativ gestützter Kraftanalyse der Rumpf-, Nacken- oder Halsmuskulatur.

Die Untersuchungsdaten wurden durch ein nichtrandomisiertes Verfahren gewonnen, wobei die Rekrutierung der Testpersonen i.d.R. auf drei verschiedene Arten erfolgte: 1. kollektive Testaktionen in Zusammenarbeit mit Unternehmen, Administrationen und Vereinen/Verbänden, 2. Direktbewerbung der Analysenteilnahme durch Artikel in Printmedien (inkl. Inserate und Beilagen) und Fernsehberichte sowie 3. persönliche Weiterempfehlung der Analysenteilnahme durch Mund-zu-Mund-Propaganda. Geschätzte 85-90% der Testpersonen stammten aus dem Großraum Köln. Eine Reihe von Personen, deren Interesse an der Analysenteilnahme durch überregionale Berichterstattung geweckt worden war, legte jedoch teilweise erhebliche Anfahrtswege (≤700 bis 900 km) zurück.

Ca. 60% der untersuchten Personen nahmen - überwiegend im Zeitraum 1990 bis 1993 - kostenlos an der Analyse teil. Bei den anderen geschätzten 40% wurde eine Analysegebühr in Höhe von 150.- DM erhoben, die entweder von der Testperson selbst, von deren Arbeitgeber oder Krankenkasse bzw. von den genannten Parteien gemeinsam bezahlt wurden. Diese Gebühren wurden dabei auf der Basis einer entsprechenden Kostenkalkulation der AOK Rheinland festgelegt.

Die vorliegende Arbeit dient primär der Beantwortung biomechanisch-trainingswissenschaftlicher Fragestellungen. Die systematische Analyse der verfügbaren Literatur (s. insbesondere Kapitel 2.2.) hat gezeigt, daß die Medizin derzeit in mehr als 50 Prozent aller Fälle nicht in der Lage ist, die genaue Ursache von Rückenschmerzen zu spezifizieren. Zum Zeitpunkt der Durchführung der Untersuchung existierte kein schlüssiger wissenschaftlicher Beleg für einen Zusammenhang von ärztlicher Diagnose und muskulärem Status der Wirbelsäule. Aus diesem Grund sowie aus Gründen der Finanzier- und praktischen Durchführbarkeit der vorliegenden Querschnittuntersuchung wurde der medizinische Status der Testpersonen nicht standardisiert erfaßt. Das o.a. standardisierte Testverfahren für die Analyse des Funktionszustands der Wirbelsäule stellte jedoch die Dokumentation bzw. Berücksichtigung folgender medizinisch relevanter Parameter sicher: 1. Beschwerdebild der LWS und HWS sowie 2. Kontraindikationen für die Durchführung isometrischer Maximalkraftanalysen der Rumpf-, Nacken- und Halsmuskulatur.

Sämtliche Untersuchungen wurden von einem homogenen Team aus acht professionellen (Diplom-) Sportlehrern durchgeführt. Unter der fachlichen Leitung des Autors dieser Arbeit absolvierten alle Testdurchführenden eine standardisierte theoretische und praktische Ausbildung mit einem Umfang von durchschnittlich 50 Unterrichtseinheiten. Zur Sicherstellung einer ausreichenden analytischen Qualitätskontrolle sowie zur Gewährleistung der Sicherheit der Testpersonen galt dabei die Durchführung von 50 biomechanischen Funktionsanalysen der Wirbelsäule unter Aufsicht und Anleitung des Untersuchungsleiters als Mindestvoraussetzung für die selbständige Erhebung von Referenzdatenmaterial. Vier der Testdurchführenden erstellten eigenständige wissenschaftliche Arbeiten zur Erlangung des akademischen Grades Diplom-Sportlehrer an der Deutschen Sporthochschule Köln (s. AGNISCHOCK 1994, KARAGIANNIDIS 1994, SUMMERER 1993, WENTZ 1994).

Die Untersuchungen wurden unter Laborbedingungen durchgeführt. Im Laufe des fünfjährigen Untersuchungszeitraums erfolgte dabei ein wiederholter Wechsel der Räumlichkeiten. Der überwiegende Anteil des Datenmaterials wurde in Laborräumen der Deutschen Sporthochschule Köln (Institut für Leichtathletik und Turnen), des Forschungs- und Präventionszentrums zur Analyse und Optimierung der Funktion von Wirbelsäule und Bewegungsapparat (FPZ) Köln, der TOYOTA Deutschland GmbH Köln, der Kölner Seniorengemeinschaft für Sport- und Freizeitgestaltung sowie des Westdeutschen Rundfunks Köln erhoben.

Das finnische Herstellerunternehmen hat die bei der Untersuchung eingesetzten Analysesysteme im Zeitraum 1989-1993 sukzessive entwickelt. Infolgedessen wurden die in Kapitel 7 charakterisierten Analysemethoden nicht bei allen Probanden vollständig durchgeführt. Das im weiteren Verlauf der Arbeit vorgestellte Referenzdatenmaterial für die einzelnen Meßparameter beruht daher auf unterschiedlichen Fallzahlen, welche jeweils genannt werden. Mit Ausnahme der ersten 622 Probanden - deren Untersuchung erfolgte unter Verwendung eines ersten Prototypen (s. 7.1.1.2) -, wurden sämtliche Testpersonen mit denselben Analysesystemen untersucht.

Die Durchführung der Einzeluntersuchungen erfolgte montags bis freitags in der Zeit von 08-19 Uhr. Pro Testperson stand dabei ein durchschnittlicher Zeitrahmen von jeweils einer Stunde zur Verfügung. Dieser umfaßte Befragung, biomechanische Funktionsanalyse der Wirbelsäule sowie Interpretation des Analyseergebnisses. Bei der Durchführung der Analysen vor Ort sind - aufgrund der umfangreichen Vorsichts- und qualitätssichernden Maßnahmen - keine Komplikationen aufgetreten. Anhand von Aussagen untersuchter Personen bzw. behandelnder Ärzte derselben sind jedoch Fälle bekannt geworden, bei denen Teilnehmer an einer biomechanischen Funktionsanalyse über analyseinduzierte Beschwerden klagten. Hierbei handelte es sich zumeist um „Muskelkater" bzw. verstärkte Verspannungsbeschwerden - insbesondere im Bereich der Halswirbelsäule -, die am Tag nach der Analyse auftraten und i.d.R. ein bis zwei Tage andauerten. Unter Berücksichtigung einer nicht näher bekannten Dunkelziffer kann die Zahl der analyseinduzierten Beschwerden mit <1% quantifiziert werden.

8.2.1.3 Auswahl und Definition der Referenzindividuen und -gruppen

Nach ISRAEL et al. (1995, 45ff) sind physiologische Befunde keine biologischen Materialkonstanten, sondern verhaltensabhängig, dynamisch und zeitvariant. Bei der Entwicklung von Referenzdatenmaterial zur Charakterisierung des Funktionszustands der Wirbelsäule wurden daher sowohl die Faktoren Geschlecht und Alter als auch die Faktoren Trainingszustand und Beschwerdebild zur Differenzierung von Referenzindividuen herangezogen.

Als Referenzindividuen wurden alle im Rahmen des fünfjährigen Zeitraums untersuchten Personen berücksichtigt, bei denen a. die Angaben zu Geschlecht, Alter, Trainingszustand und Beschwerdebild vollständig bzw. einheitlich vorlagen und, die b. entweder der Referenzgruppe „Referenzpersonen" oder der Referenzgruppe „chronische Patienten" oder der Referenzgruppe „Athleten" zugeordnet werden konnten.

Die Auswahlkriterien für die Referenzindividuen der Gruppe „Referenzpersonen" wurden dabei wie folgt definiert:

Als „Referenzpersonen" gelten alle Personen männlichen und weiblichen Geschlechts, die

a. zum Zeitpunkt der Analyse entweder „kein spezifisches Wirbelsäulentraining" oder lediglich „ein unsystematisches spezifisches Wirbelsäulentraining mit weniger als zwei regelmäßigen Trainingseinheiten pro Woche" absolvierten und

b. am Tag der Testdurchführung oder in der unmittelbar zurückliegenden Woche entweder „beschwerdefrei im Bereich der LWS/BWS und HWS" waren oder (lediglich) unter „unregelmäßigen Rücken- oder Nackenbeschwerden von leichter oder mäßiger Intensität" litten.

Bei „Referenzpersonen" handelt es sich folglich um untrainierte (weitgehendst) beschwerdefreie Personen. Die Integration von Personen, die unter unregelmäßig auftretenden Beschwerden von geringer Intensität leiden, in die Gruppe der „Referenzpersonen" begründet sich mit der empirisch gesicherten Erkenntnis, daß die Präsenz geringfügiger Rückenschmerzen beim erwachsenen Menschen der postmodernen Gesellschaft als typisch bzw. normal bezeichnet werden kann. Nach ISRAEL et al. (1995, 45) muß jedem nichtpathologischen Befund grundsätzlich Normalität attestiert werden.

Die Anwendung der definierten Auswahlkriterien ergab für die Referenzgruppe „Referenzpersonen" eine Fallzahl von n= 2597 (Männer: n= 1537, Frauen: n= 1060, Charakterisierung: s. tabellarischer Anhang, Kapitel 8.4).

Für Referenzindividuen der Gruppe „chronische Patienten" gilt folgende Definition:

Als „chronische Patienten" gelten alle Personen männlichen und weiblichen Geschlechts, die

a. zum Zeitpunkt der Analyse entweder „kein spezifisches Wirbelsäulentraining" oder lediglich „ein unsystematisches spezifisches Wirbelsäulentraining mit weniger als zwei regelmäßigen Trainingseinheiten pro Woche" absolvierten, und

b. am Tag der Testdurchführung oder in der unmittelbar zurückliegenden Woche unter „regelmäßigen oder ständigen Rücken- oder Nackenbeschwerden von mäßiger, starker oder unerträglicher Intensität" litten, und

c. ihr „Beschwerdealter" mit „>10 Jahre" oder die „Dauer der momentanen Episode von Rücken- oder Nackenbeschwerden" mit „>6 Wochen" angaben.

Als „chronische Patienten" gelten in der vorliegenden Querschnittsuntersuchung folglich untrainierte Personen, die bereits seit langer Zeit unter regelmäßig bis ständig auftretenden intensiven Rücken- oder Nackenbeschwerden litten. Die Definition des Beschwerdealters wurde basierend auf eigenen empirischen Erfahrungen (s. auch Kapitel 9), die Definition der Dauer der momentanen Episode auf der Basis des international anerkannten Quebec Task Force on Spinal Disorders (1987) festgelegt.

Nach Anwendung der definierten Auswahlkriterien setzte sich die Referenzgruppe „chronische Patienten"

aus 951 Personen zusammen (Männer: n= 459, Frauen: n= 492, Charakterisierung: s. tabellarischer Anhang, Kapitel 8.4.).

Für Referenzindividuen der Gruppe „Athleten" findet folgende Definition Anwendung:

Als „Athleten" gelten alle Personen männlichen und weiblichen Geschlechts, die in ihrer jeweiligen Sportart „regelmäßig an Wettkämpfen teilnehmen bzw. teilnahmen" und „sich selbst als Leistungssportler bezeichnen".

Während des zur Verfügung stehenden Untersuchungszeitraums konnten insgesamt 200 Athleten analysiert werden (männliche Athleten: n= 169, weibliche Athleten: n= 31, Charakterisierung: s. tabellarischer Anhang, Kapitel 8.4).

Bei den weiblichen Athleten handelt es sich ausschließlich um Leichtathletinnen, die von SUMMERER (1993) untersucht und näher charakterisiert wurden. Diese weiblichen Referenzindividuen setzen sich aus 13 Athletinnen aus dem Bereich Sprint sowie jeweils 9 Athletinnen aus den Bereichen Sprung sowie Wurf/Stoß zusammen. Das Leistungsniveau zum Zeitpunkt der Untersuchung wurde bei 16 Athletinnen mit „nationale Spitze", bei 9 Athletinnen mit „Landesebene" sowie bei 5 Athletinnen mit „weniger als Landesebene" angegeben. Bei einer Athletin handelt es sich um eine „ehemalige Aktive" von herausragender Leistungsfähigkeit.

Die 169 männlichen Athleten stammen aus insgesamt 5 verschiedenen Sportarten:
- Leichtathletik (n= 45)
- Fußball (n= 60)
- Eishockey (n= 11)
- American Football (n= 26)
- Baseball (n= 27).

Die Gruppe der Leichtathleten setzt sich aus 16 Mehrkämpfern, 18 Sprintern, 6 Springern und 5 Werfern/Stoßern zusammen (nähere Charakterisierung in SUMMERER 1993). Das Leistungsniveau zum Zeitpunkt der Untersuchung entsprach bei 11 Athleten „nationale Spitze", bei 25 Athleten „Landesebene" sowie bei 5 Athleten „weniger als Landesebene". Drei Leichtathleten nahmen zum Zeitpunkt der Analyse nicht an Wettkämpfen teil.

Bei den Fußballspielern handelt es sich um professionelle Spieler der 1. und 2. Bundesliga sowie der Regionalliga, die Gruppe der Eishockeyspieler setzt sich aus 11 Professionals der 1. Bundesliga zusammen.

Die 26 American Footballspieler (Offense-Spieler: n= 13, Defense-Spieler: n= 13) gehören einem Team der 1. Bundesliga an, während sich die Gruppe der 27 Baseballspieler aus Bundesliga- und Nationalspielern zusammensetzt (nähere Charakterisierung in WENTZ 1994).

Per definitionem (s. SOLBERG 1994, 454ff) handelt es sich bei der vorgenommenen Auswahl von Referenzindividuen um eine direkte Auswahl von a-priori- („Athleten") und a-posteriori-Stichproben („Referenzpersonen" und „chronische Patienten"), die jeweils durch ein nichtrandomisiertes Verfahren gewonnen wurden.

Das Problem der Repräsentativität von Stichproben wird von MAYER (1995a) wie folgt diskutiert: „Eine Stichprobe ist für die entsprechende Grundgesamtheit, aus der sie gezogen wurde, repräsentativ, falls die Individuen der Stichprobe bezüglich der zu untersuchenden Merkmale keine systematischen Verzerrungen gegenüber der Grundgesamtheit aufweisen, d.h. wenn die Stichprobe ein „verkleinertes Abbild der Grundgesamtheit darstellt" (HARTUNG 1991, 315). Streng genommen sind nur in diesem Fall Rückschlüsse von der Stichprobe auf die Grundgesamtheit erlaubt. Problematisch hierbei ist, daß man in der Regel nicht definitiv feststellen kann, ob eine vorliegende Stichprobe repräsentativ ist, oder nicht.

Nach LORENZ kann man allerdings in der Regel davon ausgehen, daß eine repräsentative Stichprobe vorliegt, wenn es sich um eine sogenannte Zufallsstichprobe handelt. Dies ist dann der Fall, wenn jedes Individuum aus der Grundgesamtheit die gleiche Chance hat, in die Stichprobe zu gelangen (BORTZ 1993, 859). Unglücklicherweise ist allerdings auch dieses Konzept der Zufallsstichprobe in der Praxis fast nie durchführbar, da man hierzu über eine „Liste" aller Individuen der Grundgesamtheit verfügen müßte.

Kurz: Die Repräsentativität einer Stichprobe kann fast nie nachgewiesen werden, man kann nur „das Beste" hoffen. Deshalb sollte die Interpretation der Ergebnisse statistischer Auswertungen immer mit gebührender Vorsicht erfolgen und die möglichen Verzerrungen berücksichtigt werden."

8.2.1.4 Statistische Auswertung

Nach Auswahl und Gruppeneinteilung umfaßt die Referenzstichprobe insgesamt 3748 Referenzindividuen. Für jedes Referenzindividuum liegen dabei ein Referenzdatensatz aus bis zu 31 Variablen/Zielgrößen vor. Diese Variablen enthalten entweder Originalmeßdaten (Mobilitätswerte in Grad bzw. Meßwerte der Muskelleistungsfähigkeit in sec bzw. Prozent) oder auf der Basis von Originalmeßdaten errechnete Werte (Nettodrehmomente in Nm/kg Oberkörpermasse oder Nm/kg Kopfmasse bzw. Kraftverhältniswerte von Flexoren und Extensoren sowie rechts- und linksseitigen Lateralflexoren und Rotatoren). Im Detail handelt es sich dabei um folgende Variablen:
- LWS-/BWS-Mobilität in der Sagittalebene
- LWS-/BWS-Mobilität in der Frontalebene
- LWS-/BWS-Mobilität in der Transversalebene
- relative isometrische Maximalkraft der lumbal/thorakalen Extensoren
- relative isometrische Maximalkraft der lumbal/thorakalen Flexoren
- relative isometrische Maximalkraft der rechts- und linksseitigen lumbal/thorakalen Lateralflexoren
- relative isometrische Maximalkraft der rechts- und linksseitigen lumbal/thorakalen Rotatoren
- Kraftverhältnis lumbal/thorakale Flexoren : lumbal/thorakale Extensoren
- Kraftverhältnis rechtsseitige lumbal/thorakale Lateralflexoren : linksseitige lumbal/thorakale Lateralflexoren
- Kraftverhältnis rechtsseitige lumbal/thorakale Rotatoren : linksseitige lumbal/thorakale Rotatoren
- dynamische Muskelleistungsfähigkeit der lumbal/thorakalen Extensoren
- statische Muskelleistungsfähigkeit der lumbalen Extensoren
- HWS-Flexion
- HWS-Extension
- HWS-Mobilität in der Sagittalebene
- HWS-Mobilität in der Frontalebene
- HWS-Mobilität in der Transversalebene
- relative isometrische Maximalkraft der zervikalen Extensoren (zwei Meßpositionen)
- relative isometrische Maximalkraft der zervikalen Flexoren
- relative isometrische Maximalkraft der rechts- und linksseitigen zervikalen Lateralflexoren (jeweils zwei Meßpositionen)
- Kraftverhältnis zervikale Flexoren : zervikale Extensoren (zwei Meßpositionen)
- Kraftverhältnis rechtsseitige zervikale Lateralflexoren : linksseitige zervikale Lateralflexoren (zwei Meßpositionen)
- statische Muskelleistungsfähigkeit der zervikalen Extensoren

Die statistische Auswertung dieses umfangreichen Datenmaterials erfolgte auf der Basis methodischer Überlegungen von MAYER (1995a) und beschränkt sich auf zwei Hauptaspekte:
1. Deskriptive Auswertung inkl. Erarbeitung von Referenzintervallen (8.2.1.4.1 Deskriptive Statistik)
2. Explorative Auswertung folgender eingeschränkter Fragestellung: Gibt es bzgl. ausgewählter muskulärer Parameter Unterschiede zwischen 30-59 Jahre alten Referenzpersonen und 30-59 Jahre alten chronischen Patienten in Abhängigkeit von Geschlecht und Alter? (8.2.1.4.2 Analytische Statistik)

8.2.1.4.1 Deskriptive Statistik

Zum Zwecke der Reduzierung des von SOLBERG beschriebenen biologischen Rauschens und, um zu schärferen Grenzen für die zu ermittelnden Referenzintervalle zu gelangen, wurden die Referenzpersonen nach drei Kriterien in homogene Schichten eingeteilt (= Stratifizierung der Referenzpersonen):
- Status („Referenzpersonen", „chronische Patienten", „Athleten")
- Geschlecht (männlich, weiblich)
- Alter
  - Referenzpersonen (< 20 Jahre, 20-29 Jahre, 30-39 Jahre, 40-49 Jahre, 50-59 Jahre, 60 Jahre und älter)
  - chronische Patienten (20-29 Jahre, 30-39 Jahre, 40-49 Jahre, 50-59 Jahre, 60 Jahre und älter)
  - Athleten (15-35 Jahre)

Die unterschiedliche Altersklassenbildung ist auf die vorliegenden Stichprobenumfänge zurückzuführen.

Die deskriptive Statistik wurde mit einer Beurteilung der Referenzverteilung begonnen. Als Referenzverteilung wird nach SOLBERG (1994, 467) die Verteilung der Referenzwerte bezeichnet. Da es keinen Grund zu der Annahme gibt, daß sich der Verteilungstyp eines Merkmales in verschiedenen Untergruppen ändert, sondern man allenfalls davon ausgehen kann, daß Erwartungswerte und Varianzen in den verschiedenen Schichten differieren, beschränkte sich die Untersuchung der Verteilung der betrachteten Zufallsvariablen auf die am stärksten besetzte Schicht „männliche Referenzpersonen im Alter von 20-29 Jahren".

Zur Beantwortung der für das weitere Vorgehen entscheidenden Frage, ob die empirische Verteilung einer Normalverteilung widerspricht, wurde für jede der Zielgrößen die empirische Verteilung durch ein Histogramm dargestellt und der Dichtefunktion der entsprechenden Normalverteilung mit gleichem Erwartungswert und gleicher Varianz gegenübergestellt.

Anhand dieser graphischen Veranschaulichung der Verteilungen wurde jeweils entschieden, ob im weiteren ein parametrisches Vorgehen (Normalverteilung wird unterstellt) oder ein nichtparametrisches Vorgehen (es wird keine Verteilungsannahme gemacht) Anwendung findet.

Die Bestimmung von Referenzintervallen erfolgte auf der Basis der Empfehlungen der International Federation of Clinical Chemistry (IFCC). Diese empfiehlt als Referenzintervall ein Interperzentil-Intervall. Bei der vorliegenden Untersuchung wurden für jede Zielgröße Mittelwert und Standardabweichung sowie zwei Referenzintervalle bestimmt: 1. das zentrale 95%-Referenzintervall und 2. das zentrale 50%-Referenzintervall.

Das zentrale 95%-Referenzintervall wird durch das 0.025-Quantil und das 0.975-Quantil begrenzt. Dies bedeutet, daß 2,5% der Werte der Referenzverteilung an beiden Enden „abgeschnitten" werden. Das zentrale 50%-Referenzintervall wird entsprechend durch das 0.25-Quantil und das 0.75-Quantil begrenzt.

Da ein Referenzintervall eine Aussage über die entsprechende Grundgesamtheit liefern soll, die benötigten Quantile für die Grundgesamtheit jedoch unbekannt sind, müssen sie aus der Stichprobe geschätzt werden, in der Hoffnung, daß die Stichprobe für die Grundgesamtheit repräsentativ ist (s. Kapitel 8.2.1.3).

Die Schätzung der Quantile wird mit wachsendem Stichprobenumfang präziser. Der minimale Stichprobenumfang zur Schätzung des p-Quantils oder des (1-p)-Quantils ($p \leq 0.5$) sollte größer als $1:p$ sein, damit bei der nichtparametrischen Schätzung der Quantile einzelne Ausreißer das Ergebnis nicht verzerren.

Im aktuellen Fall sollen das 0.025- bzw. das 0.975-Quantil (p= 0.025) bestimmt werden. Dies führt zu der Forderung, daß der Stichprobenumfang größer als 1:0.025= 40 sein sollte. SOLBERG empfiehlt einen Stichprobenumfang von mindestens 120 Probanden. Die Schätzung kann sowohl parametrisch als auch nichtparametrisch erfolgen.

Das parametrische Vorgehen zur Schätzung der gewünschten Quantile setzt voraus, daß die wahre Verteilung der Daten zumindest annähernd einer Normalverteilung entspricht. Dies wurde überprüft, indem die emprische Verteilung der Referenzwerte der theoretischen Dichtefunktion einer Normalverteilung mit entsprechendem Erwartungswert und entsprechender Varianz gegenübergestellt wurde (s.o.). Widerspricht das Datenmaterial der Annahme einer Normalverteilung nicht, so erhält man das 0.025-Quantil bzw. das 0.975-Quantil aus: $x - 1.96 \cdot s$ bzw. $x + 1.96 \cdot s$, wobei x das arithmetische Mittel und s die Standardabweichung der Beobachtungen bezeichnen. Das 0.25-Quantil bzw. das 0.75-Quantil bestimmt man entsprechend aus: $x - 0.675 \cdot s$ bzw. $x + 0.675 \cdot s$.

Das nichtparametrische Vorgehen besteht darin, einen bestimmten Anteil, nämlich p an beiden Enden der Referenzverteilung (in diesem Fall die empirische Verteilung der Referenzwerte) „abzuschneiden". Dazu bestimmt man aus der Urliste der Referenzwerte zunächst die Rangliste, indem alle Referenzwerte der Größe nach geordnet werden. Dann bezeichnen $x_{(1)}$ den kleinsten, $x_{(2)}$ den zweitkleinsten... bis $x_{(n)}$ den größten Referenzwert. Außerdem gilt: $x_{(1)} \leq x_{(2)} \leq ... \leq x_{(n)}$.

Allgemein berechnet sich dann ein p-Quantil x_p als:

$$x_p = \begin{cases} x_{(k)} & \text{falls } n \cdot p \text{ keine ganze Zahl ist} \\ & k \text{ ist die auf } n \cdot p \text{ folgende ganze Zahl} \\ \frac{1}{2} \cdot (x_{(k)} + x_{(k+1)}) & \text{falls } n \cdot p \text{ eine ganze Zahl ist} \\ & k = n \cdot p \end{cases}$$

Für den zielgrößenspezifischen Vergleich der mittels Stratifizierung der Referenzpersonen gebildeten Untergruppen wurde die Methode der deskriptiven graphischen Veranschaulichung der Mittelwerte gewählt (s. Kapitel 8.2.2).

Die Analyse einer eingeschränkten und in Kapitel 8.2.1.4.2 näher charakterisierten analytischen Fragestellung erfolgte darüber hinaus mittels multivariater dreifaktorieller Kovarianzanalyse. Von einem generellen Einsatz eines schließenden Verfahrens - wie beispielsweise der Varianzanalyse - wurde jedoch u.a. aus folgendem Grund Abstand genommen: Es liegen insgesamt 31 Zielgrößen (abhängige Variablen) und drei Schichtungsmerkmale (unabhängige Variablen) vor. Dies bedeutet, daß 31 dreifaktorielle Varianzanalysen vorgenommen werden müßten. Unter Berücksichtigung der Interaktion der drei unabhängigen Variablen ergäben sich 217 F-Tests. Da für jeden einzelnen F-Test eine bestimmte Irrtumswahrscheinlichkeit α, etwa $\alpha = 0.05$ akzeptiert werden muß, ist damit zu rechnen, daß einige dieser F-Tests zufällig „signifikant" werden und zur fälschlichen Ablehnung der Nullhypothese führen. Nach MAYER (1995a) erwartet man bei 200 (unabhängigen) Tests ca. 10 Tests, die per Zufall auf dem Signifikanzniveau $\alpha = 0.05$, zu „signifikanten" Resultaten führen. Wird über 217 (unabhängige) Hypothesen getrennt entschieden, so beträgt die Wahrscheinlichkeit, daß mindestens eine H_0 fälschlicherweise verworfen wird:

$1 - (1 - 0.05)^{217} = 0.99996$.

Es ist offensichtlich, daß eine solche globale Irrtumswahrscheinlichkeit nicht akzeptabel ist.

Die für jede der Zielgrößen anhand deskriptiver Statistik ermittelten statistischen Kennwerte Mittelwert ± Standardabweichung, 50%-Referenzintervall und 95%-Referenzintervall können dem tabellarischen Anhang dieses Kapitels entnommen werden (Kapitel 8.4.).

8.2.1.4.2 Analytische Statistik

Das umfangreiche Datenmaterial dieser Querschnittstudie kann unter multiplen Aspekten statistisch evaluiert werden. Die systematische Analyse der verfügbaren Literatur hat jedoch gezeigt, daß eine Vielzahl interessanter Fragestellungen bereits ausreichend untersucht und dokumentiert worden ist. Hierzu zählen beispielsweise geschlechtsspezifische Unterschiede sowie altersbedingte Veränderungen von Mobilitäts- und Muskelkraftparametern der Wirbelsäule (s. Kapitel 4 und 5). Darüber hinaus gibt es Fragestellungen, deren Evaluation nur von untergeordnetem Interesse ist (Bsp.: Mobilitäts- und Kraftunterschiede zwischen Athleten und chronischen Rückenpatienten).

Die analytische Statistik der vorliegenden Untersuchung verzichtet daher auf ein „Hunting-for-p-values" und beschränkt sich auf die explorative Auswertung folgender eingeschränkter Fragestellung:

Gibt es bzgl. ausgewählter muskulärer Parameter Unterschiede zwischen 30-59 Jahre alten Referenzpersonen und 30-59 Jahre alten chronischen Patienten in Abhängigkeit von Geschlecht und Alter?

Aus der epidemiologischen Forschung ist bekannt, daß chronische Rückenschmerzen und die daraus resultierenden sozialmedizinischen Folgen und volkswirtschaftlichen Schäden insbesondere die Altersgruppe der 30-59jährigen betreffen (s. Kapitel 2.1). Für Kostenträger wie Unternehmen, Krankenversicherer sowie Träger der gesetzlichen Rentenversicherung sind daher wissenschaftliche Erkenntnisse über diese Altersgruppe von vorrangiger Bedeutung.

Die Evaluation ausgewählter muskulärer Parameter beschränkt sich darüber hinaus auf den Bereich des Rumpfes. Das neu geschaffene und im Rahmen dieser Arbeit vorgestellte Analysekonzept beruht u.a. auf der Verfügbarkeit von Einzelanalysesystemen für sämtliche Rumpfbewegungen. Dies ist im HWS-Bereich noch nicht der Fall. Die Differenzierung von untrainierten (weitgehendst) beschwerdefreien Referenzpersonen und untrainierten chronischen Rückenpatienten anhand ausgewählter muskulärer Parameter konzentriert sich daher auf den Wirbelsäulenbereich, der in der vorliegenden Arbeit bereits vollständig muskulär profiliert werden konnte.

Als Zielgrößen wurden folgende 10 Variablen ausgewählt:
1. relative isometrische Maximalkraft der lumbal/thorakalen Extensoren
2. relative isometrische Maximalkraft der lumbal/thorakalen Flexoren
3. relative isometrische Maximalkraft der rechtsseitigen lumbal/thorakalen Lateralflexoren
4. relative isometrische Maximalkraft der linksseitigen lumbal/thorakalen Lateralflexoren
5. relative isometrische Maximalkraft der rechtsseitigen lumbal/thorakalen Rotatoren
6. relative isometrische Maximalkraft der linksseitigen lumbal/thorakalen Rotatoren
7. Kraftverhältnis lumbal/thorakale Flexoren : lumbal/thorakale Extensoren
8. Kraftverhältnis rechtsseitige lumbal/thorakale Lateralflexoren : linksseitige lumbal/thorakale Lateralflexoren
9. Kraftverhältnis rechtsseitige lumbal/thorakale Rotatoren : linksseitige lumbal/thorakale Rotatoren
10. dynamische Muskelleistungsfähigkeit der lumbal/thorakalen Extensoren.

Um Unterschiede bzgl. dieser Zielgrößen zwischen Referenzpersonen und chronischen Patienten in Abhängigkeit von Geschlecht und Alter zu untersuchen, wurden folgende Einflußfaktoren berücksichtigt:
• Status/Referenzgruppe (Referenzpersonen, chronische Patienten)
• Geschlecht (männlich, weiblich)
• Alter (30-39 Jahre, 40-49 Jahre, 50-59 Jahre)

Darüber hinaus wurden folgende Kovariablen mitberücksichtigt:
• Größe (in cm)
• Gewicht (in kg)

Aus der vorliegenden Referenzstichprobe wurden nur diejenigen Referenzpersonen und chronischen Patienten für die Evaluation ausgewählt, bei denen sämtliche der o.a. gemessenen bzw. errechneten Variablen vorlagen. Die Auswertungen der in einem ersten Arbeitsschritt evaluierten Maximalkraft- und Kraftverhältnisvariablen stützen sich auf 416 Beobachtungen, während die Auswertungen der zu einem späteren Zeitpunkt in einem zweiten Arbeitsschritt evaluierten dynamischen Muskelleistungsfähigkeit auf 694 Beobachtungen beruhen.

Das Kollektiv der ausgewählten Referenzindividuen wurde zunächst in 2·2·3= 12 Gruppen (Bezeichnung s. Tab. 56) unterteilt. Dabei gibt der erste Index die Zugehörigkeit zu einer der Referenzgruppen an. Der zweite Index bezeichnet das Geschlecht und der dritte Index die

Geschlecht	Alter	Referenzgruppen Referenzpersonen-	chronische Patienten
männlich	30-39	G111	G211
	40-49	G112	G212
	50-59	G113	G213
weiblich	30-39	G121	G221
	40-49	G122	G222
	50-59	G123	G223

Tab. 56: Kollektiv nach Referenzgruppe, Geschlecht und Alter unterteilt

Geschlecht	Referenzgruppen	
	Referenz-personen-	chronische Patienten
männlich	G11.	G21.
weiblich	G12.	G22.

Tab. 57: Kollektiv nach Referenzgruppe und Geschlecht unterteilt

Alter	Referenzgruppen	
	Referenz-personen-	chronische Patienten
30-39	G1.1	G2.1
40-49	G1.2	G2.2
50-59	G1.3	G2.2

Tab. 58: Kollektiv nach Referenzgruppe und Alter unterteilt

Altersgruppe. Zur Betrachtung der Interaktionen 1. Ordnung werden die drei Altersklassen bzw. die beiden Geschlechter zusammengefaßt. Es ergeben sich Tab. 57 u. 58. Abschließend werden die Gruppen weiter zusammengefaßt (Referenzpersonen G1.., chronische Patienten G2..).

Zum Zwecke der Beantwortung der o.a. spezifizierten Fragestellung wurden folgende Hypothesen aufgestellt:
H_0: Die Interaktion 2. Ordnung (Referenzgruppe * Geschlecht * Alter) weicht nur zufällig von Null ab.
vs.
H_1: Die Interaktion 2. Ordnung (Referenzgruppe * Geschlecht * Alter) weicht nicht nur zufällig, sondern systematisch von Null ab.

H_0: Die Interaktion 1. Ordnung (Referenzgruppe * Geschlecht) weicht nur zufällig von Null ab.
vs.
H_1: Die Interaktion 1. Ordnung (Referenzgruppe * Geschlecht) weicht nicht nur zufällig, sondern systematisch von Null ab.

H_0: Die Interaktion 1. Ordnung (Referenzgruppe * Alter) weicht nur zufällig von Null ab.
vs.
H_1: Die Interaktion 1. Ordnung (Referenzgruppe * Alter) weicht nicht nur zufällig, sondern systematisch von Null ab.

H_0: Der Haupteffekt Status/Referenzgruppe weicht nur zufällig von Null ab.
vs.
H_1: Der Haupteffekt Status/Referenzgruppe weicht nicht nur zufällig, sondern systematisch von Null ab.

Zur Testung dieser Hypothesen wurde für jede Gruppe von Zielgrößen jeweils ein lineares Modell aufgestellt, welches durch eine multivariate 3-faktorielle Kovarianzanalyse analysiert wurde. Zur weiteren Datenexploration wurde im Anschluß daran zusätzlich jede Zielgröße auch durch eine univariate 3-faktorielle Kovarianzanalyse analysiert. Insgesamt ergeben sich somit genau 100 statistische Tests. Um dem Problem des multiplen Testens zu begegnen wurde das Signifikanzniveau nach BONFERONI (BORTZ 1993, 429) korrigiert und beträgt nun $\alpha:100 = 0.0005$.

Die Ergebnisse der explorativen Auswertung werden in Kapitel 8.2.3. dargestellt.

8.2.2 Ergebnisse Teil 1: Graphische Veranschaulichung des Referenzdatenmaterials

Wie bereits erwähnt und begründet, wurde für den zielgrößenspezifischen Vergleich der mittels Stratifizierung der Referenzpersonen gebildeten Untergruppen die Methode der deskriptiven graphischen Veranschaulichung der Mittelwerte gewählt.

Bei der Interpretation dieser Referenzwerte ist zu beachten, daß diese durch ein nichtrandomisiertes Stichprobenauswahlverfahren gewonnen wurden und deren Repräsentativität folglich nicht nachgewiesen werden kann. Dies hat nach SOLBERG (1994) und MAYER (1995a) zur Folge, daß sowohl der Einsatz als auch die Interpretation dieser Daten mit gebührender Vorsicht erfolgen sollte.

Bezogen auf die untersuchte Stichprobe werden nachfolgend Haupteffekte, interessante Wechselwirkungen und sonstige substantielle Auffälligkeiten kommentiert.

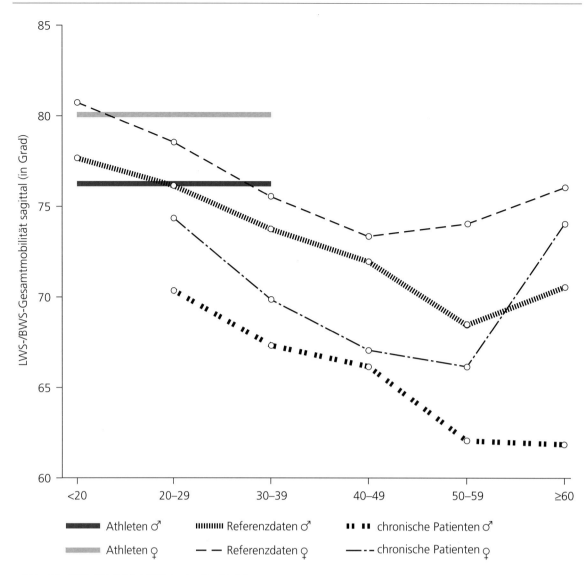

Abb. 91: LWS-/BWS-Mobilität in der Sagittalebene

8.2.2.1 LWS-/BWS-Mobilität in der Sagittalebene

Die Bewegungsamplitude in der Sagittalebene erreicht ihr Maximum im Alter von <20 Jahren und reduziert sich mit fortschreitendem Alter (Ausnahme: Referenzpersonen sowie weibliche Patienten im Alter von ≥60 Jahre). Frauen verfügen in allen Altersklassen über eine geringfügig größere Mobilität als Männer, Referenzpersonen sind in allen Altersklassen wesentlich beweglicher als chronische Patienten. Männliche und weibliche Athleten unterscheiden sich nicht von gleichaltrigen Referenzpersonen.

Der Stichprobenumfang beträgt n= 2651.

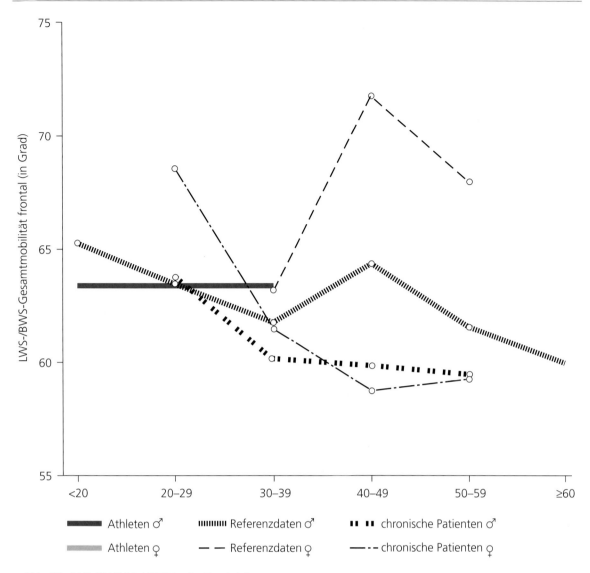

Abb. 92: LWS-/BWS-Mobilität in der Frontalebene

8.2.2.2 LWS-/BWS-Mobilität in der Frontalebene

Die maximale Bewegungsamplitude in der Frontalebene zeigt bei männlichen Referenzpersonen keine bzw. nur äußerst geringfügige altersbedingte Veränderungen. Weibliche Referenzpersonen im Alter von 30-59 Jahren sind wesentlich beweglicher als gleichaltrige männliche Referenzpersonen. Die LWS-/BWS-Mobilität in der Frontalebene ist insbesondere bei weiblichen chronische Patienten im Alter von 40-59 Jahren erheblich reduziert. Männliche Athleten unterscheiden sich nicht von gleichaltrigen Referenzpersonen.

Der Stichprobenumfang beträgt n= 949.

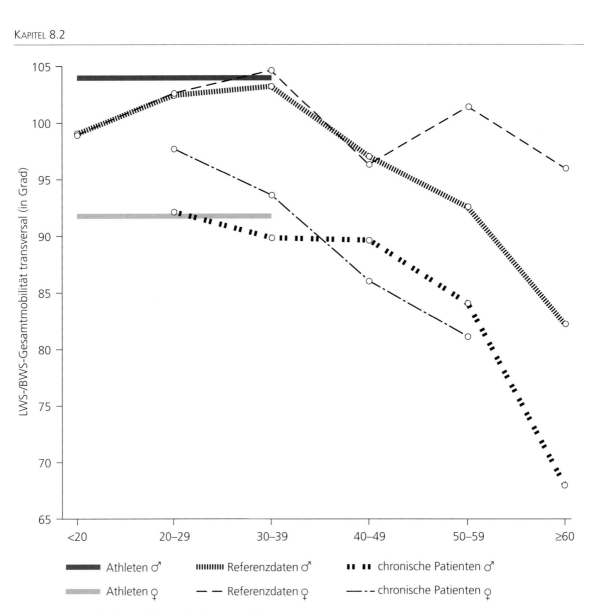

Abb. 93: LWS-/BWS-Mobilität in der Transversalebene

8.2.2.3 LWS-/BWS-Mobilität in der Transversalebene

Die maximale Bewegungsamplitude in der Transversalebene wird um das 20.-39. Lebensjahr herum erreicht. Danach erfolgt mit fortschreitendem Alter eine kontinuierlichen Amplitudenverringerung. Dieser Mobilitätsverlust im Altersverlauf ist bei weiblichen Referenzpersonen wesentlich geringer. Referenzpersonen sind in allen Altersklassen wesentlich beweglicher als chronische Patienten (Ausnahme: weibliche Patienten im Alter von ≤20 Jahre).

Weibliche Athleten zeigen im Vergleich zu gleichaltrigen Referenzpersonen eine erheblich geringere Mobilität.

Der Stichprobenumfang beträgt n= 1448.

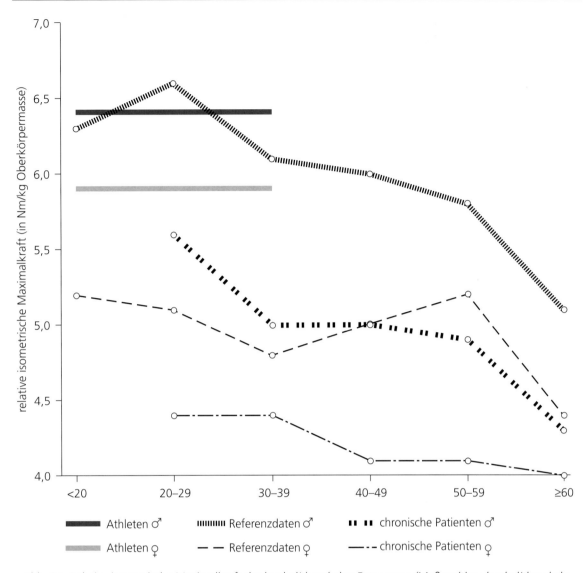

Abb. 94: Relative isometrische Maximalkraft der lumbal/thorakalen Extensoren (Meßposition: lumbal/thorakale Flexion von 30°)

8.2.2.4 Relative isometrische Maximalkraft der lumbal/thorakalen Extensoren

Die Extensorenkraft ist bei Männern zwischen dem 20. und 29. Lebensjahr, bei Frauen bereits vor dem 20. Lebensjahr am größten. Bei männlichen Referenzpersonen reduziert sich die Maximalkraft mit fortschreitendem Alter, während weibliche Referenzpersonen erst ab dem 60. Lebensjahr einen derartigen Kraftverlust zeigen (Ausnahme: Altersgruppe: 30-39 Jahre).

Männer verfügen in allen Altersklassen und in allen Gruppen über eine größere Extensorenkraft als Frauen (durchschnittlich +17,3%), chronische Patienten weisen in allen Altersklassen ein ausgeprägtes Kraftdefizit auf.

Die isometrische Maximalkraft weiblicher Athleten ist deutlich stärker entwickelt als die isometrische Maximalkraft gleichaltriger Referenzpersonen. Dies ist bei männlichen Athleten nicht der Fall.

Der Stichprobenumfang beträgt n= 3401.

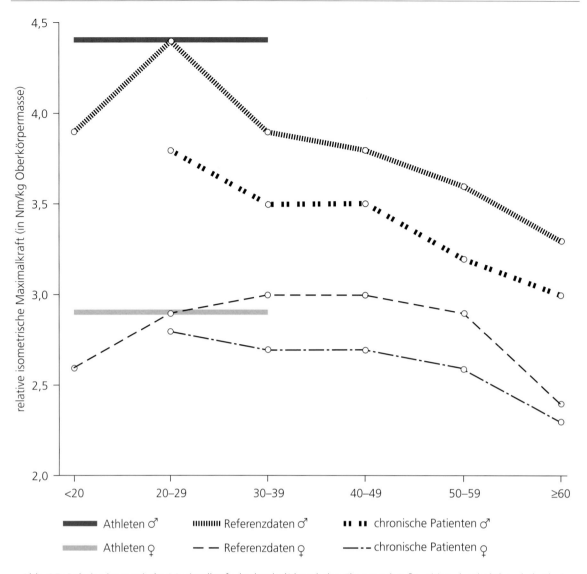

Abb. 95: *Relative isometrische Maximalkraft der lumbal/thorakalen Flexoren (Meßposition: lumbal/thorakale Flexion von 0°)*

8.2.2.5 Relative isometrische Maximalkraft der lumbal/thorakalen Flexoren

Die Flexorenkraft erreicht bei Männern zwischen dem 20. und 29. Lebensjahr ihr Maximum und reduziert sich mit fortschreitendem Alter kontinuierlich. Bei Frauen erhöht sich die Flexorenkraft bis zum 30. Lebensjahr, bleibt dann bis zum 59. Lebensjahr konstant und sinkt ab dem 60. Lebensjahr rapide ab.

Männer verfügen in allen Altersklassen und in allen Gruppen über eine wesentlich größere Flexorenkraft als Frauen (durchschnittlich +26,6%), chronische Patienten weisen in allen Altersklassen ein Kraftdefizit auf (Ausnahme: Altersgruppe ≤20 Jahre). Dieses ist jedoch im Vergleich zu den Extensoren geringer ausgeprägt.

Männliche und weibliche Athleten verfügen über keine größere isometrische Maximalkraft der lumbal/thorakalen Flexoren als Referenzpersonen gleichen Geschlechts und Alters.

Der Stichprobenumfang beträgt n= 3380.

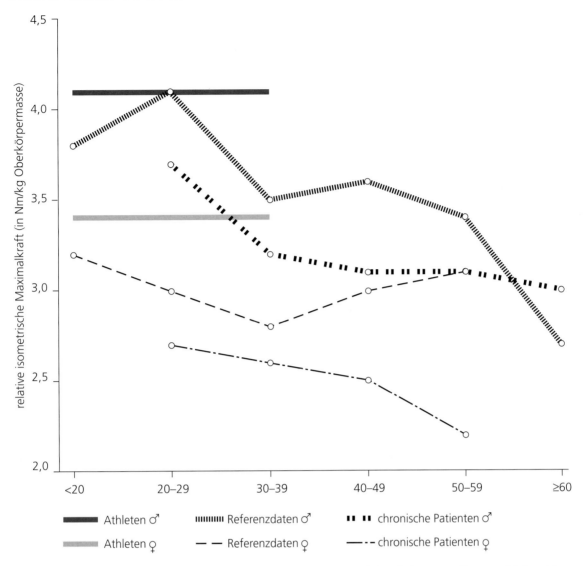

Abb. 96: Relative isometrische Maximalkraft der rechtsseitigen lumbal/thorakalen Lateralflexoren (Meßposition: lumbal/thorakale Lateralflexion von 30°)

8.2.2.6 Relative isometrische Maximalkraft der lumbal/thorakalen Lateralflexoren

Das isometrische Maximalkraftverhalten der rechts- und linksseitigen Lateralflexoren unterscheidet sich nicht voneinander und entspricht in allen diskutierten Parametern exakt dem der lumbal/thorakalen Extensoren (s. Kapitel 8.2.2.4). Die Kraftdefizite männlicher Patienten sind jedoch geringer.

Der Stichprobenumfang beträgt n= 948.

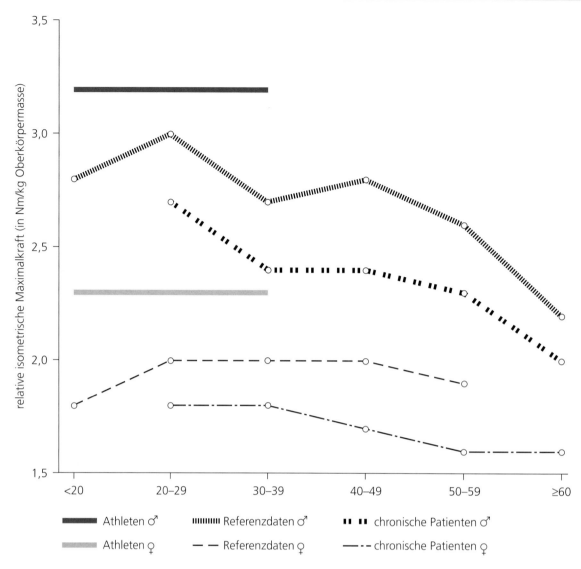

Abb. 97: *Relative isometrische Maximalkraft der linksseitigen lumbal/thorakalen Rotatoren (Meßposition: lumbal/thorakale Rotation von 30°)*

8.2.2.7 Relative isometrische Maximalkraft der lumbal/thorakalen Rotatoren

Auch bei der Analyse des isometrischen Maximalkraftverhaltens der rechts- und linksseitigen Rotatoren finden sich keine auffallenden Seitigkeitsphänomene. Die dabei gewonnenen Erkenntnisse entsprechen in nahezu allen diskutierten Parametern den Erkenntnissen, die bei der Analyse der lumbal/thorakalen Flexoren gewonnen wurden (s. Kapitel 8.2.2.5).

Ausnahmen: Weibliche Referenzpersonen erreichen das Kraftmaximum bereits um das 20. Lebensjahr herum, Athleten verfügen über eine geringfügig größere Rotatorenkraft als gleichaltrige Referenzpersonen.

Der Stichprobenumfang beträgt n= 1642.

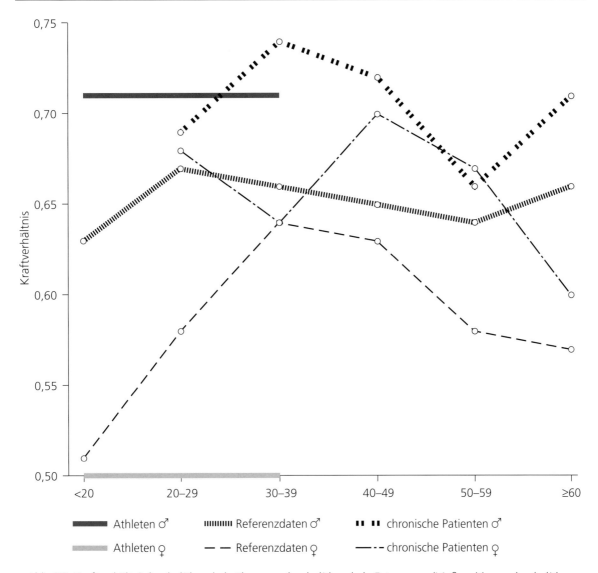

Abb. 98: Kraftverhältnis lumbal/thorakale Flexoren : lumbal/thorakale Extensoren (Meßpositionen: lumbal/thorakale Flexion von 0° bzw. lumbal/thorakale Flexion von 30°)

8.2.2.8 Kraftverhältnis lumbal/thorakale Flexoren : lumbal/thorakale Extensoren

Das Kraftverhältnis zwischen Bauch- und Rückenmuskulatur bleibt bei allen Gruppen im Altersverlauf relativ konstant (Ausnahme: weibliche Referenzpersonen im Alter von <20 Jahren). Frauen weisen - von einzelnen Ausnahmen abgesehen - in allen Gruppe ein anderes Kraftverhältnis auf als Männer. Während männliche Referenzpersonen und Athleten über verhältnismäßig kräftigere Flexoren als Extensoren verfügen, veranschaulicht die Analyse der Kraftverhältnisse bei Frauen dieser Referenzgruppen die Tendenz zu einer Extensorendominanz, die bei weiblichen Athleten extrem ausgeprägt ist.

Die Kraftverhältnisse von Referenzpersonen und chronischen Patienten unterscheiden sich nur geringfügig, wobei chronische Patienten eine Tendenz zur Flexorendominanz zeigen.

Der Stichprobenumfang beträgt n= 3426.

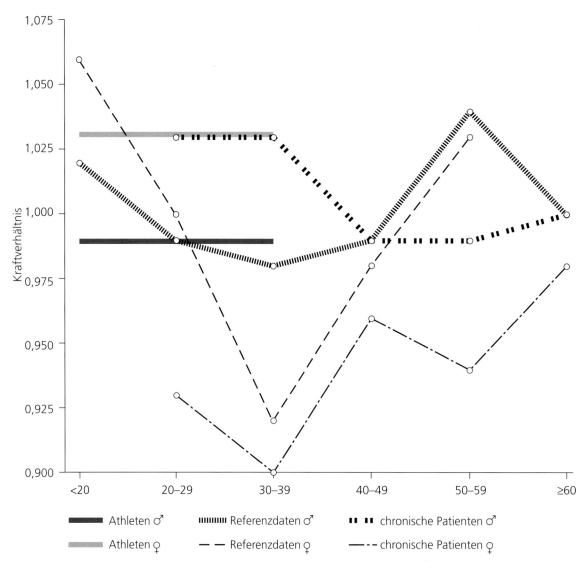

Abb. 99: Kraftverhältnis rechtsseitige lumbal/thorakale Lateralflexoren : linksseitige lumbal/thorakale Lateralflexoren (Meßposition: lumbal/thorakale Lateralflexion von 30°)

8.2.2.9 Kraftverhältnis rechtsseitige lumbal/thorakale Lateralflexoren : linksseitige lumbal/thorakale Lateralflexoren

Referenzpersonen, Athleten sowie männliche Patienten zeigen durchschnittliche Kraftunterschiede zwischen rechts- und linksseitigen Lateralflexoren von ≤4% (Ausnahmen: weibliche Referenzpersonen im Alter von <20 Jahren: 6%, weibliche Referenzpersonen im Alter von 30-39 Jahren: 8%).

Bei weiblichen Patienten finden sich Kraftunterschiede von 4-10% (Ausnahme: weibliche Patienten im Alter von ≥60 Jahren: 2%).

Der Stichprobenumfang beträgt n= 951.

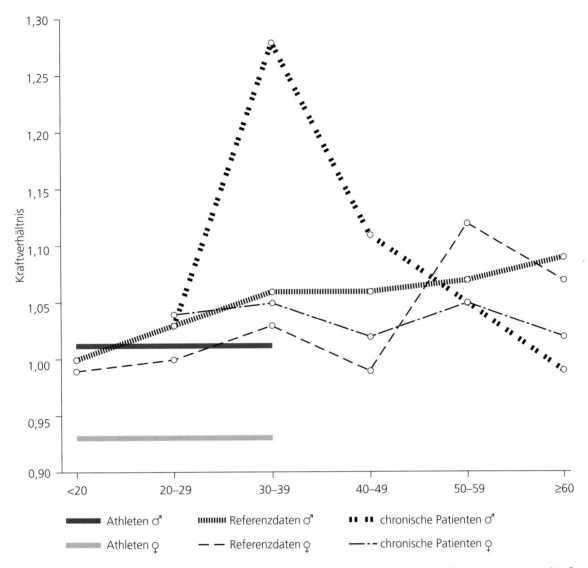

Abb. 100: Kraftverhältnis rechtsseitige lumbal/thorakale Rotatoren : linksseitige lumbal/thorakale Rotatoren (Meßposition: lumbal/thorakale Rotation von 30°)

8.2.2.10 Kraftverhältnis rechtsseitige lumbal/thorakale Rotatoren : linksseitige lumbal/thorakale Rotatoren

Referenzpersonen, chronische Patienten und Athleten zeigen durchschnittliche Kraftunterschiede zwischen rechts- und linksseitigen Rotatoren von ≤7% (Ausnahmen: männliche Referenzpersonen im Alter von ≥60 Jahren: 9%, weibliche Referenzpersonen im Alter von 50-59 Jahren: 12%, männliche Patienten im Alter von 30-39 bzw. 40-49 Jahre: 28% bzw. 11%).

Der Stichprobenumfang beträgt n= 1692.

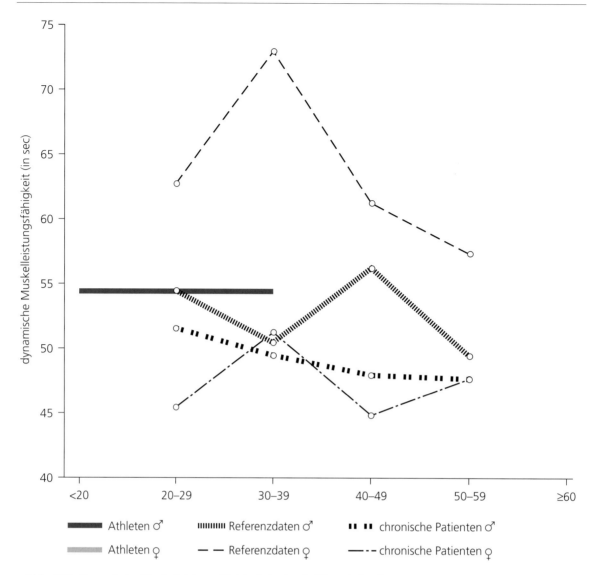

Abb. 101: Dynamische Muskelleistungsfähigkeit der lumbal/thorakalen Extensoren

8.2.2.11 Dynamische Muskelleistungsfähigkeit der lumbal/thorakalen Extensoren

Weibliche Referenzpersonen verfügen über eine um durchschnittlich 20,8 % größere dynamische Muskelleistungsfähigkeit als gleichaltrige männliche Referenzpersonen, weibliche Patienten zeigen - im Gegensatz zu männlichen Patienten - in allen Altersgruppen einen erheblichen Verlust an dynamischer Extensorenleistungsfähigkeit (Männer: -6,7 %, Frauen: -25,5 %). Männliche Athleten unterscheiden sich nicht von gleichaltrigen Referenzpersonen.

Der Stichprobenumfang beträgt n= 877.

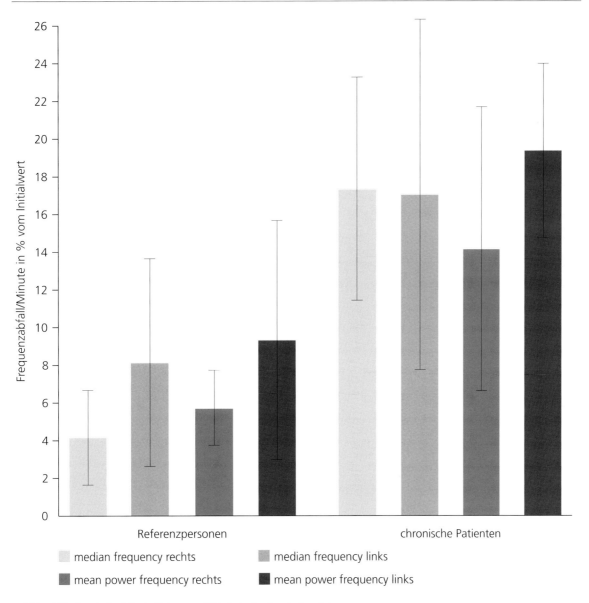

Abb. 102: Statische Muskelleistungsfähigkeit der lumbalen Extensoren

8.2.2.12 Statische Muskelleistungsfähigkeit der lumbalen Extensoren

Unter konstanten statischen Arbeitsbedingungen zeigt der rechts- und linksseitige lumbale m. erector spinae bei Referenzpersonen und chronischen Patienten unterschiedliche Veränderungen von Frequenzparametern des EMG-Signals (median frequency und mean power frequency) und damit ein unterschiedliches Ermüdungsverhalten.

Eine 60 sec dauernde statische Belastung mit 33 % des alters- und geschlechtsspezifischen Durchschnittsnettodrehmoments beschwerdefreier Referenzpersonen (85,1 ± 17,9 Nm) führt bei chronischen Patienten zu einem Frequenzabfall/Minute in Höhe von durchschnittlich 17,1 % (median frequency) bzw. 16,8 % (mean power frequency). Gleichaltrige Referenzpersonen verfügen über eine signifikant größere lokale aerob-anaerobe statische Extensorenleistungsfähigkeit ($p \leq 0,001$), dokumentiert anhand entsprechender Meßwerte von 6,1 % (median frequency) bzw. 7,5 % (mean power frequency).

Diese Erkenntnisse beruhen auf einer Vorstudie mit einem Stichprobenumfang von n= 75 (42 Referenzpersonen und 33 chronische Patienten im Alter von 32,3 ± 8,7 Jahren).

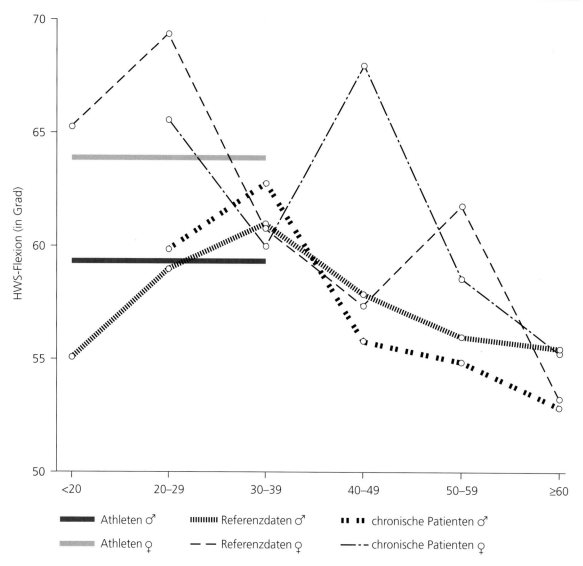

Abb. 103: HWS-Flexion

8.2.2.13 HWS-Flexion

Die maximale Bewegungsamplitude bei der HWS-Flexion wird bei männlichen Referenzpersonen zwischen dem 30. und 39. Lebensjahr, bei weiblichen Referenzpersonen zwischen dem 20. und 29. Lebensjahr erreicht.

Danach reduziert sich die HWS-Flexion mit fortschreitendem Alter (Ausnahmen: weibliche Referenzpersonen im Alter von 50-59 Jahren, weibliche Patienten im Alter von 40-49 Jahren).

Weibliche Referenzpersonen verfügen bis zum einem Alter von 29 Jahren über eine größere Bewegungsamplitude als gleichaltrige männliche Referenzpersonen. Gleiches gilt für weibliche Athleten im Vergleich zu männlichen. Ansonsten gibt es keine konstanten Mobilitätsunterschiede in den einzelnen Gruppen.

Der Stichprobenumfang beträgt n= 1471.

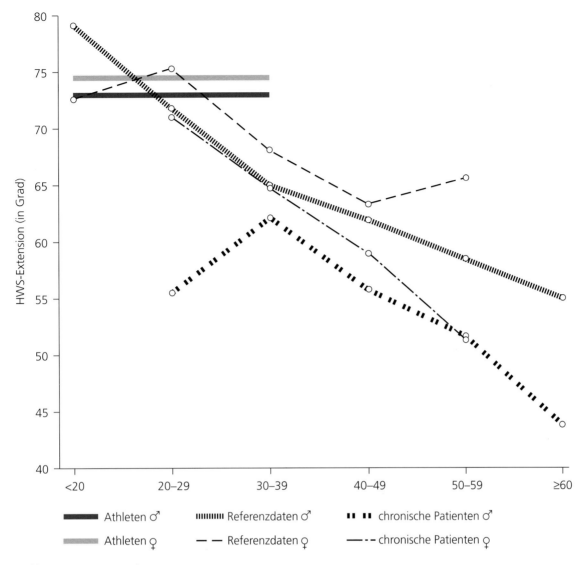

Abb. 104: HWS-Extension

8.2.2.14 HWS-Extension

Die Streckfähigkeit der Halswirbelsäule ist bei Männern im Alter von <20 Jahren, bei Frauen im Alter von 20-29 Jahren am größten. Mit fortschreitendem Alter kommt es zu einer kontinuierlichen Amplitudenverringerung. Während das Geschlecht keinen Einfluß auf die HWS-Extension hat, verfügen Referenzpersonen über eine größere Streckfähigkeit der Halswirbelsäule als chronische Patienten.

Der Stichprobenumfang beträgt n= 1477.

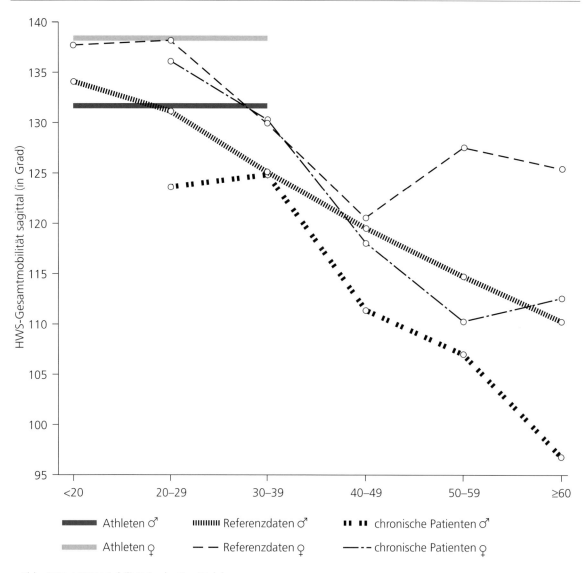

Abb. 105: HWS-Mobilität in der Sagittalebene

8.2.2.15 HWS-Mobilität in der Sagittalebene

Analog zur LWS-/BWS-Mobilität in der Sagittalebene erreicht die Bewegungsamplitude der HWS in der Sagittalebene im Alter von <20 Jahren (Männer) bzw. 20-29 Jahren (Frauen) ihr Maximum, wobei es danach - insbesondere bei Männern - mit fortschreitendem Alter zu einer kontinuierlichen Mobilitätsverringerung kommt. Frauen verfügen in allen Altersklassen und in allen Gruppen über eine geringfügig größere Mobilität als Männer (bei Referenzpersonen vor allem ab dem 50. Lebensjahr). Bei chronischen Patienten tritt ab ca. dem 40. Lebensjahr ein erheblicher Mobilitätsverlust auf. Athleten unterscheiden sich nicht von gleichaltrigen Referenzpersonen.

Der Stichprobenumfang beträgt n= 1588.

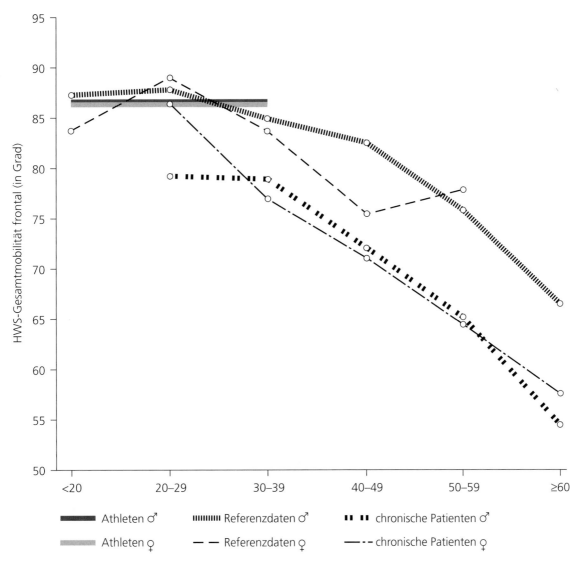

Abb. 106: HWS-Mobilität in der Frontalebene

8.2.2.16 HWS-Mobilität in der Frontalebene

Auch die HWS-Mobilität in der Frontalebene ist im Alter von 20-29 Jahren am größten und verringert sich danach kontinuierlich mit fortschreitendem Alter. Die maximale Bewegungsamplituden von Männern und Frauen unterscheiden sich nicht. Referenzpersonen verfügen in allen Altersklassen über eine größere HWS-Mobilität in der Frontalebene als chronische Patienten. Athleten unterscheiden sich nicht von gleichaltrigen Referenzpersonen.

Der Stichprobenumfang beträgt n= 1588.

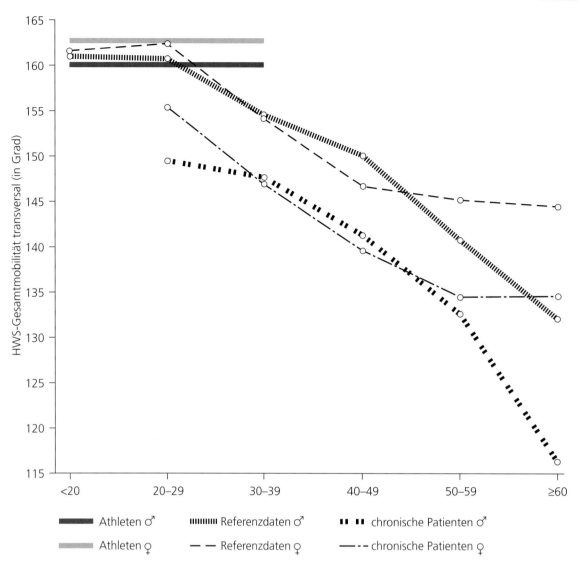

Abb. 107: HWS-Mobilität in der Transversalebene

8.2.2.17 HWS-Mobilität in der Transversalebene

Die statistische Analyse der HWS-Mobilität in der Transversalebene liefert identische Erkenntnisse wie die entsprechende Analyse der HWS-Mobilität in der Frontalebene (Ausnahme: größere Mobilität von Frauen ab dem 60. Lebensjahr).

Der Stichprobenumfang beträgt n= 1588.

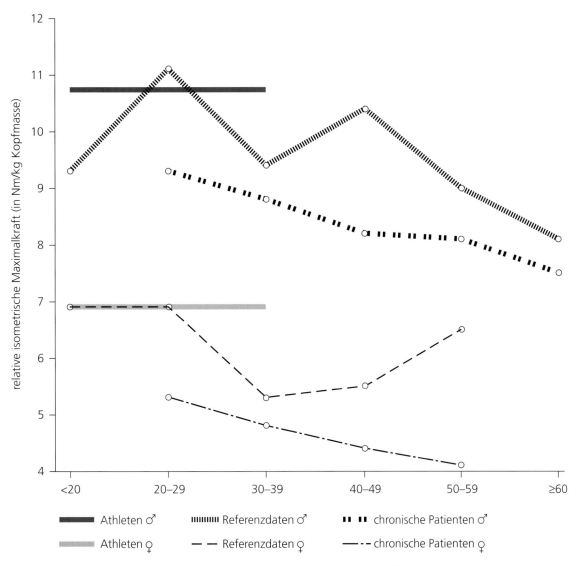

Abb. 108: Relative isometrische Maximalkraft der zervikalen Extensoren (Meßposition: zervikale Flexion von 30°)

8.2.2.18 relative isometrische Maximalkraft der zervikalen Extensoren

Die Entwicklung der isometrischen Maximalkraft der zervikalen Extensoren entspricht exakt der Entwicklung der isometrischen Maximalkraft der lumbal/thorakalen Extensoren. Männer erreichen ihr Kraftmaximum zwischen dem 20. und 29. Lebensjahr, Frauen bereits vor Erreichen des 20. Lebensjahrs. Bei männlichen Referenzpersonen sowie bei Patienten reduziert sich die Maximalkraft mit fortschreitendem Alter, während weibliche Referenzpersonen - von einem erdrutschartigen Kraftverlust in den Altersgruppen 30-39 und 40-49 Jahre abgesehen - bis zum 59. Lebensjahr keinen Kraftverlust zeigen. Männer haben in allen Altersklassen und in allen Gruppen eine um durchschnittlich 34,3% größere Extensorenkraft als Frauen, bei chronischen Patienten lassen sich in allen Altersklassen ausgeprägte Kraftdefizite dokumentieren. Im Gegensatz zur isometrischen Maximalkraft der lumbal/thorakalen Extensoren verfügen weibliche Athleten über keine größere isometrische Maximalkraft als gleichaltrige Referenzpersonen. Gleiches gilt für männliche Athleten.

Der Stichprobenumfang beträgt n= 2274.

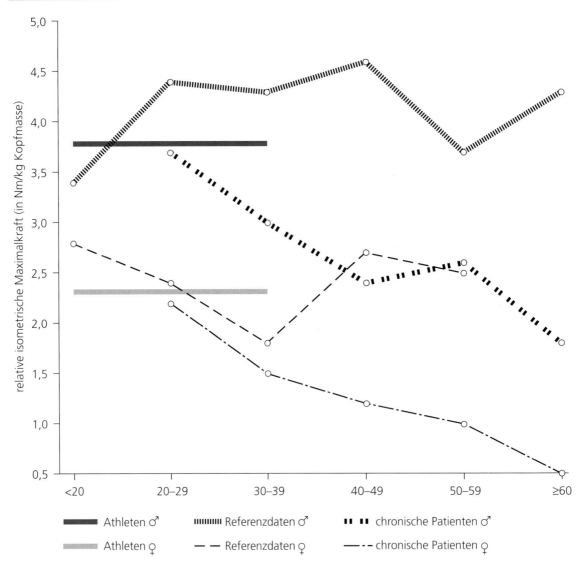

Abb. 109: Relative isometrische Maximalkraft der zervikalen Flexoren (Meßposition: zervikale Flexion von 0°)

8.2.2.19 Relative isometrische Maximalkraft der zervikalen Flexoren

Die Flexorenkraft erreicht - analog zur Entwicklung der HWS-Extensorenkraft - bei Männern später ihr Maximum als bei Frauen (20-29 Jahre gegenüber ≤20 Jahre). Abgesehen von vorübergehenden erheblichen Kraftverlusten in der Altersgruppe der 30-39jährigen Frauen und der 50-59jährigen Männer ist weder bei männlichen noch bei weiblichen Referenzpersonen ein altersbedingter Kraftverlust zu registrieren.

Männer verfügen in allen Altersklassen und in allen Gruppen über eine wesentlich größere Flexorenkraft als Frauen (durchschnittlich +40,7%), chronische Patienten weisen ebenfalls in allen Altersklassen erhebliche Kraftdefizite auf (Ausnahme: männliche Patienten im Alter von ≤20 Jahre). Die isometrische Maximalkraft der zervikalen Flexoren von Athleten - insbesondere männlicher Athleten - ist deutlich geringer als die isometrische Maximalkraft der zervikalen Flexoren gleichaltriger Referenzpersonen.

Der Stichprobenumfang beträgt n= 1175.

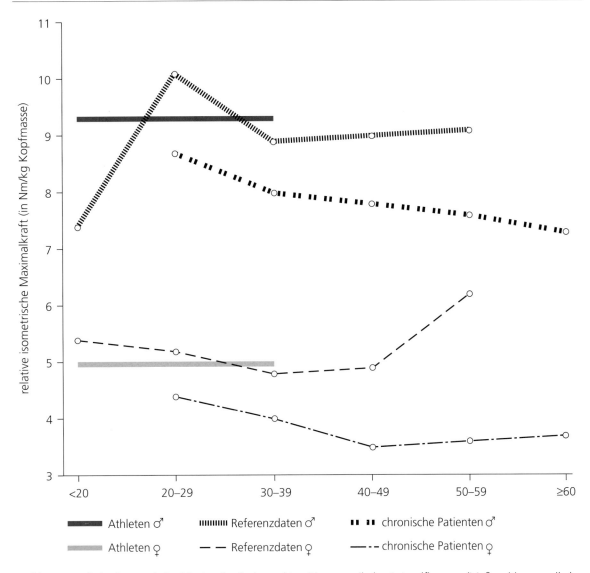

Abb. 110: Relative isometrische Maximalkraft der rechtsseitigen zervikalen Lateralflexoren (Meßposition: zervikale Lateralflexion von 30°)

8.2.2.20 relative isometrische Maximalkraft der zervikalen Lateralflexoren

Das isometrische Maximalkraftverhalten der rechts- und linksseitigen Lateralflexoren unterscheidet sich nicht voneinander und entspricht - analog zum Rumpfbereich - in allen diskutierten Parametern nahezu exakt dem der zervikalen Extensoren (Ausnahmen: lediglich geringfügige Kraftreduktion bei weiblichen Referenzpersonen im Alter von 30-39 Jahren).

Der Stichprobenumfang beträgt n= 1753.

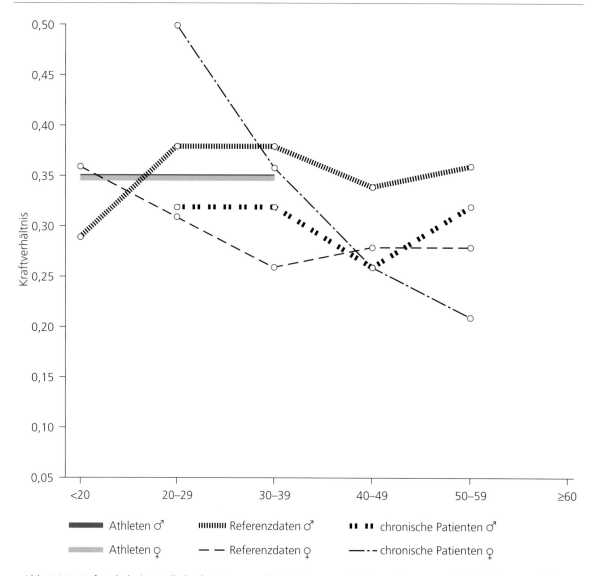

Abb. 111: Kraftverhältnis zervikale Flexoren : zervikale Extensoren (Meßpositionen: zervikale Flexion von 0° bzw. zervikale Flexion von 30°)

8.2.2.21 Kraftverhältnis zervikale Flexoren : zervikale Extensoren

Das Kraftverhältnis von zervikaler Flexions- und Extensionsmuskulatur und dessen Entwicklung im Altersverlauf zeigen ebenfalls Parallelen zum Rumpfbereich und des dort beschriebenen Kraftverhältnisses von lumbal/thorakaler Flexions- und Extensionsmuskulatur.

Auch im HWS-Bereich bleibt dieses Kraftverhältnis bei allen Gruppen im Altersverlauf relativ konstant (Ausnahme: weibliche Referenzpersonen im Alter von <20 Jahren).

Weibliche Referenzpersonen weisen ein anderes Kraftverhältnis auf als männliche Referenzpersonen. Im Unterschied zum Rumpf zeigen weibliche Referenzpersonen eine relative Flexorenschwäche. Gleiches gilt - insbesondere für männliche - chronische Patienten. Die Kraftverhältnisse bei Athleten entsprechen den Kraftverhältnissen bei gleichaltrigen Referenzpersonen.

Der Stichprobenumfang beträgt n= 1175.

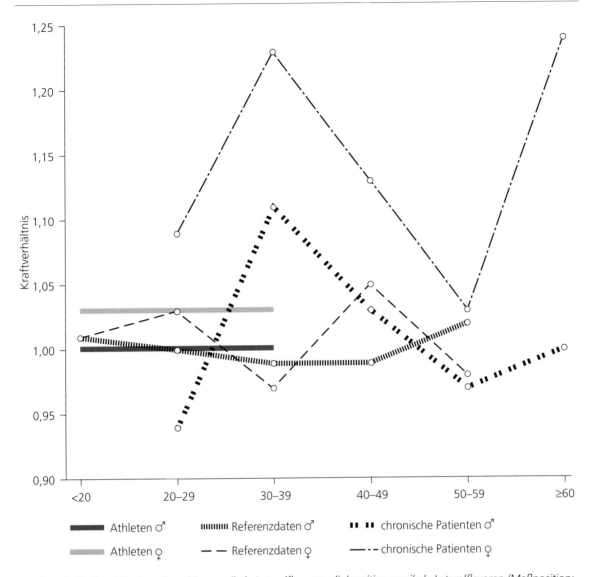

Abb. 112: Kraftverhältnis rechtsseitige zervikale Lateralflexoren : linksseitige zervikale Lateralflexoren (Meßposition: zervikale Lateralflexion von 30°)

8.2.2.22 Kraftverhältnis rechtsseitige zervikale Lateralflexoren : linksseitige zervikale Lateralflexoren

Auch hier zeigen Referenzpersonen, männliche Patienten und Athleten analog zum Rumpfbereich durchschnittliche Kraftunterschiede zwischen rechts- und linksseitigen Lateralflexoren von ≤6% (Ausnahme: männliche Patienten im Alter von 30-39 Jahren: 11%). Bei weiblichen Patienten finden sich dagegen Kraftunterschiede von bis zu 24% (Ausnahme: weibliche Patienten im Alter von 50-59 Jahren: 3%).

Der Stichprobenumfang beträgt n= 1753.

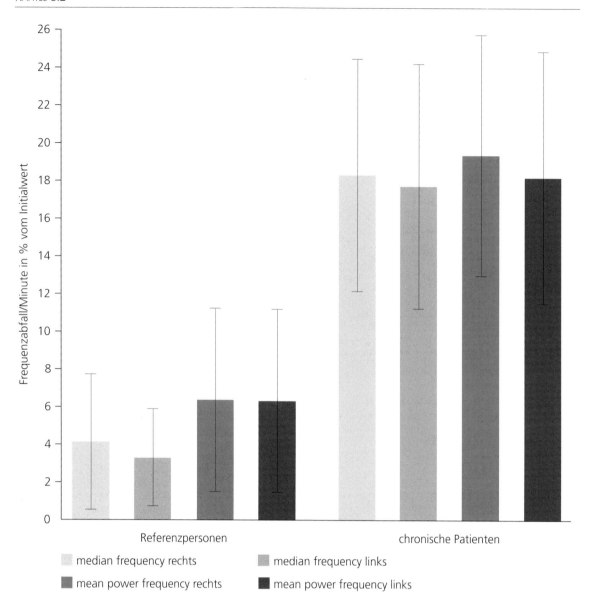

Abb. 113: Statische Muskelleistungsfähigkeit der zervikalen Extensoren

8.2.2.23 Statische Muskelleistungsfähigkeit der zervikalen Extensoren

Analog zum lumbalen m. erector spinae zeigt auch der rechts- und linksseitige zervikale m. erector spinae bei Referenzpersonen und chronischen Patienten unter konstanten statischen Arbeitsbedingungen unterschiedliche Veränderungen ausgewählter Frequenzparameter des EMG-Signals.

Eine 60 sec dauernde statische Belastung mit 25% des alters- und geschlechtsspezifischen Durchschnittsnettodrehmoments beschwerdefreier Referenzpersonen (11,5 ± 2,8 Nm) führt bei chronischen Patienten zu einem Frequenzabfall/Minute In Höhe von durchschnittlich 18,0% (median frequency) bzw. 18,8% (mean power frequency). Meßwerte gleichaltriger Referenzpersonen von durchschnittlich 3,7% (median frequency) bzw. 6,3% (mean power frequency) dokumentieren eine signifikant größere lokale aerob-anaerobe statische Muskelleistungsfähigkeit ($p \leq 0{,}001$).

Diese Erkenntnisse wurden im Rahmen einer Vorstudie mit einem Stichprobenumfang von n= 85 (43 Referenzpersonen und 42 chronische Patienten im Alter von 32,5 ± 5,6 Jahren) gewonnen.

8.2.3 Ergebnisse Teil 2: Unterschiede zwischen 30-59 Jahre alten Referenzpersonen und gleichaltrigen chronischen Patienten in Abhängigkeit von Geschlecht und Alter

Die explorative Auswertung des ausgewählten Datenmaterials führte zu folgenden Ergebnissen (s. auch Tabelle 59):

Bei den Zielgrößen relative isometrische Maximalkraft der lumbal/thorakalen Extensoren, Flexoren, Lateralflexoren und Rotatoren haben die Wechselwirkung 2. Ordnung sowie die analysierten Wechselwirkungen 1. Ordnung keinen signifikanten Einfluß auf die Messung der Zielgrößen. Der Haupteffekt Status/Referenzgruppe hat einen signifikanten Einfluß auf die Messung der Zielgrößen ($p \leq 0.0005$). Für alle univariaten Analysen resultieren dieselben Ergebnisse wie im multivariaten Fall.

Bei den Zielgrößen Kräftverhältnis von lumbal/thorakalen Flexoren zu lumbal/thorakalen Extensoren sowie Kraftverhältnisse von rechtsseitigen lumbal/thorakalen Lateralflexoren bzw. Rotatoren zu linksseitigen lumbal/thorakalen Lateralflexoren bzw. Rotatoren haben die Wechselwirkung 2. Ordnung, die analysierten Wechselwirkungen 1. Ordnung sowie der Haupteffekt Status/Referenzgruppe keinen signifikanten Einfluß auf die Messung der Zielgrößen. Für alle univariaten Analysen resultieren dieselben Ergebnisse wie im multivariaten Fall.

Bei der Zielgröße dynamische Muskelleistungsfähigkeit der lumbal/thorakalen Extensoren haben die Wechselwirkung 2. Ordnung sowie die analysierten Wechselwirkungen 1. Ordnung keinen signifikanten Einfluß auf die Messung der Zielgrößen. Der Haupteffekt Status/Referenzgruppe hat einen signifikanten Einfluß auf die Messung der Zielgrößen ($p \leq 0.0005$).

Da insgesamt 100 statistische Hypothesen am gleichen Kollektiv von Referenzindividuen getestet wurden, war es notwendig, das Signifikanzniveau α nach BONFERONI zu korrigieren. Dies führte für jeden Einzeltest zu einem sehr niedrigen Niveau von 0.0005. Damit wurde einerseits gewährleistet, daß die globale Irrtumswahrscheinlichkeit ein Gesamtniveau von 5% einhielt, andererseits war jedoch nicht mit ausreichend hoher Wahrscheinlichkeit gewährleistet, daß Effekte, die tatsächlich einen Einfluß auf die Zielgröße haben, auch erkannt wurden.

Für die Überprüfung der Güte der Kovarianzanalysemodelle wurden die Bestimmtheitsmaße der univariaten Kovarianzanalysemodelle betrachtet. Das Bestimmtheitsmaß gibt an, welcher Anteil der Variabilität der Zielgröße auf die Einflußgröße zurückgeführt werden kann.

Variable	p-Wert
isometrische Maximalkraft	
l./th. Extensoren	0.0001
l./th. Flexoren	0.0002
l./th. Lateralflexoren	
rechtsseitige Lateralflexoren	0.0001
linksseitige Lateralflexoren	0.0002
l./th. Rotatoren	
rechtsseitige Rotatoren	0.0001
linksseitige Rotatoren	0.0004
Kraftverhältnisse	
Flexoren:Extensoren	0.0393
rechtsseitige Lateralflexoren : linksseitige Lateralflexoren	0.7481
rechtsseitige Rotatoren : linksseitige Rotatoren	0.4618
dynamische M.-leistungsfähigkeit	
l./th. Extensoren	0.0003

Tab. 59: P-Werte für den Haupteffekt Status/Referenzgruppe

Für die Zielgrößen relative isometrische Maximalkraft der lumbal/thorakalen Extensoren, Flexoren, Lateralflexoren und Rotatoren liegen die Bestimmtheitsmaße der univariaten Kovarianzanalysen zwischen 0,25 und 0,44, während das Bestimmtheitsmaß der univariaten Kovarianzanalysen für die Zielgröße dynamische Muskelleistungsfähigkeit der lumbal/thorakalen Extensoren 0,11 beträgt.

Zusammenfassend kann festhalten gehalten: Untrainierte (weitgehendst) beschwerdefreie Referenzpersonen im Alter von 30-59 Jahren haben eine signifikant größere relative isometrische Maximalkraft der Rumpfmuskulatur und eine signifikant größere dynamische Muskelleistungsfähigkeit der lumbal/thorakalen Extensoren als chronische Patienten. Die beobachteten Unterschiede sind unabhängig von Geschlecht und Alter. Unterschiede bzgl. isometrischer Maximalkraftparameter lassen sich durch die Zugehörigkeit zu einer der beiden Gruppen besser erklären als Unterschiede bzgl. der dynamischen Muskelleistungsfähigkeit. Die Muskelkraftverhältnisse am Rumpf unterscheiden sich bei Referenzpersonen und chronischen Patienten nicht signifikant.

Kapitel 8.3

Diskussion der Ergebnisse

Die vorliegende Querschnittstudie zur Quantifizierung und Charakterisierung ausgewählter Mobilitäts- und Muskelkraft-/Muskelleistungsfähigkeitsparameter der Wirbelsäule liefert das umfangreichste und detaillierteste Referenzdatenmaterial, das bisher auf diesem Gebiet publiziert worden ist.

Die nachfolgende Diskussion konzentriert sich daher im wesentlichen auf fünf Hauptaspekte der Arbeit:
1. Entwicklungsmaxima ausgewählter Mobilitäts- und Muskelkraft-/Muskelleistungsfähigkeitsparameter und deren Veränderung im Altersverlauf (Kapitel 8.3.1)
2. Geschlechtsspezifische Unterschiede bei ausgewählten Mobilitäts-, Muskelkraft- und Muskelleistungsfähigkeitsparametern (Kapitel 8.3.2)
3. Mobilitäts- und Muskelkraft-/Muskelleistungsfähigkeitsdefizite chronischer Patienten (Kapitel 8.3.3)
4. Mobilität und muskuläre Sicherung der Wirbelsäule in Athlenpopulationen (Kapitel 8.3.4)
5. Die Notwendigkeit eines differenzierenden analytischen Ansatzes (Kapitel 8.3.5)

Die Aspekte 1. und 2. beschränken sich dabei auf die Diskussion von Erkenntnissen, die bei männlichen und weiblichen Referenzpersonen gefunden wurden.

8.3.1 Entwicklungsmaxima ausgewählter Mobilitäts- und Muskelkraft-/Muskelleistungsfähigkeitsparameter und deren Veränderung im Altersverlauf

Die Mobilität der Lenden-/Brust- und Halswirbelsäule ist bei Männern vor dem 20. Lebensjahr, bei Frauen zwischen dem 20. und 29. Lebensjahr am größten und reduziert sich danach mit fortschreitendem Alter. Eine Reihe von Autoren gelangte zu vergleichbaren Erkenntnissen.

TANZ (in KAPANDJI 1985, 107ff) fand bei Untersuchungen der segmentalen Mobilität der Lendenwirbelsäule heraus, daß sowohl die Ventralflexion als auch die Lateralflexion in allen Segmenten der LWS im Alter von 2-13 Jahren am größten ist und sich danach mit fortschreitendem Lebensalter kontinuierlich reduziert.

SULLIVAN et al. (1994, 682ff) erarbeiteten alters- und geschlechtsspezifische Normwerte für die LWS-/BWS-Mobilität in der Sagittalebene. Die Autoren fanden die größten Bewegungsamplituden bei 15-24jährigen und berichten ebenfalls über eine kontinuierliche Amplitudenverringerung mit fortschreitendem Alter.

DVORAK et al. (1992, S393ff) untersuchten die passive Flexion/Extension, Lateralflexion und Rotation der Halswirbelsäule bei 150 beschwerdefreien Männern und Frauen im Alter von 20 bis über 60 Jahren und gelangten dabei u.a. zu folgenden Erkenntnissen: 1. Die passive Flexion/Extension, Lateralflexion und Rotation der Halswirbelsäule ist jeweils in der Altersgruppe der 20-29jährigen am stärksten ausgeprägt (Ausnahme: passive Lateralflexion und passive Rotation bei Frauen: 30 bis 39 Jahre) sowie 2. die passive Flexion/Extension, Lateralflexion und Rotation der Halswirbelsäule verringert sich mit fortschreitendem Lebensalter.

Diverse Autoren (LOEBL 1967, MACRAE/WRIGHT 1969, MOLL/WRIGHT 1971, MOLL et al. 1972, BURTON/TILLOTSON 1988, WEH/ROTTKER 1990, DÜHR 1993) bestätigten die Erkenntnis, daß die Wirbelsäulenmobilität mit fortschreitendem Alter eine kontinuierliche Reduktion erfährt.

Die isometrische Maximalkraft der Rumpf-, Nacken- und Halsmuskulatur ist bei Männern im Alter von 20-29 Jahren, bei Frauen bereits vor dem 20. Lebensjahr maximal entwickelt. Bei Männern reduziert sich danach die isometrische Maximalkraft der Rumpf- und Nackenmuskulatur, nicht jedoch der Halsmuskulatur, mit fortschreitendem Alter. Eine derartige Kraftentwicklung ist bei Frauen nicht zu registrieren. Abgesehen von einem vorübergehenden extremen Kraftverlust in der Altersgruppe der 30-39jährigen, bleibt die isometrische Maximalkraft der wirbelsäulensichernden Muskelgruppen bis zum 60. Lebensjahr relativ konstant.

Wie bereits bei der systematischen Literaturanalyse dokumentiert, verfügt die internationale Wirbelsäulenforschung im Grunde genommen über kein vergleichbares alters- und geschlechtsspezifisches Datenmaterial.

HASUE et al. (1980, 143ff) untersuchten die isometrische Maximalkraft von Rücken- und Bauchmuskulatur bei jeweils 50 beschwerdefreien Männern und Frauen im Alter von 10-59 Jahren. Die größten Kraftwerte wurden dabei bei Frauen in der Altersgruppe 10-19 Jahre, bei Männern in der Altersgruppe 20-29 Jahre registriert. Sowohl Männer als auch Frauen realisierten dabei mit fortschreitendem Lebensalter kontinuierlich geringere Kraftwerte.

Daten der University of Florida aus dem Jahre 1992 dokumentierten, daß die isometrische Maximalkraft der Lumbalextensoren von Männern und Frauen in der Altersgruppe 18-35 Jahre größer ist als in der Altersgruppe 36-59 Jahre. Die geringsten Kraftwerte werden dabei für die Gruppe der 60-78jährigen angegeben.

SINAKI/OFFORD (1988, 277ff) haben die isometrische Maximalkraft der Rumpfextensionsmuskulatur bei 68 Frauen im Alter von 49-65 Jahren untersucht und dabei festgestellt, daß sich die Rumpfextensorenkraft mit zunehmendem Alter signifikant verringert.

DÜHR (1993) fand im Rahmen einer klinischen Studie heraus, daß sich die Kraft der Nackenmuskulatur bei Männern ab ca. dem 35. Lebensjahr, bei Frauen ab ca. dem 55. Lebensjahr reduziert.

Die vorliegende Querschnittsstudie belegt erstmalig, daß die Veränderung der isometrischen Maximalkraft wirbelsäulensichernder Muskelgruppen geschlechts- und altersspezifischen Einflußfaktoren unterliegt.

Bei Männern tritt ab dem 30. Lebensjahr ein kontinuierlicher Maximalkraftverlust auf. Dieser ist in den Altersgruppen 30-39 Jahre (lumbal/thorakale Flexoren, Lateralflexoren und Rotatoren sowie zervikale Extensoren und Lateralflexoren) bzw. 30-49 Jahre (lumbal/thorakale Extensoren) besonders stark akzentuiert ($\leq 15\%$). Ein weiterer erheblicher Maximalkraftverlust ist dann ab dem Alter von 60 Jahren zu verzeichnen.

Die isometrische Maximalkraft der Rumpf-, Nacken- und Halsmuskulatur verändert sich bei Frauen zwischen dem 20. und 60. Lebensjahr nicht. Dabei ist jedoch ein Phänomen zu beobachten: In der Altersgruppe 30-39 Jahre tritt ein extremer Kraftverlust bei den lumbal/thorakalen Extensoren, Lateralflexoren sowie den zervikalen Extensoren, Flexoren und Lateralflexoren auf ($\leq 23\%$). Dieser ist jedoch allem Anschein nach vorübergehender Natur, da die reduzierten Maximalkraftparameter ab dem 40. Lebensjahr wieder ansteigen. Auch bei Frauen tritt ab dem 60. Lebensjahr ein erheblicher Maximalkraftverlust auf.

Aufgrund der sorgfältigen Auswahl der Referenzindividuen sowie der großen Stichprobenumfänge gibt es keine Veranlassung, die tatsächliche Existenz dieser beobachteten Phänomene - diese dokumentieren sich auch in den Mobilitätsparametern - zu bezweifeln. Frühere Auswertungen des Datenmaterials von 600, 1500 sowie 2500 Referenzindividuen hatten diese ebenfalls bereits zu Tage gefördert.

Eigene empirische Erfahrungen und Befragungen von Testpersonen deuten darauf hin, daß erste Maximalkraftverluste im Alter von 30-39 bzw. 30-49 Jahren verhaltensinduziert und nicht auf den physiologischen Alterungsprozeß zurückzuführen sind.

Dieser Alters- bzw. Lebensabschnitt ist i.d.R. durch den Aufbau der beruflichen Existenz und Karriere sowie durch die Gründung und wirtschaftliche Absicherung von Familie und privater Existenz (Schwangerschaft, Familiennachwuchs, Immobilienerwerb etc.) gekennzeichnet. Aus zeitlichen, energetischen und finanziellen Gründen werden sportliche Aktivitäten im Sinne von regelmäßigem und systematischem Training in diesem Lebensabschnitt vielfach eliminiert bzw. auf ein Minimum reduziert. Dies führt zu einer mangelnden spezifischen Beanspruchung der Wirbelsäulenstrukturen und zu einer daraus resultierenden Reduktion konditioneller Fähigkeiten.

Obwohl es sich bei den Referenzindividuen um nicht spezifisch-wirbelsäulentrainierte Personen handelt, könnte der erneute Maximalkraftanstieg bei Frauen auf Veränderungen des aktiven Sport- und Freizeitverhaltens zurückzuführen sein. Es ist hinlänglich bekannt, daß Frauen hierbei gymnastische Trainingsformen aller Art präferieren.

Der ab dem 60. Lebensjahr auftretende Verlust an isometrischer Maximalkraft dürfte primär auf den physiologischen Alterungsprozeß zurückzuführen sein. Dieser ist nach HOLLMANN/LIESEN (1985, 82ff) insbesondere durch eine erhebliche Reduktion der Muskelmasse sowie durch Veränderungen der Muskelfaserstrukturen gekennzeichnet.

Es ist Aufgabe zukünftiger Studien, den Einfluß geschlechts- und altersspezifischer Faktoren auf die Veränderung der isometrischen Maximalkraft wirbelsäulensichernder Muskelgruppen systematisch zu untersuchen und präventive Strategien zu entwickeln.

Das eigene Referenzdatenmaterial dokumentiert, daß die dynamische Muskelleistungsfähigkeit der lumbal/thorakalen Extensoren bei Männern im Alter von 20-29 Jahren, bei Frauen im Alter von 30-39 Jahren ihre maximale Entwicklung erreicht. Bei Männern tritt tendentiell ab dem 50. Lebensjahr, bei Frauen ab dem 40. Lebensjahr eine Verringerung der dynamischen Kapazität auf. Aus der Literatur sind keine vergleichbaren Untersuchungen verfügbar.

8.3.2 Geschlechtsspezifische Unterschiede bei ausgewählten Mobilitäts-, Muskelkraft- und Muskelleistungsfähigkeitsparametern

Frauen verfügen im Vergleich zu Männern über eine geringfügig größere LWS-/BWS-Mobilität in der Sagittal- und Frontalebene sowie über eine ebenfalls geringfügig größere HWS-Mobilität in der Sagittalebene. Es existieren keine geschlechtsspezifischen Mobilitätsunterschiede bei der LWS-/BWS-Rotation sowie bei der HWS-Lateralflexion und -Rotation.

In der Literatur finden sich widersprüchliche Angaben bzgl. geschlechtsspezifischer Mobilitätsunterschiede.

Während LOEBL (1967, 103ff) bei Untersuchungen von 176 männlichen und weiblichen Personen im Alter von 15-84 Jahren keine Unterschiede bzgl. der LWS-/BWS-Mobilität in der Sagittalebene fand, berichteten MACRAE/WRIGHT (1969, 584ff), MOLL/WRIGHT (1971, 381ff) sowie MOLL et al. (1972, 293ff) über eine signifikant größere LWS-/BWS-Flexion und -Extension bei Männern sowie über eine größere LWS-/BWS-Lateralflexion bei Frauen.

Nach WOLF et al. (1979, 217ff) verfügen Männer über eine größere LWS-/BWS-Mobilität in der Sagittalebene und Frauen über eine größere LWS-/BWS-Mobilität in der Frontal- und Transversalebene. DOPF et al. (1994, 586ff) gelangten für die Frontal- und Transversalebene zu derselben Erkenntnis, konnten jedoch keine geschlechtsspezifischen Mobilitätsunterschiede in der Sagittalebene nachweisen.

SEEDS et al. (1987, 141ff) gelangten zu einem widersprüchlichen Ergebnis. Nach ihren Untersuchungen verfügen Männer in allen Bewegungsebenen über eine geringfügige größere LWS-/BWS-Mobilität.

Die bereits in Kapitel 8.3.1 erwähnte Studie von SULLIVAN et al. (1994, 682ff) dokumentierte eine größere LWS-/BWS-Flexion bei Männern und eine größere LWS-/BWS-Extension bei Frauen. Dieses Untersuchungsergebnis wurde von BURTON/TILLOTSON (1988, 106ff) bestätigt.

DVORAK et al. (1992, S393ff) fanden bei ihren Untersuchungen zur passiven Flexion/Extension, Lateralflexion und Rotation der Halswirbelsäule keine konstanten geschlechtsspezifischen Mobilitätsunterschiede.

Der Vergleich der eigenen Erkenntnisse mit den Literaturergebnissen deutet darauf hin, daß sich die Mobilität der Lenden-/Brust- und Halswirbelsäule bei Männern und Frauen nicht oder nur äußerst geringfügig unterscheidet.

Die Kraft der Rumpf-, Nacken- und Halsmuskulatur ist bei Frauen wesentlich geringer als bei Männern. Das neu entwickelte Referenzdatenmaterial ermöglicht die exakte Quantifizierung der Kraftunterschiede. Frauen verfügen danach im Vergleich zu Männern über folgendes Maximalkraftpotential (Angaben der relativen isometrischen Maximalkraft von Frauen in Prozent der relativen isometrischen Maximalkraft von Männern):

- LWS-/BWS-Extensoren   82,7%
- LWS-/BWS-Flexoren   73,4%
- LWS-/BWS-Lateralflexoren 57,2%
- LWS-/BWS-Rotatoren   71,8%
- HWS-Extensoren   65,7%
- HWS-Flexoren   59,3%
- HWS-Lateralflexoren   61,1%

Im Durchschnitt beträgt die relative isometrische Maximalkraft von Frauen danach im Rumpfbereich 71,2%, im HWS-Bereich 62,0% der diesbzgl. Maximalkraft von Männern.

Nach HOLLMANN/HETTINGER (1980, 202) verfügen Frauen bei der Rumpfbeuge- und Rumpfstreckmuskulatur über ca. 60% der Muskelkraft von Männern. LAUBACH (1976, 534ff) gibt einen diesbzgl. Wert von 63,8% an.

Die in Kapitel 5.3 und 5.4 vorgestellten Studien quantifizierten die absolute isometrische Maximalkraft von Frauen im Verhältnis zur absoluten isometrischen Maximalkraft von Männern wie folgt:
- LWS-/BWS-Extensoren   55,9%
- LWS-/BWS-Flexoren   52,6%
- LWS-/BWS-Lateralflexoren 53,6%
- LWS-/BWS-Rotatoren   52,0%
- HWS-Extensoren   57,4%

GRAVES et al. (1990a, 289ff) und CARPENTER et al. (1991d) quantifizierten die relative isometrische Maximalkraft der Lumbalextensoren von Frauen mit 67% bzw. 74,3% der relativen isometrischen Maximalkraft gleichaltriger Männer.

Die eigenen Ergebnisse sind mit den bisher in der Literatur verfügbaren und auf sehr kleinen Stichproben beruhenden Angaben nicht vergleichbar, da die Relativierung meßtechnisch ermittelter Nettodrehmomente anhand der jeweils eingesetzter Segmentmassen erstmalig durchgeführt wurde. Die dabei ermittelten Kraftunterschiede von Männern und Frauen könnten darauf hindeuten, daß muskuläre Insuffizienzen bei Männern tendentiell eher im Rumpfbereich, bei Frauen tendentiell eher im HWS-Bereich auftreten.

Die Kraftverhältnisse von Flexions- und Extensionsmuskulatur am Rumpf und an der HWS unterscheiden sich bei Männern und Frauen. Diese aus der Evaluation des vorhandenen Referenzdatenmaterials gewonnene Erkenntnis trifft auf widersprüchliche Angaben in der Literatur.

Während Studien von McNEILL et al. (1980, 529ff), BIERING-SOERENSEN (1983, 106ff), SMIDT et al. (1983, 21ff), LANGRANA/LEE (1984, 171ff), NICOLAISEN/JOERGENSEN (1985, 121ff) sowie ANDERSSON et al. (1988, 587ff) keine geschlechtsspezifischen Unterschiede beim Kraftverhältnis von Bauch- und Rückenmuskulatur fanden und DAVIES/GOULD (1982, 164ff) über rumpfpositionsabhängige Kraftunterschiede berichteten, dokumentierten Studien von HASUE et al. (1980, 143ff), SMITH et al. (1985, 757ff) sowie GOMEZ et al. (1991, 15ff) geschlechtsspezifische Kraftverhältnisse von Bauch- und Rückenmuskulatur. Die letztgenannten Autoren fanden heraus, daß Männer im Rumpfbereich eine relative Flexorendominanz zeigen.

Die widersprüchlichen Angaben in der Literatur lassen sich vermutlich auf Unterschiede beim Versuchsaufbau - die Probanden wurden im Stehen, im Sitzen bzw. in Rücken-, Bauch- und Seitlage sowie in unterschiedlichen Rumpfpositionen analysiert - sowie auf Unterschiede bzgl. Qualität und Umfang der untersuchten Stichproben zurückführen.

Die eigenen Erkenntnisse bzgl. geschlechtsspezifischer Unterschiede beim Kraftverhältnis von Bauch- und Rückenmuskulatur können biomechanisch-physiologisch begründet werden.

Neben koordinativen und motivationalen Aspekten stellen Muskelquerschnitt/-volumen und Momentarme die wichtigsten Einflußfaktoren auf die Muskelkraft dar. Nach REID/COSTIGAN (1985, 278ff) sowie TRACY et al. (1989, 190) ist der Muskelquerschnitt des m. erector spinae bei Männern und Frauen mehr als dreimal so groß wie der Muskelquerschnitt des m. rectus abdominis. Dreidimensional betrachtet, verfügt der m. erector spinae über ein um den Faktor 2,5 größeres Volumen wie der m. rectus abdominis. Der Momentarm des m. rectus abdominis ist andererseits um mehr als 30-40% länger als der entsprechende Momentarm des m. erector spinae. Im Vergleich zum m. rectus abdominis verfügt der m. erector spinae danach über wesentlich bessere physiologische Voraussetzungen für die Erzeugung großer Muskelkräfte, während der m. rectus abdominis umgekehrt unter wesentlich günstigeren mechanischen Bedingungen agiert (s. Kapitel 3.2).

Nach REID/COSTIGAN (1985, 278ff) sind die Querschnitte der mm. erector spinae und rectus abdominis proportional zum Körpergewicht. Männer und Frauen verfügen danach über dieselben physiologischen Voraussetzungen für die Krafterzeugung der Rumpfextensoren und -flexoren. Die mechanischen Voraussetzungen unterscheiden sich jedoch erheblich. REID/COSTIGAN und NEMETH/OHLSEN (1986, 158ff) fanden heraus, daß der Momentarm des m. erector spinae bei Frauen lediglich um 8,5% kürzer ist als bei Männern, während der Momentarm des m. rectus abdominis von Frauen um nahezu 27% kürzer ist als der entsprechende Momentarm von Männern. Die Rumpfflexoren von Frauen sind daher aufgrund der relativ ungünstigen mechanischen Bedingungen nicht für die Erzeugung hoher Flexorenkräfte prädestiniert.

Es gibt keine Literaturquellen, anhand derer die geschlechtsspezifischen Unterschiede beim Kraftverhältnis von zervikaler Flexions- und Extensionsmuskulatur genau erklärt werden könnten.

MAYOUX-BENHAMOU et al. (1989, 513ff) fanden anhand eigener Untersuchungen mit beschwerdefreien Männern und Frauen heraus, daß das Verhältnis von Muskelkraft zu Muskelquerschnitt bei den zervikalen Extensoren „beträchtlich variiert". Neben zahlreichen anderen Faktoren könnten hierfür Muskelquerschnittsunterschiede bzw. Unterschiede bei der Muskelfaserzusammensetzung verantwortlich sein. Darüber hinaus nennen die Autoren folgende möglichen mechanischen Einflußfaktoren: Kopfgewicht, Kopfposition sowie Halslänge.

Nach DEMPSTER (1955) sowie CLAUSER et al. (1969) beträgt das Gewicht des Kopfes zwischen 7% und 8% des Körpergewichts (s. Kapitel 3.2). Wie aus dem tabellarischen Anhang dieses Kapitels ersichtlich, wurde für die an der Querschnittsstudie teilnehmenden weiblichen Referenzpersonen ein durchschnittliches Kopfgewicht von 4,8-4,9 kg, für die männlichen Referenzpersonen ein durchschnittliches Kopfgewicht von 5,0-5,2 kg sowie ein Unterschied bzgl. des Kopfgewichts von Männern und Frauen von nahezu exakt 400 g errechnet. Dies entspricht einem Unterschied von 7,7%. Es ist relativ unwahrscheinlich, daß die ermittelten Extensoren- und Flexorenkraftunterschiede von 34% bzw. 41% auf das unterschiedliche Kopfgewicht von Männern und Frauen zurückzuführen sind, zumal die Analyse der zervikalen Flexoren bei neutraler Kopfstellung (zervikale Flexion von 0°) erfolgte. Eine Studie von AGNISCHOCK (1994) führte u.a. zu der Erkenntnis, daß sich die Halslänge - genauer gesagt, die Strecke vom Dornfortsatz des siebten Halswirbels bis zum Scheitel des Kopfes - bei Männern und Frauen signifikant voneinander unterscheidet ($p \leq 0.001$). Es läßt sich daher vermuten, daß die Momentarmlängen der zervikalen Flexoren bei Männern größer sind als bei Frauen.

Faßt man die vorliegenden Erkenntnisse sowie die eigenen Überlegungen zusammen, dürften 1. die Muskelkraftunterschiede der Nacken- und Halsmuskulatur von Männern und Frauen sowohl physiologisch (Unterschiede bei den Muskelquerschnitten) als auch biomechanisch (unterschiedliche Momentarmlängen) bedingt sein sowie 2. die unterschiedlichen Kraftverhältnisse von zervikaler Flexions- und Extensionsmuskulatur bei Männern und Frauen - analog zum Rumpf - auf ungünstigere mechanische Bedingungen für die Erzeugung hoher Flexorenkräfte bei Frauen zurückzuführen sein. Die medizinische Biomechanik sollte sich dieser Aspekte annehmen und anhand moderner bildgebender Verfahren detailliertes Datenmaterial für die Muskelquerschnitte und Momentarmlängen der Nacken- und Halsmuskulatur erarbeiten.

Die dynamische Muskelleistungsfähigkeit der lumbal/thorakalen Extensoren ist bei Frauen um ca. 20% größer als bei Männern. In der Literatur liegen keine vergleichbaren Studien vor.

Die statische Muskelleistungsfähigkeit der Rückenmuskulatur ist jedoch von einer Reihe von Autoren analysiert worden (s. Kapitel 5.7). BIERING-SOERENSEN (1984, 106ff) fanden bei Untersuchungen von 119 beschwerdefreien Männern und 129 beschwerdefreien Frauen keine geschlechtsspezifischen Unterschiede bzgl. der statischen Leistungsfähigkeit der Rückenmuskulatur.

NICOLAISEN/JOERGENSEN (1985, 121ff), LARSON et al. (1995) sowie MANNION/DOLAN (1994, 1223ff) verwendeten jeweils eine Analysekonstruktion, welche auf der von BIERING-SOERENSEN beruhte und gelangten dabei zu anderen Ergebnissen. NICOLAISEN/JOERGENSEN (1985, 121ff) fanden heraus, daß beschwerdefreie weibliche Briefträger im Vergleich zu beschwerdefreien männlichen Briefträgern über eine um durchschnittlich 16% größere statische Muskelleistungsfähigkeit der Rückenmuskulatur verfügen. Eine Untersuchung von LARSON et al. (1995) mit 272 Männern und Frauen kam zu einem nahezu identischen Ergebnis. Die Autoren quantifizierten dabei die größere statische Muskelleistungsfähigkeit der Frauen mit durchschnittlich +15%. MANNION/DOLAN (1994, 1223ff) konnten nachweisen, daß gesunde Frauen eine um durchschnittlich 18,3% größere statische Muskelleistungsfähigkeit der Rückenmuskulatur haben und darüber hinaus sowohl im lumbalen als auch im thorakalen m. erector spinae eine signifikant geringere Ermüdbarkeit zeigen als gesunde Männer.

Die geschlechtsspezifischen Unterschiede bei der statischen Muskelleistungsfähigkeit der Rückenmuskulatur werden von den o.a. Autoren in gleicher Weise begründet. Nach Untersuchungen von THORSTENSSON/CARLSON (1987, 195ff) - s. auch Kapitel 3.1 - unterscheiden sich die Muskelfaserstrukturen der lumbalen mm. multifidus und longissimus bei Männern und Frauen. Bei Frauen haben die Typ I-Fasern dieser Muskeln einen erheblich größeren Anteil am gesamten Muskelquerschnitt als bei Männern (73% gegenüber 56%). Aufgrund des überwiegend oxydativen Stoffwechsels verfügen diese tonischen Typ I-Fasern über eine hohe Ermüdungswiderstandsfähigkeit, die wiederum für die größere statische Muskelleistungsfähigkeit verantwortlich zeichnet.

Die geschlechtsspezifischen Unterschiede bei der dynamischen Muskelleistungsfähigkeit der lumbal/thorakalen Extensoren dürften ebenfalls auf Unterschiede in der Muskelfaserstruktur zurückzuführen sein. Dabei ist jedoch zu beachten, daß Untersuchungen von JOHNSON et al. (1973, 111ff) gezeigt haben, daß die Muskelfaserzusammensetzung des oberflächlichen und tiefen m. erector spinae interindividuell erheblich variiert, zumindest bei Männern. Die Autoren fanden einen diesbzgl. Anteil von Typ I-Fasern, der zwischen 26,7% und 100% (oberflächlicher m. erector spinae) bzw. zwischen 34,0% und 88,6% (tiefer m. erector spinae) schwankt. Es ist daher nicht angebracht, Männern prinzipiell einen geringeren Anteil an Typ I-Muskelfasern und daraus resultierend eine geringere statische und dynamische Muskelleistungsfähigkeit der lumbal/thorakalen Extensoren zu unterstellen.

8.3.3 Mobilitäts- und Muskelkraft-/Muskelleistungsfähigkeitsdefizite chronischer Patienten

Im Vergleich zu gleichaltrigen untrainierten und (weitgehendst) beschwerdefreien Referenzpersonen weist der Funktionszustand der Wirbelsäule untrainierter chronischer Patienten umfassende Defizite auf. Diese Erkenntnis entspricht den aus der Literatur bekannten Tatsachen, welche in Kapitel 2.3 dieser Arbeit im Detail dargestellt wurden.

Die Mobilität der Lenden-/Brust- und Halswirbelsäule ist in allen Bewegungsebenen erheblich reduziert. Das alters- und geschlechtsspezifische Referenzdatenmaterial quantifiziert das durchschnittliche Mobilitätsdefizit der LWS/BWS mit 7,4°, während das durchschnittliche Mobilitätsdefizit der HWS 10,4° beträgt. Arbeiten von u.a. BOLINE et al. (1992), BURTON et al. (1989), DREISINGER (1991, 1992), FULTON et al. (1990d), HIGHLAND et al. (1991), HOLMES et al. (1992), JAYARAMAN et al. (1994), KIESER (1991), MARRAS/WONGSAM (1986), MAYER et al. (1984), McNEILL et al. (1980), MELLIN (1986, 1987b und 1990), MOLL et al. (1972), POPE et al. (1980, 1985), RHEAULT et al. (1992), ROBINSON et al. (1992), RUSSELL et al. (1990), SALMINEN et al. (1992), SEEDS et al. (1987, 1988), SMIDT et al. (1983), TRIANO/SCHULTZ (1987) sowie TUNCER/ARASIL (1993) gelangten zu derselben Erkenntnis.

Die muskuläre Sicherung der Wirbelsäule chronischer Patienten weist in allen untersuchten Muskelkraft- und Muskelleistungsfähigkeitsparametern signifikante Defizite auf.

Im Rumpf- und HWS-Bereich ist die isometrische Maximalkraft aller wirbelsäulensichernden und -entlastenden Muskelgruppen in gleicher Weise defizitär. Das alters- und geschlechtsspezifische Referenzdatenmaterial quantifiziert das durchschnittliche Maximalkraftdefizit der Rumpfmuskulatur mit 12,2% und das durchschnittliche Maximalkraftdefizit der Nacken- und Halsmuskulatur mit 24,4%.

Eine Vielzahl von Autoren gelangten zu vergleichbaren Erkenntnissen: ADDISON/SCHULTZ (1980), ALSTON et al. (1966), CASSISI et al. (1993), FLINT (1958), FULTON (1990b, 1990c), FULTON et al. (1990d), HOLMES et al. (1992), HULTMAN et al. (1993), KISHINO et al. (1985), KROUT/ANDERSON (1966), LANGRANA et al. (1984), MAILAHN/BENNING (1994), MAYER (1985a, 1985b, 1985c), McNEILL et al. (1980), MELLIN (1986), PARKKOLA et al. (1993), POPE et al. (1985), REID et al. (1991), RISCH et al. (1993), SEEDS et al. (1988), SHIRADO et al. (1992), SILVERMAN et al. (1991), SMIDT et al. (1983), SUZUKI/ENDO (1983), THORSTENSSON/ARVIDSON (1982), THORSTENSSON et al. (1985), VERNON et al. (1992), WATSON/TROTT (1993), YLINEN/RUUSKA (1994).

Die Evaluation des vorliegenden Referenzdatenmaterials unter analytischen Gesichtspunkten hat gezeigt, daß sich die Muskelkraftverhältnisse am Rumpf bei Referenzpersonen und chronischen Patienten nicht signifikant voneinander unterscheiden. Der bei chronischen Patienten auftretende Maximalkraftverlust betrifft offensichtlich alle Hauptmuskelgruppen in gleicher Weise. ADDISON/SCHULTZ (1980), HOLMSTROEM et al. (1992), McNEILL et al. (1980), TRIANO/SCHULTZ (1987) sowie WYDRA (1993) fanden bei vergleichenden Studien mit relativ kleinen Stichprobenumfängen muskuläre Dysbalancen zwischen der Flexions- und Extensionsmuskulatur des Rumpfes bei Rückenpatienten. Analog zu diesen Studien dokumentieren die eigenen Untersuchungen bei chronischen Patienten eine Tendenz zur Flexorendominanz. Diese ist jedoch nicht statistisch signifikant.

Im Bereich der Halswirbelsäule unterscheiden sich die Muskelkraftverhältnisse von Referenzpersonen und chronischen Patienten. Die Analyse der Maximalkraftdefizite veranschaulicht, daß - außer bei weiblichen Patienten bis zum Alter von 40 Jahren - bei chronischen Patienten eine stärkere Flexoren- als Extensorenabschwächung auftritt (durchschnittlich 41% gegenüber durchschnittlich 17,6%).

Dieses Untersuchungsergebnis entspricht vergleichbaren Erkenntnissen der Autoren KROUT/ANDERSON (1966, 603ff), SILVERMAN et al. (1991, 679ff), WATSON/TROTT (1993, 272ff), YLINEN/RUUSKA (1994, 465ff).

Chronische Patienten verfügen im Vergleich zu Referenzpersonen über eine signifikant geringere statische Muskelleistungsfähigkeit der lumbalen Extensoren. Untersuchungen von NICOLAISEN/JOERGENSEN (1985, 121ff), HULTMAN et al. (1993, 114ff) sowie ROY et al. (1989, 992ff) gelangten zu derselben Erkenntnis.
ROY et al. (1989, 1990, 1995) sowie KLEIN et al. (1991) konnten darüber hinaus nachweisen, daß sich beschwerdefreie Personen und chronische Patienten anhand des Parameters statische Muskelleistungsfähigkeit der lumbalen Extensoren - meßtechnisch mittels EMG-Spektralanalyse erfaßt - präzise differenzieren lassen.

Die vorliegende Querschnittsstudie dokumentiert ferner, daß chronische Patienten im Vergleich zu Referenzpersonen über eine geringere dynamische Muskelleistungsfähigkeit der lumbal/thorakalen Extensoren sowie über eine geringere statische Muskelleistungsfähigkeit der zervikalen Extensoren verfügen. Aus der Literatur sind keine vergleichbaren Untersuchungen verfügbar.

Die komplexen muskulären Defizite chronischer Patienten sind nach Ansicht der Fachautoren im wesentlichen auf zwei Ursachen zurückzuführen:
- ungünstige spezifische Muskelfaserzusammensetzung (CARPENTER 1991a, HESSLINK 1992, JONES 1993, MAYOUX-BENHAMOU 1989, ROY et al. 1989)
- inaktivitätsbedingte und/oder schmerzinduzierte funktionelle (FULTON 1990b und 1990c, FULTON et al. 1990d, JONES et al. 1988) bzw. strukturelle Atrophie (ALARANTA et al. 1993, COOPER et al. 1989, PARKKOLA et al. 1993).

MATTILA et al. (1986), COOPER et al. (1989), HESSLINK (1992), DeROSA (1993) sowie RANTANEN et al. (1993) konnten diesbzgl. nachweisen, daß (chronische) Rückenpatienten eine selektive Atrophie von schnellen Typ II-Muskelfasern des m. erector spinae zeigen.

Die eigenen Untersuchungen zur Quantifizierung der dynamischen Muskelleistungsfähigkeit der lumbal/thorakalen Extensoren haben gezeigt, daß weibliche Patienten eine wesentlich ausgeprägtere Leistungsreduktion zeigen als männliche Patienten (durchschnittlich -25,5% gegenüber durchschnittlich -6,7%). Eine selektive funktionelle oder strukturelle Mehratrophie von Typ I-Fasern bei Frauen könnte für dieses Phänomen verantwortlich zeichnen.

8.3.4 Mobilität und muskuläre Sicherung der Wirbelsäule in Athletenpopulationen

Das heutige athletische Training basiert auf wissenschaftlich fundierten Erkenntnissen der modernen Sportmedizin und der Trainingswissenschaften. In den Sportarten Leichtathletik, Fußball, Eishockey, American Football und Baseball sind heutzutage ein intensives Körpertraining sowie die systematische Entwicklung der konditionellen Fähigkeiten Beweglichkeit und Kraft etablierte Bestandteile der Trainingsplanung und der Wettkampfvorbereitung. Man sollte daher annehmen können, daß gut trainierte Athleten über eine größere Wirbelsäulenmobilität sowie insbesondere über eine besser entwickelte muskuläre Sicherung der Wirbelsäule verfügen. Das vorliegende Referenzdatenmaterial belegt für die untersuchte Stichprobe, daß dies nicht der Fall ist. Für den Bereich der Wirbelsäule repräsentieren Athleten offensichtlich nicht die Idealnorm im Sinne der Definition von ISRAEL et al. (1995, 45ff, s. Kapitel 8.2).

Bei der vorliegenden Quantifizierung von Unterschieden zwischen Referenzpersonen und Athleten bzw. chronischen Patienten muß jedoch ein wesentlicher Faktor berücksichtigt werden: Die Referenzwerte von untrainierten (weitgehendst) beschwerdefreien Personen stellen ebenfalls keine Idealwerte dar. Nach ISRAEL et al. (1995, 45ff) wird dabei lediglich das aufgrund der geringen Bewegungsansprüche unter den gegebenen Lebensbedingungen adaptiv Unterentwickelte - die typische Inaktivitätsatrophie der Bevölkerungsmehrheit - als Norm gesetzt.

Die LWS-/BWS- und HWS-Mobilität männlicher und weiblicher Athleten unterscheiden sich nicht von der diesbzgl. Mobilität männlicher und weiblicher Referenzpersonen. Mit Ausnahme einer Studie von GUTH (1995, 21ff) - die Autorin fand eine größere HWS-Mobilität in der Transversalebene bei 14-17jährigen männlichen Schwimmern im Vergleich zu gleichaltrigen Kontrollpersonen - sind aus der Literatur keine vergleichbaren Studien verfügbar.

Die isometrische Maximalkraft der lumbal/thorakalen und zervikalen Extensoren, Flexoren und Lateralflexoren ist bei männlichen Athleten nicht größer als bei gleichaltrigen untrainierten Referenzpersonen. Lediglich die lumbal/thorakalen Rotatoren der männlichen Athleten weisen höhere Kraftwerte auf (+10,3%). Weibliche Leichtathleten aus den Disziplinen Sprint, Sprung sowie Wurf/Stoß verfügen über eine geringfügig größere Maximalkraft der lumbal/thorakalen Extensoren, Lateralflexoren und Rotatoren (+11,3%, +6,3% bzw. +8,1%) als gleichaltrige Referenzpersonen. Bei den lumbal/thorakalen Flexoren sowie den zervikalen Extensoren, Flexoren und Lateralflexoren unterscheiden sich die Maximalkraftwerte der weiblichen Athleten jedoch nicht von den Maximalkraftwerten untrainierter weiblicher Referenzpersonen.

Eine Reihe von Autoren gelangte zu ähnlichen Ergebnissen. ANDERSSON et al. (1988, 587ff) untersuchten die isometrische Maximalkraft der Rumpfflexoren und

-extensoren sowie der Hüftflexoren und -extensoren bei schwedischen Topathleten aus den Sportarten Fußball, Ringen, Tennis und Turnen. Im Vergleich zu Normalpersonen fand sich dabei bei keiner der Athletengruppen eine größere Rumpfextensorenkraft. Bei Ringern, Tennisspielern und Turnern konnte jedoch eine signifikant größere Rumpfflexorenkraft nachgewiesen werden.

FOSTER (1992) analysierte die isometrische Maximalkraft der Lumbalextensoren bei unterschiedlichen Athletenpopulationen und fand heraus, daß weibliche Werferinnen und Volleyballspielerinnen über eine größere Maximalkraft verfügen als gleichaltrige untrainierte Frauen. Für hochtrainierte Athletinnen aus den Sportarten Tennis, Schwimmen, Turnen, Sprint sowie Mittel- und Langstreckenlauf wurden jedoch keine höheren Kraftwerte registriert. Bei männlichen Schwimmern fand FOSTER eine signifikant geringere isometrische Maximalkraft als bei gleichaltrigen untrainierten Männern.

FOSTER (1992), LEGGETT et al. (in POLLOCK et al. 1993, 269) sowie GRAVES (1994) bzw. SZUBA (1994, S153) berichten über Untersuchungen und spezifische Adaptationen der isometrischen Lumbalextensorenkraft bei professionellen Wasserskiläufern und Leistungsruderern. Dabei zeigte sich, daß diese Athleten bei aufgerichteter und hyperextendierter LWS über eine signifikant größere Maximalkraft verfügen als gleichaltrige untrainierte Männer, während dies jeweils bei flektierter LWS nicht der Fall ist.

MISIGOJ-DURAKOVIC/HEIMER (1992, 45ff) fanden bei Leistungskajakfahrern und -kanuten eine unterdurchschnittlich entwickelte Rumpfextensorenkraft, wohingegen CALE'-BENZOOR et al. (1992, 99ff) bei männlichen und weiblichen Balletttänzern eine größere Rumpfextensorenkraft nachweisen konnten als bei Nichttänzern.

Im Bereich der Halswirbelsäule dokumentierte eine Studie von PORTERO (1994, 163ff), daß Bobfahrer im Gegensatz zu Automobilrennfahrern und Düsenjägerpiloten über eine größere isometrische Maximalkraft der zervikalen Lateralflexoren verfügen als untrainierte Männer.

Die vorliegende eigene Querschnittstudie dokumentiert darüber hinaus, daß die dynamische Muskelleistungsfähigkeit der lumbal/thorakalen Extensoren bei männlichen Athleten nicht stärker entwickelt ist als bei gleichaltrigen untrainierten Referenzpersonen. Aus der Literatur sind keine vergleichbaren diesbzgl. Studien verfügbar.

Es liegt in der Natur der Sache, daß Untersuchungen von Athleten auf kleinen Stichprobenumfängen beruhen und mit Repräsentativitätsproblemen behaftet sind. Infolgedessen müssen die o.a. Erkenntnisse mit gebührender Vorsicht interpretiert werden. Berücksichtigt man die zwangsläufig überlegene genetische Ausstattung, das systematische intensive Körpertraining sowie das erhöhte Verletzungsrisiko von Athleten, erscheint deren Muskelkraft bzw. Muskelleistungsfähigkeit sowohl im Rumpf- als auch im HWS-Bereich ungenügend entwickelt. Die Ursache hierfür kann eigentlich nur mangelndes spezifisches Krafttraining der Rumpf-, Nacken- und Halsmuskulatur sein. Insbesondere aus psychologischen Gründen präferieren und praktizieren Athleten bis heute noch grundlegende körperbildende Übungen mit oder ohne Einsatz von Langhanteln oder Zusatzgewichten als hauptsächliche Trainingsformen zur Entwicklung der Rumpfmuskulatur. Eine Untersuchung von GRAVES et al. (1990d, 403) sowie WEBB et al. (1989) hat jedoch gezeigt, daß effektives Rumpfkrafttraining des Einsatzes spezifischer apparativer Trainingssysteme bedarf, da nur isolierte Bewegungen bei gleichzeitiger Stabilisierung des Beckens die isometrische Maximalkraft der Rumpfmuskulatur wirkungsvoll entwickeln (s. Kapitel 6.1.4.1). Zukünftige Untersuchungen sollten dem Zusammenhang zwischen Art und Inhalten des Krafttrainings und der Entwicklung der muskulären Sicherung der Wirbelsäule von Athleten besondere Beachtung schenken und diesen gezielt evaluieren.

8.3.5. Die Notwendigkeit eines differenzierenden analytischen Ansatzes

Die Evaluation des eigenen Referenzdatenmaterials und die systematische Analyse der verfügbaren Literatur haben gezeigt, daß der Funktionszustand der Wirbelsäule von Personen, die unter Rücken-/Nackenbeschwerden leiden, umfassende Defizite aufweist. Die in der Wissenschaft lange Zeit weit verbreitete These von der Monokausalität des muskulären Problems chronischer Rückenpatienten ist heute nicht mehr haltbar, eine Reduktion des analytischen Interesses auf die Maximalkraft der lumbalen und/oder zervikalen Extensoren wird den tatsächlichen Verhältnissen nicht gerecht. Chronische Patienten weisen sowohl im Bereich des Rumpfes als auch im Bereich der Halswirbelsäule in allen Hauptfunktionsmuskeln muskuläre Defizite auf, die - soweit heute bereits analysierbar - sowohl die isometrische Maximalkraft als auch die dynamische und statische Muskelleistungsfähigkeit betreffen. Die Ausprägung dieser Defizite ist jedoch äußerst individuell und dokumentiert sich erst im Rahmen einer umfassenden muskulären Profilierung der Wirbelsäule (Abb. 114).

Analytische Ansätze und Verfahren, die den Anspruch erheben, biomechanische und muskelphysiologische Einflußfaktoren auf die Entstehung und Entwicklung von Rückenschmerzen zu evaluieren, müssen eine multiple und präzise Differenzierung unter zumindest vier Aspekten ermöglichen:
- Differenzierung zwischen dem muskulären Status von Rumpf und HWS
- Differenzierung zwischen dem muskulären Status von Extensoren, Flexoren, Lateralflexoren und Rotatoren
- Differenzierung zwischen der Entwicklung der konditionellen Fähigkeiten Mobilität, isometrische Maximalkraft sowie dynamische und statische Muskelleistungsfähigkeit
- Differenzierung zwischen chronischen Patienten und beschwerdefreien Personen

Der eigene differenzierende analytische Ansatz dokumentiert und quantifiziert das Ergebnis einer biome-

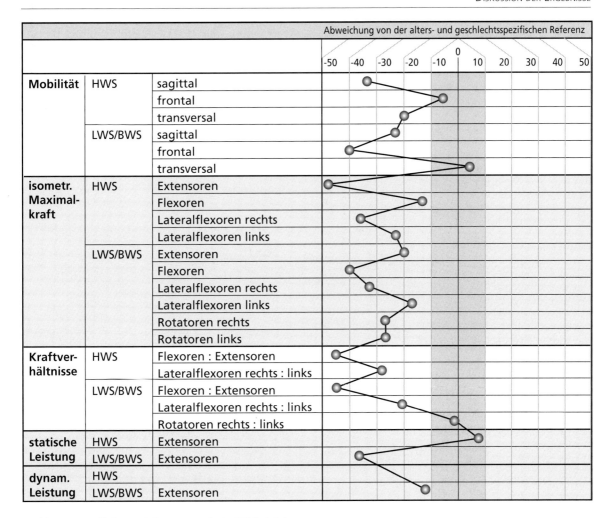

Abb. 114: Profil des Funktionszustands der Wirbelsäule

chanischen Funktionsanalyse der Wirbelsäule in Form eines grafischen Profils. Dieses wird als „Profil des Funktionszustands der Wirbelsäule" bezeichnet. Ein speziell entwickeltes Computerprogramm errechnet dabei für jeden gemessenen Parameter die Abweichung zu den alters- und geschlechtsspezifischen Referenzwerten beschwerdefreier Personen und sorgt für den Ausdruck des Profils. Dieses visualisiert Stärken und Schwächen des momentanen Funktionszustands der Wirbelsäule und stellt die Basis für die Individualisierung aller nachfolgenden und in Kapitel 9 beschriebenen Trainingsmaßnahmen dar.

Kapitel 8.4

Tabellarischer Anhang

Mittels deskriptiver Auswertung des Referenzdatenmaterials wurden für 29 Zielgrößen jeweils folgende statistischen Kennwerte ermittelt:
- Mittelwert ± Standardabweichung
- 50%-Referenzintervall
- 95%-Referenzintervall

Im vorliegenden tabellarischen Anhang sind die dabei ermittelten Daten für folgende Referenzgruppen (alters- und) geschlechtsspezifisch aufgelistet:
- Referenzpersonen
- Athleten
- chronische Patienten

Geschlecht	Charakterisierungs-variable	Mittelwert ± SD Altersgruppen in Jahren					
		<20	20 - 29	30 - 39	40 - 49	50 - 59	≥60
Männer	n=	88	490	404	309	184	62
	Körpergröße (in cm)	175,5± 7,0	179,1± 7,9	178,8± 6,9	177,1± 6,3	177,4± 6,2	173,9± 7,1
	Körpergewicht (in kg)	68,8±10,2	78,5±11,0	80,9±12,5	80,3±10,6	81,0±12,1	79,5±10,6
	Oberkörperm. (in kg)	41,3± 6,1	47,1± 6,6	48,6± 7,7	48,4± 6,4	48,8± 7,4	48,1± 6,4
	Kopfmasse (in kg)	5,0± 0,2	5,2± 0,3	5,2± 0,3	5,2± 0,2	5,2± 0,3	5,1± 0,2
Frauen	n=	58	295	306	216	82	103
	Körpergröße (in cm)	167,0± 6,7	170,0± 5,1	167,7± 5,9	165,8± 5,6	163,5± 5,6	161,8± 5,6
	Körpergewicht (in kg)	55,6± 9,7	64,4±10,5	63,7±11,0	63,9± 9,6	64,6± 8,7	64,4± 9,7
	Oberkörperm. (in kg)	33,0± 4,3	36,5± 3,9	35,9± 4,3	35,5± 3,8	35,2± 3,4	34,8± 3,9
	Kopfmasse (in kg)	4,8± 0,1	4,9± 0,1	4,8± 0,1	4,8± 0,1	4,8± 0,1	4,8± 0,1

Tab. 60a: Charakterisierung der männlichen und weiblichen Referenzpersonen (n= 2597)

Geschlecht	Charakterisierungs-variable	Mittelwert ± SD
Männer	n=	169
	Körpergröße (in cm)	182,1 ± 6,5
	Körpergewicht (in kg)	80,6 ±12,1
	Oberkörperm. (in kg)	48,2 ± 7,2
	Kopfmasse (in kg)	5,3 ± 0,3
Frauen	n=	31
	Körpergröße (in cm)	172,0 ± 6,4
	Körpergewicht (in kg)	66,4 ±10,1
	Oberkörperm. (in kg)	37,6 ± 4,3
	Kopfmasse (in kg)	4,9 ± 0,1

Tab. 60b: Charakterisierung der männlichen und weiblichen Athleten (n= 200)

Geschlecht	Charakterisierungs-variable	Mittelwert ± SD Altersgruppen in Jahren				
		20 - 29	30 - 39	40 - 49	50 - 59	≥60
Männer	n=	42	101	138	137	41
	Körpergröße (in cm)	180,5± 6,2	182,4± 7,0	179,4± 6,9	178,7± 5,9	171,9± 5,6
	Körpergewicht (in kg)	76,4±13,6	80,6±10,5	81,0±10,4	81,4±11,3	79,0± 9,9
	Oberkörperm. (in kg)	45,9± 8,3	48,1± 6,4	48,5± 6,3	48,9± 6,8	47,8± 6,0
	Kopfmasse (in kg)	5,2± 0,3	5,3± 0,2	5,2± 0,2	5,2± 0,2	5,1± 0,2
Frauen	n=	64	109	121	106	92
	Körpergröße (in cm)	170,0± 5,7	167,1± 7,1	165,8± 5,7	165,8± 5,9	160,3± 5,4
	Körpergewicht (in kg)	62,1± 8,0	61,7±10,5	63,8± 9,1	65,7± 9,9	62,5± 8,3
	Oberkörperm. (in kg)	35,9± 3,5	35,1± 4,2	35,5± 3,6	36,0± 3,8	33,8± 3,5
	Kopfmasse (in kg)	4,9± 0,1	4,8± 0,1	4,8± 0,1	4,8± 0,1	4,7± 0,1

Tab. 60c: Charakterisierung der männlichen und weiblichen chronischen Patienten (n= 951)

Geschlecht	statistischer Kennwert	LWS-/BWS-Mobilität in Grad Altersgruppen in Jahren					
		<20	20 - 29	30 - 39	40 - 49	50 - 59	≥60
Männer	Mittelwert ± SD	78 ± 4	76 ± 6	74 ± 8	72 ± 10	69 ± 10	71 ± 8
	50%-Referenzintervall	76 - 80	74 - 80	70 - 80	70 - 79	62 - 76	69 - 75
	95%-Referenzintervall	68 - 86	61 - 81	52 - 80	44 - 83	45 - 80	51 - 79
Frauen	Mittelwert ± SD	81 ± 2	79 ± 5	76 ± 8	73 ± 9	74 ± 8	76 ± 4
	50%-Referenzintervall	79 - 80	78 - 80	73 - 80	68 - 80	69 - 80	73 - 78
	95%-Referenzintervall	79 - 86	65 - 86	56 - 86	48 - 85	58 - 84	70 - 82

Tab. 61a: LWS-/BWS-Mobilität sagittal (Referenzpersonen)

Geschlecht	statistischer Kennwert	Mobilität in Grad
Männer	Mittelwert ± SD	76 ± 5
	50%-Referenzintervall	74 - 80
	95%-Referenzintervall	64 - 80
Frauen	Mittelwert ± SD	80 ± 1
	50%-Referenzintervall	79 - 80
	95%-Referenzintervall	78 - 80

Tab. 61b: LWS-/BWS-Mobilität sagittal (Athleten)

Geschlecht	statistischer Kennwert	LWS-/BWS-Mobilität in Grad Altersgruppen in Jahren				
		20 - 29	30 - 39	40 - 49	50 - 59	≥60
Männer	Mittelwert ± SD	70 ± 12	67 ± 11	66 ± 10	62 ± 10	62 ± 10
	50%-Referenzintervall	68 - 78	61 - 76	60 - 74	54 - 71	56 - 70
	95%-Referenzintervall	35 - 80	44 - 80	41 - 79	45 - 80	38 - 76
Frauen	Mittelwert ± SD	74 ± 10	70 ± 11	67 ± 11	66 ± 10	74 ± 5
	50%-Referenzintervall	69 - 80	65 - 78	60 - 75	60 - 73	73 - 77
	95%-Referenzintervall	48 - 86	41 - 83	40 - 83	45 - 80	64 - 81

Tab. 61c: LWS-/BWS-Mobilität sagittal (chronische Patienten)

Geschlecht	statistischer Kennwert	LWS-/BWS-Mobilität in Grad Altersgruppen in Jahren					
		<20	20 - 29	30 - 39	40 - 49	50 - 59	≥60
Männer	Mittelwert ± SD	65 ± 6	64 ± 7	62 ± 7	64 ± 9	62 ± 8	
	50%-Referenzintervall	60 - 72	60 - 68	56 - 66	56 - 70	55 - 70	
	95%-Referenzintervall	59 - 75	52 - 75	52 - 76	55 - 76	49 - 70	
Frauen	Mittelwert ± SD			63 ± 8	72 ± 11	68 ± 0	
	50%-Referenzintervall			58 - 68	56 - 78	68 - 68	
	95%-Referenzintervall			52 - 70	50 - 83	68 - 68	

Tab. 62a: LWS-/BWS-Mobilität frontal (Referenzpersonen)

Geschlecht	statistischer Kennwert	Mobilität in Grad
Männer	Mittelwert ± SD	63 ± 7
	50%-Referenzintervall	59 - 68
	95%-Referenzintervall	52 - 76

Tab. 62b: LWS-/BWS-Mobilität frontal (Athleten)

Geschlecht	statistischer Kennwert	LWS-/BWS-Mobilität in Grad Altersgruppen in Jahren				
		20 - 29	30 - 39	40 - 49	50 - 59	≥60
Männer	Mittelwert ± SD	64 ± 5	60 ± 8	60 ± 6	60 ± 12	
	50%-Referenzintervall	61 - 67	55 - 68	54 - 64	50 - 64	
	95%-Referenzintervall	57 - 70	45 - 74	50 - 70	41 - 84	
Frauen	Mittelwert ± SD	69 ± 11	62 ± 9	59 ± 9	59 ± 6	
	50%-Referenzintervall	59 - 76	57 - 68	50 - 66	55 - 64	
	95%-Referenzintervall	55 - 80	40 - 76	46 - 70	48 - 68	

Tab. 62c: LWS-/BWS-Mobilität frontal (chronische Patienten)

Geschlecht	statistischer Kennwert	LWS-/BWS-Mobilität in Grad Altersgruppen in Jahren					
		<20	20 - 29	30 - 39	40 - 49	50 - 59	≥60
Männer	Mittelwert ± SD	99 ± 13	103 ± 19	103 ± 21	97 ± 21	93 ± 18	82 ± 27
	50%-Referenzintervall	90 - 108	89 - 115	89 - 117	83 - 111	81 - 105	64 - 100
	95%-Referenzintervall	73 - 125	65 - 140	62 - 144	57 - 137	58 - 127	29 - 135
Frauen	Mittelwert ± SD	99 ± 18	103 ± 20	105 ± 22	96 ± 19	102 ± 14	
	50%-Referenzintervall	87 - 111	89 - 116	90 - 119	83 - 109	92 - 111	
	95%-Referenzintervall	65 - 133	63 - 142	62 - 147	59 - 134	74 - 129	

Tab. 63a: LWS-/BWS-Mobilität transversal (Referenzpersonen)

Geschlecht	statistischer Kennwert	Mobilität in Grad
Männer	Mittelwert ± SD	104 ± 17
	50%-Referenzintervall	93 - 115
	95%-Referenzintervall	71 - 137
Frauen	Mittelwert ± SD	92 ± 15
	50%-Referenzintervall	81 - 102
	95%-Referenzintervall	62 - 121

Tab. 63b: LWS-/BWS-Mobilität transversal (Athleten)

Geschlecht	statistischer Kennwert	LWS-/BWS-Mobilität in Grad Altersgruppen in Jahren				
		20 - 29	30 - 39	40 - 49	50 - 59	≥60
Männer	Mittelwert ± SD	92 ± 13	90 ± 21	90 ± 19	84 ± 40	68 ± 19
	50%-Referenzintervall	83 - 101	76 - 104	77 - 102	57 - 111	55 - 80
	95%-Referenzintervall	66 - 118	48 - 132	53 - 126	49 - 163	31 - 104
Frauen	Mittelwert ± SD	98 ± 22	94 ± 26	86 ± 22	81 ± 20	
	50%-Referenzintervall	83 - 113	76 - 111	71 - 101	68 - 95	
	95%-Referenzintervall	54 - 142	43 - 145	43 - 129	42 - 120	

Tab. 63c: LWS-/BWS-Mobilität transversal (chronische Patienten)

Geschlecht	statistischer Kennwert	isometrische Maximalkraft in Nm/kg Oberkörpermasse Altersgruppen in Jahren					
		<20	20 - 29	30 - 39	40 - 49	50 - 59	≥60
Männer	Mittelwert ± SD	6,3 ± 1,2	6,6 ± 1,4	6,1 ± 1,4	6,0 ± 1,4	5,8 ± 1,2	5,1 ± 1,1
	50%-Referenzintervall	5,5 - 7,1	5,7 - 7,6	5,1 - 7,0	5,0 - 7,0	5,0 - 6,6	4,3 - 5,9
	95%-Referenzintervall	3,9 - 8,7	3,9 - 9,3	3,3 - 8,8	3,2 - 8,9	3,4 - 8,2	2,8 - 7,3
Frauen	Mittelwert ± SD	5,2 ± 1,0	5,1 ± 1,4	4,8 ± 1,2	5,0 ± 1,4	5,2 ± 1,2	4,4 ± 1,2
	50%-Referenzintervall	4,6 - 5,9	4,1 - 6,0	4,0 - 5,6	4,1 - 5,9	4,4 - 6,0	3,7 - 5,3
	95%-Referenzintervall	3,3 - 7,2	2,3 - 7,9	2,5 - 7,2	2,3 - 7,7	2,9 - 7,6	2,1 - 6,8

Tab. 64a: Relative isometrische Maximalkraft der lumbal/thorakalen Extensoren, Meßposition: lumbal/thorakale Flexion von 30° (Referenzpersonen)

Geschlecht	statistischer Kennwert	Max.-Kraft in Nm/kg
Männer	Mittelwert ± SD	6,4 ± 1,2
	50%-Referenzintervall	6,0 - 7,2
	95%-Referenzintervall	4,1 - 8,7
Frauen	Mittelwert ± SD	5,9 ± 1,1
	50%-Referenzintervall	5,2 - 6,7
	95%-Referenzintervall	3,7 - 8,2

Tab. 64b: Relative isometrische Maximalkraft der lumbal/thorakalen Extensoren, Meßposition: lumbal/thorakale Flexion von 30° (Athleten)

Geschlecht	statistischer Kennwert	isometrische Maximalkraft in Nm/kg Oberkörpermasse Altersgruppen in Jahren				
		20 - 29	30 - 39	40 - 49	50 - 59	≥60
Männer	Mittelwert ± SD	5,6 ± 1,3	5,0 ± 1,2	5,0 ± 1,2	4,9 ± 1,1	4,3 ± 1,1
	50%-Referenzintervall	4,8 - 6,5	4,2 - 5,8	4,2 - 5,9	4,2 - 5,7	3,6 - 5,0
	95%-Referenzintervall	3,1 - 8,1	2,7 - 7,3	2,6 - 7,5	2,7 - 7,1	2,2 - 6,4
Frauen	Mittelwert ± SD	4,4 ± 1,2	4,4 ± 1,1	4,1 ± 1,0	4,1 ± 1,1	4,0 ± 1,0
	50%-Referenzintervall	3,6 - 5,2	3,6 - 5,1	3,4 - 4,8	3,3 - 4,8	3,3 - 4,7
	95%-Referenzintervall	2,0 - 6,7	2,2 - 6,6	2,1 - 6,1	2,0 - 6,1	2,0 - 6,0

Tab. 64c: Relative isometrische Maximalkraft der lumbal/thorakalen Extensoren, Meßposition: lumbal/thorakale Flexion von 30° (chronische Patienten)

Geschlecht	statistischer Kennwert	isometrische Maximalkraft in Nm/kg Oberkörpermasse Altersgruppen in Jahren					
		<20	20 - 29	30 - 39	40 - 49	50 - 59	≥60
Männer	Mittelwert ± SD	3,9 ± 1,0	4,4 ± 0,9	3,9 ± 0,9	3,8 ± 1,0	3,6 ± 0,8	3,3 ± 0,8
	50%-Referenzintervall	3,2 - 4,6	3,7 - 5,0	3,3 - 4,5	3,2 - 4,5	3,1 - 4,1	2,7 - 3,8
	95%-Referenzintervall	1,9 - 5,9	2,5 - 6,2	2,1 - 5,7	1,9 - 5,8	2,0 - 5,2	1,7 - 4,8
Frauen	Mittelwert ± SD	2,6 ± 0,7	2,9 ± 1,0	3,0 ± 0,8	3,0 ± 0,8	2,9 ± 0,7	2,4 ± 0,6
	50%-Referenzintervall	2,1 - 3,1	2,2 - 3,5	2,5 - 3,5	2,5 - 3,6	2,5 - 3,4	2,0 - 2,8
	95%-Referenzintervall	1,2 - 4,1	1,0 - 4,7	1,4 - 4,5	1,4 - 4,7	1,6 - 4,3	1,3 - 3,6

Tab. 65a: Relative isometrische Maximalkraft der lumbal/thorakalen Flexoren, Meßposition: lumbal/thorakale Flexion von 0° (Referenzpersonen)

Geschlecht	statistischer Kennwert	Max.-Kraft in Nm/kg
Männer	Mittelwert ± SD	4,4 ± 0,8
	50%-Referenzintervall	3,9 - 4,9
	95%-Referenzintervall	2,9 - 5,9
Frauen	Mittelwert ± SD	2,9 ± 0,7
	50%-Referenzintervall	2,5 - 3,4
	95%-Referenzintervall	1,6 - 4,3

Tab. 65b: Relative isometrische Maximalkraft der lumbal/thorakalen Flexoren, Meßposition: lumbal/thorakale Flexion von 0° (Athleten)

Geschlecht	statistischer Kennwert	isometrische Maximalkraft in Nm/kg Oberkörpermasse Altersgruppen in Jahren				
		20 - 29	30 - 39	40 - 49	50 - 59	≥60
Männer	Mittelwert ± SD	3,8 ± 0,7	3,5 ± 0,7	3,5 ± 0,8	3,2 ± 0,7	3,0 ± 0,7
	50%-Referenzintervall	3,3 - 4,3	3,1 - 4,0	2,9 - 4,0	2,7 - 3,7	2,5 - 3,5
	95%-Referenzintervall	2,4 - 5,2	2,2 - 4,9	1,9 - 5,0	1,7 - 4,6	1,5 - 4,4
Frauen	Mittelwert ± SD	2,8 ± 0,7	2,7 ± 0,6	2,7 ± 0,6	2,6 ± 0,6	2,3 ± 0,5
	50%-Referenzintervall	2,3 - 3,3	2,3 - 3,1	2,3 - 3,1	2,2 - 3,0	2,0 - 2,7
	95%-Referenzintervall	1,4 - 4,3	1,4 - 3,9	1,6 - 3,8	1,4 - 3,7	1,3 - 3,4

Tab. 65c: Relative isometrische Maximalkraft der lumbal/thorakalen Flexoren, Meßposition: lumbal/thorakale Flexion von 0° (chronische Patienten)

Geschlecht	statistischer Kennwert	isometrische Maximalkraft in Nm/kg Oberkörpermasse					
		Altersgruppen in Jahren					
		<20	20 - 29	30 - 39	40 - 49	50 - 59	≥60
Männer	Mittelwert ± SD	3,8 ± 1,5	4,1 ± 0,8	3,5 ± 0,8	3,6 ± 0,8	3,4 ± 0,8	2,7 ± 0,5
	50%-Referenzintervall	2,8 - 4,8	3,6 - 4,6	3,0 - 4,1	3,1 - 4,2	2,9 - 4,0	2,4 - 3,1
	95%-Referenzintervall	1,0 - 6,7	2,7 - 5,6	1,9 - 5,1	2,1 - 5,2	1,9 - 5,0	1,9 - 3,7
Frauen	Mittelwert ± SD	3,2 ± 0,6	3,0 ± 0,7	2,8 ± 0,8	3,0 ± 1,0	3,1 ± 0,6	
	50%-Referenzintervall	2,8 - 3,6	2,5 - 3,4	2,2 - 3,3	2,3 - 3,7	2,7 - 3,5	
	95%-Referenzintervall	2,1 - 4,3	1,5 - 4,4	1,1 - 4,4	1,0 - 5,0	1,9 - 4,3	

Tab. 66a: Relative isometrische Maximalkraft der rechtsseitigen lumbal/thorakalen Lateralflexoren, Meßposition: lumbal/thorakale Lateralflexion von 30° (Referenzpersonen)

Geschlecht	statistischer Kennwert	Max.-Kraft in Nm/kg
Männer	Mittelwert ± SD	4,1 ± 0,8
	50%-Referenzintervall	3,6 - 4,7
	95%-Referenzintervall	2,6 - 5,6
Frauen	Mittelwert ± SD	3,4 ± 0,6
	50%-Referenzintervall	3,0 - 3,8
	95%-Referenzintervall	2,3 - 4,5

Tab. 66b: Relative isometrische Maximalkraft der rechtsseitigen lumbal/thorakalen Lateralflexoren, Meßposition: lumbal/thorakale Lateralflexion von 30° (Athleten)

Geschlecht	statistischer Kennwert	isometrische Maximalkraft in Nm/kg Oberkörpermasse				
		Altersgruppen in Jahren				
		20 - 29	30 - 39	40 - 49	50 - 59	≥60
Männer	Mittelwert ± SD	3,7 ± 1,1	3,2 ± 0,9	3,1 ± 0,7	3,1 ± 0,8	3,0 ± 1,1
	50%-Referenzintervall	3,0 - 4,5	2,6 - 3,8	2,6 - 3,6	2,6 - 3,7	2,2 - 3,7
	95%-Referenzintervall	1,5 - 5,9	1,5 - 5,0	1,6 - 4,5	1,6 - 4,6	0,8 - 5,2
Frauen	Mittelwert ± SD	2,7 ± 0,7	2,6 ± 0,6	2,4 ± 0,6	2,2 ± 0,6	
	50%-Referenzintervall	2,2 - 3,1	2,1 - 3,0	2,0 - 2,8	1,9 - 2,6	
	95%-Referenzintervall	1,4 - 4,0	1,3 - 3,8	1,1 - 3,7	1,2 - 3,3	

Tab. 66c: Relative isometrische Maximalkraft der rechtsseitigen lumbal/thorakalen Lateralflexoren, Meßposition: lumbal/thorakale Lateralflexion von 30° (chronische Patienten)

Geschlecht	statistischer Kennwert	isometrische Maximalkraft in Nm/kg Oberkörpermasse Altersgruppen in Jahren					
		<20	20 - 29	30 - -39	40 - 49	50 - 59	≥60
Männer	Mittelwert ± SD	3,7 ± 1,4	4,2 ± 0,7	3,6 ± 0,8	3,8 ± 0,9	3,4 ± 0,8	2,8 ± 0,5
	50%-Referenzintervall	2,8 - 4,7	3,7 - 4,7	3,1 - 4,2	3,2 - 4,3	2,8 - 4,0	2,5 - 3,1
	95%-Referenzintervall	1,0 - 6,5	2,8 - 5,6	2,0 - 5,2	2,1 - 5,5	1,7 - 5,0	1,8 - 3,7
Frauen	Mittelwert ± SD	3,0 ± 0,3	3,0 ± 0,6	3,0 ± 0,8	3,0 ± 0,8	3,0 ± 0,3	
	50%-Referenzintervall	2,8 - 3,2	2,5 - 3,4	2,5 - 3,6	2,6 - 3,5	2,8 - 3,3	
	95%-Referenzintervall	2,4 - 3,6	1,7 - 4,2	1,4 - 4,7	1,6 - 4,4	2,4 - 3,7	

Tab. 67a: Relative isometrische Maximalkraft der linksseitigen lumbal/thorakalen Lateralflexoren, Meßposition: lumbal/thorakale Lateralflexion von 30° (Referenzpersonen)

Geschlecht	statistischer Kennwert	Max.-Kraft in Nm/kg
Männer	Mittelwert ± SD	4,2 ± 0,7
	50%-Referenzintervall	3,7 - 4,7
	95%-Referenzintervall	2,8 - 5,6
Frauen	Mittelwert ± SD	3,3 ± 0,7
	50%-Referenzintervall	2,9 - 3,8
	95%-Referenzintervall	1,9 - 4,8

Tab. 67b: Relative isometrische Maximalkraft der linksseitigen lumbal/thorakalen Lateralflexoren, Meßposition: lumbal/thorakale Lateralflexion von 30° (Athleten)

Geschlecht	statistischer Kennwert	isometrische Maximalkraft in Nm/kg Oberkörpermasse Altersgruppen in Jahren				
		20 - 29	30 - 39	40 - 49	50 - 59	≥60
Männer	Mittelwert ± SD	3,6 ± 0,9	3,2 ± 0,9	3,1 ± 0,7	3,2 ± 0,9	3,0 ± 1,3
	50%-Referenzintervall	3,0 - 4,2	2,5 - 3,8	2,6 - 3,6	2,6 - 3,8	2,1 - 3,9
	95%-Referenzintervall	1,8 - 5,4	1,3 - 5,0	1,7 - 4,5	1,5 - 5,0	0,4 - 5,6
Frauen	Mittelwert ± SD	2,9 ± 0,8	2,9 ± 0,6	2,5 ± 0,6	2,4 ± 0,6	
	50%-Referenzintervall	2,4 - 3,5	2,5 - 3,2	2,1 - 2,9	2,0 - 2,8	
	95%-Referenzintervall	1,3 - 4,5	1,8 - 4,0	1,3 - 3,7	1,2 - 3,6	

Tab. 67c: Relative isometrische Maximalkraft der linksseitigen lumbal/thorakalen Lateralflexoren, Meßposition: lumbal/thorakale Lateralflexion von 30° (chronische Patienten)

Geschlecht	statistischer Kennwert	isometrische Maximalkraft in Nm/kg Oberkörpermasse Altersgruppen in Jahren					
		<20	20 - 29	30 - 39	40 - 49	50 - 59	≥60
Männer	Mittelwert ± SD	2,7 ± 0,6	3,1 ± 0,7	2,8 ± 0,6	2,9 ± 0,6	2,7 ± 0,6	2,3 ± 0,5
	50%-Referenzintervall	2,4 - 3,2	2,6 - 3,6	2,4 - 3,1	2,5 - 3,3	2,3 - 3,2	1,9 - 2,5
	95%-Referenzintervall	1,8 - 4,4	1,8 - 4,4	1,5 - 4,1	1,8 - 4,3	1,3 - 4,2	1,5 - 3,2
Frauen	Mittelwert ± SD	1,7 ± 0,4	2,0 ± 0,6	2,0 ± 0,6	2,0 ± 0,5	2,1 ± 0,5	
	50%-Referenzintervall	1,4 - 2,0	1,6 - 2,4	1,7 - 2,3	1,5 - 2,3	1,7 - 2,5	
	95%-Referenzintervall	1,1 - 2,4	1,2 - 3,3	0,9 - 3,1	1,2 - 3,0	1,2 - 3,0	

Tab. 68a: Relative isometrische Maximalkraft der rechtsseitigen lumbal/thorakalen Rotatoren, Meßposition: lumbal/thorakale Rotation von 30° (Referenzpersonen)

Geschlecht	statistischer Kennwert	Max.-Kraft in Nm/kg
Männer	Mittelwert ± SD	3,2 ± 0,7
	50%-Referenzintervall	2,7 - 3,6
	95%-Referenzintervall	2,0 - 4,5
Frauen	Mittelwert ± SD	2,1 ± 0,6
	50%-Referenzintervall	1,7 - 2,5
	95%-Referenzintervall	0,8 - 3,2

Tab. 68b: Relative isometrische Maximalkraft der rechtsseitigen lumbal/thorakalen Rotatoren, Meßposition: lumbal/thorakale Rotation von 30° (Athleten)

Geschlecht	statistischer Kennwert	isometrische Maximalkraft in Nm/kg Oberkörpermasse Altersgruppen in Jahren				
		20 - 29	30 - 39	40 - 49	50 - 59	≥60
Männer	Mittelwert ± SD	2,8 ± 0,8	2,6 ± 0,6	2,6 ± 0,5	2,3 ± 0,6	1,9 ± 0,4
	50%-Referenzintervall	2,2 - 3,3	2,2 - 2,9	2,4 - 3,0	2,0 - 2,8	1,5 - 2,3
	95%-Referenzintervall	0,7 - 4,1	1,3 - 3,9	1,5 - 4,1	1,3 - 3,7	1,2 - 2,3
Frauen	Mittelwert ± SD	1,9 ± 0,5	1,8 ± 0,5	1,7 ± 0,4	1,6 ± 0,5	1,6 ± 0,1
	50%-Referenzintervall	1,5 - 2,1	1,5 - 2,1	1,5 - 2,0	1,3 - 2,0	1,5 - 1,7
	95%-Referenzintervall	1,0 - 3,2	0,9 - 2,7	0,8 - 2,7	0,6 - 2,6	1,5 - 1,7

Tab. 68c: Relative isometrische Maximalkraft der rechtsseitigen lumbal/thorakalen Rotatoren, Meßposition: lumbal/thorakale Rotation von 30° (chronische Patienten)

Geschlecht	statistischer Kennwert	isometrische Maximalkraft in Nm/kg Oberkörpermasse Altersgruppen in Jahren					
		<20	20 - 29	30 -39	40 - 49	50 - 59	≥60
Männer	Mittelwert ± SD	2,8 ± 0,7	3,0 ± 0,7	2,7 ± 0,7	2,8 ± 0,7	2,6 ± 0,7	2,2 ± 0,9
	50%-Referenzintervall	2,3 - 3,2	2,5 - 3,5	2,2 - 3,1	2,3 - 3,3	2,2 - 3,1	1,6 - 2,8
	95%-Referenzintervall	1,4 - 4,1	1,6 - 4,4	1,4 - 4,0	1,3 - 4,2	1,3 - 4,0	0,5 - 4,0
Frauen	Mittelwert ± SD	1,8 ± 0,5	2,0 ± 0,6	2,0 ± 0,6	2,0 ± 0,5	1,9 ± 0,5	
	50%-Referenzintervall	1,5 - 2,1	1,7 - 2,4	1,6 - 2,4	1,7 - 2,4	1,6 - 2,3	
	95%-Referenzintervall	0,8 - 2,8	1,0 - 3,1	0,9 - 3,1	1,0 - 3,0	0,9 - 3,0	

Tab. 69a: Relative isometrische Maximalkraft der linksseitigen lumbal/thorakalen Rotatoren, Meßposition: lumbal/ thorakale Rotation von 30° (Referenzpersonen)

Geschlecht	statistischer Kennwert	Max.-Kraft in Nm/kg
Männer	Mittelwert ± SD	3,2 ± 0,6
	50%-Referenzintervall	2,8 - 3,6
	95%-Referenzintervall	2,0 - 4,4
Frauen	Mittelwert ± SD	2,3 ± 0,6
	50%-Referenzintervall	1,9 - 2,6
	95%-Referenzintervall	1,1 - 3,4

Tab. 69b: Relative isometrische Maximalkraft der linksseitigen lumbal/thorakalen Rotatoren, Meßposition: lumbal/thorakale Rotation von 30° (Athleten)

Geschlecht	statistischer Kennwert	isometrische Maximalkraft in Nm/kg Oberkörpermasse Altersgruppen in Jahren				
		20 - 29	30 - 39	40 - 49	50 - 59	≥60
Männer	Mittelwert ± SD	2,7 ± 0,6	2,4 ± 0,7	2,4 ± 0,5	2,3 ± 0,6	2,0 ± 0,7
	50%-Referenzintervall	2,3 - 3,2	1,9 - 2,9	2,1 - 2,8	1,9 - 2,7	1,5 - 2,4
	95%-Referenzintervall	1,5 - 4,0	1,0 - 3,8	1,4 - 3,5	1,0 - 3,6	0,7 - 3,3
Frauen	Mittelwert ± SD	1,8 ± 0,5	1,8 ± 0,4	1,7 ± 0,4	1,6 ± 0,5	1,6 ± 0,3
	50%-Referenzintervall	1,5 - 2,2	1,5 - 2,1	1,5 - 2,0	1,3 - 1,9	1,4 - 1,9
	95%-Referenzintervall	0,8 - 2,9	1,0 - 2,6	1,0 - 2,5	0,6 - 2,6	1,0 - 2,3

Tab. 69c: Relative isometrische Maximalkraft der linksseitigen lumbal/thorakalen Rotatoren, Meßposition: lumbal/ thorakale Rotation von 30° (chronische Patienten)

Geschlecht	statistischer Kennwert	Kraftverhältnis Altersgruppen in Jahren					
		<20	20 - 29	30 - 39	40 - 49	50 - 59	≥60
Männer	Mittelwert ± SD	0,63 ±0,15	0,67 ±0,15	0,66 ±0,16	0,65 ±0,16	0,64 ±0,18	0,66 ±0,15
	50%-Referenzintervall	0,53 - 0,74	0,57 - 0,77	0,54 - 0,76	0,54 - 0,73	0,55 - 0,70	0,54 - 0,76
	95%-Referenzintervall	0,38 - 0,95	0,42 - 1,02	0,37 - 1,02	0,34 - 0,99	0,39 - 1,07	0,42 - 0,96
Frauen	Mittelwert ± SD	0,51 ±0,14	0,58 ±0,18	0,64 ±0,21	0,63 ±0,19	0,58 ±0,13	0,57 ±0,15
	50%-Referenzintervall	0,40 - 0,59	0,44 - 0,70	0,51 - 0,74	0,49 - 0,76	0,49 - 0,67	0,47 - 0,64
	95%-Referenzintervall	0,34 - 0,88	0,34 - 0,97	0,34 - 1,10	0,33 - 0,99	0,35 - 0,9	0,34 - 1,00

Tab. 70a: Verhältnis zwischen isometr. Maximalkraft von lumbal/thorakaler Flexions- und Extensionsmuskulatur, Meßposition Flexoren: lumbal/thorakale Flexion von 0°, Meßposition Extensoren: lumbal/thorakale Flexion von 30° (Referenzpersonen)

Geschlecht	statistischer Kennwert	Kraftverhältnis
Männer	Mittelwert ± SD	0,71 ± 0,16
	50%-Referenzintervall	0,60 - 0,79
	95%-Referenzintervall	0,47 - 1,15
Frauen	Mittelwert ± SD	0,50 ± 0,11
	50%-Referenzintervall	0,44 - 0,59
	95%-Referenzintervall	0,28 - 0,79

Tab. 70b: Verhältnis zwischen isometr. Maximalkraft von lumbal/thorakaler Flexions- und Extensionsmuskulatur, Meßposition Flexoren: lumbal/thorakale Flexion von 0°, Meßposition Extensoren: lumbal/thorakale Flexion von 30° (Athleten)

Geschlecht	statistischer Kennwert	Kraftverhältnis Altersgruppen in Jahren				
		20 - 29	30 - 39	40 - 49	50 - 59	≥60
Männer	Mittelwert ± SD	0,69 ±0,13	0,74 ±0,22	0,72 ±0,20	0,66 ±0,18	0,71 ±0,16
	50%-Referenzintervall	0,62 - 0,79	0,60 - 0,83	0,59 - 0,82	0,54 - 0,74	0,63 - 0,79
	95%-Referenzintervall	0,49 - 0,88	0,44 - 1,26	0,47 - 1,20	0,42 - 1,07	0,43 - 0,98
Frauen	Mittelwert ± SD	0,68 ±0,20	0,64 ±0,20	0,70 ±0,23	0,67 ±0,21	0,60 ±0,16
	50%-Referenzintervall	0,52 - 0,81	0,49 - 0,74	0,53 - 0,83	0,53 - 0,72	0,50 - 0,66
	95%-Referenzintervall	0,35 - 1,06	0,31 - 1,08	0,34 - 1,25	0,36 - 1,15	0,35 - 0,98

Tab. 70c: Verhältnis zwischen isometr. Maximalkraft von lumbal/thorakaler Flexions- und Extensionsmuskulatur, Meßposition Flexoren: lumbal/thorakale Flexion von 0°, Meßposition Extensoren: lumbal/thorakale Flexion von 30° (chronische Patienten)

Geschlecht	statistischer Kennwert	Kraftverhältnis Altersgruppen in Jahren					
		<20	20 - 29	30 - 39	40 - 49	50 - 59	≥60
Männer	Mittelwert ± SD	1,02 ± 0,11	0,99 ± 0,13	0,98 ± 0,12	0,99 ± 0,17	1,04 ± 0,20	1,00 ± 0,14
	50%-Referenzintervall	0,97 - 1,06	0,92 - 1,05	0,9 - 1,06	0,88 - 1,06	0,96 - 1,08	0,90 - 1,14
	95%-Referenzintervall	0,77 - 1,25	0,73 - 1,26	0,73 - 1,23	0,75 - 1,32	0,71 - 1,94	0,82 - 1,14
Frauen	Mittelwert ± SD	1,06 ± 0,08	1,00 ± 0,19	0,92 ± 0,19	0,98 ± 0,18	1,03 ± 0,18	
	50%-Referenzintervall	0,96 - 1,11	0,88 - 1,12	0,8 - 1,00	0,86 - 1,04	0,96 - 1,13	
	95%-Referenzintervall	0,96 - 1,11	0,61 - 1,32	0,66 - 1,51	0,63 - 1,66	0,68 - 1,24	

Tab. 71a: Verhältnis zwischen isometr. Maximalkraft von rechts- und linksseitiger lumbal/thorakaler Lateralflexionsmuskulatur, Meßposition: lumbal/thorakale Lateralflexion von 30° (Referenzpersonen)

Geschlecht	statistischer Kennwert	Kraftverhältnis
Männer	Mittelwert ± SD	0,99 ± 0,12
	50%-Referenzintervall	0,92 - 1,05
	95%-Referenzintervall	0,73 - 1,21
Frauen	Mittelwert ± SD	1,03 ± 0,17
	50%-Referenzintervall	0,87 - 1,16
	95%-Referenzintervall	0,87 - 1,32

Tab. 71b: Verhältnis zwischen isometr. Maximalkraft von rechts- und linksseitiger lumbal/thorakaler Lateralflexionsmuskulatur, Meßposition: lumbal/thorakale Lateralflexion von 30° (Athleten)

Geschlecht	statistischer Kennwert	Kraftverhältnis Altersgruppen in Jahren				
		20 - 29	30 - 39	40 - 49	50 - 59	≥60
Männer	Mittelwert ± SD	1,03 ± 0,12	1,03 ± 0,16	0,99 ± 0,15	0,99 ± 0,18	1,00 ± 0,13
	50%-Referenzintervall	0,99 - 1,13	0,92 - 1,11	0,90 - 1,07	0,88 - 1,06	0,86 - 1,08
	95%-Referenzintervall	0,77 - 1,23	0,71 - 1,55	0,74 - 1,25	0,73 - 1,35	0,77 - 1,18
Frauen	Mittelwert ± SD	0,93 ± 0,18	0,90 ± 0,17	0,96 ± 0,18	0,94 ± 0,14	0,98 ± 0,28
	50%-Referenzintervall	0,81 - 1,01	0,80 - 1,02	0,84 - 1,08	0,84 - 1,02	0,78 - 1,17
	95%-Referenzintervall	0,66 - 1,58	0,57 - 1,22	0,58 - 1,48	0,65 - 1,26	0,78 - 1,17

Tab. 71c: Verhältnis zwischen isometr. Maximalkraft von rechts- und linksseitiger lumbal/thorakaler Lateralflexionsmuskulatur, Meßposition: lumbal/thorakale Lateralflexion von 30° (chronische Patienten)

Geschlecht	statistischer Kennwert	Kraftverhältnis Altersgruppen in Jahren					
		<20	20 - -29	30 - 39	40 - 49	50 - 59	≥60
Männer	Mittelwert ± SD	1,00 ±0,12	1,03 ±0,15	1,06 ±0,16	1,06 ±0,18	1,07 ±0,16	1,09 ±0,22
	50%-Referenzintervall	0,93 - 1,08	0,94 - 1,11	0,96 - 1,12	0,96 - 1,15	0,96 - 1,14	0,93 - 1,25
	95%-Referenzintervall	0,79 - 1,37	0,80 - 1,33	0,80 - 1,41	0,80 - 1,47	0,84 - 1,45	0,83 - 1,43
Frauen	Mittelwert ± SD	0,99 ±0,18	1,00 ±0,16	1,03 ±0,18	0,99 ±0,14	1,12 ±0,19	1,07 ±0,17
	50%-Referenzintervall	0,83 - 1,16	0,91 - 1,08	0,93 - 1,13	0,90 - 1,09	1,02 - 1,25	0,96 - 1,27
	95%-Referenzintervall	0,74 - 1,22	0,70 - 1,35	0,76 - 1,41	0,69 - 1,27	0,67 - 1,53	0,96 - 1,27

Tab. 72a: Verhältnis zwischen isometr. Maximalkraft von rechts- und linksseitiger lumbal/thorakaler Rotationsmuskulatur, Meßposition: lumbal/thorakale Rotation von 30° (Referenzpersonen)

Geschlecht	statistischer Kennwert	Kraftverhältnis
Männer	Mittelwert ± SD	1,01 ± 0,12
	50%-Referenzintervall	0,93 - 1,08
	95%-Referenzintervall	0,82 - 1,29
Frauen	Mittelwert ± SD	0,93 ± 0,15
	50%-Referenzintervall	0,81 - 1,05
	95%-Referenzintervall	0,57 - 1,22

Tab. 72b: Verhältnis zwischen isometr. Maximalkraft von rechts- und linksseitiger lumbal/thorakaler Rotationsmuskulatur, Meßposition: lumbal/thorakale Rotation von 30° (Athleten)

Geschlecht	statistischer Kennwert	Kraftverhältnis Altersgruppen in Jahren				
		20 - 29	30 - 39	40 - 49	50 - 59	≥60
Männer	Mittelwert ± SD	1,03 ±0,14	1,28 ±0,22	1,11 ±0,19	1,05 ±0,19	0,99 ±0,22
	50%-Referenzintervall	0,94 - 1,11	0,98 - 1,19	0,97 - 1,21	0,93 - 1,17	0,84 - 1,16
	95%-Referenzintervall	0,72 - 1,30	0,87 - 2,50	0,87 - 1,58	0,53 - 1,41	0,79 - 1,40
Frauen	Mittelwert ± SD	1,04 ±0,14	1,05 ±0,20	1,02 ±0,19	1,05 ±0,20	1,02 ±0,28
	50%-Referenzintervall	0,94 - 1,13	0,86 - 1,19	0,91 - 1,09	0,92 - 1,13	0,82 - 1,22
	95%-Referenzintervall	0,79 - 1,40	0,75 - 1,45	0,73 - 1,37	0,68 - 1,64	0,82 - 1,22

Tab. 72c: Verhältnis zwischen isometr. Maximalkraft von rechts- und linksseitiger lumbal/thorakaler Rotationsmuskulatur, Meßposition: lumbal/thorakale Rotation von 30° (chronische Patienten)

Geschlecht	statistischer Kennwert	dynamische Muskelleistungsfähigkeit in sec Altersgruppen in Jahren			
		20 - 29	30 - 39	40 - 49	≥50
Männer	Mittelwert ± SD	54,4± 25,5	50,4± 19,9	56,2± 32,9	49,4± 20,6
	50%-Referenzintervall	36,0 - 78,0	37,0 - 65,0	36,0 - 65,0	35,0 - 61,0
	95%-Referenzintervall	25,0 -106,0	24,0 - 91,0	26,0 -169,0	19,0 - 91,0
Frauen	Mittelwert ± SD	62,7± 33,4	72,9± 49,9	61,2± 38,0	57,3± 24,2
	50%-Referenzintervall	37,0 - 90,0	40,0 - 90,0	34,0 - 77,0	36,0 - 75,0
	95%-Referenzintervall	15,0 -140,0	13,0 -193,0	24,0 -159,0	19,0 -114,0

Tab. 73a: Dynamische Muskelleistungsfähigkeit der lumbal/thorakalen Extensoren (Referenzpersonen)

Geschlecht	statistischer Kennwert	dyn. Leistungsf. in sec
Männer	Mittelwert ± SD	54,3 ±21,0
	50%-Referenzintervall	40,0 - 67,0
	95%-Referenzintervall	23,0 - 99,0

Tab. 73b: Dynamische Muskelleistungsfähigkeit der lumbal/thorakalen Extensoren (Athleten)

Geschlecht	statistischer Kennwert	dynamische Muskelleistungsfähigkeit in sec Altersgruppen in Jahren			
		20 - 29	30 - 39	40 - 49	≥50
Männer	Mittelwert ± SD	51,5± 17,8	49,4± 18,9	47,9± 19,7	47,6± 19,1
	50%-Referenzintervall	41,0 - 60,0	38,0 - 60,0	35,0 - 60,0	36,0 - 60,0
	95%-Referenzintervall	26,0 -106,0	17,0 - 94,0	12,0 - 90,0	7,0 - 91,0
Frauen	Mittelwert ± SD	45,4± 20,8	51,2± 23,1	44,8± 23,0	47,6± 23,8
	50%-Referenzintervall	31,0 - 65,0	35,0 - 68,0	26,0 - 65,0	32,0 - 58,5
	95%-Referenzintervall	8,0 - 81,0	5,0 -105,0	7,0 - 90,0	10,0 - 95,0

Tab. 73c: Dynamische Muskelleistungsfähigkeit der lumbal/thorakalen Extensoren (chronische Patienten)

Geschlecht	statistischer Kennwert	HWS-Mobilität in Grad Altersgruppen in Jahren					
		<20	20 - 29	30 - 39	40 - 49	50 - 59	≥60
Männer	Mittelwert ± SD	55 ± 18	59 ± 9	61 ± 10	58 ± 10	56 ± 11	55 ± 10
	50%-Referenzintervall	47 - 74	54 - 65	54 - 68	51 - 64	49 - 64	48 - 68
	95%-Referenzintervall	15 - 80	40 - 79	38 - 82	40 - 76	35 - 78	43 - 70
Frauen	Mittelwert ± SD	65 ± 6	69 ± 7	61 ± 10	57 ± 10	62 ± 11	53 ± 9
	50%-Referenzintervall	59 - 71	58 - 68	54 - 68	51 - 63	56 - 70	50 - 63
	95%-Referenzintervall	58 - 73	49 - 92	42 - 84	33 - 76	40 - 78	39 - 64

Tab. 74a: HWS-Flexion (Referenzpersonen)

Geschlecht	statistischer Kennwert	Mobilität in Grad
Männer	Mittelwert ± SD	59 ± 9
	50%-Referenzintervall	54 - 65
	95%-Referenzintervall	41 - 80
Frauen	Mittelwert ± SD	64 ± 7
	50%-Referenzintervall	60 - 69
	95%-Referenzintervall	49 - 74

Tab. 74b: HWS-Flexion (Athleten)

Geschlecht	statistischer Kennwert	HWS-Mobilität in Grad Altersgruppen in Jahren				
		20 - 29	30 - 39	40 - 49	50 - 59	≥60
Männer	Mittelwert ± SD	60 ± 9	63 ± 9	56 ± 13	55 ± 11	53 ± 8
	50%-Referenzintervall	57 - 66	59 - 70	50 - 63	50 - 60	48 - 60
	95%-Referenzintervall	30 - 72	42 - 78	22 - 79	31 - 78	38 - 61
Frauen	Mittelwert ± SD	66 ± 9	60 ± 10	68 ± 8	59 ± 10	55 ± 5
	50%-Referenzintervall	61 - 70	54 - 67	54 - 66	55 - 66	50 - 60
	95%-Referenzintervall	48 - 84	40 - 84	35 - 80	36 - 72	50 - 60

Tab. 74c: HWS-Flexion (chronische Patienten)

Geschlecht	statistischer Kennwert	HWS-Mobilität in Grad Altersgruppen in Jahren					
		<20	20 - 29	30 - 39	40 - 49	50 - 59	≥60
Männer	Mittelwert ± SD	79 ± 11	72 ± 10	65 ± 10	62 ± 11	59 ± 13	55 ± 12
	50%-Referenzintervall	72 - 92	66 - 79	58 - 72	53 - 70	50 - 68	41 - 63
	95%-Referenzintervall	69 - 99	49 - 87	48 - 84	40 - 80	32 - 80	38 - 76
Frauen	Mittelwert ± SD	73 ± 8	75 ± 12	68 ± 12	63 ± 13	66 ± 12	
	50%-Referenzintervall	66 - 79	68 - 84	60 - 76	54 - 71	60 - 75	
	95%-Referenzintervall	60 - 82	48 - 99	41 - 88	38 - 90	40 - 82	

Tab. 75a: HWS-Extension (Referenzpersonen)

Geschlecht	statistischer Kennwert	Mobilität in Grad
Männer	Mittelwert ± SD	73 ± 10
	50%-Referenzintervall	68 - 79
	95%-Referenzintervall	50 - 92
Frauen	Mittelwert ± SD	74 ± 10
	50%-Referenzintervall	68 - 81
	95%-Referenzintervall	48 - 99

Tab. 75b: HWS-Extension (Athleten)

Geschlecht	statistischer Kennwert	HWS-Mobilität in Grad Altersgruppen in Jahren				
		20 - 29	30 - 39	40 - 49	50 - 59	≥60
Männer	Mittelwert ± SD	64 ± 10	62 ± 10	56 ± 11	52 ± 12	44 ± 13
	50%-Referenzintervall	58 - 70	58 - 70	50 - 61	45 - 60	40 - 50
	95%-Referenzintervall	40 - 80	38 - 80	38 - 80	28 - 70	10 - 67
Frauen	Mittelwert ± SD	71 ± 14	65 ± 13	58 ± 13	51 ± 12	
	50%-Referenzintervall	63 - 82	58 - 72	50 - 66	43 - 60	
	95%-Referenzintervall	39 - 99	40 - 92	30 - 81	20 - 75	

Tab. 75c: HWS-Extension (chronische Patienten)

Geschlecht	statistischer Kennwert	HWS-Mobilität in Grad Altersgruppen in Jahren					
		<20	20 - 29	30 - 39	40 - 49	50 - 59	≥60
Männer	Mittelwert ± SD	134 ± 19	131 ± 14	125 ± 13	120 ± 15	115 ± 17	110 ± 18
	50%-Referenzintervall	128 - 148	122 - 143	117 - 134	108 - 130	105 - 123	98 - 121
	95%-Referenzintervall	87 - 157	102 - 158	98 - 150	97 - 154	75 - 146	82 - 144
Frauen	Mittelwert ± SD	138 ± 12	138 ± 16	130 ± 17	121 ± 20	128 ± 18	126 ± 7
	50%-Referenzintervall	128 - 150	127 - 148	120 - 141	110 - 135	113 - 141	119 - 134
	95%-Referenzintervall	121 - 155	105 - 170	92 - 162	73 - 156	95 - 156	117 - 135

Tab. 76a: HWS-Mobilität sagittal (Referenzpersonen)

Geschlecht	statistischer Kennwert	Mobilität in Grad
Männer	Mittelwert ± SD	132 ± 13
	50%-Referenzintervall	122 - 142
	95%-Referenzintervall	106 - 157
Frauen	Mittelwert ± SD	138 ± 13
	50%-Referenzintervall	127 - 148
	95%-Referenzintervall	118 - 160

Tab. 76b: HWS-Mobilität sagittal (Athleten)

Geschlecht	statistischer Kennwert	HWS-Mobilität in Grad Altersgruppen in Jahren				
		20 - 29	30 - 39	40 - 49	50 - 59	≥60
Männer	Mittelwert ± SD	124 ± 14	125 ± 14	112 ± 16	107 ± 17	97 ± 16
	50%-Referenzintervall	117 - 134	120 - 132	104 - 124	98 - 117	90 - 108
	95%-Referenzintervall	77 - 138	90 - 152	72 - 140	68 - 140	50 - 112
Frauen	Mittelwert ± SD	136 ± 17	131 ± 41	118 ± 18	110 ± 15	113 ± 15
	50%-Referenzintervall	126 - 149	116 - 137	110 - 130	100 - 121	101 - 129
	95%-Referenzintervall	98 - 165	95 - 176	80 - 147	72 - 136	101 - 129

Tab. 76c: HWS-Mobilität sagittal (chronische Patienten)

Geschlecht	statistischer Kennwert	HWS-Mobilität in Grad Altersgruppen in Jahren					
		<20	20 - 29	30 - 39	40 - 49	50 -59	≥60
Männer	Mittelwert ± SD	88 ± 8	88 ± 14	85 ± 14	83 ± 15	76 ± 18	67 ± 13
	50%-Referenzintervall	81 - 95	80 - 95	80 - 93	73 - 92	64 - 84,5	65 - 75
	95%-Referenzintervall	77 - 96	58 - 118	56 - 117	56 - 118	43 - 120	42 - 83
Frauen	Mittelwert ± SD	84 ± 16	89 ± 14	84 ± 14	76 ± 16	78 ± 17	
	50%-Referenzintervall	74 - 85	80 - 95	75 - 94	64 - 85	68 - 88	
	95%-Referenzintervall	65 - 122	60 - 124	55 - 112	50 - 106	51 - 118	

Tab. 77a: HWS-Mobilität frontal (Referenzpersonen)

Geschlecht	statistischer Kennwert	Mobilität in Grad
Männer	Mittelwert ± SD	87 ± 14
	50%-Referenzintervall	80 - 95
	95%-Referenzintervall	58 - 112
Frauen	Mittelwert ± SD	87 ± 12
	50%-Referenzintervall	77 - 92
	95%-Referenzintervall	65 - 122

Tab. 77b: HWS-Mobilität frontal (Athleten)

Geschlecht	statistischer Kennwert	HWS-Mobilität in Grad Altersgruppen in Jahren				
		20 - 29	30 - 39	40 - 49	50 - 59	≥60
Männer	Mittelwert ± SD	79 ± 9	79 ± 16	72 ± 12	65 ± 17	55 ± 14
	50%-Referenzintervall	72 - 89	71 - 89	65 - 80	54 - 78	40 - 62
	95%-Referenzintervall	66 - 92	42 - 105	52 - 96	25 - 95	36 - 81
Frauen	Mittelwert ± SD	87 ± 16	77 ± 14	71 ± 16	65 ± 13	58 ± 14
	50%-Referenzintervall	80 - 95	67 - 88	62 - 80	56 - 76	42 - 66
	95%-Referenzintervall	54 - 114	50 - 104	39 - 102	38 - 84	4 - 66

Tab. 77c: HWS-Mobilität frontal (chronische Patienten)

Geschlecht	statistischer Kennwert	HWS-Mobilität in Grad Altersgruppen in Jahren					
		<20	20 - 29	30 - 39	40 - 49	50 - 59	≥60
Männer	Mittelwert ± SD	161 ± 13	161 ± 15	155 ± 15	150 ± 15	141 ± 17	132 ± 16
	50%-Referenzintervall	152 - 170	151 - 171	145 - 165	140 - 160	129 - 152	122 - 143
	95%-Referenzintervall	136 - 186	132 - 190	125 - 184	120 - 180	108 - 174	101 - 163
Frauen	Mittelwert ± SD	162 ± 10	163 ± 14	154 ± 14	147 ± 17	145 ± 17	145 ± 14
	50%-Referenzintervall	155 - 169	153 - 172	145 - 164	135 - 158	134 - 157	135 - 154
	95%-Referenzintervall	142 - 181	134 - 191	126 - 183	113 - 181	112 - 178	117 - 172

Tab. 78a: HWS-Mobilität transversal (Referenzpersonen)

Geschlecht	statistischer Kennwert	Mobilität in Grad
Männer	Mittelwert ± SD	161 ± 18
	50%-Referenzintervall	149 - 172
	95%-Referenzintervall	126 - 195
Frauen	Mittelwert ± SD	163 ± 14
	50%-Referenzintervall	153 - 172
	95%-Referenzintervall	135 - 190

Tab. 78b: HWS-Mobilität transversal (Athleten)

Geschlecht	statistischer Kennwert	HWS-Mobilität in Grad Altersgruppen in Jahren				
		20 - 29	30 - 39	40 - 49	50 - 59	≥60
Männer	Mittelwert ± SD	150 ± 12	148 ± 18	141 ± 16	133 ± 21	116 ± 15
	50%-Referenzintervall	142 - 157	136 - 161	130 - 152	119 - 147	106 - 127
	95%-Referenzintervall	127 - 172	112 - 183	110 - 173	92 - 173	87 - 146
Frauen	Mittelwert ± SD	156 ± 22	147 ± 15	140 ± 21	135 ± 15	135 ± 19
	50%-Referenzintervall	141 - 170	137 - 157	126 - 154	124 - 145	122 - 147
	95%-Referenzintervall	113 - 198	118 - 176	99 - 180	105 - 165	98 - 171

Tab. 78c: HWS-Mobilität transversal (chronische Patienten)

Geschlecht	statistischer Kennwert	isometrische Maximalkraft in Nm/kg Kopfmasse Altersgruppen in Jahren					
		<20	20 - 29	30 - 39	40 - 49	50 - 59	≥60
Männer	Mittelwert ± SD	9,3± 1,3	11,1± 2,0	9,4± 2,1	10,4± 2,8	9,0± 1,9	8,1± 1,3
	50%-Referenzintervall	8,5 - 10,8	9,5 - 12,5	8,5 - 10,5	8,1 - 10,8	7,6 - 10,1	7,6 - 8,5
	95%-Referenzintervall	7,5 - 11,0	8,2 - 15,3	4,9 - 13,4	5,7 - 15,9	5,4 - 13,2	6,3 - 10,5
Frauen	Mittelwert ± SD	6,9± 2,0	6,9± 2,3	5,3± 2,1	5,5± 2,7	6,5± 2,9	
	50%-Referenzintervall	4,8 - 8,4	5,2 - 8,6	3,7 - 6,4	3,9 - 7,1	4,3 - 8,3	
	95%-Referenzintervall	4,1 - 10,1	2,7 - 11,4	2,0 - 10,0	0,6 - 11,7	1,9 - 12,4	

Tab. 79a: Relative isometrische Maximalkraft der zervikalen Extensoren, Meßposition: zervikale Flexion von 30° (Referenzpersonen)

Geschlecht	statistischer Kennwert	Max.-Kraft in Nm/kg
Männer	Mittelwert ± SD	10,7 ± 1,8
	50%-Referenzintervall	9,2 - 11,4
	95%-Referenzintervall	8,5 - 14,7
Frauen	Mittelwert ± SD	6,9 ± 1,8
	50%-Referenzintervall	5,2 - 8,2
	95%-Referenzintervall	4,0 - 11,4

Tab. 79b: Relative isometrische Maximalkraft der zervikalen Extensoren, Meßposition: zervikale Flexion von 30° (Athleten)

Geschlecht	statistischer Kennwert	isometrische Maximalkraft in Nm/kg Kopfmasse Altersgruppen in Jahren				
		20 - 29	30 - 39	40 - 49	50 - 59	≥60
Männer	Mittelwert ± SD	9,3± 2,6	8,8± 1,7	8,2± 2,2	8,1± 2,2	7,5± 2,0
	50%-Referenzintervall	7,4 - 11,0	7,6 - 9,7	7,2 - 9,6	7,1 - 9,7	6,7 - 8,6
	95%-Referenzintervall	4,0 - 14,6	5,2 - 12,0	2,8 - 12,2	2,6 - 11,9	4,0 - 11,9
Frauen	Mittelwert ± SD	5,3± 2,5	4,8± 2,2	4,4± 2,0	4,1± 1,8	
	50%-Referenzintervall	2,9 - 7,0	3,3 - 6,5	2,9 - 5,9	2,7 - 5,5	
	95%-Referenzintervall	0,8 - 9,5	1,3 - 9,1	1,0 - 8,3	0,6 - 8,0	

Tab. 79c: Relative isometrische Maximalkraft der zervikalen Extensoren, Meßposition: zervikale Flexion von 30° (chronische Patienten)

Geschlecht	statistischer Kennwert	isometrische Maximalkraft in Nm/kg Kopfmasse Altersgruppen in Jahren					
		<20	20 - 29	30 - 39	40 - 49	50 - 59	≥60
Männer	Mittelwert ± SD	9,1± 2,5	10,7± 2,2	9,6± 2,4	9,9± 2,6	9,2± 2,4	8,2± 2,3
	50%-Referenzintervall	7,4 - 10,8	9,2 - 12,2	8,0 - 11,2	8,1 - 11,7	7,6 - 10,8	6,7 - 9,7
	95%-Referenzintervall	4,2 - 14,0	6,4 - 15,1	4,9 - 14,3	4,7 - 15,1	4,5 - 13,8	3,7 - 12,7
Frauen	Mittelwert ± SD	6,3± 1,9	6,5± 2,1	5,5± 2,0	6,4± 2,2	6,4± 2,1	6,5± 2,2
	50%-Referenzintervall	5,0 - 7,6	5,1 - 7,9	4,1 - 6,8	4,9 - 7,9	4,9 - 7,8	5,0 - 8,0
	95%-Referenzintervall	2,5 - 10,1	2,4 - 10,6	1,5 - 9,4	2,0 - 10,8	2,2 - 10,5	2,2 - 10,9

Tab. 80a: Relative isometrische Maximalkraft der zervikalen Extensoren, Meßposition: zervikale Flexion von 0° (Referenzpersonen)

Geschlecht	statistischer Kennwert	isometrische Maximalkraft in Nm/kg Kopfmasse Altersgruppen in Jahren				
		20 - 29	30 - 39	40 - 49	50 - 59	≥60
Männer	Mittelwert ± SD	10,8± 1,8	7,6± 1,4	8,5± 1,6	7,9± 1,4	
	50%-Referenzintervall	9,6 -12,0	6,7 - 8,5	7,4 - 9,6	7,0 - 8,9	
	95%-Referenzintervall	7,2 -14,4	4,9 -10,3	5,3 -11,7	5,2 -10,7	
Frauen	Mittelwert ± SD	5,6± 2,1	4,6± 1,5	4,9± 1,5	3,9± 0,8	
	50%-Referenzintervall	4,2 - 7,1	3,6 - 5,6	3,9 - 5,9	3,4 - 4,5	
	95%-Referenzintervall	1,5 - 9,8	1,7 - 7,5	1,9 - 7,8	2,3 - 5,5	

Tab. 80b: Relative isometrische Maximalkraft der zervikalen Extensoren, Meßposition: zervikale Flexion von 0° (chronische Patienten)

Geschlecht	statistischer Kennwert	isometrische Maximalkraft in Nm/kg Kopfmasse Altersgruppen in Jahren					
		<20	20 - 29	30 - 39	40 - 49	50 - 59	≥60
Männer	Mittelwert ± SD	3,4± 1,9	4,4± 2,2	4,3± 2,3	4,6± 2,5	3,7± 1,9	4,3± 2,0
	50%-Referenzintervall	1,8 - 4,5	2,7 - 5,4	2,3 - 6,1	2,9 - 6,1	2,3 - 4,8	3,3 - 5,0
	95%-Referenzintervall	1,7 - 8,7	1,6 - 10,0	0,6 - 9,1	1,3 - 11,5	1,2 - 8,1	1,4 - 7,5
Frauen	Mittelwert ± SD	2,8± 1,4	2,4± 1,1	1,8± 1,1	2,7± 2,0	2,5± 1,3	
	50%-Referenzintervall	2,3 - 2,7	1,8 - 2,7	0,8 - 2,9	1,4 - 3,8	1,5 - 3,4	
	95%-Referenzintervall	1,5 - 7,9	0,8 - 5,2	0,0 - 4,3	0,2 - 7,4	0,4 - 5,9	

Tab. 81a: Relative isometrische Maximalkraft der zervikalen Flexoren, Meßposition: zervikale Flexion von 0° (Referenzpersonen)

Geschlecht	statistischer Kennwert	Max.-Kraft in Nm/kg
Männer	Mittelwert ± SD	3,8 ± 1,6
	50%-Referenzintervall	2,5 - 4,9
	95%-Referenzintervall	1,7 - 6,9
Frauen	Mittelwert ± SD	2,3 ± 0,5
	50%-Referenzintervall	1,9 - 2,7
	95%-Referenzintervall	1,2 - 4,0

Tab. 81b: Relative isometrische Maximalkraft der zervikalen Flexoren, Meßposition: zervikale Flexion von 0° (Athleten)

Geschlecht	statistischer Kennwert	isometrische Maximalkraft in Nm/kg Kopfmasse Altersgruppen in Jahren				
		20 - 29	30 - 39	40 - 49	50 - 59	≥60
Männer	Mittelwert ± SD	3,7± 2,8	3,0± 1,8	2,4± 1,7	2,6± 1,4	1,8± 1,4
	50%-Referenzintervall	2,5 - 5,1	1,5 - 3,6	1,3 - 3,8	1,6 - 3,5	1,0 - 2,6
	95%-Referenzintervall	0,4 - 10,2	0,6 - 7,7	0,6 - 5,6	0,6 - 5,8	0,8 - 3,9
Frauen	Mittelwert ± SD	2,2± 1,9	1,5± 0,9	1,2± 0,7	1,0± 0,7	0,5± 0,3
	50%-Referenzintervall	0,7 - 2,8	1,1 - 1,7	0,6 - 1,6	0,6 - 1,4	0,2 - 0,8
	95%-Referenzintervall	0,2 - 7,5	0,0 - 4,0	0,2 - 2,9	0,0 - 2,9	0,2 - 0,8

Tab. 81c: Relative isometrische Maximalkraft der zervikalen Flexoren, Meßposition: zervikale Flexion von 0° (chronische Patienten)

Geschlecht	statistischer Kennwert	isometrische Maximalkraft in Nm/kg Kopfmasse Altersgruppen in Jahren					
		<20	20 - 29	30 - 39	40 - 49	50 - 59	≥60
Männer	Mittelwert ± SD	7,4± 0,9	10,1± 2,2	8,9± 4,3	9,0± 2,6	9,1± 1,8	
	50%-Referenzintervall	6,9 - 8,0	8,5 - 11,4	6,7 - 10,1	7,5 - 10,9	7,9 - 10,2	
	95%-Referenzintervall	6,4 - 9,1	6,8 - 14,7	3,1 - 15,7	3,8 - 15,6	5,4 - 12,9	
Frauen	Mittelwert ± SD	5,4± 2,2	5,2± 2,0	4,8± 2,7	4,9± 2,8	6,2± 3,6	
	50%-Referenzintervall	2,9 - 7,6	3,8 - 6,5	3,1 - 6,0	3,2 - 6,7	2,8 - 9,1	
	95%-Referenzintervall	2,8 - 8,5	1,4 - 9,6	0,8 - 10,4	0,8 - 10,5	0,8 - 14,1	

Tab. 82a: Relative isometrische Maximalkraft der rechtsseitigen zervikalen Lateralflexoren, Meßposition: zervikale Lateralflexion von 30° (Referenzpersonen)

Geschlecht	statistischer Kennwert	Max.-Kraft in Nm/kg
Männer	Mittelwert ± SD	9,3 ± 1,9
	50%-Referenzintervall	8,0 - 10,5
	95%-Referenzintervall	6,8 - 13,7
Frauen	Mittelwert ± SD	5,0 ± 1,6
	50%-Referenzintervall	3,6 - 6,3
	95%-Referenzintervall	2,1 - 7,6

Tab. 82b: Relative isometrische Maximalkraft der rechtsseitigen zervikalen Lateralflexoren, Meßposition: zervikale Lateralflexion von 30° (Athleten)

Geschlecht	statistischer Kennwert	isometrische Maximalkraft in Nm/kg Kopfmasse Altersgruppen in Jahren				
		20 - 29	30 - 39	40 - 49	50 - 59	≥60
Männer	Mittelwert ± SD	8,7± 1,9	8,0± 2,1	7,8± 2,6	7,6± 2,3	7,3± 1,9
	50%-Referenzintervall	7,5 - 10,0	6,2 - 9,3	6,2 - 9,3	6,1 - 9,2	6,4 - 8,8
	95%-Referenzintervall	4,6 - 11,6	3,9 - 11,1	3,0 - 13,1	3,2 - 12,0	4,0 - 9,6
Frauen	Mittelwert ± SD	4,4± 2,1	4,0± 2,4	3,5± 2,1	3,6± 2,3	3,7± 2,6
	50%-Referenzintervall	3,0 - 6,5	1,7 - 5,6	1,7 - 4,8	1,5 - 5,7	1,8 - 5,6
	95%-Referenzintervall	0,8 - 8,0	0,9 - 10,7	0,2 - 7,3	0,2 - 7,8	1,0 - 7,1

Tab. 82c: Relative isometrische Maximalkraft der rechtsseitigen zervikalen Lateralflexoren, Meßposition: zervikale Lateralflexion von 30° (chronische Patienten)

Geschlecht	statistischer Kennwert	isometrische Maximalkraft in Nm/kg Kopfmasse Altersgruppen in Jahren					
		<20	20 - 29	30 - 39	40 - 49	50 - 59	≥60
Männer	Mittelwert ± SD	6,7± 1,7	8,4± 2,2	7,7± 2,2	8,1± 2,3	7,4± 2,2	6,2± 2,0
	50%-Referenzintervall	5,6 - 7,8	6,9 - 9,9	6,2 - 9,2	6,6 - 9,7	6,0 - 8,9	4,9 - 7,6
	95%-Referenzintervall	3,4 - 9,9	4,1 - 12,7	3,3 - 12,1	3,6 - 12,7	3,2 - 11,7	2,3 - 10,2
Frauen	Mittelwert ± SD	4,5± 2,1	4,5± 1,6	4,1± 1,9	4,8± 2,3	5,3± 1,9	4,7± 1,2
	50%-Referenzintervall	3,1 - 5,9	3,4 - 5,6	2,9 - 5,4	3,2 - 6,3	4,0 - 6,5	3,9 - 5,5
	95%-Referenzintervall	0,4 - 8,6	1,4 - 7,6	0,5 - 7,8	0,2 - 9,3	1,7 - 8,9	2,3 - 7,0

Tab. 83a: Relative isometrische Maximalkraft der rechtsseitigen zervikalen Lateralflexoren, Meßposition: zervikale Lateralflexion von 0° (Referenzpersonen)

Geschlecht	statistischer Kennwert	isometrische Maximalkraft in Nm/kg Kopfmasse Altersgruppen in Jahren				
		20 - 29	30 - 39	40 - 49	50 - 59	≥60
Männer	Mittelwert ± SD	8,3± 1,5	5,9± 2,1	7,4± 2,0	5,9± 1,6	
	50%-Referenzintervall	7,3 - 9,3	4,5 - 7,3	6,0 - 8,7	4,8 - 7,0	
	95%-Referenzintervall	5,3 - 11,3	1,8 - 10,0	3,5 - 11,3	2,7 - 9,1	
Frauen	Mittelwert ± SD	4,3± 1,8	3,1± 1,5	4,5± 2,3	3,1± 0,3	
	50%-Referenzintervall	3,1 - 5,5	2,1 - 4,1	2,9 - 6,0	2,9 - 3,3	
	95%-Referenzintervall	0,8 - 7,8	0,1 - 6,1	0,1 - 9,0	2,6 - 3,6	

Tab. 83b: Relative isometrische Maximalkraft der rechtsseitigen zervikalen Lateralflexoren, Meßposition: zervikale Lateralflexion von 0° (chronische Patienten)

Geschlecht	statistischer Kennwert	isometrische Maximalkraft in Nm/kg Kopfmasse Altersgruppen in Jahren					
		<20	20 - 29	30 - 39	40 - 49	50 - 59	≥60
Männer	Mittelwert ± SD	7,4± 0,9	10,2± 2,2	9,0± 4,5	9,0± 2,5	9,0± 1,9	
	50%-Referenzintervall	6,4 - 8,1	8,7 - 11,6	7,2 - 10,4	7,6 - 10,5	7,9 - 10,1	
	95%-Referenzintervall	6,2 - 8,6	6,3 - 14,6	3,1 - 15,5	4,2 - 14,8	5,7 - 13,1	
Frauen	Mittelwert ± SD	5,4± 2,0	5,4± 2,1	4,9± 2,6	4,8± 2,8	6,3± 3,4	
	50%-Referenzintervall	3,1 - 7,2	3,5 - 6,6	3,1 - 6,2	2,9 - 5,9	3,3 - 8,4	
	95%-Referenzintervall	2,7 - 8,3	1,4 - 9,8	1,3 - 10,5	0,8 - 11,1	1,0 - 12,7	

Tab. 84a: Relative isometrische Maximalkraft der linksseitigen zervikalen Lateralflexoren, Meßposition: zervikale Lateralflexion von 30° (Referenzpersonen)

Geschlecht	statistischer Kennwert	Max.-Kraft in Nm/kg
Männer	Mittelwert ± SD	9,4 ± 2,1
	50%-Referenzintervall	8,1 - 11,0
	95%-Referenzintervall	6,2 - 13,6
Frauen	Mittelwert ± SD	5,1 ± 1,7
	50%-Referenzintervall	3,1 - 6,5
	95%-Referenzintervall	1,9 - 8,4

Tab. 84b: Relative isometrische Maximalkraft der linksseitigen zervikalen Lateralflexoren, Meßposition: zervikale Lateralflexion von 30° (Athleten)

Geschlecht	statistischer Kennwert	isometrische Maximalkraft in Nm/kg Kopfmasse Altersgruppen in Jahren				
		20 - 29	30 - 39	40 - 49	50 - 59	≥60
Männer	Mittelwert ± SD	9,4± 2,0	7,7± 2,5	7,7± 2,5	7,8± 2,0	7,7± 2,3
	50%-Referenzintervall	8,1 - 10,4	5,8 - 9,8	5,9 - 9,5	6,3 - 9,0	6,1 - 9,0
	95%-Referenzintervall	6,2 - 13,0	2,5 - 12,0	3,5 - 12,0	4,4 - 11,4	2,9 - 9,2
Frauen	Mittelwert ± SD	4,6± 2,4	3,5± 2,2	3,4± 1,9	3,7± 2,0	3,4± 2,8
	50%-Referenzintervall	2,8 - 6,4	1,7 - 5,3	2,3 - 4,4	1,7 - 5,3	1,7 - 5,1
	95%-Referenzintervall	0,4 - 8,4	0,4 - 9,4	0,2 - 7,4	0,2 - 7,0	0,6 - 7,3

Tab. 84c: Relative isometrische Maximalkraft der linksseitigen zervikalen Lateralflexoren, Meßposition: zervikale Lateralflexion von 30° (chronische Patienten)

Geschlecht	statistischer Kennwert	isometrische Maximalkraft in Nm/kg Kopfmasse Altersgruppen in Jahren					
		<20	20 - 29	30 - 39	40 - 49	50 - 59	≥60
Männer	Mittelwert ± SD	7,0± 1,7	8,5± 2,2	7,6± 2,3	8,0± 2,4	7,4± 2,1	5,5± 1,5
	50%-Referenzintervall	6,0 - 8,6	7,0 - 10,4	6,0 - 9,0	6,2 - 9,6	5,7 - 8,6	4,8 - 6,3
	95%-Referenzintervall	4,4 - 11,4	3,5 - 12,2	2,8 - 12,8	3,6 - 12,7	3,3 - 11,8	3,3 - 9,0
Frauen	Mittelwert ± SD	4,6± 2,1	4,7± 1,7	4,3± 1,9	4,7± 2,4	5,2± 2,1	4,5± 1,6
	50%-Referenzintervall	2,8 - 6,1	3,3 - 5,6	3,0 - 5,6	2,9 - 6,8	4,1 - 6,4	2,9 - 5,9
	95%-Referenzintervall	1,5 - 8,5	1,9 - 8,7	1,6 - 8,7	1,5 - 10,5	1,3 - 9,5	2,5 - 6,5

Tab. 85a: Relative isometrische Maximalkraft der linksseitigen zervikalen Lateralflexoren, Meßposition: zervikale Lateralflexion von 0° (Referenzpersonen)

Geschlecht	statistischer Kennwert	isometrische Maximalkraft in Nm/kg Kopfmasse Altersgruppen in Jahren				
		20 - 29	30 - 39	40 - 49	50 - 59	≥60
Männer	Mittelwert ± SD	8,6± 1,6	5,9± 1,7	7,3± 1,7	6,1± 1,4	
	50%-Referenzintervall	8,1 - 10,2	4,6 - 7,0	6,6 - 8,2	5,2 - 7,0	
	95%-Referenzintervall	6,2 - 10,6	3,4 - 8,5	3,7 - 10,5	3,0 - 8,4	
Frauen	Mittelwert ± SD	4,2± 2,2	2,4± 1,0	4,7± 2,1	2,8± 0,5	
	50%-Referenzintervall	2,7 - 6,0	1,7 - 3,1	2,7 - 6,8	2,5 - 3,2	
	95%-Referenzintervall	1,5 - 7,8	0,6 - 3,8	2,7 - 6,8	2,1 - 3,2	

Tab. 85b: Relative isometrische Maximalkraft der linksseitigen zervikalen Lateralflexoren, Meßposition: zervikale Lateralflexion von 0° (chronische Patienten)

Geschlecht	statistischer Kennwert	Kraftverhältnis Altersgruppen in Jahren					
		<20	20 - 29	30 - 39	40 - 49	50 - 59	≥60
Männer	Mittelwert ± SD	0,29 ±0,14	0,38 ±0,16	0,38 ±0,19	0,34 ±0,14	0,36 ±0,16	
	50%-Referenzintervall	0,20 - 0,42	0,27 - 0,46	0,23 - 0,57	0,25 - 0,46	0,22 - 0,47	
	95%-Referenzintervall	0,16 - 0,55	0,17 - 0,78	0,06 - 0,74	0,14 - 0,65	0,11 - 0,67	
Frauen	Mittelwert ± SD	0,36 ±0,14	0,31 ±0,12	0,26 ±0,15	0,28 ±0,18	0,28 ±0,11	
	50%-Referenzintervall	0,24 - 0,52	0,23 - 0,37	0,19 - 0,38	0,17 - 0,31	0,19 - 0,35	
	95%-Referenzintervall	0,24 - 0,60	0,14 - 0,58	0,00 - 0,61	0,06 - 1,00	0,11 - 0,50	

Tab. 86a: Verhältnis zwischen isometr. Maximalkraft von zervikaler Flexions- und Extensionsmuskulatur, Meßposition Flexoren: zervikale Flexion von 0°, Meßposition Extensoren: zervikale Flexion von 30° (Referenzpersonen)

Geschlecht	statistischer Kennwert	Kraftverhältnis
Männer	Mittelwert ± SD	0,35 ± 0,15
	50%-Referenzintervall	0,24 - 0,45
	95%-Referenzintervall	0,17 - 0,70
Frauen	Mittelwert ± SD	0,35 ± 0,12
	50%-Referenzintervall	0,26 - 0,43
	95%-Referenzintervall	0,19 - 0,68

Tab. 86b: Verhältnis zwischen isometr. Maximalkraft von zervikaler Flexions- und Extensionsmuskulatur, Meßposition Flexoren: zervikale Flexion von 0°, Meßposition Extensoren: zervikale Flexion von 30° (Athleten)

Geschlecht	statistischer Kennwert	Kraftverhältnis Altersgruppen in Jahren				
		20 - 29	30 - 39	40 - 49	50 - 59	≥60
Männer	Mittelwert ± SD	0,32 ±0,20	0,32 ±0,17	0,26 ±0,14	0,32 ±0,20	
	50%-Referenzintervall	0,18 - 0,43	0,18 - 0,45	0,16 - 0,37	0,18 - 0,43	
	95%-Referenzintervall	0,06 - 0,71	0,06 - 0,67	0,03 - 0,7	0,06 - 0,95	
Frauen	Mittelwert ± SD	0,50 ±0,68	0,36± 0,27	0,26 ±0,17	0,21 ±0,12	
	50%-Referenzintervall	0,17 - 0,43	0,22 - 0,40	0,12 - 0,38	0,10 - 0,31	
	95%-Referenzintervall	0,08 - 2,77	0,00 - 1,33	0,03 - 0,67	0,00 - 0,38	

Tab. 86c: Verhältnis zwischen isometr. Maximalkraft von zervikaler Flexions- und Extensionsmuskulatur, Meßposition Flexoren: zervikale Flexion von 0°, Meßposition Extensoren: zervikale Flexion von 30° (chronische Patienten)

Geschlecht	statistischer Kennwert	Kraftverhältnis Altersgruppen in Jahren					
		<20	20 - 29	30 - 39	40 - 49	50 - 59	≥60
Männer	Mittelwert ± SD	0,41 ±0,22	0,43 ±0,19	0,49 ±0,20	0,47 ±0,16	0,44 ±0,18	
	50%-Referenzintervall	0,21 - 0,59	0,28 - 0,54	0,32 - 0,62	0,37 - 0,58	0,32 - 0,52	
	95%-Referenzintervall	0,20 - 0,80	0,17 - 0,91	0,18 - 0,95	0,16 - 0,79	0,14 - 0,88	
Frauen	Mittelwert ± SD	0,48 ±0,20	0,41 ±0,15	0,44 ±0,21	0,47 ±0,20	0,43 ±0,15	
	50%-Referenzintervall	0,30 - 0,57	0,30 - 0,54	0,27 - 0,52	0,28 - 0,60	0,33 - 0,54	
	95%-Referenzintervall	0,28 - 0,86	0,17 - 0,68	0,12 - 1,17	0,20 - 0,92	0,11 - 0,70	

Tab. 87a: Verhältnis zwischen isometr. Maximalkraft von zervikaler Flexions- und Extensionsmuskulatur, Meßposition Flexoren: zervikale Flexion von 0°, Meßposition Extensoren: zervikale Flexion von 0° (Referenzpersonen)

Geschlecht	statistischer Kennwert	Kraftverhältnis Altersgruppen in Jahren				
		20 - 29	30 - 39	40 - 49	50 - 59	≥60
Männer	Mittelwert ± SD	0,45 ±0,22	0,36 ±0,19	0,38 ±0,19	0,36 ±0,16	
	50%-Referenzintervall	0,30 - 0,48	0,21 - 0,37	0,22 - 0,45	0,26 - 0,47	
	95%-Referenzintervall	0,20 - 0,90	0,17 - 0,78	0,13 - 0,81	0,06 - 0,74	
Frauen	Mittelwert ± SD	0,45 ±0,19	0,34 ±0,12	0,22 ±0,14	0,23 ±0,07	
	50%-Referenzintervall	0,33 - 0,48	0,21 - 0,41	0,09 - 0,38	0,17 - 0,29	
	95%-Referenzintervall	0,29 - 0,89	0,17 - 0,50	0,09 - 0,38	0,17 - 0,29	

Tab. 87b: Verhältnis zwischen isometr. Maximalkraft von zervikaler Flexions- und Extensionsmuskulatur, Meßposition Flexoren: zervikale Flexion von 0°, Meßposition Extensoren: zervikale Flexion von 0° (chronische Patienten)

Geschlecht	statistischer Kennwert	Kraftverhältnis Altersgruppen in Jahren					
		<20	20 - 29	30 - 39	40 - 49	50 - 59	≥60
Männer	Mittelwert ± SD	1,01 ±0,10	1,00 ±0,12	0,99 ±0,18	0,99 ±0,13	1,02 ±0,14	
	50%-Referenzintervall	0,93 - 1,09	0,94 - 1,06	0,89 - 1,07	0,95 - 1,05	0,94 - 1,05	
	95%-Referenzintervall	0,85 - 1,12	0,79 - 1,3	0,66 - 1,46	0,69 - 1,33	0,79 - 1,37	
Frauen	Mittelwert ± SD	1,01 ±0,21	1,03 ±0,32	0,97 ±0,18	1,05 ±0,31	0,98 ±0,23	
	50%-Referenzintervall	0,91 - 1,23	0,87 - 1,07	0,85 - 1,10	0,86 - 1,14	0,87 - 1,02	
	95%-Referenzintervall	0,64 - 1,31	0,50 - 2,00	0,62 - 1,25	0,69 - 1,58	0,54 - 1,63	

Tab. 88a: Verhältnis zwischen isometr. Maximalkraft von rechts- und linksseitiger zervikaler Lateralflexionsmuskulatur, Meßposition: zervikale Lateralflexion von 30° (Referenzpersonen)

Geschlecht	statistischer Kennwert	Kraftverhältnis
Männer	Mittelwert ± SD	1,00 ± 0,13
	50%-Referenzintervall	0,93 - 1,08
	95%-Referenzintervall	0,79 - 1,28
Frauen	Mittelwert ± SD	1,03 ± 0,30
	50%-Referenzintervall	0,91 - 1,07
	95%-Referenzintervall	0,50 - 2,00

Tab. 88b: Verhältnis zwischen isometr. Maximalkraft von rechts- und linksseitiger zervikaler Lateralflexionsmuskulatur, Meßposition: zervikale Lateralflexion von 30° (Referenzpersonen)

Geschlecht	statistischer Kennwert	Kraftverhältnis Altersgruppen in Jahren				
		20 - 29	30 - 39	40 - 49	50 - 59	≥60
Männer	Mittelwert ± SD	0,94 ±0,18	1,11 ±0,36	1,03 ±0,22	0,97 ±0,15	1,00 ±0,24
	50%-Referenzintervall	0,78 - 1,02	0,92 - 1,16	0,93 - 1,12	0,91 - 1,05	0,72 - 1,19
	95%-Referenzintervall	0,61 - 1,34	0,70 - 2,69	0,61 - 1,46	0,61 - 1,33	0,72 - 1,38
Frauen	Mittelwert ± SD	1,09 ±0,51	1,23 ±0,51	1,13 ±0,82	1,03 ±0,36	1,24 ±0,39
	50%-Referenzintervall	0,86 - 1,08	1,00 - 1,33	0,83 - 1,26	0,81 - 1,2	0,91 - 1,56
	95%-Referenzintervall	0,76 - 3,00	0,78 - 3,50	0,30 - 2,00	0,50 - 2,44	0,86 - 1,67

Tab. 88c: Verhältnis zwischen isometr. Maximalkraft von rechts- und linksseitiger zervikaler Lateralflexionsmuskulatur, Meßposition: zervikale Lateralflexion von 30° (chronische Patienten)

Geschlecht	statistischer Kennwert	Kraftverhältnis Altersgruppen in Jahren					
		<20	20 - 29	30 - 39	40 - 49	50 - 59	≥60
Männer	Mittelwert ± SD	0,96 ±0,14	1,00 ±0,15	1,02 ±0,15	1,03 ±0,15	1,02± 0,14	1,12 ±0,19
	50%-Referenzintervall	0,89 - 1,00	0,92 - 1,06	0,93 - 1,12	0,94 - 1,09	0,93 - 1,09	1,00 - 1,22
	95%-Referenzintervall	0,77 - 1,25	0,75 - 1,26	0,74 - 1,33	0,76 - 1,30	0,80 - 1,36	0,89 - 1,58
Frauen	Mittelwert ± SD	1,02 ±0,30	0,97 ±0,17	0,98 ±0,16	1,03 ±0,23	1,12 ±0,42	1,10 ±0,20
	50%-Referenzintervall	0,76 - 1,10	0,88 - 1,06	0,90 - 1,07	0,93 - 1,07	0,93 - 1,21	0,94 - 1,31
	95%-Referenzintervall	0,73 - 1,71	0,68 - 1,33	0,62 - 1,28	0,72 - 2,00	0,76 - 3,00	0,87 - 1,43

Tab. 89a: Verhältnis zwischen isometr. Maximalkraft von rechts- und linksseitiger zervikaler Lateralflexionsmuskulatur, Meßposition: zervikale Lateralflexion von 0° (Referenzpersonen)

Geschlecht	statistischer Kennwert	Kraftverhältnis Altersgruppen in Jahren				
		20 - 29	30 - 39	40 - 49	50 - 59	≥60
Männer	Mittelwert ± SD	0,94 ±0,09	0,99 ±0,11	1,02 ±0,12	0,96 ±0,15	
	50%-Referenzintervall	0,91 - 1,00	0,94 - 1,06	0,99 - 1,08	0,87 - 1,07	
	95%-Referenzintervall	0,75 - 1,02	0,75 - 1,11	0,74 - 1,19	0,67 - 1,21	
Frauen	Mittelwert ± SD	1,08 ±0,26	1,28 ±0,34	0,93 ±0,27	1,11 ±0,14	
	50%-Referenzintervall	0,93 - 1,26	0,93 - 1,63	0,69 - 1,23	1,00 - 1,22	
	95%-Referenzintervall	0,71 - 1,57	0,89 - 1,73	0,69 - 1,23	1,00 - 1,30	

Tab. 89b: Verhältnis zwischen isometr. Maximalkraft von rechts- und linksseitiger zervikaler Lateralflexionsmuskulatur, Meßposition: zervikale Lateralflexion von 0° (chronische Patienten)

Kapitel 9

Entwicklung eines „Analyse- und Trainingskonzepts zur Quantifizierung und Optimierung des Funktionszustands der Wirbelsäule".

Teil 3

Standardisiertes Trainingskonzept. Validierung des Ansatzes/Effizienzüberprüfung

In den Jahren 1990-1995 wurde an der Deutschen Sporthochschule Köln (Institut für Leichtathletik und Turnen) und im Forschungs- und Präventionszentrum zur Analyse und Optimierung der Funktion von Wirbelsäule und Bewegungsapparat (FPZ) Köln ein standardisiertes Trainingskonzept zur Optimierung des Funktionszustands der Wirbelsäule von Rückenpatienten entwickelt.

Dieses beinhaltet ein standardisiertes Aufbauprogramm mit 24 Trainingseinheiten (Kapitel 9.2) sowie darauf aufbauend ein standardisiertes Trainingsprogramm zur weiterführenden Prävention (Kapitel 9.3).

Die dabei eingesetzte Methodik wurde im Rahmen von insgesamt 17 Längsschnittstudien (= Vorstudien) sukzessive entwickelt und standardisiert.

Kapitel 9.1

Charakteristika des standardisierten Trainingskonzepts

Das neu konzipierte Trainingskonzept stellt einen biomechanisch-trainingswissenschaftlichen Ansatz dar. Dessen wesentliche Charakteristika werden nachfolgend vorgestellt.

9.1.1 Zielgruppen und Indikationen bzw. Kontraindikationen

Das standardisierte Trainingskonzept wurde primär für subakute und chronische (Rücken-/Nacken-)Patienten mit nachgewiesenen muskulären Defiziten im Bereich von Rumpf und/oder Halswirbelsäule entwickelt. Die Differenzierung zwischen subakuten und chronischen Patienten erfolgt dabei anhand von drei Kriterien:
1. Beschwerdealter bzw. Dauer der momentanen Schmerzepisode
2. Regelmäßigkeit der Beschwerden
3. Intensität der Beschwerden

Die Definition „chronischer Patient" entspricht dabei der bereits in Kapitel 8.2.1.3 vorgestellten Begriffsdefinition:
Als „chronische Patienten" gelten alle Personen männlichen und weiblichen Geschlechts, die am Tag der Analyse oder in der unmittelbar zurückliegenden Woche unter „regelmäßigen oder ständigen Rücken- oder Nackenbeschwerden von mäßiger, starker oder unerträglicher Intensität" leiden bzw. litten und ihr „Beschwerdealter" mit „>10 Jahre" oder die „Dauer der momentanen Episode von Rücken- oder Nackenbeschwerden" mit „>6 Wochen" angeben.

Als „subakute Patienten" im Sinne dieses Trainingskonzepts gelten alle Personen männlichen und weiblichen Geschlechts, die am Tag der Analyse oder in der unmittelbar zurückliegenden Woche unter Rücken- und/oder Nackenbeschwerden leiden bzw. litten und die nicht chronische Patienten im Sinne der o.a. Definition sind.

STAUDTE (1994) hat die Indikationen für die Teilnahme an dem standardisierten Aufbauprogramm mit 24 Trainingseinheiten wie folgt definiert:
Wirbelsäulensyndrome mit erheblicher Symptomatik
- bei nachgewiesenem Bandscheibenvorfall (auch postoperativ) und erheblichen Protrusionen
- bei nachgewiesenen degenerativen Veränderungen
- bei nachgewiesenen Spondylysen und Spondylolisthesen
- bei Wirbelsäulenverletzungen im Rahmen der konservativen oder postoperativen Behandlungen
- bei rezidivierenden Bandscheibenleiden mit erheblich eingeschränkter Arbeitsfähigkeit
- bei folgenden Zielen:
  - Vermeidung der Chronizität der Rücken- und Nackenleiden
  - Vermeidung bzw. Verkürzung des stationären Krankenhausaufenthalts
  - Vermeidung und Ersatz von stationären Rehamaßnahmen
  - Optimierung des Wiederherstellungsprozesses für die Arbeits- und Erwerbsfähigkeit
  - bessere und schnellere Integration in das soziale Umfeld
  - Reduktion von Dauermedikation und ärztlicher Behandlung, inkl. allgemeiner Maßnahmen
  - Verbesserung des Beschwerdebilds

Voraussetzung für die Teilnahme ist dabei, daß operationswürdige Befunde fachärztlich ausgeschlossen sind und postoperative Zustände innerhalb von vier Monaten der Einwilligung des Operateurs bedürfen. Es muß mindestens Übungsstabilität bestehen und darüber hinaus eine ausreichende geistige, psychische und körperliche Konstitution sowie Kooperation und Motivation des Patienten gegeben sein.

Bei Vorliegen definierter absoluter und relativer Kontraindikationen für die isometrische Maximalkraftanalyse der Rumpf-, Nacken- oder Halsmuskulatur nach STAUDTE (1994, s. Kapitel 8.2.1.1) darf auch das standardisierte Aufbauprogramm nicht durchgeführt werden.

9.1.2 Trainingsziele

Das Primärziel des standardisierten Trainingskonzepts besteht in der „Optimierung des Funktionszustands der Wirbelsäule mittels Verbesserung und Harmonisierung der Muskelkraft und -leistungsfähigkeit von Rumpf-, Nacken- und Halsmuskulatur" auf der Basis des individuellen Profils des Funktionszustands der Wirbelsäule (s. Abb. 114).

Muskuläre Defizite und Dysbalancen sollen
- duch Verbesserung des tendomuskulären Systems,
- durch Verbesserung des neuronalen Systems,
- durch Verbesserung des intermuskulären Zusammenspiels sowie
- durch Ökonomisierung des Dehnungs-Verkürzungs-Zyklus

positiv verändert bzw. beseitigt werden.

Der Begriff „Harmonisierung" ist dabei definiert als „Abstimmung von Muskelkräften aufeinander und Reduktion bzw. Beseitigung muskulärer Dysbalancen unter Verwendung alters- und geschlechtsspezifischer Referenzdaten."

Die positive Veränderung ausgewählter subjektiver Parameter stellt das nachgeordnete Sekundärziel des standardisierten Trainingskonzepts dar.
Hierzu zählen insbesondere das Beschwerdebild der Wirbelsäule, die allgemeine Leistungsfähigkeit, das persönliche Wohlbefinden sowie der Ermüdungszustand des Patienten.

9.1.3 Maßnahmen

Die definierten Trainingsziele werden unter Einsatz folgender Maßnahmen angesteuert:
- progressives dynamisches Krafttraining an speziell hierfür entwickelten Trainingssystemen mit variablem Widerstand (Kapitel 9.1.3.1)
- krafttrainingsbegleitende Maßnahmen (Kapitel 9.1.3.2)

9.1.3.1 Progressives dynamisches Krafttraining an speziell hierfür entwickelten Trainingssystemen mit variablem Widerstand

Wissenschaftliche und technologische Fortschritte haben dazu geführt, daß die Notwendigkeit und die Vorteile progressiven dynamischen Krafttrainings an speziell hierfür entwickelten Trainingssystemen mit variablem Widerstand mittlerweile genau begründet werden können.

Muskelkraft und -leistungsfähigkeit der Rumpf-, Nacken- und Halsmuskulatur lassen sich insbesondere aus vier Gründen mit einem derartigen Ansatz optimal ausbilden und erhalten:
- variabler Widerstand entwickelt die Muskelkraft und -leistungsfähigkeit über die gesamte Bewegungsamplitude hinweg gleichmäßig
- physiologische Phänomene, die unter dynamischen Arbeitsbedingungen auftreten, können zur Optimierung von Adaptationsprozessen genutzt werden
- die statische und dynamische Funktion/Kapazität des m. erector spinae können optimal ausgebildet werden
- die Hauptfunktionsmuskulatur bei den Einzelbewegungen von Rumpf und HWS kann isoliert stimuliert werden

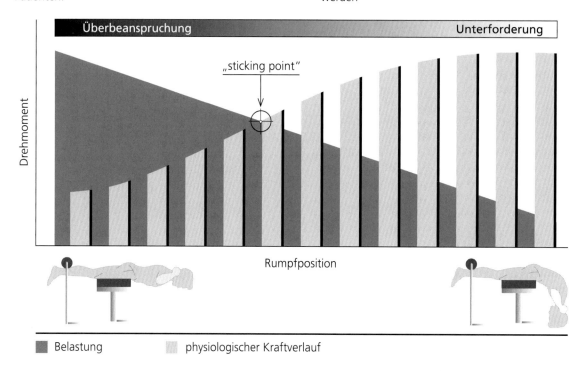

Abb. 115: Das Mißverhältnis von Belastung und physiologischem Kraftverlauf bei der klassischen Hyperextensionsübung

Aufgrund des Einsatzes modernster Technologie hat progressives dynamisches Krafttraining darüber hinaus einen hohen Aufforderungscharakter. Die Erfahrung zeigt, daß insbesondere Männer derartige Trainingsformen als attraktive und zeitgemäße Maßnahmen betrachten.

9.1.3.1.1 Vorteil 1: Variabler Widerstand

Die kontraktile Kraft der lumbal/thorakalen bzw. zervikalen Extensoren, Flexoren, Lateralflexoren und Rotatoren variiert in Abhängigkeit von der Rumpf- bzw. Kopfposition (s. Kapitel 5 und 7).

Funktionsgymnastische Kräftigungs- bzw. traditionelle Krafttrainingsübungen (Beispiel: Hyperextensions, Abb. 115) mit oder ohne Verwendung von Zusatzlasten (Langhantel, Kurzhantel, Gewichtsweste etc.) setzen der jeweils beanspruchten Muskulatur einen linearen Widerstand entgegen. Wie Abb. 115 beispielhaft veranschaulicht, kann die Muskelkraft der Rumpfextensoren mit derartigen Übungen nur in einem kleinen Teilbereich der Gesamtbewegung optimal stimuliert und entwickelt werden. Bei der klassischen Hyperextensions-Übung in Bauchlage werden z.B. die elastischen Komponenten der Rumpfextensoren (s. Kapitel 9.1.3.1.2) nur sehr gering stimuliert. Darüber hinaus kann eine vollständige Einzelwiederholung im ermüdeten bzw. erschöpften Zustand nur unter Einsatz von Hilfsmuskeln (Synergisten) bzw. Schwungelementen realisiert werden. Hohe, evtl. zu Verletzungen führende Belastungen des passiven Gelenksystems sind die Folge.

Eine Vielzahl moderner Krafttrainingssysteme verwendet das Prinzip des variablen Widerstands (s. Kapitel 6.1.4.2). Dabei wird der jeweils beanspruchten Hauptfunktionsmuskulatur ein entsprechend dem physiologischen Kraftverlauf variierender (Gewichts-)Widerstand entgegengesetzt. Die technische Realisierung eines derartigen variablen Widerstandsverlaufs setzt detaillierte biomechanische Untersuchungen des spezifischen Kraftverhaltens, umfangreiches Ingenieurwissen sowie den Einsatz modernster CAD-Technologie voraus. Wissenschaftliche Untersuchungen von HÄKKINEN et al. (1987 u. 1988) sowie KAUHANEN et al. (1988) unter Verwendung von mechanischen Trainingssystemen des finnischen Herstellers David Fitness & Medical Ltd. haben gezeigt, daß die Anwendung des Prinzips des variablen Widerstands optimale Bedingungen für hohe und gleichmäßige Muskelaktivierung über die gesamte Bewegungsamplitude hinweg erzeugt.

9.1.3.1.2 Vorteil 2: Nutzung physiologischer Phänomene

Nach GROSSER et al. (1987) ist jeder Skelettmuskel als ein Dreikomponentensystem zu betrachten. Die Muskelproteine Aktin und Myosin bilden dabei das kontraktile Element, intramuskuläres Bindegewebe und Sarkolemm das parallel-elastische Element sowie Hälse der Myosinköpfe und Sehnen das serien-elastische Element (Abb. 116). Die drei Komponenten des Muskels arbeiten im Rahmen der einzelnen Muskelaktionsformen zusammen.

Nach SCHMIDTBLEICHER (1995) ist der Dehnungs-Verkürzungs-Zyklus (DVZ) die am häufigsten auftretende Muskelaktionsform.

„Es ist... möglich, im DVZ bessere Leistungen unter ökonomischen Bedingungen zu erzielen, als in anderen Muskelaktionsformen. Die Ursachen hierfür liegen in der Nutzung der Muskel- und Sehnenelastizität, wobei das Nerven- und Muskelsystem in idealer Weise zusammenarbeiten... Ca. 40 ms nach Beginn der Dehnung werden Dehnungsreflexe ausgelöst, die ... dafür sorgen, daß eine vermehrte Querbrückenbildung einsetzt und damit eine stärkere Kontraktion hervorgerufen wird. Auch in diesem Falle werden die größeren Anteile der Dehnung von der Sehne und nicht vom Muskel aufgenommen. Im Gegensatz zur Muskulatur ist die Sehne - bedingt durch ihr kollagenes Material - nahezu idealelastisch, d.h., die während der Dehnung in der Sehne gespeicherte Energie wird im konzentrischen Bewegungsverhalten wieder freigesetzt. Die Folge ist ein hochökonomischer Bewegungsablauf."

KOMI (1981 u. 1985) weist darauf hin, daß a. die serienelastische Komponente für die Speicherung elastischer Energie weitaus größere Bedeutung hat als die parallelelastische Komponente und, daß b. eine Leistungs- bzw. Kraftpotenzierung in der konzentrischen Phase kurze Übergangszeiten zwischen exzentrischer und konzentrischer Phase, d.h. eine schnelle Bewegungsumkehr, voraussetzt (Abb. 117).

Die optimale Ausbildung der muskulären Sicherung eines Gelenksystems erfordert die ausgewogene Entwicklung aller kontraktilen und elastischen Elemente. Die parallel- und serienelastischen Elemente des Mus-

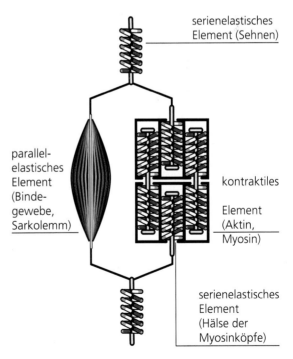

Abb. 116: Das Dreikomponentensystem des Skelettmuskels (basierend auf GROSSER et al. 1987)

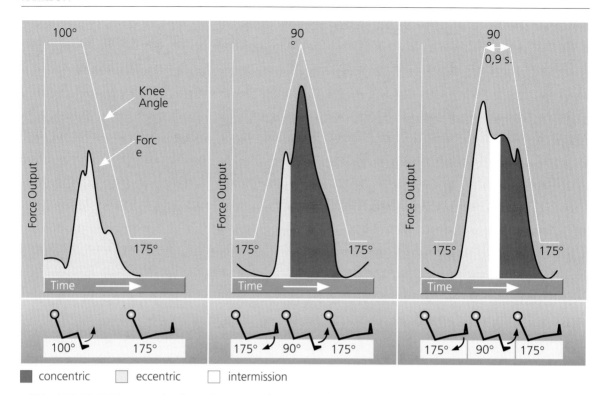

Abb. 117: Die Wirkungsweise des Dehnungs-Verkürzungs-Zyklus am Beispiel der eingelenkigen Knieextensionsbewegung mit und ohne schneller Bewegungsumkehr (basierend auf KOMI 1981)

kel- und Skelettsystems können insbesondere durch dynamische Übungen mit großer Bewegungsamplitude und schneller Bewegungsumkehr entwickelt werden. Geführte Bewegungen an apparativen Trainingssystemen mit variablem Widerstand ermöglichen dabei eine gefahrlose Ökonomisierung des Dehnungs-Verkürzungs-Zyklus.

KOMI/RUSKO (1974) beschreiben ein weiteres physiologisches Phänomen, das sogenannte unproportionale Ermüdungsverhalten des Muskels. Bei Untersuchungen über mechanische und elektrische Veränderungen der Unterarmbeugemuskulatur aufgrund von Ermüdung stellten die Autoren fest, daß die Muskulatur in ihren elastischen Komponenten unverhältnismäßig gering und in ihren kontraktilen Komponenten unverhältnismäßig stark ermüdete (Abb. 118).

Dieses Phänomen limitiert die Wirksamkeit funktionsgymnastischer und traditioneller Kräftigungsübungen in erheblichem Maße. Grundprinzip des Krafttrainings ist die Provokation neuronaler, metabolischer und/oder morphologischer Anpassungserscheinungen mittels über die Methodik definierter Ermüdung bzw. Erschöpfung biologischer Systeme. Bei funktionsgymnastischen und traditionellen Kräftigungsübungen mit linearem Widerstand kann die jeweils beanspruchte Hauptfunktionsmuskulatur nur in einem einzigen Punkt (repräsentiert durch den sogenannten „sticking point" der Gesamtbewegung) vollständig erschöpft werden (s. auch Abb. 115). Der Trainierende bleibt im wahrsten Sinne des Wortes in der Bewegung stecken (was automatisch zum vorzeitigen Abbruch der Übung oder zum gefährlichen Einsatz von Hilfsmuskeln bzw. Schwungelementen führt), die Muskulatur kann nicht über die gesamte Bewegungsamplitude hinweg in gleicher Weise er-

müdet bzw. erschöpft werden. Eine unausgewogene Entwicklung der kontraktilen und elastischen Elemente des Muskel- und Skelettsystems ist die Folge.

Der Einsatz apparativer Krafttrainingssysteme mit variablem Widerstand allein bedeutet nicht, daß dem physiologischen Phänomen unproportionales Ermüdungsverhalten des Muskels wirksam begegnet wird. Hierfür ist eine konstruktionstechnische Modifikation des variablen Widerstandsverlaufs jedes einzelnen Trainingssystems erforderlich, so daß selbst im vollständig ermüdeten Zustand eine letzte Einzelwiederholung über die gesamte Amplitude hinweg möglich ist (s. Abb. 119).

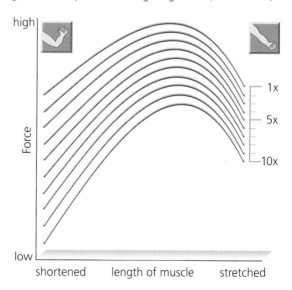

Abb. 118: Unproportionales Ermüdungsverhalten der Oberarmmuskulatur als Folge einer Serie von dynamischen Wiederholungen (basierend auf KOMI/RUSKO 1974)

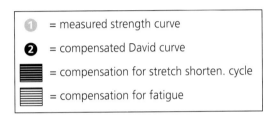

Abb. 119: Prinzip der „compensated resistance curve" am Beispiel eines ersten Prototypen der DAVID 110 (basierend auf Herstellerangaben)

Der Widerstandsverlauf der Krafttrainingssysteme des finnischen Herstellers David Fitness & Medical Ltd. berücksichtigt, integriert und nutzt sowohl die Gesetzmäßigkeiten des Dehnungs-Verkürzungs-Zyklus als auch den Einfluß des unproportionalen Ermüdungsverhaltens des Muskels. Der Hersteller hat hierfür das Prinzip der sogenannten „compensated resistance curve" (Abb. 119) entwickelt.

9.1.3.1.3 Vorteil 3: Ausbildung der statischen und dynamischen Funktion/Kapazität des m. erector spinae

Die systematische Analyse der verfügbaren Literatur und die bisherigen eigenen Studien haben gezeigt, daß der Funktionszustand des m. erector spinae von elementarer Bedeutung für die muskuläre Sicherung der Wirbelsäule ist. Der Vergleich von Referenzpersonen und chronischen Patienten auf der Basis alters- und geschlechtsspezifischer Referenzwerte führte u.a. zu der Erkenntnis, daß bei chronischen Patienten sowohl die maximale und submaximale statische Kapazität als auch die maximale dynamische Kapazität des lumbalen und zervikalen m. erector spinae signifikante Defizite aufweisen.

AMONOO-KUOFI (1983) konnte anhand von Untersuchungen der Muskelspindeldichte im medialen, intermediären und lateralen Abschnitt des m. erector spinae den Zusammenhang zwischen dessen Struktur und Funktion nachweisen (s. Kapitel 3.1). Die tief- und medial gelegenen kurzen Muskeln des interspinalen und transversospinalen Systems haben danach nahezu ausschließlich dynamische Funktion, die mittellangen Muskeln des intermediären Abschnitts sowohl statische als auch dynamische Funktion, während die oberflächlich und lateral gelegenen Muskelanteile des m. erector spinae überwiegend statische Funktion haben. Die Analyse des relativen Spindelgehalts der einzelnen Muskelanteile hat darüber hinaus gezeigt, daß die Funktion des lumbalen und zervikalen m. erector spinae als dominierend dynamisch, die Funktion des thorakalen m. erector spinae als dominierend statisch charakterisiert werden kann.

SIRCA/KOSTEVC (1985, 131ff) gelangten zu einer vergleichbaren Schlußfolgerung.

Das standardisierte Trainingskonzept zur Optimierung des Funktionszustands der Wirbelsäule entwickelt sowohl die statische als auch die dynamische Funktion und Kapazität der wirbelsäulensichernden und -entlastenden muskulären Strukturen. Bei der Konstruktion der eingesetzten apparativen Trainingssysteme wurde sichergestellt, daß diese jeweils präzise kontrollier- und steuerbare isolierte segmentale Bewegungen der Lenden- und Brust- bzw. Halswirbelsäule gegen variablen Widerstand ermöglichen bzw. gewährleisten (s. Kapitel 7.1.1 und Abb. 39).

9.1.3.1.4 Vorteil 4: Isolierte Stimulation der Hauptfunktionsmuskulatur

Die in den Kapiteln 5-8 dargestellten Erkenntnisse belegen, daß die Analyse und Entwicklung definierter Wirbelsäulenfunktionen und Muskelgruppen deren Isolation voraussetzen. Eine bereits in den Kapiteln 6 und 8 erwähnte Trainingsstudie von WEBB et al. (1989) bzw. GRAVES et al. (1990) führte beispielsweise zu der Erkenntnis, daß die Stabilisierung des Beckens und die dadurch erzielte Reduktion der Aktivität der Extensorenschlinge des Unterkörpers Grundvoraussetzungen für die Kraftentwicklung der lumbalen Extensoren sind.

DENNER/KONRAD/MEIER (1993) haben im Rahmen ihrer in Kapitel 7 vorgestellten Studien die Validität der Analyse- und Übungskonstruktionen DAVID 110-150 anhand von polyelektromyographischen Untersuchungen nachgewiesen. Muskelaktivierungsprofile quantifizierten und dokumentierten dabei die Aktivitäten der jeweiligen Hauptfunktionsmuskeln, Synergisten und Antagonisten unter maximalen isometrischen und unter submaximalen dynamischen Arbeitsbedingungen (Gewichtslast: 70% des dynamischen 1 rpm). Eine derart ausgeprägte Isolation von Muskelgruppen des Rumpfes und der Halswirbelsäule ist nie zuvor dokumentiert worden.

Die Autoren haben bei ihren polyelektromyographischen Untersuchungen nicht nur die Analyse- und Trainingssysteme des finnischen Herstellers David Fitness & Medical Ltd., sondern auch klassische funktionsgymnastische Kräftigungsübungen sowie apparative Rumpf-

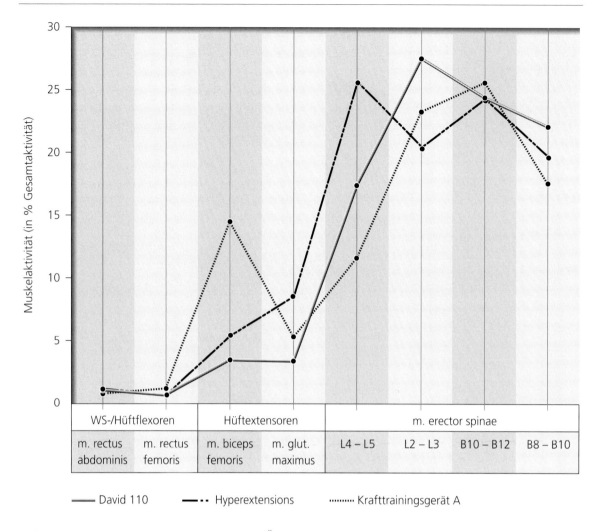

Abb. 120: Muskelaktivierungsprofile verschiedener Übungskonstruktionen unter definierten dynamisch-konzentrischen Arbeitsbedingungen (Gewichtslast: 70% des dynamischen 1 rpm)

extensorensysteme verschiedener Hersteller evaluiert. Dabei zeigte sich, daß die Anforderungskriterien „Isolation der lumbal/thorakalen Extensoren" sowie „Reduktion der Synergisten- und Antagonistenaktivitäten" nicht von allen untersuchten Übungskonstruktionen in gleicher Weise erfüllt werden.

Abb. 120 veranschaulicht beispielhaft für diese Untersuchungen die Muskelaktivierungsprofile des DAVID 110 Systems, der klassischen Hyperextensions-Übung (s. Abb. 115) sowie eines als Krafttrainingsgerät A bezeichneten Rumpfextensionsgeräts des amerikanischen Herstellers NAUTILUS (Hersteller: Nautilus Inc., Deland/ Florida, s. auch WEBB et al. 1989, Abb. 34).

Die Isolierbarkeit der Hauptfunktionsmuskulatur von Rumpf und Halswirbelsäule ermöglicht deren gezielte Stimulation und hat dadurch ganz entscheidende methodische Konsequenzen:

Das progressive dynamische Krafttraining an den DAVID Systemen 110-150 kann bei subakuten und chronischen Patienten
- auf ein Minimum reduziert und dadurch
- unter Einsatz einer intensitätsorientierten Methodik betrieben werden.

9.1.3.2 Krafttrainingsbegleitende Maßnahmen

Im Rahmen des standardisierten Trainingskonzepts zur Optimierung des Funktionszustands der Wirbelsäule wird die Maßnahme progressives dynamisches Krafttraining an speziell hierfür entwickelten Apparaturen durch folgende standardisierten Maßnahmen unterstützt:
- funktionsgymnastische Mobilisierung und Dehnung
- funktionsgymnastische Kräftigung
- mechanische Entlastung der Wirbelsäule sowie muskuläre Entspannung der Rumpf-, Nacken- und Halsmuskulatur

Bezogen auf das Primärziel des vorliegenden Trainingskonzepts „Optimierung des Funktionszustands der Wirbelsäule mittels Verbesserung und Harmonisierung der Muskelkraft und -leistungsfähigkeit von Rumpf-, Nakken- und Halsmuskulatur" handelt es sich bei diesen Maßnahmen nicht um eigenständige additive Mänover, die jeweils eigene Trainingsziele verfolgen, sondern um Maßnahmen, welche die Wirksamkeit progressiven dynamischen Krafttrainings begleitend unterstützen sollen. Der nachfolgende Methodikteil (Kapitel 9.2.2.4) enthält nähere Informationen über die Inhalte dieser Maßnahmen.

Kapitel 9.2

Standardisiertes Aufbauprogramm mit 24 Trainingseinheiten

Subakute und chronische Patienten, bei denen die biomechanische Funktionsanalyse „erhebliche muskuläre Defizite" dokumentiert, absolvieren zunächst ein standardisiertes Aufbauprogramm mit 24 Trainingseinheiten. Das Kriterium „erhebliches muskuläres Defizit" ist dabei für jeden Muskelkraft- bzw. Muskelleistungsfähigkeitsparameter als „Abweichung von den alters- und geschlechtsspezifischen Mittelwerten beschwerdefreier Referenzpersonen von mehr als -25%" definiert. Die o.a. umfangreichen Vorstudien zur Trainierbarkeit der Rumpf-, Nacken- und Halsmuskulatur haben gezeigt, daß bei Personen, die unter Rücken-/Nackenbeschwerden leiden, in einem 10-12wöchigen Trainingszeitraum pro Trainingseinheit eine Kraftsteigerung von durchschnittlich 1% erzielt werden kann.

Die nachfolgend vorgestellte Methodik des progressiven dynamischen Krafttrainings im Rahmen dieses Aufbauprogramms orientiert sich am individuellen Profil des Funktionszustands der Wirbelsäule (Abb. 114) und integriert die bei der biomechanischen Funktionsanalyse erfaßten Parameter systematisch in die Trainingsgestaltung und -steuerung.

9.2.1 Trainingsdauer und Trainingshäufigkeit

Eine Vielzahl von Autoren (Bsp. HÄKKINEN/KOMI 1983, KOMI 1986, CARPENTER et al. 1990) konnte nachweisen, daß die optimale Aufwand-Nutzen-Relation spezifischer Krafttrainingsprogramme nach ca. 12 Wochen erreicht wird. Die Dauer des standardisierten Aufbauprogramms beträgt infolgedessen ebenfalls idealerweise 12 Wochen. Sollten Patienten erkranken oder beruflich bzw. privat verhindert sein, wird der Trainingszeitraum entsprechend verlängert. In der alltäglichen Praxis erfordert die Absolvierung der 24 Trainingseinheiten i.d.R. zwischen 12 und 14 Wochen. Die durchschnittliche Dauer pro Trainingseinheit beträgt 60 Minuten.

Methodische Untersuchungen von GRAVES et al. (1990b, 504ff, 1990e), POLLOCK (1992a, 1993), CARPENTER et al. (1990) sowie LEGGETT et al. (1991a) haben gezeigt, daß die Maximalkraft der lumbalen und zervikalen Extensoren sowie Rotatoren mit durchschnittlich zwei Trainingseinheiten pro Woche stärker entwickelt werden kann als mit einer wöchentlichen Trainingseinheit. Drei Trainingseinheiten pro Woche hatten umgekehrt bei keiner der genannten Untersuchungen eine signifikant größere Wirksamkeit als zwei Trainingseinheiten pro Woche.

Basierend auf diesen Erkenntnissen absolvieren subakute und chronische Patienten das standardisierte Aufbauprogramm mit einer Häufigkeit von zwei Trainingseinheiten pro Woche. Ausgefallene Trainingseinheiten verändern die Trainingshäufigkeit nicht, sondern führen wie o.a. zu einer Verlängerung des Trainingszeitraums.

9.2.2 Periodisierung

Das standardisierte Aufbauprogramm ist zum Zwecke der Optimierung von Adaptationsprozessen in vier unterschiedliche Perioden eingeteilt. Abb. 121 dokumentiert die Zielsetzungen der einzelnen Perioden. Diese sind systematisch miteinander verknüpft.

Zu Beginn des Programms ist der Einfluß der spezifischen Beschwerden sehr stark. Darüber hinaus müssen die koordinativ anspruchsvollen Bewegungsabläufe der apparativen Trainingssysteme systematisch erlernt werden. Die ersten acht Trainingseinheiten stellen infolgedessen ein erstes Grundlagentraining dar. Dabei soll der beschwerdefreie Belastungsbereich bei allen Bewegungen von Rumpf und HWS kontinuierlich vergrößert und die Koordination aller Einzelbewegungen Schritt für Schritt erlernt werden. Unter Adaptationsgesichtspunkten sollen in dieser ersten Trainingsperiode neuronale und erste metabolische Adaptationen provoziert werden.

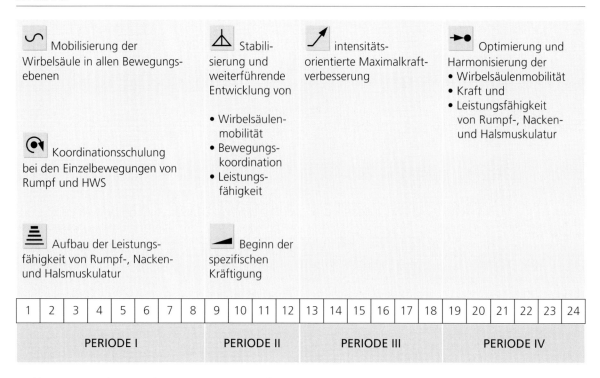

Abb. 121: Periodisierung des standardisierten Aufbauprogramms mit 24 Trainingseinheiten

Die zweite Trainingsperiode dient der Stabilisierung und weiterführenden Entwicklung der Trainingsziele der ersten Periode. Sie verfolgt darüber hinaus die Zielsetzung, das spezifische Krafttraining einzuleiten und die Voraussetzungen für das nachfolgend intensivierte Maximalkrafttraining zu schaffen, d.h. die Toleranz für höhere Belastungintensitäten kontinuierlich zu erweitern.

Reagieren die vorhandenen Beschwerden auf die Intensitätserhöhung der Periode II nicht mit einer Zunahme (Kriterien: Regelmäßigkeit und Intensität der Beschwerden), erfolgt in der Periode III ein intensitätsorientiertes Maximalkrafttraining. Die relative Belastungsintensität wird dabei von Trainingseinheit zu Trainingseinheit überproportional gesteigert. Um eine katabole Reaktionslage zu verhindern und die Regenerationsphase der Patienten zu vergrößern, wird jede Hauptmuskelgruppe in dieser Trainingsperiode nur in jeder zweiten Trainingseinheit, d.h. einmal pro Woche, intensiv belastet.

Die Periode IV dient einerseits der Optimierung von Muskel- und Muskelleistungsfähigkeitsparametern sowie anderseits der Harmonisierung von Muskelkraftverhältnissen, d.h. der finalen positiven Veränderung muskulärer Dysbalancen. In einer der beiden Trainingseinheiten pro Woche wird dabei primär die Maximalkraft weiter verbessert, während die andere Trainingseinheit der weiteren Steigerung der dynamischen Muskelleistungsfähigkeit dient.

Die genaue Belastungsstruktur der einzelnen Perioden ist in Kapitel 9.2.2.3 dokumentiert.

9.2.2.1 Übungsauswahl nach dem Prioritätsprinzip

Die Hauptfunktionsmuskelgruppen von Rumpf und Halswirbelsäule werden entsprechend dem Ergebnis der biomechanischen Funktionsanalyse in vier Prioritätengruppen eingeteilt.

In Abhängigkeit von der „Abweichung meßtechnisch ermittelter Kraft- und Leistungsfähigkeitswerte von alters- und geschlechtspezifischen Mittelwerten beschwerdefreier Referenzpersonen" erhalten die einzelnen Muskelgruppen ein symbolisches Etikett mit der Bezeichnung „P1" (= höchste Priorität, d.h. Abweichung von mehr als -25%), „P2" (= hohe Priorität, d.h. Abweichung von mehr als -10 und weniger als -25%), „P3" (= niedrige Priorität, d.h. Abweichung von ±10%) sowie „P4" (= keine Priorität, d.h. Abweichung von mehr als +10%). Diese Vorgehensweise ermöglicht darüber hinaus eine analoge Differenzierung innerhalb der einzelnen Prioritätengruppen. Im Rahmen dieser internen Differenzierung findet dann auch das momentane Beschwerdebild der Wirbelsäule Berücksichtigung (Bsp.: Bei einem Patienten mit HWS-, aber ohne LWS-Beschwerden werden die Muskelgruppen der HWS immer vor den Muskelgruppen des Rumpfes trainiert).

Diese Einteilung von Muskelgruppen auf der Basis des momentanen Funktionszustands ermöglicht einen systematischen Trainingsaufbau nach dem Prioritätsprinzip. Muskelgruppen der Kategorie P1 werden dabei stets vor Muskelgruppen der Kategorie P2 trainiert etc.

Das standardisierte Aufbauprogramm mit 24 Trainingseinheiten verfolgt primär die Zielsetzung, die Kraft und Leistungsfähigkeit von P1- und P2-Muskelgruppen des Rumpfes und der HWS zu verbessern. Es beinhaltet kein Training für die Muskelgruppen der Kategorie P4, während Muskelgruppen der Kategorie P3 nur in jeder 3. Trainingseinheit unter Einsatz einer der Erhaltung dienenden Intermediärmethodik belastet werden (s. Kapitel 9.3).

9.2.2.2 Anzahl der Serien pro Übung

Nach SCHMIDTBLEICHER (1995) sind Methoden des Maximalkraft- und Kraftausdauertrainings durch hohe Serienzahlen pro Übung gekennzeichnet. Beim Krafttraining von Leistungssportlern ergeben sich dadurch ausgeprägte additive Effekte (BÜHRLE/WERNER 1985, SCHMIDTBLEICHER 1995).

GRAVES et al. (1992c) sowie STARKEY et al. (1994, S116) fanden jedoch bei vergleichenden Untersuchungen der Wirksamkeit von progressivem dynamischem Krafttraining der Lumbalextensoren bzw. der Kniextensoren und -flexoren keinerlei Unterschiede zwischen den Kraftverbesserungen beschwerdefreier Personen, die über einen Zeitraum von 12 Wochen mit einer oder zwei bzw. drei Serien pro Übung trainiert hatten. GRAVES et al. berichteten dabei über durchschnittliche Kraftverbesserungen von 17,8 % in der flektierten sowie 63,2 % in der extendierten Rumpfposition.

Bei einer eigenen Vorstudie absolvierten 36 subakute und chronische Rückenpatienten im Rahmen von 20 Trainingseinheiten jeweils zwei Serien dynamisches Krafttraining der lumbal/thorakalen Extensoren sowie Flexoren (Belastungsintensitäten: 60 % und 80 % des dynamischen 1 rpm). Die isometrische Maximalkraft dieser beiden Rumpfmuskelgruppen steigerte sich dadurch jeweils um durchschnittlich 37 % (p≤0,001). Eine vor Trainingsbeginn und unmittelbar nach Trainingsende mittels bioelektrischer Impedanzmethode (Meßsystem: BIA, Hersteller: BIA Köln) durchgeführte Analyse der fettfreien und fetthaltigen Körpermasse zeigte keine signifikanten trainingsbedingten Veränderungen (jeweils p>0,05). Diese Vorstudie deutete ansatzweise darauf hin, daß bei subakuten und chronischen Rückenpatienten in einem 10wöchigen Trainingszeitraum selbst bei Verwendung von zwei Serien pro Übung keine bzw. allenfalls nur geringfügige Hypertrophieeffekte erzielt werden können.

Umfangsorientierte Krafttrainingsmethoden stellen höchste Anforderungen an Belastungstoleranz und Regenerationsfähigkeit. Nach WINETT (1994, 62ff) steigt die Regenerationserschöpfung mit zunehmender Belastungsintensität sprunghaft an (Abb. 122). Nach VÖLKER (1995, 105ff) kann schon ein einziger intensiver Krafttrainingsreiz zu Permeabilitätsänderungen und Zellzerstörungen innerhalb des Muskels führen. Die Ökonomie des Dehnungs-Verkürzungs-Zyklus wird nach SCHMIDTBLEICHER (1995) sowohl durch Überbelastung als auch durch Ermüdung gestört. VIRU/ÖÖPIK (1989, 55ff.) bzw. PAKARINEN et al. (1989, 52ff) weisen darauf hin, daß während und nach erschöpfenden Kraftbelastungen katabole Prozesse überwiegen, wobei deren Ausmaß von Art und Umfang des Krafttrainings abhängen. Überwiegen dieses Prozesse auch in der Regenerationsphase, wird im gesamten Körper die Proteinsynthese von Skelettmuskeln unterdrückt.

Bei subakuten und chronischen Rückenpatienten sind Belastungstoleranz und Regenerationsfähigkeit bedingt durch Schmerzen und Inaktivität i.d.R.

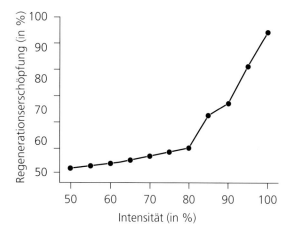

Abb. 122: Die Beziehung zwischen Intensität und Regenerationserschöpfung (basierend auf WINETT 1994, 63)

unterdurchschnittlich entwickelt. Aufgrund dieser Tatsache sowie mangels Vorliegen wissenschaftlicher Erkenntnisse, welche die Notwendigkeit umfangsorientierten Krafttrainings für die Rumpf-, Nacken- und Halsmuskulatur bei Patientenpopulationen schlüssig belegen, absolvieren die Patienten im Rahmen des standardisierten Aufbauprogramms i.d.R. lediglich eine Serie pro Übung. Vom prinzipiellen Ansatz her handelt es sich dabei jedoch nicht um ein sogenanntes „1-Satz-Prinzip", sondern um eine intensitätsorientierte Methodik mit minimalem Belastungsumfang.

9.2.2.3 Belastungsstruktur

Nach SCHMIDTBLEICHER (1995) wird beim Krafttraining zwischen Maximalkrafttraining, Schnellkrafttraining, Kraftausdauertraining und Reaktivtraining unterschieden.

Die Verbesserung der Schnellkraft - diese ist definiert als das Vermögen, möglichst hohe Kraftwerte pro Zeiteinheit zu realisieren (BÜHRLE 1985, 99) - stellt aus Sicherheitsgründen kein primäres Trainingsziel des standardisierten Aufbauprogramms für subakute und chronische Patienten dar.

Reaktivkrafttraining wird mehr oder weniger ausschließlich für die Beine und Arme praktiziert (SCHMIDTBLEICHER 1995) und ist infolgedessen ebenfalls kein Bestandteil der Krafttrainingsmethodik des standardisierten Aufbauprogramms.

Nach SCHMIDTBLEICHER (1995) bestehen zwischen der Maximalkraft und der Schnellkraft sowie zwischen der Maximalkraft und der Kraftausdauer (hier: Muskelleistungsfähigkeit) enge korrelative Beziehungen. „Die Basisgröße stellt... die Maximalkraft dar, deren Steigerung sich sowohl auf die Schnellkraft als auch auf die Kraftausdauer positiv auswirkt."

Die willkürlich realisierbare Maximalkraft kann nach BÜHRLE (1985, 94ff) entweder durch eine Vergrößerung des Muskelquerschnitts („muscle production") oder durch eine Verbesserung der willkürlichen Aktivierungsfähigkeit („power production") verbessert werden.

Als optimale Trainingsmethode für die Vergrößerung des Muskelquerschnitts gilt nach BÜHRLE (1985) die „Methode der wiederholten submaximalen Kontraktionen bis zur Erschöpfung". Dabei werden an 3-4 Trainingstagen pro Woche mit submaximalen Lasten (60-85%) durchschnittlich 3-5 Serien pro Übung mit jeweils 8-20 Wiederholungen durchgeführt. „Die Belastungshöhe muß so gewählt werden, daß die Ausschöpfung noch im Zeitraum der anaeroben alaktaziden Energiebereitstellung erfolgt, also innerhalb einer Zeitspanne von etwa 20 bis 25 Sekunden." SCHMIDTBLEICHER (1995) ergänzt die Angaben zur Belastungsstruktur wie folgt: „Die Bewegungsausführung ist zügig bis langsam und die Pausendauer zwischen den Serien beträgt ca. 2 min. Innerhalb einer Trainingseinheit wird der völlige Erschöpfungszustand der beteiligten Muskulatur angestrebt."

Die willkürliche Aktivierungsfähigkeit wird nach BÜHRLE (1985, 97f.) am wirkungsvollsten durch die „Methode der kurzzeitigen maximalen Kontraktionen" verbessert. „Die effektivste Methode für die „Verbesserung der Koordination zwischen den Muskeln und innerhalb der Muskeln" ist das Training mit möglichst hohen Lasten bei geringer Anzahl der Wiederholungen in einer Serie und großen Erholungsintervallen zwischen den Serien" (ZACIORSKIJ in BÜHRLE 1985, 98).

BÜHRLE (1985) und SCHMIDTBLEICHER (1995) charakterisieren die Belastungsstruktur dieser Trainingsmethode wie folgt: Belastungshöhe: 90-≤150%, Serien pro Übung: 2-5, Wiederholungszahl: 1-4, Pausenlänge: 3-5 min, Krafteinsatz: explosiv. „Alle Methoden der maximalen Krafteinsätze bewirken bei einer Trainingsdauer von maximal sechs bis acht Wochen bei vier Trainingseinheiten pro Woche einen primär intramuskulär-koordinativen Effekt oder, anders ausgedrückt, eine generelle neuromuskuläre Anpassung, die nur von geringen Hypertrophie-Effekten begleitet ist. Die Trainingseffekte bestehen in erster Linie in einer Erhöhung der Explosivkraft (d.h. in einem steileren Kraftanstieg) und in der verbesserten willkürlichen Aktivierung, also einer effektiveren Ausnutzung des vorhandenen Muskelpotentials ohne gleichzeitige Muskelmassenzunahme und damit ohne Zunahme des Körpergewichts. Da es sich um neuronal akzentuierte Trainingsmethoden handelt, muß das Training in ausgeruhtem Zustand erfolgen..." (SCHMIDTBLEICHER 1995).

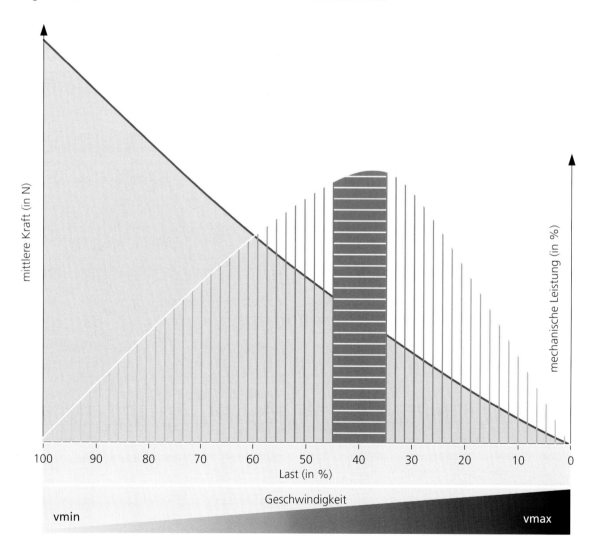

Abb. 123: Idealtypisches Verhältnis zwischen Kraft und Leistung als Funktion der Geschwindigkeit und der (Widerstands-) Last (basierend auf BOSCO 1992, 27)

Das Kraftausdauertraining wird von SCHMIDTBLEICHER (1995) wie folgt charakterisiert: „Die im Kraftausdauertraining angewandten Methoden weisen Belastungsintensitäten zwischen 50% und 60% des individuellen Maximums auf. Die Serienzahl liegt zwischen 6 und 8 und die Wiederholungszahl pro Serie beträgt 20-40, bei einer Pausenlänge zwischen den Serien von 0,5 bis 1 min. Die Kontraktionsgeschwindigkeiten sind langsam und durch die kurzen Serienpausen ergibt sich ein ausgeprägter additiver Effekt. Als Anpassungen an den Trainingsreiz ergeben sich: eine Zunahme der Muskelmasse der langsamen Muskelfasern; eine verbesserte enzymatische Ausstattung durch Vermehrung und Vergrößerung der Mitochondrien sowie eine Steigerung der neuronalen Ermüdungsresistenz. Vor der Anwendung von Kraftausdauertraining ist es wichtig zu wissen, ob neuronale oder metabolische Einflußgrößen angesprochen werden sollen."

Basierend auf dem Verhältnis zwischen Kraft und Leistung als Funktion der Geschwindigkeit und der (Widerstands-) Last präsentierte BOSCO (1992, 21ff) eigene Überlegungen zum Kraftausdauertraining.

Wie Abb. 124 veranschaulicht, nimmt die entwickelte Kraft bei einer Vergrößerung der zu überwindenden Last kontinuierlich zu, während umgekehrt die Geschwindigkeit kontinuierlich abnimmt. Die maximale mechanische Leistung eines Muskels wird nach BOSCO normalerweise dann erzielt, wenn die entwickelte Kraft und die Geschwindigkeit jeweils 35-45% des Maximums betragen. „Solche Stufenwerte repräsentieren optimale biologische Bedingungen für das Erreichen maximaler Leistungsstufen... Alle Übungen, die den Faktor „Geschwindigkeit" nicht berücksichtigen, sind in einem Basismerkmal des mechanischen Muskelverhaltens verstümmelt." Nach BOSCO liegen optimale Gewichte zur Steigerung der Kraftausdauer zwischen 30 und 70 Prozent der maximalen Last. Gleiches gilt für die Geschwindigkeit.

Die Autoren BÜHRLE, SCHMIDTBLEICHER und BOSCO haben ihre Erkenntnisse - soweit bekannt - überwiegend anhand von Untersuchungen von (Sport-) Studenten, Sportlern und Athleten gewonnen. FREIWALD/ENGELHARDT (1993) weisen darauf hin, daß die Voraussetzungen zur Anwendung und Umsetzung derartiger Erkenntnisse bei Patienten nicht immer gegeben sind und entsprechende Trainingsmaßnahmen häufig nicht zu den gewünschten Anpassungen führen.

Die eigenen Vorstudien haben gezeigt, daß bei der Entwicklung einer patientengerechten Krafttrainingsmethodik insbesondere zwei substantielle Einflußfaktoren berücksichtigt und integriert werden müssen: 1. das Beschwerdebild der Wirbelsäule sowie 2. die Belastungstoleranz und Regenerationsfähigkeit.

Der ausgeprägte Schmerzzustand der Patienten sowie die daraus resultierenden Konsequenzen (u.a. Mobilitätseinschränkungen, koordinative Störungen, muskuläre Defizite, Furcht vor Belastung und weitere psychische Begleiterscheinungen) und initialen Trainingsziele (Mobilisierung der Wirbelsäule in allen Bewegungsebenen, Koordinationsschulung bei den Einzelbewegungen von Rumpf und HWS, Vergrößerung der lokalen aeroben Muskelausdauer) erlauben zu Beginn des Aufbauprogramms nur eine sehr niedrige Belastungsintensität (= Training mit einer Gewichtslast von ≤30-40% des dynamischen 1 rpm). Art und Ausmaß der Progression der Belastungsintensität hängen darüber hinaus unmittelbar von der trainingsinduzierten Entwicklung der Beschwerden ab.

Die aufgrund von Schmerzen und Inaktivität i.d.R. unterdurchschnittlich entwickelte physische und psychische Belastungstoleranz und Regenerationsfähigkeit von Patienten erfordert weitere methodische Konsequenzen:
- Limitierung der Trainingshäufigkeit auf zwei Einheiten pro Woche
- Minimierung des Belastungsumfangs
- ausgedehnte Pausenintervalle zwischen den einzelnen Übungen
- Verzicht auf kurzzeitige maximale Kontraktionen sowie explosive Krafteinsätze
- Verzicht auf ermüdende und erschöpfende Kraftbelastungen in der ersten und zweiten Trainingsperiode

Eine derartige Ausgangssituation hat zwangsläufig zur Folge, daß die von BÜHRLE (1985) charakterisierten Anforderungskriterien an Trainingsmethoden zur Vergrößerung des Muskelquerschnitts nicht erfüllt werden können. Das Primärziel des standardisierten Aufbauprogramms „Optimierung des Funktionszustands der Wirbelsäule mittels Verbesserung und Harmonisierung der Muskelkraft und -leistungsfähigkeit von Rumpf-, Nacken- und Halsmuskulatur" kann infolgedessen nicht anhand spezifischer Muskelhypertrophie, sondern allenfalls mittels Verbesserung der willkürlichen Aktivierungsfähigkeit bzw. genereller neuromuskulärer Anpassung, durch Ökonomisierung des Dehnungs-Verkürzungs-Zyklus sowie mittels adaptiver metabolischer Veränderungen (enzymatische Ausstattung und Aktivitäten, Energiebereitstellung und -versorgung) angesteuert werden. Die Toleranz der Patienten für höhere Belastungsintensitäten sowie für ermüdende/erschöpfende Ausbelastungen im Maximalkraft- und Kraftausdauerbereich muß dabei vorsichtig und kontinuierlich entwickelt werden. Bei einer anderen Vorgehensweise bestünde die Gefahr, eine hohe drop out-Rate zu provozieren und damit jegliche Adaptationen zu verhindern.

Nach SCHMIDTBLEICHER (1995) ist es wichtig, die Belastung beim Training des Dehnungs-Verkürzungszyklus (DVZ) individuell und in Abhängigkeit vom Trainingsziel zu gestalten. Die Methodik des standardisierten Aufbauprogramms verfolgt aus den o.a. Gründen die Zielsetzung, einen langsamen maximalkraft- und kraftausdauerorientierten Dehnungs-Verkürzungszyklus zu entwickeln. Die Belastungsdosierung erfolgt dabei anhand der Intensität. Diese wird in Prozent des (theoretischen) dynamischen 1 rpm ausgedrückt. Nach SCHMIDTBLEICHER (1995) entsprechen 3 Wiederholungen 90%, 5 Wiederholungen 85%, 8 Wiederholungen 80%, 12 Wiederholungen 70% und 20 Wiederholungen ca. 60% des dynamischen Maximums. Eine in Kapitel 7.2.3.2.1

Belastungsvariablen	Periode I TE 1-8	Periode II TE 9-12	Periode III TE 13-18 Progr. A	Periode III TE 13-18 Progr. B	Periode IV TE 19-24 Progr. A	Periode IV TE 19-24 Progr. B
Arbeitsweise	konz./exz.	konz./exz.	konz./exz.	funktions-	konz./exz.	konz./exz.
Geschwindigkeit	langsam	zügig	langsam	gymnast.	langsam	zügig
Krafteinsatz	kontin.	kontin.	kontin.	Kräftigung	kontin.	kontin.
Belastungshöhe	≤30-40%	40-60%	70-80%		75-85%	35-45%
Serien pro Übung	1	1	1		1	1
Wiederholungen	30-40	20-30	10-15		8-12	30-35
Belastungsdauer	90-120 sec	≤60 sec	30-45 sec		25-35 sec	≤60-75 sec
Pausenlänge zwischen Übungen	3-5 min	3-5 min	3-5 min		3-5 min	3-5 min
Muskelermüdung/ -erschöpfung	nein	nein	ja		ja	ja

Tab. 1: Belastungsstruktur des standardisierten Aufbauprogramms für subakute und chronische Rückenpatienten (Erläuterung der Abkürzungen: TE= Trainingseinheit, Progr.= Programm, konz./exz.= konzentrisch/exzentrisch, kont.= kontinuierlich)

vorgestellte eigene Studie evaluierte das Verhältnis dreier Meßvariablen (Bewegung: lumbal/thorakale Extension): 1. isometrische Maximalkraft, 2. dynamisches 1 rpm sowie 3. Gewichtslast, die willkürlich 30mal über die maximale Bewegungsamplitude hinweg dynamisch bewegt werden kann. Dabei zeigte sich, daß letztere ca. 40% des dynamischen 1 rpm entspricht und auf der Basis der gemessenen (absoluten) isometrischen Maximalkraft errechnet werden kann (per Division mit dem Faktor 7). Im Rahmen des standardisierten Aufbauprogramms werden die anfänglichen Gewichtslasten aller Übungen nach diesem Prinzip errechnet.

Nach BÜHRLE (1985, 97) ist die Wirkungsweise einer Trainingsmethode durch die Belastungsstruktur, also durch die Art und Weise wie folgende Belastungsvariablen festgelegt sind, bestimmt:
• Belastungshöhe
• Belastungdauer bzw. Wiederholungszahl und Serie
• Pausenlänge
• Arbeitsweise des Muskels
• Krafteinsatz
• Geschwindigkeit

Das von BÜHRLE festgelegte einheitliche Format für die Beschreibung von Trainingsmethoden wird nachfolgend für die Charakterisierung der Belastungsstruktur des standardisierten Aufbauprogramms übernommen (s. Tab. 90). Dabei ist zu beachten, daß diese Belastungsstruktur - wie bereits in Kapitel 9.2.2.1 erwähnt -

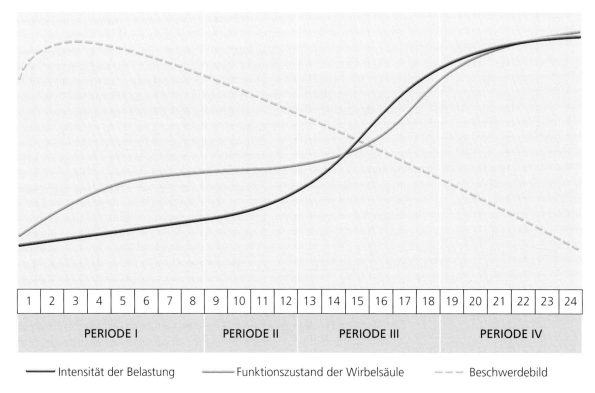

Abb. 124: Idealtypische Wechselwirkungen zwischen Belastungsintensität, Funktionszustand der Wirbelsäule und Beschwerdebild

nur für P1- und P2-Muskelgruppen gilt (P3-Muskelgruppen werden unter Einsatz der in Kapitel 9.3 vorgestellten Intermediärmethodik belastet).

Zum Zwecke der Optimierung von Adaptationsprozessen wird das standardisierte Aufbauprogramm ab der 13. Trainingseinheit als „Split-Programm" durchgeführt. Dabei werden die P1- und P2-Muskelgruppen in den beiden wöchentlichen Trainingseinheiten jeweils unterschiedlich belastet. In der Periode III beinhaltet die erste Trainingseinheit pro Woche (= Programm A) für P1-Muskelgruppen apparativ gestütztes Maximalkrafttraining und für P2-Muskelgruppen funktionsgymnastische Kräftigung (Methodik: s. 9.2.2.4.2), während die zweite Trainingseinheit pro Woche (= Programm B) für P1-Muskelgruppen funktionsgymnastische Kräftigung und für P2-Muskelgruppen apparativ gestütztes Maximalkrafttraining vorsieht. In der Periode IV beinhaltet die erste Trainingseinheit pro Woche (= Programm A) für P1-Muskelgruppen apparativ gestütztes Maximalkrafttraining und für P2-Muskelgruppen apparativ gestütztes Kraftausdauertraining, während die zweite Trainingseinheit pro Woche (= Programm B) für P1-Muskelgruppen aus apparativ gestütztem Kraftausdauertraining und für P2-Muskelgruppen aus apparativ gestütztem Maximalkrafttraining besteht.

Detaillierte Folgeanalysen und Verlaufsdokumentationen im Rahmen der Vorstudien haben gezeigt, daß die Methodik des standardisierten Aufbauprogramms charakteristische Wechselwirkungen zwischen Belastungsintensität, Funktionszustand der Wirbelsäule und Beschwerdebild stimuliert (Abb. 124).

9.2.2.4 Methodik der krafttrainingsbegleitenden Maßnahmen

Wie bereits in Kapitel 9.1.3.2 erwähnt, handelt es sich bei diesen Maßnahmen nicht um eigenständige additive Mänover, die jeweils eigene Trainingsziele verfolgen, sondern um Maßnahmen, welche die Wirksamkeit progressiven dynamischen Krafttrainings begleitend unterstützen sollen.

9.2.2.4.1 Methodik der funktionsgymnastischen Mobilisierung und Dehnung

Funktionsgymnastische Übungen zur Mobilisierung der Wirbelsäule und zur Dehnung der Hüft-, Rumpf-, Nacken- und Halsmuskulatur sind Bestandteil jeder Trainingseinheit. In Anlehnung an GROSSER et al. (1986, 96f.) werden diese primär
- als krafttrainingvorbereitendes Aufwärmprogramm jeder Trainingseinheit
- zwischen Trainingsübungen zur schnellen Regeneration und zum Abbau sogenannter Kontraktionsrückstände
- nach dem Krafttrainingsprogramm zur eigentlichen Regenerationseinleitung sowie
- zum Zwecke der Erarbeitung eines funktionsgymnastischen Heimtrainingsprogramms zur weiterführenden Prävention eingesetzt

Einsatz und Dosierung der Mobilisierungs- und Dehnungsübungen erfolgen in Abhängigkeit von den individuellen Stabilitätsverhältnissen von Hüfte, Rumpf und Halswirbelsäule. Diese werden einerseits basierend auf den Erkenntnissen der Mobilitätsanalysen der biomechanischen Funktionsanalyse der Wirbelsäule sowie andererseits unter Einsatz standardisierter Muskelverkürzungstests eingeschätzt.

Hierbei handelt es sich um insgesamt sechs Muskelverkürzungstests, die von PARVIAINEN/DENNER (1992) - u.a. basierend auf JANDA (1986) - dokumentiert wurden. Diese Muskelverkürzungstests evaluieren den Verkürzungszustand der mm. erector spinae, iliopsoas und rectus femoris sowie der rückwärtigen Oberschenkelmuskulatur.

Im Anhang dieses Kapitels sind diese Muskelverkürzungstests sowie deren Kriterien zur Einschätzung des Verkürzungszustands dokumentiert.

Nach GROSSER et al. (1986, 96) gibt es zahlreiche Methoden zur Durchführung von Dehnungsübungen, die aus Erfahrung der Praxis resultieren. Nach FREIWALD (1995, 88f.) haben alle Versuche zur Effektivität verschiedener dynamischer und statischer Dehnformen bisher keine bedeutsamen Unterschiede in ihrer Effizienz gezeigt.

Das standardisierte Trainingskonzept zur Optimierung des Funktionszustands der Wirbelsäule setzt als Dehnungsform aktives statisches Dehnen ein. Diese bietet bei Patienten den Vorteil einer besseren Bewegungs- und Technikkontrolle. Im Rahmen eines pro Übung 20-30 sec dauernden Zeitraums erfolgt dabei jeweils ein langsames Herantasten, Halten und Auflösen der endgradigen Gelenkposition.

Die Dehnungsübungen werden in störungsfreier und angenehmer Atmosphäre durchgeführt, wobei auf die psychische Entspannung des Patienten großen Wert gelegt wird. Das Dehnen soll ohne Abwehrspannung erfolgen. Der Atemrhythmus wird dazu verwendet, die Dehnungen während der Phase der Ausatmung zu verstärken. Der Patient soll ruhig und natürlich atmen und jegliche Preßatmung vermeiden. Beim Dehnen wird die individuelle Schmerzgrenze des Patienten beachtet. Es gilt der Grundsatz: Keine Dehnung gegen Schmerz (FREIWALD 1995, 80).

In der ersten Trainingseinheit des Aufbauprogramms wird mit insgesamt drei Mobilisierungs- und Dehnungsübungen begonnen. Bis zur 8. Trainingseinheit erfolgt dann eine systematische Erweiterung dieses funktionsgymnastischen Programms auf 10 Übungen, indem pro Trainingseinheit jeweils eine weitere Übung hinzugefügt wird. Jede Übung wird i.d.R. zweimal durchgeführt. Die Gesamtdauer des krafttrainingsvorbereitenden Programms beträgt ca. 10 Minuten. Zur Sicherstellung eines intensiven Übungseffekts werden im Aufwärmprogramm sowie zwischen den Trainingsübungen und nach Beendigung des Krafttrainingsprogramms jeweils dieselben Übungen eingesetzt.

Der Anhang dieses Kapitels dokumentiert ein Wandposter, welches die einzelnen Mobilisierungs- und Dehnungsübungen illustriert.

9.2.2.4.2 Methodik der funktionsgymnastischen Kräftigung

Funktionsgymnastische Kräftigungsübungen werden ausschließlich in der Periode III des standardisierten Aufbauprogramms eingesetzt. In Anbetracht der in Kapitel 9.1.3.1 charakterisierten Eigenschaften funktionsgymnastischer Kräftigungsübungen mit linearem Widerstand sind deren Hauptaufgaben wie folgt definiert:
- Koordinationsschulung
- Transfer des an apparativen Trainingssystemen erarbeiteten Kraftpotentials auf alltagsnahe Belastungsbedingungen
- Erarbeitung eines funktionsgymnastischen Heimtrainingsprogramms zur weiterführenden Prävention

Funktionsgymnastische Kräftigungsübungen werden für P1- und P2-Muskelgruppen jeweils in jeder zweiten Trainingseinheit der Periode III eingesetzt (s. Kapitel 9.2.2.3). Die Anzahl der Übungen pro Muskelgruppe beträgt 1-2 (Pausenlänge zwischen zwei Übungen: durchschnittlich drei Minuten). Pro Übung werden dabei in einer Serie bis zu maximal 30 Wiederholungen durchgeführt. Kann der Patient diese Wiederholungszahl mit korrekter Bewegungstechnik realisieren, wird nach einer Pause von drei Minuten eine zweite Serie mit bis zu maximal 30 Wiederholungen absolviert. Die Durchführung funktionsgymnastischer Übungen erfolgt immer in ausgeruhtem Zustand, wobei in Anbetracht ihrer o.a. Hauptaufgaben keine Muskelerschöpfung provoziert wird.

Für den Rumpfbereich werden dynamische Kräftigungsübungen eingesetzt. Deren Ausführung erfolgt langsam und kontrolliert, wobei der Patient während der konzentrischen Muskelaktion ein- und während der exzentrischen Muskelaktion ausatmet. In der endgradigen Gelenkposition der konzentrischen Muskelaktion unterbricht der Patient dabei jeweils die dynamische Bewegung für ca. 1-2 sec und führt eine isometrische Kontraktion durch.

Dynamisch ausgeführte funktionsgymnastische Kräftigungsübungen für die Halswirbelsäule können i.d.R. keine ausreichende Fixierung des Oberkörpers und damit effiziente Isolation der Hauptfunktionsmuskulatur sicherstellen. Infolgedessen werden die Nacken- und Halsmuskulatur mittels isometrischer Maximalkontraktionen stimuliert. Entsprechend den Empfehlungen von HOLLMANN/HETTINGER (1980, 231) beträgt die Dauer der maximalen isometrischen Kraftbeanspruchungen jeweils etwa 3-6 sec. Pro Übung werden dabei durchschnittlich drei maximale Anspannungen absolviert.

Im Anhang des Kapitels 9 sind die einzelnen funktionsgymnastischen Kräftigungsübungen dokumentiert.

9.2.2.4.3 Methodik bzgl. mechanischer Entlastung der Wirbelsäule sowie muskulärer Entspannung der Rumpf-, Nacken- und Halsmuskulatur

Dynamische segmentale Bewegungen der Lenden-/Brust- und Halswirbelsäule gegen progressiven variablen Widerstand belasten Wirbelkörper, Zwischenwirbelscheiben sowie den Bandapparat der Wirbelsäule und ermüden bzw. erschöpfen die Rumpf-, Nacken- und Halsmuskulatur. Zum Zwecke der unmittelbaren Kompensation belastungsbedingter Folgen für den aktiven und passiven Bewegungsapparat werden im Anschluß an jede Krafttrainingsserie standardisierte Übungen durchgeführt. Diese sollen eine unmittelbare mechanische Entlastung der Wirbelsäule sicherstellen und für eine Entspannung der erschöpften Muskelgruppen des Rumpfes und der Halswirbelsäule sorgen.

Dabei werden vier verschiedene Techniken eingesetzt:
- Lagerung
- Extension
- Dehnung
- Selbstmassage

Jeder apparativen Krafttrainingsübung sind standardisierte Entlastungs- bzw. Entspannungsübungen zugeordnet, die unter Verwendung zusätzlicher Geräte/Instrumentarien durchgeführt werden (Gymnastikmatte, Blockkeil, Lagerungs- und Lordosekissen, Strecklift, BANDSCHO, Entspannungsstühle, David B-90, hölzerne Roller-/Selbstmassagesysteme).

Die einzelnen Entlastungs- und Entspannungsübungen können dem Anhang des Kapitel 9 entnommen werden.

Die Dauer jeder Entlastungs- bzw. Entspannungsphase beträgt - abhängig vom Ermüdungs- bzw. Erschöpfungsgrad der vorausgegangenen Krafttrainingsserie - durchschnittlich eine bis drei Minuten. Bei variablen Übungskonstruktionen (Bsp.: Neigungswinkel des Strecklifts) bestimmt der Patient selbst anhand seines subjektiven Empfindens, welche Körperposition wie lange eingenommen wird.

Die hölzernen Roller-/Selbstmassagesysteme dienen zur Entspannung der Rumpf-, Nacken- und Halsmuskulatur. Bei ihrem Einsatz wird auf gleichmäßige, langsame Zugbewegungen geachtet, wobei die Druckintensität vom subjektiven Wohlbefinden des Patienten abhängt. Der Eintritt eines subjektiv angenehmen Wärmegefühls gilt dabei als Kriterium für die Beendigung der Anwendung.

9.2.2.5 Individualisierung/Trainingssteuerung

Das Profil des Funktionszustands der Wirbelsäule stellt die Basis für alle individualisierungs- und trainingssteuernden Maßnahmen dar.

Wie bereits in Kapitel 9.2.2.1 erwähnt, werden die bei der biomechanischen Funktionsanalyse der Wirbelsäule meßtechnisch ermittelten Mobilitäts-, Muskelkraft- und Muskelleistungsparameter von Rumpf und Halswirbelsäule nach dem Prioritätsprinzip in vier unterschiedliche Prioritätengruppen (P1, P2, P3 und P4) eingeteilt. Die Reihenfolge der Krafttrainingsübungen in den einzelnen Trainingseinheiten sowie die Belastungsintensität und Häufigkeit progressiven dynamischen Krafttrainings wird durch die Zugehörigkeit zu der jeweiligen Prioritätengruppe bestimmt.

Die Entwicklung und Anwendung des funktionsgymnastischen Mobilisierungs-, Dehnungs- und Kräftigungsprogramms erfolgt ebenfalls nach dem Prioritätsprinzip. Der Schwierigkeitsgrad der eingesetzten Übungen hängt dabei von den koordinativen Fähigkeiten sowie von der spezifischen Beweglichkeit des Patienten ab. Darüber hinaus werden bereits hypermobile Gelenke prinzipiell nicht gedehnt.

Im Rahmen des standardisierten Aufbauprogramms mit 24 Trainingseinheiten werden alle 8 Trainingseinheiten Folgeanalysen durchgeführt. Diese dienen der Effizienzkontrolle, der Dokumentation trainingsbedingter Anpassungserscheinungen sowie der Modifikation und Steuerung des Trainingsprozesses. Die Zusammensetzung der einzelnen Prioritätengruppen wird danach jeweils angepaßt und das Trainingsprogramm entsprechend verändert.

Die Belastungsintensität progressiven dynamischen Krafttrainings ist die zentrale trainingssteuernde Größe. Sie wird von zahlreichen Faktoren beeinflußt. Zur systematischen Nutzung jeder einzelnen Trainingseinheit im Sinne der Optimierung von Adaptationsprozessen werden infolgedessen zusätzliche trainingssteuernde Größen eingesetzt: 1. die individuelle Regenerationsfähigkeit sowie 2. das momentane Beschwerdebild der Wirbelsäule.

Die Methodik des standardisierten Aufbauprogramms ist anhand umfangreicher Vorstudien so konzipiert worden, daß sie subakuten und chronischen Rückenpatienten kontinuierliche Trainingsfortschritte objektiver und subjektiver Art ermöglicht. Eine Stagnation der Belastungsintensität oder der trainingsbedingten Anpassungserscheinungen im Sinne einer Plateaubildung ist nicht vorgesehen. Sollte bei einem Patienten im Verlauf des Trainingsprozesses keine Erhöhung der Belastungsintensität mehr möglich sein und sind bei dem Patienten gleichzeitig Anzeichen von Überforderung oder mangelnder Motivation bzw. Leistungsbereitschaft zu registrieren, ist dies mit großer Wahrscheinlichkeit auf ein Mißverhältnis von Belastung und Regeneration zurückzuführen. Als Maßnahme zur Verhinderung einer katabolen Reaktionslage wird in einem solchen Fall die Regenerationsphase verlängert, d.h. das Erholungsintervall zwischen zwei Trainingseinheiten wird von 2-3 auf bis zu 5 Tage vergrößert. Dies hat eine Verlängerung des Trainingszeitraums zur Folge.

Der Schmerz ist ebenfalls eine wichtige trainingssteuernde Größe. Berichtet ein Patient innerhalb der ersten acht Trainingseinheiten - diese beinhalten Belastungsintensitäten von ≤30-40% des dynamischen 1 rpm - über eine kontinuierliche erhebliche Zunahme seiner momentanen Beschwerden (Kriterien: Regelmäßigkeit und Intensität), wird seine Teilnahme am Aufbauprogramm vorzeitig beendet und der Patient einer (erneuten) detaillierten medizinischen Diagnostik zugeführt.

Zeigt ein Patient im Verlauf des Aufbauprogramms trotz maximaler Zuwendung und Motivation keine Toleranz für kontinuierlich höhere Belastungsintensitäten und reagieren dessen momentane Beschwerden auf Intensitätserhöhungen mit einer Zunahme der Regelmäßigkeit und/oder Intensität, wird auf eine weitere Steigerung der Belastungsintensität vorübergehend verzichtet.

Die Heilung von Gewebsstrukturen des aktiven und passiven Bewegungsapparats ist in einem solchen Fall offensichtlich noch nicht weit genug fortgeschritten, um höhere Belastungsintensitäten zu tolerieren. Praktisch bedeutet dies, daß die Trainingsperiode, in der sich der Patient gerade befindet, längerfristig im Sinne eines Erhaltungstrainings fortgesetzt werden muß (Erfahrungswert: Multiplikation mit dem Faktor 2) und die hohe Belastungsintensitäten der Perioden III und IV des Aufbauprogramms im Rahmen von 24 Trainingseinheiten evtl. nicht realisiert werden können.

9.2.2.6 Betreuung/Betreuungsform

Sämtliche Trainingsmaßnahmen werden von einem homogenen Team aus speziell qualifizierten professionellen (Diplom-) Sportlehrern und (Sport-/Physio-) Therapeuten betreut. Unter der fachlichen Leitung des Autors dieser Arbeit absolvierten alle Fachkräfte, welche das im weiteren Verlauf dieses Kapitels vorgestellte Datenmaterial erarbeitet haben, eine standardisierte theoretische und praktische Zusatzausbildung mit u.a. folgenden Inhalten:
- Indikationen und Kontraindikationen für die Programmteilnahme
- Unterweisung in die standardisierte Methodik
- Periodisierung sowie Maßnahmen der Individualisierung und Trainingssteuerung

Zur Gewährleistung einer möglichst hohen Effizienz sowie aus Gründen der Qualitätssicherung werden alle Trainingseinheiten nur nach vorheriger Terminvereinbarung sowie unter intensiver individueller Betreuung durchgeführt. Die umfangreichen Vorstudien führten diesbzgl. zu der Erkenntnis, daß eine 1:3-Betreuung unter Effizienz-, Qualitätssicherungs- und Wirtschaftlichkeitsgesichtspunkten die optimale Betreuungsform für das standardisierte Trainingskonzept zur Optimierung des Funktionszustands der Wirbelsäule darstellt. Pro Trainingseinheit - deren Dauer beträgt 60 Minuten - werden infolgedessen jeweils drei Patienten von einer speziell qualifizierten Fachkraft betreut. Die gleichzeitige Betreuung von drei Personen, welche dieselben Ziele verfolgen, hat sich dabei als motivationsfördernd erwiesen. Patienten, die einer intensiveren Betreuung bedürfen, werden in einer 1:1-Betreuungsform trainiert.

Kapitel 9.3

Standardisiertes Trainingsprogramm zur weiterführenden Prävention

Für subakute und chronische Patienten, die das standardisierte Aufbauprogramm mit 24 Trainingseinheiten vollständig absolviert haben, wurde ein standardisiertes Trainingsprogramm zur weiterführenden Prävention in institutionalisierter Form entwickelt.

Eine im Zeitraum 1991-1992 durchgeführte Vorstudie mit 103 subakuten und chronischen Patienten diente der Vorabevaluation der Einsatzmöglichkeiten eines Heimtrainingsprogramms. Hierfür wurde - wie in Kapitel 9.2 dargestellt - mit jedem Patienten im Rahmen des standardisierten Aufbauprogramms ein funktionsgymnastisches Mobilisierungs-, Dehnungs- und Kräftigungsprogramm erarbeitet. Die Patienten wurden nach Beendigung des Aufbauprogramms aufgefordert, dieses aus durchschnittlich 15-20 Übungen bestehende Programm mindestens zweimal pro Woche selbständig und eigenverantwortlich zu absolvieren. Detaillierte Übungsbeschreibungen und attraktive Wandposter, welche die Übungen darstellten und an die Patienten ausgehändigt wurden, sollten dabei den Aufforderungscharakter dieses Programms erhöhen. Die Patienten wurden danach nach 5, 7 bzw. 10 Monaten mittels telefonischem Interview nachbefragt.

69 aller Patienten (= 67%) gaben zum Zeitpunkt des Interviews an, das Heimtrainingsprogramm seit Beendigung des Aufbauprogramms mindestens einmal pro Woche absolviert zu haben, jeweils 13 Personen (= 18,8%) über einen Zeitraum von 1-3 bzw. 3-6 Monaten sowie insgesamt 43 Personen (= 41,7% aller am Aufbauprogramm teilnehmenden Patienten) über den gesamten Zeitraum. 34 der Patienten (= 33%) hatten das funktionsgymnastische Programm nicht oder nicht regelmäßig betrieben.

Befragungen zum aktuellen Status der ausgewählten subjektiven Parameter (Beschwerdebild der Wirbelsäule, allgemeine Leistungsfähigkeit, persönliches Wohlbefinden, Ermüdungszustand) führten u.a. zu folgenden Erkenntnissen:

- Die Rückenbeschwerden aller Patienten, die am Aufbauprogramm teilgenommen hatten, zeigten im Vergleich zum Zeitpunkt unmittelbar nach Beendigung des Aufbauprogramms keine signifikanten Veränderungen. Unabhängig davon, ob die Patienten das funktionsgymnastische Heimtrainingsprogramm regelmäßig absolviert hatten oder nicht.
- Die Nackenbeschwerden der Patienten, die das funktionsgymnastische Heimtrainingsprogramm regelmäßig durchgeführt hatten, zeigten im Vergleich zum Zeitpunkt unmittelbar nach Beendigung des Aufbauprogramms keine signifikanten Veränderungen, während die Nackenbeschwerden der Patienten, die das funktionsgymnastische Heimtrainingsprogramm nicht oder nicht regelmäßig durchgeführt hatten, bereits nach fünf Monaten eine signifikante Verschlechterung zeigten.
- Patienten, die das funktionsgymnastische Heimtrainingsprogramm nicht oder nicht regelmäßig durchgeführt hatten, berichteten nach fünf Monaten über eine signifikante Verschlechterung ihrer allgemeinen Leistungsfähigkeit sowie nach sieben Monaten über eine signifikante Verschlechterung ihres persönlichen Wohlbefindens. Bei regelmäßig weitertrainierenden Patienten veränderten sich diese ausgewählten subjektiven Parameter nicht signifikant.

Diese Vorstudie hat gezeigt, daß Patienten, die nach Absolvierung des standardisierten Aufbauprogramms regelmäßig ein funktionsgymnastisches Heimtrainingsprogramm praktizieren, sämtliche Verbesserungen ausgewählter subjektiver Parameter über einen Zeitraum von bis zu 10 Monaten erhalten können. Der dauerhafte Aufforderungscharakter derartiger Programme scheint jedoch relativ gering zu sein.

Da Patienten - insbesondere mit Problemen im Bereich der Halswirbelsäule - offensichtlich der Weiter-

Belastungsvariablen	weiterführ. Prävention
Arbeitsweise	konz./exz.
Geschwindigkeit	langsam
Krafteinsatz	kontin.
Belastungshöhe	60-75%
Serien pro Übung	1
Wiederholungen	12-20
Belastungsdauer	35-60 sec
Pausenlänge zwischen Übungen	3 min
Muskelermüdung/-erschöpfung	ja

Tab. 91: Belastungsstruktur des standardisierten Trainingsprogramms zur weiterführenden Prävention (Erläuterung der Abkürzungen: konz./exz.= konzentrisch/exzentrisch, kont.= kontinuierlich)

führung regelmäßigen systematischen Trainings bedürfen, wurde ab dem Jahre 1992 ein standardisiertes Trainingskonzept zur weiterführenden Prävention in institutionalisierter Form konzipiert. Die Institutionalisierung gewährleistet dabei neben einem hohen Aufforderungscharakter und der weiteren Verfügbarkeit der apparativen Trainingssysteme insbesondere die intensive Betreuung und Motivation der Patienten sowie die systematische Effizienzkontrolle und Qualitätssicherung durch regelmäßige Folgeanalysen.

Dieses weiterführende Programm stellt eine logische Fortsetzung des standardisierten Aufbauprogramms dar. Die primären und sekundären Trainingsziele sind wie folgt definiert:
- weiterführende Entwicklung, Stabilisierung und dauerhafter Erhalt der Muskelkraft und -leistungsfähigkeit von Rumpf-, Nacken- und Halsmuskulatur
- weiterführende Entwicklung, Stabilisierung und dauerhafter Erhalt ausgewählter subjektiver Parameter (u.a. Beschwerdebild der Wirbelsäule, allgemeine Leistungsfähigkeit, persönliches Wohlbefinden, Ermüdungszustand)

Das standardisierte Trainingskonzept zur weiterführenden Prävention weist prinzipiell dieselben methodischen Charakteristika auf wie das standardisierte Aufbauprogramm. Lediglich die Belastungsstruktur progressiven dynamischen Krafttrainings und die Trainingshäufigkeit unterscheiden sich, bedingt durch die unterschiedlichen Zielsetzungen der beiden Konzepte.

Das Trainingsprogramm zur weiterführenden Prävention soll die trainingsbedingten Anpassungserscheinungen des Aufbauprogramms mit minimalem Aufwand dauerhaft erhalten. Unter Berücksichtigung der o.a. Erkenntnisse von BOSCO (1992, 21ff) bzgl. des Verhältnisses zwischen Kraft und Leistung als Funktion der Geschwindigkeit und der (Widerstands-) Last, wird für diese Zielsetzung eine Intermediärmethodik eingesetzt. Tab. 91 veranschaulicht deren Belastungsstruktur.

Wie bereits in Kapitel 9.2.2.1 und 9.2.2.3 erwähnt, wird diese Intermediärmethodik auch im Rahmen des standardisierten Aufbauprogramms eingesetzt. Muskelgruppen der Kategorie P3 werden dabei in jeder dritten Trainingseinheit entsprechend stimuliert. Das Trainingsprogramm zur weiterführenden Prävention setzt die Intermediärmethodik für die Belastung von P1-, P2-, P3- und P4-Muskelgruppen ein.

Die Frage nach der idealen Trainingshäufigkeit im Rahmen der weiterführenden Prävention subakuter und chronischer Rückenpatienten muß im Einzelfall entschieden werden. Kapitel 9.5.6 dokumentiert Ergebnisse eigener Längsschnittstudien zur Evaluation der Wirksamkeit des Trainingsprogramms zur weiterführenden Prävention bei unterschiedlicher Trainingshäufigkeit.

Kapitel 9.4

Strategie und Design eigener Längsschnittstudien zur Evaluation der Wirksamkeit des standardisierten Trainingskonzepts

Das standardisierte Trainingskonzept zur Optimierung des Funktionszustands der Wirbelsäule stellt einen neu konzipierten biomechanisch-trainingswissenschaftlichen Ansatz dar, dessen Primär- und Sekundärziel die „Optimierung des Funktionszustands der Wirbelsäule mittels Verbesserung und Harmonisierung der Muskelkraft und -leistungsfähigkeit von Rumpf-, Nacken- und Halsmuskulatur" sowie die „positive Veränderung ausgewählter subjektiver Parameter (u.a. Beschwerdebild der Wirbelsäule, allgemeine Leistungsfähigkeit, persönliches Wohlbefinden, Ermüdungszustand)" sind.

Die im weiteren Verlauf dieser Arbeit vorgestellten eigenen Längsschnittstudien dienen der Beschreibung und vergleichenden Evaluation der Wirksamkeit dieses Trainingskonzepts bzgl. der Realisierbarkeit der definierten Ziele.

Nach FEINSTEIN (1985, 215ff) wird bei einer beschreibenden Untersuchung kein Vergleichsmanöver bzw. keine Vergleichs- oder Kontrollgruppe benötigt, da eine derartige Studie die Zielsetzung verfolge, zu beschreiben und nicht zu vergleichen. COCHRANE (in FEINSTEIN 1985, 219f.) charakterisiert den Begriff Wirksamkeit als „Entscheidung, daß ein Manöver wirklich funktioniert" und empfiehlt unter diesem Aspekt den Vergleich eines Manövers „gegen nichts oder gegen ein vermutlich inaktives Manöver, wie beispielsweise Placebo."

Auf der Basis dieser Überlegungen setzen die eigenen experimentellen Forschungsarbeiten für beschreibende Längsschnittstudien vorzugsweise ein unkontrolliertes und für vergleichende Längsschnittstudien ein kontrolliertes Studiendesign ein. Die Hauptzielsetzung der vergleichenden Studien besteht dabei nicht in einem Vergleich des eigenen Trainingskonzepts mit bereits existierenden Konzepten, sondern vielmehr in der Identifikation einer besonderen Art von Patienten, die mit hoher Wahrscheinlichkeit von dem neu konzipierten Konzept profitiert. Infolgedessen handelt es sich bei den Kontrollgruppen im Rahmen von vergleichenden Studien um passive inaktive Kontrollgruppen, deren Rekrutierung jeweils mittels Vorrandomisierung erfolgte. Die aktive Experimentalgruppe (Trainingsgruppe) setzt sich jeweils aus subakuten und chronischen Patienten, welche das standardisierte Aufbauprogramm bzw. das standardisierte Trainingsprogramm zur weiterführenden Prävention in dem jeweils zur Verfügung stehenden Zeitraum vollständig absolviert haben, zusammen.

Bei den nachfolgend vorgestellten Studien handelt es sich teilweise um prospektive, teilweise um retrospektive Längsschnittstudien, deren zeitliche Ausrichtung jeweils erwähnt wird.

9.4.1 Methoden der statistischen Datenverarbeitung

Bei der statistischen Auswertung der Längsschnittstudien zur Evaluation der Wirksamkeit des standardisierten Aufbauprogramms wurde eine einheitliche Methodik eingesetzt. Diese beruht auf Überlegungen von MAYER (1995b) und konzentriert sich insbesondere auf vier Fragestellungen:

1. Können die Muskelkraft und -leistungsfähigkeit von Rumpf-, Nacken- und Halsmuskulatur bei subakuten und chronischen Patienten durch die Teilnahme am standardisierten Aufbauprogramm verbessert und harmonisiert werden?
2. Können ausgewählte subjektive Parameter bei subakuten und chronischen Patienten durch die Teilnahme am standardisierten Aufbauprogramm positiv verändert werden?
3. Inwieweit hängt eine evtl. positive Veränderung der Beschwerden von den isometrischen Maximalkraftwerten nach Beendigung des Aufbauprogramms ab?

4. Gibt es eine besondere Art von Patienten, die mit hoher Wahrscheinlichkeit von dem neu konzipierten Ansatz profitiert?

Zur Beantwortung dieser Fragen wurde das jeweilige Datenmaterial in drei Abschnitten ausgewertet:
1. Verteilung der stichprobenbeschreibenden Merkmale (Geschlecht, Alter, Körpergröße, Körpergewicht) sowie der Zielgrößen (Meß- und Befragungsparameter) mittels deskriptiver Statistik
2. Einfluß der Trainingsteilnahme auf die Meßvariablen mittels gepaartem t-Test bzw. 1-faktorieller Varianzanalyse (im parametrischen Fall) bzw. mittels WILCOXON-Rangsummentest (im nichtparametrischen Fall) sowie Einfluß der Trainingsteilnahme auf die Befragungsvariablen mittels WILCOXON-Vorzeichenrangtest
3. Einfluß der isometrischen Maximalkraft auf die Existenz von Beschwerden mittels logistischer Regression.

Die Evaluation des Datenmaterials erfolgte sowohl für Gesamtkollektive (Trainings-/Kontrollgruppen) als auch für Subgruppen (männliche/weibliche Patienten, subakute/chronische Patienten et al.). Dabei wurden jeweils dieselben statistischen Methoden eingesetzt.

Die statistische Auswertung der Längsschnittstudien zur Evaluation der Wirksamkeit des standardisierten Trainingsprogramms zur weiterführenden Prävention bediente sich ebenfalls einer einheitlichen Methodik. Meß- und Befragungsparameter wurden dabei jeweils zu drei unterschiedlichen Zeitpunkten erhoben: Vor Trainingsbeginn, nach Beendigung des Aufbauprogramms mit 24 Trainingseinheiten, nach einem definierten Zeitraum der weiterführenden Prävention (drei bzw. sechs Monate). Der Einfluß der Trainingsteilnahme auf die Zielgrößen wurde dabei für Meßvariablen unter Einsatz einer einfaktorieller Varianzanalyse mit Meßwiederholung, für Befragungsvariablen mittels FRIEDMANN-Test evaluiert.

Kapitel 9.5

Ergebnisse von Längsschnittstudien

Die Wirksamkeit des standardisierten Aufbauprogramms wurde anhand von drei retrospektiven Längsschnittstudien mit insgesamt 376 subakuten und chronischen Patienten untersucht. Dabei bestand die Zielsetzung, die Wirksamkeit des standardisierten Aufbauprogramms sowohl diagnoseunspezifisch (Kapitel 9.5.1 und 9.5.2) als auch diagnosespezifisch (Kapitel 9.5.4) zu evaluieren.

In einem ersten und zweiten Schritt wurden zunächst die sukzessive erfaßten Daten von 189 Patienten mit subakuten und chronischen Beschwerden im Bereich der Lendenwirbelsäule (9.5.1) sowie von 113 Patienten mit subakuten und chronischen Beschwerden im Bereich der Halswirbelsäule (9.5.2) diagnoseunspezifisch analysiert.

Bei den Patienten handelte es sich jeweils um 30-55 Jahre alte Personen männlichen und weiblichen Geschlechts mit deutscher Staatsangehörigkeit und weißer Hautfarbe. Alle untersuchten Patienten waren arbeitsfähig und nahmen freiwillig an dem standardisierten Aufbauprogramm teil. Keiner der Patienten verfügte über Vorerfahrungen mit progressivem dynamischem Krafttraining für die Rumpf-, Nacken- bzw. Halsmuskulatur. Die Patienten stammten aus dem Großraum Köln. Deren Rekrutierung erfolgte - parallel und analog zur Rekrutierung der Probanden für die Entwicklung des Referenzdatenmaterials (s. Kapitel 8.2.1.2) - mittels folgender Maßnahmen: 1. Forschungs- und Kooperationsprojekte mit Unternehmen und Krankenversicherern, 2. Direktbewerbung der Programmteilnahme durch Artikel in Printmedien (inkl. Inserate und Beilagen) und Fernsehberichte sowie 3. persönliche Weiterempfehlung der Programmteilnahme durch Mund-zu-Mund-Propaganda. Für die Teilnahme an dem standardisierten Aufbauprogramm wurde eine Gebühr in Höhe von 1500.- DM erhoben, deren Festlegung auf der Basis einer Kostenkalkulation der AOK Rheinland erfolgte. Geschätzte 50 % der Patienten nahmen auf eigene Kosten an dem Aufbauprogramm teil, die Gebühren für die Programmteilnahme der anderen geschätzten 50 % der Patienten wurden vollständig oder - basierend auf unterschiedlichsten Eigenbeteiligungsmodellen - anteilig von der jeweiligen Krankenkasse bzw. vom jeweiligen Arbeitgeber übernommen.

Bei den retrospektiven Längsschnittstudien zur Evaluation der diagnoseunspezifischen Wirksamkeit des standardisierten Aufbauprogramms wurden die Patienten - bedingt durch die Fragestellung - nicht standardmäßig (fach-)ärztlich voruntersucht. Das Vorliegen evtl. Kontraindikationen für die Programmteilnahme wurde vom jeweiligen Untersuchungsleiter nach Aktenlage auf der Basis der von den Patienten zur Eingangsanalyse mitgeführten aktuellen medizinischen Befunde überprüft. Sofern in einem Einzelfall der geringste Zweifel an der Eignung eines Patienten bestand, wurde prinzipiell auf eine Programmteilnahme verzichtet bzw. die Vorlage einer (fach-)ärztlichen Unbedenklichkeitsbescheinigung als Teilnahmevoraussetzung verlangt.

Vor Beginn und 7-10 Tage nach Beendigung des standardisierten Aufbauprogramms wurde mit allen teilnehmenden Patienten eine biomechanische Funktionsanalyse der Wirbelsäule inkl. standardisierter Befragung durchgeführt.

Nach SHEKELLE et al. (1994, 2028Sff) sollte bei klinischen Behandlungsstudien ein „patientenorientierter klinisch relevanter Endpunkt" gemessen und auf Signifikanz geprüft werden. Dieser ist bei den vorliegenden Längsschnittstudien durch die primären und sekundären Trainingsziele (9.1.2) definiert.

Die ausgewählten subjektiven Parameter wurden dabei wie folgt erfaßt:
- Beschwerdebild der Wirbelsäule (s. Kapitel 8.2.1.1 und 9.1.1)

Kriterium	männliche Patienten Trainingsgruppe	männliche Patienten Kontrollgruppe
n=	83	13
Alter (in Jahren)	43,5 ± 8,9	43,6 ± 8,6
Größe (in cm)	179,8 ± 6,7	178,5 ± 6,6
Körpergewicht (in kg)	80,2 ± 9,7	81,3 ± 9,5
Oberkörpermasse (in kg)	48,1 ± 5,8	48,8 ± 5,7

Tab. 92: Charakterisierung der männlichen Trainings- und Kontrollgruppen

- allgemeine Leistungsfähigkeit mittels 5-Punkt-Analogskala mit den Ankerworten „sehr gut" (= 1) und „sehr schlecht" (= 5)
- persönliches Wohlbefinden mittels 5-Punkt-Analogskala mit den Ankerworten „sehr gut" (= 1) und „sehr schlecht" (= 5)
- Ermüdungzustand mittels 5-Punkt-Analogskala mit den Ankerworten „keine Probleme" (= 1) und „völlig erschöpft" (= 5)

Die standardisierte Befragung nach Beendigung des Aufbauprogramms erfolgte i.d.R. durch einen unabhängigen Untersuchungsleiter, der den Patienten nicht selbst trainiert hatte.

Die beiden diagnoseunspezifischen Längsschnittstudien verwendeten jeweils ein kontrolliertes Studiendesign. Die Meß- und Befragungsparameter wurden dabei vor Beginn und nach Beendigung des standardisierten Aufbauprogramms bei einer Gruppe von aktiv am Programm teilnehmenden Patienten (Trainingsgruppe) sowie bei einer Gruppe von nicht am Programm teilnehmenden Patienten (Kontrollgruppe) erfaßt. Per definitionem handelte es sich dabei jeweils um eine passive inaktive Kontrollgruppe, deren Rekrutierung mittels Vorrandomisierung erfolgte. Aus einer Gruppe von männlichen und weiblichen Personen, die sich nach einem Fernsehbericht für eine biomechanische Funktionsanalyse der Wirbelsäule angemeldet hatten, wurden diejenigen Personen für die Kontrollgruppe ausgewählt, die 1. an einem vorbestimmten Untersuchungstag zur Analyse erschienen und 2. unter subakuten bzw. chronischen Rücken- bzw. Nackenbeschwerden litten (Definition: s. 9.1.1) sowie 3. bereit waren, nach 12-14 Wochen eine identische Nachuntersuchung zu absolvieren.

Die Analyse- und Trainingsmaßnahmen wurden montags bis freitags in der Zeit von 08-20 Uhr in Laborräumen des Forschungs- und Präventionszentrums zur Analyse und Optimierung der Funktion von Wirbelsäule und Bewegungsapparat (FPZ) in Köln durchgeführt. Bei der Absolvierung der Trainingsmaßnahmen vor Ort sind - aufgrund der umfangreichen Vorsichts- und qualitätssichernden Maßnahmen - keine Komplikationen oder Verletzungen aufgetreten. In dem für die beiden diagnoseunspezifischen Längsschnittstudien zur Verfügung stehenden Zeitraum haben insgesamt 246 Patienten das Aufbauprogramm mit 24 Trainingseinheiten vollständig absolviert, während gleichzeitig 9 Patienten die Programmteilnahme aus medizinischen Gründen (Beschwerdezunahme innerhalb der ersten acht Trainingseinheiten) vorzeitig beendeten. Die drop out-Rate des standardisierten Aufbauprogramms betrug folglich 3,5%.

9.5.1 Die diagnoseunspezifische Wirksamkeit des standardisierten Aufbauprogramms bei subakuten und chronischen Rückenpatienten

189 Patienten mit subakuten und chronischen Beschwerden im Bereich der Lendenwirbelsäule nahmen an der ersten Längsschnittstudie teil. 83 männliche und 76 weibliche Patienten bildeten dabei die Trainingsgruppe. Die inaktive Kontrollgruppe von 30 Patienten setzte sich aus 13 Männern und 17 Frauen zusammen. Tab. 92 und 93 charakterisieren die stichprobenbeschreibenden Merkmale Alter, Größe, Körpergewicht und Oberkörpermasse.

24,5% der männlichen und weiblichen Patienten der Trainingsgruppe litten vor Trainingsbeginn unter unregelmäßigen, 47,2% der Patienten unter regelmäßigen und 28,3% der Patienten unter ständigen Beschwerden im Bereich der Lendenwirbelsäule. Die Kontrollgruppe zeigte folgende Verteilung: unregelmäßige Beschwerden: 26,7%, regelmäßige Beschwerden: 40,0%, ständige Beschwerden: 33,3%. 21,4% der trainierenden Patienten charakterisierten die Intensität ihrer Beschwerden als leicht, 33,3% der Patienten als mäßig, 41,5% der Patienten als stark sowie 3,8% der Patienten als unerträg-

Kriterium	weibliche Patienten Trainingsgruppe	weibliche Patienten Kontrollgruppe
n=	76	17
Alter (in Jahren)	43,2 ± 8,9	43,9 ± 7,9
Größe (in cm)	165,4 ± 5,4	165,6 ± 4,6
Körpergewicht (in kg)	66,4 ± 10,8	70,5 ± 10,9
Oberkörpermasse (in kg)	36,2 ± 4,1	37,6 ± 4,1

Tab. 93: Charakterisierung der weiblichen Trainings- und Kontrollgruppen

Kriterium	männliche Patienten Trainingsgruppe	männliche Patienten Kontrollgruppe
Isom. Maximalkraft (in Nm/kg Oberkörpermasse)		
LWS-BWS-Flexoren		
lumbal/thorakale Flexion von 0°	3,25 ± 0,65	3,29 ± 0,80
LWS-BWS-Extensoren		
lumbal/thorakale Flexion von 30°	4,86 ± 0,99	4,79 ± 0,93
LWS-BWS-Lateralflexoren		
rechtsseitige Lateralflexoren		
l./th. Lateralflexion von 30°	3,18 ± 0,74	3,03 ± 0,86
linksseitige Lateralflexoren		
l./th. Lateralflexion von 30°	3,33 ± 0,82	3,03 ± 0,75
LWS-BWS-Rotatoren		
rechtsseitige Rotatoren		
l./th. Rotation von 30°	2,61 ± 0,58	2,75 ± 0,76
linksseitige Rotatoren		
l./th. Rotation von 30°	2,40 ± 0,70	2,43 ± 1,10
Kraftverhältnisse LWS/BWS		
Flexoren : Extensoren	0,69 ± 0,18	0,71 ± 0,23
rechtsseitige : linksseitige Lateralflexoren	0,96 ± 0,14	1,00 ± 0,18
rechtsseitige : linksseitige Rotatoren	1,24 ± 1,16	1,08 ± 0,21

Tab. 94: Charakterisierung der männlichen Experimentalgruppen anhand vor Trainingsbeginn ermittelter Meßparameter

lich. Die Patienten der Kontrollgruppe gaben die Beschwerdeintensität wie folgt an: leicht: 16,7%, mäßig: 30,0%, stark: 56,7%, unerträglich: 3,3%.

Der Vergleich zwischen dem Beschwerdebild der Kontrollgruppe und dem Beschwerdebild der Trainingsgruppe vor Trainingsbeginn zeigte keine signifikante Unterschiede bzgl. der Parameter Dauer der Beschwerden in Jahren, Regelmäßigkeit sowie Intensität der Beschwerden.

Die ausgewählten subjektiven Parameter allgemeine Leistungsfähigkeit, persönliches Wohlbefinden und Ermüdungszustand wurden nur bei Patienten der Trainingsgruppe erhoben. Der Einsatz von 5-Punkt-Analogskalen mit Ankerworten führte dabei zu Durchschnittswerten vor Trainingsbeginn von 2,92 ± 0,74 für den Parameter allgemeine Leistungsfähigkeit, von 2,35 ± 0,83 für den Parameter persönliches Wohlbefinden sowie von 1,71 ± 0,86 für den Parameter Ermüdungszustand.

Kriterium	weibliche Patienten Trainingsgruppe	weibliche Patienten Kontrollgruppe
Isom. Maximalkraft (in Nm/kg Oberkörpermasse)		
LWS-BWS-Flexoren		
lumbal/thorakale Flexion von 0°	2,37 ± 0,53	2,27 ± 0,58
LWS-BWS-Extensoren		
lumbal/thorakale Flexion von 30°	4,37 ± 1,06	3,75 ± 0,83
LWS-BWS-Lateralflexoren		
rechtsseitige Lateralflexoren		
l./th. Lateralflexion von 30°	2,25 ± 0,75	2,20 ± 0,68
linksseitige Lateralflexoren		
l./th. Lateralflexion von 30°	2,44 ± 0,63	2,29 ± 0,56
LWS-BWS-Rotatoren		
rechtsseitige Rotatoren		
l./th. Rotation von 30°	1,78 ± 0,44	1,71 ± 0,55
linksseitige Rotatoren		
l./th. Rotation von 30°	1,69 ± 0,39	1,59 ± 0,46
Kraftverhältnisse LWS/BWS		
Flexoren : Extensoren	0,57 ± 0,17	0,63 ± 0,20
rechtsseitige : linksseitige Lateralflexoren	0,93 ± 0,21	0,97 ± 0,15
rechtsseitige : linksseitige Rotatoren	1,06 ± 0,16	1,07 ± 0,16

Tab. 95: Charakterisierung der weiblichen Experimentalgruppen anhand vor Trainingsbeginn ermittelter Meßparameter

Kriterium	männliche Patienten Trainingsgruppe	männliche Patienten Kontrollgruppe
Isom. Maximalkraft (in Nm/kg Oberkörpermasse)		
LWS-BWS-Flexoren		
lumbal/thorakale Flexion von 0°	4,14 ± 0,73	3,21 ± 0,86
LWS-BWS-Extensoren		
lumbal/thorakale Flexion von 30°	6,32 ± 1,16	4,29 ± 0,81
LWS-BWS-Lateralflexoren		
rechtsseitige Lateralflexoren		
l./th. Lateralflexion von 30°	4,06 ± 0,66	2,94 ± 0,87
linksseitige Lateralflexoren		
l./th. Lateralflexion von 30°	4,15 ± 0,81	2,98 ± 0,73
LWS-BWS-Rotatoren		
rechtsseitige Rotatoren		
l./th. Rotation von 30°	3,32 ± 0,61	2,68 ± 0,74
linksseitige Rotatoren		
l./th. Rotation von 30°	3,18 ± 0,72	2,31 ± 0,99
Kraftverhältnisse LWS/BWS		
Flexoren : Extensoren	0,67 ± 0,14	0,77 ± 0,25
rechtsseitige : linksseitige Lateralflexoren	0,99 ± 0,10	1,00 ± 0,23
rechtsseitige : linksseitige Rotatoren	1,06 ± 0,14	1,08 ± 0,21

Tab. 96: Charakterisierung der Experimentalgruppen anhand nach Beendigung des Aufbauprogramms ermittelter Meßparameter

Tab. 94 und 95 dokumentieren die vor Trainingsbeginn erhobenen Maximalkraftparameter der Rumpfmuskulatur männlicher und weiblicher Patienten. Eine Signifikanzprüfung zeigte keine Unterschiede zwischen der geschlechtsspezifischen Maximalkraft der Trainings- und Kontrollgruppen (Ausnahme: Maximalkraft der LWS-/BWS-Extensoren weiblicher Patienten: p≤0,05).

Nachuntersuchungen der Patienten 7-10 Tage nach Beendigung der 24. Trainingseinheit (Trainingsgruppe) bzw. 12-14 Wochen nach Durchführung der Eingangsanalyse (Kontrollgruppe) führten zu den in Tab. 96 und 97 aufgelisteten Meßwerten.

Während die Patienten der Kontrollgruppe keinerlei Veränderungen von Meßwerten zeigten (jeweils p>0,05),

Kriterium	weibliche Patienten Trainingsgruppe	weibliche Patienten Kontrollgruppe
Isom. Maximalkraft (in Nm/kg Oberkörpermasse)		
LWS-BWS-Flexoren		
lumbal/thorakale Flexion von 0°	3,37 ± 0,60	2,25 ± 0,53
LWS-BWS-Extensoren		
lumbal/thorakale Flexion von 30°	5,71 ± 1,31	3,75 ± 0,81
LWS-BWS-Lateralflexoren		
rechtsseitige Lateralflexoren		
l./th. Lateralflexion von 30°	3,11 ± 0,75	2,21 ± 0,67
linksseitige Lateralflexoren		
l./th. Lateralflexion von 30°	3,13 ± 0,77	2,26 ± 0,54
LWS-BWS-Rotatoren		
rechtsseitige Rotatoren		
l./th. Rotation von 30°	2,36 ± 0,44	1,70 ± 0,46
linksseitige Rotatoren		
l./th. Rotation von 30°	2,24 ± 0,45	1,63 ± 0,40
Kraftverhältnisse LWS/BWS		
Flexoren : Extensoren	0,60 ± 0,12	0,63 ± 0,20
rechtsseitige : linksseitige Lateralflexoren	1,00 ± 0,18	0,98 ± 0,17
rechtsseitige : linksseitige Rotatoren	1,07 ± 0,13	1,05 ± 0,19

Tab. 97: Charakterisierung der Experimentalgruppen anhand nach Beendigung des Aufbauprogramms ermittelter Meßparameter

Kriterium	männliche Patienten Trainingsgruppe	männliche Patienten Kontrollgruppe
Isometrische Maximalkraft		
LWS-BWS-Flexoren	+27,4% p≤0,001	- 2,4% p>0,05
LWS-BWS-Extensoren	+30,0% p≤0,001	-10,4% p>0,05
LWS-BWS-Lateralflexoren		
rechtsseitige Lateralflexoren	+27,7% p≤0,001	- 3,0% p>0,05
linksseitige Lateralflexoren	+24,6% p≤0,001	- 1,7% p>0,05
LWS-BWS-Rotatoren		
rechtsseitige Rotatoren	+27,2% p≤0,001	- 2,5% p>0,05
linksseitige Rotatoren	+32,5% p≤0,001	- 4,0% p>0,05

Tab. 98: Trainingsbedingte Maximalkraftverbesserungen männlicher Patienten

konnten die trainierenden Patienten die isometrische Maximalkraft der Rumpfmuskulatur um durchschnittlich 28,2% (männliche Patienten) bzw. 34,1% (weibliche Patienten) steigern (jeweils p≤0,001, Tab. 98 und 99). Der in Abb. 125 und Abb. 126 veranschaulichte Vergleich mit den in Kapitel 8.2.2 bzw. Kapitel 8.4 vorgestellten alters- und geschlechtsspezifischen Referenzwerten demonstriert eine Verschiebung der Maximalkraftwerte vom unteren in den mittleren bis oberen Referenzbereich.

Im Vergleich zu alters- und geschlechtsspezifischen Referenzwerten zeigten vor Trainingsbeginn 57 Patienten eine Dysbalance zwischen lumbal/thorakaler Flexions- und Extensionsmuskulatur, 33 Patienten eine Dysbalance zwischen rechts- und linksseitiger lumbal/thorakaler Lateralflexionsmuskulatur sowie 57 Patienten eine Dysbalance zwischen rechts- und linksseitiger lumbal/thorakaler Rotationsmuskulatur (= Kraftunterschiede zwischen rechter und linker Körperseite von >10%).

Nach Beendigung des Aufbauprogramms waren die Dysbalancen zwischen Flexions- und Extensionsmuskulatur bei 39 Patienten (= 68,4%), die Dysbalancen zwischen rechts- und linksseitiger Lateralflexionsmuskulatur bei 9 Patienten (= 27,3%) und die Dysbalance zwischen rechts- und linksseitiger Rotationsmuskulatur bei 19 Patienten (= 33,3%) vollständig beseitigt. Die übrigen Patienten zeigten durchweg eine Reduktion des Ausprägungsgrades der Dysbalancen.

Kriterium	weibliche Patienten Trainingsgruppe	weibliche Patienten Kontrollgruppe
Isometrische Maximalkraft		
LWS-BWS-Flexoren	+42,2% p≤0,001	- 0,9% p>0,05
LWS-BWS-Extensoren	+30,7% p≤0,001	± 0,0% p>0,05
LWS-BWS-Lateralflexoren		
rechtsseitige Lateralflexoren	+38,2% p≤0,001	+ 0,5% p>0,05
linksseitige Lateralflexoren	+28,3% p≤0,001	- 1,3% p>0,05
LWS-BWS-Rotatoren		
rechtsseitige Rotatoren	+32,6% p≤0,001	- 0,6% p>0,05
linksseitige Rotatoren	+32,5% p≤0,001	+ 2,5% p>0,05

Tab. 99: Trainingsbedingte Maximalkraftverbesserungen weiblicher Patienten

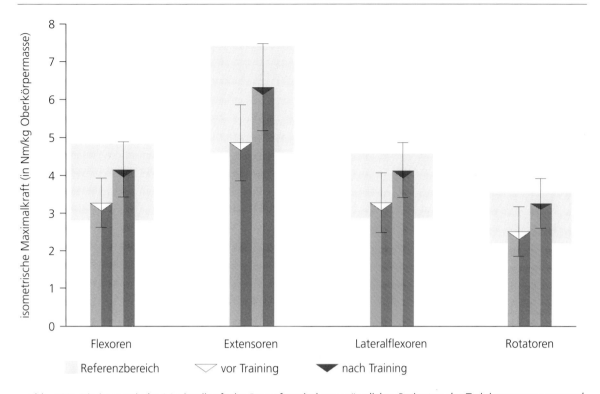

Abb. 125: Die isometrische Maximalkraft der Rumpfmuskulatur männlicher Patienten der Trainingsgruppe vor und nach Training

67 Patienten der Trainingsgruppen (= 42,1%) gaben bei der Befragung nach Trainingsende Beschwerdefreiheit im Bereich der Lendenwirbelsäule an (p≤0,001, Abb. 127). 40,3% der Patienten berichteten nach Beendigung des Aufbauprogramms über unregelmäßige, 12,0% der Patienten über regelmäßige und 5,7% der Patienten über ständige Beschwerden. Die Intensität der Beschwerden nach Trainingsende wurde von 31,5% der Patienten als leicht, von 20,1% der Patienten als mäßig und von 6,3% der Patienten als stark eingestuft. Der Vorher-nachher-Vergleich dokumentierte für beide Beschwerdecharakteristika eine hochsignifikante Verbesserung (jeweils p≤0,001). Patienten der Kontrollgruppe zeigten keine positiven Veränderungen des Beschwerdebilds der Lendenwirbelsäule.

Nach Trainingsende wurden für die ausgewählten subjektiven Parameter folgende Werte erfaßt: allgemeine Leistungsfähigkeit: 2,18 ± 0,74, persönliches Wohlbefinden: 1,91 ± 0,62, Ermüdungszustand: 1,35 ± 0,56. Im Vergleich zum Zeitpunkt vor Trainingsbeginn entsprach dies einer Steigerung von durchschnittlich 21,7%,

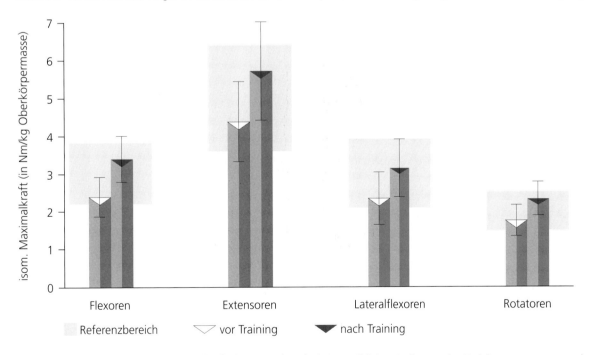

Abb. 126: Die isometrische Maximalkraft der Rumpfmuskulatur weiblicher Patienten der Trainingsgruppe vor und nach Training

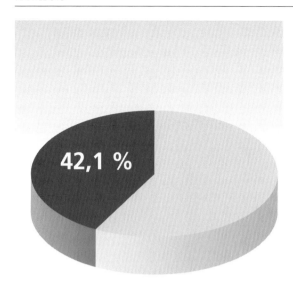

- beschwerdefrei (p≤0,001)
- weniger regelmäßige und/oder weniger starke Beschwerden (p≤0,001)

Abb. 127: Veränderungen des Beschwerdebilds der Lendenwirbelsäule bei der Trainingsgruppe

welche für alle subjektiven Parameter von statistischer Signifikanz war (jeweils p≤0,001).

Die Teilnahme an dem standardisierten Aufbauprogramm führte bei subakuten und chronischen Patienten offensichtlich zu ausgeprägten objektiven und subjektiven Adaptationen, die definierten Primär- und Sekundärziele des Trainingskonzepts konnten realisiert werden. Mittels logistischer Regression und anhand von Subgruppenanalysen wurden darüber hinaus eine Reihe weiterer Erkenntnisse gewonnen.

Die logistische Regression zur Bestimmung des Einflusses der isometrischen Maximalkraft auf die Existenz von Rückenbeschwerden führte bei den Patienten der Trainingsgruppe für keinen Maximalkraftparameter zur Ablehnung der Nullhypothese „Die isometrische Maximalkraft hat keinen Einfluß auf die Existenz von Rückenbeschwerden". (Abb. 128). Weder die relative isometrische Maximalkraft der Rumpfmuskulatur vor Trainingsbeginn oder nach Trainingsende noch deren prozentuale Veränderung durch die Teilnahme am Aufbauprogramm können allein den Verlust der Rückenbeschwerden bzw. deren weitere Existenz erklären.

Zur Beantwortung der Fragestellung „Gibt es eine besondere Art von Patienten, die mit hoher Wahrscheinlichkeit von dem neu konzipierten Ansatz profitiert?" wurden Subgruppenanalysen mit folgenden Subgruppen durchgeführt:
- männliche Patienten, weibliche Patienten
- Patienten im Alter von <40 Jahre, Patienten im Alter von 40-49 Jahre, Patienten im Alter von ≥50 Jahre
- subakute Patienten, chronische Patienten

Männliche und weibliche Patienten zeigten dabei in allen Altersgruppen nahezu identische Verbesserungen objektiver und subjektiver Parameter. Es konnten keine signifikanten geschlechts- oder altersspezifischen Unterscheide bzgl. der trainingsbedingten Anpassungserscheinungen nachgewiesen werden.

Das für die vorliegende Arbeit entwickelte eigene Definitionsmodell zur Differenzierung subakuter und chronischer Patienten (s. Kapitel 9.1.1) berücksichtigt die Faktoren
- Beschwerdealter
- Dauer der momentanen Episode von Rücken- oder Nackenbeschwerden
- Regelmäßigkeit der Beschwerden
- Intensität der Beschwerden

Subgruppenanalysen mit subakuten und chronischen Patienten lieferten das in Tab. 100 und 101 aufgelistete Datenmaterial bzgl. trainingsbedingter Veränderungen der relativen isometrischen Maximalkraft der Rumpfmuskulatur.

Die Teilnahme an dem standardisierten Aufbauprogramm verbesserte danach die isometrische Maximalkraft der Rumpfmuskulatur bei subakuten Patienten um durchschnittlich 32,5% und bei chronischen Patienten um durchschnittlich 30,1%. Beide Gruppen von Patienten waren offensichtlich in gleicher Weise trainierbar.

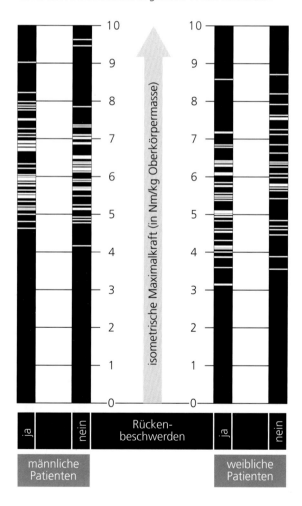

Abb. 128: Die Existenz von Rückenbeschwerden in Abhängigkeit von der isometrischen Maximalkraft der LWS-/BWS-Extensoren nach Beendigung des Aufbauprogramms

Kriterium	subakute männliche Patienten	chronische männliche Patienten
Isometrische Maximalkraft		
LWS-BWS-Flexoren	+27,5% p≤0,001	+27,7% p≤0,001
LWS-BWS-Extensoren	+29,7% p≤0,001	+29,9% p≤0,001
LWS-BWS-Lateralflexoren		
rechtsseitige Lateralflexoren	+27,2% p≤0,001	+29,5% p≤0,001
linksseitige Lateralflexoren	+26,7% p≤0,001	+21,5% p≤0,001
LWS-BWS-Rotatoren		
rechtsseitige Rotatoren	+26,0% p≤0,001	+28,1% p≤0,001
linksseitige Rotatoren	+31,0% p≤0,001	+34,1% p≤0,001

Tab. 100: Trainingsbedingte Maximalkraftverbesserungen subakuter und chronischer Patienten männlichen Geschlechts

Abb. 129 veranschaulicht die trainingsbedingten Veränderungen der subjektiven Parameter allgemeine Leistungsfähigkeit und persönliches Wohlbefinden.

Die Teilnahme an dem standardisierten Aufbauprogramm führte sowohl bei subakuten als auch bei chronischen Patienten zu hochsignifikanten Verbesserungen der allgemeinen Leistungsfähigkeit, des persönlichen Wohlbefindens sowie des Ermüdungszustands (subakute Patienten: +38,8%, chronische Patienten: +24,8%, jeweils p≤0,001).

Das Beschwerdebild der Lendenwirbelsäule nach Trainingsende dokumentierte ausgeprägte gruppenspezifische Veränderungen (Abb. 130). Bei den subakuten Patienten waren nach Beendigung des Aufbauprogramms 61,6% der Patienten (n= 45, p≤0,001) beschwerdefrei, bei den chronischen Patienten 25,6% (n= 22, p≤0.01).

Die Regelmäßigkeit der Beschwerden wurde von allen der subakuten Patienten, die auch nach Trainingsende noch unter Rückenbeschwerden litten (= 38,4%), als unregelmäßig eingestuft (vor Training: 48,0% unregelmäßig, 52,0% regelmäßig). Bei den chronischen Patienten ergab sich bzgl. der Regelmäßigkeit der Beschwer-

Kriterium	subakute weibliche Patienten	chronische weibliche Patienten
Isometrische Maximalkraft		
LWS-BWS-Flexoren	+41,9% p≤0,001	+40,2% p≤0,001
LWS-BWS-Extensoren	+34,2% p≤0,001	+28,1% p≤0,001
LWS-BWS-Lateralflexoren		
rechtsseitige Lateralflexoren	+46,9% p≤0,001	+32,6% p≤0,001
linksseitige Lateralflexoren	+33,3% p≤0,001	+25,1% p≤0,001
LWS-BWS-Rotatoren		
rechtsseitige Rotatoren	+31,4% p≤0,001	+33,5% p≤0,001
linksseitige Rotatoren	+34,5% p≤0,001	+30,5% p≤0,001

Tab. 101: Trainingsbedingte Maximalkraftverbesserungen subakuter und chronischer Patienten weiblichen Geschlechts

allgemeine Leistungsfähigkeit				
vorher			2,94 / 2,91	
Analogskala	1	2	3	4	5
nachher		2,34 / 2,00			

☐ chronische Patienten
■ subakute Patienten

persönliches Wohlbefinden				
vorher		2,36 / 2,33			
Analogskala	1	2	3	4	5
nachher	1,98 / 1,83				

☐ chronische Patienten
■ subakute Patienten

Abb. 129: Trainingsbedingte Veränderungen der allgemeinen Leistungsfähigkeit und des persönlichen Wohlbefindens subakuter und chronischer Patienten

den nach Training folgendes Bild: unregelmäßige Beschwerden: 41,9% (vor Training: 0,0%), regelmäßige Beschwerden: 22,1% (vor Training: 53,5%), ständige Beschwerden: 10,5% (vor Training: 46,5%). Die trainingsbedingten Veränderungen der Regelmäßigkeit der Beschwerden sind sowohl bei subakuten als auch bei chronischen Patienten signifikant (p≤0,01 bzw. p≤0,001).

Vor Trainingsbeginn litten bei den subakuten Patienten 43,8% der Patienten (n= 32) unter leichten sowie 56,2% der Patienten (n= 41) unter mäßigen Beschwerden. Nach Trainingsende wurde die Intensität der verbliebenen Beschwerden von 35,6% der Patienten (n= 26) als leicht und von 2,7% der Patienten (n= 2) als mäßig charakterisiert. Bei den chronischen Patienten litten vor Beginn des Aufbauprogramms 22,1% der Patienten (n= 20) unter mäßigen, 70,9% der Patienten (n= 61) unter starken sowie 7,0% der Patienten (n= 6) unter unerträglichen Beschwerden. Im Rahmen der Ausgangsbefragung wurde die Beschwerdeintensität von 27,9% der Patienten (n= 24) als leicht, von 34,9% der Patienten (n= 30) als mäßig und von 11,6% der Patienten (n= 10) als stark eingeschätzt.

Die trainingsbedingten Veränderungen der Beschwerdeintensität sind bei beiden Patientengruppen hochsignifikant (jeweils p≤0,001).

Die subakuten und chronischen Patienten der vorliegenden Längsschnittstudie zeigten weder vor Beginn noch nach Beendigung des standardisierten Aufbauprogramms signifikante Unterschiede bzgl. der relativen isometrischen Maximalkraft der Rumpfmuskulatur. Beide Gruppen von Patienten demonstrierten darüber hinaus nahezu identische trainingsbedingte Veränderungen von Maximalkraftparametern. Gleiches gilt für die ausgewählten subjektiven Parameter allgemeine Leistungsfähigkeit, persönliches Wohlbefinden und Ermüdungszustand (Ausnahme: subakute Patienten berichteten nach Trainingsende über eine signifikant größere allgemeine Leistungsfähigkeit, p≤0,001).

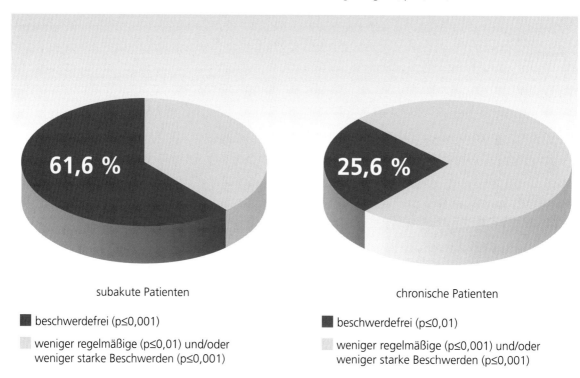

subakute Patienten

■ beschwerdefrei (p≤0,001)
▫ weniger regelmäßige (p≤0,01) und/oder weniger starke Beschwerden (p≤0,001)

chronische Patienten

■ beschwerdefrei (p≤0,01)
▫ weniger regelmäßige (p≤0,001) und/oder weniger starke Beschwerden (p≤0,001)

Abb. 130: Trainingsbedingte Veränderungen des Beschwerdebilds der Lendenwirbelsäule

Kriterium	männliche Patienten Trainingsgruppe	männliche Patienten Kontrollgruppe
n=	49	12
Alter (in Jahren)	44,4 ± 9,0	44,7 ± 7,1
Größe (in cm)	180,3 ± 6,4	180,3 ± 8,3
Körpergewicht (in kg)	79,6 ±10,9	78,8 ±13,9
Kopfmasse (in kg)	5,2 ± 0,2	5,2 ± 0,3

Tab. 102: Charakterisierung der männlichen Trainings- und Kontrollgruppen

Kriterium	weibliche Patienten Trainingsgruppe	weibliche Patienten Kontrollgruppe
n=	38	14
Alter (in Jahren)	41,3 ± 9,1	42,3 ± 9,3
Größe (in cm)	165,6 ± 4,8	166,1 ± 4,6
Körpergewicht (in kg)	62,4 ± 9,2	62,4 ±10,3
Kopfmasse (in kg)	4,8 ± 0,1	4,8 ± 0,1

Tab. 103: Charakterisierung der weiblichen Trainings- und Kontrollgruppen

Der Verlust der Rückenbeschwerden im Rahmen des 12-14wöchigen Trainingszeitraums bzw. deren weitere Existenz nach Beendigung des Aufbauprogramms hängt offensichtlich vom Ausgangsbeschwerdebild vor Trainingsbeginn ab.

Die Teilnahme an dem standardisierten Aufbauprogramm führt sowohl bei subakuten als auch chronischen Patienten zu signifikanten Verbesserungen der Regelmäßigkeit und Intensität von Rückenbeschwerden, die hochsignifikanten Steigerungen von Maximalkraftparametern der Rumpfmuskulatur sind jedoch überwiegend nur bei subakuten Patienten von einem Beschwerdeverlust begleitet.

Berücksichtigt man das Durchschnittsalter der Patienten dieser Längsschnittstudie, so läßt sich folgende Erkenntnis festhalten: Personen, die unter regelmäßigen oder ständigen Rückenbeschwerden von mäßiger, starker oder unerträglicher Intensität leiden und deren Beschwerdealter höher als ein Viertel ihres Lebensalters ist, haben offensichtlich nur eine sehr geringe Chance, innerhalb eines dreimonatigen Trainingszeitraums beschwerdefrei zu werden.

9.5.2 Die diagnoseunspezifische Wirksamkeit des standardisierten Aufbauprogramms bei subakuten und chronischen Nackenpatienten

113 Patienten mit subakuten und chronischen Beschwerden im Bereich der Halswirbelsäule nahmen an einer weiteren Längsschnittstudie teil. 49 männliche und 38 weibliche Patienten bildeten dabei die Trainingsgruppe, während sich die inaktive Kontrollgruppe aus 12 Männern und 14 Frauen zusammensetzte.

Tab. 102 und 103 charakterisieren die stichprobenbe-

Kriterium	männliche Patienten Trainingsgruppe	männliche Patienten Kontrollgruppe
Isometrische Maximalkraft (in Nm/kg Kopfmasse)		
HWS-Flexoren		
zervikale Flexion von 0°	3,42 ± 2,40	2,33 ± 1,58
HWS-Extensoren		
zervikale Flexion von 30°	8,86 ± 2,19	7,72 ± 2,24
HWS-Lateralflexoren		
rechtsseitige Lateralflexoren		
zervikale Lateralflexion von 30°	8,12 ± 2,82	6,33 ± 2,33
linksseitige Lateralflexoren		
zervikale Lateralflexion von 30°	7,94 ± 2,62	6,45 ± 1,96
Kraftverhältnisse HWS		
Flexoren : Extensoren	0,34 ± 0,17	0,37 ± 0,26
rechtsseitige : linksseitige Lateralflexoren	1,03 ± 0,17	1,01 ± 0,40

Tab. 104: Charakterisierung der männlichen Experimentalgruppen anhand vor Trainingsbeginn ermittelter Meßparameter

Kriterium	weibliche Patienten Trainingsgruppe	weibliche Patienten Kontrollgruppe
Isometrische Maximalkraft (in Nm/kg Kopfmasse)		
HWS-Flexoren		
zervikale Flexion von 0°	1,98 ± 1,14	1,26 ± 0,61
HWS-Extensoren		
zervikale Flexion von 30°	5,15 ± 1,69	3,92 ± 0,94
HWS-Lateralflexoren		
rechtsseitige Lateralflexoren		
zervikale Lateralflexion von 30°	4,89 ± 2,49	2,44 ± 1,12
linksseitige Lateralflexoren		
zervikale Lateralflexion von 30°	5,13 ± 2,54	3,11 ± 1,06
Kraftverhältnisse HWS		
Flexoren : Extensoren	0,32 ± 0,16	0,32 ± 0,02
rechtsseitige : linksseitige Lateralflexoren	0,95 ± 0,23	0,75 ± 0,17

Tab. 105: Charakterisierung der weiblichen Experimentalgruppen anhand vor Trainingsbeginn ermittelter Meßparameter

schreibenden Merkmale Alter, Größe, Körpergewicht und Kopfmasse.

33,3% der männlichen und weiblichen Patienten der Trainingsgruppe litten vor Trainingsbeginn unter unregelmäßigen, 46,0% der Patienten unter regelmäßigen und 20,7 der Patienten unter ständigen Beschwerden im Bereich der Halswirbelsäule. Bei der Kontrollgruppe wurde folgende Verteilung beobachtet: unregelmäßige Beschwerden: 30,8%, regelmäßige Beschwerden: 34,6%, ständige Beschwerden: 34,6%. 24,1% der trainierenden Patienten charakterisierten die Intensität ihrer Beschwerden als leicht, 46,0% der Patienten als mäßig, 28,7% der Patienten als stark sowie 1,2% der Patienten als unerträglich. Die Beschwerdeintensität der Kontrollgruppenpatienten wurde wie folgt registriert: leicht: 30,8%, mäßig: 46,2%, stark: 23,1%. Der Vergleich der Beschwerdebilder von Trainings- und Kontrollgruppe dokumentierte keine signifikanten Unterschiede bzgl. der Parameter Dauer der Beschwerden in Jahren, Regelmäßigkeit sowie Intensität der Beschwerden.

Die ausgewählten subjektiven Parameter allgemeine Leistungsfähigkeit, persönliches Wohlbefinden und Ermüdungszustand wurden analog zur ersten Längsschnittstudie nur bei Patienten der Trainingsgruppe erhoben. Der Einsatz von 5-Punkt-Analogskalen mit Ankerworten führte dabei zu Durchschnittswerten vor Trainingsbeginn von 2,97 ± 0,58 für den Parameter allgemeine Leistungsfähigkeit, von 2,38 ± 0,81 für den Parameter persönliches Wohlbefinden sowie von 1,56 ± 0,84 für den Parameter Ermüdungszustand.

Tab. 104 und 105 dokumentieren die vor Trainingsbeginn erhobenen Maximalkraftparameter der Nacken- und Halsmuskulatur männlicher und weiblicher Patienten.

Kriterium	männliche Patienten Trainingsgruppe	männliche Patienten Kontrollgruppe
Isometrische Maximalkraft (in Nm/kg Kopfmasse)		
HWS-Flexoren		
zervikale Flexion von 0°	5,26 ± 2,68	2,50 ± 1,61
HWS-Extensoren		
zervikale Flexion von 30°	10,65 ± 2,54	7,31 ± 1,88
HWS-Lateralflexoren		
rechtsseitige Lateralflexoren		
zervikale Lateralflexion von 30°	10,74 ± 2,86	6,14 ± 2,19
linksseitige Lateralflexoren		
zervikale Lateralflexion von 30°	10,52 ± 2,62	6,16 ± 1,58
Kraftverhältnisse HWS		
Flexoren : Extensoren	0,45 ± 0,19	0,38 ± 0,21
rechtsseitige : linksseitige Lateralflexoren	1,02 ± 0,12	0,99 ± 0,27

Tab. 106: Charakterisierung der männlichen Experimentalgruppen anhand nach Beendigung des Aufbauprogramms ermittelter Meßparameter

Kriterium	weibliche Patienten Trainingsgruppe	weibliche Patienten Kontrollgruppe
Isometrische Maximalkraft (in Nm/kg Kopfmasse)		
HWS-Flexoren		
zervikale Flexion von 0°	3,26 ± 1,61	1,47 ± 0,61
HWS-Extensoren		
zervikale Flexion von 30°	7,54 ± 2,62	4,00 ± 0,95
HWS-Lateralflexoren		
rechtsseitige Lateralflexoren		
zervikale Lateralflexion von 30°	8,61 ± 2,93	2,23 ± 0,84
linksseitige Lateralflexoren		
zervikale Lateralflexion von 30°	8,72 ± 2,88	2,86 ± 1,32
Kraftverhältnisse HWS		
Flexoren : Extensoren	0,32 ± 0,11	0,35 ± 0,53
rechtsseitige : linksseitige Lateralflexoren	1,00 ± 0,16	0,81 ± 0,11

Tab. 107: Charakterisierung der weiblichen Experimentalgruppen anhand nach Beendigung des Aufbauprogramms ermittelter Meßparameter

Eine Signifikanzprüfung zeigte keine Unterschiede zwischen der geschlechtsspezifischen Maximalkraft der Trainings- und Kontrollgruppen (Ausnahme: Maximalkraft der HWS-Extensoren weiblicher Patienten: p≤0,01).

Nachuntersuchungen der Patienten 7-10 Tage nach Beendigung der 24. Trainingseinheit (Trainingsgruppe) bzw. 12-14 Wochen nach Durchführung der Eingangsanalyse (Kontrollgruppe) ergaben die in Tab. 106 und

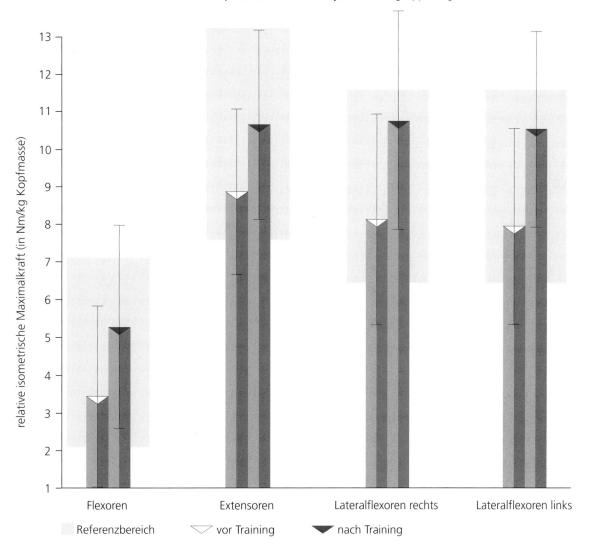

Abb. 131: Die isometrische Maximalkraft der Nacken- und Halsmuskulatur männlicher Patienten der Trainingsgruppe

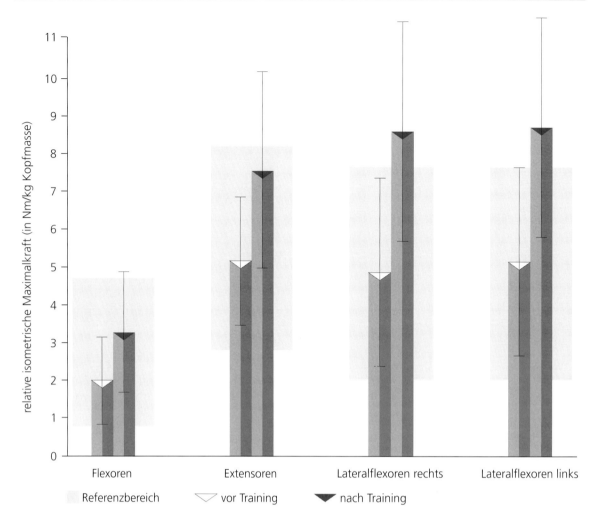

Abb. 132: Die isometrische Maximalkraft der Nacken- und Halsmuskulatur weiblicher Patienten der Trainingsgruppe

107 aufgelisteten Meßwerte.

Tab. 108 und 109 veranschaulichen, daß bei Patienten der Kontrollgruppe keine Veränderungen von Kraftwerten beobachtet werden konnten (Ausnahme: isometrische Maximalkraft der HWS-Flexoren weiblicher Kontrollpatienten: $p \leq 0{,}01$).

Bei den trainierten Patienten erhöhte sich dagegen die isometrische Maximalkraft der Nacken- und Halsmuskulatur um durchschnittlich 34,7 % (männliche Patienten) bzw. 64,3 % (weibliche Patienten).

Der in Abb. 131 und Abb. 132 veranschaulichte Vergleich mit den in Kapitel 8.2.2 bzw. Kapitel 8.4 vorgestellten alters- und geschlechtsspezifischen Referenzwerten demonstriert bei männlichen Patienten eine Verschiebung der Maximalkraftwerte vom unteren in den mittleren bis oberen Referenzbereich, während weibliche Patienten eine Verschiebung der Maximalkraftwerte vom unteren bis mittleren in den oberen Referenzbereich zeigen.

Im Vergleich zu alters- und geschlechtsspezifischen Referenzwerten wiesen vor Trainingsbeginn 27 Patienten eine Dysbalance zwischen zervikaler Flexions- und

Kriterium	männliche Patienten Trainingsgruppe	männliche Patienten Kontrollgruppe
Isometrische Maximalkraft		
HWS-Flexoren	+ 53,8 % $p \leq 0{,}001$	+ 7,3 % $p > 0{,}05$
HWS-Extensoren	+ 20,2 % $p \leq 0{,}001$	− 5,3 % $p > 0{,}05$
HWS-Lateralflexoren		
rechtsseitige Lateralflexoren	+ 32,3 % $p \leq 0{,}001$	− 3,0 % $p > 0{,}05$
linksseitige Lateralflexoren	+ 32,5 % $p \leq 0{,}001$	− 4,5 % $p > 0{,}05$

Tab. 108: Trainingsbedingte Maximalkraftverbesserungen männlicher Patienten

Kriterium	weibliche Patienten Trainingsgruppe	weibliche Patienten Kontrollgruppe
Isometrische Maximalkraft		
HWS-Flexoren	+64,6% p≤0,001	+16,7% p≤0,01
HWS-Extensoren	+46,4% p≤0,001	+ 2,0% p>0,05
HWS-Lateralflexoren		
rechtsseitige Lateralflexoren	+76,1% p≤0,001	- 8,6% p>0,05
linksseitige Lateralflexoren	+70,0% p≤0,001	- 8,0% p>0,05

Tab. 109: Trainingsbedingte Maximalkraftverbesserungen weiblicher Patienten

Extensionsmuskulatur bzw. zwischen rechts- und linksseitiger zervikaler Lateralflexionsmuskulatur (= Kraftunterschied zwischen rechter und linker Körperseite von >10%) auf. Nach Beendigung des Aufbauprogramms waren diese Dysbalancen bei 10 Patienten (= 37,0%) vollständig beseitigt. Die übrigen Patienten zeigten tendentiell eine Reduktion des Ausprägungsgrades der Dysbalancen.

51 Patienten der Trainingsgruppen (= 58,6%) gaben bei der Befragung nach Trainingsende Beschwerdefreiheit im Bereich der Halswirbelsäule an (p≤0,001, Abb. 133). 29,9% der Patienten berichteten nach Beendigung des Aufbauprogramms über unregelmäßige, 9,2% der Patienten über regelmäßige und 2,3% der Patienten über ständige Beschwerden. Die Intensität der Beschwerden nach Trainingsende wurde von 29,9% der Patienten als leicht, von 8,1% der Patienten als mäßig und von 3,5% der Patienten als stark eingestuft. Der Vorher-nachher-Vergleich dokumentierte für beide Beschwerdecharakteristika eine hochsignifikante Verbesserung (jeweils p≤0,001). Bei Patienten der Kontrollgruppe konnten keine positiven Veränderungen des Beschwerdebilds der Halswirbelsäule festgestellt werden.

Nach Trainingsende wurden für die ausgewählten subjektiven Parameter folgende Werte erfaßt: allgemeine Leistungsfähigkeit: 2,33 ± 0,68, persönliches Wohlbefinden: 1,98 ± 0,55, Ermüdungszustand: 1,28 ± 0,52. Im Vergleich zum Zeitpunkt vor Trainingsbeginn entsprach dies einer Steigerung von durchschnittlich 18,7%, welche für alle subjektiven Parameter von statistischer Signifikanz war (p≤0,01-0,001).

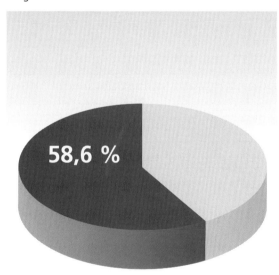

Abb. 133: Statistisch signifikante Veränderungen des Beschwerdebilds der Halswirbelsäule bei der Trainingsgruppe

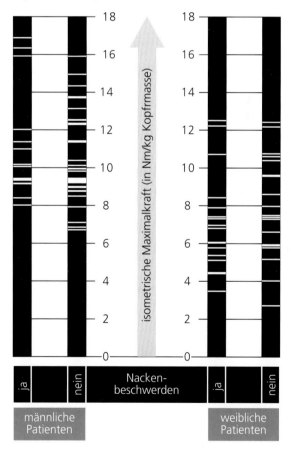

Abb. 134: Die Existenz von Nackenbeschwerden in Abhängigkeit von der isometr. Maximalkraft der HWS-Extensoren nach Beendigung des Aufbauprogramms

Kriterium	subakute männliche Patienten	chronische männliche Patienten
Isometrische Maximalkraft		
HWS-Flexoren	+45,8% p≤0,001	+69,2% p≤0,001
HWS-Extensoren	+21,2% p≤0,001	+18,5% p≤0,001
HWS-Lateralflexoren		
rechtsseitige Lateralflexoren	+36,6% p≤0,001	+25,3% p≤0,001
linksseitige Lateralflexoren	+36,6% p≤0,001	+25,8% p≤0,001

Tab. 110: Trainingsbedingte Maximalkraftverbesserungen subakuter und chronischer Patienten männlichen Geschlechts

Die Teilnahme an dem standardisierten Aufbauprogramm hatte bei Patienten mit subakuten und chronischen Beschwerden im Bereich der Halswirbelsäule ausgeprägte objektive und subjektive Adaptationen zur Folge, die definierten Primär- und Sekundärziele des Trainingskonzepts konnten nachweislich realisiert werden.

Analog zum Bereich der Lendenwirbelsäule führte die logistische Regression zur Bestimmung des Einflusses der isometrischen Maximalkraft auf die Existenz von Nackenbeschwerden bei den Patienten der Trainingsgruppe für keinen Maximalkraftparameter zur Ablehnung der Nullhypothese „Die isometrische Maximalkraft hat keinen Einfluß auf die Existenz von Nackenbeschwerden" (Abb. 134). Weder die relative isometrische Maximalkraft der HWS-Extensoren, -Flexoren oder -Lateralflexoren vor Trainingsbeginn oder nach Trainingsende, noch deren prozentuale Veränderung durch die Teilnahme am Aufbauprogramm, können den Verlust der Nackenbeschwerden bzw. deren weitere Existenz erklären.

In Anlehnung an die bei der vorangegangenen Längsschnittstudie gewonnenen Erkenntnisse wurden zur Beantwortung der Fragestellung „Gibt es eine besondere Art von Patienten, die mit hoher Wahrscheinlichkeit von dem neu konzipierten Ansatz profitiert?" Subgruppenanalysen mit folgenden Subgruppen durchgeführt:
- männliche Patienten, weibliche Patienten
- Patienten im Alter von <40 Jahre, Patienten im Alter von 40-49 Jahre, Patienten im Alter von ≥50 Jahre
- subakute Patienten, chronische Patienten

Weibliche Patienten dokumentierten dabei in allen Altersklassen signifikant größere Verbesserungen der isometrischen Maximalkraft der HWS-Extensoren und -Lateralflexoren als männliche Patienten ($p \leq 0.01$). Die trainingsbedingten Adaptationen der erfaßten subjektiven Parameter (Beschwerdebild, allgemeine Leistungsfähigkeit, persönliches Wohlbefinden, Ermüdungszustand) zeigten keine geschlechtsspezifischen Unterschiede. Die Teilnahme an dem standardisierten Aufbauprogramm führte bei beiden Geschlechtern in allen Altersklassen zu mehr oder weniger identischen Verbesserungen der objektiven und subjektiven Parameter.

Subgruppenanalysen mit subakuten und chronischen Patienten lieferten das in Tab. 110 und 111 aufgelistete Datenmaterial bzgl. trainingsbedingter Veränderungen isometrischer Maximalkraftparameter. Die Teilnahme an dem standardisierten Aufbauprogramm erhöhte danach die relative isometrische Maximalkraft der Nak-

Kriterium	subakute weibliche Patienten	chronische weibliche Patienten
Isometrische Maximalkraft		
HWS-Flexoren	+68,3% p≤0,001	+61,0% p≤0,001
HWS-Extensoren	+49,4% p≤0,001	+43,6% p≤0,001
HWS-Lateralflexoren		
rechtsseitige Lateralflexoren	+76,9% p≤0,001	+76,8% p>0,05
linksseitige Lateralflexoren	+73,4% p≤0,001	+67,6% p≤0,001

Tab. 111: Trainingsbedingte Maximalkraftverbesserungen subakuter und chronischer Patienten weiblichen Geschlechts

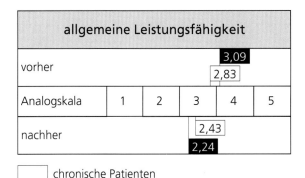

Abb. 135: Trainingsbedingte Veränderungen der allgemeinen Leistungsfähigkeit und des persönlichen Wohlbefindens subakuter und chronischer Patienten

ken- und Halsmuskulatur bei subakuten Patienten um durchschnittlich 51,0% und bei chronischen Patienten um durchschnittlich 48,5%. Beide Gruppen von Patienten waren offensichtlich in gleicher Weise trainierbar.

Abb. 135 veranschaulicht die trainingsbedingten Veränderungen der subjektiven Parameter allgemeine Leistungsfähigkeit und persönliches Wohlbefinden. Die Teilnahme an dem standardisierten Aufbauprogramm führte sowohl bei subakuten als auch bei chronischen Patienten zu signifikanten Verbesserungen der allgemeinen Leistungsfähigkeit, des persönlichen Wohlbefindens sowie des Ermüdungszustands (subakute Patienten: +23,6%, p≤0.01-0.001, chronische Patienten: +13,6%, p≤0.01-0.07).

Das Beschwerdebild der Halswirbelsäule nach Trainingsende dokumentierte ausgeprägte gruppenspezifische Veränderungen (Abb. 136). Bei den subakuten Patienten waren nach Beendigung des Aufbauprogramms 80,4% der Patienten (n= 37, p≤0,001) beschwerdefrei, bei den chronischen Patienten 34,1% (n= 14, p≤0.001).

Die Regelmäßigkeit der Beschwerden wurde von 8 der 9 subakuten Patienten, die auch nach Trainingsende noch unter Nackenbeschwerden litten (= 17,4%), als unregelmäßig und von einem Patienten (= 2,2%) als regelmäßig eingestuft (vor Training: 58,7,% unregelmäßig, 41,3% regelmäßig). Bei den chronischen Patienten ergibt sich bzgl. der Regelmäßigkeit der Beschwerden nach Beendigung des Aufbauprogramms folgendes Bild: unregelmäßige Beschwerden: 43,9% (vor Training: 0%), regelmäßige Beschwerden: 17,1% (vor Training: 61,0%), ständige Beschwerden: 4,9% (vor Training: 39,0%). Die trainingsbedingten Veränderungen der Regelmäßigkeit der Beschwerden sind sowohl bei subakuten als auch bei chronischen Patienten signifikant (p≤0,07 bzw. p≤0,001).

Vor Trainingsbeginn litten 37,0% der subakuten Patienten (n= 17) unter leichten sowie 63,0% der subaku-

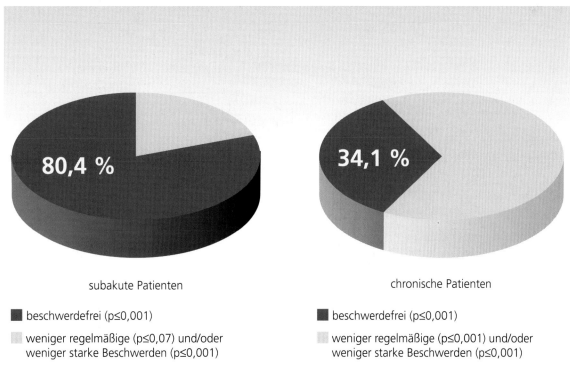

Abb. 136: Trainingsbedingte Veränderungen des Beschwerdebilds der Halswirbelsäule

ten Patienten (n= 29) unter mäßigen Beschwerden. Nach Trainingsende charakterisierten alle 9 Patienten (= 19,6%), die weiterhin Nackenbeschwerden angaben, die Intensität der Beschwerden als leicht. Bei den chronischen Patienten litten vor Beginn des Aufbauprogramms 41,5% der Patienten (n= 17) unter mäßigen, 56,1% der Patienten (n= 23) unter starken sowie 2,4% der Patienten (n= 1) unter unerträglichen Beschwerden. Im Rahmen der standardisierten Befragung nach Trainingsende wurde die Beschwerdeintensität von 41,5% der Patienten (n= 17) als leicht, von 17,1% der Patienten (n= 7) als mäßig und von 7,3% der Patienten (n= 3) als stark bezeichnet. Die trainingsbedingten Veränderungen der Beschwerdeintensität sind bei beiden Patientengruppen hochsignifikant (jeweils p≤0,001).

Analog zu ersten Längsschnittstudie zeigten auch die subakuten und chronischen Patienten dieser zweiten Längsschnittstudie weder vor Beginn noch nach Beendigung des standardisierten Aufbauprogramms signifikante Unterschiede bzgl. der relativen isometrischen Maximalkraft der involvierten Muskelgruppen. Darüber hinaus demonstrierten subakute und chronische Patienten sowohl bei den Maximalkraftparametern als auch bei den ausgewählten subjektiven Parametern nahezu dieselben trainingsbedingten Veränderungen.

Auch der Verlust der Nackenbeschwerden im Rahmen des 12-14wöchigen Trainingszeitraums bzw. deren weitere Existenz nach Beendigung des Aufbauprogramms hängt primär vom Ausgangsbeschwerdebild vor Trainingsbeginn ab. Die Teilnahme an dem standardisierten Aufbauprogramm führt sowohl bei subakuten als auch bei chronischen Patienten zu signifikanten Verbesserungen der Regelmäßigkeit und Intensität von Nackenbeschwerden, die hochsignifikanten Steigerungen von Maximalkraftparametern der Nacken- und Halsmuskulatur sind jedoch erneut überwiegend nur bei subakuten Patienten von einem Beschwerdeverlust begleitet. Die Erfolgsaussicht einer Programmteilnahme läßt sich bezogen auf das Kriterium Beschwerdefreiheit nach Trainingsende für subakute Patienten mit ca. 80%, für chronische Patienten mit ca. 34% quantifizieren.

9.5.3 Qualitätskontrolle

Die Verbreitung innovativer Konzepte hängt nicht nur von deren Wirksamkeit ab, sondern bedarf der Akzeptanz und Unterstützung durch die primären Zielgruppen und Kostenträger.

Zur Erarbeitung einer entsprechenden Entscheidungsgrundlage für Unternehmen und Krankenversicherer wurde die an den beiden Längsschnittstudien zur Evaluation der diagnoseunspezifischen Wirksamkeit des standardisierten Aufbauprogramms teilnehmenden Patienten anhand eines anonymisierten Fragebogens um ihre subjektive Bewertung des Programms gebeten.

Dabei hatten die Patienten die Aufgabe, folgende 12 Aussagen mit jeweils einem („bin völlig anderer Meinung"), zwei („bin anderer Meinung"), drei („trifft im großen u. ganzen zu"), vier („kann ich prinzipiell bestätigen") oder fünf Punkten („stimme völlig überein") zu bewerten:

1. Im FPZ herrscht eine angenehme Atmosphäre.
2. Die Mitarbeiter sind dienstleistungsorientiert.
3. Die Mitarbeiter des FPZ sind fachlich qualifiziert.
4. Ich fühle mich gut betreut.
5. Die Dauer des FPZ Programms ist angemessen.
6. Ich empfinde die Dauer der einzelnen Trainingseinheiten als angenehm.
7. Das Training ist abwechslungsreich und kann mich dauerhaft motivieren.
8. Der Erfolg des Trainingsprogramms entspricht meinen Erwartungen.

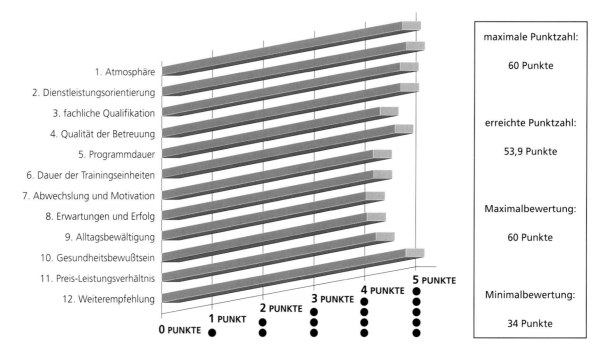

Abb. 137: Ergebnisse der standardisierten Befragung zur Qualitätskontrolle

Bewertungskriterium	Punktzahl
Atmosphäre	4,78 ± 0,48
Dienstleistungsorientierung	4,85 ± 0,40
fachliche Qualifikation	4,74 ± 0,50
Qualität der Betreuung	4,76 ± 0,52
Programmdauer	4,34 ± 0,72
Dauer der Trainingseinheiten	4,64 ± 0,54
Abwechslung und Motivation	4,21 ± 0,94
Erwartungen und Erfolg	4,22 ± 0,89
Alltagsbewältigung	4,03 ± 0,95
Gesundheitsbewußtsein	4,09 ± 0,85
Preis-Leistungsverhältnis	4,28 ± 0,88
Weiterempfehlung	4,86 ± 0,42

Tab. 137: Subjektive Bewertung des Programms durch die teilnehmenden Patienten

9. Das Training hat mir geholfen, die Anforderungen von Beruf und Alltag besser zu bewältigen.
10. Mein Gesundheitsbewußtsein ist durch die Teilnahme am Programm positiv beeinflußt worden.
11. Das Preis-Leistungsverhältnis des FPZ ist ausgewogen.
12. Ich werde das FPZ weiterempfehlen.

Tab. 112 sowie Abb. 137 dokumentieren das Ergebnis dieser standardisierten Befragung. Im Durchschnitt vergaben die Patienten 89,8% (= 53,9 Punkte) der maximal möglichen Zahl von 60 Punkten, wobei keiner der 12 Parameter mit weniger als 80,6% der Maximalpunktzahl bewertet wurde. Die schlechteste Einzelbewertung aller Teilnehmer betrug 56,7% (= 34 Punkte), die beste 100% der maximal möglichen Punktzahl.

9.5.4 Die diagnosespezifische Wirksamkeit des standardisierten Aufbauprogramms bei chronischen Rücken- und Nackenpatienten

Basierend auf den Erkenntnissen der beiden kontrollierten Längsschnittstudien zur Evaluation der diagnoseunspezifischen Wirksamkeit des standardisierten Aufbauprogramms wurde eine weitere retrospektive Längsschnittstudie durchgeführt. Diese verfolgte primär die Zielsetzung, die Trainierbarkeit der Rumpf- und Nackenmuskulatur chronischer Patienten in Abhängigkeit von ausgewählten medizinischen Diagnosen zu evaluieren und zu beschreiben.

Insgesamt 74 ausgewählte Patienten mit chronischen Beschwerden im Bereich der Lenden- oder Halswirbelsäule nahmen an dieser Längsschnittstudie teil. Bei den Patienten handelte es sich um 25-64 Jahre alte Personen männlichen und weiblichen Geschlechts mit deutscher Staatsangehörigkeit und weißer Hautfarbe. Alle teilnehmenden Patienten waren arbeitsfähig und nahmen freiwillig an dem standardisierten Aufbauprogramm teil. Keiner der Patienten verfügte über Vorerfahrungen mit progressivem dynamischem Krafttraining für die Rumpf- und Nackenmuskulatur. Die Patienten wurden aus dem Klientel zweier orthopädischer Praxen in Ludwigsburg und Kassel rekrutiert und finanzierten die Gebühren für die Programmteilnahme (1500.- DM) aus eigenen Mitteln. Diesen Praxen ist jeweils ein unter fachärztlicher Leitung stehendes Trainingsinstitut, das über die für die Anwendung des Trainingskonzepts erforderlichen Analyse- und Trainingssysteme verfügt, angeschlossen. Vor Ort wurden sämtliche Trainingsmaßnahmen von einem homogenen Team aus professionellen (Diplom-) Sportlehrern und (Sport-/Physio-)Therapeuten betreut. Die verantwortlichen Mitarbeiter/innen dieser medizinischen Trainingsinstitute hatten dabei die in Kapitel 9.2.2.6 erwähnte theoretische und praktische Zusatzausbildung für die Anwendung des standardisierten Trainingskonzepts absolviert.

Die an der Studie teilnehmenden Patienten waren aufgrund von chronischen Rücken- oder Nackenbeschwerden in fachärztlicher Behandlung (Definition chronischer Patient: s. Kapitel 9.1.1). Vor Beginn der Programmteilnahme wurden alle Patienten von einem approbierten Facharzt für Orthopädie untersucht. Im Rahmen der ärztlichen Diagnostik erfolgte dabei die Überprüfung der Indikation(en) sowie evtl. Kontraindikationen für die Programmteilnahme sowie die Festlegung der genauen Diagnose gemäß ICD-10-Schlüssel.

Für die vorliegende retrospektive Längsschnittstudie wurden aus dem Datenpool der o.a. Praxen und medizinischen Trainingsinstitute chronische Patienten mit folgenden Diagnosen ausgewählt (Fallzahlen in Klammer):
• Diagnose 1: M 47.9 Facettensyndrom der Lendenwirbelsäule (n= 9)
• Diagnose 2: M 51.9 thorakaler/lumbaler Bandscheibenschaden (n= 8)
• Diagnose 3: M 54.5 Lumbago funktionell, Kreuzschmerz (n= 29)
• Diagnose 4: M 42.1 Osteochondrose der Wirbelsäule beim Erwachsenen (n= 13)
• Diagnose 5: M 54.2 Zervikalsyndrom exkl. Bandscheibenschaden (n= 15)

Die Patienten mit den Diagnosen 1-3 sowie 5 stammten dabei aus der Einrichtung in Ludwigsburg, die Patienten mit der Diagnose 4 aus der Einrichtung in Kassel.

Vor Beginn und 7-10 Tage nach Beendigung des standardisierten Aufbauprogramms wurde mit allen teilnehmenden Patienten eine biomechanische Funktionsanalyse der Wirbelsäule inkl. standardisierter Befragung durchgeführt. Als „patientenorientierter klinisch relevanter Endpunkt" nach SHEKELLE et al. (1994, 2028Sff) wurden dabei folgende Parameter gemessen bzw. erfragt und auf Signifikanz geprüft:
• für die Diagnosen 1-4
  - Gesamtmobilität der LWS/BWS in den einzelnen Bewegungsebenen (Ausnahme: bei Diagnose 4 keine LWS/BWS-Mobilität in der Frontalebene)
  - isometrische Maximalkraft der Rumpfmuskulatur
  - dynamische Muskelleistungsfähigkeit der LWS-/BWS-Extensoren
  - Beschwerdebild der Wirbelsäule
  - Verbesserung des subjektiven Wohlbefindens (nur Diagnosen 1-3)
  - Reduktion der Anzahl der Arztbesuche (nur Diagnosen 1-3)

Kriterium	Diagnose 1 Facettensyndrom der Lendenwirbelsäule	Diagnose 2 thor./lumbaler Bandscheibenschaden	Diagnose 3 Lumbago funktionell	Diagnose 4 Osteochondr. der Wirbelsäule
n=	9	8	29	13
Alter (in Jahren)	44,6 ±11,3	45,0 ± 5,0	45,8 ± 9,0	46,1 ±10,0
Körpergröße (in cm)	171,9 ±11,6	173,9 ± 9,4	168,1 ± 7,6	170,1 ± 9,2
Körpergewicht (in kg)	70,8 ± 9,2	70,6 ± 9,1	69,5 ±13,2	81,4 ±11,3

Tab. 113: Charakterisierung der Patientengruppen

- für die Diagnose 5:
  - Gesamtmobilität der HWS sowie der LWS/BWS in den einzelnen Bewegungsebenen
  - isometrische Maximalkraft der Nacken- und Rumpfmuskulatur
  - dynamische Muskelleistungsfähigkeit der LWS-/BWS-Extensoren
  - Beschwerdebild der Wirbelsäule
  - Verbesserung des subjektiven Wohlbefindens
  - Reduktion der Anzahl der Arztbesuche

Die Parameter „Verbesserung des subjektiven Wohlbefindens" sowie „Reduktion der Anzahl der Arztbesuche" wurden im Rahmen der fachärztlichen Ausgangsuntersuchung nach Beendigung des Aufbauprogramms per Interview erhoben.

Bei der Darstellung der Ergebnisse dieser Längsschnittstudie mit unkontrolliertem Design wird zwischen den Diagnosen für den Bereich der Lenden-/Brustwirbelsäule und der Diagnose für den Bereich der Halswirbelsäule differenziert.

9.5.4.1 Trainierbarkeit von Patienten mit den Diagnosen Facettensyndrom der Lendenwirbelsäule, thorakaler/lumbaler Bandscheibenschaden, Lumbago funktionell sowie Osteochondrose der Wirbelsäule

59 Patienten mit chronischen Beschwerden im Bereich der Lenden- und/oder Brustwirbelsäule (20 Männer, 39 Frauen) wurden in Abhängigkeit von der medizini-

Kriterium	Diagnose 1 Facettensyndrom der Lendenwirbelsäule	Diagnose 2 thor./lumbaler Bandscheibenschaden	Diagnose 3 Lumbago funktionell	Diagnose 4 Osteochondr. der Wirbelsäule
LWS/BWS-Mobilität (in Grad)				
sagittal	65,0 ±12,7	64,4 ±13,1	64,5 ±11,4	63,8 ± 9,9
frontal	56,6 ± 8,5	61,7 ±12,9	58,3 ±11,7	-
transversal	80,7 ±18,8	85,7 ±13,2	80,5 ±14,2	81,9 ±12,8
isometrische Maximalkraft (in Nm/kg Oberkörpermasse)				
LWS-/BWS-Flexoren				
l./th. Flexion von 0°	2,7 ± 0,5	2,5 ± 0,3	2,3 ± 0,6	1,9 ± 0,6
LWS-/BWS-Extensoren				
l./th. Flexion von 30°	5,1 ± 1,8	4,6 ± 1,2	4,6 ± 1,1	2,3 ± 1,0
LWS-/BWS-Lateralflexoren				
rechtsseitige Lateralflexoren				
l./th. Lateralflx. von 30°	2,9 ± 1,3	2,9 ± 0,9	2,6 ± 1,0	1,7 ± 0,6
linksseitige Lateralflexoren				
l./th. Lateralflx. von 30°	2,9 ± 1,2	2,8 ± 0,5	2,6 ± 1,0	2,0 ± 0,8
LWS-/BWS-Rotatoren				
rechtsseitige Rotatoren				
l./th. Rotation von 30°	2,2 ± 1,0	2,0 ± 0,4	1,5 ± 0,6	1,4 ± 0,5
linksseitige Rotatoren				
l./th. Rotation von 30°	2,1 ± 1,0	1,9 ± 0,7	1,7 ± 0,6	1,6 ± 0,7
dyn. Leistungsfähigkeit (in sec)				
LWS-BWS-Extensoren	35,2 ± 8,0	38,0 ±13,3	32,5 ±13,0	70,0 ±28,9

Tab. 114: Charakterisierung der Patientengruppen anhand vor Trainingsbeginn ermittelter Meßwerte

schen Diagnose in vier verschiedene Diagnosegruppen eingeteilt. Tab. 113 charakterisiert die stichprobenbeschreibenden Merkmale Alter, Körpergröße und Körpergewicht.

47,5% der Patienten litten vor Trainingsbeginn unter unregelmäßigen, 20,3% der Patienten unter regelmäßigen und 32,2% der Patienten unter ständigen Beschwerden. 28,8% der Patienten charakterisierten die Intensität ihrer Beschwerden als leicht, 33,9% der Patienten als mäßig, 27,1% der Patienten als stark sowie 10,2% der Patienten als unerträglich.

Die Dauer der Beschwerden in Jahren (= Beschwerdealter der Patienten) betrug bei der Diagnose Facettensyndrom der Lendenwirbelsäule 10,1 ± 13,0 Jahre, bei der Diagnose thorakaler/lumbaler Bandscheibenschaden 6,4 ± 7,2 Jahre, bei der Diagnose Lumbago funktionell 7,1 ± 6,9 Jahre sowie bei der Diagnose Osteochondrose der Wirbelsäule 22,2 ± 12,8 Jahre. Tab. 114 dokumentiert die vor Trainingsbeginn erhobenen Meßparameter.

Bei Nachuntersuchungen der Patienten 7-10 Tage nach Beendigung der letzten Trainingseinheit wurden die in Tab. 115 aufgelisteten Meßwerte ermittelt.

Tab. 116 quantifiziert die trainingsbedingten Anpassungserscheinungen der ausgewählten Mobilitäts-, Muskelkraft- und Muskelleistungsfähigkeitsparameter diagnosespezifisch.

Die Gesamtmobilität der Lenden- und Brustwirbelsäule in den einzelnen Bewegungsebenen vergrößerte sich danach bei allen Diagnosen signifikant.

Muskuläre Parameter dokumentierten ebenfalls statistisch signifikante bis hochsignifikante Adaptationen.

Die isometrische Maximalkraft der Rumpfmuskulatur steigerte sich bei der Diagnose Facettensyndrom der Lendenwirbelsäule um durchschnittlich 34,0%, bei der Diagnose thorakaler/lumbaler Bandscheibenschaden um durchschnittlich 37,2%, bei der Diagnose Lumbago funktionell um durchschnittlich 39,0% sowie bei der Diagnose Osteochondrose der Wirbelsäule um durchschnittlich 122,3% (Abb. 138).

Die dynamische Leistungsfähigkeit der LWS-/BWS-Extensoren erhöhte sich bei allen Diagnosen um durchschnittlich 69,4% (s. Abb. 140).

34 Patienten (= 57,6%) gaben anläßlich der Befragung nach Trainingsende an, im Bereich der Lendenwirbelsäule völlig beschwerdefrei zu sein (p≤0,001). Die beschwerdefreien Patienten verteilten sich auf die einzelnen Diagnosegruppen wie folgt:
- Diagnose Facettensyndrom der Lendenwirbelsäule: n= 7 (= 77,8% aller Patienten mit dieser Diagnose)
- Diagnose thorakaler/lumbaler Bandscheibenschaden: n= 5 (= 62,5% aller Patienten mit dieser Diagnose)
- Diagnose Lumbago funktionell: n= 15 (= 51,7% aller Patienten mit dieser Diagnose)
- Diagnose Osteochondrose der Wirbelsäule: n= 7 (= 53,8% aller Patienten mit dieser Diagnose).

Kriterium	Diagnose 1 Facettensyndrom der Lendenwirbelsäule	Diagnose 2 thor./lumbaler Bandscheibenschaden	Diagnose 3 Lumbago funktionell	Diagnose 4 Osteochondr. der Wirbelsäule
LWS/BWS-Mobilität (in Grad)				
sagittal	73,4 ± 7,5	74,4 ± 6,8	75,0 ± 5,9	79,2 ± 5,7
frontal	75,6 ± 6,5	75,3 ± 8,3	73,8 ± 6,3	-
transversal	102,8 ± 15,8	104,1 ± 9,4	99,6 ± 11,7	126,9 ± 11,0
isometrische Maximalkraft (in Nm/kg Oberkörpermasse)				
LWS-/BWS-Flexoren l./th. Flexion von 0°	3,4 ± 0,5	3,3 ± 0,5	3,0 ± 0,6	3,2 ± 0,5
LWS-/BWS-Extensoren l./th. Flexion von 30°	5,7 ± 1,6	5,6 ± 1,0	5,5 ± 1,0	5,5 ± 1,2
LWS-/BWS-Lateralflexoren rechtsseitige Lateralflexoren l./th. Lateralflx. von 30°	3,7 ± 1,0	3,7 ± 0,7	3,3 ± 0,9	3,3 ± 0,5
linksseitige Lateralflexoren l./th. Lateralflx. von 30°	3,6 ± 1,0	3,7 ± 0,6	3,3 ± 0,9	3,5 ± 0,5
LWS-/BWS-Rotatoren rechtsseitige Rotatoren l./th. Rotation von 30°	2,9 ± 0,8	2,7 ± 0,3	2,3 ± 0,8	3,0 ± 0,7
linksseitige Rotatoren l./th. Rotation von 30°	2,9 ± 0,7	2,7 ± 0,4	2,4 ± 0,7	3,0 ± 0,7
dyn. Leistungsfähigkeit (in sec)				
LWS-BWS-Extensoren	60,9 ± 12,4	57,3 ± 11,4	55,7 ± 11,4	102,7 ± 27,7

Tab. 115: Charakterisierung der Patientengruppen anhand nach Trainingsende ermittelter Meßwerte

Kriterium	Diagnose 1 Facettensyndrom der Lendenwirbelsäule	Diagnose 2 thor./lumbaler Bandscheibenschaden	Diagnose 3 Lumbago funktionell	Diagnose 4 Osteochondr. der Wirbelsäule
Gesamtmobilität LWS/BWS				
sagittal	+ 8,4° $p \leq 0,01$	+ 10,0° $p \leq 0,01$	+ 10,5° $p \leq 0,001$	+ 15,4° $p \leq 0,001$
frontal	+ 19,0° $p \leq 0,01$	+ 13,6° $p \leq 0,01$	+ 15,5° $p \leq 0,001$	- -
transversal	+ 22,1° $p \leq 0,01$	+ 18,4° $p \leq 0,01$	+ 19,1° $p \leq 0,001$	+ 45,0° $p \leq 0,001$
isometrische Maximalkraft				
LWS-/BWS-Flexoren	+ 26,1% $p \leq 0,01$	+ 27,8% $p \leq 0,01$	+ 33,0% $p \leq 0,001$	+ 82,5% $p \leq 0,001$
LWS-/BWS-Extensoren	+ 15,8% $p \leq 0,01$	+ 26,5% $p \leq 0,01$	+ 21,8% $p \leq 0,001$	+180,2% $p \leq 0,001$
LWS-/BWS-Lateralflexoren				
rechtsseitige Lat.flexoren	+ 36,0% $p \leq 0,01$	+ 35,9% $p \leq 0,01$	+ 32,4% $p \leq 0,001$	+114,6% $p \leq 0,001$
linksseitige Lat.flexoren	+ 31,6% $p \leq 0,01$	+ 32,6% $p \leq 0,01$	+ 29,7% $p \leq 0,001$	+101,5% $p \leq 0,001$
LWS-/BWS-Rotatoren				
rechtsseitige Rotatoren	+ 41,9% $p \leq 0,01$	+ 40,0% $p \leq 0,01$	+ 74,6% $p \leq 0,001$	+136,6% $p \leq 0,001$
linksseitige Rotatoren	+ 52,6% $p \leq 0,01$	+ 60,4% $p \leq 0,01$	+ 44,8% $p \leq 0,001$	+118,1% $p \leq 0,001$
dynamische Leistungsfähigkeit				
LWS-BWS-Extensoren	+ 77,1% $p \leq 0,01$	+ 56,9% $p \leq 0,01$	+ 90,1% $p \leq 0,001$	+ 53,6% $p \leq 0,05$

Tab. 116: Trainingsbedingte Anpassungserscheinungen in Abhängigkeit von der Diagnose

22 Patienten (= 37,3%) berichteten nach Beendigung des Aufbauprogramms über unregelmäßige, zwei Patienten über regelmäßige und ein Patient über ständige Beschwerden. Die Veränderung der Regelmäßigkeit der Beschwerden im Bereich der Lenden- und/oder Brustwirbelsäule ist statistisch signifikant ($p \leq 0,001$).

Bei den Patienten, die weiterhin Beschwerden angaben, fanden sich innerhalb der einzelnen Diagnosegruppen folgende Anzahl von Fällen mit einer positiven Veränderung der Regelmäßigkeit der Rückenbeschwerden:
• Diagnose Facettensyndrom der Lendenwirbelsäule: 2 von 2
• Diagnose thorakaler/lumbaler Bandscheibenschaden: 3 von 3
• Diagnose Lumbago funktionell: 11 von 14
• Diagnose Osteochondrose der Wirbelsäule: 2 von 6

Die Intensität der Beschwerden nach Trainingsende wurde von 20 Patienten (= 33,9%) als leicht, von vier Patienten (= 6,8%) als mäßig und von einem Patienten (= 1,7%) als stark charakterisiert. Die Veränderung der Beschwerdeintensität ist statistisch signifikant ($p \leq 0,001$).

Bei den Patienten, die auch nach Trainingsende noch unter Beschwerden litten, fanden sich innerhalb der einzelnen Diagnosegruppen folgende Anzahl von Fällen mit einer positiven Veränderung der Beschwerdeintensität:
• Diagnose Facettensyndrom der Lendenwirbelsäule: 1 von 2
• Diagnose thorakaler/lumbaler Bandscheibenschaden: 3 von 3
• Diagnose Lumbago funktionell: 10 von 14
• Diagnose Osteochondrose der Wirbelsäule: 5 von 6

Keiner der trainierten Patienten berichtete über eine negative Veränderung der Regelmäßigkeit oder Intensität seiner Beschwerden.

Jeweils alle Patienten mit den Diagnosen Facettensyndrom der Lendenwirbelsäule bzw. thorakaler/lumbaler Bandscheibenschaden sowie 26 von 29 Patienten mit der Diagnose Lumbago funktionell (= 89,7%) gaben an, daß sich ihr subjektives Wohlbefinden durch die Teilnahme an dem Aufbauprogramm verbessert habe.

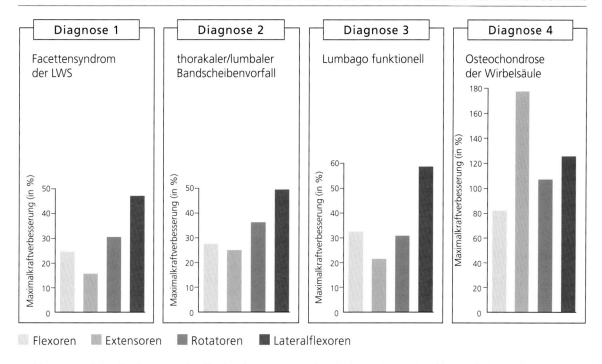

Flexoren Extensoren Rotatoren Lateralflexoren

Abb. 138: Trainingsbedingte Maximalkraftverbesserungen chronischer Patienten in Abhängigkeit von der Diagnose

Bei 8 von 9 Patienten mit der Diagnose Facettensyndrom der LWS (= 88,9%), bei 7 von 8 Patienten mit der Diagnose thorakaler/lumbaler Bandscheibenschaden (= 87,5%) sowie bei 21 von 29 Patienten mit der Diagnose Lumbago funktionell (= 72,4%), hatte die Trainingsteilnahme eine Reduktion der Arztbesuche zur Folge.

9.5.4.2 Trainierbarkeit von Patienten mit der Diagnose Zervikalsyndrom exkl. Bandscheibenschaden

Vier männliche und elf weibliche Patienten mit chronischen Beschwerden im Bereich der Halswirbelsäule bildeten die fünfte Diagnosegruppe. Diese Patienten mit der Diagnose M 54.2 (Zervikalsyndrom exkl. Bandscheibenschaden) absolvierten das standardisierte Aufbauprogramm zur Optimierung des Funktionszustands der Hals- und Lenden-/Brustwirbelsäule. Tab. 117 können die stichprobenbeschreibenden Merkmale Alter, Körpergröße und Körpergewicht entnommen werden.

Acht Patienten (= 53,3%) charakterisierten die Regelmäßigkeit ihrer Beschwerden vor Beginn des Aufbauprogramms als unregelmäßig, vier Patienten (= 26,7%) als regelmäßig und drei Patienten (= 20,0%) als ständig.

Kriterium	Diagnose 5 Zervikalsyndrom
n=	15
Alter (in Jahren)	41,2 ± 11,1
Körpergröße (in cm)	170,0 ± 9,9
Körpergewicht (in kg)	65,8 ± 7,9

Tab. 117: Charakterisierung der Patienten der Diagnosegruppe 5

Kriterium	Diagnose 5 Zervikalsyndrom
Gesamtmobilität (in Grad)	
HWS sagittal	122,5 ± 19,4
HWS frontal	67,5 ± 13,1
HWS transversal	143,9 ± 21,8
LWS/BWS sagittal	64,8 ± 12,6
LWS/BWS frontal	60,4 ± 12,3
LWS/BWS transversal	81,2 ± 12,7
isom. Maximalkraft (in Nm/kg Kopf- bzw. Oberkörpermasse)	
HWS-Extensoren zervikale Flexion von 0°	5,8 ± 2,1
LWS-/BWS-Flexoren l./th. Flexion von 0°	2,4 ± 0,6
LWS-/BWS-Extensoren l./th. Flexion von 20°	5,0 ± 1,6
LWS-/BWS-Lateralflexoren rechtsseitige Lateralflx. l./th. Lateralflexion von 30°	2,8 ± 1,1
linksseitige Lateralflx. l./th. Lateralflexion von 30°	2,6 ± 0,9
LWS-/BWS-Rotatoren rechtsseitige Rotatoren l./th. Rotation von 30°	1,7 ± 0,7
linksseitige Rotatoren l./th. Rotation von 30°	1,8 ± 0,6
dyn. Leistungsfähigkeit (in sec)	
LWS-/BWS-Extensoren	36,7 ± 23,2

Tab. 118: Charakterisierung der Patientengruppe anhand vor Trainingsbeginn ermittelter Meßwerte

Kriterium	Diagnose 5 Zervikalsyndrom
Gesamtmobilität (in Grad)	
HWS sagittal	136,5 ± 11,6
HWS frontal	81,8 ± 13,8
HWS transversal	156,2 ± 15,5
LWS/BWS sagittal	76,4 ± 5,1
LWS/BWS frontal	75,4 ± 6,4
LWS/BWS transversal	104,7 ± 11,8
isom. Maximalkraft (in Nm/kg Kopf- bzw. Oberkörpermasse)	
HWS-Extensoren zervikale Flexion von 0°	7,2 ± 1,3
LWS-/BWS-Flexoren l./th. Flexion von 0°	3,1 ± 0,7
LWS-/BWS-Extensoren l./th. Flexion von 20°	5,9 ± 1,3
LWS-/BWS-Lateralflexoren rechtsseitige Lateralflx. l./th. Lateralflexion von 30°	3,6 ± 1,0
linksseitige Lateralflx. l./th. Lateralflexion von 30°	3,5 ± 0,9
LWS-/BWS-Rotatoren rechtsseitige Rotatoren l./th. Rotation von 30°	2,5 ± 0,8
linksseitige Rotatoren l./th. Rotation von 30°	2,6 ± 0,7
dyn. Leistungsfähigkeit (in sec)	
LWS-/BWS-Extensoren	60,8 ± 24,7

Tab. 119: Charakterisierung der Patientengruppe anhand nach Trainingsende ermittelter Meßwerte

Die Intensität der Beschwerden wurde von fünf Patienten (= 33,3%) als leicht, von sechs Patienten (= 40,0%) als mäßig und von jeweils zwei Patienten (= 13,3%) als stark bzw. unerträglich eingestuft. Das Beschwerdealter der Patienten (= die Dauer der Beschwerden in Jahren) betrug 10,2 ± 8,5 Jahre. Tab. 118 dokumentiert die vor Trainingsbeginn erhobenen Meßparameter.

Die biomechanische Funktionsanalyse der Wirbelsäule nach Beendigung des standardisierten Aufbauprogramms ergab die in Tab. 119 aufgelisteten Meßwerte. Tab. 120 quantifiziert die trainingsbedingten Anpassungserscheinungen der ausgewählten Mobilitäts-, Muskelkraft- und Muskelleistungsfähigkeitsparameter.

Die Gesamtmobilität der Halswirbelsäule sowie der Lenden- und Brustwirbelsäule vergrößerte sich jeweils in allen Bewegungsebenen signifikant.

Sämtliche muskulären Parameter konnten hochsignifikant verbessert werden. Während die isometrische Maximalkraft der Nackenmuskulatur um 92,4% gesteigert wurde, zeigten die Rumpfmuskelgruppen eine durchschnittliche Maximalkraftverbesserung von 45,5% (Abb. 139). Die dynamische Leistungsfähigkeit der LWS-/BWS-Extensoren erhöhte sich um durchschnittlich 60,8% (Abb. 140).

Vier weibliche Patienten (= 26,7%) gaben bei der Befragung nach Beendigung des Aufbauprogramms Beschwerdefreiheit im Bereich der Halswirbelsäule an.

Bei neun Patienten (= 60,0%) traten die Nackenbeschwerden weiterhin unregelmäßig, bei zwei Patienten (= 13,3%) weiterhin regelmäßig auf. Sieben der elf Patienten, die weiterhin Beschwerden angaben, berichteten über eine positive Veränderung der Regelmäßigkeit ihrer Beschwerden.

Die Intensität der Beschwerden nach Trainingsende wurde von sieben Patienten (= 46,7%) als leicht und von vier Patienten (= 26,7%) als mäßig charakterisiert. Bei sieben Patienten konnte ein Reduktion der Beschwerdeintensität registriert werden. Jeder der elf Pa-

Kriterium	Diagnose 5 Zervikalsyndrom
Gesamtmobilität	
HWS sagittal	+14,0° p≤0,001
HWS frontal	+14,3° p≤0,001
HWS transversal	+12,3° p≤0,01
LWS/BWS sagittal	+11,6° p≤0,001
LWS/BWS frontal	+15,0° p≤0,001
LWS/BWS transversal	+23,5° p≤0,001
isometrische Maximalkraft	
HWS-Extensoren	+92,4% p≤0,001
LWS-/BWS-Flexoren	+29,3% p≤0,001
LWS-/BWS-Extensoren	+25,8% p≤0,001
LWS-/BWS-Lateralflexoren rechtsseitige Lateralflx.	+44,3% p≤0,001
linksseitige Lateralflx.	+46,9% p≤0,001
LWS-/BWS-Rotatoren rechtsseitige Rotatoren	+72,5% p≤0,001
linksseitige Rotatoren	+54,4% p≤0,001
dynamische Leistungsfähigkeit	
LWS-/BWS-Extensoren	+60,8% p≤0,001

Tab. 120: Trainingsbedingte Anpassungserscheinungen

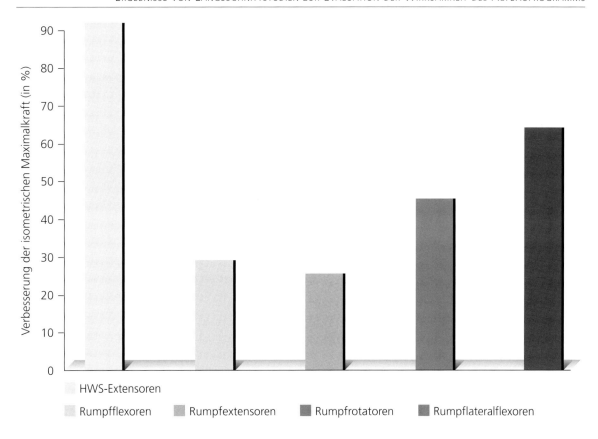

Abb. 139: Trainingsbedingte Maximalkraftverbesserungen von Patienten mit chronischem Zervikalsyndrom

tienten, bei denen die Beschwerden auch nach Beendigung des Aufbauprogramms noch vorhanden waren, gab entweder eine positive Veränderung der Regelmäßigkeit oder der Intensität der Nackenbeschwerden an.

Die Teilnahme an dem Aufbauprogramm hatte bei 12 der 15 Patienten (= 80,0%) ein verbessertes subjektives Wohlbefinden und bei 9 der 15 Patienten (= 64,3%) eine Reduktion der Arztbesuche zur Folge.

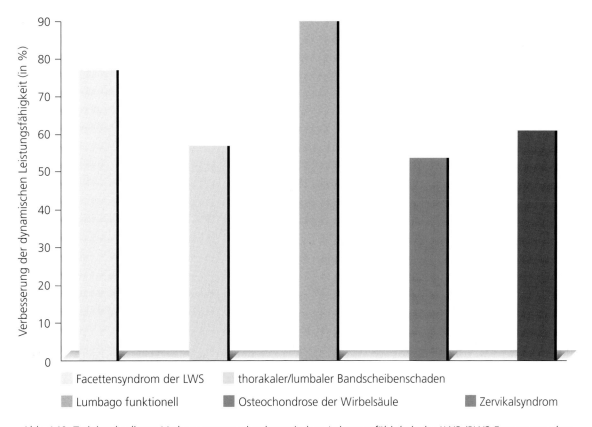

Abb. 140: Trainingsbedingte Verbesserungen der dynamischen Leistungsfähigkeit der LWS-/BWS-Extensoren chronischer Patienten in Abhängigkeit von der Diagnose

Die retrospektive Längsschnittstudie zur Evaluation der diagnosespezifischen Wirksamkeit des standardisierten Aufbauprogramms führte zu der Erkenntnis, daß chronische Patienten mit den Diagnosen Facettensyndrom der Lendenwirbelsäule, thorakaler/lumbaler Bandscheibenschaden, Lumbago funktionell, Osteochondrose der Wirbelsäule sowie Zervikalsyndrom exkl. Bandscheibenschaden in gleicher Weise trainierbar sind und deren Funktionszustand bzw. muskuläre Sicherung der Wirbelsäule in erheblichem Maße verbessert werden kann.

Abb. 140 veranschaulicht die trainingsbedingten Verbesserungen der dynamischen Leistungsfähigkeit der LWS-/BWS-Extensoren in Abhängigkeit von den ausgewählten Diagnosen.

9.5.5 Exkurs: Die Trainierbarkeit des Funktionszustands der Wirbelsäule definierter Zielgruppen

Die Methodik des vorliegenden Trainingskonzepts wurde im Rahmen von insgesamt 17 Längsschnittstudien sukzesssive entwickelt und zielgruppenorientiert erprobt. Nachfolgend werden Ergebnisse und Erkenntnisse ausgewählter Vorstudien mit jeweils unterschiedlichen Populationen zusammenfassend dargestellt.

9.5.5.1 Die Trainierbarkeit des Funktionszustands der Wirbelsäule älterer Menschen

42 männliche und weibliche Mitglieder einer Seniorengemeinschaft für Sport und Freizeitgestaltung (Durchschnittsalter: 64,9 ± 11,3 Jahre) nahmen an einer biomechanischen Funktionsanalyse der Wirbelsäule teil und bildeten die Experimentalgruppen einer ersten prospektiven Längsschnittstudie.

22 Senioren und Seniorinnen (Gruppe 1) absolvierten dabei über einen Zeitraum von 5 Wochen zweimal pro Woche ein apparativ gestütztes Krafttraining für die lumbal/thorakale Flexions- und Extensionsmuskulatur (Dauer pro Trainingseinheit: 30 Minuten, Anzahl der Serien pro Übung: 2, Belastungsintensitäten: 40% und 60% des dynamischen 1 rpm). 10 Senioren und Seniorinnen (Gruppe 2) nahmen 10 Wochen lang einmal pro Woche an einem einstündigen funktionsgymnastischen Übungsprogramm zur Mobilisierung der Wirbelsäule, zur Dehnung der Hüft- und Rumpfmuskulatur sowie zur Kräftigung der Rumpfmuskulatur teil (Organisationsform: Gruppe, Betreuungsform: 1:≤10). 10 ältere Menschen (Gruppe 3) bildeten eine Kontrollgruppe, die nicht trainierte.

Während bei der Kontrollgruppe keine Veränderungen von Meßparametern auftraten (p>0,05), verbesserte sich die Gesamtmobilität der Lenden- und Brustwirbelsäule in der Sagittalebene bei der Gruppe 1 um durchschnittlich 4,5° (p≤0,001), bei der Gruppe 2 um durchschnittlich 3,0° (p≤0,001). Das funktionsgymnastische Übungsprogramm der Gruppe 2 steigerte die isometrische Maximalkraft der lumbal/thorakalen Extensoren um durchschnittlich 13,5%

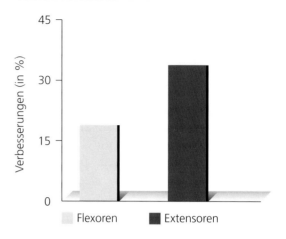

Abb. 141: Krafttrainingsbedingte Verbesserungen der isometrischen Maximalkraft der LWS-/BWS-Flexoren und -Extensoren bei älteren Menschen

(p≤0,05), während die isometrische Maximalkraft der lumbal/thorakalen Flexoren keine signifikanten Kraftveränderungen zeigte (p>0,05).

10 progressive Krafttrainingseinheiten führten bei der Gruppe 1 zu ausgeprägten muskulären Adaptationen. Die isometrische Maximalkraft der lumbal/thorakalen Flexoren und Extensoren erhöhte sich um durchschnittlich 18,9% (p≤0,001) bzw. 34,3% (p≤0,001, Abb. 141), die dynamische Leistungsfähigkeit beider Rumpfmuskelgruppen steigerte sich um jeweils 68% (p≤0,001).

Eine weitere prospektive Längsschnittstudie mit Senioren diente der Erprobung einer ersten Version des standardisierten Aufbauprogramms. Fünf Senioren (Alter: 60,2 ± 6,3 Jahre) und vierzehn Seniorinnen (Alter: 65,6 ± 6,9 Jahre) wurden dabei über einen Zeitraum von 10 Wochen zweimal pro Woche trainiert. Vier der fünf männlichen Senioren sowie alle weiblichen Senioren litten vor Trainingsbeginn seit durchschnittlich 16,8 ± 22,4 Jahren (Senioren) bzw. 20,4 ± 14,7 Jahren (Seniorinnen) unter Beschwerden im Bereich der unteren Lendenwirbelsäule. Bei 42% der Senioren traten diese Beschwerden unregelmäßig, bei 58% der Senioren regelmäßig oder ständig auf. Die Beschwerdeintensität wurde von 53% der Senioren als mäßig und von 47% der Senioren als stark charakterisiert.

20 Trainingseinheiten des standardisierten Aufbauprogramms vergrößerten die Rumpfmobilität in der Sagittalebene um durchschnittlich 7° (p≤0,001), die isometrische Maximalkraft der lumbal/thorakalen Flexoren und Extensoren um durchschnittlich 38,0% (p≤0,001) bzw. 37,4% (p≤0,001) sowie die dynamische Leistungsfähigkeit beider Muskelgruppen um durchschnittlich 108% (p≤0,001) bzw. 103% (p≤0,001).

Die Verbesserung des Funktionszustands der Wirbelsäule wurde von positiven Veränderungen des Beschwerdebilds begleitet. Nach eigenen Angaben waren 12 von ursprünglich 18 Senioren nach Trainingsende völlig beschwerdefrei, 6 Senioren berichteten über eine Reduktion der Regelmäßigkeit sowie der Intensität ihrer Beschwerden.

9.5.5.2 Die Trainierbarkeit des Funktionszustands der Wirbelsäule von Personen mit überwiegend im Sitzen ausgeübter Berufstätigkeit

82 männliche und weibliche Mitarbeiter der Firma TOYOTA Deutschland GmbH absolvierten das standardisierte Aufbautraining im Rahmen eines betrieblichen Präventionsprogramms. Bei diesen jeweils 41 Männern und Frauen im Alter von 24-57 Jahren handelte es sich um Personen mit einer überwiegend im Sitzen ausgeübten Berufstätigkeit. 69,0% der Mitarbeiter berichteten vor Trainingsbeginn über die Existenz subakuten Rückenbeschwerden, während 58,6% der Mitarbeiter unter subakuten Nackenbeschwerden litten.

Die Teilnahme an dem standardisierten Aufbauprogramm hatte eine statistisch signifikante Optimierung des Funktionszustands der Wirbelsäule zur Folge. Die Gesamtmobilität der Lenden-/Brust- und Halswirbelsäule vergrößerte sich in allen Bewegungsebenen um durchschnittlich 5°. Wie Abb. 142 veranschaulicht, verbesserte sich die isometrische Maximalkraft aller Rumpfmuskeln um durchschnittlich 17%. Die isometrische Maximalkraft der Nackenmuskulatur konnte um durchschnittlich 12% gesteigert werden. Dysbalancen zwischen lumbal/thorakaler Flexions- und Extensionsmuskulatur sowie zwischen rechts- und linksseitiger lumbal/thorakaler Lateralflexions- bzw. Rotationsmuskulatur waren nach Trainingsende in 86% bzw. 34% aller Fälle vollständig beseitigt. Bei nahezu allen Trainingsteilnehmern, die auch nach Beendigung des Aufbauprogramms noch signifikante Dysbalancen aufwiesen, hatte sich der Ausprägungsgrad der Dysbalancen reduziert.

Parallel zur Verbesserung und Harmonisierung des Funktionszustands der Wirbelsäule konnte eine positive Veränderung der vorhandenen Beschwerden beobachtet werden. 45% der Mitarbeiter, die vor Trainingsbeginn unter Rückenbeschwerden litten, und 23,5% der Mitarbeiter, die vor Trainingsbeginn unter Nackenbeschwerden litten, gaben nach Trainingsende völlige Beschwerdefreiheit an. Bei näherer Untersuchung zeigte sich, daß der Verlust der Beschwerden bzw. deren weitere Existenz nach Ende des Aufbauprogramms vom Ausgangsbeschwerdebild vor Trainingsbeginn abhing. Diejenigen Mitarbeiter, die auch nach Trainingsende noch Rücken- oder Nackenbeschwerden angaben, berichteten in jedem Einzelfall über eine positive Veränderung der Regelmäßigkeit und/oder der Intensität der Beschwerden.

9.5.5.3 Die Trainierbarkeit des Funktionszustands der Wirbelsäule von Kameramännern

Professionelle Kameramänner stellen eine potentielle Risikogruppe für berufsbedingte Rückenbeschwerden dar. Die berufliche Beanspruchung eines Kameramanns beinhaltet einseitige Belastungen der kameraführenden Körperseite sowie häufige und langdauernde Zwangshaltungen in biomechanisch ungünstigen Körperpositionen.

Eine Vorstudie mit 37 Kameramännern (Alter: 47,1 ± 7,2 Jahre) führte zu der Erkenntnis, daß professionelle Kameramänner unter ausgeprägten Rücken- und Nackenbeschwerden leiden und deren Funktionszustand der Wirbelsäule vielfältigste Defizite aufweist. Im Vergleich zu untrainierten beschwerdefreien Referenzpersonen gleichen Alters demonstrierten die untersuchten Kameramänner eine signifikant geringere LWS-/BWS- und HWS-Mobilität in allen Bewegungsebenen, signifikante Kraftdefizite der gesamten Rumpf- und HWS-Muskulatur sowie eine hochsignifikante Rumpfrotatorendysbalance zwischen kameraführender und nichtkameraführender Körperseite in der Größenordnung von 16%.

Im Rahmen einer prospektiven Längsschnittstudie nahmen 23 Kameramänner im Alter von 30-56 Jahren an dem standardisierten Aufbauprogramm teil und bildeten eine homogene Experimentalgruppe. Aufgrund unregelmäßiger und u.a. von der Tagesaktualität abhängiger Dienstzeiten absolvierten die Kameramänner der Trainingsgruppe in einem Zeitraum von 14 Wochen nicht 24, sondern im Durchschnitt lediglich 18 Trainingseinheiten.

Die Trainingsteilnahme führte zu ausgeprägten Adaptationen. Die Gesamtmobilität der Halswirbelsäule vergrößerte sich in der Sagittalebene um durchschnittlich 17,9° (p≤0,001), in der Frontalebene um durchschnittlich 7,4° (p≤0,001) sowie in der Transversalebene um durchschnittlich 10,9° (p≤0,001). Auch die Gesamtmobilität der Lenden- und Brustwirbelsäule verbesserte sich um durchschnittlich 5,2° (Sagittalebene, p≤0,001) bzw. 14,4° (Transversalebene, p≤0,001; die Frontalebene wurde nicht analysiert).

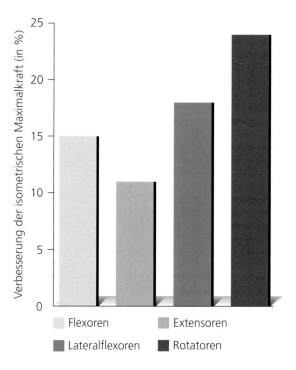

Abb. 142: Trainingsbedingte Anpassungserscheinungen der isometrischen Maximalkraft der Rumpfmuskulatur bei Personen mit überwiegend im Sitzen ausgeübter Berufstätigkeit

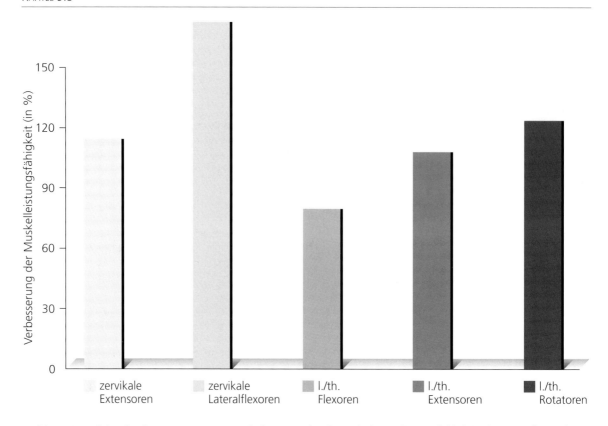

Abb. 143: Trainingsbedingte Anpassungserscheinungen der dynamischen Leistungsfähigkeit der Rumpf-, Nacken- und Halsmuskulatur bei professionellen Kameramännern

Die isometrische Maximalkraft der zervikalen Flexions-, Extensions- und Lateralflexionsmuskulatur erhöhte sich um im Durchschnitt 60,1 %, 20,5 % bzw. 25,4 % (jeweils p≤0,001), während die muskuläre Sicherung des Rumpfes - repräsentiert durch die isometrische Maximalkraft der lumbal/thorakalen Flexions-, Extensions- und Rotationsmuskulatur - Kraftverbesserungen von durchschnittlich 24,8 %, 27,7 % sowie 28,4 % zeigte (jeweils p≤0,001).

Durch die Trainingsteilnahme verbesserte sich darüber hinaus die dynamische Leistungsfähigkeit der zervikalen Extensoren und Lateralflexoren sowie der lumbal/thorakalen Flexoren, Extensoren und Rotatoren um im Durchschnitt 120 % (Abb. 143).

50 % der Kameramänner, die vor Trainingsbeginn unter Rückenbeschwerden litten sowie 64 % aller Kameramänner, die vor Trainingsbeginn über Nackenbeschwerden klagten, waren nach Trainingsende – nach eigenen Angaben – völlig beschwerdefrei. Diejenigen Kameramänner, die weiterhin Beschwerden aufwiesen, berichteten in jedem Einzelfall über eine positive Veränderung der Regelmäßigkeit und/oder der Intensität der Rücken- und Nackenbeschwerden (jeweils p≤0,01).

9.5.6 Ergebnisse von Längsschnittstudien zur Evaluation der Wirksamkeit des standardisierten Trainingsprogramms zur weiterführenden Prävention

Die eigenen Längsschnittstudien zur Evaluation der Wirksamkeit des standardisierten Aufbauprogramms bei unterschiedlichen Populationen haben gezeigt:

- Muskelkraft und -leistungsfähigkeit von Rumpf-, Nacken- und Halsmuskulatur können in einem Trainingszeitraum von 12-14 Wochen verbessert und harmonisiert werden
- parallel zur Optimierung der muskulären Sicherung bzw. des Funktionszustands der Wirbelsäule erfolgt eine positive Veränderung ausgewählter subjektiver Parameter (Beschwerdebild der Wirbelsäule, allgemeine Leistungsfähigkeit, persönliches Wohlbefinden, Ermüdungszustand)

Aus trainingswissenschaftlicher Sicht sowie unter Aspekten, welche eine mögliche Verbreitung und Förderung des neu konzipierten Analyse- und Trainingskonzepts betreffen, stellt sich die Frage, ob und mit welchem (Trainings-)Aufwand die trainingsbedingten Anpassungserscheinungen dauerhaft erhalten werden können.

Zur Beantwortung dieser Fragestellung wurde die Wirksamkeit des in Kapitel 9.3 vorgestellten standardisierten Trainingskonzepts zur weiterführenden Prävention im Rahmen von zwei weiteren retrospektiven Längsschnittstudien bei unterschiedlichen Populationen sowie mit unterschiedlicher Trainingshäufigkeit erprobt und dokumentiert. Unter Berücksichtigung der definierten Zielsetzung kam dabei jeweils ein unkontrolliertes Studiendesign zum Einsatz.

Bei den insgesamt 43 Teilnehmern dieser beiden Studien handelte es sich um Personen mit chronischen und subakuten Beschwerden im Bereich der Lenden- und/oder Halswirbelsäule, die

- an dem standardisierten Aufbauprogramm teilgenommen hatten,

- freiwillig bereit waren, das anschließende Trainingsprogramm zur weiterführenden Prävention mit vorgegebener Trainingshäufigkeit über einen definierten Zeitraum hinweg regelmäßig zu absolvieren, sowie
- ihr Einverständnis erklärten, 7-10 Tage nach Beendigung des Trainingsprogramms zur weiterführenden Prävention an einer Folgeanalyse zur Evaluation der Wirksamkeit dieses standardisierten Trainingsprogramms teilzunehmen.

Sämtliche Analyse- und Trainingsmaßnahmen wurden in Laborräumen des Forschungs- und Präventionszentrums zur Analyse und Optimierung der Funktion von Wirbelsäule und Bewegungsapparat (FPZ) in Köln durchgeführt. Alle für diese beiden Längsschnittstudien rekrutierten Personen nahmen kostenlos an dem standardisierten Aufbauprogramm und dem standardisierten Trainingsprogramm zur weiterführenden Prävention teil.

9.5.6.1 Die Wirksamkeit des standardisierten Trainingsprogramms zur weiterführenden Prävention bei Männern mit chronischen Rückenbeschwerden

21 Männer (Alter: 31-55 Jahre) mit chronischen Beschwerden im Bereich der unteren Lendenwirbelsäule nahmen an der ersten weiterführenden Studie teil.

10 Männer bildeten dabei eine Experimentalgruppe, die über einen Zeitraum von 6 Monaten nach Beendigung des Aufbauprogramms durchschnittlich einmal pro Monat eine weiterführende Trainingseinheit absolvierte (Gruppe 1 TE/Monat). In demselben Zeitraum führte eine zweite Experimentalgruppe von 11 Männern durchschnittlich einmal pro 10 Tage eine Trainingseinheit zur weiterführenden Prävention durch (Gruppe 1 TE/10 Tage).

Die Einteilung der Teilnehmer in die beiden Gruppen erfolgte dabei nicht zufällig, sondern systematisch basierend auf Angaben der Teilnehmer bzgl. ihrer Verfügbarkeit während des sechsmonatigen Untersuchungszeitraums. Trotz dieser systematischen Einteilung unterschieden sich die Angehörigen der beiden Experimentalgruppen - weder vor Beginn noch nach Beendigung des Aufbauprogramms - in keinem Meß- oder Befragungsparameter.

Tab. 121 charakterisiert die beiden Experimentalgruppen anhand der stichprobenbeschreibenden Merkmale Alter, Körpergröße, Körpergewicht und Oberkörpermasse.

Jeweils 37,5% der Angehörigen von Gruppe 1 TE/Monat litten vor Beginn des Aufbauprogramms unter unregelmäßigen bzw. regelmäßigen Beschwerden im Bereich der Lendenwirbelsäule, während 25% der Angehörigen von Gruppe 1 TE/Monat über regelmäßige Beschwerden berichteten. Die Gruppe 1 TE/10 Tage zeigte folgende Verteilung: unregelmäßige Beschwerden: 25%, regelmäßige Beschwerden: 50%, ständige Beschwerden: 25%.

62,5% bzw. 37,5% der Angehörigen von Gruppe 1 TE/Monat charakterisierten die Intensität ihrer Beschwerden als mäßig bzw. stark (Gruppe 1 TE/10 Tage: mäßige Intensität: 50%, starke Intensität: 50%).

Das Beschwerdealter (= Dauer der Beschwerden in Jahren) betrug bei der Gruppe 1 TE/Monat 14,8 ± 8,6 Jahre, bei der Gruppe 1 TE/10 Tage 9,0 ± 9,9 Jahre.

Tab. 122-124 dokumentieren die vor Trainingsbeginn, nach Beendigung des Aufbauprogramms sowie nach 6monatiger weiterführender Prävention erfaßten Meß- und Befragungsparameter sowie deren trainingsbedingte Veränderungen.

Die Teilnahme an dem standardisierten Aufbauprogramm hatte bei den Angehörigen beider Gruppen die LWS-/BWS-Mobilität in der Sagittal- und Transversalebene hochsignifikant vergrößert (die LWS-/BWS-Mobilität in der Frontalebene sowie die dazugehörigen muskulären Parameter wurden mangels Verfügbarkeit eines entsprechenden Analysesystems nicht erhoben).

Das Training zur weiterführenden Prävention führte bei beiden Trainingsgruppen zu einem Erhalt der Rumpfmobilität.

Nach Beendigung des standardisierten Aufbauprogramms verfügten alle Teilnehmer über eine im Durchschnitt 27% größere isometrische Maximalkraft der Rumpfmuskulatur (jeweils p≤0,001).

Die Fortführung des Krafttrainings mit reduzierter Häufigkeit resultierte sowohl bei der Gruppe 1 TE/Monat als auch bei der Gruppe 1 TE/10 Tage in einer umfassenden Stabilisierung des Maximalkraftniveaus (s. Abb. 144). Keiner der erfaßten Kraftparameter hatte sich innerhalb des 6monatigen Zeitraums nach der einen oder anderen Richtung signifikant verändert (p>0,05).

Bei einer Betrachtung der Einzelfälle zeigten jeweils sechs Angehörige beider Gruppen eine weitere Kraft-

Kriterium	Gruppe 1 TE/Monat	Gruppe 1 TE/10 Tage
n=	10	11
Alter (in Jahren)	46,1 ± 8,6	47,0 ± 6,3
Körpergröße (in cm)	176,9 ± 6,6	180,7 ± 4,7
Körpergewicht (in kg)	80,0 ± 15,6	77,7 ± 8,7
Oberkörpermasse (in kg)	48,1 ± 9,5	46,5 ± 5,4

Tab. 121: Charakterisierung der Experimentalgruppen

Meßparameter	Gruppe 1 TE/Monat	Gruppe 1 TE/10 Tage
Gesamtmobilität LWS/BWS (in Grad)		
sagittal		
vor Trainingsbeginn	74,3 ± 6,1	72,4 ± 7,9
nach Aufbautraining	76,8 ± 5,5	75,9 ± 4,7
nach weiterführender Prävention	77,4 ± 3,3	77,6 ± 4,3
transversal		
vor Trainingsbeginn	115,4 ± 15,9	109,1 ± 14,9
nach Aufbautraining	125,2 ± 15,3	125,2 ± 15,8
nach weiterführender Prävention	128,8 ± 14,5	126,5 ± 15,3
Isometrische Maximalkraft (in Nm/kg Oberkörpermasse)		
lumbal/thorakale Flexoren		
vor Trainingsbeginn	2,91 ± 0,6	3,00 ± 0,8
nach Aufbautraining	3,70 ± 0,8	3,64 ± 0,7
nach weiterführender Prävention	3,58 ± 0,6	3,67 ± 0,7
lumbal/thorakale Extensoren		
vor Trainingsbeginn	5,14 ± 0,7	4,89 ± 0,8
nach Aufbautraining	6,25 ± 0,7	6,19 ± 1,0
nach weiterführender Prävention	6,24 ± 0,8	6,23 ± 1,5
rechtsseitige lumbal/thorakale Rotatoren		
vor Trainingsbeginn	2,33 ± 0,4	2,36 ± 0,5
nach Aufbautraining	3,02 ± 0,3	3,06 ± 0,7
nach weiterführender Prävention	3,14 ± 0,5	3,11 ± 0,7
linksseitige lumbal/thorakale Rotatoren		
vor Trainingsbeginn	1,98 ± 0,5	2,15 ± 0,6
nach Aufbautraining	2,57 ± 0,4	2,71 ± 0,5
nach weiterführender Prävention	2,80 ± 0,5	2,88 ± 0,8
Kraftverhältnisse LWS/BWS		
Flexion 0° : Extension 30°		
vor Trainingsbeginn	0,57 ± 0,12	0,62 ± 0,13
nach Aufbautraining	0,59 ± 0,10	0,59 ± 0,10
nach weiterführender Prävention	0,58 ± 0,09	0,60 ± 0,11
Rotation rechts 30° : Rotation links 30°		
vor Trainingsbeginn	1,22 ± 0,24	1,13 ± 0,16
nach Aufbautraining	1,18 ± 0,10	1,13 ± 0,10
nach weiterführender Prävention	1,13 ± 0,14	1,08 ± 0,12

Tab. 122: Charakterisierung der Experimentalgruppen anhand zu drei Zeitpunkten ermittelter Meßparameter

steigerung im Laufe der weiterführenden Prävention. Zwei Angehörige der Gruppe 1 TE/Monat und vier Angehörige der Gruppe 1 TE/10 Tage verfügten 6 Monate nach Beendigung des Trainingsprogramms zur weiterführenden Prävention über identische Kraftwerte wie unmittelbar nach Beendigung des Aufbauprogramms. Bei zwei Angehörigen der Gruppe 1 TE/Monat und bei einem Angehörigen der Gruppe 1 TE/10 Tage ließ sich das Maximalkraftniveau der Rumpfmuskulatur durch das Training mit reduzierter Häufigkeit nicht aufrechterhalten.

Die ausgewählten subjektiven Parameter allgemeine Leistungsfähigkeit und persönliches Wohlbefinden verbesserten sich bei beiden Gruppen im Rahmen des Aufbauprogramms signifikant (Ausnahme: persönliches Wohlbefinden der Gruppe 1 TE/Monat: $p>0,05$) und zeigten keine positiven oder negativen Veränderungen nach sechs Monaten weiterführender Prävention. Der Ermüdungszustand aller Teilnehmer war bereits vor Trainingsbeginn durch einen sehr niedrigen Analogskalenwert charakterisiert und veränderte sich durch die beiden Trainingsmaßnahmen jeweils nicht signifikant.

Fünf von zehn Angehörigen der Gruppe 1 TE/Monat waren nach Beendigung des Aufbauprogramms beschwerdefrei. Drei Männer berichteten über weiterhin unregelmäßig auftretende Beschwerden, zwei Männer gaben weiterhin regelmäßige und ein Mann weiterhin ständige Beschwerden an. Die Intensität der verbliebenen Beschwerden wurde von einem Mann als leicht und von jeweils zwei Männern als mäßig bzw. stark charakterisiert.

Sechs Monate nach Beendigung des Aufbauprogramms gaben drei Angehörige der Gruppe 1 TE/Monat erneut Beschwerden im Bereich der Lendenwirbelsäule an, während zwei Angehörige dieser Gruppe durch die Teilnahme am Trainingsprogramm zur wei-

Meßparameter	Gruppe 1 TE/Monat	Gruppe 1 TE/10 Tage
Gesamtmobilität LWS/BWS		
sagittal		
nach Aufbautraining	+ 2,5° ($p \leq 0{,}001$)	+ 3,5° ($p \leq 0{,}001$)
nach weiterführender Prävention	+ 0,6° ($p > 0{,}05$)	+ 1,7° ($p > 0{,}05$)
transversal		
nach Aufbautraining	+ 9,8° ($p \leq 0{,}001$)	+ 16,1° ($p \leq 0{,}001$)
nach weiterführender Prävention	+ 3,6° ($p > 0{,}05$)	+ 1,3° ($p > 0{,}05$)
Isometrische Maximalkraft		
lumbal/thorakale Flexoren		
nach Aufbautraining	+ 27,1% ($p \leq 0{,}001$)	+ 21,3% ($p \leq 0{,}001$)
nach weiterführender Prävention	- 3,2% ($p > 0{,}05$)	+ 0,8% ($p > 0{,}05$)
lumbal/thorakale Extensoren		
nach Aufbautraining	+ 21,6% ($p \leq 0{,}001$)	+ 26,6% ($p \leq 0{,}001$)
nach weiterführender Prävention	- 0,2% ($p > 0{,}05$)	+ 0,6% ($p > 0{,}05$)
rechtsseitige lumbal/thorakale Rotatoren		
nach Aufbautraining	+ 29,6% ($p \leq 0{,}001$)	+ 29,7% ($p \leq 0{,}001$)
nach weiterführender Prävention	+ 4,0% ($p > 0{,}05$)	+ 1,6% ($p > 0{,}05$)
linksseitige lumbal/thorakale Rotatoren		
nach Aufbautraining	+ 29,8% ($p \leq 0{,}001$)	+ 26,0% ($p \leq 0{,}001$)
nach weiterführender Prävention	+ 8,9% ($p > 0{,}05$)	+ 6,3% ($p > 0{,}05$)
Kraftverhältnisse LWS/BWS		
Flexion 0° : Extension 30°		
nach Aufbautraining	$p > 0{,}05$	$p > 0{,}05$
nach weiterführender Prävention	$p > 0{,}05$	$p > 0{,}05$
Rotation rechts 30° : Rotation links 30°		
nach Aufbautraining	$p > 0{,}05$	$p > 0{,}05$
nach weiterführender Prävention	$p > 0{,}05$	$p > 0{,}05$

Tab. 123: Trainingsbedingte Veränderungen von Meßparametern

terführenden Prävention Beschwerdefreiheit erlangt hatten. Bei fünf Männern der Gruppe 1 TE/Monat hatte die weiterführende Prävention eine Stabilisierung des Beschwerdebilds der Wirbelsäule bewirkt.

In der Gruppe 1 TE/10 Tage waren fünf von elf Männern nach Beendigung des Aufbauprogramms beschwerdefrei. Drei Männer gaben weiterhin unregelmäßige und jeweils ein Mann weiterhin regelmäßige bzw. ständige Beschwerden an. Die Beschwerdeintensität nach dem Aufbauprogramm wurde von jeweils einem Mann als leicht bzw. stark und von drei Männern als mäßig eingestuft.

Die Teilnahme am Trainingsprogramm zur weiterführenden Prävention mit einer Häufigkeit von einer regelmäßigen Trainingseinheit pro 10 Tage führte bei sieben von elf Angehörigen dieser Gruppe zu einer Stabilisierung des Beschwerdebilds, während die übrigen vier Angehörigen der Gruppe 1 TE/10 Tage im Laufe der 6 Monate Beschwerdefreiheit erlangten.

Bei beiden Gruppen waren Verbesserungen bzw. Verschlechterungen des Beschwerdebilds im Rahmen der weiterführenden Prävention tendentiell, aber nicht in jedem Einzelfall, von einer weiteren Kraftsteigerung bzw. von einem Kraftverlust begleitet.

Die im Rahmen des standardisierten Aufbauprogramms erzielten Anpassungserscheinungen lassen sich bei Männern, die unter chronischen Rückenbeschwerden leiden,

subjektive Parameter	Gruppe 1 TE/Monat	Gruppe 1 TE/10 Tage
allgemeine Leistungsfähigkeit		
vor Training	2,90 ± 0,32	3,18 ± 0,40
nach Aufbau	2,20 ± 0,63 ($p \leq 0,05$)	2,18 ± 0,40 ($p \leq 0,01$)
nach wP	2,60 ± 0,84 ($p > 0,05$)	2,27 ± 0,79 ($p > 0,05$)
persönliches Wohlbefinden		
vor Training	2,00 ± 0,67	2,36 ± 0,67
nach Aufbau	1,90 ± 0,57 ($p > 0,05$)	1,82 ± 0,60 ($p \leq 0,05$)
nach wP	2,30 ± 0,67 ($p > 0,05$)	2,18 ± 0,75 ($p > 0,05$)
Ermüdungszustand		
vor Training	1,30 ± 0,48	1,64 ± 1,21
nach Aufbau	1,10 ± 0,32 ($p > 0,05$)	1,09 ± 0,30 ($p > 0,05$)
nach wP	1,50 ± 0,53 ($p > 0,05$)	1,18 ± 0,40 ($p > 0,05$)

Tab. 124: Ausgewählte subjektive Parameter und deren trainingsbedingte Veränderungen (Begriffserklärung: wP = weiterführende Prävention)

offensichtlich über einen Zeitraum von sechs Monaten durch eine Fortführung des Krafttrainings mit reduzierter Häufigkeit aufrechterhalten und stabilisieren.

Während Adaptationen von Mobilitäts- und Muskelkraftparametern mittels einer weiterführenden Trainingseinheit pro Monat erhalten werden können, scheint für die Aufrechterhaltung des positiv veränderten Beschwerdebilds der Lendenwirbelsäule eine minimale Trainingshäufigkeit von einer regelmäßigen Trainingseinheit pro 10 Tage erforderlich.

Diese Schlußfolgerungen ermöglichen eine erste methodische Orientierung für die weiterführende Prävention bei chronischen Rückenpatienten, bedürfen jedoch noch der intensiven Überprüfung im Rahmen von zahlreichen Einzelfallstudien. Diese müssen dann auch den Einfluß des Geschlechts sowie der medizinischen Diagnose berücksichtigen.

9.5.6.2 Die Wirksamkeit des standardisierten Trainingsprogramms zur weiterführenden Prävention bei Personen mit subakuten Rücken- und Nackenbeschwerden

15 Männer und 6 Frauen (Alter: 28-57 Jahre) mit subakuten Beschwerden im Bereich der Lenden- und/oder Halswirbelsäule wurden für eine zweite weiterführende Studie rekrutiert.

Sechs Männer und vier Frauen bildeten dabei eine Experimentalgruppe, die über einen Zeitraum von drei Monaten nach Beendigung des Aufbauprogramms durchschnittlich einmal pro 10 Tage eine weiterführende Trainingseinheit absolvierte (Gruppe 1 TE/10 Tage).

Eine zweite Experimentalgruppe aus neun Männern und zwei Frauen führte über einen Zeitraum von sechs Monaten durchschnittlich einmal pro 14 Tage eine Trainingseinheit zur weiterführenden Prävention durch (Gruppe 1 TE/14 Tage).

Die Einteilung der Teilnehmer/innen in die beiden Gruppen erfolgte dabei ebenfalls nicht zufällig, son-

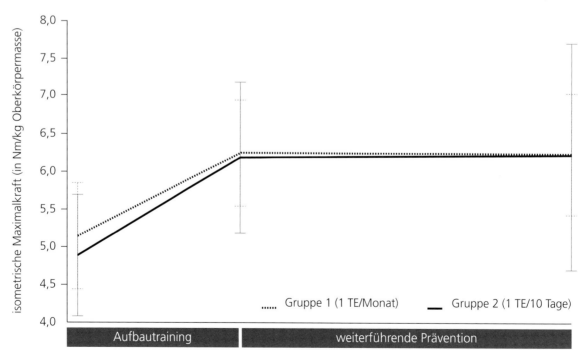

Abb. 144: Veränderung der isometrischen Maximalkraft der lumbal/thorakalen Extensoren im Rahmen des 3monatigen Aufbauprogramms sowie des 6monatigen Trainingsprogramms zur weiterführenden Prävention

Kriterium	Gruppe 1 TE/10 Tage	Gruppe 1 TE/14 Tage
n=	10	11
Alter (in Jahren)	44,7 ± 9,0	38,4 ± 5,9
Körpergröße (in cm)	174,2 ± 10,1	176,2 ± 8,3
Körpergewicht (in kg)	75,8 ± 12,7	77,9 ± 12,1
Kopfmasse (in kg)	5,1 ± 0,3	4,8 ± 1,0
Oberkörpermasse (in kg)	44,1 ± 8,7	46,4 ± 7,8

Tab. 125: Charakterisierung der Experimentalgruppen

dern systematisch basierend auf Angaben der Teilnehmer/innen bzgl. ihrer Verfügbarkeit während des 3- bzw. 6monatigen Untersuchungszeitraums.

Trotz dieser systematischen Einteilung unterschieden sich die Meß- oder Befragungsparameter der Angehörigen beider Experimentalgruppen - von zwei Ausnahmen abgesehen - weder vor Beginn noch nach Beendigung des Aufbauprogramms (Ausnahme 1: Weniger Angehörige der Gruppe 1 TE/14 Tage litten vor Trainingsbeginn unter Nackenbeschwerden, $p \leq 0,05$; Ausnahme 2: Die isometrische Maximalkraft der Rumpfrotatoren war bei der Gruppe 1 TE/14 Tage vor Beginn und nach Beendigung des Aufbauprogramms größer, $p \leq 0.05$).

Tab. 125 charakterisiert die beiden Experimentalgruppen anhand der stichprobenbeschreibenden Merkmale Alter, Körpergröße, Körpergewicht sowie Kopf- und Oberkörpermasse.

8 von 10 Angehörigen der Gruppe 1 TE/10 Tage sowie 6 von 11 Angehörigen der Gruppe 1 TE/14 Tage litten vor Beginn des Aufbauprogramms unter unregelmäßigen bis regelmäßigen Rückenbeschwerden von leichter bis mäßiger Intensität. 8 von 10 Angehörigen der Gruppe 1 TE/10 Tage sowie 4 von 11 Angehörigen der Gruppe 1 TE/14 Tage litten darüber hinaus vor Beginn des Aufbauprogramms unter unregelmäßigen bis regelmäßigen Nackenbeschwerden von leichter bis starker Intensität. Keiner der Teilnehmer an der Studie war vor Trainingsbeginn völlig beschwerdefrei.

Tab. 126-129 dokumentieren die vor Trainingsbeginn, nach Beendigung des Aufbauprogramms sowie nach 3monatiger (Gruppe 1 TE/10 Tage) bzw. 6monatiger weiterführender Prävention (Gruppe 1 TE/14 Tage) erfaßten Meßparameter sowie deren trainingsbedingte Veränderungen.

Die Teilnahme an dem standardisierten Aufbauprogramm hatte bei den Angehörigen beider Gruppen die Mobilität der Lenden-/Brust- und Halswirbelsäule signifikant vergrößert (Ausnahme: HWS-Mobilität in der Frontalebene).

Das Training zur weiterführenden Prävention ermöglichte bei beiden Trainingsgruppen eine Erhaltung der Mobilität (Ausnahme: HWS-Mobilität in der Sagittalebene bei der Gruppe 1 TE/10 Tage).

Meßparameter	Gruppe 1 TE/10 Tage	Gruppe 1 TE/14 Tage
Gesamtmobilität HWS (in Grad)		
sagittal		
vor Trainingsbeginn	124,6 ± 13,3	119,8 ± 11,2
nach Aufbautraining	129,9 ± 11,5	126,8 ± 13,4
nach weiterführender Prävention	123,4 ± 8,3	129,5 ± 19,5
frontal		
vor Trainingsbeginn	76,5 ± 9,8	80,5 ± 15,0
nach Aufbautraining	80,6 ± 7,9	88,3 ± 8,8
nach weiterführender Prävention	82,4 ± 9,8	82,2 ± 11,1
transversal		
vor Trainingsbeginn	154,7 ± 2,1	150,7 ± 12,3
nach Aufbautraining	158,0 ± 6,2	153,9 ± 11,6
nach weiterführender Prävention	155,4 ± 8,3	155,1 ± 10,2
Isometrische Maximalkraft (in Nm/kg Kopfmasse)		
zervikale Extensoren		
vor Trainingsbeginn	6,4 ± 2,2	8,1 ± 1,6
nach Aufbautraining	7,0 ± 2,0	9,5 ± 1,5
nach weiterführender Prävention	6,9 ± 2,4	9,4 ± 1,5

Tab. 126: Charakterisierung der Experimentalgruppen anhand zu drei Zeitpunkten ermittelter Meßparameter (HWS)

Meßparameter	Gruppe 1 TE/10 Tage	Gruppe 1 TE/14 Tage
Gesamtmobilität HWS		
sagittal		
nach Aufbautraining	+ 5,3° p≤0,01	+ 7,0° p≤0,01
nach weiterführender Prävention	- 6,5° p≤0,05	+ 2,7° p>0,05
frontal		
nach Aufbautraining	+ 4,1° p≤0,07	+ 7,8° p≤0,05
nach weiterführender Prävention	+ 1,8° p>0,05	- 6,1° p>0,05
transversal		
nach Aufbautraining	+ 3,3° p>0,05	+ 3,2° p>0,05
nach weiterführender Prävention	- 2,6° p>0,05	+ 1,2° p>0,05
Isometrische Maximalkraft		
zervikale Extensoren		
nach Aufbautraining	+ 9,4% p≤0,01	+ 15,9% p≤0,05
nach weiterführender Prävention	- 1,4% p>0,05	- 1,1% p>0,05

Tab. 127: Trainingsbedingte Veränderungen von Meßparametern (HWS)

Nach Beendigung des standardisierten Aufbauprogramms verfügten alle Teilnehmer über eine im Durchschnitt 18% (Gruppe 1 TE/10 Tage) bzw. 22% (Gruppe 1 TE/14 Tage) größere isometrische Maximalkraft der Rumpfmuskulatur sowie über über eine im Durchschnitt 9% (Gruppe 1 TE/10 Tage) bzw. 16% (Gruppe 1 TE/14 Tage) größere isometrische Maximalkraft der Nackenmuskulatur.

Die Fortführung des Krafttrainings mit reduzierter Häufigkeit gewährleistete sowohl bei der Gruppe 1 TE/Monat als auch bei der Gruppe 1 TE/10 Tage eine umfassende Stabilisierung aller Maximalkraftparameter (s. auch Abb. 145).

Die Betrachtung der Einzelfälle führte zu folgenden Erkenntnissen bzgl. Kraftveränderungen im Rahmen der weiterführenden Prävention:
- Gruppe 1 TE/10 Tage
  - Rumpf: Steigerung: 70%, Erhalt: 10%, Verlust: 20%
  - Nacken: Steigerung: 20%, Erhalt: 60%, Verlust: 20%
- Gruppe 1 TE/14 Tage
  - Rumpf: Steigerung: 54,5%, Erhalt: 9,1%, Verlust: 36,4%
  - Nacken: Steigerung: 45,5%, Erhalt: 18,2%, Verlust: 36,4%.

Im Bereich der Lendenwirbelsäule waren fünf von zehn Angehörigen der Gruppe 1 TE/10 Tage sowie acht von elf Angehörigen der Gruppe 1 TE/14 Tage nach Beendigung des Aufbauprogramms beschwerdefrei.

Jeweils zwei Angehörige beider Gruppe berichteten über weiterhin unregelmäßig auftretende Beschwerden, drei Angehörige der Gruppe 1 TE/10 Tage gaben weiterhin regelmäßige und ein Angehöriger der Gruppe 1 TE/14 Tage weiterhin ständige Beschwerden an. Die Intensität der verbliebenen Beschwerden wurde von vier bzw. drei Angehörigen der beiden Gruppen als leicht und von einem Angehörigen der Gruppe 1 TE/10 Tage als mäßig charakterisiert.

Drei Monate nach Beendigung des Aufbauprogramms gab ein Angehöriger der Gruppe 1 TE/10 Tage erneut Beschwerden im Bereich der Lendenwirbelsäule an. Ein Angehöriger der Gruppe 1 TE/10 Tage sowie drei Angehörige der Gruppe 1 TE/14 Tage hatten durch die Teilnahme am Trainingsprogramm zur weiterführenden Prävention Beschwerdefreiheit erlangt. Bei jeweils 8 Angehörigen beider Gruppen (Gruppe 1 TE/10 Tage: 80%, Gruppe 1 TE/14 Tage: 72,3%) führte die weiterführende Prävention zu einer Stabilisierung des Beschwerdebilds der Lendenwirbelsäule.

Im Bereich der Halswirbelsäule waren ebenfalls fünf von zehn Angehörigen der Gruppe 1 TE/10 Tage sowie acht von elf Angehörigen der Gruppe 1 TE/14 Tage nach Beendigung des Aufbauprogramms beschwerdefrei. Alle übrigen fünf Angehörigen der Gruppe 1 TE/10 Tage und zwei der drei Angehörigen der Gruppe 1 TE/14 Tage berichteten über weiterhin unregelmäßig auftretende Beschwerden, ein Angehöriger der Gruppe 1 TE/14 Tage gab weiterhin regelmäßige Beschwerden an. Die Intensität der verbliebenen Beschwerden wurde von vier bzw. zwei Angehörigen der beiden Gruppen als leicht und von jeweils einem Angehörigen beider Gruppen als mäßig bzw. stark charakterisiert.

Meßparameter	Gruppe 1 TE/10 Tage	Gruppe 1 TE/14 Tage
Gesamtmobilität LWS/BWS (in Grad)		
sagittal		
vor Trainingsbeginn	76,8 ± 3,4	77,3 ± 3,4
nach Aufbautraining	78,5 ± 2,1	78,5 ± 2,7
nach weiterführender Prävention	78,3 ± 2,1	77,8 ± 3,0
transversal		
vor Trainingsbeginn	130,6 ± 10,7	119,3 ± 17,1
nach Aufbautraining	140,3 ± 9,1	131,5 ± 13,0
nach weiterführender Prävention	144,1 ± 14,4	128,6 ± 19,4
Isometrische Maximalkraft (in Nm/kg Oberkörpermasse)		
lumbal/thorakale Flexoren		
vor Trainingsbeginn	3,05 ± 0,7	3,29 ± 0,6
nach Aufbautraining	3,58 ± 0,7	3,68 ± 0,5
nach weiterführender Prävention	3,72 ± 0,7	3,62 ± 0,6
lumbal/thorakale Extensoren		
vor Trainingsbeginn	5,19 ± 1,3	5,21 ± 1,2
nach Aufbautraining	5,57 ± 1,0	6,11 ± 0,7
nach weiterführender Prävention	5,91 ± 1,3	6,27 ± 0,8
rechtsseitige l./th. Rotatoren		
vor Trainingsbeginn	2,36 ± 0,5	2,67 ± 0,5
nach Aufbautraining	2,74 ± 0,7	3,44 ± 0,5
nach weiterführender Prävention	3,01 ± 0,9	3,16 ± 0,5
linksseitige l.l/th. Rotatoren		
vor Trainingsbeginn	1,93 ± 0,5	2,49 ± 0,5
nach Aufbautraining	2,48 ± 0,8	3,43 ± 1,0
nach weiterführender Prävention	2,87 ± 1,0	3,19 ± 0,6
rechtsseitige l./th. Lateralflexoren		
vor Trainingsbeginn	2,91 ± 0,9	3,37 ± 0,8
nach Aufbautraining	3,37 ± 0,8	3,91 ± 0,4
nach weiterführender Prävention	3,41 ± 1,0	3,99 ± 0,6
linksseitige l.l/th. Lateralflexoren		
vor Trainingsbeginn	3,34 ± 0,9	3,51 ± 0,9
nach Aufbautraining	4,06 ± 0,8	4,16 ± 0,5
nach weiterführender Prävention	4,16 ± 1,1	4,48 ± 0,5
Kraftverhältnisse LWS/BWS		
Flexion 0° : Extension 30°		
vor Trainingsbeginn	0,60 ± 0,10	0,66 ± 0,18
nach Aufbautraining	0,65 ± 0,10	0,61 ± 0,09
nach weiterführender Prävention	0,64 ± 0,09	0,58 ± 0,08
Rotation rechts 30° : Rotation links 30°		
vor Trainingsbeginn	1,26 ± 0,23	1,08 ± 0,10
nach Aufbautraining	1,14 ± 0,19	1,05 ± 0,20
nach weiterführender Prävention	1,06 ± 0,12	1,00 ± 0,06
Lateralflexion rechts 30° : Lateralflexion links 30°		
vor Trainingsbeginn	0,86 ± 0,09	0,98 ± 0,20
nach Aufbautraining	0,82 ± 0,08	0,96 ± 0,21
nach weiterführender Prävention	0,82 ± 0,13	0,89 ± 0,10

Tab. 128: Charakterisierung der Experimentalgruppen anhand zu drei Zeitpunkten erfaßter Meßparameter (Rumpf)

Drei Monate nach Beendigung des Aufbauprogramms gab ein Angehöriger der Gruppe 1 TE/10 Tage eine Verschlechterung der Intensität seiner Nackenbeschwerden an. Jeweils drei Angehörige beider Gruppen hatten durch die Teilnahme am Trainingsprogramm zur weiterführenden Prävention Beschwerdefreiheit im Bereich der Halswirbelsäule erlangt. Bei sechs Angehörigen der Gruppe 1 TE/10 Tage (= 60%) sowie bei acht Angehörigen der Gruppe 1 TE/14 Tage (= 72,3%) führte die weiterführende Prävention zu einer Stabilisierung des Beschwerdebilds.

Meßparameter	Gruppe 1 TE/10 Tage	Gruppe 1 TE/14 Tage
Gesamtmobilität LWS/BWS		
sagittal		
nach Aufbautraining	+ 1,7°	+ 1,2°
	p≤0,08	p>0,05
nach weiterführender Prävention	- 0,2°	- 0,7°
	p>0,05	p>0,05
transversal		
nach Aufbautraining	+ 9,7°	+ 12,2°
	p≤0,001	p≤0,01
nach weiterführender Prävention	+ 3,8°	- 2,9°
	p>0,05	p>0,05
Isometrische Maximalkraft		
lumbal/thorakale Flexoren		
nach Aufbautraining	+ 17,4%	+ 11,9%
	p≤0,001	p≤0,001
nach weiterführender Prävention	+ 3,9%	- 1,6%
	p≤0,08	p>0,05
lumbal/thorakale Extensoren		
nach Aufbautraining	+ 7,3%	+ 17,3%
	p≤0,05	p≤0,01
nach weiterführender Prävention	+ 6,1%	+ 2,6%
	p≤0,07	p>0,05
rechtsseitige l./th. Rotatoren		
nach Aufbautraining	+ 16,1%	+ 28,8%
	p≤0,01	p≤0,001
nach weiterführender Prävention	+ 9,9%	- 8,1%
	p>0,05	p>0,05
linksseitige l./th. Rotatoren		
nach Aufbautraining	+ 28,5%	+ 37,8%
	p≤0,001	p≤0,001
nach weiterführender Prävention	+ 15,7%	- 7,0%
	p>0,05	p>0,05
rechtsseitige l./th. Lateralflexoren		
nach Aufbautraining	+ 15,8%	+ 16,0%
	p≤0,001	p≤0,07
nach weiterführender Prävention	+ 1,2%	+ 2,0%
	p>0,05	p>0,05
linksseitige l./th. Lateralflexoren		
nach Aufbautraining	+ 21,6%	+ 18,5%
	p≤0,001	p≤0,06
nach weiterführender Prävention	+ 2,5%	+ 7,7%
	p>0,05	p>0,05
Kraftverhältnisse LWS/BWS		
Flexion 0° : Extension 30°		
nach Aufbautraining	p>0,05	p>0,05
nach weiterführender Prävention	p>0,05	p>0,05
Rotation rechts 30° : links 30°		
nach Aufbautraining	p≤0,05	p>0,05
nach weiterführender Prävention	p>0,05	p>0,05
Lateralflexion rechts 30° : links 30°		
nach Aufbautraining	p>0,05	p>0,05
nach weiterführender Prävention	p>0,05	p>0,05

Tab. 129: Trainingsbedingte Veränderungen von Meßparametern (Rumpf)

Bei beiden Gruppen konnten im Rahmen der Einzelfallbetrachtungen nach Absolvierung des Trainingsprogramms zur weiterführenden Prävention keine Zusammenhänge zwischen Verbesserungen bzw. Verschlechterungen des Beschwerdebilds und weiteren Kraftsteigerungen bzw. erneuten Kraftverlusten beobachtet werden.

Zusammenfassend läßt sich festhalten: Analog zu den mit chronischen Patienten gewonnenen Erkennt-

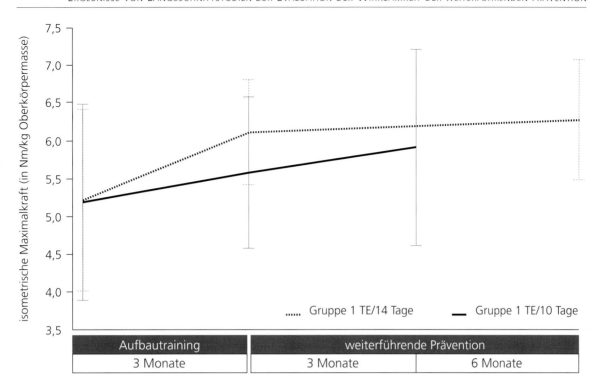

Abb. 145: Veränderung der isometrischen Maximalkraft der lumbal/thorakalen Extensoren im Rahmen des 3monatigen Aufbauprogramms sowie des 3- bzw. 6monatigen Trainingsprogramms zur weiterführenden Prävention

nissen, können die im Rahmen des standardisierten Aufbauprogramms erzielten Anpassungserscheinungen offensichtlich auch bei Personen mit subakuten Beschwerden im Bereich der Lenden- bzw. Halswirbelsäule über einen Zeitraum von drei bzw. sechs Monaten durch eine Fortführung des Krafttrainings mit reduzierter Häufigkeit aufrechterhalten und stabilisiert werden. Die Ergebnisse beider Längsschnittstudien zur Evaluation der Wirksamkeit des Trainingsprogramms zur weiterführenden Prävention belegen, daß die optimale Trainingshäufigkeit für diese dauerhafte Maßnahme nur einzelfallabhängig entschieden werden kann. Hierfür sollten bzw. müssen mit den Teilnehmern am Trainingsprogramm zur weiterführenden Prävention regelmäßig alle 4-6 Wochen Folgeanalysen bzw. Nachbefragungen durchgeführt werden.

Kapitel 9.6

Diskussion der Ergebnisse

Im Rahmen der vorliegenden Arbeit wurde die Wirksamkeit eines standardisierten Trainingskonzepts zur Optimierung des Funktionszustands der Wirbelsäule anhand prospektiver und retrospektiver Längsschnittstudien mit unterschiedlichen Populationen evaluiert und beschrieben. Bei diesem ambulanten, wohnortnah durchgeführten Konzept handelt es sich um ein aktives, körperlich anstrengendes Krafttrainingsprogramm, das auf der Basis aktueller biomechanisch-trainingswissenschaftlicher Erkenntnisse konzipiert, individualisiert und gesteuert wird. Das Gesamtkonzept beinhaltet ein standardisiertes Aufbauprogramm mit 24 Trainingseinheiten sowie darauf aufbauend ein standardisiertes Trainingsprogramm zur weiterführenden Prävention.

Das Primärziel des standardisierten Aufbauprogramms besteht in der „Optimierung des Funktionszustands der Wirbelsäule mittels Verbesserung und Harmonisierung der Muskelkraft und -leistungsfähigkeit von Rumpf-, Nacken- und Halsmuskulatur", die „positive Veränderung ausgewählter subjektiver Parameter" (u.a. Beschwerdebild der Wirbelsäule, allgemeine Leistungsfähigkeit, persönliches Wohlbefinden, Ermüdungszustand) stellt das nachgeordnete Sekundärziel dar.

Eine differenzierte Erfolgsbeurteilung bei sieben ausgewählten Längsschnittstudien mit über 500 Probanden führte zu der Erkenntnis, daß die definierten Ziele des Aufbauprogramms bei subakuten und chronischen Rückenpatienten, älteren Menschen, Personen mit überwiegend im Sitzen ausgeübter Berufstätigkeit sowie professionellen Kameraleuten realisiert werden können. Wirksamkeit und ausgewählte Charakteristika des vorgestellten Konzepts werden nachfolgend unter Berücksichtigung bisher veröffentlichter sowie bisher unveröffentlichter Studien (Quellen: Abstracts, Vortragsmitschriften..) zur Wirksamkeit vergleichbarer Behandlungen bzw. Trainingsprogramme diskutiert (s. auch Kapitel 6.2-6.4). Dabei ist zu erwähnen, daß in der internationalen Fachliteratur keine Studien über die Trainierbarkeit der lumbal/thorakalen Lateralflexions- und Rotationsmuskulatur sowie der zervikalen Lateralflexionsmuskulatur bei subakuten und chronischen Patienten veröffentlicht sind (Stand: August 1995). Die eigenen Recherchen bzgl. der Trainierbarkeit von lumbal/thorakaler bzw. zervikaler Flexionsmuskulatur bei Patienten förderten lediglich jeweils eine Studie zu Tage.

FLINT (1958, 160ff) führte mit 19 chronischen Rückenpatientinnen (Alter: 16-36 Jahre) ein progressives dynamisches Krafttraining für die Rumpfextensoren und -flexoren durch (Trainingsdauer: 12 Wochen, Anzahl der durchschnittlichen Trainingseinheiten: 26) und fand dabei durchschnittliche Kraftsteigerungen von 45,6% (Rumpfextensoren) bzw. 59,6% (Rumpfflexoren). 58% der Patientinnen waren nach Beendigung des Trainingsprogramms völlig beschwerdefrei, 31% der Patientinnen berichteten über reduzierte Beschwerden, bei 11% der Patientinnen konnte keinerlei Veränderung der Beschwerden registriert werden.

POLLOCK (1991) berichtete über eine Studie mit 45 Rückenpatienten, die über einen Zeitraum von 12 Wochen ein progressives dynamisches Krafttrainingsprogramm für die Lumbalextensoren absolvierten. Dieses steigerte die isometrische Maximalkraft der Lumbalextensoren um durchschnittlich 20-45%, während gleichzeitig eine signifikante Reduktion der vorhandenen Schmerzsymptome beobachtet werden konnte.

POLLOCK et al. (1993, 280) berichten über eine weitere Trainingsstudie, an der u.a. 12 Personen (Alter: 41 ± 3 Jahre) mit mäßigen chronischen Rückenschmerzen von zumindest zweijähriger Dauer teilgenommen haben (Maßnahme: progressives dynamisches Krafttraining, Trainingszeitraum: 12 Wochen, Anzahl der Trainingseinheiten pro Woche: 1). Die Patienten zeigten dabei signifikante Verbesserungen der isometrischen Maximalkraft der Lumbalextensoren sowie ausgewählter subjektiver Parameter. Die Autoren fanden heraus, daß Personen mit mäßigen chronischen Rückenschmerzen dieselben Adaptationen zeigen wie beschwerdefreie Normalpersonen.

INANAMI (1991) hat 31 chronische Rückenpatienten mit einer durchschnittlichen Symptomdauer von vier Jahren über einen Zeitraum von 12 Wochen (Anzahl der Trainingseinheiten pro Woche: 1) unter Einsatz von progressivem dynamischem Krafttraining behandelt. Der Autor quantifiziert die durchschnittlichen Adaptationen wie folgt: Isometrische Maximalkraft der Lumbalextensoren: +20,8%, Beschwerdereduktion: 42,6%. Darüber hinaus berichtet der Autor über einen hochsignifikanten trainingsbedingten Rückgang von Einschränkungen bei Aktivitäten des täglichen Lebens.

LEGGETT (1992) hat im Rahmen eines ambulanten Rehabilitationsprogramms mit ca. 100 chronischen Rückenpatienten progressives dynamisches Krafttraining durchgeführt (Trainingszeitraum: 8 Wochen, Anzahl der Trainingseinheiten pro Woche: 2) und dabei folgende durchschnittlichen Anpassungserscheinungen erzielt: Mobilität der Lendenwirbelsäule in der Sagittalebene: + ca. 23%, isometrische Maximalkraft der lumbalen Extensoren: +26-48%, Beschwerdebild der LWS: Schmerzreduktion um ca. 50%.

FULTON et al. (1990d), 15ff) berichteten über eigene Studien mit 150 männlichen und 111 weiblichen Rückenpatienten. Während eines Trainingszeitraums von durchschnittlich 70-152 Tagen (Anzahl der Trainingseinheiten pro Woche: 1) konnten dabei mittels progressivem dynamischem Krafttraining gegen variablen Widerstand erhebliche Verbesserungen der isometrischen Maximalkraft der lumbalen Extensoren (die Autoren quantifizieren diese Verbesserungen nicht in Zahlen) sowie folgende Verbesserungen des Beschwerdebilds erzielt werden: 30,7% der männlichen und 20,7% der weiblichen Rückenpatienten waren nach Trainingsende völlig beschwerdefrei, 52% der männlichen und 60,4% der weiblichen Rückenpatienten wiesen ein deutlich verbessertes Beschwerdebild auf, 17,3% der männlichen und 18,9% der weiblichen Rückenpatienten zeigten keinerlei Veränderung des Beschwerdebilds. FULTON fand dabei heraus, daß zwischen der isometrischen Maximalkraft der Lumbalextensoren und dem Beschwerdebild der Lendenwirbelsäule ein umgekehrt proportionales Verhältnis besteht. Diejenigen männlichen und weiblichen Patienten, welche am Ende des Trainingsprozesses die größte Muskelkraft aufwiesen, waren beschwerdefrei, diejenigen Patienten, welche reduzierte Beschwerden angaben, wiesen eine erheblich geringere Muskelkraft auf und diejenigen Patienten, bei denen keinerlei Veränderung des Beschwerdebilds auftrat, verfügten auch nach Trainingsende lediglich über eine sehr gering ausgeprägte isometrische Maximalkraft der Lumbalextensoren.

NELSON (1992/1993) berichtete über klinische Studien mit progressivem dynamischem Krafttraining bei mehr als 700 Patienten (1992) bzw. bei 1339 Patienten (1993) mit Beschwerden im Bereich der Lendenwirbelsäule (Durchschnittsalter: 38 Jahre, durchschnittliche Dauer der Beschwerden: 26 Monate). Die isometrische Maximalkraft der Lumbalextensoren erhöhte sich durch die Trainingsteilnahme (der Trainingszeitraum wird von NELSON nicht genannt, vermutlich beträgt dieser jedoch 8-12 Wochen) bei den männlichen und weiblichen Patienten um jeweils ca. 60%. Nach Trainingsende wiesen die männlichen Patienten im Durchschnitt immer noch geringere Kraftwerte auf als beschwerdefreie männliche Normalpersonen, während die Werte der weiblichen Patienten denen von beschwerdefreien weiblichen Normalpersonen entsprachen. Die dynamische Leistungsfähigkeit der lumbalen Extensoren hatte sich bei männlichen Patienten um durchschnittlich 44%, bei weiblichen Patienten um durchschnittlich 47% verbessert, während die dynamische Leistungsfähigkeit der lumbalen Rotatoren Verbesserungen von +51% (Männer) bzw. +77% (Frauen) zeigte. Bei 62-64% der Patienten waren die Rückenschmerzen bzw. die in die Beine ausstrahlenden Schmerzen nach Trainingsende verschwunden oder erheblich reduziert, weitere 21-23% der Patienten berichteten über ein geringfügig verbessertes Beschwerdebild, während 12-13% der Patienten keinerlei Veränderungen und 2-3% der Patienten eine Verschlechterung des Beschwerdebilds angaben. 71% der Patienten zeigten nach Trainingsende eine deutlich verbesserte Funktionalität der Wirbelsäule bei Aktivitäten des täglichen Lebens. NELSON fand heraus, daß diejenigen Patienten, welche die größten Verbesserungen der muskulären Parameter erzielten, die ausgeprägtesten Verbesserungen des Beschwerdebilds aufwiesen. Seiner Ansicht nach besteht eine hochsignifikante indirekte Korrelation zwischen der lumbalen Muskelkraft/-leistungsfähigkeit und dem Beschwerdebild der Lendenwirbelsäule. FULTON (1990b), MOONEY (1991b/1994b) und SIBLEY (1992) gelangten bei klinischen Untersuchungen mit LWS-Patienten zu vergleichbaren Erkenntnissen. NELSON gibt eine drop out-Rate von 18% an.

MOONEY (1993) berichtete über eines Studie von MOONEY et al., bei der 55 Patienten mit Rückenverletzungen an einem 8wöchigen Trainingsprogramm zur Kräftigung der Lumbalextensoren teilgenommen haben (Anzahl der Trainingseinheiten pro Woche: 2). Die isometrische Maximalkraft der Lumbalextensoren erhöhte sich dabei um im Durchschnitt 67%, ausgewählte subjektive Parameter (Selbstwahrnehmung, Schmerzintensität, Aktivitätsniveau) zeigten statistisch signifikante Veränderungen ($p \leq 0,01-0,001$).

CARPENTER (1992a) stellte klinische Einzelfallstudien vor, bei denen chronische Rückenpatienten mit folgenden Beschwerdebildern bzw. Diagnosen erfolgreich mittels progressivem dynamischem Krafttraining behandelt worden sind: Rückenschmerzen mit und ohne z.T. langjährige Ischiasbeschwerden, degenerative Bandscheiben, Osteoporose, Spondylolisthesis, segmentale Instabilität, Patienten nach Entfernung einer Diskushernie. CARPENTER hat dabei Verbesserungen der isometrischen Maximalkraft der Lumbalextensoren in der Größenordnung von 48-226% gefunden.

KIESER (1991) behandelte 89 männliche und 60 weibliche Rückenpatienten mit progressivem dynamischem Krafttraining für die Lumbalextensoren (Diagnose: Lumbalsyndrom in 83% aller Fälle, Anzahl der Trainingseinheiten: ≤12 in 67% aller Fälle, >12 in 33% aller Fälle). Die isometrische Maximalkraft der Lumbalextensoren konnte dadurch bei 52% der Patienten um 0-20%, bei 31% der Patienten um 21-40%, bei 8% der Patienten um 41-60%, bei 7% der Patienten um 61-100% sowie bei 2% der Patienten um mehr als 100% gesteigert werden. 54% der Patienten waren nach Beendigung des Krafttrainingsprogramms beschwerdefrei, 26% der Patienten wiesen signifikant reduzierte Beschwerden auf, 9% der Patienten zeigten keinerlei Veränderung des Beschwerdebilds.

DREISINGER (1991, 1992) und RUSSELL et al. (1991) haben 63 männliche und 28 weibliche Rückenpatienten über einen Zeitraum von 8 Wochen mittels progressivem dynamischem Krafttraining gegen variablen Widerstand trainiert (Anzahl der Trainingseinheiten/Woche: 2). Folgende Diagnosen werden angegeben: Diskushernie: 28%, lumbale Überbelastung: 25%, degenerative Zwischenwirbelscheibe(n): 13%, verschiedenartige Diagnosen: 25%. Die Autoren berichteten über statistisch signifikante Verbesserungen folgender Parameter: LWS-Mobilität in der Sagittalebene: +5°, isometrische Maximalkraft der Lumbalextensoren: +30,6%, Schmerzreduktion: 36,5%.

RISCH et al. (1993, 232ff) führten mit 31 chronischen Rückenpatienten (Durchschnittsalter: 44 Jahre) über einen Zeitraum von 10 Wochen ein progressives dynamisches Krafttrainingsprogramm durch. Bei einer durchschnittlichen Beschwerdedauer von 7 Jahren stellte sich das Beschwerdebild der Wirbelsäule wie folgt dar: Rückenschmerzen mit Ischiasbeschwerden: n= 18, Rückenschmerzen ohne Ischiasbeschwerden: n= 12, Myofaszialsyndrom: n= 13, spinale Stenose: n= 7, lumbale Spondylose: n= 15, lumbale Instabilität: n= 13. Folgende statistisch signifikanten Anpassungserscheinungen wurden erzielt: Isometrische Maximalkraft der Lumbalextensoren: +42,2%, Beschwerdeintensität: -17%, körperliche Dysfunktion: -15,4%, pyschosoziale Dysfunktion: -17,6%. Aktivitäten des täglichen Lebens und die psychologischen Parameter Depression bzw. Angst zeigten keine signifikanten trainingsbedingten Veränderungen.

KELLY et al. (1994) setzten progressives dynamisches Krafttraining der Lumbalextensoren zur Behandlung von 24 chronischen Rückenpatienten mit Spondylolisthesis (Durchschnittsalter: 39 Jahre, durchschnittliche Beschwerdedauer: 62 Monate) ein und erzielten dabei in einem Zeitraum von 8-12 Wochen folgende durchschnittlichen Adaptationen: Rumpfmobilität in der Sagittalebene: + 8,2°, isometrische Maximalkraft der Lumbalextensoren: ca. +10-20%, Ausdauerleistungsfähigkeit der Lumbalextensoren: + 28,3% (Männer) bzw. + 82,7% (Frauen), Ausdauerleistungsfähigkeit der Rumpfrotatoren: +38,4% (Männer) bzw. +163,1% (Frauen). 87,5% der Patienten wiesen nach Trainingsende ein verbessertes Beschwerdebild auf, bei 12,5% wurde entweder keine Veränderung oder eine Verschlechterung des Beschwerdebilds registriert.

HOLMES et al. (1992) haben mit 18 weiblichen Senioren (Durchschnittsalter: 62,7 Jahre), die unter chronischen Rückenschmerzen litten, über einen Zeitraum von durchschnittlich 97 Tagen im Durchschnitt 20 Einheiten progressives dynamisches Krafttraining gegen variablen Widerstand durchgeführt und folgende durchschnittlichen Adaptationen erzielt: Gesamtmobilität der Lendenwirbelsäule in der Sagittalebene: +15%, isometrische Maximalkraft der Lumbalextensoren: +39-84%, dynamische Leistungsfähigkeit der Lumbalextensoren: +70,7%, Beschwerden: -60%.

HOLMES (1994) berichtet über die Effizienz eines 5-monatigen betrieblichen Präventionsprogramms bei dem Industrieunternehmen Western Energy. 180 Mitarbeiter (92% mit Rückenbeschwerden) haben dabei freiwillig einmal pro Woche ein progressives dynamisches Krafttraining für die Lumbalextensoren absolviert und folgende durchschnittlichen Anpassungserscheinungen erzielt: Rumpfmobilität in der Sagittalebene: +12%, isometrische Maximalkraft der Lumbalextensoren: +60-+104%. 82% der Teilnehmer, die vor Beginn Rückenbeschwerden angaben, berichteten über positive Veränderung der Schmerzintensität (Beschwerdefreiheit: 37%, Beschwerdereduktion: 49%, keine Veränderung der Beschwerden: 14%), während 50% bzw. 70% aller Teilnehmer über eine verbesserte Funktionsfähigkeit bei der Arbeit bzw. bei Freizeitaktivitäten berichteten.

BERG et al. (1994, 661ff) führten mit 17 Arbeiterinnen einer Wäscherei ein 8wöchiges progressives dynamisches Krafttrainingsprogramm für die HWS-Flexoren, -Extensoren und -Rotatoren durch (Anzahl der Trainingseinheiten pro Woche: 2, Dauer pro Trainingseinheit: 12 Minuten, Serien und Wiederholungszahlen: jeweils 3 Serien a 12 Wiederholungen). 9 Arbeiterinnen litten dabei vor Trainingsbeginn unter Nackenbeschwerden, während 7 Arbeiterinnen Ermüdungsprobleme im HWS-Bereich angaben. Durch die Teilnahme an dem Krafttrainingsprogramm erhöhte sich die isometrische Maximalkraft der HWS-Flexoren, -Extensoren und -Rotatoren um 27%, 19% und 35% (jeweils $p \leq 0{,}05$), während die vorhandenen Beschwerden signifikant reduziert wurden ($p \leq 0{,}05$).

KIESER (1991) behandelte 20 männliche und 20 weibliche HWS-Patienten mit progressivem dynamischem Krafttraining für die zervikalen Extensoren (Anzahl der Trainingseinheiten: 10-20, Diagnosen: HWS-Syndrom: 58%, HWS-Syndrom mit Brachialgie: 28%, HWS-Syndrom mit Kopfschmerz: 4%, HWS-Schleudertrauma: 10%). Die isometrische Maximalkraft der zervikalen Extensoren konnte durch das Krafttraining bei 58% der Patienten um 0-20%, bei 33% der Patienten um 21-40% sowie bei 9% der Patienten um mehr als 40% gesteigert werden. 40% der Patienten war nach Beendigung des Krafttrainingsprogramms beschwerdefrei, 32% der Patienten wiesen signifikant reduzierte Beschwerden auf, 18% der Patienten zeigten keinerlei Veränderung des Beschwerdebilds.

LEGGETT (1992) hat im Rahmen eines ambulanten Rehabilitationsprogramms mit chronischen HWS-Patienten ein progressives dynamisches Krafttraining durchgeführt (Trainingszeitraum: 8 Wochen, Anzahl der Trainingseinheiten pro Woche: 1-2) und dabei folgende durchschnittlichen Anpassungserscheinungen erzielt: Mobilität der Halswirbelsäule in der Sagittalebene: + ca. 23%, isometrische Maximalkraft der zervikalen Extensoren: +23-55%, Beschwerdebild der HWS: Schmerzreduktion um ca. 50%.

DREISINGER (1991, 1992) und HIGHLAND et al. (1991) haben 39 männliche und 51 weibliche HWS-Patienten über einen Zeitraum von 8 Wochen mittels progressivem dynamischem Krafttraining gegen variablen Widerstand trainiert (Anzahl der Trainingseinheiten/Woche: 1-2). Folgende Diagnosen wurden angegeben: Diskushernie: 15,5%, Zervikalsyndrom: 77,8%, degenerative Zwischenwirbelscheibe(n): 6,7%. Die Autoren berichteten über folgende statistisch signifikanten Anpassungserscheinungen: HWS-Mobilität in der Sagittalebene: +9°, isometrische Maximalkraft der zervikalen Extensoren: +22%, Schmerzreduktion: 57,3%.

Im Rahmen seiner bereits o.a. Studien berichtete NELSON (1992) auch über die Wirksamkeit progressiven dynamischen Krafttrainings der HWS-Extensoren und -Rotatoren bei mehr als 300 HWS-Patienten (Durchschnittsalter: 38 Jahre, durchschnittliche Beschwerdedauer: 26 Monate). Der Autor konnte dabei folgende trainingsbedingten Anpassungserscheinungen registrieren: Isometrische Maximalkraft der zervikalen Extensoren: + 50% (männliche Patienten) bzw. + 60% (weibliche Patienten), dynamische Leistungsfähigkeit der zervikalen Extensoren: + 53% (männliche Patienten) bzw. + 51% (weibliche Patienten), dynamische Leistungsfähigkeit der zervikalen Rotatoren: + 72% (männliche Patienten) bzw. + 126% (weibliche Patienten). Bei 51-59% der HWS-Patienten waren die Nacken- und/oder Kopfschmerzen bzw. die in die Arme ausstrahlenden Schmerzen nach Trainingsende verschwunden oder erheblich reduziert, 21% der Patienten berichteten über ein geringfügig verbessertes Beschwerdebild, 12-22% der Patienten demonstrierten keinerlei Veränderungen und bis zu 3% der Patienten eine Verschlechterung des Beschwerdebilds. NELSON erwähnte, daß die männlichen Patienten nach Trainingsende im Vergleich zu gleichaltrigen beschwerdefreien Normalpersonen höhere und die weiblichen Patienten identische Kraftwerte aufwiesen. Darüber hinaus fand NELSON heraus, daß diejenigen Patienten, welche die größten Verbesserungen der muskulären Parameter erzielten, die ausgeprägtesten Verbesserungen des Beschwerdebilds zeigten. Seiner Ansicht nach besteht eine hochsignifikante indirekte Korrelation zwischen der zervikalen Muskelkraft und dem Beschwerdebild der Halswirbelsäule.

Nahezu alle in der internationalen Fachliteratur verfügbaren Studien (Ausnahmen: FLINT 1958, NELSON 1992/1993, BERG et al. 1994, KELLY et al. 1994) haben die Wirksamkeit monokausaler Behandlungs- bzw. Trainingsansätze evaluiert und die Trainierbarkeit der lumbalen und zervikalen Extensoren bei Patientenpopulationen nachgewiesen. Die eigenen in Kapitel 8 dargestellten Studien zur Entwicklung von alters- und geschlechtsspezifischem Referenzdatenmaterial für ausgewählte Muskelkraft-/Muskelleistungsfähigkeitsparameter der Wirbelsäule haben jedoch gezeigt, daß das muskuläre Problem von Rücken- bzw. Nackenpatienten nicht monokausaler Natur ist. Trotz der Tatsache, daß die eigenen Längsschnittstudien zur Evaluation der diagnoseunspezifischen und diagnosespezifischen Wirksamkeit des neu konzipierten Trainingskonzepts jeweils hochsignifikante Verbesserungen der isometrischen Maximalkraft sowie der dynamischen Leistungsfähigkeit der lumbal/thorakalen bzw. zervikalen Extensoren dokumentierten, sind die in der Literatur verfügbaren Studien mit den eigenen Studien im Grunde genommen nicht vergleichbar. Der prinzipielle Ansatz, die Trainingsziele, -inhalte und -methodik sowie die Zusammensetzung der Experimentalgruppen unterscheiden sich fundamental. Wirksamkeit und Stellenwert des neu konzipierten Analyse- und Trainingskonzepts zur Quantifizierung und Optimierung des Funktionszustands der Wirbelsäule können somit erst nach Vorliegen vergleichbarer Ansätze eingeschätzt und beurteilt werden, die vorliegenden Untersuchungsergebnisse vermitteln einen Eindruck von der Wirksamkeit dieses Trainingskonzepts und stellen eine erste Standortbestimmung dar.

Bei subakuten und chronischen Rückenpatienten, älteren Menschen, Personen mit überwiegend im Sitzen ausgeübter Berufstätigkeit sowie professionellen Kameraleuten zeigten sich nach Beendigung des standardisierten Aufbauprogramms jeweils ausgeprägte und statistisch hochsignifikante Verbesserungen der isometrischen Maximalkraft sowie der dynamischen Leistungsfähigkeit der wirbelsäulensichernden und -entlastenden Rumpf-, Nacken- und Halsmuskulatur. Aufgrund der in Kapitel 9.2.2.3 charakterisierten patientengerechten Belastungsstruktur des spezifischen Krafttrainings dürften diese trainingsbedingten Adaptationen weniger auf Hypertrophieeffekte - beispielsweise eine Massenzunahme der langsamen Muskelfasern -, sondern vielmehr auf folgende Mechanismen zurückzuführen sein (s. auch Kapitel 6.1.3: Anpassungserscheinungen beim Krafttraining):

- Verbesserung der willkürlichen Aktivierungsfähigkeit bzw. generelle neuromuskuläre Anpassung (inkl. Steigerung der neuronalen Ermüdungsresistenz)
- Ökonomisierung des langsamen maximalkraft- und kraftausdauerorientierten Dehnungs-Verkürzungs-Zyklus
- adaptive metabolische Veränderungen (enzymatische Ausstattung und Aktivitäten, lokale Energiebereitstellung und -versorgung)

Es ist Aufgabe zukünftiger Studien, die adaptiven Veränderungen der involvierten biologischen Strukturen (ZNS, Knochen, Knorpel, Bänder, Bindegewebe, Sehnen, Zwischenwirbelscheiben, Muskeln) sowie des Metabolismus (Blut-/Energieversorgung, Enzymaktivitäten) im Detail zu untersuchen.

Die These, daß die nachgewiesenen Trainingseffekte vor allem auf neuronale und evtl. metabolische Adaptationen zurückzuführen sind, wird auch durch die bei der Evaluation des Trainingsprogramms zur weiterführenden Prävention gewonnenen Erkenntnisse unterstützt. Die beiden diesbzgl. Längsschnittstudien haben gezeigt, daß Muskelkraft und -leistungsfähigkeit von Rumpf-, Nacken- und Halsmuskulatur sowie ausgewählte subjektive Parameter bei Personen mit chronischen und subakuten Beschwerden im Bereich der Lenden- und/oder Halswirbelsäule über einen Zeitraum von zumindest sechs Monaten mit minimalem Aufwand stabilisiert und erhalten werden können. Hypertrophiebedingte Muskelkraft- bzw. -leistungsfähigkeitsverbesserungen ließen sich mit an Sicherheit grenzender Wahrscheinlichkeit nicht über einen Zeitraum von bis zu sechs Monaten mit einer Trainingshäufigkeit von einer Trainingseinheit pro 10-30 Tage erhalten, da deren Erhalt wie auch deren Aufbau umfangsorientierte Krafttrainingsformen voraussetzt.

KOMI (1986, 10ff) konnte anhand von Untersuchungen des m. quadriceps femoris nachweisen, daß die Reversibilität der Muskelkraft im Anschluß an eine 16wöchige intensive Krafttrainingsphase mit fortschreitender Dauer der Inaktivität immer mehr atrophiebedingt ist. Würden die Muskelkraft- und -leistungsfähigkeitsverbesserungen des standardisierten Aufbauprogramms überwiegend auf Hypertrophieeffekten beruhen, müßte mit zunehmender Dauer der weiterführenden Prävention ein kontinuierlicher Kraftverlust auftreten. Ein derartiges Phänomen konnte im Rahmen der eigenen weiterführenden Studien nicht beobachtet werden.

TUCCI et al. (1990) absolvierten mit 34 beschwerdefreien Männern und 16 beschwerdefreien Frauen (Durchschnittsalter: 34 bzw. 33 Jahre) über einen Zeitraum von 10-12 Wochen ein progressives dynamisches Krafttraining für die Lumbalextensoren (Anzahl der Trainingseinheiten pro Woche: 1-3). Die isometrische Maximalkraft der Lumbalextensoren verbesserte sich dabei um durchschnittlich 17,8%. Die 50 Personen wurden nach dieser ersten Trainingsperiode in drei verschiedene Gruppen eingeteilt. Gruppe 1 (n= 18) setzte das Trainingsprogramm - unter Beibehaltung von Art, Umfang und Intensität des Trainings - mit reduzierter Häufigkeit fort und trainierte einmal pro 14 Tage, Gruppe 2 (n= 22) setzte das Trainingsprogramm ebenfalls mit reduzierter Häufigkeit fort und trainierte nur noch einmal pro vier Wochen, während Gruppe 3 (n= 10) das Training beendete.

Eine Nachuntersuchung 12 Wochen nach Beendigung der ersten Trainingsperiode führte zu folgenden Erkenntnissen: 1. Gruppe 1 konnte die in 7 Gelenkpositionen der Gesamtbewegung gemessene isometrische Maximalkraft der lumbalen Extensionsmuskulatur aufrechterhalten und zeigte keinerlei statistisch signifikante Kraftverluste, 2. bei Gruppe 2 trat ein durchschnittlicher Kraftverlust von 17,5% auf, der jedoch statistisch nicht signifikant war, 3. Gruppe 3 hatte 12 Wochen nach Beendigung des Trainings bereits 54,6% der durch den Trainingsprozeß neu gewonnen isometrischen Maximalkraft wieder verloren ($p \leq 0{,}05$).

Die von TUCCI et al. eingesetzte Methodik ist mit der Intermediärmethodik des standardisierten Trainingsprogramms zur weiterführenden Prävention vergleichbar, die unterschiedlichen Erkenntnisse bzgl. der Wirksamkeit weiterführenden Krafttrainings mit einer Trainingshäufigkeit von einer Trainingseinheit pro Monat lassen sich infolgedessen nur anhand der Personenstichproben (beschwerdefreie Personen vs. Personen mit chronischen Rückenbeschwerden), der eingesetzten Trainingssysteme (MEDX vs. DAVID) oder des prinzipiellen Ansatzes (monokausal vs. multifaktoriell) erklären.

Studien von MOREHOUSE (in TUCCI et al. 1992, 5), GRAVES et al. (1988, 316ff) sowie WELSCH et al. (1994) an anderen Gelenksystemen haben ebenfalls gezeigt, daß mittels spezifischer Krafttrainingsmaßnahmen erworbene Muskelkraft mittelfristig ($\leq$ 12 Wochen) durch weiterführendes Training mit reduzierter Häufigkeit aufrechterhalten werden kann, sofern Art und insbesondere Intensität des Trainings beibehalten werden.

Die eigenen Längsschnittstudien und die systematische Analyse des verfügbaren Wissens führten zu der Erkenntnis, daß die Rumpf-, Nacken- und Halsmuskulatur subakuter und chronischer Patienten in erheblichem Maße trainierbar sind. Verbesserungen der isometrischen Maximalkraft und der dynamischen Leistungsfähigkeit wirbelsäulensichernder Muskelgruppen werden dabei in nahezu allen Fällen von einer positiven Veränderung des Beschwerdebilds der Wirbelsäule begleitet.

KESSLER et al. (1994, 387) unternahmen anhand einer Trainingsstudie mit prächronischen Rückenschmerzpatienten den Versuch, die durch Muskel- und Krafttraining bewirkten positiven Veränderungen des Beschwerdebilds zu erklären und listeten dabei folgende möglichen schmerzreduzierenden Wirkungen des Trainings auf:
- rein kognitiv vermittelte Steigerung der Selbsteffizienz
- Ablenkung von den Schmerzen
- allgemeine Erhöhung des Aktivitätsniveaus
- Zunahme der körperlichen Fitneß und die verbundene muskuläre Stabilisierung der Wirbelsaule
- Hypoalgesie durch körperliche Betätigung (exercise-induced analgesia, EIA)

Die Erklärung für die letztgenannte EIA sehen die Autoren in der Aktivierung eines zentralnervösen schmerzinhibitorischen Systems durch körperliche Anstrengung, in deren Folge sich die Schmerzschwelle erhöht, der Schmerz werde infolgedessen als weniger intensiv empfunden.

FULTON et al. (1990b, 1990d), 15ff) MOONEY (1991b/ 1994b), SIBLEY (1992) und NELSON (1992/1993) fanden im Rahmen ihrer o.a. Studien heraus, daß 1. zwischen der isometrischen Maximalkraft der lumbalen bzw. zervikalen Extensoren und dem Beschwerdebild der Lenden- bzw. Halswirbelsäule eine hochsignifikante indirekte Korrelation besteht und 2. diejenigen Patienten, welche nach Trainingsende die höchsten Maximalkraftwerte aufweisen bzw. die größten trainingsbedingten Kraftverbesserungen erzielen, i.d.R. beschwerdefrei sind bzw. die ausgeprägtesten Verbesserungen des Beschwerdebilds aufweisen.

Diese Thesen stehen im Widerspruch zu den eigenen Erkenntnissen. Die logistische Regression zur Bestimmung des Einflusses der isometrischen Maximalkraft auf die Existenz von Rücken- bzw. Nackenbeschwerden führte für keinen Maximalkraftparameter zur Ablehnung der Nullhypothese: „Die isometrische Maximalkraft hat keinen Einfluß auf die Existenz von Rücken- bzw. Nackenbeschwerden". Weder die relative isometrische Maximalkraft der Rumpf- bzw. Nacken- und Halsmuskulatur vor Trainingsbeginn oder nach Trainingsende, noch deren prozentuale Veränderung durch die Teilnahme an dem standardisierten Krafttrainingsprogramm konnten den Verlust der Beschwerden bzw. deren weitere Existenz erklären.

Bei den o.a. Autoren handelt es sich mit Ausnahme von MOONEY um niedergelassene Ärzte, die ihre Erkenntnisse als Erfahrungsberichte auf der Basis großer Patientenzahlen präsentierten. Keiner dieser Autoren hat dabei evtl. eingesetzte statistische Methoden zur Auswertung des Datenmaterials im Detail beschrieben bzw. vorgestellt. Die Unterschiede zwischen den Erkenntnissen dieser Autoren und den eigenen Erkenntnissen beruhen vermutlich auf fehlenden bzw. unvollständigen statistischen Analysen der o.a. Autoren oder aber auf einem zu geringen Stichprobenumfang der eigenen Längsschnittstudien (n= 320).

Es ist Aufgabe zukünftiger Studien, den Einfluß von Kraftparametern auf die Existenz von Rücken- bzw. Nackenbeschwerden vor Beginn und nach Beendigung spezifischer Krafttrainingsprogramme mit großen Fallzahlen von Patienten mittels logistischer Regression zu evaluieren.

ELKELES (1994) erklärt Rückenschmerzen anhand eines biopsychosozialen Modells, d.h. eines Modells von Wechselbeziehungen zwischen dem natürlichen Alterungsprozeß, akuter Schädigung, beruflichen Belastungen, dem allgemeinen Gesundheitszustand, der physischen Fitneß sowie psychosozialer Faktoren.

Nach PFINGSTEN et al. (1993, 225) und HILDEBRANDT (1994) sind Schmerzen als dynamischer, multifaktorieller Prozeß anzusehen, und es ist davon auszugehen, daß chronische Rückenschmerzen durch ein Zusammenwirken unterschiedlicher biomechanischer sowie neurophysiologischer Funktionsstörungen und psychosozialer Einwirkungen entstehen und die eigene Kompetenz des Patienten eine entscheidende Rolle für deren langfristige, effiziente Bewältigung spielt. Die Existenz von Rücken-/Nackenschmerzen vor und nach Absolvierung spezifischer Trainingsmaßnahmen läßt sich offensichtlich nicht monokausal bzw. ausschließlich unter Verwendung biomechanischer Modelle erklären.

Die eigenen umfangreichen Querschnittstudien mit Referenzpersonen, chronischen Patienten und Athleten (s. Kapitel 8) haben jedoch gezeigt, daß der Funktionszustand der Wirbelsäule bei Personen, die unter Rücken-/Nackenbeschwerden leiden, vielfältigste und ausgeprägte Defizite aufweist, d.h., daß bei diesem Personenkreis ein konkreter Bedarf nach Verbesserung spezifischer körperlicher Funktionen besteht. In Kenntnis dieser Sachverhalte empfehlen eine Vielzahl von Autoren (Bsp.: MOONEY 1991, 18ff, PFINGSTEN et al. 1993, 224ff, HILDEBRANDT 1994), beim Einsatz von Behandlungs- und Trainingsprogrammen für (chronische) Rückenpatienten die primäre Zielsetzung weniger auf Schmerzfreiheit bzw -reduktion, sondern vielmehr auf Beseitigung körperlicher Dekonditionierung bzw. Verbesserung körperlicher Funktionen, Wiederherstellung normaler Funktionskapazität, Selbstkontrolle der Beschwerden, Übernahme von Verantwortung für die eigene Gesundheit, schnelle Reintegration in den Arbeitsprozeß sowie verbesserte Lebensqualität auszurichten.

Obwohl nach PFINGSTEN et al. (1993, 236f.) die Reduktion von Schmerzen und Beeinträchtigungserleben im Mittelpunkt der Patientenerwartung steht, ist die Veränderung des Beschwerdebilds der Wirbelsäule nicht das entscheidende Erfolgskriterium zur Beurteilung der Wirksamkeit spezifischer Krafttrainingsprogramme.

Nach HILDEBRANDT (1993) liegen bei chronischen Rückenpatienten aufgrund der langen Krankheitsdauer auch psychologische Beeinträchtigungen bzw. psychische Krankheitsfolgen (Depressivität, psychovegetative Beschwerden, Lebensunzufriedenheit) vor. Ferner kommt es nach HILDEBRANDT häufig auch zu einem inadäquaten Umgang mit der Erkrankung, wobei die Rückenschmerzen vollkommen in das Zentrum des Lebens rücken und sich alles andere (insbesondere das soziale und berufliche Leben) daran orientiert. Die Patienten wiesen darüber hinaus gedankliche Verbindungen zwischen Rückenschmerz und Belastung/Behinderung auf, die ein gesundes Verhalten behindern, die Aufrechterhaltung des Krankheitsbildes fördern und eine Genesung verhindern würden.

Die eigenen Längsschnittstudien haben gezeigt, daß die muskuläre Sicherung der Wirbelsäule bei subakuten und chronischen Patienten in gleicher Weise trainierbar ist. Beide Arten von Patienten demonstrierten in einem Trainingszeitraum von 12-14 Wochen hochsignifikante isometrische Maximalkraftverbesserungen von durchschnittlich 30,1-32,5% (Rumpfmuskulatur) bzw. 48,5-51,0% (Nacken- und Halsmuskulatur). Auch die ausgewählten subjektiven Parameter allgemeine Leistungsfähigkeit, persönliches Wohlbefinden und Ermüdungszustand zeigten sowohl bei subakuten als auch bei chronischen Patienten hochsignifikante trainingsbedingte Verbesserungen von 23,6-38,8% (subakute Patienten) bzw. 13,6-24,8% (chronische Patienten).

Die Teilnahme an dem standardisierten Aufbauprogramm führte bei beiden Arten von Patienten zu einer signifikanten Verringerung der Regelmäßigkeit und Intensität der Rücken- bzw. Nackenbeschwerden, Beschwerdefreiheit nach Beendigung des Aufbauprogramms konnte jedoch überwiegend nur bei subakuten Patienten registriert werden. Während nach Trainingsende 61,6% aller Teilnehmer mit subakuten Rückenbeschwerden sowie 80,4% aller Teilnehmer mit subakuten Nackenbeschwerden völlig beschwerdefrei waren, gaben 74,4% aller Teilnehmer mit chronischen Rückenbeschwerden bzw. 65,9% aller Teilnehmer mit chronischen Nackenbeschwerden nach Trainingsende weiterhin Beschwerden an.

Für die vorliegende Arbeit wurde ein eigenes Definitionsmodell zur Differenzierung subakuter und chronischer Patienten entwickelt, das u.a. die Faktoren Beschwerdealter, Regelmäßigkeit sowie Intensität der Beschwerden berücksichtigt. Unter dem Aspekt „Beschwerdefreiheit nach Trainingsende" weisen die vorliegenden Längsschnittstudien den nicht-muskulären und per Befragung zu erhebenden Faktor „Ausgangsbeschwerdebild vor Trainingsbeginn" als potentielle prädiktive Variable für die Vorhersage des Trainingserfolges aus. In Anbetracht des Durchschnittsalters der trainierten Patienten (41-45 Jahre) haben danach - bezogen auf das Kriterium „Beschwerdefreiheit nach Trainingsende" -, Personen, die unter regelmäßigen oder ständigen Rückenbeschwerden von mäßiger, starker oder unerträglicher Intensität leiden und deren Beschwerdealter höher als ein Viertel ihres Lebensalters ist, offensichtlich nur eine sehr geringe Chance, durch die Teilnahme an dem standardisierten Aufbauprogramm beschwerdefrei zu werden. Ausgeprägte Verbesserungen der Muskelkraft und -leistungsfähigkeit sowie positive Veränderungen der allgemeinen Leistungsfähigkeit, des persönlichen Wohlbefindens sowie des Ermüdungszustands können jedoch auch bei diesem Personenkreis nachweislich erzielt werden.

Analog zu den in Kapitel 2 dargestellten sozialmedizinischen und volkswirtschaftlichen Aspekten von Rückenschmerzen, scheint auch bzgl. der Prädiktion des Trainingserfolgs bezogen auf den Aspekt „Beschwerdefreiheit nach Trainingsende" die Chronifizierung des Krankheitsbildes das Hauptproblem darzustellen.

HILDEBRANDT (1994) bzw. PFINGSTEN et al. (1993, 224ff) fanden bei der Erprobung eines multimodalen Behandlungsprogrammes für nicht-arbeitsfähige Patienten mit chronischen Rückenschmerzen (n= ca. 250) heraus, daß soziobiographische Variablen (Alter, Geschlecht, Schulbildung, Familienstand, Art der Haushaltsführung, Einkommen), berufsbezogene Parameter (Art der Beschäftigung, Stressorenexposition, Arbeitszeit, Schwere der körperlichen Tätigkeit), medizinisch-somatische Parameter (Voroperationen, Schmerzdauer, Diagnose, Lokalisation, Schmerzintensität) sowie psychologische Parameter (Depression, Beschwerdenausprägung, Lebenszufriedenheit, intrapsychisches Bewältigungsverhalten) vermutlich keine oder nur eine geringe prädiktive Wertigkeit für den Behandlungserfolg (Kriterium: Wiederherstellung der Arbeitsfähigkeit) zukommt, während die Dauer der Arbeitsunfähigkeit einen hochsignifikanten prädiktiven Parameter darstellt.

„Aus der bisherigen Analyse zur Frage der prädiktiven Parameter zeichnet sich ab, daß die Vorhersage des Behandlungserfolges nicht durch sog. objektive Parameter zu leisten sein wird, sondern u.E. vor allem abhängt von der subjektiven Vorstellung des Patienten zu seiner eigenen Beeinträchtigung, quasi von seiner privaten Meinung über den Zusammenhang seiner Beschwerden mit Aktivität, Bewegung und beruflicher Belastung" (HILDEBRANDT 1994).

Der multimodale Ansatz von HILDEBRANDT bzw. PFINGSTEN et al. läßt sich mit dem eigenen biomechanisch-trainingswissenschaftlichen Ansatz aufgrund des unterschiedlichen Probandenguts (chronische arbeitsfähige vs. chronische nicht-arbeitsfähige Rückenpatienten) sowie der unterschiedlichen Rahmenbedingungen, Inhalte und Zielsetzungen (Eigen- vs. Fremdfinanzierung der Programmteilnahme, 24 Stunden Krafttraining in 12-14 Wochen vs. 200 Stunden multimodale Behandlung in 6 Wochen, Verbesserung von muskulären Parametern vs. Wiederherstellung der Arbeitsfähigkeit) nicht vergleichen. Darüber hinaus handelt es sich bei der o.a. prädiktiven Variable für die Vorhersage des Trainingserfolges um eine aus Einzelparametern neu gebildete Variable.

Nichtsdestotrotz sollte die Wirksamkeit des biomechanisch-trainingswissenschaftlichen Ansatzes bei Verwendung eines Befragungsverfahrens, das in Anlehnung an HILDEBRANDT bzw. PFINGSTEN et al. die subjektive Einschätzung bzw. Einstellung des Patienten vor Trainingsbeginn erfaßt, weiter verbessert werden können. Eine Gruppe um den Autor dieser Arbeit hat bereits ein derartiges Befragungsverfahren („Index zur Erfassung prädiktiver Parameter") entwickelt. Dieses wird seit Juli 1995 erprobt.

Die vorliegenden Längsschnittstudien haben gezeigt, daß es sich bei dem neu konzipierten standardisierten Konzept zur Optimierung des Funktionszustands der Wirbelsäule um ein außergewöhnlich wirkungsvolles Trainingsprogramm für Personen mit subakuten und chronischen Beschwerden im Bereich der Lenden- und/oder Halswirbelsäule handelt. Die Erfolgsaussicht einer Programmteilnahme hängt im wesentlichen vom Ausmaß des individuellen Chronifizierungsgrades der Rücken- bzw. Nackenbeschwerden ab, die drop out-Rate liegt bei 3,5%.

Eine Befragung zur Qualitätskontrolle führte zu der Erkenntnis, daß die teilnehmenden Patienten in hohem Maße mit dem Programm zufrieden sind und, daß neben der positiven Veränderung des Beschwerdebilds der Wirbelsäule auch andere Faktoren zu deren Zufriedenheit beitragen.

Bei 64-89% der Patienten mit den Diagnosen Facettensyndrom der Lendenwirbelsäule, thorakaler/lumbaler Bandscheibenschaden, Lumbago funktionell sowie Zervikalsyndrom exkl. Bandscheibenschaden hatte die Trainingsteilnahme darüber hinaus eine signikante Reduktion der Arztbesuche zur Folge.

Sowohl die eigenen Längsschnittstudien als auch die Analyse der verfügbaren Literatur haben gezeigt, daß es Individuen gibt, welche von derartigen Trainingskonzepten nicht bzw. nicht adäquat profitieren bzw. die trainingsbedingten Adaptationen im Rahmen der weiterführenden Prävention nicht mit einer Mindesttrainingshäufigkeit von einer regelmäßigen Trainingseinheit pro 10-14 Tage erhalten können. Zukünftige Forschungs- und Entwicklungsarbeiten sollten daher die konsequente weitere Verfeinerung individualisierender Maßnahmen vorantreiben. Sowohl im Bereich der Analytik (inkl. medizinischer Diagnostik und Befragung) als auch bei den Trainingsmaßnahmen. Bei letzteren sollten auch Einsatzmöglichkeiten umfangsorientierter, d.h. zur Vergrößerung des Muskelquerschnitts führender Krafttrainingsmethoden in Abhängigkeit von den Bedingungen des Einzelfalles erprobt werden. Gelingt die geforderte progressive Individualisierung, dürfte eine weitere Steigerung der Effizienz des standardisierten Trainingskonzepts zur Optimierung des Funktionszustands der Wirbelsäule realisierbar sein.

Kapitel 9.7

Anhang

Ergänzend zu den Ausführungen in den Kapiteln 9.1.3.2, 9.2.2.4.1-3 sowie 8.2.1.1 dokumentiert dieser Anhang ausgewählte und bei der Anwendung des Programms eingesetzte
- funktionsgymnastische Kräftigungsübungen (Abb. 146)
- funktionsgymnastische Dehnungsübungen (Abb. 147)
- Übungen zur mechanischen Entlastung der Wirbelsäule und zur Entspannung der Rumpf-, Nacken- und Halsmuskulatur (Abb. 148)
- Muskelverkürzungstest und deren Kriterien zur Einschätzung des Verkürzungszustands (Abb. 149)

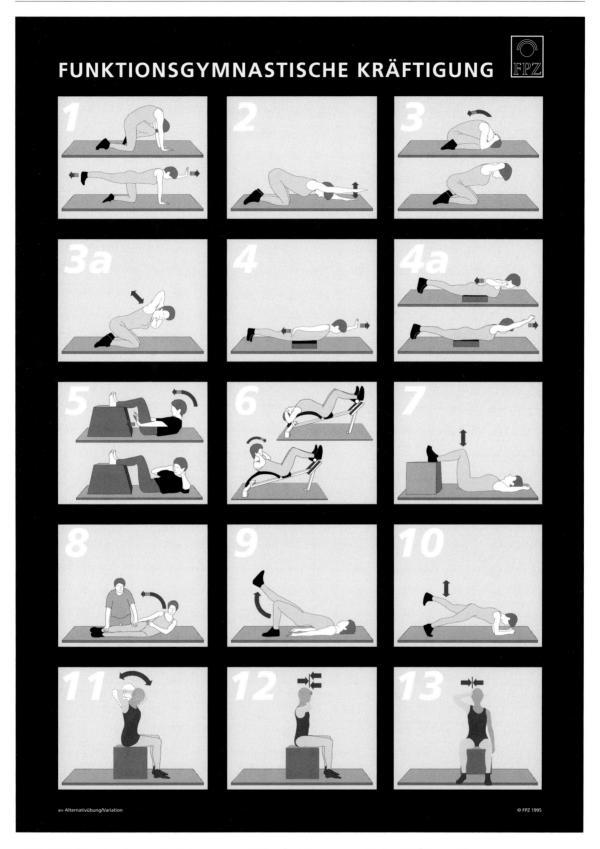

Abb. 146: Wandposter zur Illustration ausgewählter funktionsgymnastischer Kräftigungsübungen

Kapitel 9.7

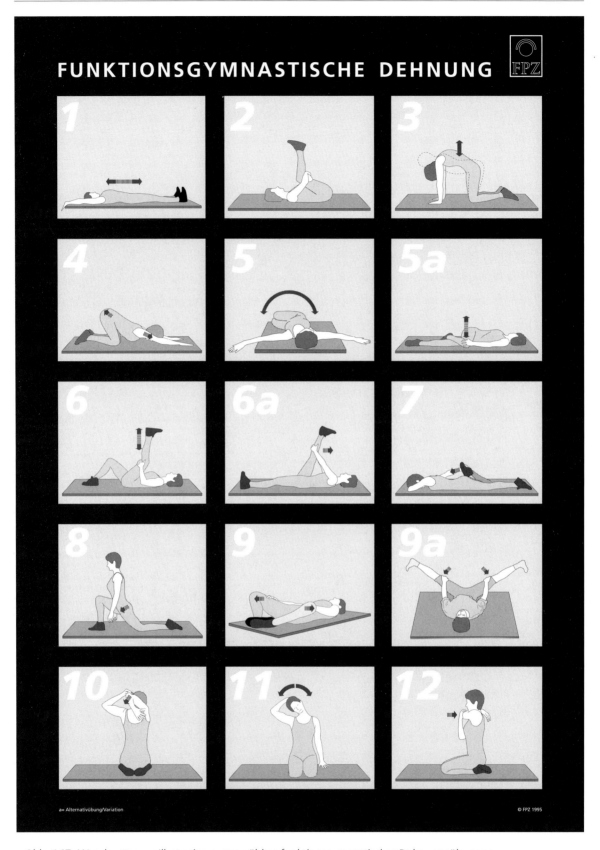

Abb. 147: Wandposter zur Illustration ausgewählter funktionsgymnastischer Dehnungsübungen

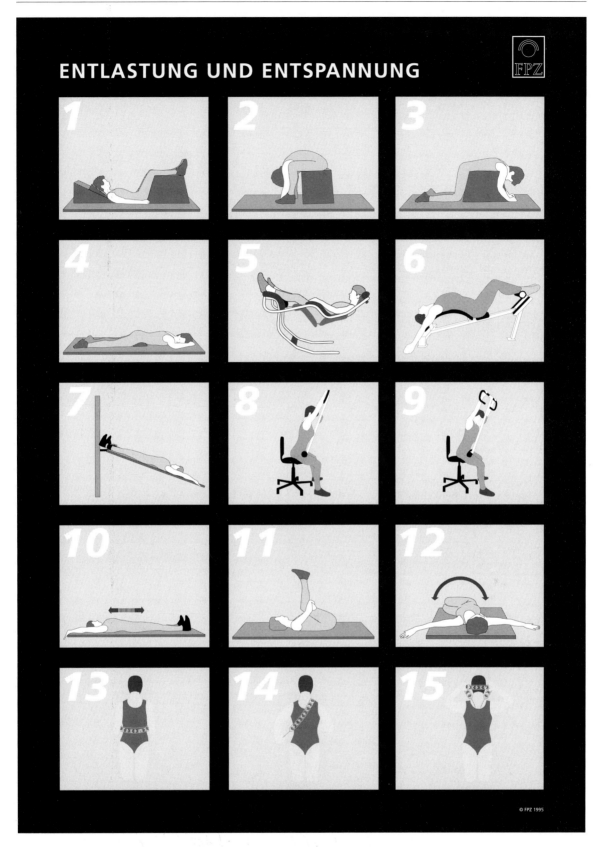

Abb. 148: Wandposter zur Illustration ausgewählter Übungen zur mechanischen Entlastung der Wirbelsäule und zur Entspannung der Rumpf-, Nacken- und Halsmuskulatur

Kapitel 9.7

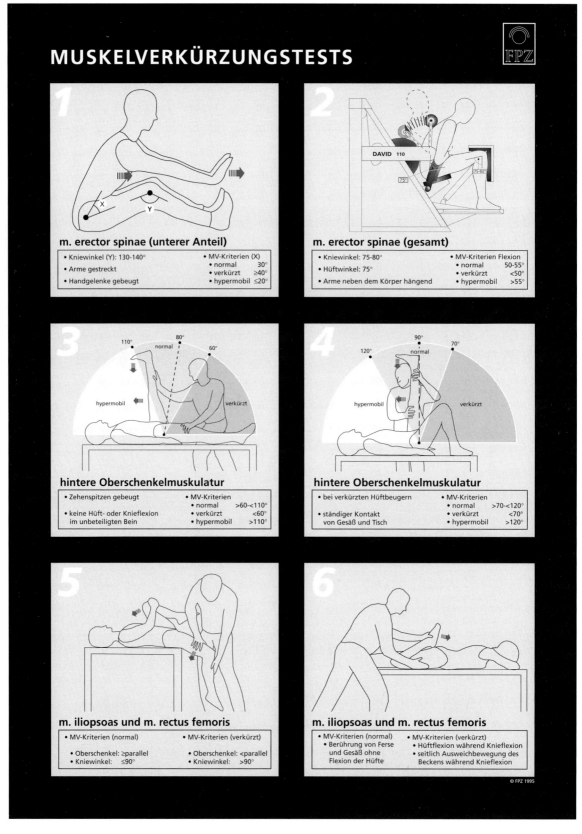

Abb. 149: Wandposter zur Illustration ausgewählter Muskelverkürzungstests und deren Kriterien zur Einschätzung des Verkürzungszustands

KAPITEL 10

EINZELFALLSTUDIEN BEI 10 KLASSISCHEN ORTHOPÄDISCHEN DIAGNOSEN

Kapitel 10 verfolgt die Zielsetzung, die Effizienz des standardisierten Trainingskonzepts anhand von ausgewählten Einzelfallstudien bei 10 klassischen orthopädischen Diagnosen zu dokumentieren.

Dabei wird neben medizinisch und wissenschaftlich relevanten Fakten und Erkenntnissen auch die subjektive Bewertung der Programmteilnahme durch den Patienten dargestellt.

Kasuistik

Auswahl der Patienten und Diagnosen

710 chronische Rückenpatienten einer orthopädischen Praxis in Kassel nahmen im Zeitraum September 1994 bis November 1996 an einer biomechanischen Funktionsanalyse der Wirbelsäule teil.

Insgesamt 136 Patienten (= 19,2 %) wurden für die Trainingsteilnahme ausgewählt. Die wichtigsten Auswahlkriterien waren dabei:
1. Ausschluß der von STAUDTE definierten relativen und absoluten Kontraindikationen
2. Stadien I-II der Chronifizierung des Schmerzsyndroms auf der Basis der Einteilung nach SCHMITT (Quelle: The Mainz Pain Staging System for Chronic Pain. In: Pain Suppl 5, 484, 1990)
3. Ständige Rezidive und Therapieresistenz bei Behandlung auf herkömmliche Weise (vor allem Chirotherapie, aktive und passive physikalische Maßnahmen, Medikamente, Injektionen/Infusionen, Teilnahme an einem Rückenschulkurs)
4. Arbeitsfähigkeit
5. Freiwillige Programmteilnahme
6. Kooperationsbereitschaft und ausreichende Eigenmotivation
7. Keine Vorerfahrung mit progressivem dynamischem Krafttraining
8. Bereitschaft zur Eigenfinanzierung der Programmkosten (1500.- DM) bei Ablehnung der Finanzierung durch den jeweiligen Krankenversicherer
9. Mündliche Selbstverpflichtung zur regelmäßigen und vollständigen Programmteilnahme

Mit allen Patienten wurde eine klassische orthopädische Untersuchung durchgeführt (Anamnese, Eigenbefund, Röntgen in zwei Ebenen, gegebenenfalls Computer-/Kernspintomographie).

Sämtliche Trainingsmaßnahmen wurden in einem an die Arztpraxis angeschlossenen orthopädischen Präventionszentrum unter fachärztlicher Leitung sowie intensiver individueller Betreuung durch speziell qualifizierte Therapeuten durchgeführt. Primär- und Sekundärziele der Programmteilnahme waren 1. die Rekonditionierung des Patienten mittels Verbesserung und Harmonisierung der Kraft und Leistungsfähigkeit von Rumpf- und Halsmuskulatur sowie 2. Verbesserungen des Beschwerdebilds der Wirbelsäule und der Lebensqualität.

Folgende 10 klassischen orthopädischen Diagnosen wurden ausgewählt:
- Spondylolisthese
- Instabilität
- Facettensyndrom
- lumbaler Bandscheibenschaden (Zustand nach Bandscheibenoperation)
- Osteochondrose
- Muskuläre Dysbalance
- Hypermobilität
- Skoliose
- Spondylodese
- Zustand nach Radikulärsyndrom (konservativ behandelter Bandscheibenvorfall).

WEIBLICHE PATIENTIN (21), BÜROKAUFFRAU

1. Diagnose - Befund - Historie und Maßnahmen

Diagnose: chronisch-rezidivierendes Lumbalsyndrom bei Spondylolisthese von 1,5 cm L5/S1 (Meyerding Stadium 1-2).

Befund: Wirbelsäule: Beckengeradstand, leichte thorakolumbale Linksausbiegung, z. Zt. schmerzfreie LWS-Beweglichkeit in allen Ebenen, keine Druckschmerzhaftigkeiten, keine Blockierungen, keine Hypermobilitäten. Arme, Beine und beteiligte Gelenke: unauffällig. Grobneurologisch (Beine): unauffällig.

Historie und Maßnahmen: Die Patientin berichtet, daß bereits in der Kindheit leichte Beschwerden der Lendenwirbelsäule - teilweise bis in beide Oberschenkel ausstrahlend - bestanden haben und ein Wirbelgleiten festgestellt wurde. Diese Beschwerden bestehen seit 1989 deutlich. Seit 5 Jahren sind regelmäßige krankengymnastische Behandlungen erforderlich. Auf der Basis der Erkenntnisse einer biomechanischen Funktionsanalyse der Wirbelsäule wurde der Patientin die Teilnahme am Aufbauprogramm empfohlen.

2. Trainingsbedingte Anpassungserscheinungen

Die vor Trainingsbeginn extrem defizitäre Rumpfextensorenkraft erhöhte sich um 126%, wodurch die ausgeprägte Dysbalance zwischen Rumpfflexoren und -extensoren erheblich reduziert werden konnte.

Bei den rechts- und linksseitigen Rumpflateralflexoren und -rotatoren betrugen die Maximalkraftverbesserungen +98% bzw. +58%. Beide Muskelgruppen zeigen keine Seitigkeitsphänomene.

Die dynamische Leistungsfähigkeit der Rumpfextensoren steigerte sich um 20%.

Im Bereich der Halswirbelsäule konnten folgende Kraftzunahmen erzielt werden: Zervikale Extensoren: +290%, zervikale Flexoren: +43%, rechtsseitige zervikale Lateralflexoren: +63%, linksseitige zervikale Lateralflexoren: +58%. Auch im Bereich der HWS besteht weiterhin eine Dysbalance zwischen der zervikalen Flexoren- und Extensorenkraft.

Sämtliche Mobilitätsparameter der Lenden-/Brust- und Halswirbelsäule entsprechen nach Trainingsende den alters- und geschlechtsspezifischen Referenzwerten beschwerdefreier Personen.

3. Subjektive Bewertung der Programmteilnahme durch den Patienten

„Das Training hat bei mir zu allmählichen Verbesserungen der Beschwerden geführt. Die früher ständig vorhandenen Beschwerden treten nicht mehr so häufig und nicht mehr so stark auf.

Ich fühle mich jetzt besser und meine Muskeln sind kräftiger geworden. Man paßt mehr auf sich auf. Zumindest beim Autofahren achte ich jetzt auf gute Haltung und halte mich gerade.

Seit ich trainiere, benötige ich im Gegensatz zu früher weder Fangobehandlungen und Massagen noch Krankengymnastik. Zum Arzt gehe ich nun wesentlich seltener.

Ich habe trotz langsamer Fortschritte die Problematik erkannt und trainiere nun regelmäßig und mit Erfolg weiter. Regelmäßige Folgeanalysen haben mir gezeigt, daß ich mich immer noch weiter verbessern kann und muß.

Beim Training hat mir besonders die gute fachliche und menschliche Betreuung gefallen. Ich empfinde das Training als abwechslungsreich und motivierend."

4. Fachliche Bewertung

Durch die Teilnahme am Aufbauprogramm und dessen Fortsetzung im Rahmen der weiterführenden Prävention konnten Kraft und Leistungsfähigkeit der wirbelsäulenstabilisierenden Muskulatur sowie die Belastbarkeit der Patientin kontinuierlich gesteigert werden.

Die Patientin adaptiert offensichtlich nur sehr langsam, die Realisierung der Trainingsziele erfordert daher zwangsläufig einen relativ langen Zeitraum. Da Fortschritte ständig spürbar sind, stellt die Motivation der Patientin kein Problem dar.

Die Analyse der muskulären Parameter dokumentiert ein eindeutiges Extensorenproblem der Patientin, sowohl im Bereich des Rumpfes als auch im Bereich der Halswirbelsäule. Erhebliche Dysbalancen zwischen Flexoren und Extensoren sind die Folge.

Aus der wissenschaftlichen Forschung ist bekannt, daß derartig ausgeprägte Dysbalancen eine starke genetische Komponente aufweisen. Die Patientin benötigt daher dauerhaft ein regelmäßiges und gezieltes Muskeltraining, insbesondere für die Extensoren.

Die Frage, ob und inwieweit die Extensoreninsuffizienz der Patientin für die weiterhin vorhandenen Beschwerden verantwortlich ist, läßt sich erst zu einem späteren Zeitpunkt beantworten.

1. Objektive Anpassungserscheinungen

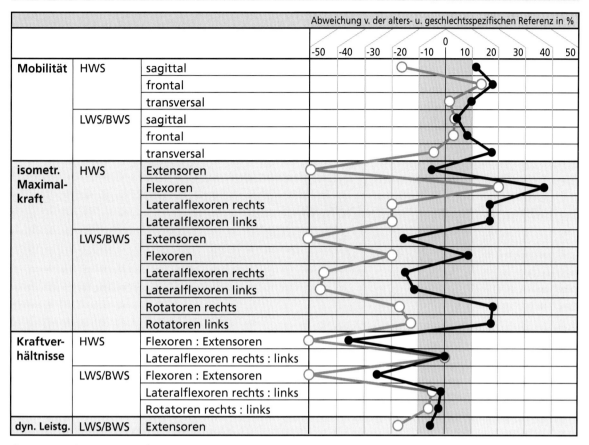

○ vor Training ● nach 6 Monaten Training

2. Subjektive Anpassungserscheinungen

2.1 Intensität der Beschwerden

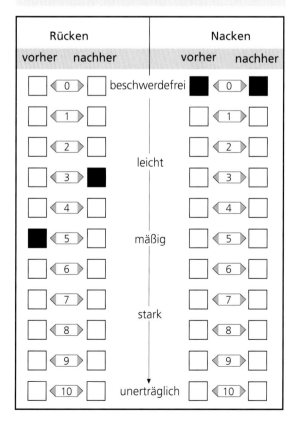

2.2 Persönliches Wohlbefinden

WEIBLICHE PATIENTIN (63), HAUSFRAU

1. Diagnose - Befund - Historie und Maßnahmen

Diagnose: chronisch-rezidivierendes Lumbalsyndrom (Lumboischialgie re.) bei muskulärer Dysbalance und Osteochondrose L4/L5 mit Instabilität (zusätzlich leichtes chronisch rezidivierendes Zervikalsyndrom bei leichter Osteochondrose C5/C6).

Befund: Wirbelsäule: leicht- bis mäßiggradiger, vor allem In- und Reklinationsschmerz der unteren LWS-Etagen, keine Druckschmerzhaftigkeiten, keine Blockierungen, jedoch Springing-Test L4/L5 positiv. HWS: Hartspann des oberen Trapeziusanteiles mit BH-Schnürfurchen, sonst unauffällig. Grobneurologisch: Lasegue negativ, PSR rechts vermindert auslösbar, ASR rechts nicht sicher auslösbar, leichte Hypästhesie im Dermatom L5 rechtes Bein, sonst unauffällig.

Historie und Maßnahmen: Die Patientin leidet seit 12 Jahren unter LWS-Beschwerden. Trotz jahrelanger wiederholter Durchführung konservativer Behandlungsmaßnahmen treten ständig rezidivierende Beschwerden auf.

2. Trainingsbedingte Anpassungserscheinungen

Die Teilnahme am Aufbauprogramm resultierte in einer ausgeprägten Steigerung aller Kraftparameter:
- Rumpfextensoren   +98%
- Rumpfflexoren   +57%
- Rumpflateralflexoren +115%
- Rumpfrotatoren   +47%
- HWS-Extensoren   +72%
- HWS-Flexoren   +75%
- HWS-Lateralflexoren +86%

Die rechtshändige Patientin demonstrierte bei den linksseitigen Rumpfrotatoren (+122%) eine größere Kraftzunahme als bei den rechtsseitigen (+107%).

Bei der dynamischen Leistungsfähigkeit der Rumpfextensoren trat eine Steigerung von 102% auf.

Die vor Trainingsbeginn vorhandene Dysbalance zwischen den Rumpfflexoren und -extensoren konnte vollständig beseitigt werden, die Dysbalance zwischen zervikaler Flexoren- und Extensorenkraft besteht weiterhin.

Alle Mobilitätsparameter der Lenden-/Brust- und Halswirbelsäule entsprechen nach Beendigung des Aufbauprogramms den alters- und geschlechtsspezifischen Referenzwerten beschwerdefreier Personen.

3. Subjektive Bewertung der Programmteilnahme durch den Patienten

„Meine Beschwerden haben sich durch das Aufbauprogramm deutlich verbessert. Ich bin jedoch durch die Pflege meiner alten Mutter schweren Belastungen ausgesetzt.

Seitdem ich trainiere, bin ich stabiler und kann daher meine Mutter besser versorgen. Probleme bewältige ich nun wesentlich besser.

Mein Gesundheitsbewußtsein hat sich durch die Teilnahme an dem Programm geändert. Ich achte jetzt beispielsweise mehr auf meine Ernährung.

Besuche bei meinem Orthopäden habe ich momentan nicht mehr nötig.

Ich möchte das Training sehr gerne fortsetzen und bin davon überzeugt, daß ich meine geplanten Trainingsstunden trotz meiner privaten Belastungen durchführen werde.

Am Anfang war ich nicht ganz sicher, daß mir das Training helfen würde. Heute empfehle ich das Behandlungsprogramm und die Therapieeinrichtung sehr gerne weiter."

4. Fachliche Bewertung

Durch die Trainingsteilnahme konnte die Progredienz der Beschwerden aufgehalten werden. Herkömmliche orthopädische Behandlungen sind bisher nicht mehr nötig.

Der muskuläre Faktor scheint die Hauptursache für die somatischen Beschwerden darzustellen, wobei bei der Gesamtbeurteilung der Patientin der Einfluß der seelischen Belastung aufgrund privater Lebensumstände nicht unterschätzt werden sollte.

Das Training ist eine äußerst effektive Möglichkeit, die Patientin belastbar zu erhalten.

Die noch vorhandenen muskulären Defizite und Dysbalancen sollten durch systematische Fortführung des Trainings reduziert bzw. beseitigt werden.

Die Patientin weist sowohl im Bereich des Rumpfes als auch im Bereich der HWS eine insuffiziente Extensorenkraft auf. Beim Training zur weiterführenden Prävention sollte der weiteren Entwicklung der Extensorenkraft die höchste Priorität zukommen.

Es läßt sich prognostizieren, daß die vorhandenen Rücken- und Nackenbeschwerden dadurch weiterhin positiv beeinflußbar sein müßten.

1. Objektive Anpassungserscheinungen

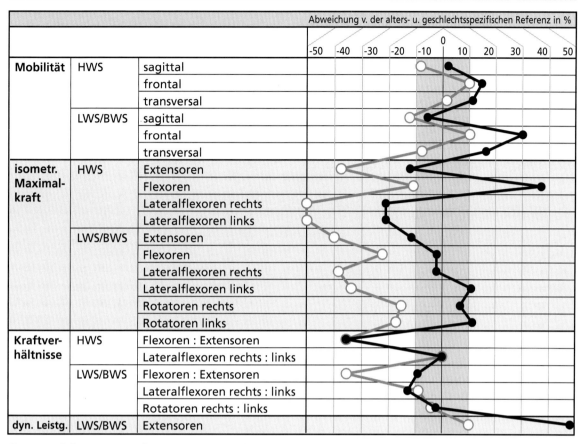

○ vor Training   ● nach 3 Monaten Training

2. Subjektive Anpassungserscheinungen

2.1 Intensität der Beschwerden

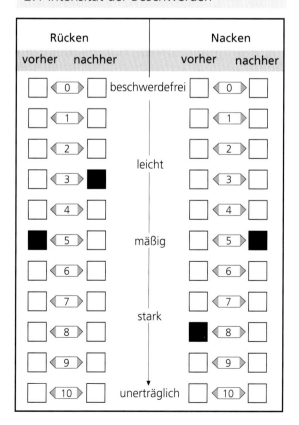

2.2 Persönliches Wohlbefinden

WEIBLICHE PATIENTIN (44), RAUMPFLEGERIN

1. Diagnose - Befund - Historie und Maßnahmen

Diagnose: akute Symptomatik: Radikulärsyndrom S1 re. bei Prolaps L4/L5/S1, chronische Symptomatik: Facettensyndrom L5/S1 bei Spondylathrose, Pseudospondylolisthese. Zusätzlich chr.-rez. Zervikalsyndrom bei muskulärer Dysbalance und Hartspann des oberen Trapezius.

Befund: LWS: Beckengeradstand, minimale Re.-Ausbiegung thorakolumbal, leichter endgradiger Bewegungsschmerz der unteren LWS-Etagen in allen Ebenen, keine lokalen Druckschmerzhaftigkeiten, keine Blockierungen. Grobneurologisch: ASR re. höchstens angedeutet auslösbar, Lasegue endgradig positiv, sonst unauffällig. HWS: Trapeziushartspann mit BH-Schnürfurchen, bei der segm. Untersuchung keine Blockierung. Arme und beteiligte Gelenke: unauffällig.

Historie: Die LWS-Beschwerden bestehen seit 1981, die HWS-Beschwerden seit Anfang 1992. Beschwerden im Bereich der HWS sind gegenüber denen der LWS deutlich geringer ausgeprägt.

2. Trainingsbedingte Anpassungserscheinungen

Die muskuläre Sicherung der Wirbelsäule wies vor Trainingsbeginn im Durchschnitt erhebliche Defizite auf. Diese konnten durch die Teilnahme am Aufbauprogramm nahezu vollständig beseitigt werden.

Im Rumpfbereich erhöhte sich die Maximalkraft der Extensoren, Flexoren, Lateralflexoren und Rotatoren um durchschnittlich 132%, während die wirbelsäulenstabilisierenden HWS-Extensoren, Flexoren und Lateralflexoren Kraftsteigerungen um 54%, 88% sowie 338% (rechtsseitige Lateralflexoren) bzw. 240% (linksseitige Lateralflexoren) erfuhren.

Die Patientin konnte die dynamische Leistungsfähigkeit der Rumpfextensoren um 76% verbessern.

Im Vergleich zu untrainierten beschwerdefreien Frauen gleichen Alters verfügt die Patientin nun über eine normal bis überdurchschnittlich ausgeprägte muskuläre Sicherung der Lenden-/Brust- und Halswirbelsäule.

Nach 4 Monaten Training bestehen sowohl im Rumpf- als auch im HWS-Bereich noch geringfügige Dysbalancen zwischen Flexoren und Extensoren aufgrund verhältnismäßig schwächerer Extensorenkraft.

3. Subjektive Bewertung der Programmteilnahme durch den Patienten

„Das Training hat mir einen körperlichen Zustand gebracht, den ich seit Beginn meiner Beschwerden noch nie in dieser positiven Art gehabt habe. Ich bin jetzt sowohl im Rücken als auch im Nacken beschwerdefrei. Gelegentlich habe ich noch minimale Beschwerden im rechten unteren Rücken.

Ich fühle mich leistungsfähig und kann meinen Beruf als Raumpflegerin nun ohne Probleme durchführen. Vor dem Training war ich zunehmend in Gefahr, meinen Arbeitsplatz wegen der Rückenbeschwerden zu verlieren.

Bewegung macht mir wieder mehr Spaß, da mich die Schmerzen nicht mehr behindern. Ich fahre auch wieder Fahrrad, was sehr wichtig für mich ist. Durch das Training habe ich wieder mehr Freude am Leben.

Mit der Therapieeinrichtung und der Betreuung bin ich sehr zufrieden. Seit ich trainiere bin ich weniger beim Arzt. Ich habe bisher auch keine Medikamente mehr genommen. Früher habe ich mindestens zweimal im Jahr Spritzen, Tabletten, Elektrotherapie und Krankengymnastik gebraucht. Auf mein Stützkorsett kann ich jetzt verzichten."

4. Fachliche Bewertung

Trotz des Vorliegens erheblicher morphologischer Störungen hat die muskuläre Optimierung der Patientin entscheidenden Erfolg gebracht: Die Patientin ist sowohl im Bereich der Lendenwirbelsäule als auch im Bereich der Halswirbelsäule weitgehendst beschwerdefrei. Derartige Verbesserungen des Beschwerdebilds der Wirbelsäule waren durch jahrelange konservative Behandlung unter Ausschöpfung aller Möglichkeiten nicht zu erzielen gewesen.

Es läßt sich prognostizieren, daß die Progredienz des Leidens durch die muskuläre Stabilisierung aufgehalten oder zumindest verzögert werden kann.

Wichtig erscheint darüber hinaus die Tatsache, daß die Beseitigung der körperlichen Dekonditionierung den Erhalt des Arbeitsplatzes ermöglicht hat und dadurch auch eine psychische Stabilisierung der Patientin eingetreten ist.

Im Rahmen des Trainings zur weiterführenden Prävention sollte die Beseitigung der noch vorhandenen Dysbalancen im Vordergrund stehen. Die weit überdurchschnittliche Leistungsfähigkeit der Rumpfextensoren bei gleichzeitigem Kraftdefizit dieser Muskelgruppe weist auf einen langsamen Typ-I-Fasertypus hin, der bei den eingesetzten Trainingsmethoden zu berücksichtigen ist.

1. Objektive Anpassungserscheinungen

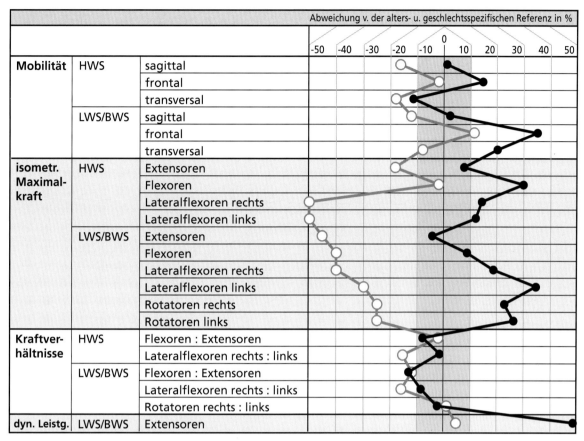

○ vor Training ● nach 4 Monaten Training

2. Subjektive Anpassungserscheinungen

2.1 Intensität der Beschwerden

2.2 Persönliches Wohlbefinden

MÄNNLICHER PATIENT (27), PROGRAMMIERER

1. Diagnose - Befund - Historie und Maßnahmen

Diagnose: Lumbalsyndrom bei Zustand nach Bandscheibenoperation L4/L5 von 4/94 (Osteochondrose L4/L5/S1) mit muskulärer Dysbalance (früheres Thorakalsyndrom bei leichter thorakolumb. S-Skoliose durch Beinlängendefizit re. von 2 cm, bei Zust. nach abgelaufenem M. Scheuermann Stadium II u. Blockierung der 4. und 5. Rippe li.).

Befund: Wirbelsäule: Beckentiefstand re. von 2 cm, leichte Re.-Ausbiegung der LWS mit Scheitel bei L2 und Li.-Ausbiegung der BWS mit Scheitel bei TH7. Mäßiggradig schmerzhafte Bewegungseinschränkung der unteren LWS-Etagen in allen Ebenen. Grobneurologisch: deutliche Großzehenheberschwäche rechts etwa Grad 3, regelrechte Sensibilität, Reflexe regelrecht, Lasegue endgradig angedeutet positiv.

Maßnahmen: Nach der OP und auch nach Durchführung einer AHB (mit Rückenschulkurs) traten lokale lumbale Restbeschwerden auf, die mit wiederholter intensiver KG behandelt wurden (Arbeitsfähigkeit ab 8/1994).

2. Trainingsbedingte Anpassungserscheinungen

Die Teilnahme des Patienten am standardisierten Aufbauprogramm resultierte in einer Verdopplung der Maximalkraft aller Muskelgruppen des Rumpfes (durchschnittlich: +125%). Im einzelnen konnten die Kraftparameter wie folgt gesteigert werden:
- Rumpfextensoren +279%
- Rumpfflexoren +56%
- Rumpflateralflexoren +119%
- Rumpfrotatoren +89%

Die vor Trainingsbeginn vorhandene Dysbalance zwischen Rumpfflexoren und -extensoren wurde vollständig beseitigt.

Im Vergleich zu alters- und geschlechtsspezifischen Referenzwerten untrainierter Personen weisen die dynamische Leistungsfähigkeit der Rumpfextensoren (trainingsbedingte Steigerung: +54%) sowie die Rumpfmobilität in allen Bewegungsebenen nach Beendigung des Aufbauprogramms normale Werte auf.

Die trainingsbedingten Anpassungserscheinungen im Bereich der mittrainierten Halswirbelsäule betrugen durchschnittlich +57% (Maximalkraft der HWS-Extensoren, Flexoren und Lateralflexoren) sowie +5° (Mobilität der HWS in den einzelnen Bewegungsebenen).

3. Subjektive Bewertung der Programmteilnahme durch den Patienten

„Es geht mir endlich sehr gut. Durch das Training sind alle Beschwerden beseitigt worden.

Ich möchte das Training nicht mehr missen. Im Rahmen des 3monatigen Aufbauprogramms habe ich vorschriftsmäßiges Heben und Tragen von Lasten gelernt. Ich mache diese Bewegungen nun richtig und dadurch geht alles besser.

Das Behandlungsprogramm hat mir geholfen, die Anforderungen von Beruf und Alltag besser zu bewältigen.

Mein Gesundheitsbewußtsein ist durch die Teilnahme an dem Programm positiv verändert worden, ich fühle mich auch viel wohler.

Sowohl das Programm als auch die Betreuung haben mir sehr gut gefallen. Die Dauer der einzelnen Trainingseinheiten empfinde ich als angenehm. Ich komme sehr gern, und es macht mir viel Spaß.

Beim Arzt war ich seither nicht mehr. Auf Medikamente kann ich jetzt vollständig verzichten, ich benötige sie nicht mehr."

4. Fachliche Bewertung

Die Beseitigung objektiv vorhandener Kraft- und Leistungsfähigkeitsdefizite der wirbelsäulenstabilisierenden Muskulatur hat die Probleme des Patienten (Restbeschwerden von mäßiger bis überwiegend starker Intensität) vollständig beseitigt.

Auffallend ist dabei die Wirksamkeit des Trainingskonzeptes für den Bereich der Lenden- und Brustwirbelsäule. Statische sowie dynamische Kraftbelastungen gegen den variablen Widerstand der eingesetzen Trainingssysteme für die Extensoren, Flexoren, Lateralflexoren und Rotatoren des Rumpfes haben dabei zu einer umfassenden muskulären Stabilisierung geführt.

Als Programmierer ist der Patient, bedingt durch Zwangshaltungen in biomechanisch ungünstigen Körperpositionen (i.d.R. stundenlanges Sitzen vor Computermonitoren), erheblichen Wirbelsäulenbelastungen ausgesetzt. Nach Angaben des Patienten hat das verbesserte Muskelkorsett der Wirbelsäule einen positiven Einfluß auf dessen berufliche Leistungsfähigkeit.

Der Patient benötigt eine systematische Fortführung des Trainings. Neben der Stabilisierung der Trainingserfolge des Aufbauprogramms sollte dessen Hauptzielsetzung die weitere Harmonisierung des Funktionszustands der Wirbelsäule sein.

1. Objektive Anpassungserscheinungen

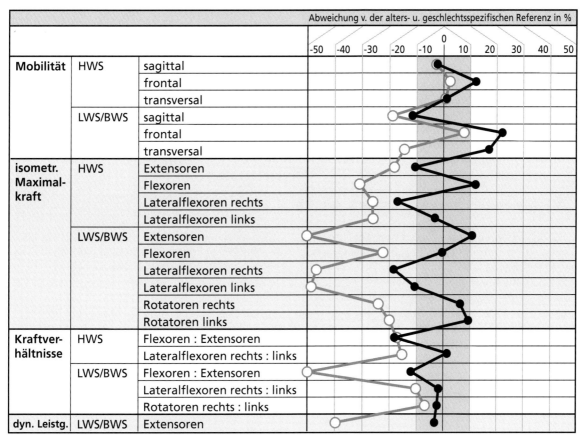

○ vor Training　● nach 3 Monaten Training

2. Subjektive Anpassungserscheinungen

2.1 Intensität der Beschwerden

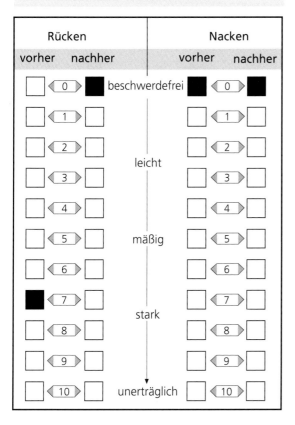

2.2 Persönliches Wohlbefinden

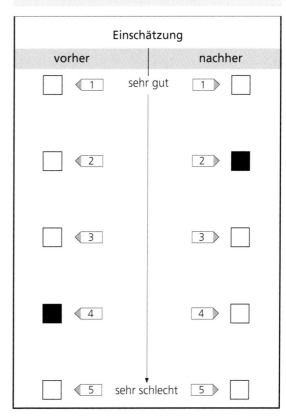

MÄNNLICHER PATIENT (52), MANAGER

1. Diagnose - Befund - Historie und Maßnahmen

Diagnose: chron.-rez. Zervikothorakolumbalsyndrom bei deutlicher muskulärer Dysbalance und zum Teil deutlichen multisegm. Osteochondrosen der unteren HWS und LWS, geringgradig der mittleren u. unteren BWS.

Befund: Wirbelsäule: Beckengeradstand, klinisch leichte thorakolumbale Li.-Ausbiegung, leichter endgradiger Seitneigungsschmerz der unteren LWS-Etagen, angespannter m. erector spinae mit paravertebralen Druckschmerzhaftigkeiten vor allem der BWS, keine Blokkierungen. BWS: Aufgehobenes Gelenkspiel Th8/Th9. HWS: deutlicher Hartspann des oberen Trapezius und Druckschmerz paravertebral C4/C5 bis C6/C7. Schmerzhaft eingeschränkte Reklination und Li.-Rotation. Grobneurologisch (Arme): Abschwächung des BSR und TSR li., Abschwächung der Armbeugung beidseitig.

Maßnahmen: Die ambulant-orthopädischen Möglichkeiten wurden wiederholt genutzt, um die ständigen Rezidive in Grenzen zu halten.

2. Trainingsbedingte Anpassungserscheinungen

Vor Beginn des Aufbauprogramms wies die muskuläre Sicherung der Lenden-/Brust- und Halswirbelsäule extreme Dysbalancen auf.

Diese konnten im Bereich des Rumpfes vollständig beseitigt werden (Ausnahme: Dysbalance in der Größenordnung von 13% zwischen der rechts- und linksseitigen Rumpflateralflexorenkraft). Im Bereich der HWS ist die Lateralflexorendysbalance beseitigt, die Flexoren-Extensoren-Dysbalance erheblich reduziert worden.

Folgende Kraftverbesserungen zeichnen für diese Adaptationsphänomene verantwortlich:

- Rumpfextensoren +91%
- rechtsseitige Rumpflateralflexoren +628%
- linksseitige Rumpflateralflexoren +216%
- rechtsseitige Rumpfrotatoren +344%
- linksseitige Rumpfrotatoren +97%
- HWS-Extensoren +113%
- HWS-Flexoren +123%
- rechtsseitige HWS-Lateralflexoren +42%
- linksseitige HWS-Lateralflexoren +95%

Die Mobilität der HWS liegt nun im unteren, die der LWS/BWS im oberen Referenzbereich.

3. Subjektive Bewertung der Programmteilnahme durch den Patienten

„Ich bin durch die Teilnahme am Training beschwerdefrei geworden, d.h. ich habe überhaupt keine Beschwerden mehr. Mein Befinden hat sich dadurch natürlich hervorragend verbessert.

Das Weitertrainieren nach Abschluß des Aufbauprogramms hat dazu geführt, daß ich bis heute noch keine neue Schmerzattacke hatte.

Natürlich habe ich jetzt wieder viel mehr Freude an jeder Art von körperlicher Bewegung. Das hat u.a. meinem Sexualleben spürbar gut getan.

Meine Depressionen treten mittlerweile seltener und weniger ausgeprägt auf. Ich kann mich auch wesentlich besser selbst motivieren.

Das Programm finde ich toll, die fachliche Betreuung ist hervorragend. Davon war ich allerdings auch von Anfang an fest überzeugt.

Meinen Orthopäden kenne ich fast gar nicht mehr. Manchmal treffe ich ihn beim Training. Ganz im Gegenteil zu früher habe ich heute Medikamente nicht mehr nötig."

4. Fachliche Bewertung

Die muskulären Defizite des Patienten waren bereits vor Durchführung der biomechanischen Funktionsanalyse der Wirbelsäule bekannt.

Alle Behandlungen in der Vergangenheit konzentrierten sich auch auf die Beseitigung der körperlichen Dekonditionierung (Bemühung um ausreichende körperliche Bewegung, wiederholte Krankengymnastik, Teilnahme an einem Rückenschulkurs etc.). Diese Maßnahmen reichten jedoch zur Beseitigung der muskulären Defizite und Dysbalancen in keinster Weise aus. Mangelnde Spezifizität, d.h. ungenügende Isolation und Stimulation der wirbelsäulensichernden Muskelgruppen mögen hierfür verantwortlich zeichnen.

Das neu entwickelte Trainingskonzept hat für den Patienten einen hohen Aufforderungscharakter. Er war bereits vor Beginn des Trainings fest davon überzeugt, daß ihm die Programmteilnahme helfen würde.

Für den Patienten ist eine schicksalhafte Veränderung seines Lebens eingetreten. Diese dokumentiert sich in objektiven und subjektiven Anpassungserscheinungen, die weit über den Bereich der Wirbelsäule hinausgehen. Der Patient hat durch das Training wieder Vertrauen in seine eigene Person gewonnen.

Eine ungleich teurere Kurbehandlung konnte nachweislich vermieden werden.

1. Objektive Anpassungserscheinungen

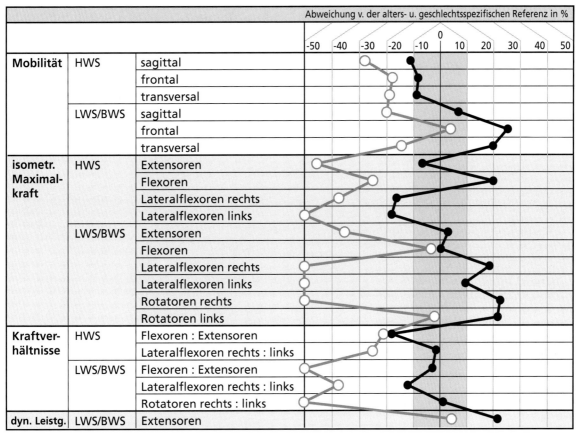

○ vor Training   ● nach 6 Monaten Training

2. Subjektive Anpassungserscheinungen

2.1 Intensität der Beschwerden

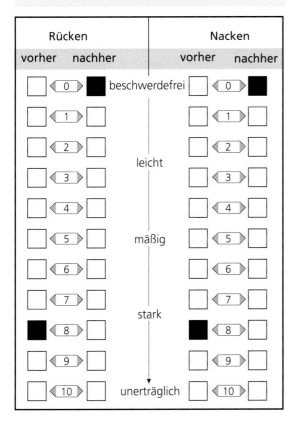

2.2 Persönliches Wohlbefinden

WEIBLICHE PATIENTIN (48), LEHRERIN

1. Diagnose - Befund - Historie und Maßnahmen

Diagnose: chronisch-rezidivierendes Lumbalsyndrom (bzw. Lumboischialgie S1 li.) bei muskulärer Dysbalance und leichter Osteochondrose L5/S1 sowie Zervikalsyndrom bei muskulärer Dysbalance und Hartspann des oberen Trapezius.

Befund: Wirbelsäule: Beckengeradstand, minimale thorakolumbale Li.-Ausbiegung mit Scheitel bei L2, muskuläre Dysbalance, Adipositas, endgradiger Seitneigungsschmerz der unt. LWS-Etagen, keine lokalen Druckschmerzhaftigkeiten, keine Blockierungen. BWS: unauffällig. HWS: Hartspann des ob. Trapezius mit deutlichen BH-Schnürfurchen, sonst unauffällig. Grobneurologisch (Beine): ASR li.: nicht auslösbar, sonst unauffällig.

Historie und Maßnahmen: Die Patientin leidet seit ca. 3 Jahren unter LWS- sowie seit ca. eineinhalb Jahren unter HWS-Beschwerden. Klassische orthopäd. Behandlungen einschließlich wiederholter Krankengymnastik führten zu Beschwerdeverbesserungen ohne stabilen Charakter.

2. Trainingsbedingte Anpassungserscheinungen

Vor Trainingsbeginn waren die Dysbalancen der Patientin folgendermaßen ausgeprägt:
- lumbal/thorakale Rotatoren   42%
- zervikale Flexoren: Extensoren   49%
- zervikale Lateralflexoren   40%

Nach sieben Monaten regelmäßigen Trainings (Aufbauprogramm: drei Monate, weiterführende Prävention: vier Monate) waren die Dysbalancen zwischen den rechts- und linksseitigen Rumpfrotatoren sowie zwischen den rechts- und linksseitigen HWS-Lateralflexoren vollständig beseitigt. Der Ausprägungsgrad der Dysbalance zwischen den Flexoren und Extensoren der Halswirbelsäule konnte von 49% auf 17% verringert werden.

Die Kraftverbesserungen betrugen im einzelnen:
- rechtsseitige Rumpfrotatoren   +250%
- linksseitige Rumpfrotatoren   +111%
- HWS-Extensoren   +15%
- rechtsseitige HWS-Lateralflexoren   +190%
- linksseitige HWS-Lateralflexoren   +350%

Die dynamische Leistungsfähigkeit der Rumpfextensoren erhöhte sich um 25%.

3. Subjektive Bewertung der Programmteilnahme durch den Patienten

„Ich bin heute vollkommen beschwerdefrei, sowohl im Rücken als auch im Nacken.

Durch das institutionalisierte Training und den dadurch entstehenden Zwang bin ich aus meiner Bequemlichkeit herausgeholt worden. Ich habe damit letztendlich gute Trainingseffekte erreicht.

Momentan fühle ich mich topfit. Das Training bereitet mir Spaß. Ich habe jetzt einen starken Drang nach frischer Luft, d.h. ich wandere viel, gehe zu Fuß zur Arbeit und fahre mit dem Fahrrad. Beim Training wurde ich bewußt „gezwungen", mich zu bewegen. Das fand ich sehr gut.

Die Zahl meiner Arztbesuche hat sich erheblich reduziert; ich gehe nur noch in die Praxis, wenn dies dringend erforderlich ist. Seit ich trainiere, ist bisher einmal eine harmlose Blockierung der Brustwirbelsäule aufgetreten. Zwei Behandlungen waren dadurch notwendig.

Das Training mache ich nach wie vor sehr gerne. Ich habe mir fest vorgenommen, regelmäßig weiterzutrainieren."

4. Fachliche Bewertung

Durch das Krafttraining wurden die muskulären Defizite und Dysbalancen nahezu vollständig beseitigt.

Die Patientin weist heute im Vergleich zu gleichaltrigen untrainierten Frauen ohne Beschwerden überdurchschnittliche Werte auf. Die muskuläre Sicherung des Rumpfes ist hervorragend und ausgewogen entwickelt, Beschwerdefreiheit im Bereich der Lenden- und Brustwirbelsäule ist die logische Konsequenz. Im Bereich der Halswirbelsäule konnte die Patientin ebenfalls muskulär stabilisiert werden.

Die trainingsbedingten Anpassungserscheinungen dokumentieren, daß die zervikalen Extensoren nur eine verhältnismäßig geringe Trainierbarkeit besitzen.

Im Rahmen der weiterführenden Prävention muß diese Erkenntnis besonders beachtet werden. Die Kräftigung des zervikalen m. erector spinae, d.h. das Training der HWS-Extensoren sowie der rechts- und linksseitigen HWS-Lateralflexoren, sollte immer besondere Priorität haben.

Die Patientin hat darüber hinaus die Tendenz zur Hypermobilität. Dies muß bei den eingesetzten Bewegungsamplituden verstärkt beachtet werden.

1. Objektive Anpassungserscheinungen

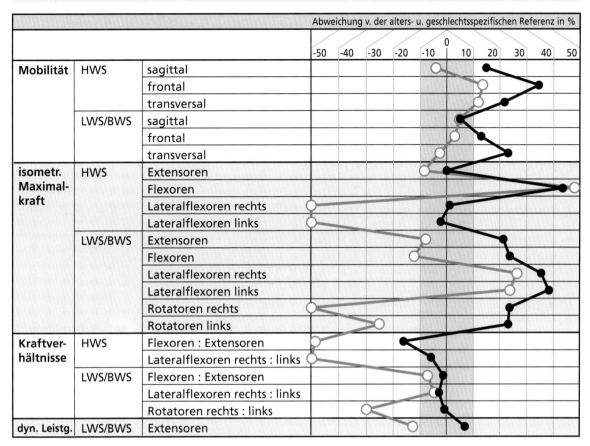

○ vor Training   ● nach 7 Monaten Training

2. Subjektive Anpassungserscheinungen

2.1 Intensität der Beschwerden

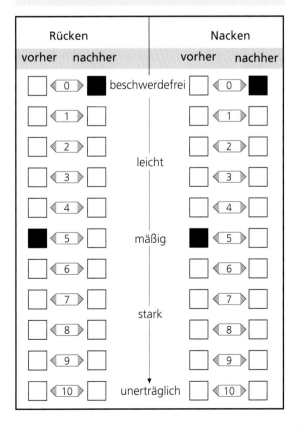

2.2 Persönliches Wohlbefinden

WEIBLICHE PATIENTIN (23), INDUSTRIEMECHANIKERIN

1. Diagnose - Befund - Historie und Maßnahmen

Diagnose: chronisch-rezidivierendes Zervikothorakolumbalsyndrom bei allgemeiner Hypermobilität, muskulärer Dysbalance, angeborener Blockwirbelbildung C6/C7 und multiplen, rezidivierenden Blockierungen.

Befund: LWS: Beckengeradstand, leichte thorakolumbale Li.-Ausbiegung mit anged. Lendenwulst li. In-, Reklinations- und Li.-Seitneigungsschmerz, aufgehobenes Gelenkspiel L4/L5/S1. BWS: Hartspann des er. spinae, aufgehobenes Gelenkspiel TH7/TH8. HWS: Paravertebraler Druckschmerz bes. re.-seitig und schmerzhafte Verkürzung des m. trapezius, bei der segm. Untersuchung unauffällige Verhältnisse bis auf die synchrone Bewegung von C6 und C7.

Historie: Die Patientin leidet seit Anfang 1992 unter Beschwerden beider Füße (Häufiges Stehen mit harten Arbeitsschutzschuhen), seit Mitte 1992 unter LWS-Beschwerden sowie seit Mitte 1994 unter Beschwerden im Bereich der HWS und BWS.

2. Trainingsbedingte Anpassungserscheinungen

Die muskuläre Sicherung der gesamten Wirbelsäule wies vor Trainingsbeginn extreme Defizite und Flexoren-Extensoren-Dysbalancen auf.

Nach 3 Monaten Aufbautraining sowie einem Monat Training zur weiterführenden Prävention konnten folgende Kraftverbesserungen registriert werden:
- Rumpfextensoren   +344%
- Rumpfflexoren   +74%
- Rumpflateralflexoren   +229%
- Rumpfrotatoren   +157%
- HWS-Extensoren   +633%
- HWS-Flexoren   +400%
- rechtsseitige HWS-Lateralflexoren   +86%
- linksseitige HWS-Lateralflexoren   +86%

Bei der dynamischen Leistungsfähigkeit der Rumpfextensoren wurde eine Steigerung um weitere 66% beobachtet.

Die Dysbalance zwischen HWS-Flexoren und -extensoren konnte nahezu vollständig beseitigt, die Dysbalance zwischen Rumpfflexoren und -extensoren erheblich reduziert werden.

3. Subjektive Bewertung der Programmteilnahme durch den Patienten

„In den letzten Jahren habe ich für meinen Rücken auf Anraten meines Arztes Fitneßtraining gemacht und bin regelmäßig Schwimmen gegangen. Mein Orthopäde hat mich vor allem mit Chirotherapie behandelt. Diese Behandlungen waren auch erfolgreich, allerdings jeweils nur wenige Monate lang.

Das Aufbauprogramm hat dazu geführt, daß ich mich jetzt insgesamt stabiler fühle. Meine Rückenbeschwerden sind kontinuierlich geringer geworden und deutlich verbessert, im Nacken habe ich keine Beschwerden mehr.

Ich führe das Krafttraining zur Zeit auch weiter fort. Leider mache ich jetzt nicht mehr so große bzw. schnelle Forschritte, weder bei den Beschwerden noch beim Muskelaufbau. Es fällt mir daher schon schwer, mich weiter zu motivieren. Vorbeugung ist nicht so meine Sache, ich bin auch kein sonderlich zielorientierter Typ.

Wenn momentan noch Rückenbeschwerden auftreten, erhole ich mich wesentlich schneller. Ich gehe daher auch nicht mehr so schnell bzw. so häufig zu meinem Arzt."

4. Fachliche Bewertung

Es handelt sich um eine insuffiziente und zusätzlich - vor allem im Rumpfbereich - hypermobile Patientin, die statisch nicht sonderlich belastbar ist. Die Patientin ist jedoch aufgrund Ihres Berufes als Industriemechanikerin und trotz diesbez. Verwendung orthopädischer Arbeitsschuhe regelmäßig erheblichen Wirbelsäulenbelastungen ausgesetzt.

Das Muskelkorsett der Wirbelsäule konnte durch das viermonatige Training in einen durchweg guten Funktionszustand gebracht werden. Lediglich im Bereich der Halswirbelsäule weist die Patientin noch ausgeprägte muskuläre Defizite auf.

Trotz der enormen objektiven und subjektiven Trainingserfolge ist die Patientin für eine systematische Fortführung des Krafttrainingsprogramms nur schwer motivierbar. Die Reduktion der Beschwerden stand im Mittelpunkt der Patientenerwartung. Mit der trainingsbedingten Verbesserung der Beschwerden entfiel der unmittelbare Leidensdruck der jungen Patientin.

Die Gefahr eines drop-outs ist sehr groß. Kognitive Maßnahmen erscheinen hier dringend erforderlich. Ohne die genaue Kenntnis des kurz- und langfristigen Nutzens des Trainings wird die Patientin dieses vermutlich relativ bald einstellen.

1. Objektive Anpassungserscheinungen

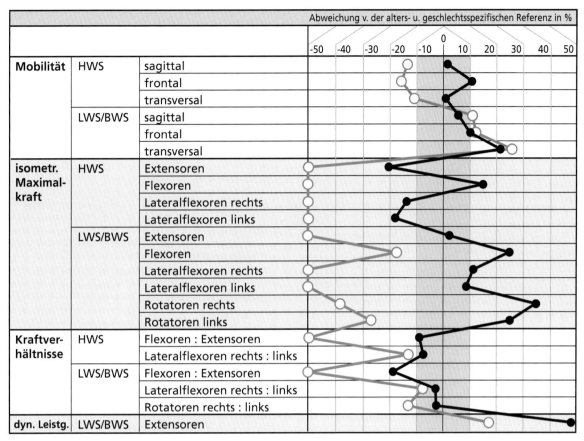

○ vor Training   ● nach 4 Monaten Training

2. Subjektive Anpassungserscheinungen

2.1 Intensität der Beschwerden

2.2 Persönliches Wohlbefinden

MÄNNLICHER PATIENT (20), BÜROKAUFMANN

1. Diagnose - Befund - Historie und Maßnahmen

Diagnose: idiopathische thorakolumbale S-Skoliose.

Befund: LWS: Beckengeradstand, lumbale Li.-Ausbiegung mit Winkel nach Cobb von 40° und starkem Lendenwulst, thorakale Re.-Ausbiegung mit Winkel nach Cobb von 39° und mäßigem Rippenbuckel, schmerzfreier Bewegungsablauf in allen WS-Abschnitten bis auf endgradigen Reklinations- und Re.-Seitneigungsschmerz der oberen LWS, keine Blockierungen. BWS: keine Blockierungen. HWS, Arme, Beine und bet. Gelenke: unauffällig.

Historie und Maßnahmen: Der junge Patient wurde seit ca. zwei Jahren wegen Beschwerden im Bereich der Lenden- und Brustwirbelsäule wiederholt orthopädisch behandelt. Muskelkräftigende Maßnahmen (u.a. intensive Krankengymnastik) hatten dabei immer ein gute schmerzlindernde Wirkung.

Basierend auf den Ergebnissen einer mit dem Patienten durchgeführten biomechanischen Funktionsanalyse der Wirbelsäule wurde die Teilnahme am Aufbauprogramm empfohlen.

2. Trainingsbedingte Anpassungserscheinungen

Der junge Patient ist passionierter Handballspieler. Bedingt durch das Alter des Patienten sowie systematisches sportliches Training entsprach der Funktionszustand der Wirbelsäule vor Trainingsbeginn nicht dem eines typischen Rückenpatienten. Die muskulären Defizite waren durchweg geringer ausgeprägt.

Folgende Kraftverbesserungen der Rumpfmuskulatur traten auf:
- Rumpfextensoren +39%
- Rumpfflexoren +31%
- rechtsseitige Rumpflateralflexoren +21%
- linksseitige Rumpflateralflexoren +11%
- rechtsseitige Rumpfrotatoren +53%
- linksseitige Rumpfrotatoren +63%

Die dynamische Leistungsfähigkeit der Rumpfextensoren erhöhte sich um 16%.

Im Bereich des Rumpfes sind nach wie vor die linksseitigen Rotatoren kräftiger als die rechtsseitigen, während die Maximalkraft der linksseitigen Lateralflexoren geringer ist als die Maximalkraft der rechtsseitigen. Bei der HWS-Lateralflexorenkraft besteht eine Linksdominanz.

3. Subjektive Bewertung der Programmteilnahme durch den Patienten

„Ich habe immer noch Schmerzen im Bereich der oberen Lendenwirbelsäule. Diese sind jedoch im Vergleich zu früher von geringerer Stärke.

Auch beim Handball habe ich zwar nach dem Ende eines Spiels immer noch Probleme, diese sind jedoch ebenfalls geringer geworden. Ich schätze um ca. 50%.

Meinen Beruf übe ich nahezu ausschließlich im Sitzen aus. Durch das Krafttraining hat sich meine Haltung dabei sehr verbessert. Ich kann das lange Sitzen mittlerweile besser ertragen.

Außer dem Training selbst, hat mir besonders die angenehme Atmosphäre in der Trainingseinrichtung und die gute Betreuung durch die dortigen Mitarbeiter gefallen.

Die Dauer des Trainingsprogramms halte ich für angemessen, auch die 60 Minuten pro Trainingseinheit empfinde ich als angenehm. Das Training selbst ist abwechslungsreich und kann mich motivieren. Der eingetretene Erfolg des Trainings entspricht meinen Erwartungen. Ich werde sowohl das Programm als auch die Einrichtung weiterempfehlen."

4. Fachliche Bewertung

Bei dem Patienten liegt eine deutliche idiopathische S-Skoliose vor. Dabei ist zu erwarten, daß diese noch geringfügig weiter wachsen wird.

Die bisher bestehenden Beschwerden können durch systematische Kräftigung der Rumpfmuskulatur positiv beeinflußt werden.

Das Störungspotential durch die bestehende unveränderbare Formstörung der Lenden- und Brustwirbelsäule sollte daher durch regelmäßige Teilnahme am Trainingsprogramm zur weiterführenden Prävention limitiert werden.

Progressives dynamisches Krafttraining kann dabei eine gut ausgeprägte muskuläre Sicherung der Wirbelsäule aufbauen bzw. erhalten, die eine kompensatorische Funktion erlangen und damit zur aktiven Vorbeugung bzw. Minimierung der Progredienz des Leidens beitragen kann.

Uneinheitliche muskuläre Dominanzen im Bereich von Rumpf und Halswirbelsäule wurden auch bereits von anderen Autoren dokumentiert. Das weiterführende Training für die Rumpf-, Nacken- und Halsmuskulatur sollte daher die Zielsetzung verfolgen, die rechts- und linksseitigen Muskelgruppen möglichst ausgewogen zu entwickeln.

1. Objektive Anpassungserscheinungen

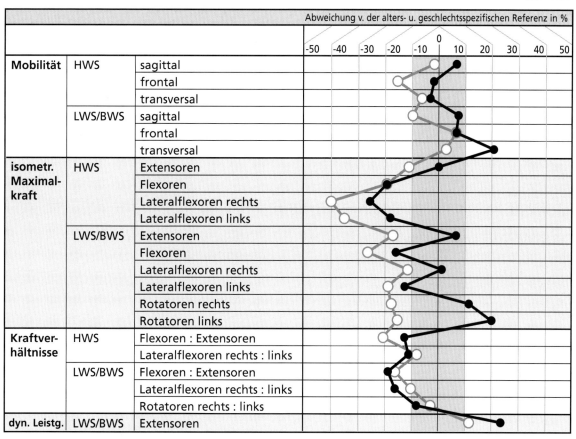

○ vor Training ● nach 4 Monaten Training

2. Subjektive Anpassungserscheinungen

2.1 Intensität der Beschwerden

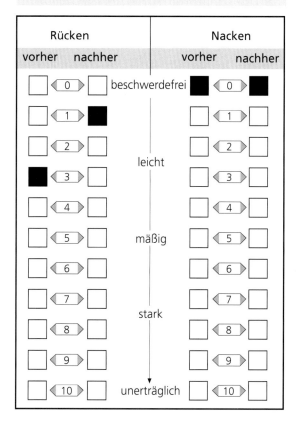

2.2 Persönliches Wohlbefinden

WEIBLICHE PATIENTIN (62), HAUSFRAU

1. Diagnose - Befund - Historie und Maßnahmen

Diagnose: chron.-rez. Lumbalsyndrom bei Zustand nach Bosworth-Spondylodese L3/L4-L5/S1 wegen Spondylolisthese von L4 mit muskulärer Dysbalance (Op. 1968). Zusätzlich chron. rez. Zervikalsyndrom bei mäßiggradiger Osteochondrose C5/C6 und muskulärer Dysbalance.

Befund: LWS: Beckengeradstand, lotrechter Aufbau, reizlose Narbe über der unteren LWS und dem Kreuzbein, z. Zt. schmerzfreie LWS-Beweglichkeit, Druckschmerz im unteren Narbenbereich, ISG frei, keine Blockierungen. BWS: unauffällig. HWS: Trapeziushartspann mit BH-Schnürfurchen beidseitig, aufgehobenes Gelenkspiel C0/C1. Grobneurologisch: unauffällig.

Historie und Maßnahmen: Wegen eines Wirbelgleitens bei L4 litt die Patientin bereits vor 1968 unter jahrelangen LWS-Beschwerden. Trotz der o.a. Operation traten immer wieder Beschwerden auf. Diese erforderten wiederholte Behandlungen unter Ausnutzung aller konservativen Möglichkeiten einschließlich Rückenschulkurs und Kur.

2. Trainingsbedingte Anpassungserscheinungen

Die ältere Patientin demonstrierte eine identische Trainierbarkeit wie wesentlich jüngere Patient(inn)en.

Folgende Kraftverbesserungen konnten beobachtet werden:
- Rumpfextensoren   +124%
- Rumpfflexoren   +57%
- Rumpflateralflexoren   +61%
- Rumpfrotatoren   +133%
- HWS-Extensoren   +225%
- HWS-Flexoren   +83%
- HWS-Lateralflexoren   +155%

Die dynamische Leistungsfähigkeit der Rumpfextensoren verdoppelte sich.

Ausgeprägte Dysbalancen zwischen den Rumpfflexoren und -extensoren sowie zwischen den rechts- und linksseitigen HWS-Lateralflexoren konnten vollständig beseitigt werden, die erhebliche Dysbalance zwischen den HWS-Flexoren und -Extensoren wurde reduziert, die geringfügige Dysbalance zwischen den rechts- und linksseitigen Rumpfrotatoren existiert auch weiterhin.

Die Wirbelsäulenmobilität erfuhr eine Normalisierung.

3. Subjektive Bewertung der Programmteilnahme durch den Patienten

„Meine Rückenbeschwerden sind weg. Im Nacken verspüre ich noch Beschwerden. Diese sind aber wesentlich schwächer als zuvor.

Das Programm bringt Wunder. Ich habe im Bereich der Wirbelsäule einen Zustand erreicht, wie ich ihn seit der Operation noch nie gehabt habe.

Durch das anstrengende Training fühle ich mich jetzt wesentlich leichter und kann Arbeiten, z.B. im Haushalt, besser verrichten. Das Gefühl, den Körper zu fordern, ist großartig.

Ich habe begriffen, wie wichtig es ist, daß ich aktiv etwas für mich selbst tue. Die Mitarbeiter und Mitarbeiterinnen des Trainingszentrums unterstützen mich dabei vorbildlich. Ich fühle mich gut betreut, sowohl fachlich als auch menschlich.

Mittlerweile brauche ich überhaupt keine Arzneimittel mehr gegen Rückenschmerzen. Ich habe überhaupt keine mehr im Haus. Auch zu meinem Orthopäden gehe ich jetzt viel seltener. Wegen der Muskelverspannungen im Nacken erhalte ich noch hin und wieder Massagen, jedoch erheblich weniger als früher."

4. Fachliche Bewertung

Die im Jahre 1968 durchgeführte Operation war zwar erfolgreich, hat jedoch die Patientin nicht vor weiterhin rezidivierenden und z. T. erheblich einschränkenden Beschwerden bewahren können.

Erst durch den gezielten Einsatz spezifischer Kräftigungsmaßnahmen für die Rumpf-, Nacken- und Halsmuskulatur konnte Beschwerdefreiheit im Bereich der unteren Lendenwirbelsäule erzielt werden. Auch die Halswirbelsäule der Patientin profitiert von der Verbesserung der muskulären Sicherung offensichtlich sehr.

Die verbesserte Kraft und Leistungsfähigkeit der wirbelsäulenstabilisierenden Muskelgruppen kann nur durch regelmäßige Teilnahme am standardisierten Trainingsprogramm zur weiterführenden Prävention erhalten werden. Die Patientin hat dies erkannt und nimmt freiwillig am weiteren Training teil.

Im Bereich der Halswirbelsäule ist das Kraftniveau der Extensoren und Lateralflexoren noch nicht ausreichend entwickelt, im Rumpfbereich besteht primär die Notwendigkeit, die Kraft der Extensoren sowie der rechtsseitigen Rotatoren weiter zu steigern. Letzteres dient der Beseitigung der noch vorhandenen Dysbalance zwischen rechter und linker Körperseite.

1. Objektive Anpassungserscheinungen

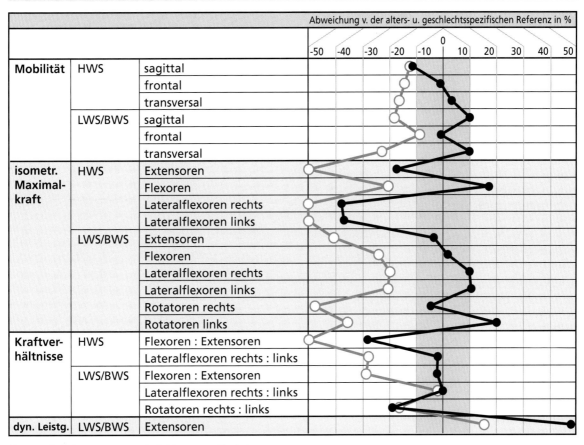

○ vor Training ● nach 6 Monaten Training

2. Subjektive Anpassungserscheinungen

2.1 Intensität der Beschwerden

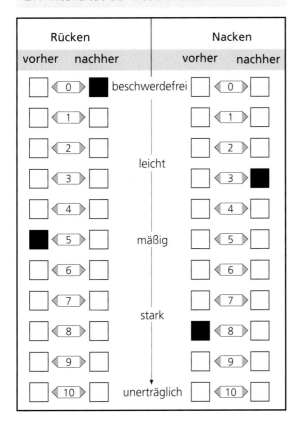

2.2 Persönliches Wohlbefinden

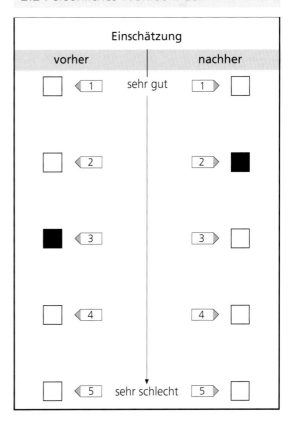

MÄNNLICHER PATIENT (36), BÜROKAUFMANN

1. Diagnose - Befund - Historie und Maßnahmen

Diagnose: chronisch-rez. Lumbalsyndrom bei mäßiggradiger Osteochondrose L5/S1 (lumbales CT von 5/95: großer Prolaps L5/S1 teilweise nach kaudal abgekippt).

Befund: Wirbelsäule: Beckentiefstand re. von 1 cm (Beinlängendefizit re.), leichte thorakolumbale Re.-Ausbiegung, deutlich schmerzhaft eingeschränkte Beweglichkeit lumbosakral (Re.-Überhang), Druckschmerz L5/S1 paravertebral. BWS, HWS, Arme, Beine und beteiligte Gelenke: unauffällig bis auf Füße (leichter Knick-Senk-Spreizfuß bds.). Grobneurologisch (Beine): ASR bds. nicht sicher auslösbar.

Historie und Maßnahmen: Der Patient leidet seit ca. 4 Jahren unter phasenhaft auftretenden LWS-Beschwerden ohne Ausstrahlungen in die Beine (aber: s. Befund). Intensive ambulant-konservative Behandlungen führten zur weitgehenden Beschwerdefreiheit (Restbeschwerden noch vorhanden), die ausgeprägten muskulären Defizite konnten jedoch noch nicht vollständig beseitigt werden.

2. Trainingsbedingte Anpassungserscheinungen

Vor Beginn des Aufbauprogramms fanden sich Kraftdefizite bei den Rumpfflexoren, Rumpflateralflexoren und -rotatoren. Diese konnten durch die 24 Trainingseinheiten vollständig beseitigt werden. Die Maximalkraftsteigerungen dieser Muskelgruppen betrugen dabei im Durchschnitt +40%.

Vor Trainingsbeginn vorhandene Dysbalancen im Rumpfbereich aufgrund zu schwacher Flexoren und rechtsseitiger Lateralflexoren konnten vollständig eliminiert werden, die muskuläre Sicherung der LWS und BWS ist nun harmonisch ausgebildet.

Die dynamische Leistungsfähigkeit der Rumpfextensoren erhöhte sich um weitere 80% und weist nun einen hervorragenden Wert auf.

Im Bereich der beschwerdefreien Halswirbelsäule konnte die Kraft der Extensoren und Lateralflexoren um durchschnittlich 60% vergrößert und die vorhandenen Dysbalancen vollständig beseitigt werden, die Kraft aller HWS-Muskelmuskelgruppen ist jedoch insgesamt noch geringfügig defizitär.

Alle Mobilitätsparameter blieben bewußt unverändert.

3. Subjektive Bewertung der Programmteilnahme durch den Patienten

„Bis auf einen leichten Anlaufschmerz früh am Morgen bin ich jetzt beschwerdefrei und kann meinen beruflichen und privaten Verpflichtungen ohne Einschränkung nachkommen.

Seit ich das Training durchführe, fühle ich mich körperlich wesentlich besser als früher. Ich achte jetzt auch mehr auf ausgleichende Bewegung am Arbeitsplatz, d.h. ich führe die beim Training gelernten Dehnungsübungen regelmäßig als Pausengymnastik durch. Privat achte ich ebenfalls darauf, daß ich mich körperlich ausreichend bewege.

Mein Gesundheitsbewußtsein ist durch die Teilnahme an dem Programm positiv beeinflußt worden.

Der Erfolg des Aufbautrainings entspricht meinen diesbez. Voraberwartungen. Die intensive persönliche Betreuung durch die qualifizierten Mitarbeiter fand ich hervorragend und sehr motivierend.

Arztbesuche waren seit Trainingsaufnahme nicht mehr nötig. Ich werde das Training fortsetzen, denn ich bin fest davon überzeugt, daß es mir hilft, die Operation zu vermeiden."

4. Fachliche Bewertung

Der Patient hat auf die intensiven ambulant-konservativen Behandlungen gut angesprochen. Unter Berücksichtigung 1. der langen Vorgeschichte sowie 2. des nicht so starken Ausprägungsgrades der Beschwerden wurde trotz der morphologischen Größe des Vorfalls bereits sechs Wochen nach der diesbez. Diagnosestellung mit dem Aufbauprogramm begonnen.

Durch das Training konnten die muskulären Defizite und Dysbalancen im Rumpfbereich des Patienten in relativ kurzer Zeit vollständig beseitigt, der Funktionszustand der LWS und BWS harmonisiert und die noch vorhandenen Beschwerden weiter reduziert werden.

Die umfassende muskuläre Stabilisierung des Patienten erleichtert offensichtlich die Kompensation der durch die sitzende Tätigkeit induzierten beruflichen Wirbelsäulenbelastung.

Vermutlich haben diesbez. Belastungen einerseits sowie muskuläre Defizite andererseits die Bandscheibenerkrankung entscheidend gefördert.

Es läßt sich prognostizieren, daß der dauerhafte Erhalt des momentanen Funktionszustands der rumpfstabilisierenden Muskelgruppen einen wichtigen Beitrag zur Verhinderung der Progredienz des Leidens leisten kann.

1. Objektive Anpassungserscheinungen

			Abweichung v. der alters- u. geschlechtsspezifischen Referenz in %
			-50 -40 -30 -20 -10 0 10 20 30 40 50
Mobilität	HWS	sagittal	
		frontal	
		transversal	
	LWS/BWS	sagittal	
		frontal	
		transversal	
isometr. Maximalkraft	HWS	Extensoren	
		Flexoren	
		Lateralflexoren rechts	
		Lateralflexoren links	
	LWS/BWS	Extensoren	
		Flexoren	
		Lateralflexoren rechts	
		Lateralflexoren links	
		Rotatoren rechts	
		Rotatoren links	
Kraftverhältnisse	HWS	Flexoren : Extensoren	
		Lateralflexoren rechts : links	
	LWS/BWS	Flexoren : Extensoren	
		Lateralflexoren rechts : links	
		Rotatoren rechts : links	
dyn. Leistg.	LWS/BWS	Extensoren	

○ vor Training   ● nach 3 Monaten Training

2. Subjektive Anpassungserscheinungen

2.1 Intensität der Beschwerden

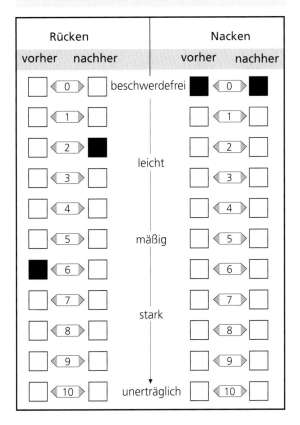

2.2 Persönliches Wohlbefinden

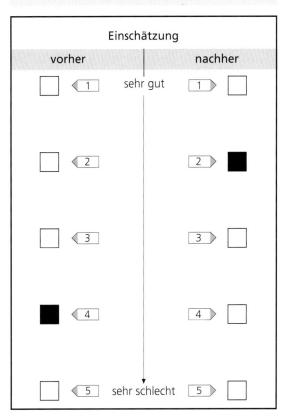

10.23

Schlussfolgerungen und Ausblick

Mit den vorliegenden Einzelfallstudien eines approbierten Facharztes für Orthopädie dürfte es gelungen sein, die Bedeutung und Effizienz des in jahrelanger wissenschaftlicher Arbeit entwickelten Konzepts bei genauen orthopädischen Diagnosen zu dokumentieren.

Dabei ist besonders zu berücksichtigen, daß durch die Trainingsmaßnahmen nicht nur exakt definierte objektive und subjektive Anpassungserscheinungen realisiert werden können, sondern daß die einzelnen Patienten darüber hinaus eine in vielen Fällen schicksalhaft positive Leidens- und Lebensveränderung erfahren.

Bedeutende Unternehmen sowie einzelne Krankenversicherer haben bereits die dadurch neu geschaffenen Möglichkeiten zur Kostensenkung einerseits sowie zur Steigerung der Leistungsfähigkeit und Lebensqualität andererseits erkannt und fördern die weitere Entwicklung und Verbreitung des neu geschaffenen Konzepts aktiv und vorbildlich.

Es läßt sich heute bereits absehen, daß dieses hochinnovative Konzept zur Quantifizierung und Beseitigung somatischer Risikofaktoren für Rückenbeschwerden in den nächsten Jahren zumindest in Deutschland sehr schnell Verbreitung finden wird.

Niedergelassene Mediziner und Kliniken werden dadurch in die Lage versetzt, selbst Effizienz- und Validierungsstudien mit großen Fallzahlen durchzuführen. Die dabei gewonnenen Erkenntnisse werden zu noch größerer Sicherheit bei der Auswahl geeigneter Patienten sowie der praktischen Anwendung und Durchführung der standardisierten Methoden führen.

LITERATURVERZEICHNIS
QUELLENNACHWEIS

Publikationen, Artikel und Informationsschriften mit Autorenangabe

ADAMS, M.A./HUTTON, W.C.:
The effect of posture on the fluid content of the lumbar intervertebral discs.
In: SPINE 8/6 (1983).

ADAMS, L.P./TREGIDGA, A./DRIVER-JOWITT, J.P./SELBY, P./WYN-CHANK, S.:
Analysis of motion of the head.
In: SPINE 19/3, 266-271 (1994).

ADDISON, R./SCHULTZ, A.:
Trunk strengths in patients seeking hospitalization for chronic low-back disorders.
In: SPINE 5/6, 539-544 (1980).

AGGRAWAL, N.D./KAUR, R./KUMAR, S. ET AL.:
A study of changes in weightlifters and other athletes.
In: British Journal of Sports Medicine 13, 58-61 (1979).

AGNISCHOCK, A.:
Die Mobilität der Halswirbelsäule und die Kraft der Nackenmuskulatur in Abhängigkeit von Alter, Geschlecht und Beschwerdeprofil.
Diplomarbeit der Deutschen Sporthochschule Köln (1994).

AGRE, J.C./PIERCE, L.E./RAAB, D.M./MCADAMS, M./SMITH, E.L.:
Light resistance and stretching exercise in elderly women: Effect upon strength.
In: Arch Phys Med Rehabil 69/4, 273-276 (1988).

AHERN, D.K./FOLLICK, M.J./COUNCIL, J.R./LASER-WOLSTON, N.:
Reliability of lumbar paravertebral EMG assessment in chronic low back pain.
In: Arch Phys Med Rehabil 67, 762-765 (1986).

ALARANTA, H./TALLROTH, K./SOUKKA, A./HELIÖVAARA, M.:
Fat content of lumbar extensor muscles and low back disability: A radiographic and clinical comparison.
In: Journal of Spinal Disorders 6/2, 137-140 (1993).

ALBRIGHT, J.P./MCAULEY, E./MARTIN, R.K. ET AL.:
Head and neck injuries in college football: An eight-year analysis.
In: Am. Journal of Sports Medicine 13, 147-152 (1985).

ALSTON, W./CARLSON, K.E./FELDMAN, D.J./GRIMM, Z./GERONTINOS, E.:
A quantitative study of muscle factors in the chronic low back syndrome.
In: Journal of the American Geriatrics Society 14/10, 1041-1047 (1966).

ALTMAN, D.G./BLAND, J.M.:
Measurement in medicine: the analysis of method comparison studies.
In: Statistician 32, 307-317 (1983).

ALTMANN, K.:
Rückenschule / Degenerative Erkrankungen der Wirbelsäule/Verhaltenstraining zur Prävention und Rehabilitation.
In: Ärzte-Zeitung 150/10, 13.08.1990.

AMONOO-KUOFI, H.S.:
The density of muscle spindles in the medial, intermediate and lateral columns of human intrinsic postvertebral muscles.
In: Journal of Anatomy 136/3, 509-519 (1983).

ANDERSSON, E./SWÄRD, L./THORSTENSSON, A.:
Trunk muscle strength in athletes.
In: Medicine and Science in Sports and Exercise 20/6, 587-593 (1988).

ANDERSON, T.:
Physiotherapy techniques.
In: British Journal of Physical Medicine 17, 155 (1954).

ANDERSSON, G.B.J./ÖRTENGREN, R./NACHEMSON, A.L./SCHULTZ, A.B.:
Biomechanical analysis of loads on the lumbar spine in sitting and standing postures.
In: MATSUI, H./KOBAYASHI, K.: Biomechanics VIII-A, Champaign / Illinois 1983, 543-552.

ANDREASSEN, S./ROSENFALK, A.:
Recording from a single motor unit during strong effort.
In: IEEE Trans Biomed Eng 25, 501-508 (1978).

APPELL, H.-J.:
Mechanismen und Grenzen des Muskelwachstums.
Hausinterne Informationsschrift des Instituts für experimentelle Morphologie der Deutschen Sporthochschule Köln 1981.

ARENDT, W.:
Rückenschmerzen. Ursachen, Behandlung, Selbsthilfen. 2. Auflage. Baierbrunn 1992.

ASFOUR, S.S./KHALIL, T.M./WALY, S.M./GOLDBERG, M.L./ROSOMOFF, R.S./ROSOMOFF, H.L.:
Biofeedback in back muscle strengthening.
In: SPINE 15/6, 510-513 (1990).

ASMUSSEN, E./HEEBOLL-NIELSEN, K.:
Posture, mobility and strength of the back in boys 7-16 years old.
In: Acta Orthop Scand 28, 174-189 (1959).

ATHA, J.:
Strengthening muscle.
In: Exerc Sport Sci Rev 9, 1-73 (1981).

BÄCKLUND, L./NORDGREN, L.:
A new method for testing isometric muscle strength under standardized conditions.
In: Scand J Clin Lab Invest 21, 33-41 (1968).

BAGNALL, K.M./FORD, D.M./MCFADDEN, K.D./GREENHILL, B.J./RASO, V.J.:
The histochemical composition of human vertebral muscle.
In: SPINE 9, 470-473 (1984).

BALAGUE, F./DUTOIT, G./WALDBURGER, M.:
Low back pain in schoolchildren.
In: Scandinavian Journal of Rehabilitation Medicine 10, 175-179 (1988).

BALAGUE, F./DAMIDOT, P./NORDIN, M./PARNIANPOUR, M./WALDBURGER, M.:
Cross-sectional study of the isokinetic muscle trunk strength among school children.
In: SPINE 18/9, 1199-1205 (1993).

BANDY, W.D./LOVELACE-CHANDLER, V./MCKITRICK-BANDY, B.:
Adaptation of skeletal muscle to resistance training.
In: The Journal of Orthopaedic and Sports Physical Therapy 12/6, 248-255 (1990).

BARNES, W.S.:
The relationship of motor-unit activation of isokinetic muscular contraction at different contractile velocities.
In: Physical Therapy 60, 1152 ff (1980).

BARTER, J.T.:
Estimation of the mass of body segments.
WADC Technical Report 57-260. Wright-Patterson Air Force Base, Ohio. 1957.

BARTHENHEIER, W.:
Ein trainierter Körper kann Belastungen besser verkraften.
In: Beruf und Gesundheit 1, 1-5 (1991).

BASKIN, K./HÄNNINEN, O./SIHVONEN, T.:
A simple function test of studies of back pain in humans.
In: KARVONEN, J. (Hrsg.): The new method for ambulatory emg recordings in sports and occupational medicine, Kuopio/Finnland 1989, 71f..

BASMAJIAN, J.V./DE LUCA, C.J.:
Muscles alive. Baltimore/USA 1985.

BAVIERA, B.:
Grundlagen zur Haltungsschulung.
In: VDMS-Journal 114/51, 17-25 (1992).

BECKER, G.:
Rückenschule - Rückenschmerz. Dehn- und Kräftigungsübungen im Vordergrund.
In: Therapiewoche 42/22, 1349 (1992).

BEIMBORN, D.S./MORRISSEY, M.C.:
A review of the literature related to trunk muscle performance.
In: SPINE 13/6, 655-660 (1988).

BENNETT, J.G./BERGMANIS, L.E./CARPENTER, J.K./SKOWLUND, H.V.:
Range of motion of neck.
In: Journal of the American Physical Therapy Association 43, 45-47 (1963).

BERGER, R.A.:
Effect of varied weight training programs on strength.
In: Research Quarterly 33, 168-181 (1962a).

BERGER, R.A.:
Comparison of static and dynamic strength increases.
In: Research Quarterly 33, 329-333 (1962b).

BERG, A./KEUL, J.:
Kurz- und langfristige Anpassungsvorgänge an Krafttraining.
In: BÜHRLE, M. (Hg.): Grundlagen des Maximal- und Schnellkrafttrainings. Schorndorf 1985.

BERG, H.E./BERGGREN, G./TESCH, P.A.:
Dynamic neck strength training effect on pain and function.
In: Arch Phys Med Rehabil 75, 661-665 (1994).

BERQUET, K.-H.:
Konventionelles oder alternatives Sitzen.
In: Deutsches Ärzteblatt 88/3, B-83-B-89 17. Januar 1991.

BERGQUIST-ULLMAN, M./LARSSON, U.:
Acute low back pain in industry. A controlled prospective study with special reference to therapy and confounding factors.
In: Acta Orthop Scand, Suppl. 170 (1977).

BERSON, B./ROLNICK, A./RAMOS, C.G. ET AL.:
An epidemiological study of squash injuries.
In: American Journal of Sports Medicine 9, 103-106 (1980).

BERWICK, D.M./BUDMAN, S./FELDSTEIN, M.:
No clinical effect of back schools in an HMO. A randomized prospective trial.
In: Spine 14/3, 338-344 (1989).

BEUKER, F.:
Risiken im Bodybuilding.
In: Physiotherapie 83/8, 335-340 (1992).

BEUKER, F. ET AL.:
Sportartspezifische Verletzungen und Erkrankungen bei Gewichthebern.
In: Med. Sport, VI/5, 133-135 (1966).

BIEDERMANN; H J./FORREST, W J.:
EMG power spectrum analysis of paraspinal muscles: the effect of sex and ...
Informationsschrift der Queen's University, Department of Rehabilitation Medicine, Kingston, Ontario/Canada (1989).

BIEDERMANN, H.J./SHANKS, G.L./INGLIS, J.:
Median frequency estimates of paraspinal muscles: reliability analysis.
In: Electromyogr. clin. Neurophysiol. 30, 83-88 (1990).

BIEDERMANN, H.J./SHANKS, G.L./FORREST, W.J./INGLIS, J.:
Power spectrum analyses of electromyographic activity.
In: SPINE 16/10, 1179-1184 (1991).

BIERING-SOERENSEN, F.:
A prospective study of low back pain in a general population.
In: Scand. Journal of Rehab. Medicine 15/1, 71-96 (1983).

BIERING-SOERENSEN, F.:
Physical measurements as risk indicators for low-back trouble over a one-year period.
In: SPINE 9/2, 106-119 (1984).

BIGLAND, B./LIPPOLD, O.C.J.:
The relation between force, velocity and integrated electrical activity in human muscles.
In: Journal of Physiology 123, 214-224 (1954).

BIGOS, S.J./BATTIE, M.C./SPENGLER, D.M. ET AL.:
A prospective study of work perceptions and psychosocial factors affecting the report of back injury.
In: SPINE 16, 1-6 (1991).

BINKOWSKI, H./HUBER, G.:
Die Wirbelsäule, ausgewählte sporttherapeutische Aspekte.
Köln 1990.

BJELLE, A./HAGBERG, M./MICHAELSON, G.:
Work-related shoulder-neck complaints in industry: A pilot study.
In: British Journal of Rheumatology 26/5, 365-369 (1987).

BLAND, J.M./ALTMAN, D.G.:
Statistical methods for assessing agreement between two methods of clinical measurement.
In: The Lancet, 307-310, 8. Februar 1986.

BLOCK, J/KERMOND, W.L..:
Initial top dead center as a predictor of outcome.
Vortrag anläßlich des Symposiums „Spine and Strength", San Diego/USA, 08.-09.07.1994.

BÖRDLEIN, I.:
Chronische Rückenbeschwerden.
In: Deutsches Ärzteblatt 92, A-753 (1995).

BÖSCHE, H.:
Rückhalt durchs Rückgrat.
In: UGB Forum 1, 8-11 (1992).

BOGDUK, N.:
The applied anatomy of the thoracolumbar fascia.
In: SPINE 9, 164-170 (1984).

BOLINE, P.D./KEATING, J.C./HAAS, M./ANDERSON, A.V.:
Interexaminer reliability and discriminant validity of inclinometric measurement of lumbar rotation in chronic low-back pain patients and subjects without low-back pain.
In: SPINE 17/3, 335-338 (1992).

BONDE-PETERSEN, F./MORK, A.L./NIELSEN, E.:
Local muscle blood flow and sustained contractions of human arm and back muscles.
In: European Journal of Applied Physiology 34, 43-50 (1975).

BORTZ, J.:
Statistik - Für Sozialwissenschaftler. 4. Auflage (1993).

BOVIM, G./SCHRADER, H./SAND, T.:
Neck pain in the general population.
In: SPINE 19/12, 1307-1309 (1994).

BRADY, T.A./BERNARD, R.C./BODNAR, L.M.:
Weight training related injuries in the high school athlete.
In: American Journal of Sports Medicine 10, 1-5 (1982).

BRAITH, R.W./GRAVES, J.E./POLLOCK, M.L./LEGGETT, S.L./CARPENTER, D.M. / COLVIN, A.B.:
Comparison of 2 vs 3 days/week of variable resistance training during 10- and 18-week programs.
In: International Journal of Sports Medicine 10/6, 450-454 (1989).

BRAITH, R.W./GRAVES, J.E./LEGGETT, S.H./POLLOCK, M.L.:
Effect of resistance training on the relationship between maximal and submaximal muscular strength.
Informationsschrift der University of Florida, Center for Exercise Science, Gainesville/Florida 1992.

BREDENKAMP-HERRMANN, D.:
Validity study of head and neck flexion-extension motion comparing measurements of a pendulum goniometer and roentgenograms.
In: The Journal of Orthopaedic and Sports Physical Therapy 11/9, 414-418 (1990).

BRENKE, H./DIETRICH, L.:
Die Bestimmung der Rücken- und Bauchmuskelkraft.
In: Medizin und Sport 26, 92-94 (1986).

BRIGHAM, C./SCHAFER, M.:
Low back pain in athletes.
In: Advanced Sports Medicine Fitness 1, 145-182 (1988).

BRINGMANN, W./TAUCHEL, U.:
Der Einfluß unterschiedlicher sporttherapeutischer Programme bei statistischen Insuffizienzen im LWS-Bereich.
In: Medizin und Sport 29, 211-214 (1989).

BRÜGGER, A.:
Die Erkrankungen des Bewegungsapparates und seines Nervensystems. 2. Auflage. Stuttgart 1986.

BRÜGGER, A.:
Gesunde Körperhaltung im Alltag. 3. Auflage. Zürich 1990.

BUCHHOLZ, C./KRAMER, H./MUCKE, R./ROTHE, R./SEIDEL, H.:
Vorbedingungen für den elektromyographischen Nachweis von Aktivitätsunterschieden an der Rückenstreckmuskulatur bei vorgegebener Körperhaltung.
In: Zeitschrift für die gesamte HYGIENE und ihre Grenzgebiete 22, 332-335 (1976).

BUCK, C.A./DAMERON, F.B./DOW, M.J./SKOWLUND, H.V.:
Study of normal range of motion in neck utilizing bubble goniometer.
In: Arch Phys Med Rehabil 40, 390-392 (1959).

BÜHRLE, M.(HG.):
Grundlagen des Maximal- und Schnellkrafttrainings.
Schorndorf 1985.

BÜHRLE, M.:
Dimensionen des Kraftverhaltens und ihre spezifischen Trainingsmethoden.
In: BÜHRLE, M. (Hg.): Grundlagen des Maximal- und Schnellkrafttrainings. Schorndorf 1985.

BÜHRLE, M./WERNER, E.:
Muskelquerschnittstraining der Bodybuilder
In: BÜHRLE, M. (Hg.): Grundlagen des Maximal- und Schnellkrafttrainings. Schorndorf 1985.

BURNS, S.:
Can community based fitness centers be used for low back pain rehabilitation.
Vortrag anläßlich des Symposiums „Spine and Strength", San Diego/USA, 08.-09.07.1994.

BURTON, A.K./TILLOTSON, K.M.:
Reference values for 'normal' regional lumbar sagittal mobility.
In: Clinical Biomechanics 3, 106-113 (1988).

BURTON, A.K./TILLOTSON, K.M./TROUP, J.D.G.:
Variation in lumbar sagittal mobility with low-back trouble.
In: SPINE 14/6, 584-590 (1989).

BURTON, A.K./TILLOTSON, K.M.:
Does leisure sports activity influence lumbar mobility or the risk of low back trouble ?
In: Journal of Spinal Disorders 4/3, 329-336 (1991).

BYLUND, P./ERIKSSON, E./JANSSON, E.:
Muscle fibre types in thoracic erector spinae muscles. Part I. Fibre types in healthy adolescent girls.
In: Clin Orthop (vermutlich 1987 oder 1988).

CABRI, J.:
The influences of different doses alprazolam on muscle activity, in function and cardiovascular responses to concentric and eccentric efforts in isokinetic movement condiitions.
Dissertationsschrift der Vrije Universiteit Brussels/Belgien 1989.

CABRI, J.M.H.:
Isokinetic strength aspects of human joints and muscles.
In: Critical Reviews in Biomedical Engineering 19/2,3, 231-259 (1991).

CADY, L.D./BISCHOFF, D.P./O'CONNELL, E.R./THOMAS, P.C./ALLAN, J.H.:
Strength and fitness and subsequent back injuries in fire fighters.
In: Journal of Occupational Medicine 21/4, 269-272 (1979).

CADY, L.D./THOMAS, P.C./KARWASKY, R.J.:
Program for increasing health and physical fitness of fire fighters.
In: Journal of Occupational Medicine 27/2, 110-114 (1985).

CAILLIET, R.:
Low back pain syndrome. 3th ed. Philadelphia: FA Davis Company, 44-48 (1981).

CALE'-BENZOOR, M./ALBERT, M./GRODIN, A./WOODRUFF, L.D.:
Isokinetic trunk muscle performance characteristics of classical ballet dancers.
In: Journal of Orthopaedics and Sports Physical Therapy 15/2, 99-106 (1992).

CAMPBELL, D.E./GLENN, W.:
Rehabilitation of knee flexor and knee extensor muscle strength in patients with meniscectomies, ligamentous repairs and chondromalacia.
In: Physical Therapy, 62/1, 10-15 (1982).

CARPENTER, D.M./GRAVES, J.E./POLLOCK, M.L.:
Effect of visual feedback on repeated trials of full range of motion isometric strength.
In: Medicine and Science in Sports and Exercise 20(2) : S 4, (1988).

CARPENTER, D.M./GRAVES, J.E./POLLOCK, M.L.LEGGETT, S./FOSTER, D./HOL-MES, B./FULTON, M.:
Effect of 12 and 20 weeks of training on lumbar extension strength.
In: Medicine and science in sports and exercise 22(2) : S 19 (1990).

CARPENTER, D.M./POLLOCK, M.L./GRAVES, J.E./LEGGETT, S.H.:
Lumbar extension normative data for males and for females.
Informationsschrift der University of Florida, Center for Exercise Science, Gainesville/Florida 1991 (1991b).

CARPENTER, D.M./POLLOCK, M.L./GRAVES, J.E./LEGGETT, S.H.:
Cervical extension normative data for males and for females.
Informationsschrift der University of Florida, Center for Exercise Science, Gainesville / Florida 1991 (1991c).

CARPENTER, D./LEGGETT, S./POLLOCK, M./GRAVES, J./YOUNG, G./GARZARELLA, L./JONES, A.:
Quantitative assessment of isometric lumbar extension net muscular torque.
In: Medicine and Science in Sports and Exercise 23/4 S, 390 (1991d).

CARPENTER, D./GRAVES, J./BLANTON, J./LEGGETT, S./POLLOCK, M.:
Effect of testing order on isometric torso rotation strength.
In: International Journal of Sports Medicine 12/2, 246 (1991e).

CARPENTER, D.M./GRAVES, J.E./POLLOCK, M.L.LEGGETT, S./FOSTER, D./HOL-MES, B./FULTON, M.:
Effect of 12 and 20 weeks of training on lumbar extension torque production.
In: Physical Therapy 71/8, 580-588 (1991f).

CARPENTER, D./LEGGETT, S./POLLOCK, M./GRAVES, J./YOUNG, G./GARZARELLA, L./JONES, A.:
Quantitative assessment of isometric lumbar extension net muscular torque.
Informationsschrift der University of Florida, Center for Exercise Science, Gainesville/Florida 1992 (1992a).

CARPENTER, D./GRAVES, J./POLLOCK, M./LEGGETT, S./BLANTON, J.:
Quantitative assessment of isometric torso rotation net muscular torque.
In: Arch. of Phys. Medicine and Rehab. - in press - (1992b).

CARPENTER, D.M.:
„Why MedX".
Diasammlung und Informationsschrift. High Springs, Florida/USA 1992 (1992a).

CARPENTER, D./BRIGHAM, T./WELSCH, M./FOSTER, D./GRAVES, J./HEPLER, D./FULTON, M./POLLOCK, M.:
Low back strength comparison of elite female collegiate athletes.
In: Medicine and Science in Sports & Exercise Vol. 26, No. 5 Supplement, S113 (1994).

CARTAS, O./NORDIN, M./FRANKEL, V.H./MALGADY, R./SHEIKH-ZADEH, A.:
Quantification of trunk muscle performance in standing, semistanding and sitting postures in healthy men.
In: SPINE 18/5, 603-609 (1993).

CASSISI, J.E./ROBINSON, M.E./O'CONNER, P./MACMILLAN, M.:
Trunk strength and lumbar paraspinal muscle activity during isometric exercise in chronic low-back pain patients and controls.
In: SPINE 18/2, 245-251 (1993).

CAVANAGH, P.R.:
On muscle action versus muscle contraction.
In: Journal of Biomechanics 21, 69ff (1988).

CHAFFIN, D.B.:
Human strength capability and back pain.
In: Journal of Occupational Medicine 16, 248ff (1974).

CHAFFIN, D.B. ET AL.:
Pre-employment strength testing.
In: Journal of Occupational Medicine 20/6, 403-408 (1987).

CHAFFIN, D.B./REDFERN, M.S./ERIG, M./GOLDSTEIN, S.A.:
Lumbar muscle size and locations from CT scans of 96 women of age 40 to 63 years.
In: Clinical Biomechanics 5, 9-16 (1990).

CHAPMAN, A.E./TROUP, J.D.G.:
The effect of increased maximal strength on the integrated electrical activity of lumbar erectores spinae.
In: Electromyography 9, 263-280 (1969).

CLAUSER, C.E./MCCONVILLE, J.T./YOUNG, J.W.:
Weight, volume and center of mass of segments of the human body.
AMRL-TR-69-70, Wright-Patterson Air Force Base, Ohio, 1969.

CLAESEN, L./DE WITTE, B./VAES, W./CLARYS, J.P.:
Evaluation of a variable resistance exercise device.
In: DE GROOT, G./HOLLANDER, A.P./HUIJING, P./VAN INGEN-SCHENAU, G.J. (Hrsg.): Biomechanics XI-B. 1010ff, Amsterdam 1988.

COHEN, J.E./GOEL, V./FRANK, J.W./BOMBARDIER, C./PELOSO, P./GUILLEMIN, F.:
Group education interventions for people with low back pain.
In. SPINE 19/11, 1214-1222 (1994).

COLLETTI, L. A./EDWARDS, J./GORDON, L./SHARY, J./BELL, N. H.:
The effects of muscle-building exercise on bone mineral density of the radius, spine and hip in young men.
In: Calcif Tissue Int 45, 12-14 (1989).

COLLINS, G.A./COHEN, M.J./NALIBOFF, B.D./SCHANDLER, S.L.:
Comparative analysis of paraspinal and frontalis EMG, heart rate and skin conductance in chronic low back pain patients and normals to various postures and stresses.
In: Scand. Journal of Rehabilitation Medicine14, 39-46 (1982).

COOPER, R.G./MITCHELL, W.S./JAYSON, M.I.V.:
Anthropometric assessment of paraspinal muscles in patients suffering low back pain (CBP).
In: British Journal of Rheumatology (Supplement) 2, 22 (1989).

COOPER, R.G./STOKES, M.J./SWEET, C./TAYLOR, R.J./JAYSON, M I. V.:
Increased central drive during fatiguing contractions of the paraspinal muscles in patients with chronic low back pain.
In: SPINE 18/5, 610-616 (1993).

CRAM, J.R./STEGER, J.C.:
EMG scanning in the diagnosis of chronic pain.
In: Biofeedback Self Regul 8, 229-241 (1983).

CRAM, J.F.:
J & J EMG-57 Instrument and Clinical Manual, Seattle/USA 1985, 53-56.

DANIELS, L./WORTHINGHAM, C.:
Muskelfunktionsprüfung: Manuelle Untersuchungstechniken. 4. Auflage. Stuttgart 1982.

DARDEN, E.:
How Your muscles work - Featuring Nautilus Training Equipment -. Winter Park, Florida 1978.

DARDEN, E.:
The Nautilus Book. Chicago 1980.

DARDEN, E.:
The Nautilus Book. 14. Auflage. Chicago 1985.

DAVIES, G.J./GOULD, J.A.:
Trunk testing using a prototype Cybex II isokinetic dynamometer stabilization system.
In: The Journal of Orthopaedic and Sports Physical Therapy 3/4, 164-170 (1982).

DEHAVEN, K.E./LINTNER, D.M.:
Athletic injuries: Comparison by age, sport and gender.
In: American Journal of Sports Medicine 14, 218-224 (1986).

DEHNE, K./KRIZ, F.K.:
Rational of immediate immobilisation and the restoration of joint function.
In: Journal of Bone and Joint Surgery 49a, 1235 (1967).

DE KONING, F.L.:
Force and speed of human muscle: The influence of training and sex.
Dissertationsschrift der University of Nijmegen, Nijmegen/Niederlande 1984.

DE KONING, F.L., VAN'T HOF, M.A./BINKHORST, R.A./VOS, J.A.:
Parameters of the force-velocity curve of human muscle in relation to body dimensions.
In: Hum Biol 2, 221ff (1986).

DELITTO, A./ROSE, S.J./CRANDELL, C.E./STRUBE, M.J.:
Reliability of isokinetic measurements of trunk muscle performance.
In: SPINE 16/7, 800-803 (1991).

DELORME, T.L.:
Restoration of muscle power by heavy resistance exercise.
In: Journal of Bone and Joint Surgery 27, 645-667 (1945).

DE LUCA, C.J.:
Physiology and mathematics of myoelectric signals
In: IEEE Trans. Biomed. Eng. 26, 313ff (1979).

DE LUCA, C.J./SABBAHI, M.A./STULEN, F.B./BILOTTO, G.:
Some properties of the median frequency of the myoelectric signal during localized muscle fatigue.
In: KNUTTGEN, H.K./VOGEL, J.A./POORTMANS, J. (Hrsg.): Biochemistry of exercise 13, 175ff (1983).

DE LUCA, C.J.:
Myoelectrical manifestations of localized muscular fatigue in humans.
In: Critical Reviews in Biomedical Engineering 11/4, 251-279 (1985).

DEMPSTER, W.T.:
Space requirements of the seated operator. WADC Technical Report 55-159. Wright-Patterson Air Force Base, Ohio, 1955.

DENNER, A.:
Die NAUTILUS-Krafttrainingsmethode. Entwicklung, Prinzipien, praktische Anwendung und Prognosen. Diplomarbeit der Deutschen Sporthochschule Köln 1987.

DENNER, A./DENNER, I.:
Trainability of spinal mobility and trunk muscles strength of the elderly. Part 1: The effect of static/dynamic strength training and of functional exercises.
Informationsschrift der Deutschen Sporthochschule Köln, Institut für Leichtathletik und Turnen, T1 (1993).

DENNER, A./DENNER, I.:
Trainability of spinal mobility and trunk muscles strength of the elderly. Part 2: The effect of a combined training program consisting of dynamic strength training and of functional exercises.
Informationsschrift der Deutschen Sporthochschule Köln, Institut für Leichtathletik und Turnen, T2 (1993).

DENNER, A./DENNER, I.:
The improvement of the functional capacity of the spine in back patients. Part 1.
Informationsschrift der Deutschen Sporthochschule Köln, Institut für Leichtathletik und Turnen, T3 (1993).

DENNER, A./DENNER, I.:
The improvement of the functional capacity of the spine in back patients. Part 2.
Informationsschrift der Deutschen Sporthochschule Köln, Institut für Leichtathletik und Turnen, T4 (1993).

DENNER, A./DENNER, I.:
The improvement of the functional capacity of the spine in back patients. Part 3.
Informationsschrift der Deutschen Sporthochschule Köln, Institut für Leichtathletik und Turnen, T5 (1993).

DENNER, A./DENNER, I.:
The trainability of spinal mobility, trunk and neck muscles strength and power capacity of cameramen.
Informationsschrift der Deutschen Sporthochschule Köln, Institut für Leichtathletik und Turnen, T7 (1993).

DENNER, A./DENNER, I./SPIEGEL, A./SCHWIBODE, T./AGNISCHOCK, A.:
The efficiency of the TOYOTA back care program illustrated by a training study with 26 coworkers.
Informationsschrift der Deutschen Sporthochschule Köln, Institut für Leichtathletik und Turnen, T10 (1993).

DENNER, I./DENNER, A. ET AL.:
Vorstellung eines mit wissenschafltichen Methoden entwikkelten Analyse- und Trainingskonzepts zur Quantifizierung und Optimierung des Funktionszustands der Wirbelsäule.
In: FPZ KOMPAKT 1 (1994a).

DENNER, A. ET AL.:
Die Verbreitung von Rücken- und Nackenbeschwerden bei Mitarbeitern einer Kölner Großbank unter Berücksichtigung der Faktoren Geschlecht, Alter, Trainingszustand und Art der Tätigkeit.
Unveröffentlichte Informationsschrift des Forschungs- und Präventionszentrums zur Analyse und Optimierung der Funktion von Wirbelsäule und Bewegungsapparat (FPZ). Köln 1994 (1994b).

DENSINGER, R.:
Biomechanical considerations for clinical applications in athletes with low-back pain.
In: Clinics in Sports Medicine 8/4, Oktober 1989.

DETOIA, M.:
Corporate Fitness in den USA.
In: BODYLIFE 10, 99-107 (1990a).

DETOIA, M.:
Corporate Fitness in Deutschland.
In: BODYLIFE 11, 73-79 (1990b).

DEVRIES, H.A.:
'Efficiency of electrical activity' as a physiological measure of the functional state of muscle tissue.
In: Am J Phys Med 47, 10-22 (1968a).

DEVRIES, H.A.:
EMG fatigue curves in postural muscles. A possible etiology for idiopathic low back pain.
In: Am J Phys Med 47, 1750-181 (1968b).

DEYO, R.A. ET AL.:
How many days bed rest for acute low back pain? A randomised clinical trial.
In: New Eng. J. Med. 215, 10-64 (1986).

DEYO, R.A.:
Conservative therapy for low back pain: Distinguishing useful from useless therapy.
In: JAMA 250, 1057ff (1983).

DIDZUN, D.:
Was für den Rücken in Schule, Beruf und Alltag getan werden kann.
In: TW Sport + Medizin 2,4 (1990).

DIMNET, J./PASQUET, J.D.A./KRAG, M.H./PANJABI, M.M.:
Cervical spine motion in the sagittal plane: kinematic and geometric parameters.
In: Journal of Biomechanics 15, 959-969 (1982).

DONCHIN, M./WOOLF, O./KAPLAN, L./FLOMAN, Y.:
Secondary prevention of low-back pain: A clinical trial.
In: Spine 15/12, 1317-1320 (1990).

DOPF, C.A./MANDEL, S.S./GEIGER, D.F./MAYER, P J.:
Analysis of spine motion variability using a computerized goniometer compared to physical examination.
In: SPINE 19/5, 586-595 (1994).

DUDLEY HART, F./STRICKLAND, D./CLIFFE, P.:
Measurement of spinal mobility.
In: Annals of the Rheumatic Diseases 33, 136-139 (1974).

DÜHR, N. H.:
Altersveränderungen der Beweglichkeit der Halswirbelsäule, der Kraft der Nackenmuskeln und relevanter anthropometrischer Maße.
Dissertationsschrift. Aachen 1993.

DUHEM, C.:
Ecole du dos.
Informationsschrift des Club Biovimer, F-Villeneuve 1992.

DUMAS, G.A./POULIN, M.J./ROY, B./GAGNON, M./JOVANOVIC, M.:
Orientation and moment arms of some trunk muscles.
In: SPINE 16/3, 293-303 (1991).

DVORAK, J./PANJABI, M./GERBER, M./WICHMANN, W.:
CT-Functional diagnostics of the rotatory instability of the upper cervical spine. Part 1: An experimental study on cadavers.
In: SPINE 12/3, 197-205 (1987a).

DVORAK, J./HAYEK, J./ZEHNDER, R.:
CT-Functional diagnostics of the rotatory instability of the upper cervical spine. Part 2: An evaluation on healthy adults and patients with suspected instability.
In: SPINE 12/8, 726-731 (1987b).

DVORAK, J./FROEHLICH, D./PENNING, L./BAUMGARTNER, H./PANJABI, M.M.:
Functional radiographic diagnosis of the cervical spine: flexion/extension.
In: SPINE 13/7, 748-755 (1988a).

DVORAK, J./PENNING, L./HAYEK, J./PANJABI, M.M./GROB, D./ZEHNDER, R.:
Functional diagnostics of the cervical spine using computer tomography.
In: Neuroradiology 30, 132-137 (1988b).

DVORAK, J./PANJABI, M.M./NOVOTNY, J.E./ANTINNES, J.A.:
In vivo flexion/extension of the normal cervical spine.
In: Journal of Orthopaedic Research 9, 828—834 (1991).

DVORAK, J./ANTINNES, J. A./PANJABI, M./LOUSTALOT, D./BONOMO, M.:
Age and gender related normal motion of the cervical spine.
In: SPINE 17/10S, S393-S398 (1992).

EBERLE, G.:
Leitfaden Prävention. Sankt Augustin 1990.

EGGLI, D.:
Presentation of the back-Cybex systems.
Informationsschrift der Fa. CYBEX, Division of LUMEX, Inc. Ronkonkoma, NY/USA, Mai 1990.

EHLENZ, H./GROSSER, M./ZIMMERMANN, E.:
Krafttraining. München 1983.

ELKELES, T.
Der Rückenschmerz.
In: WZB-Mitteilungen 66, Dezember 1994 (1994).

ELNAGGAR, I.M./NORDIN, M./SHEIKHZADEH, A./PARNIANPOUR, M./KAHANOVITZ, N.:
Effects of spinal flexion and extension exercises on low-back pain and spinal mobility in chronic mechanical low-back pain patients.
In: SPINE 16/8, 967-972 (1991).

ERDMANN, W.S./GOS, T.:
Density of trunk tissues of young and medium age people.
In: Journal of biomechanics 23/9, 945-947 (1990).

ESTWANIK, J.J./BERGFELD, J./CANTY, T.:
Reports of injuries sustained during U.S. Olympic wrestling trials.
In: American Journal of Sports Medicine 6, 335-340 (1978).

FALCH, R.:
Das Modell eines Fitneß- und Gesundheitsstudios zur Prävention von Erkrankungen des Rückens.
Vortrag anläßlich des 3. Internationalen Wirbelsäulen-Kongreß, Mainz, 08.-10.10.1993.

FARFAN, H.F./GRACOVETSKY, S.:
The nature of instability.
In: SPINE 9, 714-719 (1984).

FAST, A./WEISS, L./PARIKH, S./HERTZ, G.:
Night backache in pregnancy. Hypothetical pathophysiological mechanisms.
In: American Journal of Physical Medicine and Rehabilitation 68/5, 227-229 (1989).

FAST, A./WEISS, L./DUCOMMUN, E.J./MEDINA, E./BUTLER, J.G.:
Low-back pain in pregnancy.
In: SPINE 15/1, 28-30 (1990).

FEINSTEIN, A.R.:
Strategy of comparison in cause-effect research.

In: Clinical Epidemiology - The Architecture of Clinical Research (1985).

FELDICK, H.G./ALBRIGHT, J.P.:
Football survey reveals „missed" neck injuries.
In: Physician Sportsmed 5, 77-81 (1976).

FEYRER, A./STEINBRÜCK, K.:
Skoliose.
In: Physikalische Therapie 11 9/90, 570-573 (1990).

FILLYAW, M./BEVINS, T./FERNANDEZ, L.:
Importance of correcting isokinetic peak torque for the effect of gravity when calculating knee flexor to extensor muscle ratios.
In: Physical Therapy 66, 23ff (1986).

FISHER, F.J./HOUTZ, S.J.:
Evaluation of the functions of the gluteus maximus muscle.
In: American Journal of Sports Medicine 47, 182-192 (1968).

FISK, J.W.:
A practical guide to management of the painful neck and back. Springfield /USA 1977.

FITCH, S./MCCOMAS, A.:
Influence of human muscle length on fatigue.
In: Journal of Physiology 362, 205-213 (1985).

FIX, C./GRAVES, J./POLLOCK, M./LEGGETT, S./FOSTER, D./CARPENTER, D.:
Comparison of two methods of pelvic stabilization on isometric lumbar extension strength.
In: Medicine and Science in Sports and Exercise 22(2) : S 19, (1990).

FLECK, S.J./KRAEMER, W.J.:
Designing resistance training programs. Champaign, IL: Human Kinetics Books 1987, 15-46, 161-162.

FLEISS, O.:
Unsere Wirbelsäule. 3. Auflage. A-Leoben 1991.

FLEISS, O., FLEISS, H./HOLZER, P./RIEDEL, M./RITTER, G.:
KIWI - Ein Vorsorgemodell für Schulkinder.
In: Rückhalt 1, 28-31 (1994).

FLEMING, L.K.:
Accomodation capabilities of Nautilus weight machines to human strength curves.
In: NSCA Journal 7/8, 58 (1985).

FLICKER, P. L./FLECKENSTEIN, J. L./FERRY, K./PAYNE, J./WARD, C./MAYER, T./PARKEY, R. W./PESHOCK, R. M.:
Lumbar muscle usage in chronic low back pain.
In: SPINE 18/5, 582-586 (1993).

FLINT, M.M.:
Effect of increasing back and abdominal muscle strength on low back pain.
In: The Research Quarterly 29/1, 160-171 (1958).

FLINT, M.M.:
Abdominal muscle involvement during the performance of various forms of sit-up exercises.
In: Am. Journal of Physical Medicine 44/5, 224-234 (1965a).

FLINT, M.M.:
An electromyographic comparison of the function of the iliacus and the rectus abdominis muscles.
In: Physical Therapy 45/3, 248-253 (1965b).

FLOYD, W.F./SILVER, P.H.S.:
Function of erectores spinae in flexion of the trunk.
In: The Lancet 1, 133-134 (1951).

FLOYD, W.F./SILVER, P.H.S.:
The function of the erector spinae muscles in certain movements and postures in man.
In: The Journal of Physiology 129, 184-203 (1955).

FOSTER, D.N./FULTON, M.N.:
Back pain and the exercise prescription.
In: Clinics in Sports Medicine 10, 197-209 (1991).

FOSTER, D./AVILLAR, M./POLLOCK, M./GRAVES, J./DUDLEY, G./WOODARD, D./CARPENTER, D.:
Adaptations in strength and cross-sectional area of the lumbar extensor muscle following resistance training.
In: Medicine and Science in Sports and Exercise 25, S47 (1993).

FRANCO, J.L./HERZOG, A.:
A comparative assessment of neck muscle strength and vertebral stability.
In: The Journal of Orthopaedic and Sports Physical Therapy 8/7, 351-356 (1987).

FREIWALD, J.:
Beweglichkeit. Teil 2.
In: BODYLIFE 34, 77-89 (1995).

FRIEDLANDER, A.L./BLOCK, J.E./BYL, N.N./STUBBS, H.A./SADOWSKY, H.S./GENANT, H.K.:
Isokinetic Limb and trunk muscle performance testing: Short-term reliability.
In: Journal of Orthopaedic and Sports Physical Therapy 14/5, 220-224 (1991).

FRIBERG, O.:
Lumbar instability in young population; Biomechanics, occurence, new diagnostic and therapeutic methods.
In: KVIST, M.: Paavo Nurmi Congress Book. The Finnish Society of Sports Medicine 1989, 208-210.

FRISCH, R.E.:
Fett, Fitneß und Fruchtbarkeit.
In: Spektrum der Wissenschaft, 68-75, Mai 1988.

FRONTERA, W.R./MEREDITH, C.N./O'REILLY, K.P./KNUTTGEN, H.G./EVANS, W.J.:
Strength conditioning in older men: skeletal muscle hypertrophy and improved function.
In: Journal of Applied Physiology 64/3, 1038-1044 (1988).

FRYMOYER, J.W./POPE, M.H./CLEMENTS, J.H./WILDER, D.G./MACPHERSON, B./ ASHIKAGA, T./:
Risk factors in low-back pain.
In: The Journal of Bone and Joint Surgery 65-A/2, 213-218 (1983).

FRYMOYER, J.W./CATS-BARIL, W.:
Predictors of low back pain disability.
In: Clin Orthop 221, 89-98 (1987).

FULTON, M.N.:
Lower-back pain: A new solution for an old problem.
Informationsschrift der Fa. MedX, Ocala/Florida (1990a).

FULTON, M.N./JONES, G.P./POLLOCK, M.L./GRAVES, J.E./CIRULLI, J./LEGGETT, S.H./CARPENTER, D.M./JONES, A.:
Rehabilitation and testing....conservative treatment for lower-back and cervical problems.
Informationsschrift der University of Florida, Departments of Medicine and Exercise and Sport Sciences, des Tallahassee Memorial Regional Medical Center sowie des Rehabilitation and Human Performance Centers Gainesville/Florida, (1990b).

FULTON, M.N.:
A new area in rehabilitation: The Neck.
In: Informationsschrift der Fa. MedX, Ocala/Florida (1990c).

FULTON, M.N./JONES, G.P./POLLOCK, M.L./GRAVES, J.E./CIRULLI, J./LEGGETT, S.H./CARPENTER, D.M./JONES, A.:
Lower-back problems... cause and effect.

Informationsschrift der University of Florida, Departments of Medicine and Exercise and Sport Sciences, des Tallahassee Memorial Regional Medical Center sowie des Human Performance Centers Gainesville/Florida, (1990d).

FULTON, M.:
Evaluation of rehabilitative protocols.
Informationsschrift der University of Florida, Center for Exercise Science, Gainesville/Florida (1992).

FULTON, M./LEGGETT, S./GRAVES, J./POLLOCK, M./CARPENTER, D./COLDING, B.:
Effect of upper body mass on the measurement of isometric lumbar extension strength.
Informationsschrift der University of Florida, Center for Exercise Science, Gainesville/Florida (1992a).

FULTON, M./CARPENTER, D./POLLOCK, M./GRAVES, J./LEGGETT, S./YOUNG, G./GARZARELLA, L.:
Isometric lumbar extension net muscular torque values for men and women.
In: Journal of Bone and Joint Surgery -in Vorbereitung - (1992b).

GABER, W./SPALLEK, M.:
Rückenschule aus arbeitsmedizinischer Sicht.
In: Rückhalt 1, 30-34 (1994).

GAJDOSIK, R.L./HATCHER, C.K./WHITSELL, S.:
Influence of short hamstring muscles on the pelvis and lumbar spine in standing and during the toe-touch test.
In: Clinical Biomechanics 7, 38-42 (1992).

GARBE, G.:
Die Wertigkeit muskulärer Dysbalancen beim Sport, bei Beschwerden am Bewegungsapparat und ihre trainingstherapeutische Beeinflußung.
In: Zeitschrift für Krankengymnastik 40/3, 189-198 (1988).

GARDNER, G.W.:
Specificity of strength changes of the exercised and non-exercised limb following isometric training.
In: Research Quarterly 34, 98-101 (1963).

GARRICK, J.G./REQUA, R.K.:
Epidemiology of women's gymnastic injuries.
In: American Journal of Sports Medicine 8, 261-264 (1980).

GHISTA, D.N.:
Human Body Dynamics: Impact, occupational and athletic aspects. Oxford/USA 1982.

GILLAM, G.M.:
Effects of frequency of weight training on muscle strength enhancement.
In: Journal of Sports Medicine 21, 432-436 (1981).

GOLDBERG, M.A.:
Gymnastic injuries.
Orthop. Clin. North America 11, 717-724 (1980).

GOLDING, J.S.R.:
Electromyography of the erector spinae in low back pain.
In: Postgrad Med J 28, 401-406 (1952).

GOMEZ, T./BEACH, G./COOKE, C./HRUDEY, W./GOYERT, P.:
Normative database for trunk range of motion, strength, velocity and endurance with the isostation B-200 lumbar dynamometer.
In: SPINE 16/1, 15-21 (1991).

GOMEZ, T. T.:
Symmetry of lumbar rotation and lateral flexion range of motion and isometric strength in subjects with and without low back pain.
In: Journal of Orthopaedics and Sports Physical Therapy 19/1, 42-48 (1994).

GOWERS, W.R.:
Lumbago: Its lessons and analogues.
In: B. M. J. 1, 117-121 (1904).

GRABINER, M.D./JEZIOROWSKI, J.J./DIVEKAR, A.D.:
Isokinetic measurements of trunk extension and flexion performance collected with the Biodex clinical data station.
In: The Journal of Orthopaedic and Sports Physical Therapy 11, 590-598 (1990).

GRACOVETSKY, S./FARFAN, H.F./HELEUR, C.:
The abdominal mechanism.
In: SPINE 10, 317-324 (1985).

GRAF, J.:
Wenn Managern der Schweiß ausbricht.
In: Manager Seminare 5, 26-32 (1991).

GRAFF, K.-H./PRAGER, G.:
Der Kreuzschmerz des Leistungssportlers. Teil 1: Aspekte zur Sportpraxis.
In: Leistungssport 4, 14-22 (1986a).

GRAFF, K.-H./PRAGER, G.:
Der Kreuzschmerz d. Leistungssportlers. Teil 2: Übungsauswahl.
In: Leistungssport 6, 31-35 (1986b).

GRAVES, J.E./POLLOCK, M.L./LEGGETT,S.H./BRAITH, R.W./CARPENTER, D.W. / BISHOP, L.E.:
Effect of reduced training frequency on muscular strength.
In: Int. Journal of Sports Medicine 9, 316-319 (1988).

GRAVES, J.E./POLLOCK, M.L./JONES, A.E./COLVIN, A.B./LEGGETT, S.H.:
Specificity of limited range of motion variable resistance training.
In: Med. and Sc. in Sports and Exercise 21/1, 84-89 (1989).

GRAVES, J.E./POLLOCK, M.L./CARPENTER, D.M./LEGGETT, S.H./JONES, A./MAC-MILLAN, M./FULTON, M.:
Quantitative assessment of full range-of-motion isometric lumbar extension strength.
In: SPINE 15/4, 289-294 (1990a).

GRAVES, J.E./POLLOCK, M.L./FOSTER, D./LEGGETT, S.H./CARPENTER, D.M./ VUOSO, R./JONES, A.:
Effect of training frequency and specifity on isometric lumbar extension strength.
In: SPINE 15/6, 504-509 (1990b).

GRAVES, J.E./POLLOCK, M.L./LEGGETT, S./CARPENTER, D./FIX, C./FULTON, M.:
Non-specificity of limited range-of-motion lumbar extension strength training.
In: Medicine and Science in Sports and Exercise 22(2): S 19 (1990c).

GRAVES, J.E./WEBB, D./POLLOCK, M.L./MATKOZICH, J./LEGGETT, S./CARPENTER, D./CIRULLI, J.:
Effect of training with pelvic stabilization on lumbar extension strength.
In: International Journal of Sports Medicine 11, 403 (1990d).

GRAVES, J.E./WELSCH, M./POLLOCK, M.L.:
Exercise training for muscular strength and endurance.
In: IDEA Today 19/7, 33-40 (1991).

GRAVES, J.E./FIX, C.K./POLLOCK, M.L./LEGGETT, S.H./FOSTER, D.N./CARPENTER, D.M.:
Comparison of two restraint systems for pelvic stabilization during isometric lumbar extension strength testing.
In: Journal of Orthopaedics and Sports Physical Therapy 15/1, 37-42 (1992a).

GRAVES, J.E./POLLOCK, M.L./LEGGETT, S.H./CARPENTER, D.M./-FIX, C.K./FULTON, M.N.:
Limited range-of-motion lumbar extension strength training.

In: Medicine and Science in Sports and Exercise 24/1, 128-133 (1992b).

GRAVES, J.E./HOLMES, B.L./LEGGETT, S.H./CARPENTER, D.M./POLLOCK, M.L.:
Single versus multiple set dynamic and isometric lumbar extension strength training.
In: Spine Rehabilitation - in Vorbereitung - (1992c).

GRAVES, J.E./POLLOCK, M.L./JONES, A.E./JONES, W.E./COLVIN, A.:
Number of repetitions does not influence the initial response to resistance training in identical twins.
In: Medicine and Science in Sports & Exercise Vol. 26, No. 5 Supplement, S74 (1994).

GRIEVE, D.W./PHEASANT, S.T.:
Myoelectric activity, posture and isometric torque in man.
In: Electromyography and Clinical Neurophysiology 16/1, 3-21 (1976).

GRIMBY, G.:
Isokinetic training.
In: International Journal of Sports Medicine 3, 61ff (1982).

GRIMBY, G.:
Progressive resistance exercise for injury rehabilitation. Special emphasis on isokinetic training.
In: Sports Medicine 2, 309ff (1985).

GROENFORS, P.:
Trainingsmaschinen - Das Urteil.
Informationsschrift der Fa. DAVID International Ltd. Vantaa/Finnland 1987.

GROSSER, M./BRÜGGEMANN, P./ZINTL, F.:
Leistungssteuerung. München 1986.

GROSSER, M./HERMANN, H./TUSKER, F./ZINTL, .:
Die sportliche Bewegung. München 1987.

GROSSER, M./MÜLLER, H.:
Power Stretch: Das neue Muskeltraining. München 1990.

GÜTH, V./ABBINK, F.:
Vergleichende elektromyographische und kinesiologische Untersuchungen an kongenitalen und idiopathischen Skoliosen.
In: Zeitschrift für Orthopädie 118, 165-172 (1980).

GUNDEWALL, B./LILJEQVIST, M./HANSSON, T.:
Primary prevention of back symptoms and absence from work.
In: SPINE 18/5, 587-594 (1993).

GUNZBURG, R./HUTTON, W./FRASER, R.:
Axial rotation of the lumbar spine and the effect of flexion.
In: SPINE 16/1, 22-28 (1991).

GURRY, B.:
The role of exercise in the treatment and prevention of low back pain in athletes.
Informationsschrift des Glenside Medical Centre. Plymouth/England 1993.

GUTH, E. H.:
A comparison of cervical rotation in age-matched adolescent competitive swimmers and healthy males.
In: Journal of Orthopaedics and Sports Physical Therapy 21/1, 21-27 (1995).

HÄGGMARK, T./THORSTENSSON, A.:
Fibre types in human abdominal muscles.
In: Acta Physiol Scand 107, 319-325 (1979).

HÄKKINEN, K./KOMI, P.V.:
Electromyographic changes during strength training and detraining.
In: Medicine and Science in Sports and Exercise 15/6, 455-460 (1983).

HÄKKINEN, K./KOMI, P.V./KAUHANEN, H.:
Scientific evaluation of specific loading of the knee extensors with variable resistance, isokinetic and barbell exercises.
In: MARCONNET, P./KOMI, P.V. (Hrsg.): Muscular function in exercise and training. Basel 1987, 224ff.

HÄKKINEN, K./KAUHANEN, H./KOMI, P.V.:
Effects of fatigue loading with a variable resistance equipment on neural activation and force production of the knee extensor muscles.
In: Electromyogr. and Clin. Neurophysiol. 28, 79-87 (1988).

HÄKKINEN, K./KOMI, P.V./PAKARINEN, A.:
Neuromuscular adaptations during strength and power training.
In: KVIST, M.: Paavo Nurmi Congress Book. The Finnish Society of Sports Medicine 1989, 49-51.

HÄMÄLÄINEN, O./VANHARANTA, H.:
Effect of Gz forces and head movements on cervical erector spinae muscle strain.
In: Aviation, Space, and Environm. Medicine, 709-716 (1992).

HÄRTER, M./KOCH, U.:
Gesundheitliche Einschränkungen und Einstellung zu präventiven Maßnahmen bei Personen mit akuten und chronifizierten Erkrankungen am Stütz- und Bewegungsapparat.
In: Gesundheit.-Wes. 55, 397-405 (1993).

HAGBERG, M.:
Electromyographic signs of shoulder muscular fatigue in two elevated arm positions.
In: American Journal of Physical Medicine 60, 111ff (1981).

HAGBERG, J.M./GRAVES, J.E./LIMACHER, M./WOODS, D.R./LEGGETT,S.H /CONONIE, C./GRUBER, J.J./POLLOCK, M.L.:
Cardiovascular responses of 70- to 79-yr-old men and women to exercise training.
In: Journal of Applied Physiology 66(6), 2589-2594 (1989).

HAGMÜLLER, P.:
Empirische Forschungsmethoden. München 1979.

HAGOOD, S./SOLOMONOW, M./BARATTA, R./ZHOU, B./D'AMBROSIA, R.:
The effect of joint velocity on the contribution of the antagonist musculature to knee stiffness and laxity.
In: American Journal of Sports Medicine 18, 182ff (1990).

HALL, G.L./HETZLER, R.K./PERRIN, D./WELTMAN, A.:
Relationship of timed sit-up tests to isokinetic abdominal strength.
In: Research Quarterly for Exercise and Sport 63/1, 80-84 (1992).

HALL, H./ICETON, J.A.:
Back School. An overview with specific reference to the canadian back education units.
In: Clinical Orthopaedics 179, 10-17 (1983).

HALLE, J.S./SMIDT, G.L./O'DWYER, K.D./LIN, S.-Y.:
Relationship between trunk muscle torque and bone mineral content of the lumbar spine and hip in healthy postmenopausal women.
In: Physical Therapy 70/11, 690-699 (1990).

HAMBLY, T.:
Low back pain.
In: Brit Med J 4, 486 (1967).

HANAVAN, E.P.:
A mathematical model of the human body. AMRL-TR-64-102. Wright-Patterson Air Force Base, Ohio, 1964.

HANDEL, M./DICKHUTH, H.-H./GÜLCH, R.W.:
Meßtechnische Grenzen der isokinetischen Muskelfunktionsdiagnostik.

In: VERDONCK, A./WIEK, M.: Biokinetische Verfahren und ihre praktische Anwendung in Diagnostik und Therapie, 29-35. Lüdenscheid (1994).

HANSSON, T.H./BIGOS, S.J./WORTLEY, M.K./SPENGLER, D.M.:
The load on the lumbar spine during isometric strength testing.
In: SPINE 9/7, 720-724 (1984).

HARA, T.:
Evaluation from recovery from local muscle fatigue by voluntary test contractions.
In: J Human Ergol 9, 35ff (1980).

HARMS-RINGDAHL, K./EKHOLM, J./SCHÜLDT, K./NEMETH, G./ARBORELIUS, U.P.:
Load moments and myoelectric activity when the cervical spine is held in full flexion and extension.
In: Ergonomics 29/12, 1539-1552 (1986a).

HARMS-RINGDAHL, K./EKHOLM, J.:
Intensity and character of pain and muscular activity levels elicited by maintained extreme flexion position of the lower-cervical-upper-thoracic spine.
In: Scandinavian Journal of Rehabilitation Medicine 18, 117-126 (1986b).

HARMS-RINGDAHL, K./SCHÜLDT, K.:
Maximum neck extension strength and relative neck muscular load in different cervical spine positions.
In: Clinical Biomechanics 4, 17-24 (1988).

HARTMANN, J./TÜNNEMANN, H.:
Modernes Krafttraining. 2. Auflage. Berlin 1988.

HARTMANN, B.:
Zur Kausalität von Überlastungsschäden an der Wirbelsäule.
In: Gesundheitsschäden der Wirbelsäule - Berufliche Risiken und Prävention. Schriftenreihe des IAS Institut für Arbeits- und Sozialhygiene Karlsruhe, 39-58 (1992).

HARTUNG, J.:
Statistik: Lehr- und Handbuch der angewandten Statistik. 8. Auflage. München 1991.

HASUE, M./FUJIWARA, M./KIKUCHI, S.:
A new method of quantitative measurement of abdominal and back muscle strength.
In: SPINE 5/2, 143-148 (1980).

HAUSER-BISCHOF, C./DVORAK, J./RUEF, A.:
VITA Rückenschule. 3. Auflage Basel 1991.

HEISS, J.:
Das Kreuz mit dem Kreuz. Wirbelsäulenverletzungen.
In: Gleitschirm (1993, Ausgabe unbekannt), 40-41.

HELIÖVAARA, M./MÄKELÄ, M./SIEVERS, K./MELKAS, T. ET AL.:
Musculoskeletal diseases in Finland.
In: Publications of the Social Insurance Institution. Helsinki/Finnland (1993).

HELLEUR, C./GRACOVETSKY, S./FARFAN, H.F.:
Modelling of the muscular response of the human cervical spine.
In: WINTER, D.A./NORMAN, R.W./WELLS, R.P./HAYES, K.C./PATLA,A.: Biomechanics IX-B, Champaign/Illinois 1985, 82-87.

HENATSCH, H.-D./LANGER, H.H.:
Neurophysiologische Aspekte der Sportmotorik.
In: RIEDER, H./BÖS, K./MECHLING, H./REISCHLE, K. (Hg.): Motorik- und Bewegungsforschung. Schorndorf 1983.

HENKE, U.:
Betriebssport als ein Mittel zur Humanisierung der Arbeitswelt.
In: Gesundheitssport und Sporttherapie 3/91, 4-8 (1991).

HENNEMAN, E.:
Organization of the motoneuron pool: The size principle.
In: MOUNTCASTLE, V.A. (Hrsg.): Medical Physiology. 14. Auflage. Volume 1. St. Louis/USA 1980, 732.

HERTZBERG, A.:
Prediction of cervical and low-back pain based on routine school health examinations. A nine- to twelve-year follow-up study.
In: Scandinavian Journal of Primary Health Care 3/4, 247-253 (1985).

HETTINGER, T.:
Physiology of Strength. Springfield, IL, 18-40 (1961).

HETTINGER, T.:
Berufsbelastung und Wirbelsäule.
In: Gesundheitsschäden der Wirbelsäule - Berufliche Risiken und Prävention. Schriftenreihe des IAS Institut für Arbeits- und Sozialhygiene Karlsruhe, 8-24 (1992).

HEUCHERT, G.:
Die Anerkennung arbeitsbedingter Erkrankungen der Bandscheibe als Berufskrankheit.
In: Gesundheitsschäden der Wirbelsäule - Berufliche Risiken und Prävention. Schriftenreihe des IAS Institut für Arbeits- und Sozialhygiene Karlsruhe, 32-38 (1992).

HIGHLAND, T.R./RUSSELL, G.S./DREISINGER, T.E./VIE, L.L.:
Changes in isometric strength and range of motion of the isolated cervical spine following eight weeks of clinical rehabilitation.
Unpubliziertes Manuskript. Columbia/USA 1991.

HILDEBRANDT, J.:
Das Göttinger Rücken Intensiv Projekt.
Informationsschrift der Georg-August-Universität Göttingen, Zentrum Anaesthesiologie, Rettungs- und Intensivmedizin (1994).

HINRICHS, H.-U.:
Sporttherapeutisches Lauftraining für Patienten mit Bandscheibenschäden und Wirbelsäulenleiden.
In: Gesundheitssport und Sporttherapie 2, 44-54 (1987).

HINRICHS, H.U.:
Die Bedeutung des Faktors Kraft für die Genese von bewegungsmangelbedingten Zivilisationskrankheiten.
In: BINKOWSKI, H./HUBER,G.: Muskeltraining in der Sporttherapie. Köln 1989.

HINSON, M.N./SMITH, W.C./FUNK, S.:
Isokinetics: A clarification.
In: Research Quarterly 1, 30ff (1979).

HIRSCH, G./BEACH, G./COOKE, C. ET AL.:
Relationship between performance on lumbar dynamometry and Waddell score in a population with low-back pain.
In: SPINE 16, 1039-1043 (1991).

HODGKINS, J.:
Reaction time and speed of movement in males and females at various ages.
In: Research Quarterly 34, 335-343 (1963).

HÖFLING, S./REINHARDT, B.:
Junger Rücken - Krummer Rücken?
In: Rückhalt 2, 8-14 (1994).

HÖHER, J.:
Gewohnheit, Leichtsinn, Herzinfarkt.
In: Manager Seminare 5, 33-35 (1991).

HOF, A.L./VAN DEN BERG, J.W.:
Linearity between the weighted sum of the EMGs of the human triceps surae and the total torque.
In: Journal of Biomechanics 10, 529-539 (1977).

HOLLMANN, W./HETTINGER, T.:
Sportmedizin - Arbeits- und Trainingsgrundlagen. 2. Auflage. Stuttgart 1980.

HOLLMANN, W./MADER, A.:
Das körperliche Leistungsvermögen der Frau im Sport.
In: Materia Medica Nordmark 32/3, 117-137 (1980).

HOLLMANN, W./LIESEN, H.:
Altern und körperliches Training.
In: Medizinische Klinik 80/4, 82-90 (1985).

HOLMES, J.A./DAMASER, M.S./LEHMANN, S.L.:
Erector spinae activation and movement dynamics about the lumbar spine in lordotic and kyphotic squat-lifting.
In: SPINE 17/3, 327-334 (1992).

HOLMSTROEM, E./MORITZ, U./ANDERSSON, M.:
Trunk muscle strength and back muscle endurance in construction workers with and without low back disorders.
In: Scandinavian Journal of Rehabilitation Medicine 24, 3-10 (1992).

HOWALD, H.:
Morphologische und funktionelle Veränderungen der Muskelfasern durch Training.
In: BÜHRLE, M. (Hg.): Grundlagen des Maximal- und Schnellkrafttrainings. Schorndorf 1985, 35-52.

HOYT, W.H./HUNT, H.H./DE POUW, M.A. ET AL.:
Electromographic assessment of chronic low back pain syndrome.
In: J Am Osteopath Assoc 80, 57-59 (1981).

HULTMAN, G./NORDIN, M./SARASTE, H./OHLSEN, H.:
Body composition, endurance, strength, cross-sectional area, and density of mm. erector spinae in men with and without low back pain.
In: Journal of Spinal Disorders 6/2, 114-123 (1993).

HURLEY, B.F./SEALS, D.R./IHSANI, A.A./CARTIER, L.J./DALSKY, G.P./HAGBERG, J.M./HOLLOSZY, J.O.:
Effects of high intensity strength training on cardiovascular function.
In: Medicine and Science in Sports and Exercise 16/5, 483-488 (1984).

HURRI, H.:
The Swedish Back School in chronic low back pain; Part I. Benefits; Part II. Factors predicting the outcome:
In: Scandinavian Journal of Rehabilitation Medicine 21/1, 33-40 (1989).

IAI, H./MORIYA, H./GOTO, S./TAKAHASHI, K./YAMAGATA, M./TAMAKI, T.:
Three-dimensional motion analysis of the upper cervical spine during axial rotation.
In: SPINE 18/16, 2388-2392 (1993).

IAI, H./GOTO, S./YAMAGATA, M./TAMAKI, T./MORIYA, H./TAKAHASHI, K./MIMURA, M.:
Three-dimensional motion of the upper cervical spine in rheumatoid arthritis.
In: SPINE 19/3, 272-276 (1994).

ILLI, U.:
Die „Bewegte Schule" - Bewegung als Beitrag zur Gesundheitsvorsorge im Lebensraum Schule.
In: Rückhalt 2, 16-27 (1994).

ILVESMÄKI, L.:
Isometriset testit luotettavia.
In: Fysioterapia 39/4, 7-11 (1992).

ILVESMÄKI, L.:
Reliability of lumbar isometric torque measured in extension and flexion.
In: ILVESMÄKI, L.: Selkä- ja vatsalihasten voimaa mittaavan testilaitteen toistettavuudesta. University of Jyväskylä/Finnland, Department of Health Sciences (1993).

INBAR, G.F./ALLIN, J./GOLOS, E./KOEHLER, W./KRANZ, H.:
EMG spectral shift with muscle length, tension and fatigue.
In: Proc. IEEE Melecom Conference, 8.2.3. (1981).

ISHIDA, Y./AYERS, S./GARZARELLA, L./DEHOYOS, D./GRAVES, J.E./POLLOCK, M.L.:
Effect of age on fat and muscle distribution in men.
In: Medicine and Science in Sports & Exercise Vol. 26, No. 5 Supplement, S16 (1994).

ISRAEL, S.:
Age-related changes in strength and special groups.
In: KOMI, P.V. (Hrsg.:): Strength and Power in Sport. Oxford, 319-328 (1992).

ISRAEL, S./FREIWALD, J./ENGELHARDT, M.:
Bewegungsindizierte Adaptationen und Körpernormkonzept. Gesund und leistungsfähig - Idealnorm ist das Ziel.
In: TW SPORT + MEDIZIN 7/1, 45-49 (1995).

JANDA, V.:
Muskelfunktionsdiagnostik. 2. Auflage. Berlin 1986.

JAYARAMAN, G./NAZRE, A.A./MCCANN, V./REDFORD, J.B.:
A computerized technique for analyzing lateral bending behavior of subjects with normal and impaired lumbar spine.
In: SPINE 19/7, 824-832 (1994).

JAYASINGHE, W.J./HARDING, R.H. ET AL.:
An electromyographic investigation of postural fatigue in low back pain - A preliminary study.
In: Electroencephalogr Clin Neurophysiol 18, 191-198 (1978).

JENSEN, R.K.:
Changes in segment inertia proportions between 4 and 20 years.
In: Journal of biomechanics 22, 6/7, 529-536 (1989).

JOHNSON, M.A./POLGAR, J./WEIGHTMAN, D./APPLETON, D.:
Data on the distribution of fibre types in thirty-six human muscles, an autopsy study.
In: Journal of the Neurological Sciences 18, 111-129 (1973).

JONES, A.:
Negative work as a factor in exercise.
In: PETERSON, J.A. (Hrsg.): Total Fitness: The Nautilus Way. West Point N.Y. 1978, 67-72.

JONES, A.:
Flexibility and metabolic condition.
In: PETERSON, J.A. (Hrsg.): Total Fitness: The Nautilus Way. West Point N.Y. 1978, 83-94.

JONES,A./POLLOCK,M./GRAVES,J./FULTON,M./JONES,W.E./MAC-MILLAN,M./ BALDWIN,D.D./CIRULLI,J.:
Safe, specific testing and rehabilitative exercise for the muscles of the lumbar spine.
Sequoia Communications, Santa Barbara/USA 1988.

JONES, A.:
Measurement of muscle performance with instruments. Isokinetic Devices.
Informationsschrift der Fa. MedX, Ocala/Florida (1990).

JONES, A.:
MedX torso-rotation testing and rehabilitation machine.
Informationsschrift der Fa. MedX, Ocala/Florida (1991a).

JONES, A.:
MedX cervical-extension testing and rehabilitation machine.
Informationsschrift der Fa. MedX, Ocala/Florida (1991b).

JONES, A.:
MedX cervical-rotation testing and rehabilitation machine.
Informationsschrift der Fa. MedX, Ocala/Florida (1991c).

JONES, A.:
The lumbar spine, the cervical spine and the knee. Testing and rehabilitation.
Informationsschrift der Fa. MedX Corporation. Ocala/Florida (1993).

JOERGENSEN, K./NICHOLAISEN, T.:
Trunk extensor endurance: Determination and relation to low-back trouble.
In: Ergonomics 30/2, 259-267 (1987).

JOERGENSEN, K./NICHOLAISEN, T./KATO, M.:
Muscle fibre distribution, capillary density, and enzymatic activities in the lumbar paravertebral muscles of young men.
In: SPINE 18/11, 1439-1450 (1993).

JUNGHANNS, H.:
Die Wirbelsäule in Forschung und Praxis. Band 100: Die Wirbelsäule unter den Einflüssen des täglichen Lebens, der Freizeit, des Sports. Stuttgart 1986.

KÄSTLE, R.:
Heilende Hände.
In: Neuform KURIER 10, 14 (1991).

KAHANOVITZ, N./NORDIN, M./VERDERAME, R./YABUT, S./PARNIANPOUR, M./ VIOLA, K./MULVIHILL, M.:
Normal trunk muscle strength and endurance in women and the effect of exercises and electrical stimulation.
Part 2: Comparative analysis of electrical stimulation and exercises to increase trunk muscle strength and endurance.
In: SPINE 12/2, 112-118 (1987).

KAISSER, P.J./HÖFLING, S.:
Münchner Manual zur orthopädischen Rückenschule. Berlin 1990.

KALIMO, H./RANTANEN, J./VILJANEN, T./EINOLA, S.:
Lumbar muscles: structure and function.
In: Ann Med (Finland) 21/5, 353-359 (1989).

KAMWENDO, K./LINTON, S.J./MORITZ, U.:
Neck and shoulder disorders in medical secretaries. Part II. Ergonomical work environment and symptom profile.
In: Scandinavian Journal of Rehabilitation Medicine 23/3, 135-142 (1991).

KAPANDJI, .A.:
Funktionelle Anatomie der Gelenke Band 3: Rumpf und Wirbelsäule. Stuttgart 1985.

KARAGIANNIDIS, N.:
Die Objektivierung und Quantifizierung des Funktionszustandes der Wirbelsäule bei Fußballern unterschiedlicher Leistungsklassen.
Diplomarbeit der Deutschen Sporthochschule Köln (1993).

KARVONEN, J. (HG.):
The new method for ambulatory EMG recordings in sports and occupational medicine. Kuopio/FINLAND 1989.

KAUHANEN, H./HÄKKINEN, K./KOMI, P.V.:
Neural activation and force production of arm flexor muscles during normal and fatigue loading against constant and variable resistance.
Informationsschrift der University Jyväskylä/Finnland, Department of Biology and Physical Activity 1988.

KEELEY, J./MAYER, T.G./COX, R./GATCHEL, R.J./SMITH, J./MOONEY, V.:
Quantification of lumbar function.
In: SPINE 11/1, 31-35 (1986).

KEIJSERS, J.F.E.M./STEENBAKKERS, M.W.H.L./MEERTENS, R.M./BOUTER, L.M./KOK, G.:
The efficacy of the back school: A randomized trial.
In: Arthritis Care Research 3/4, 204-209 (1990).

KEIJSERS, J.F.E.M./BOUTER, L.M./MEERTENS, R.M.:
Validity and comparability of studies on the effects of back schools.
In: Physiotherapy Theory Practice 7/3, 177-184 (1991).

KEIL, L.-B.:
Bewegung ist bei Schmerzen die beste Therapie.
In: Welt am Sonntag 43, 39 (23. Oktober 1994).

KEISER, J.A./GROENEVELD, H.T.:
The reliability of human odontometric data.
In: Journal of the Dental Association of South Africa 46, 267-170 (1991).

KELSEY, J.L./WHITE III, A.A.:
Epidemiology and impact of low-back pain.
In: SPINE 5/2, 133-142 (1980).

KEMPF, H.-D.:
Die Rückenschule. Reinbek bei Hamburg 1990.

KEMPF, H.-D.:
Im Kindergarten fängt alles an!
In: KRAUSE, W.: Rückenschul-Almanach. 1. Auflage. Eltville 1994.

KENDALL, F.P./KENDALL-MCCREARY, E.:
Muskeln: Funktionen und Test. 3. Auflage. Stuttgart 1985.

KESEBERG, A.:
Arbeitsunfähigkeit bei Wirbelsäulenerkrankungen.
In: Zeitschrift für Allgemeinmedizin 68, 114-119 (1992).

KESSLER, M./TRAUE, H. C./CRAM, J. R.:
EMG muscle scanning in pain patients and controls: A replication and new data.
In: American Journal of Pain Management 3, 20-28 (1993).

KESSLER, M./NEEF, P./GRUPP, B./KOLLMANNSBERGER, A./TRAUE, H.:
Veränderungen des Schmerzerlebens durch Muskeltraining bei Rückenschmerzpatienten.
In: Physikalische Therapie 15/6, 387-392 (1994).

KHALIL, T.M./ASFOUR, S.S./MARTINEZ, L.M./WALY, S.M./ROSOMOFF, R.S./ROSOMOFF, H.L.:
Stretching in the rehabilitation of low-back pain patients.
In: SPINE 17/3, 311-317 (1992).

KIPPERS, V./PARKER, A.W.:
Posture related to myoelectric silence of erectores spinae during trunk flexion.
In: SPINE 9/7, 740-745 (1984).

KISHINO, N.D./MAYER, T.G./GATCHEL, R.J./MCCRATE PARRISH, M./ANDERSON, C./GUSTIN, L./MOONEY, V.:
Quantification of lumbar function. Part 4: Isometric and isokinetic lifting simulation in normal subjects and low-back dysfunction patients.
In: SPINE 10/10. 921-927 (1985).

KLAUSEN, K.:
The form and function of the loaded human spine.
In: Acta Physiol Scand 65, 176-190 (1965).

KLEIN, A.B./SNYDER-MACKLER, L./ROY, S.H./DE LUCA, C.J.:
Comparison of spinal mobility and isometric trunk extensor forces with electromyographic spectral analysis in identifying low back pain.
In: Physical Therapy 71/6, 445-454 (1991).

KNEBEL, K.-P.:
Funktionsgymnastik. Reinbek 1985.

KNAPIK, J.J./MAWDSLEY, R.H./RAMOS, N.U.:
Angular specificity and test mode specificity of isometric and isokinetic strength training.
In: Journal of Orthopaedics and Sports Physical Therapy 5, 58-65 (1983).

KÖTHE, R.:
Bewegungsapparat von Kindern. Veränderungen rechtzeitig diagnostizieren und therapieren.
In: TW Sport + Medizin 5/4, 262-268 (1993).

KOMI, P.V./BUSKIRK, E.R.:
Reproducibility of electromyographic measurements with inserted wire electrodes and surface electrodes.
In: Electromyography 4, 357-367 (1970).

KOMI, P.V./RUSKO, H.:
Quantitative evaluation of mechanical and electrical changes during fatigue loading of eccentric and concentric work.
In: Scandinavian Journal of Rehabilitation Medicine Suppl. 3, 121-126 (1974).

KOMI, P.V./VIITASALO, J.T./RAURAMAA, R./VIHKO, V.:
Effect of isometric strength training on mechanical, electrical and metabolic aspects of muscle function.
In: European Journal of Applied Physiology 40, 45-55 (1978).

KOMI, P.V./
Lihaksiston elastisuus ja sen merkitys liikuntasuoritusten kannalta.
In: Liikunta Ja Tiede 1, 10-17 (1981).

KOMI, P.V.:
Dehnungs-Verkürzungs-Zyklus bei Bewegungen mit sportlicher Leistung.
In: BÜHRLE, M. (Hrsg.): Grundlagen des Maximal- und Schnellkrafttrainings. Schorndorf 1985, 254-270.

KOMI, P.V.:
Training of muscle strength and power: Interaction of neuromotoric, hypertrophic, and mechanical factors.
In: International Journal of Sports Medicine 7, 10-15 (1986).

KOMI, P.V.:
Relevance of in vivo force measurements to human biomechanics.
In: Journal of biomechanics 23, Suppl. I, 23-34 (1990).

KRÄMER, K.:
Anleitung zu empirischen Arbeiten.
Seminarveranstaltung der Deutschen Sporthochschule Köln 1988.

KRAMER, J./CLARKSON, H.:
Comparison of muscle capability and the resistance patterns provided by Nautilus leg extension and leg curl machines.
In: Physiotherapy Canada 41/5, 256-261 (1989).

KRAUS, H.:
Therapeutic exercise. Springfield 1949.

KRAUS, H.:
Diagnosis and treatment of low back pain.
In: GP 5/4 (1952).

KRAUS, H./RAAB, W.:
Hypokinetic disease. Springfield, Illinois/USA (1961).

KRAUS, H.:
Clinical treatment of back and neck pain. New York/USA 1970, 1-59.

KRAUS, H./MELLEBY, A./GASTON, S.R.:
Back pain correction and prevention.
In: New York State Journal of Medicine 77/5, 1335-1338 (1977).

KROLL, W.:
Reliability variations of strength in test-retest situations.
In: The Research Quarterly 34/1, 50-55 (1963).

KROUT, R.M./ANDERSON, T.P.:
Role of anterior cervical muscles in production of neck pain.
In: Arch Phys Med Rehabil 47, 603-611 (1966).

KRÜGER, A.:
20 Jahre isokinetisches Krafttraining.
In: Leistungssport 3, 39-45 (1986).

KÜTEMEYER, M./SCHULTZ, U.:
Lumbago-Ischialgie-Syndrome.
In: UEXKÜLL (Hrsg.): Psychosomatische Medizin, 4. Auflage, München 1990, 835-847.

KULIG, K./ANDREWS, J.G./HAY, J.G.:
Human strength curves.
In: Exercise and Sport Sciences Reviews 12, 417-466 (1984).

KULUND, D.N./DEWEY, J.B./BRUBAKER, C.E. ET AL.:
Olympic weight lifting injuries.
In: Phys. Sports Med. 111-119 (1978).

KUMAR, S.:
Moment arms of spinal musculature determined from CT scans.
In: Clinical Biomechanics 3, 137-144 (1988).

KUNZ, H.-R./SCHNEIDER, W./SPRING, H./TRITSCHLER, T./INAUEN, E. U.:
Krafttraining. Stuttgart 1990.

LAFOREST, S./ST-PIERRE, D.M.M./CYR, J./GAYTON, D.:
Effects of age and regular exercise on muscle strength and endurance.
In: European Journal of Applied Physiology 60, 104-111 (1990).

LAMPHIEAR, D.E./MONTOYE, H.J.:
Muscular strength and body size.
In: Hum Biol 48, 147ff (1976).

LANDIS, Y./DENNER, A.:
The effects of a 12-week training program on isometric maximum strength and dynamic power capacity of lumbar/thoracic flexion and extension muscles, as well as on pain characteristica of back patients.
Informationsschrift der Deutschen Sporthochschule Köln, Institut für Leichtathletik und Turnen, T6 (1993).

LANGENBERG, W.:
Morphologie, physiologischer Querschnitt und Kraft des M. erector spinae im Lumbalbereich des Menschen.
In: Zeit. für Anat. u. Entwicklungsgesch. 132, 158-190 (1970).

LANGRANA, N.A./LEE, C.K.:
Isokinetic evaluation of trunk muscles.
In: SPINE 9/2, 171-175 (1984).

LANGRANA, N.A./LEE, C.K./ALEXANDER, H./MAYOTT, C.W.:
Quantitative assessment of back strength using isokinetic testing.
In: SPINE 9/3, 287-290 (1984).

LANKHORST, G.J./VAN DE STADT, R.J./VOGELAAR, T.W.:
The effect of the Swedish back school in chronic idiopathic low back pain.
In: Scandinavian Journal of Rehabilitation Medicine 15/3, 141-145 (1983).

LARSON, C.B.:
Pathomechanics of backache.
In: J Iowa Med Soc 51, 643-650 (1961).

LARSON, D./AIRAKSINEN, O./KETTUNEN, M./HÄNNINEN, O.:
Surface EMG spectral fatigue analysis and low back muscle condition in a working population.
Informationsschrift der Kuopio University, Department of Physiology, Kuopio/Finnland (1995).

LARSSON, L./GRIMBY, G./KARLSSON, J.:
Muscle strength and speed of movement in relation to age and muscle morphology.
In: Journal of Applied Physiology March, 451ff (1979).

LAUBACH, L.L.:
Comparative muscular strength of men and women: A review of the literature.
In: Aviation, Space and Environmental Medicine 47/1, 534-542 (1976).

LAUER, S.:
Experimentelle Untersuchungen über die Möglichkeiten der Prävention von Rückenproblemen im Fitneß-Studio.
Magisterarbeit der Johann-Wolfgang-Goethe-Universität Frankfurt/Main 1994.

LAURIG, W.:
Elektromyographie.
In: Willimczik, K. (Hrsg.): Forschungsmethoden in der Sportwissenschaft. Grundkurs Datenerhebung 1. 1983, 63-69.

LAWRENCE, J.H./DELUCA, C.J.:
Myoelectric signal versus force relationship in different human muscles.
In: Journal of Applied Physiology 54, 1653-1659 (1983).

LEFKOF, M.B.:
Trunk flexion in healthy children aged 3 to 7 years.
In: Physical Therapy 66/1, 39-44 (1986).

LEGGETT, S.H./POLLOCK, M.L./GRAVES, J.E./JONES, A./MACMILLAN, M./CARPENTER, D.M./ONODERA, K.:
Quantitative assessment of full range-of-motion lumbar extension strength.
In: Med. and Sc. in Sports and Exercise 20(2), S87 (1988).

LEGGETT, S.H./POLLOCK, M.L./GRAVES, J.E./SHANK, M./CARPENTER, D.M./FIX, C. /HOLMES, B./LIDDELL, B.:
Quantitative assessment of full range-of-motion cervical extension strength.
In: Med. and Sc. in Sports and Exercise 21(2) : S 52, (1989a).

LEGGETT, S./POLLOCK,M./GRAVES, J./JONES, A./FULTON, M./CIRULLI, J.:
Effect of resistance training on lumbar extension strength.
In: International Journal of Sports Medicine 10, 147 (1989b).

LEGGETT, S.H./GRAVES, J.E./POLLOCK, M.L./CARPENTER, D.M./FOSTER,D./HOLMES, B./FIX, C./SHANK, M./TUCCI, J./FULTON, M.:
Effect of order of multiple joint angle testing for the quantification of isometric lumbar extension strength.
In: Medicine and Science in Sports and Exercise 22(2): S 20, (1990a).

LEGGETT, S.H./GRAVES, J.E./POLLOCK, M.L./FOSTER,D./CARPENTER, D.M./VUOSO, R.:
Specificity of lumbar extension strength training.
In: International Journal of Sports Medicine 11, 403-404 (1990b).

LEGGETT, S.H./GRAVES, J.E./POLLOCK, M.L./SHANK, M./CARPENTER, D.M./HOLMES, B./FULTON, M.:
Quantitative assessment and training of isometric cervical extension strength.
In: Am. Journal of Sports Medicine 19/6, 653-659 (1991b).

LEGGETT, S./GRAVES, J.E./POLLOCK, M.L.:
Fatigue and recovery from single set and multiple set strength training regimens.
Informationsschrift der University of Florida, Center for Exercise Science, Gainesville/Florida (1992).

LENHARDT, U./ELKELES, T./ROSENBROCK, R.:
Rückenschmerzen - Befunde epidemiologischer Forschung.
In: Z Allg Med, 561-565 (1994).

LETZELTER, H./LETZELTER, M.:
Krafttraining. Reinbek 1986.

LETZELTER, H. &. M./STEINMANN, W.:
Meßfehler in der Kraftdiagnostik.
In: Leistungssport 2, 46-52 (1990).

LEVERTIN, A./HEILIGENTHAL, F./SCHÜTZ, G./ZANDER, G.:
The leading features of Dr. G. Zander's MEDICO-MECHANICAL GYMNASTIC METHOD and its use.
In: Informationsschrift der Fa. Rossel, Schwarz & Co. Wiesbaden (1906).

LEVOSKA, S./KEINÄNEN-KIUKANNIEMI, S./HÄMÄLÄINEN, O./JÄMSÄ, T./VANHARANTA, H.:
Reliability of a simple method of measuring isometric neck muscle force.
In: Clinical Biomechanics 7, 33-37 (1992).

LEWIT, K.:
Manuelle Medizin im Rahmen der medizinischen Rehabilitation, Leipzig 1983.

LIEFRING, V./HINZ, K./SEIDEL, W./CONRADI, E.:
Objektivierung der Muskelaktivität bei krankengymnastischen Bewegungsabläufen mit Mehrkanalelektromyographie.
In: Physikalische Medizin 1/1, 33-37 (1991).

LINDEQUIST, S./LUNDBERG, B./WIKMARK, R.:
Information and regime at low back pain.
In: Scandinavian Journal of Rehabilitation Medicine 16/3, 113-116 (1984).

LINDH, M.:
Increase of muscle strength from isometric quadriceps exercises at different knee angles.
In: Scandinavian Journal of Rehabilitation Medicine 11, 33-36 (1979).

LINDSTRÖM, L./MAGNUSSON, R./PETERSEN, I.:
Muscular fatigue and action potential conduction velocity changes studied with frequency analysis of EMG signal.
In: Electromyography 10, 341-356 (1970).

LINDSTRÖM, L./MAGNUSSON, R./PETERSEN, I.:
Muscle load influence on myoelectric signal characteristics.
In: Scandinavian Journal of Rehabilitation Medicine (Suppl.) 3, 127 (1974).

LINDSTRÖM, L./KADEFORS, R./PETERSEN, I.:
An electromyographic index for localized muscle fatigue.
In: Journal of Applied Physiology 43, 750ff (1977a).

LINDSTRÖM, L./MAGNUSSON, R.:
Interpretation of myoelectric power spectra: A model and its applications.
In: Proc. IEEE 65, 653ff (1977).

LINTON, S.J./KAMWENDO, K.:
Low back schools. A critical review.
In: Physical Therapy 67/9, 1375-1383 (1987).

LIPPOLD, O.C.S.:
The relation between integrated action potentials in a human muscle and its isometric tension:
In: Journal of Physiology (London) 117, 492-499 (1952).

LLOYD, A.J.:
Surface electromyography during sustained isometric contractions.
In: Journal of Applied Physiology 30/5, 713-719 (1971).

LOEBL, W.Y.:
Measurement of spinal posture and range of spinal movement.
In: Annals of Physical Medicine 9, 103-110 (1967-1968).

LOEBL, W.Y.:
Regional rotation of the spine.
In: Rheumatology and Rehabilitation 12, 223 (1973).

LOGAN, G.A.:
Differential applications of resistance and resulting strength measured at varying degrees of knee extension.
In: Diss. Abs. Int. 20, 4027-4031 (1960).

LORENZ, R.:
Biometrie. Stuttgart (Erscheinungsjahr unbekannt).

LUNNEN, J.D./YACK, J./LEVEAU, B.F.:
Relationship between muscle length, muscle activity and torque of the hamstring muscles.
In: Physical Therapy 61/2, 190-195 (1981).

MACDOUGALL, J.D.:
Hypertrophy or hyperplasia.
In: KOMI, P.V. (Hrsg.): Strength and Power in Sport. Oxford 1992, 230-238.

MACINTOSH, J.E./BOGDUK, N.:
The morphology of the lumbar erector spinae.
In: SPINE 12/7, 658-668 (1987).

MACINTOSH, J.E./PEARCY, M.J./BOGDUK, N.:
The axial torque of the lumbar back muscles: torsion strength of the back muscles.
In: Aust N Z J Sug (Australia) 63/3, 205-212 (1993a).

MACINTOSH, J.E./PEARCY, M J./BOGDUK, N.:
The effects of flexion on the geometry and actions of the lumbar erector spinae.
In: SPINE 18/7, 884-893 (1993b).

MACRAE, I.F./WRIGHT, V.:
Measurement of back movement.
In: Annals of the rheumatic diseases 28, 584-589 (1969).

MAEDA, A./NAKASHIMA, T./SHIBAYAMA, H.:
Effect of training on the strength of cervical muscle.
In: Ann Physiol Anthropol (Japan) 13/2, 59-67 (1994).

MÄKELÄ, M./HELIÖVAARA, M./SIEVERS, K./IMPIVAARA, O./KNEKT, P./AROMAA, A..
Prevalence, determinants and consequences of chronic neck pain in Finland.
In: Am. Journal of Epidemiology 134, 1356-1367 (1991).

MAHLAMÄKI, S.:
Low back pain in sports.
In: KVIST, M.: Paavo Nurmi Congress Book. The Finnish Society of Sports Medicine 1989, 106-108.

MAILAHN, W./BENNING, T.:
Der Einsatz isokinetischer Geräte in der Behandlung von Patienten mit Rückenbeschwerden.
In: VERDONCK, A./WIEK, M.: Biokinetische Verfahren und ihre praktische Anwendung in Diagnostik und Therapie, 236-243. Lüdenscheid (1994).

MANDELL, P.J./WEITZ, E./BERNSTEIN, J I./LIPTON, M.H./MORRIS, J./BRADSHAW, D./PAGE BODKIN, K./MATTMILLER, B.:
Isokinetic trunk strength and lifting strength measures.
In: SPINE 18/16, 2491-2501 (1993).

MANNICHE, C./LUNDBERG, E./CHRISTENSEN, I./BENTZEN, L./HESSELSOE, G.:
Intensive dynamic back exercises for chronic low back pain: a clinical trial.
In: Pain 47, 53-63 (1991).

MANNICHE, C./SKALL, H. F./BRAENDHOLT, L./CHRISTENSEN, B. H./CHRISTOPHERSEN, L./ELLEGAARD, B./HEILBUTH, A./INGERSLEV, M./JOERGENSEN, O. E./LARSEN, E./LORENTZEN, L./NIELSEN, C. J./NIELSEN, H./WINDELIN, M.:
Clinical trial of postoperative dynamic back exercises after first lumbar discectomy.
In: SPINE 18/1, 92-97 (1993a).

MANNICHE, C./ASMUSSEN, K./LAURITSEN, B./VINTERBERG, H./KARBO, H./ABILDSTRUP, S./FISCHER-NIELSEN, K./KREBS, R./IBSEN, K.:
Intensive dynamic back exercises with or without hyperextension in chronic back pain after surgery for lumbar disc protrusion.
In: SPINE 18/5, 560-567 (1993b).

MANNING, R.J./GRAVES, J.E./CARPENTER, D.M./LEGGETT, S.H./POLLOCK, M.L.:
Constant vs variable resistance knee extension training.
In: Medicine and Science in Sports and Exercise 22/3, 397-401 (1990).

MANNION, A.F./DOLAN, P.:
Electromyographic median frequency changes during isometric contraction of the back extensors to fatigue.
In: SPINE 19/11, 1223-1229 (1994).

MARINACCI, A. A.:
Electromyogram in the evaluation of lumbar herniated disc.
In: Electromyography 6, 25-43 (1966).

MARRAS, W.S./KING, A.I./JOYNT, R.L.:
Measurement of loads on the lumbar spine under isometric and isokinetic conditions.
In: Spine 9, 176-188 (1984).

MARRAS, W./WONGSAM, P.:
Flexibility and velocity of the normal and impaired lumbar spine.
In: Arch Phys Med Rehabil 67, 213-217 (1986).

MARX, J.:
Prävention durch Krafttraining.
In: Sportrevue 11, 84-85 (1992).

MATHIASS, H.H.:
Rückenschmerzen aus orthopädischer Sicht.
In: Colloquia Rheumatologica 2, 24-41, Geigy, München (1978).

MATTILA, M./HURME, M./ALARANTA, H. ET AL.:
The multifidus muscle in patients with lumbar intervertebral disc herniation.
In: SPINE 11, 732-738 (1986).

MAUGHAN, R.J.:
Relationship between muscle strength and muscle-cross-sectional area: Implications for training.
In: Sports Medicine 1, 263ff (1984).

MAUGHAN, R.J./NIMMO, M.A.:
The influence of variations in muscle fiber composition on muscle strength and cross sectional area in untrained males.
In: Journal of Physiology 351, 299-311 (1984).

MAUGHAN, R.J.:
Muscle structure and strength in man.
In: REILLY, T./WATKINS, J./BORMS, J. (Hrsg.): Kinantropometry III. VIII Common-wealth and Int. Conf. Sports, Physical Education, Dance, Recreation and Health. London 1986, 267ff.

MAYER, L./GREENBERG, B.B.:
Measurements of the strength of trunk muscles.
In: The Journal of Bone and Joint Surgery 24, 842-856 (1942).

MAYER, M.:
Beurteilung der Reliabilität von Messungen mit 2 und mehr Meßreihen.
Unveröffentlichtes Skript. Köln 1994.

MAYER, M.:
Deskriptive und explorative Auswertung sportwissenschaftlicher Daten.
Unveröffentlichtes Skript. Köln 1995 (1995a).

MAYER, M.:
Einfluß des Trainings auf die Maximalkraft und Einfluß der Maximalkraft auf das Beschwerdebild.
Unveröffentlichtes Skript. Köln 1995 (1995b).

MAYER, T.G./TENCER, A.F./KRISTOFERSON, S./MOONEY, V.:
Use of noninvasive techniques for quantification of spinal range-of-motion in normal subjects and chronic low-back

dysfunction patients.
In: SPINE 9/6, 588-595 (1984).

MAYER, T.G.:
Using physical measurements to assess low back pain.
In: The Journal of Musculoskeletal Medicine 6, 44-59 (1985a).

MAYER, T.G./SMITH, S.S./KEELEY, J./MOONEY, V.:
Quantification of lumbar funtion. Part 2: Sagittal plane trunk strength in chronic low-back pain patients.
In: SPINE 10/8, 765-772 (1985b).

MAYER, T.G./SMITH, S.S./KONDRASKE, G./GATCHEL, R.J./CARMICHAEL, T.W./MOONEY, V.:
Quantification of lumbar function. Part 3: Preliminary data on isokinetic torso rotation testing with myoelectrical spectral analysis in normal and low-back pain subjects.
In: SPINE 10/8, 912-920 (1985c).

MAYER, T.G./KONDRASKE, G./MOONEY, V./CARMICHAEL, T./BUTSCH, R.:
Lumbar myoelectric spectral analysis for endurance assessment: A comparison of normals with deconditioned patients.
In: SPINE 9, 986-1991 (1989).

MAYER, T./BRADY, S./BOVASSO, E./POPE, P./GATCHEL, R.J.:
Noninvasive measurement of cervical tri-planar motion in normal subjects.
In: SPINE 18/15, 2191-2195 (1993).

MAYHEW, T.P./ROTHSTEIN, J.M.:
Measurement of muscle performance with instruments.
In: ROTHSTEIN, J.M.: Measurement in Physical Therapy. New York (1985).

MAYHEW, J.L./BALL, T.E./ARNOLD, M.D.:
Prediction of 1-RM bench press from submaximal bench press performance in college males and females.
In: J Appl Sport Sci Res 3/3, 73 (1989).

MAYOUX-BENHAMOU, M.A./WYBIER, M./REVEL, M.:
Strength and cross-sectional area of the dorsal neck muscles.
In: Ergonomics 32/5, 513-518 (1989).

MCDONAGH, M.J.N./DAVIES, C.T.M.:
Adaptive responses of mammalian skeletal muscle to exercise with high loads.
In: European Journal of Appl. Physiology 52, 139-155 (1984).

MCGILL, S.M.:
A myoelectrically based dynamic three-dimensional model to predict loads on lumbar spine tissues during lateral bending.
In: Journal of Biomechanics 25/4, 395-414 (1992).

MCNEILL, T./WARWICK, D./ANDERSSON, G./SCHULTZ, A.:
Trunk strengths in attempted flexion, extension, and lateral bending in healthy subjects and patients with low-back disorders.
In: SPINE 5/6, 529-538 (1980).

MEIER, T.:
Entwicklung einer isolierten und quantifizierbaren Rumpfextensions - Flexionsübung unter besonderer Berücksichtigung isokinetisch exzentrisch und konzentrischer Bedingungen. Deutsche Sporthochschule Köln (Diplomarbeit) 1992.

MEINEL, K./SCHNABEL, G.:
Bewegungslehre. 2. Auflage. Berlin 1977, 392-410.

MELLEBY, A.:
The Y's way to a healthy back. Piscataway 1982.

MELLIN, G.:
Chronic low back pain in men 54-63 years of age. Correlations of physical measurements with the degree of trouble and progress after treatment.
In: SPINE 11/5, 421-426 (1986).

MELLIN, G.:
Measurement of thoracolumbar posture and mobility with a Myrin inclinometer.
In: SPINE 11/7, 759-762 (1986).

MELLIN, G.:
Method and instrument for noninvasive measurements of thoracolumbar rotation.
In: SPINE 12/1, 28-31 (1987a).

MELLIN, G.:
Correlations of spinal mobility with degree of chronic low-back pain after correction for age and anthropometric factors.
In: SPINE 12/5, 464-468 (1987b).

MELLIN, G.:
Decreased joint and spinal mobility associated with low back pain in young adults.
In: Journal of Spinal Disorders 3/3, 238-243 (1990).

MELLIN, G./KIISKI, R./WECKSTROEM, A.:
Effects of subject position on measurements of flexion, extension and lateral flexion of the spine.
In: SPINE, 16/9, 1108-1110 (1991).

MERLETTI, R./SABBAHI, M.A./DE LUCA, C.J.:
Median frequency of the myoelectric signal: Effects of ischemia and cooling.
In: European Journal of Applied Physiology 52, 258ff (1983).

MESSIER, S.P./DILL, M.E.:
Alterations in strength and maximal oxygen uptake consequent to Nautilus circuit weight training.
In: Research Quarterly 56/4, 345-351 (1985).

MICHELI, L.J.:
Back injuries in dancers.
In: Clin. Sports Med. 2, 473-484 (1983).

MICHELI, L.J.:
Back injuries in gymnastics.
In: Clin. Sports Med. 4/1 (1985).

MILLER, D.I./MORRISON, W.E.:
Prediction of segmental parameters using the Hanavan human body model.
In: Medicine and Science in Sports 7/3, 207-212 (1975).

MILLER, D.I./NELSON, R.C.:
Biomechanics of Sport. A Research Approach. Philadelphia 1976.

MILLER, R.A./HARDCASTLE, P./RENWICK, S.E.:
Lower spinal mobility and external immobilization in the normal and pathologic condition.
In: Orthopaedic Review Vol. XXI/6, 753-757 (1992).

MILLS, K.S.:
Power spectral analysis of electromyogram and compound muscle action potential during muscle fatigue and recovery.
In: Journal of Physiology 362, 401ff (1982).

MILNER-BROWN, H.S./STEIN, R.B.:
The relationship between the surface electromyogram and muscular force.
In: Journal of Physiology 246, 549-569 (1975).

MISIGOJ-DURAKOVIC, M./HEIMER, S.:
Characteristics of the morphological and functional status of kayakers and canoeists.
In: Journal of Sports Medicine and Physical Fitness (Italien) 32/1, 45-50 (1992).

MOFFROID, M.T./HAUGH, L.D./HENRY, S.M./SHORT, B.:
Distinguishable groups of musculoskeletal low back pain patients and asymptomatic control subjects based on physical measures of the NIOSH low back atlas.
In: SPINE 19/12, 1350-1358 (1994).

MOGA, P.J./ERIG, M./CHAFFIN, D.B./NUSSBAUM, M.A.:
Torso muscle moment arms at intervertebral levels T10 through L5 from CT scans on eleven male and eight female subjects.
In: SPINE 18/15, 2305-2309 (1993).

MOLL, J.M.H./WRIGHT, V.:
Normal range of spinal mobility.
In: Annals of the Rheumatic Diseases 30, 381-386 (1971).

MOLL, J.M.H./LIYANAGE, S.P./WRIGHT, V.:
An objective clinical method to measure spinal extension.
In: Rheumatology and Physical Medicine 11, 293-312 (1972).

MOONEY, V.:
Where is the lumbar pain coming from ?
In: Annals of Medicine 21, 373-379 (1989).

MOONEY, V.:
Functional capacity testing: Its role in assessing and treating back pain.
In: Pain Management March/April, 107-113 (1990).

MOONEY, V.:
Back Injuries: Successful prevention and management.
In: The Journal of Workers Compensation, 18-27 (1991a).

MOONEY, V.:
Topics in rehabilitation: On the dose of therapeutic exercise.
In: Orthopedics 15/5, 653-656 (1992c).

MOONEY, V.:
Why do worker's compensation medical costs keep growing?
Informationsschrift der University of California San Diego 1992 (1992d).

MOONEY, V./MATHESON, L./HOLMES, D./LEGGETT, S./GRANT, J./NEGRI, S.:
Effect of focussed strength training after low back injury.
Unpublizierte Studie der University of California San Diego/USA (1993).

MOONEY, V.:
Functional evaluation of the spine.
In: Current opinion in orthopedics 5; II, 54-57 (1994a).

MOONEY, V./ANDERSSON, G.B.J.:
Controversies. Trunk strength testing in patient evaluation and treatment.
In: SPINE 19/21, 2483-2485 (1994).

MORITANI, T./DEVRIES, H.A.:
Reexamination of the relationship between the surface integrated electromyogram and force of isometric contraction.
In: Am J Phys Med 57, 263-277 (1978).

MORITANI, T.:
Time course of adaptations during strength and power training.
In: KOMI, P.V. (Hrsg.:): Strength and Power in Sport. Oxford 1992, 266-278.

MUELLER, F.O./BLYTH, C.S.:
Catastrophic head and neck injuries.
In: Physician Sportsmed 7/10, 71-74 (1979).

MÜLLER, K.-J.:
Statische und dynamische Muskelkraft. Frankfurt a.M. 1987.

MURPHY, A.I./LEHRER, P.M.:
Headache versus nonheadache state: A study of electrophysiological and affective change during muscle contraction headaches.
In: Behav.-Med. 16/1, 23-30 (1990).

MURRAY, D.:
Optimal filtering of constant velocity torque data.
In: Medicine and Science in Sports and Exercise 18 (1986).

NACHEMSON, A./LINDH, M.:
Measurement of abdominal and back muscle strength with and without low back pain.
In: Scand. Journal of Rehabilitation Medicine 1, 60-65 (1969).

NELSON, A.J./MOFFROID, M./WHIPPLE, R.:
The relationship of integrated electromyographic discharge to isokinetic contractions.
In: DESMEDT, J.E. (Hrsg.): New developments in electromyography and clinical neurophysiology. Basel 1973, 584ff.

NELSON, B.W.:
A rational approach to the treatment of low back pain.
In: The Journal of Musculoskeletal Medicine, Mai 1993, 67-82.

NEMETH, G./EKHOLM, J./ARBORELIUS, U.P./HARMS-RINGDAHL, K./SCHÜLDT, K.:
Influence of knee flexion on isometric hip extensor strength.
In: Scandinavian Journal of Rehabilitation Medicine 15, 97-101 (1983).

NEMETH, G.:
On hip and lumbar biomechanics.
In: Scandinavian Journal of Rehabilitation Medicine Suppl. 10, Stockholm 1984.

NEMETH, G./OHLSEN, H.:
In vivo moment arm lengths for hip extensor muscles at different angles of hip flexion.
In: Journal of Biomechanics 18/2, 129-140 (1985).

NEMETH, G./OHLSEN, H.:
Moment arm lengths of trunk muscles to the lumbosacral joint obtained In Vivo with computed tomography.
In: SPINE 11/2, 158-160 (1986).

NEWELL, D.J./NICHOLS, P.J.R.:
Accuracy of estimating neck movements.
In: Ann Phys Med 8, 120-124 (1965).

NEWTON, M./WADDELL, G.:
Trunk strength testing with iso-machines. Part 1: Review of a decade of scientific evidence.
In: SPINE 18/7, 801-811 (1993).

NEWTON, M./SOMERVILLE, D./HENDERSON, I./WADDELL, G.:
Trunk strength testing with iso-machines. Part 2: Experimental evaluation of the Cybex II Back Testing System in normal subjects and patients with chronic low back pain.
In: SPINE 18/7, 812-824 (1993).

NICHOLS, J.F./OMIZO, D.K./PETERSON, K.K./NELSON, K.P.:
Efficacy of heavy-resistance training for active women over sixty: muscular strength, body composition, and program adherence.
In: JAGS 41, 205-210 (1993).

NICOLAISEN, T./JOERGENSEN, K.:
Trunk strength, back muscle endurance and low-back trouble.
In: Scandinavian Journal of Rehabilitation Medicine 17, 121-127 (1985).

NIEMINEN, H.:
Methods for the analysis of surface EMG in ergonomic evaluations. Espoo/FINLAND 1989.

NILSSON, B.E./WESTLIN, N.E.:
Bone density in athletes.
In: Clin. Orthop. 77, 179-182 (1971).

NORDIN, M./KAHANOVITZ, N./VERDERAME, R./PARNIANPOUR, M./YABUT, S./VIOLA, K./GREENIDGE, N./MULVIHILL, M.:
Normal trunk muscle strength and endurance in women and the effect of exercises and electrical stimulation. Part 1: Normal endurance and trunk muscle strength in 101 women.
In: SPINE 12/2, 105-111 (1987).

NOTH, J:
Neurophysiologische Aspekte der Muskelelastizität.
In: BÜHRLE, M. (Hrsg.): Grundlagen des Maximal- und Schnellkrafttrainings. Schorndorf 1985, 238-253.

ÖRTENGREN, R./ANDERSSON, G.B.J.:
Electromyographic studies of trunk muscles, with special reference to the functional anatomy of the lumbar spine.
In: SPINE 2/1, 44-52 (1977).

OKADA, M.:
Electromyographic assessment of muscular load in forward bending postures.
In: J Fac Sci Univ Tokyo 8, 311-336 (1970).

OSTERNIG, R.L./HAMILL, J./SAWHILL, J.A./BATES, B.T.:
Influence of torque and limb speed on power production in isokinetic exercise.
In: American Journal of Physical Medicine 4, 163ff (1983).

OSTERNIG, R.L./SAWHILL, J.A./BATES, B.T./HAMILL, J.:
Function of limb speed on torque patterns of antagonist muscles.
In: MATSUI, H./KOBAYASHI, K. (Hrsg.): Biomechanics VIII-A. Champaign/USA 1983, 251ff.

OSTERNIG, R.L.:
Isokinetic dynamometry: Implications for muscle testing and rehabilitation.
In: Exercise Sports Sci Rev 14, 45ff (1986).

PAKARINEN, A./HÄKKINEN, K./KOMI, P.V.:
Hormonal responses to strength and power training.
In: KVIST, M.: Paavo Nurmi Congress Book. The Finnish Society of Sports Medicine 1989, 52-54.

PALM, B.:
Rückenschule - was ist das überhaupt ?
In: Deutsche Zeitschrift f. Sportmedizin 42/9, 418-420 (1991).

PAQUET, N./MALOUIN, F./RICHARDS, C.L./DIONNE, J.P./COMEAU, F.:
Validity and reliability of a new electrogoniometer for the measurement of sagittal dorsolumbar movements.
In: SPINE 16/5, 516-519 (1991).

PAQUET, N./MALOUIN, F./RICHARDS, C.L.:
Hip-spine movement interaction and muscle activation patterns during sagittal trunk movements in low back pain patients.
In: SPINE 19/5, 596-603 (1994).

PARKKOLA, R./KUJALA, U./RYTÖKOSKI, U.:
Response of the trunk muscles to training assessed by magnetic resonance imaging and muscle strength.
In: European Journal of App. Physiology 65, 383-387 (1992).

PARKKOLA, R./KORMANO, M.:
Lumbar disc and back muscle degeneration on MRI: correlation to age and body mass.
In: Journal of Spinal Disorders 5/1, 86-92 (1992).

PARKKOLA, R./RYTÖKOSKI, U./KORMANO, M.:
Magnetic resonance imaging of the discs and trunk muscles in patients with chronic low back pain and healthy control subjects.
In: SPINE 18/7, 830-836 (1993).

PARVIAINEN, A./DENNER, I./DENNER, A.:
A complete handbook for DAVID BACK CLINIC. Part two: Treatment Program.
Handbuch der Fa. DAVID Fitness & Medical LTD., Vantaa/Finnland (1992).

PARVIAINEN, A.:
SISU Rehabilitation.
Informationsschrift der Fa. David Fitness & Medical Ltd., Vantaa/Finnland (1992).

PATTEN WYATT, M./EDWARDS, A.M.:
Comparison of quadriceps and hamstring torque values during isokinetic exercise.
In: The Journal of Orthopaedic and Sports Physical Therapy 3/2, 48-56 (1981).

PEARCY, M./PORTEK, I./SHEPHERD, J.:
Three-dimensional x-ray analysis of normal movement in the lumbar spine.
In: SPINE 9/3, 294-297 (1984a).

PEARCY, M./TIBREWAL, S.B.:
Axial rotation and lateral bending in the normal lumbar spine measured by three-dimensional radiography.
In: SPINE 9/6, 582-587 (1984b).

PEARCY, M.J.:
Stereo radiography of lumbar spine motion.
In: Acta Orthop Scand 56, 212ff (1985).

PEARCY, M./PORTEK, I./SHEPHERD, J.:
The effect of low-back pain on lumbar spinal movements measured by three-dimensional x-ray analysis.
In: SPINE 10/2, 150-153 (1985).

PEARCY, M.J./HINDLE, R.J.:
New method for the non-invasive three-dimensional measurement of human back movement.
In: Clinical Biomechanics 4, 73-79 (1989).

PEARCY, M. J.:
Stereo radiography of lumbar spine motion.
In: Acta Orthopaedic Scandinavia Supplementum no. 212, vol. 56, 3-45 (1985).

PELTIER, L.F.:
The back school of Delpech in Montpellier.
In: Clin. Orthop. 179, 4 (1983).

PENNING, L./WILMINK, J.T.:
Rotation of the cervical spine. A ct study in normal subjects.
In: SPINE12/8, 732-738 (1987).

PERRINE, J.J.:
Isokinetic exercise and the mechanical energy potentials of muscle.
In: J Health Phys Educ Recrea 4, 40ff (1968).

PERRINE, J.J./EDGERTON, V.R.:
Muscle force-velocity and power-velocity relationships under isokinetic loading.
In: Medicine and Science in Sports and Exercise 3, 159ff (1978).

PERRINE, J.:
The biophysics of maximal muscle power outputs: Methods and problems of measurement.
In: JONES, N.L./McCARTNEY, N./McCOMAS, A.J. (Hrsg.): Human muscle power. Champaign/USA 1986, 15ff.

PETROFSKY, S.J./LIND, A.R.:
Frequency analysis of the surface electromyogram during sustained isometric contractions.
In: European Journal of Applied Physiology 43, 173ff (1980a).

PETROFSKY, S.J./LIND, A.R.:
The influence of temperature on the amplitude and frequency components of the EMG during brief and sustained isometric contractions.
In: European Journal of Appl. Physiology 44, 189ff (1980b).

PETROFSKY, S.J.:
Filter bank analyzer for automatic analysis of the EMG.
In: Med Biol Eng Comp 18, 585ff (1980).

PFINGSTEN, M./ENSINK, F.-B./FRANZ, C./HILDEBRANDT, J./SAUR, P./SCHWIBBE, G./STEINMETZ, U./STRAUB, A.:
Erste Ergebnisse eines multimodalen Behandlungspro-

grammes für Patienten mit chronischen Rückenschmerzen.
In: Zeitschrift für Gesundheitswissenschaften 3 Vj., 224-244 (1993).

PLAGENHOEF, S.:
Patterns of Human Motion. A cinematographic analysis.
Englewood Cliffs, New Jersey 1971.

POLLÄHNE, W.:
Ergebnisse der Wirbelsäulenlängsschnittauswertungen bei Hochleistungsturnern und Hochleistungsschwimmern aus radiologischer Sicht.
In: Deutsche Zeitschrift f. Sportmedizin 42/7, 292-306 (1991).

POLLOCK, M.L./GRAVES, J.E./JONES, A.E./COLVIN, A./LEGGETT, S.:
Specificity of limited range of motion exercise on the response to strength training.
In: Medicine and Science in Sports and Exercise 19(2): S 87, (1987).

POLLOCK, M.L.:
Prescribing exercise for fitness and adherence.
In: DISHMAN, R.K.: Exercise Adherence: Its impact on public health. Champaign, IL: Human Kinetic Books 1988, 259-277.

POLLOCK, M.L./LEGGETT, S.H./GRAVES, J.E./JONES, A./FULTON, M./ CIRULLI, J.:
Effect of resistance training on lumbar extension strength.
In: Am. Journal of Sports Medicine 17/5, 624-629 (1989).

POLLOCK, M./CARPENTER, D./BLANTON, J./GRAVES, J./LEGGETT, S.:
Reliability and variability of isometric torso rotation strength measurement.
In: Medicine and Science in Sports and Exercise 22(2) : S 20, (1990a).

POLLOCK, M.L./WILMORE, J.H.:
Prescribing exercise for the apparently healthy.
In: Exercise in Health and Disease: Evaluation and prescription for prevention and rehabilitation. 2. Auflage. Philadelphia/USA 1990.

POLLOCK, M.L./GRAVES, J.E./LEGGETT, S.H./YOUNG, W.G./GARZARELLA, L./CARPENTER, D.M./FULTON, M.N./JONES, A.:
Accuracy of counterweighting to account for upper body mass in testing lumbar extension strength.
In: Medicine and Science in Sports and Exercise 23/4 S, 391 (1991).

POLLOCK, M.L./GARZARELLA, L./GRAVES, J.E./CARPENTER, D.M./LEGGETT, S.H./LOWENTHAL, D./FULTON, M.N./FOSTER, D./TUCCI, J./MANANQUIL, R.:
Effects of isolated lumbar extension resistance training on bone mineral density of the elderly.
In: Medicine and Science in Sports and Exercise 24, S66 (1992).

POLLOCK, M.L./GRAVES, J E./CARPENTER, D.M./FOSTER, D./LEGGETT, S.H./FULTON, M.N.:
Muscle.
In: HOCHSCHULER, S.H./COTLER, H.B./GUYER, R.D.: Rehabilitation of the spine. Science and practice. St. Louis/USA, 263-284 (1993).

POPE, M.H./ROSEN, J.C./WILDER, D.G./FRYMOYER, J.W.:
The relation between biomechanical and psychological factors in patients with low-back pain.
In: SPINE 5/2, 173-178 (1980).

POPE, M.H./BEVINS, T./WILDER, D.G./FRYMOYER, J.W.:
The relationship between anthropometric, postural, muscular and mobility characteristics of males ages 18-55.
In: SPINE 10/7, 644-648 (1985).

PORTEK, I./PEARCY, M.J./READER, G.P./MOWAT, A.G.:
Correlation between radiographic and clinical measurement of lumbar spine movement.
In: British Journal of Rheumatology 22, 197-205 (1983).

PORTER, R.W./ADAMS, M.A./HUTTON, W.C.:
Physical activity and the strength of the lumbar spine.
In: SPINE 14/2, 201-203 (1989).

PORTERO, P.:
Assessment of neck muscles by a specific isokinetic device and EMG spectral analysis in Formula 1 drivers.
In: VERDONCK, A./WIEK, M.: Biokinetische Verfahren und ihre praktische Anwendung in Diagnostik und Therapie, 163-165. Lüdenscheid (1994)

PORTILLO, D./SINKORA, G./MCNEILL, T./SPENCER, D./SCHULTZ, A.:
Trunk strengths in structurally normal girls and girls with idiopathic scoliosis.
In: SPINE 7/6, 551-554 (1982).

PORTNOY, H./MORIN, F.:
Electromyographic study of postural muscles in various positions and movements.
In: American Journal of Physiology 186, 122-126 (1956).

POUSSA, M./MELLIN, G.:
Spinal mobility and posture in adolescent idiopathic scoliosis at three stages of curve magnitude.
In: SPINE 17/7, 757-760 (1992).

POSTACCHINI, F./FACCHINI, M./PALIERI, P.:
Efficacy of various forms of conservative treatment in low back pain. A comparative study.
In: Neuro-Orthopedics 6/1, 28-35 (1988).

PRÖSER, B./PESCHLA, D.:
Beiträge der Pharmaindustrie zur Verhaltensmedizin.
In: Die Säule 1/91, 12-14 (1991).

PURVIS, A.:
Take a walk - and live.
In: TIME, 13. November 1989.

RAMASAMY, R./SCHNEIDER, S.:
Check-up and down.
In: Manager Magazin 10, 397-401 (1992).

RANTANEN, J./HURME, M./FALCK, B./ALARANTA, H./NYKVIST, F./LEHTO, M./EINOLA, S./KALIMO, H.:
The lumbar multifidus muscle five years after surgery for a lumbar intervertebral disc herniation.
In: SPINE 18/5, 568-574 (1993).

RASPE, H./KOHLMANN, T.:
Rückenschmerzen - eine Epidemie unserer Tage?
In: Deutsches Ärzteblatt 90/44, C1963-C1967 (1993).

RAY, G.C./GUHA, S.K.:
Relationship between the surface EMG and muscular force.
In: Med Biol Eng Comput 21, 579-586 (1983).

REID, J.G./COSTIGAN, P.A.:
Geometry of adult rectus abdominis and erector spinae muscles.
In: The Journal of Orthopaedic and Sports Physical Therapy 6/5, 278-280 (1985).

REID, J.G./COSTIGAN, P.A./COMRIE, W.:
Prediction of trunk muscle areas and moment arms by use of anthropometric measures.
In: SPINE 12/3, 273-275 (1987).

REID, J.G./COSTIGAN, P.A.:
Trunk muscle balance and muscular force.
In: SPINE 12/8, 783-786 (1987).

REID, S./HAZARD, R.G./FENWICK, J.W.:
Isokinetic trunk-strength deficits in people with and without low-back pain: A comparative study with consideration of effort.
In: Journal of Spinal Disorders 4/1, 68-72 (1991).

REILLY, K./LOVEJOY, B./WILLIAMS, R./ROTH, .:
Differences between a supervised and independent strength and conditioning programme with chronic low back syndromes.
In: Journal of Occupational Medicine 31/6, 547-550 (1989).

REINHARDT, B.:
Gesunder Rücken - besser leben. Erlangen 1989.

REINHARDT, B.:
Über das Sitzen auf STOKKE-Sitzmöbeln.
In: Informationsbroschüre der STOKKE GmbH Lübeck 1991.

REINHARDT, B.:
Das Leben auf der Po-Ebene.
In: UGB Forum 1, 12-14 (1992).

REYNOLDS, P.M.G.:
Measurement of spinal mobility: A comparison of three methods.
In: Rheumatology and Rehabilitation 14, 180-185 (1975).

RHEAULT, W./ALBRIGHT, B./BYERS, C./FRANTA, M./JOHNSON, A./SKOWRONEK, M./DOUGHERTY, J.:
Intertester reliability of the cervical range of motion device.
In: Journal of Orthopaedics and Sports Physical Therapy 15/3, 147-150 (1992).

RIEL, K.A./BERNETT, P.:
Seniorensport - Krafttraining für Frauen.
In: Gesundheitssport und Sporttherapie 6/5, 3-5 (1990).

RISCH, S.V./NORVELL, N.K./POLLOCK, M.L./RISCH, E.D./LANGER, H./FULTON, M./GRAVES, J.E.LEGGETT, S.H.:
Lumbar strengthening in chronic low back pain patients: Physiologic and psychological benefits.
In: SPINE 18/2, 232-238 (1993).

RIZZI, M./BIVETTI, J./COVELLI, B./LÜTHI, B.:
Einfache Meßmethode zur Berechnung der biomechanischen Kräfte der Nackenmuskulatur.
In: Zeitschrift für Unfallmedizin und Berufskrankheiten 69/1, 9-17 (1976).

ROBINSON, M.E./MAC MILLAN, M./O'CONNOR, P./FULLER, A./CASSISI, J.E.:
Reproducibility of maximal versus submaximal efforts in an isometric lumbar extension task.
In: Journal of Spinal Disorders 4/4, 444-448 (1991).

ROBINSON, M.E./CASSISI, J.E./O'CONNOR, P.D./MAC MILLAN, M.:
Lumbar iEMG during isotonic exercise: Chronic low back pain patients versus controls.
In: Journal of Spinal Disorders 5/1, 8-15 (1992a).

ROBINSON, M.E./GREENE, A F./O'CONNOR, P./GRAVES, J.E./MAC MILLAN, M.M.:
Reliability of isometric torque in patients with chronic low back pain.
In: Physical Therapy 72/3, 186-190 (1992b).

RODRIQUEZ, A.A./BILKEY, W.J./AGRE, J.C.:
Therapeutic exercise in chronic neck and back pain.
In: Archives of Physical Medicine and Rehabilitation 73/9, 870-875 (1992).

ROLSTED HANSEN, F./BENDIX, T./SKOV, P./JENSEN, C.V./KRISTENSEN, J.H./KROHN, L./SCHIOELER, H.:
Intensive, dynamic back-muscle exercises, conventional physiotherapy, or placebo-control treatment of low-back pain.
In: SPINE 18/1, 98-107 (1993).

ROTHSTEIN, J.M./LAMB, R.L./MAYHEW, T.P.:
Clinical uses of isokinetic measurements.
In: Critical Issues in Physical Therapy 67/12, 1840-1843 (1987).

ROY, S.H./DE LUCA, C.J./SCHNEIDER, J.:
Effects of electrode location on myoelectric conduction velocity and median frequency estimates.
In: Journal of Applied Physiology 61, 1510-1517 (1986).

ROY, S.H./DE LUCA, C.J./CASAVANT, D.A.:
Lumbar muscle fatigue and chronic lower back pain.
In: SPINE 14/9, 992-1001 (1989).

ROY, S.H./DE LUCA, C.J./SNYDER-MACKLER, L./EMLEY, M.S./CRENSHAW, R.L./LYONS, J.P.:
Fatigue, recovery, and low back pain in varsity rowers.
In: Medicine and Science in Sports and Exercise 22/4, 463-469 (1990).

ROY, S.H./DE LUC, C.J./EMLEY, M./BUIJS, R.J.C.:
Spectral electromyographic assessment of back muscles in patients with low back pain undergoing rehabilitation.
In: SPINE 20/1, 38-48 (1995).

RUBINS, D.K.:
Anatomie für Künstler. 3. Auflage. Ravensburg 1974.

RUNDCRANTZ, B.L./JOHNSSON, B./MORITZ, U.:
Cervical pain and discomfort among dentists. Epidemiological, clinical and therapeutic aspects. Part 1. A survey of pain and discomfort.
In: Swedish Dental Journal 14/2, 71-80 (1990).

RUSSELL, P./WELD, A./PEARCY, M.J./HOGG, R./UNSWORTH, A.:
Variation in lumbar spine mobility measured over a 24-hour period.
In: British Journal of Rheumatology 31, 329-332 (1992).

SAAL, J.:
Rehabilitation of football players with lumbar spine injury (Part I).
In: The Physician and Sports Medicine 16/10 (1988a).

SAAL, J.:
Rehabilitation of football players with lumbar spine injury (Part II).
In: The Physician and Sports Medicine (1988b).

SABBAHI, M.A./DE LUCA, C.J./POWERS, W.R.:
The effect of ischemia, cooling and local anaesthesia on the median frequency of the myoelectric signal.
In: Proceedings of the 4th International Congress of Int. Soc. Electrophysiol. Kinesiol. 1979.

SAKUTA, M.:
Significance of flexed posture and neck instability as a cause of chronic muscle contraction headache.
In: Rinsho-Shinkeigatu 30/3, 254-261 (1990).

SALE, D./MACDOUGALL, J./ALWY, S./SUTTON, J.:
Voluntary strength and muscle characteristics in untrained men and women and male body builders.
In: Journal of Applied Physiology 62, 1768ff (1987).

SALE, D.G.:
Neural adaptation to resistance training.
In: Medicine and Science in Sports and Exercise 20, 135-145 (1988).

SALE, D.G.:
Neural adaptation to strength training.
In: KOMI, P.V. (Hrsg.): Strength and Power in Sport. Oxford 1992, 249-265.

SALISBURY, P.J./PORTER, R.W.:
Measurement of lumbar sagittal mobility: A comparison of methods.
In: SPINE 12/2, 190-193 (1987).

SALMINEN, J.J./MAKI, P./OKSANEN, A./PENTTI, J.:
Spinal mobility and trunk muscle strength in 15-year-old schoolchildren with and without low-back pain.
In: SPINE 17/4, 405-411 (1992).

SANTILLI, G./BONSIGNORE, D./GIOMBINI, A.:
Low back pain in sport.
In: KVIST, M.: Paavo Nurmi Congress Book. The Finnish Society of Sports Medicine 1989, 108-110.

SAPEGA, A.A.:
Muscle performance evaluation in orthopaedic practice. Current concepts review.
In: Journal of Bone and Joint Surgery 72A, 1562-1574 (1990).

SAVAGE, R.A./MILLERCHIP, R./WHITEHOUSE, G.H./EDWARDS, R.H.T.:
Lumbar muscularity and its relationship with age, occupation and low back pain.
In: European Journal of Appl. Physiology 63, 265-268 (1991).

SCHADE, F.:
Zur Verbesserung der konditionellen Leistungsvoraussetzungen im Formelrennsport, dargestellt am Beispiel eines Formel-3000-Fahrers.
Diplomarbeit der Deutschen Sporthochschule Köln (1995).

SCHMIDTBLEICHER, D.:
Neuere Ergebnisse der Forschung im Kraft und Schnelligkeitsbereich und ihre Übertragung auf die praktische Anwendung im Fitneßtraining.
Informationsschrift der J.-W.-Goethe-Universität Frankfurt/Main, Institut für Sportwissenschaften (1995).

SCHOBER, P.:
Lendenwirbelsäule und Kreuzschmerzen.
In: Münch. med. Wschr. 84, 336 (1937).

SCHOBERTH, H.:
Drabert ist richtiges Sitzen. Informationsbroschüre der Fa. Drabert Söhne GmbH & Co. Minden 1992.

SCHOPPHOFF, E./BROLL, E./GRIFKA, J./NOLTE, L.P.:
Versuchsaufbau zur simultanen dynamometr. und elektromyographischen Erfassung der Muskelaktivität am Knie.
Informationsschrift des Biomechanischen Labors am IfM der Ruhr-Universität Bochum 1992.

SCHORS, R./KÖPPELMANN, N.:
Chronische Rückenschmerzen im Zusammenhang mit belastenden Lebensereignissen. Eine retrospektive kontrollierte klinische Studie.
In: Schmerz 6, 110-120 (1992).

SCHÜLDT, K./HARMS-RINGDAHL, K.:
Cervical spine position versus e.m.g. activity in neck muscles during maximum isometric neck extension.
In: Clinical Biomechanics 3, 129-136 (1988a).

SCHÜLDT, K./HARMS-RINGDAHL, K.:
E.m.g./moment relationships in neck muscles during isometric cervical spine extension.
In: Clinical Biomechanics 3, 58-65 (1988b).

SCHÜLDT, K./HARMS-RINGDAHL, K.:
Cervical spine position versus e.m.g. activity in neck muscles during maximum isometric neck extension:
In: Clinical Biomechanics 3, 129-136 (1992).

SCHULTZ, A.B./ANDERSSON, G.B../HADERSPECK, K./ÖRTENGREN, R./NORDIN, M./BJÖRK, R.:
Analysis and measurement of lumbar trunk loads in tasks involving bends and twists.
In: Journal of Biomechanics 15/9, 669-675 (1982).

SCHULTZ, A.B./HADERSPECK-GRIB, K./SINKORA, G./WARWICK, D.:
Quantitative studies of the flexion-relaxation phenomenon in back muscles.
In: Journal of Orthopaedic Research 3, 189-197 (1985).

SCHULTZ, A./CROMWELL, R./WARWICK, D./ANDERSSON, G.:
Lumbar trunk muscle use in standing isometric heavy exertions.
In: Journal of Orthopaedic Research 5/3, 320-329 (1987).

SCHWANINGER, U./THOMAS, C./NIBEL, H./MENOZZI, M./LÄUBLI, T./KRUEGER, H.:
Auswirkungen der Bildschirmarbeit auf Augen sowie Stütz- und Bewegungsapparat.
In: Schriftenreihe der Bundesanstalt für Arbeitsschutz. Dortmund 1991.

SCHWARZ, J./KYBURZ, G.:
Betriebliche Prävention. Rückenkurse können helfen! Evaluationsstudie zur Effizienzmessung.
In: DOK 17, 604-606 (1993).

SEEDS, R./LEVENE, J./GOLDBERG, H.:
Normative data for isostation B 100.
In: Journal of Orthopaedics and Sports Physiotherapy 9, 141-155 (1987).

SEEDS, R./LEVENE, J./GOLDBERG, H.:
Abnormal patient data for the isostation B 100.
In: Journal of Orthopaedics and Sports Physiotherapy 10, 121-133 (1988).

SEIDEL, H./BEYER,H./BRÄUER,D.:
Electromyographic evaluation of back muscle fatigue with repeated sustained contractions of different strengths.
In: European Journal of Appl. Physiology 56, 592-602 (1987).

SEIDEL, W./LIEFRING, V.:
Krankengymnastik bei Rückenschmerzen: In die Bewegungstherapie ist Bewegung gekommen.
In: Sonderheft 'Rückenschule' zum Rückenschulkongreß Salzburg 1991.

SHEKELLE, P.G. ET AL.:
A brief introduction to the critical reading of the clinical literature.
In: SPINE 19/18S, 2028S-2031S (1994).

SHERRINGTON, C.S.:
The integrative action of the nervous system. New Haven, Conn./USA, 1906.

SHIRADO, O./KANEDA, K./ITO, T.:
Trunk-muscle strength during concentric and eccentric contraction: A comparison between healthy subjects and patients with chronic low-back pain.
In: Journal of Spinal Disorders 5/2, 175-182 (1992).

SIHVONEN, T./PARTANEN, J.:
Segmental hypermobility in lumbar spine and entrapment of dorsal rami.
In: Electromyography and Clinical Neurophysiology 30, 175-180 (1990).

SIHVONEN, T./PARTANEN, J./HÄNNINEN, O./SOIMAKALLIO, S.:
Electric behaviour of low back muscles during lumbar pelvic rhythm in low back pain patients and healthy controls.
In: Arch Phys Med Rehabil 72, 1080-1087 (1991).

SILVERMAN, J.L./RODRIQUEZ, A.A./AGRE, J.C.:
Quantitative cervical flexor strength in healthy subjects and in subjects with mechanical neck pain.
In: Arch Phys Med Rehabil 72, 679-681 (1991).

SILVESTER, L.J./STIGGINS, C./MCGOWN, C./BRYCE, G.:
The effect of variable resistance and free weight training programs on strength and vertical jump.
In: National Strength and Conditioning Association Journal 3, 30-33 (1982).

SIMMONS, J.W./DENNIS, M.D./RATH, D.:
The back school. A total back management program.
In: Orthopedics 7/9, 1453-1456 (1984).

SINAKI, M./MCPHEE, M.C./HODGSON, S.F./MERRITT, J.M./OFFORD, K.P.:
Relationship betw. bone mineral density of spine and strength of back extensors in healthy postmenopausal women.

In: Mayo Clin Proc 61, 116-122 (1986).

SINAKI, M./OFFORD, K.P.:
Physical activity in postmenopausal women: Effect on back muscle strength and bone mineral density of the spine.
In: Arch Phys Med Rehabil 69/4, 277-280 (1988).

SIRCA, A./KOSTEVE, V.:
The fiber type composition of thoracic and lumbar paravertebral muscles in man.
In: Journal of Anatomy 141, 131-137 (1985).

SIRLES, A.T./BROWN, K./HILYER, J.C.:
Effects of back school education and exercise in back injured municipal workers.
In: AAOHN Journal 39/1, 7-12 (1991).

SLANE, S.M.:
Computerized Back Testing: Making informed choices about equipment needs.
In: Advance/Rehabilitation July/August, 25-30 (1992).

SMIDT, G.L./AMUNDSEN, L.R./DOSTAL, W.F.:
Muscle strength at the trunk.
In: The Journal of Orthopaedic and Sports Physical Therapy 1/3, 165-170 (1980).

SMIDT, G./HERRING, T./AMUNDSEN, L./ROGERS, M./RUSSELL, A./LEHMANN, T.:
Assessment of abdominal and back extensor function. A quantitative approach and results for chronic low-back patients.
In: SPINE 8/2, 211-219 (1983).

SMIDT, G.L./BLANPIED, P.R.:
Analysis of strength tests and resistive exercises commonly used for low-back disorders.
In: SPINE 12/10, 1025-1034 (1987).

SMIDT, G.L./BLANPIED, P.R./WHITE, R.W.:
Exploration of mechanical and electromyographic responses of trunk muscles to high-intensity resistive exercise.
In: SPINE 14/8, 815-830 (1989).

SMIDT, G.L./O'DWYER, K.D./LIN, S.-Y./BLANPIED, P.R.:
The effect of trunk resistive exercise on muscle strength in postmenopausal women.
In: The Journal of Orthopaedic and Sports Physical Therapy 13/6, 300-309 (1991).

SMIDT, G.L./O'DWYER, K.D./LIN, S.-Y./BLANPIED, P.R.:
The effect of high-intensity trunk exercise on bone mineral density of postmenopausal women.
In: SPINE 17/3, 280-285 (1992).

SMITH, S.S./MAYER, T.G./GATCHEL, R.J./BECKER, T.J.:
Quantification of lumbar function.
Part 1: Isometric and multispeed isokinetic trunk strength measures in sagittal and axial planes in normal subjects.
Part 2: Sagittal plane trunk strength in chronic low-back pain patients.
In: SPINE 10/8, 757-772 (1985).

SNOW-HARTER, C./WHALEN, R./MYBURGH, K./ARNAUD, S./MARCUS, R.:
Bone mineral density, muscle strength, and recreational exercise in men.
In: Journal of Bone and Mineral Research 7/11, 1291-1296 (1992).

SOLBERG, H.E.:
Establishment and use of reference values.
In: BURTIS, C.A./ASHWOOD, E. R. (Hrsg.): Tietz Textbook of clinical chemistry. 2. Auflage. New York, 454-484 (1994).

SPENCER, G.S.G./ECCLES, M.J.:
Spinal muscles in scoliosis. Part 2. The proportion and size of type I and type II skeletal muscle fibres measured using a computer controlled microscope.
In: Journal Neurol Sci 30, 143-154 (1976).

SPENCER, C.W./JACKSON, D.W.:
Back injuries in the athlete.
In: Clin. Sports Med. 2, 191-215 (1983).

SPENGLER ET AL.:
Back injuries in industry: A retrospective study. 1. Overview and cost analysis.
In: SPINE 11 (1986).

STALLARD, M.C.:
Backache in oarsmen.
In: British Journal of Sports Medicine 14, 105-108 (1980).

STARKEY, D.B./WELSCH, M.A./POLLOCK, M.L./GRAVES, J.E./BRECHUE, W.F.:
Equivalent improvement in strength following high intensity low and high volume training.
In: Medicine and Science in Sports & Exercise Vol. 26, No. 5 Supplement, S116 (1994).

STAUDTE, H.W.:
Analyse- und Trainingskonzept zur Quantifizierung und Optimierung des Funktionszustands der Wirbelsäule.
Gutachten im Auftrag des vdak Köln (1994).

STEFFEN, R./KRÄMER, J.:
Schmerzen durch Zwangshaltung. Den Arbeitsplatz ergonomisch gestalten.
In: Therapiewoche 42/22, 1358-1362 (1992).

STEFFEN, R.:
Bandscheibenschaden und körperliche Belastung.
In: Gesundheitsschäden der Wirbelsäule - Berufliche Risiken und Prävention.
Schriftenreihe des IAS Institut für Arbeits- und Sozialhygiene Karlsruhe, 25-31 (1992).

STÖCKLIN, S.:
Rückenrehabilitation: Den Rücken trainieren und stärken statt schwächen und schonen.
In: Berner Zeitung, 21, 24. Januar 1991.

STOKES, I.A.F.:
Axis for dynamic measurement of flexion and extension torques about the lumbar spine. A computer simulation.
In: Physical Therapy 67/8, 1230-1233 (1987a).

STOKES, I.A.F./RUSH, S./MOFFROID, M./JOHNSON, G.B./HAUGH, L.D.:
Trunk extensor EMG - torque relationship.
In: SPINE 12/8, 770-776 (1987b).

STOKES, I.A.F./MOFFROID, M./RUSH, S./HAUGH, L.D.:
EMG to torque relationship in rectus abdominis muscle.
In: SPINE 14/8, 857-861 (1989).

STONE, M.H./O'BRYANT, H./GARHAMMER, J.G./MCMILLIAN, J./ROZENEK, R.:
A theoretical model for strength training.
In: National Strength and Conditioning Association Journal 4, 36-39 (1982).

STONE, M.H.:
Implications for connective tissue and bone alterations resulting from resistance exercise training.
In: Medicine and Science in Sports and Exercise S162-S168 (1988).

STONE, M.H.:
Connective tissue and bone response to strength training.
In: KOMI, P.V. (Hrsg.): Strength and Power in Sport. Oxford 1992, 279-290.

STOWERS, T./MCMILLIAN, J./SCALA, D./DAVIS, V./WILSON, D./STONE, M.:
The short term effects of three different strength-power

training methods.
In: National Strength and Conditioning Association Journal 5, 24-27 (1983).

STRAUB, A./ENSINK, F.-B./HILDEBRANDT, J./STEINMETZ, U.:
Aktiv gegen Rückenschmerzen.
In: UGB Forum 1, 24-26 (1992a).

STRAUB, A./STEINMETZ, U./HILDEBRANDT, J./ENSINK, F.-B.M.:
Die Bedeutung der Kraftleistungsfähigkeit der Rumpfmuskulatur für die Pathogenese chronischer Rückenschmerzen (Teil 1).
In: Gesundheitssport und Sporttherapie 5, 4-7 (1992b).

STULEN, F.B.:
A technique to monitor localized muscular fatigue using frequency domain analysis for the myoelectric signal.
Dissertationsschrift des Massachusetts Institute of Technology, Cambridge, Mass./USA, 1980.

STULEN, F.B./DE LUCA, C.J.:
Frequency parameters of the myoelectric signal as a measure of muscle conduction velocity.
In: IEEE Trans Biomed Eng 28, 515ff (1981).

STULEN, F.B./DE LUCA, C.J.:
Muscle fatigue monitor: A noninvasive device for observing localized muscular fatigue.
In: IEEE Trans Biomed Eng 29, 760ff (1982).

STUMP, J./RASH, G./SEMON, J./CHRISTIAN, W./MILLER, K.:
A comparison of two modes of cervical exercise in adolescent male athletes.
In: J of Manip. and Physiol. Therapeut. 16/3, 155-160 (1993).

SULEMANA, C.A./SUCHENWIRTH, R.:
Topische Unterschiede in der enzymhistologischen Zusammensetzung der Skelettmuskulatur.
In: J Neurol Sci 16, 433-444 (1972).

SUMMERER, B.:
Zur Überprüfung des Funktionszustandes der Wirbelsäule und Rumpfmuskulatur an ausgewählten LeichtathletInnen.
Diplomarbeit der Deutschen Sporthochschule Köln (1993).

SULLIVAN, M.S./DICKINSON, C.E./TROUP, J.D.G.:
The influence of age and gender on lumbar spine sagittal plane range of motion.
In: SPINE 19/6, 682-686 (1994).

SUZUKI, N./ENDO, S.:
A quantitative study of trunk muscle strength and fatigability in the low-back-pain syndrome.
In: SPINE 8/1, 69-74 (1983).

SWAERD, L.:
The thoracolumbar spine in young elite athletes.
In: Sports Medicine 13/5, 357-364 (1992).

SZPALSKI, M./HAYEZ, J. P.:
How many days of bed rest for acute low back pain? Objective assessment of trunk function.
In: European Spine Journal 1, 29-31 (1992).

SZUBA, S.F./GRAVES, J.E./REIDER, L.R.:
Lumbar extension strength and rowing performance in collegiate rowers.
In: Medicine and Science in Sports & Exercise Vol. 26, No. 5 Supplement, S153 (1994).

TAN, J. C./PARNIANPOUR, M./NORDIN, M./HOFER, H./WILLEMS, B.:
Isometric maximal and submaximal trunk extension at different flexed positions in standing.
In: SPINE 18/16, 2480-2490 (1993).

TANII, K./MASUDA, T.:
A kinesiologic study of erectores spinae activity during trunk flexion and extension.
In: Ergonomics 28/6, 883-893 (1985).

TATOR, C.H./EDMONDS, V.E.:
National survey of spinal injuries in hockey players.
In: Can Med Assoc J 130, 875-880 (1984).

TAUCHEL, U./MÜLLER, B.:
Untersuchungen zu Muskelfunktionsstörungen im Kindesalter und die Bedeutung des arthromuskulären Gleichgewichts für die sportliche Betätigung.
In: Medizin und Sport 264, 120-125 (1986).

TAUCHEL, U./BÄR, A.:
Erste Erfahrungen zur isometrischen Muskelkraftbestimmung der Bauch- und Rückenmuskulatur in der Sportart Gewichtheben und praktische Schlußfolgerungen für den Trainingsprozeß.
In: Medizin und Sport 29, 203-205 (1989).

TESCH, P.A.:
Short- and long-term histochemical and biochemical adaptations in muscle.
In: KOMI, P.V. (Hrsg.): Strength and Power in Sport. Oxford 1992, 239-248.

THEBUD-LASSAK, R./DULLENKOPF, B./RECHZIEGLER, H.:
Therapie des chronischen Kreuzschmerzes mit Acemetacin.
In: Zeitschrift für Allgemeinmedizin 65/15, 399-402, 31.05.1989.

THOMAS, L.E.:
Isokinetic torque levels for adult females: Effects of age and body size.
In: The Journal of Orthopaedic and Sports Physical Therapy 6/1, 21-24 (1984).

THOMPSON, N.N./GOULD, J.A./DAVIES, G.J. ET AL.:
Descriptive measures of isokinetic trunk testing.
In: Journal of Orthopaedic and Sports Physical Therapy 7, 43-49 (1985).

THORLAND, W./JOHNSON, G./CISAR, C./HOUSH, T./THARP, G.:
Strength and anaerobic response of elite young female sprint and distance runners.
In: Medicine and Science in Sports and Exercise 19, 56ff (1987).

THORSTENSSON, A./GRIMBY, G./KARLSSON, J.:
Force-velocity relations and fiber composition in human knee extensor muscles.
In: Journal of Applied Physiology 40/1, 12-16 (1976).

THORSTENSSON, A./NILSSON, J.:
Trunk muscle strength during constant velocity movements.
In: Scandinavian Journal of Rehabilitation Medicine 14, 61-68 (1982).

THORSTENSSON, A./ARVIDSON, A.:
Trunk muscle strength and low back pain.
In: Scandinavian Journal of Rehabilitation Medicine 14, 69-75 (1982).

THORSTENSSON, A./ODDSSON, L./ANDERSSON, E./ARVIDSON, A.:
Balance in muscle strength between agonist and antagonist muscles of the trunk.
In: WINTER, D.A./NORMAN, R.W./WELLS, R.P./HAYES, K.C./PATLA, A.E.: Biomechanics IX-B, Champaign/Illinois 1985a, 15-20.

THORSTENSSON, A./ODDSSON, L./CARLSON, H.:
Motor control of voluntary trunk movements in standing.
In: Acta Physiol. Scand. 125, 309-321 (1985b).

THORSTENSSON, A./CARLSON, H.:
Fibre types in human lumbar back muscles.
In: Acta Physiol. Scand 131, 195-202 (1987).

THURAU, M.:
Das Kreuz mit dem Kreuz.
In: Süddeutsche Zeitung Nr. 252, 11 (30.10.1993).

THURSTON, A.J./HARRIS, J.D.:
Normal kinematics of the lumbar spine and pelvis.
In: SPINE 8, 199-205 (1983).

TILLMANN, B./TÖNDURY, G.(HG.):
RAUBER/KOPSCH Anatomie des Menschen: Lehrbuch und Atlas. Band I:
Bewegungsapparat. Stuttgart 1987.

TILLMANN, B.:
Biomechanik der Wirbelsäule. Ein Beitrag zur funktionellen Therapie.
In: Therapiewoche 42/22, 1350-1356 (1992).

TILLOTSON, K.M./BURTON, A.K.:
Noninvasive measurement of lumbar sagittal mobility.
In: SPINE 16/1, 29-33 (1991).

TIMM, K.E.:
Case studies: Use of the Cybex trunk extension flexion unit in the rehabilitation of back patients.
In: The Journal of Orthopaedic and Sports Physical Therapy 8/12, 578-581 (1987).

TITTEL, K.:
Beschreibende und funktionelle Anatomie des Menschen.
9. Auflage. Stuttgart 1981.

TOLLISON, C.D./KRIEGAL, M.L.:
Physical exercise in the treatment of low back pain: A review.
In: Orthop Rev 17, 724-729 (1988).

TORG, J.S./VEGSO, J.J./SENNETT, B. ET AL.:
The national football head and neck injury registry: 14-year report on cervical quadriplegia, 1971 through 1984.
In: JAMA 254, 3439-3443 (1985).

TRACY, M. F./GIBSON, M. J./SZYPRYT, E. P./RUTHERFORD, A./CORLETT, E. N.:
The geometry of the muscles of the lumbar spine determined by magnetic resonance imaging.
In: SPINE 14/2, 186-193 (1989).

TRAUE, H. C./KESSLER, M.:
Myogene Schmerzen.
In: Zeitschrift für Medizinische Psychologie 1, 10-22 (1992).

TRAXLER, R./MUNDSCHIN, K./DENNER, A.:
The effects of a standardized 12-week training program on spinal mobility, trunk and neck muscles strength, as well as on pain characteristica of back patients.
Informationsschrift der Deutschen Sporthochschule Köln, Institut für Leichtathletik und Turnen, T8 (1993).

TRIANO, J.J./SCHULTZ, A.B.:
Correlation of objective measure of trunk motion and muscle function with low-back disability ratings.
In: SPINE 12/6, 561-565 (1987).

TROUP, J.D.G./CHAPMAN, A.E.:
The strength of the flexor and extensor muscles of the trunk.
In: Journal of biomechanics 2, 49-62 (1969).

TUCCI, J.T./POLLOCK, M.L./CARPENTER, D./GRAVES, J./LEGGETT, S.:
Effect of reduced training frequency and detraining on lumbar extension strength.
In: Medicine and science in sports and exercise 22(2) : S 18 (1990).

TUCCI, S.M./HICKS, J.E./GROSS, E.G./CAMPBELL, W./DANOFF, J.:
Cervical motion assessment: A new, simple and accurate method.
In: Arch Phys Med Rehabil 67, 225-230 (1986).

TÜRP, J.C./WERNER, E.P.:
Nacken-, Schulter- und Rückenbeschwerden bei Zahnärzten.
In: ZWR 99, 804-815 (1990).

VÄÄTÄINEN, U./AIRAKSINEN, O./RANTANEN, P.:
The reliability of the measurements with variokinetic device.
Informationsschrift des Kuopio University Central Hospital, Departments of Surgery and Physical Medicine and Rehabilitation, Kuopio/Finnland.

VANDERBEEK, R.D.:
Period prevalence of acute neck injury in U.S. Air Force pilots exposed to high G forces.
In: Aviat Space Environ Med 59/12, 1176-1180 (1988).

VAN DER DONK, J./SCHOUTEN, J.S./PASSCHIER, J./VAN ROMUNDE, L.K./VALKENBURG, H.A.:
The associations of neck pain with radiological abnormalities of the cervical spine and personality traits in a general population.
In: Journal of Rheumatology 18/12, 1884-1889 (1991).

VAN DER PLOEG, R.J./OOSTERHUIS, H.J./REUVE-KAMP, J.:
Measuring muscle strength.
In: Journal of Neurology 231, 200-203 (1984).

VAN-MAMEREN, H./DRUKKER, J./SANCHES, H./BEURSGEN, J.:
Cervical spine motion in the sagittal plane. Range of motion of actually performed movements, an x-ray cinematographic study.
In: Eur J Morphol 28/1, 47-68 (1990).

VENBROCKS, R./RÜTHER, W.:
Diagnostik und Therapie des Kreuzschmerzes.
In: Zeitschrift für Allgemeinmedizin 62, 924-929 (1986).

VERNON, H.T./AKER, P./ARAMENKO, M./BATTERSHILL, D./ALEPIN, A./PENNER, T.:
Evaluation of neck muscles strength with a modified sphygmomanometer dynamometer: reliability and validity.
In: Journal of Manipulative and Physiological Therapeutics 15/6, 343-349 (1992a).

VERNON, H.T./STEIMAN, I./HAGINO, C.:
Cervicogenic dysfunction in muscle contraction headache and migraine: a descriptive study.
In: Journal of Manipulative and Physiological Therapeutics 15/7, 418-429 (1992b).

VERSLOOT, J.M./ROZEMAN, A./VAN SON, A.M./VAN AKKERVEEKEN, P.F.:
The cost-effectiveness of a back school program in industry.
In: SPINE 17/1, 22-27 (1992).

VIRU, A./ÖÖPIK, V.:
Anabolic and catabolic responses to training.
In: KVIST, M.: Paavo Nurmi Congress Book. The Finnish Society of Sports Medicine 1989, 55-57.

VÖLKER, K.:
Dosierung von Krafttraining. Hilft viel wirklich viel?
In: TW SPORT + MEDIZIN 7/2, 105-107 (1995).

VON BLARER, R.:
Für den Rücken ist Training besser als ein Wickel.
In: Züricher Tages-Anzeiger, 76, 10. April 1991.

VON DER MILWE, M.:
Schlechte Haltung schon bei Kindern.
In: EXPRESS 07. Juni 1993, 17.

VONTOBEL, W.:
Schmerzmittel aus der Kraftmaschine.
In: Quelle unbekannt (Artikel aus einer Schweizer Tageszeitung des Jahres 1991).

VREDENBREGT, J./KOSTER, W.G.:
Some aspects of muscle mechanics in vivo.

In: Instituut voor perceptie onderzoek, NL-Eindhoven, Ann Progr Report 1, 94 (1966).

WAHNER, H.W.:
Diagnosis of osteoporosis.
In: The Physician and Sports Medicine 15/11, 73-79 (1987).

WAJSWELNER, H.:
Prevention of low back pain in rowers. Part 1. Stretching and strengthening.
In: Excel 4/1 (1987).

WAKIM, K.G./GERSTEN, J.W./ELKINS, E.C./MARTIN, G.M.:
Objective recording of muscle strength.
In: Arch Phys Med 31, 90-100 (1950).

WALTERS, C.E./PARTRIDGE, M.J.:
Electromyographic study of the differential action of the abdominal muscles during exercise.
In: Am. Journal of Physical Medicine 36, 259-268 (1957).

WATERS, R.L./PERRY, J./MCDANIELS, J.M./HOUSE, K.:
The relative strength of the hamstrings during hip extension.
In: The Journal of Bone and Joint Surgery 56-A/8, 1592-1597 (1974).

WATSON, D.H./TROTT, P.H.:
Cervical headache: an investigation of natural head posture and upper cervical flexor muscle performance.
In: Cephalalgia (Norwegen) 13/4, 272-284 (1993).

WEBER, J./BERTHOLD, F./BRENKE, H./DIETRICH, L.:
Die Bedeutung muskulärer Dysbalancen für die Störung der arthromuskulären Beziehungen.
In: Medizin und Sport 25, 149-151 (1985).

WEH, L./EHLERS, K.:
Rotatorensyndrom der Schulter und Beweglichkeit der Halswirbelsäule.
In: Zeitschrift für Rheumatologie 48/5, 223-228 (1989).

WEH, L./ROTTKER, H.:
Funktionsanalysen der Halswirbelsäule bei Gesunden.
In: Radiologe 30/2, 87-91 (1990).

WEH, L.:
Effizientes Rückentraining.
In: extracta Orthopaedica 16/11, 3 (1993a).

WEH, L.:
Muskuläre Dysbalance und Wirbelsäulenschmerz.
In: extracta Orthopaedica 16/11, 18-21 (1993b).

WEINECK, J.:
Optimales Training. 2. Auflage. Erlangen 1983.

WEISS, H. R./THABE, H.:
Elektromyographische Befunde aus der Lumbosakralregion unter Berücksichtigung funktioneller Bewegungsstörungen.
In: Manuelle Medizin 29, 26-30 (1991).

WELSCH, M. A./BRECHUE, W. F./POLLOCK, M. L./STARKEY, D. B./GRAVES, J. E.:
Effect of reduced training volume on bilateral isometric knee flexion/extension torque.
In: Medicine and Science in Sports and Exercise 26, S189 (1994).

WENTZ, R.:
Quantifizierung von Mobilität und muskulärer Sicherung des Rumpfes bei American Football- und Baseballspielern im oberen Leistungsbereich (1. Bundesliga & Nationalmannschaft).
Diplomarbeit der Deutschen Sporthochschule Köln (1995).

WERNE, S.:
The possibilities of movement in the craniovertebral joints.
In: Acta Orthop Scand 28, 165-173 (1959).

WESSEL, J./FORD, D./VAN DRIESUM, D.:
Torque of trunk flexion and trunk flexion with axial rotation in healthy men and women.
In: SPINE 19/3, 329-334 (1994).

WESTERS, B.:
Factors influencing strength testing and exercise prescription.
In: Physiotherapy 68, 42ff (1982).

WHEELER, D. L./GRAVES, J. E./MILLER, G. J./O'CONNOR, P./MACMILLAN, M.:
Functional assessment for prediction of lifting capacity.
In: SPINE 19/9, 1021-1026 (1994).

WHITE, A.A.:
Analysis of the mechanics of the thoracic spine in man: An experimental study of autopsy specimens.
In: Acta Orthop Scand (Suppl) 127, 68 (1969).

WHITE, A.A./PANJABI, M.M.:
Clinical biomechanics of the spine. Philadelphia/USA 1978.

WILMORE, J.H./COSTILL, D.L.:
Training for Sport and Activity. The Physiological Basis of the Conditioning Process. 3. Auflage. Dubuque, IA, 113-212 (1988).

WINETT, R.A.:
Trainingsintensität und Regeneration.
In: Sportrevue 12, 62-63 und 150-151 (1994).

WINKLEBY, M.A./RAGLAND, D.R./FISHER, J.M./SYME, S.L.:
Excess risk of sickness and disease in bus drivers: A review and synthesis of epidemiological studies.
In: International Journal of Epidemiology 17/2, 255-262 (1988).

WINTER, D.A./RAU, G./KADEFORS, R./BROMAN, H./DE LUCA, C.J.:
Units, terms, and standards in reporting of emg research. Report of the Int Soc Electrophysiol Kinesiol 1980.

WINTER, J./NEESER, R./LÜSCHER, R./DENNER, A.:
Adaptations of spinal mobility, trunk and neck muscles strength by a standardized 12-week training program with clients of a Swiss prevention center.
Informationsschrift der Deutschen Sporthochschule Köln, Institut für Leichtathletik und Turnen, T9 (1993).

WIRHED, R.:
Sport-Anatomie und Bewegungslehre. Stuttgart 1984.

WITT, I./VESTERGAARD, A./ROSENKLINT, A.:
A comparative analysis of x-ray findings of the lumbar spine in patients with and without lumbar pain.
In: SPINE 9/3, 298-300 (1984).

WOLF, S.L./BASMAJIAN, J.V./RUSSE, C.T.C./KUTNER, M.:
Normative data on low back mobility and activity levels.
In: American Journal of Physical Medicine 58/5, 217-229 (1979).

WOLF, S.L./NACHT, M./KELLY, J.L.:
EMG Biofeedback training during dynamic movement for low back pain patients.
In: Behav Ther 13, 395-406 (1982).

WOLF, L.B./SEGAL, R.L./WOLF, S.L./NYBERG, R.:
Quantitative analysis of surface and percutaneous electromyographic activity in lumbar erector spinae of normal young women.
In: SPINE 16/2, 155-161 (1991).

WOLFF, H.:
Präventivmedizinisch orientiertes Fitneßtraining.
In: STARISCHKA, S.: Sportwissenschaften und Trainingspraxis, Band 3, Erlensee 1990.

WYDRA, G.:
Zwischenbericht zu bisherigen Untersuchungen mit dem DAVID-Analysesystem.
Informationsschrift der Bosenberg Klinik St. Wendel (1993).

WYSS, U.P./POLLAK, V.A.:
Surface electromyogram (EMG)/muscle force: A muscle model based on RMS peaks.
In: Eng Med 13, 27-33 (1984).

YESSIS, M.:
Die besten Übungen für den unteren Rücken.
In: Sportrevue 3/91, 106ff (1991).

YLINEN, J./RUUSKA, J.:
Clinical use of neck isometric strength measurement in rehabilitation.
In: Arch Phys Med Rehabil 75, 465-469 (1994).

YOUDAS, J.W./SUMAN, V.J./GARRETT, T.R.:
Reliability of measurements of lumbar spine sagittal mobility obtained with the flexible curve.
In: Journal of Orthopaedics and Sports Physical Therapy 21/1, 13-20 (1995).

ZACHRISSON FORSSELL, M.:
The Back School.
SPINE 6/1, 104-106 (1981).

ZACIORSKIJ, V.M./ARUIN, A.S./SELUJANOV, V.N.:
Massengeometrie des menschlichen Körpers I und II.
In: Theorie und Praxis der Körperkultur 6, 416-423 und 7, 533-541 (1982).

ZACIORSKIJ, V.M./SELUJANOV, V.N.:
The mass and inertia characteristics of the main segments of the human body.
In: MATSUI, H./KOBAYASHI, K.: Biomechanics VIII-B, Champaign/ Illinois 1983, 1152-1159.

ZACIORSKIJ, V.M./ARUIN, A.S./SELUJANOV, V.N.:
Biomechanik des menschlichen Bewegungsapparates. Berlin 1984.

ZETTERBERG, C./ANDERSSON, G.B.J./SCHULTZ, A.B.:
The activity of individual trunk muscles during heavy physical loading.
In: SPINE 12/10, 1035-1040 (1987).

ZIEGLER, R.:
Der Rückenschmerz - nie war er so häufig wie heute.
In: TW Sport + Medizin 3, 289-290 (1991).

ZIPPEL, H.
Die tragenden Elemente der Wirbelsäule - Spitzenbeanspruchung an der Toleranzgrenze.
In: Rückhalt 3, 25-31 (1993).

ZUNIGA, E.N./SIMONS, D.G.:
Non-linear relationships between averaged electromyogram potential and muscle tension in normal subjects.
In: Arch Phys Med Rehab 50, 613-620 (1969).

ZWEILING, K.:
Wirbelsäulenerkrankungen. BK 2708 und 2709 - neu in der Berufskrankheitenverordnung.
In: Sicherheitsbeauftragter 8, 16-17 (1993).

A2

Abstracts, Vortragsmitschriften und persönliche Infomationen

BAUER, J.:
Die Rückenschule im Baugewerbe als Maßnahme der primären orthopädischen Prävention.
Vortrag anläßlich des 4. Internationalen Wirbelsäulen-Kongresses, Mainz, 30.09-02.10.1994.

BAUMANN, M./SCHÖPS, P.:
Ergebnisse von Rückenschulen; eine Standortbestimmung.
Vortrag anläßl. des 98. Kongresses der Deutschen Gesellschaft f. Physikal. Medizin u. Rehabilitation, Berlin, 30.09.-02.10.93.

BRACKER, M.:
Options for the gate keeper.
Vortrag anläßlich des Symposiums „Spine and Strength", San Diego/USA, 08.-09.07.1994.

BRECHUE, W.:
Muscle adaptation to resistance training.
Vortrag anläßlich des Symposiums „Spine and Strength", San Diego/USA, 08.-09.07.1994.

BRENKE, H./DIETRICH, L./SCHIFFEL, J.:
Entwicklung der Muskelkraft im vierwöchigen Rehabilitationstraining.
Vortrag anläßlich der 25. Jahrestagung der Gesellschaft für Sportmedizin, Leipzig 1983.

CARPENTER, D.M.:
Evaluation of strength testing modes and equipment.
Vortrag anläßlich des internationalen Symposiums „SPINAL REHABILITATION UPDATE 91", Daytona Beach/USA, September 1991 (1991a).

CARPENTER, D.M.:
Stored energy: A new way to view strength.
Vortrag anläßlich des internationalen Symposiums „SPINE AND STRENGTH", San Diego/USA, 17./18. Juli 1992 (1992b).

CARPENTER, D.M.:
Clinical interpretation of age and gender specific isometric strength norms.
Vortrag anläßlich des Symposiums „Exercise Rehabilitation of the Spine: Update '93", Orlando/Florida, 08.-10.07.1993.

CARPENTER, D.M.:
Misutilization of reconditioning programs.
Vortrag anläßlich des Symposiums „Spine and Strength", San Diego/USA, 08.-09.07.1994.

CHAFFIN, D.B.:
Analysis of strength demands in the workplace.
Vortrag anläßlich des Symposiums „Exercise Rehabilitation of the Spine: Update '93", Orlando/Florida, 08.-10.07.1993.

COLLINS, E.J.:
The knee extension and curl machine.
Vortrag anläßlich des internationalen Symposiums „SPINE AND STRENGTH", San Diego/USA, 17./18. Juli 1992.

DECKERS, K./NAESSENS, G./DRIESSENS, M.:
Reliability of Isostation B200 trunk performance measurements.
Vortrag anläßlich des 9th European Congress of Physical Medicine and Rehabilitation, Ghent/Belgien, 01.-04.06.1993.

DENNER, A.:
Strength testing and training adaptations of trunk and neck muscles.
Vortrag anläßlich des 9th European Congress of Physical Medicine and Rehabilitation, Ghent/Belgien, 01.-04.06.-1993.

DENNER, A.:
Vorstellung einer standardisierten biomechanischen Methodik zur Objektivierung und Quantifizierung des Funktionszustands der Wirbelsäule.
Vortrag anläßlich des 98. Kongresses der Deutschen Gesellschaft für Physikalische Medizin und Rehabilitation, Berlin, 30.09.-02.10.1993.

DENNER, A.:
Die Optimierung des Funktionszustands der Wirbelsäule von Rückenpatienten mittels eines neu geschaffenen standardisierten Trainingskonzepts.
Vortrag anläßlich des 98. Kongresses der Deutschen Gesellschaft für Physikalische Medizin und Rehabilitation, Berlin, 30.09.-02.10.1993.

DENNER, A.:
Methoden und normatives Datenmaterial zur Objektivierung, Quantifizierung und Charakterisierung des Funktionszustandes der Wirbelsäule.
Vortrag anläßlich des 3. Internationalen Wirbelsäulen-Kongresses, Mainz, 08.-10.10.1993.

DENNER, A./KONRAD, P.:
Objektivierung und Quantifizierung des Funktionszustands

der Wirbelsäule mittels Muskelkraftanalyse und Elektromyographie der Rückenmuskulatur.
Vortrag anläßlich des 3. Internationalen Wirbelsäulen-Kongresses, Mainz, 08.-10.10.1993.

DENNER, A.:
Die Optimierung des Funktionszustands der Wirbelsäule von Rückenpatienten mittels eines neu geschaffenen standardisierten Trainingskonzepts.
Vortrag anläßlich des 3. Internationalen Wirbelsäulen-Kongresses, Mainz, 08.-10.10.1993.

DENNER, A.:
Methoden zur Charakterisierung und Optimierung des Funktionszustandes der Wirbelsäule.
Vortrag anläßlich des Fachseminars Physio Fitneß, Stuttgart, 16.10.1993.

DEROSA, C.:
The role of musculature in the low back: implications for mechanical low back pain.
Vortrag anläßlich des NORAXON EMG-Meeting 1993, Mannheim 03./04.12.1993.

DOLAN, P./ADAMS, M.A.:
Power spectrum analysis in the assessment of static and dynamic fatigue of the back muscles.
Vortrag anläßlich des „VIII. Meeting of the European Society of Biomechanics", Rom, 21.-24.06.1992.

DONELSON, R.:
Mechanical evaluation and treatment.
Vortrag anläßlich des Symposiums „Spine and Strength", San Diego/USA, 08.-09.07.1994.

DREISINGER, T.E.:
Columbia Spine Center rehabilitation program. Vortrag anläßlich des internationalen Symposiums „SPINAL REHABILITATION UPDATE 91", Daytona Beach/USA, September 1991.

DREISINGER, T.:
Cervical testing and training.
Vortrag anläßlich des internationalen Symposiums „SPINE AND STRENGTH", San Diego/USA, 17./18. Juli 1992.

DREISINGER, T.E.:
Clinical outcome: A proposed assessment of treatment efficacy.
Vortrag anläßlich des Symposiums „Exercise Rehabilitation of the Spine: Update '93", Orlando/Florida, 08.-10.07.1993.

DVORAK, J.:
Ursachen für altersbezogene Störungen der LWS und HWS. Persönliche Information, Vantaa/Finnland. März 1994.

ENSINK, S.B.:
Therapie und Rehabilitation chronischer Rückenschmerzen aus der Sicht einer Schmerzambulanz.
Vortrag anläßlich des Symposiums „Rückenschmerzen bei Erkrankungen der Wirbelsäule als interdisziplinäre Aufgabe". Köln, 08. Juni 1991.

EVANS, L./SCHWARTZ, P.:
Current developments and future directions of MedX computer software.
Vortrag anläßlich des Symposiums „Exercise Rehabilitation of the Spine: Update '93", Orlando/Florida, 08.-10.07.1993.

FEURTADO, D.J.:
Clinical application of the fatigue response test.
Vortrag anläßlich des Symposiums „Exercise Rehabilitation of the Spine: Update '93", Orlando/Florida, 08.-10.07.1993.

FOSTER, D.N.:
Strength curves in athletic populations.
Vortrag anläßlich des internationalen Symposiums „SPINE AND STRENGTH", San Diego/USA, 17./18. Juli 1992.

FREIWALD, J./ENGELHARDT, M.:
Überprüfung neuromuskulärer Funktionsparameter mittels elektrophysiologischer und dynamometrischer Untersuchungen.
Vortrag anläßlich des NORAXON EMG-Meeting 1993, Mannheim 03./04.12.1993.

FULTON, M.N.:
Low back rehabilitation.
Vortrag anläßlich des internationalen Symposiums „SPINAL REHABILITATION UPDATE 91", Daytona Beach/USA, September 1991.

GRAVES, J.E./LEGGETT, S.H./CARPENTER, D.M./FIX, C./CIRULI, J./MATKOZICH, J./FULTON, M.:
Effect of frequency, volume, and mode of training on cervical extension strength.
Abstract bzgl. der APTA Annual Conference, Anaheim/USA, Juni 1990 (1990e).

GRAVES, J.E.:
Reliability in testing: What does it really mean?
Vortrag anläßlich des internation, Symposiums „SPINAL REHABILITATION UPDATE 91", Daytona Beach/USA, Sept. 1991.

GRAVES, J.E.:
Can a submaximal strength test be identified?
Vortrag anläßlich des internationalen Symposiums „SPINE AND STRENGTH", San Diego/USA, 17./18. Juli 1992.

GRAVES, J. E.:
Requirements for accurate strength assessment.
Vortrag anläßlich des Symposiums „Exercise Rehabilitation of the Spine: Update '93", Orlando/Florida, 08.-10.07.1993.

GRAVES, J.E.:
Options for strength measurement.
Vortrag anläßlich des Symposiums „Spine and Strength", San Diego/USA, 08.-09.07.1994.

GROHER, W.:
Funktionelle Anatomie, Biomechanik und Biochemie der Wirbelsäule.
Vortrag anläßlich der Tagung „Die Wirbelsäule", Bad Rappenau, 24. März 1990, 7-14.

GULICK, J.:
Resistance exercise outcomes on adolescent scoliosis.
Vortrag anläßlich des Symposiums „Spine and Strength", San Diego/USA, 08.-09.07.1994.

HACKENBROCH:
Erkrankungen und Schmerzen im Bereich der Lendenwirbelsäule aus orthopädischer Sicht.
Vortrag anläßlich des Symposiums „Rückenschmerzen bei Erkrankungen der Wirbelsäule als interdisziplinäre Aufgabe", Köln, 08.06.1991.

HAND, T.P.:
Treatment of cervicomasticatory pain patterns utilizing specific exercise rehabilitation to the cervical spine and physical therapy.
Vortrag anläßlich des Symposiums „Spine and Strength", San Diego/USA, 08.-09.07.1994.

HAUPT:
Diagnostik und Differentialdiagnostik von radikulären Prozessen.
Vortrag anläßlich des Symposiums „Rückenschmerzen bei Erkrankungen der Wirbelsäule als interdisziplinäre Aufgabe", Köln, 08.06.1991.

HERSTOFF, R.:
Cervical and lumbar EMG changes associated with an 8 week strengthening program.
Vortrag anläßlich des Symposiums „Spine and Strength", San Diego/USA, 08.-09.07.1994.

HESSLINK, R.:
Principles of muscle strengthening.
Vortrag anläßlich des internationalen Symposiums „SPINE AND STRENGTH", San Diego/USA, 17./18. Juli 1992.

HOLMES, B./LEGGETT, S./MOONEY, V./NICHOLS, J./NEGRI, S./ HOEYBERGHS, A.:
Comparison of female geriatric lumbar extension strength: Asymptomatic vs chronic low-back pain patients and the response to active rehabilitation in the symptomatic group.
Vortrag anläßlich des „North American Spine Society Annual Meeting", Boston, MA/USA 1992.

HOLMES, B.:
Clinical training data.
Vortrag anläßlich des internationalen Symposiums „SPINE AND STRENGTH", San Diego/USA, 17./18. Juli 1992.

HOLMES, B.:
Lumbar extension testing for prevention and rehabilitation.
Vortrag anläßlich des Symposiums „Exercise Rehabilitation of the Spine: Update '93", Orlando/Florida, 08.-10.07.1993.

HOLMES, B.:
Implementation of industrial prevention programs.
Vortrag anläßlich des Symposiums „Spine and Strength", San Diego/USA, 08.-09.07.1994.

INANAMI, H.:
Iwai Orthopaedic Hospital rehabilitation program.
Vortrag anläßlich des internationalen Symposiums „SPINAL REHABILITATION UPDATE 91", Daytona Beach/USA, September 1991.

JONES, G.P.:
Importance of a well-rounded low back rehabilitation program.
Vortrag anläßlich des internationalen Symposiums „SPINAL REHABILITATION UPDATE 91", Daytona Beach/USA, September 1991.

JUMENTIER, B./WESSELS, D./THEVENON, A.:
Low back pain and rugby: An evaluation of two methods of postural training in scrum position.
Vortrag anläßlich des 9th European Congress of Physical Medicine and Rehabilitation, Ghent/Belgien, 01.-04.06.-1993.

KAZALA, K.:
Exercise Rehabilitation protocols update.
Vortrag anläßlich des Symposiums „Exercise Rehabilitation of the Spine: Update '93", Orlando/Florida, 08.-10.07.1993.

KEATING, J.J.:
Indications and contraindications of testing and training.
Vortrag anläßlich des internationalen Symposiums „SPINE REHABILITATION UPDATE 91", Daytona Beach/USA, September 1991.

KELLY, C.:
Treatment of chronic low back pain with spondylolisthesis using intense specific exercise.
Vortrag anläßlich des Symposiums „Spine and Strength", San Diego/USA, 08.-09.07.1994.

KIESER, G.:
Kieser Orthopaedic rehabilitation program.
Vortrag anläßlich des internationalen Symposiums „SPINAL REHABILITATION UPDATE 91", Daytona Beach/USA, September 1991.

KINNEY, D.:
Establishing rehabilitation necessity: Does the end justify the means?
Vortrag anläßlich des Symposiums „Exercise Rehabilitation of the Spine: Update '93", Orlando/Florida, 08.-10.07.1993.

KNÜSEL, J./KEEL, P./DIETHELM, U./SPRING, H./WITTIG, R.:
Resultate der Schweizer Studie für funktionelle Wiederherstellung von Patienten mit lumbalen Rückenschmerzen durch ein integriertes sportmedizinisch orientiertes Behandlungsprogramm (NFP 26 B).
Vortrag anläßlich des 98. Kongresses der Deutschen Gesellschaft für Physikalische Medizin und Rehabilitation, Berlin, 30.09.-02.10.1993.

KOLWES, M.:
Gesamtausgaben für Probleme des Rückens und der damit zusammenhängenden Leiden.
Informationsschrift der AOK Köln, Mai 1991.

KURITZKY, L.:
Primary care approach to low back pain.
Vortrag anläßlich des Symposiums „Exercise Rehabilitation of the Spine: Update '93", Orlando/Florida, 08.-10.07.-1993.

LEGGETT, S.H./GRAVES, J.E./POLLOCK, M.L./CARPENTER, D.M./ SHANK, D./HOLMES, B./FULTON, M.:
Quantitative assessment and training of cervical extension strength.
Vortrag anläßlich des „Cervical Spine Research Society Meeting", New Orleans, Dezember 1989 (1989c).

LEGGETT, S.H./DEFILIPPO, G./TRINKLE, J./GRAVES, J.E./POLLOCK, M.L./CARPENTER, D.M.:
Effect of training frequency on cervical rotation strength.
Vortrag anläßlich des American College of Sports Medicine Annual Meeting 1991 (1991a).

LEGGETT, S.H./POLLOCK, M.L./GRAVES, J.E./CARPENTER, D.M./ FULTON, M.N./ SHANK, M.B./ENGMANN, A./KAUFMAN, D./ STUDSTILL, K.:
Physiological evaluation of elite professional water skiers.
Vortrag anläßlich des International Congress on Sports Medicine and Human Performance, Vancouver/Canada, 16.-20. April 1991 (1991c).

LEGGETT, S.H.:
Strength curve interpretation.
Vortrag anläßlich des internationalen Symposiums „SPINAL REHABILITATION UPDATE 91", Daytona Beach/USA, September 1991c.

LEGGETT, S.:
Spine conditioning at UCSD.
Vortrag anläßlich des internationalen Symposiums „SPINE AND STRENGTH", San Diego/USA, 17./18. Juli 1992.

LEGGETT, S.H.:
Application of a functional lifting test at the University of California, San Diego.
Vortrag anläßlich des Symposiums „Exercise Rehabilitation of the Spine: Update '93", Orlando/Florida, 08.-10.07.-1993.

MATHESON, L.:
Functional lifting correlations.
Vortrag anläßlich des internationalen Symposiums „SPINE AND STRENGTH", San Diego/USA, 17./18. Juli 1992.

MATHESON, L.N.:
Maximizing the validity of isometric strength testing.
Vortrag anläßlich des Symposiums „Exercise Rehabilitation of the Spine: Update '93", Orlando/Florida, 08.-10.07.1993.

MAYER, T.:
Development of functional testing as a guide to treatment.
Vortrag anläßlich des internationalen Symposiums „SPINE AND STRENGTH", San Diego/USA, 17./18. Juli 1992 (1992a).

MAYER, T.:
Whole person function testing.
Vortrag anläßlich des internationalen Symposiums „SPINE AND STRENGTH", San Diego/USA, 17./18. Juli 1992 (1992b).

METZLER, F.:
Die Zukunft der Prävention - Erkenntnisse und Erfahrungen der Arbeitsmedizin.
Vortrag anläßlich des 3. Internationalen Wirbelsäulen-Kongresses, Mainz, 08.-10.10.1993.

MOONEY, V.:
Future directions in orthopaedic rehabilitation.
Vortrag anläßlich des internationalen Symposiums „SPINAL REHABILITATION UPDATE 91", Daytona Beach/USA, September 1991 (1991b).

MOONEY, V.:
The difference between impairment and disability.
Vortrag anläßlich des internationalen Symposiums „SPINE AND STRENGTH", San Diego/USA, 17./18. Juli 1992 (1992a).

MOONEY, V.:
Where do we go from here ?
Vortrag anläßlich des internationalen Symposiums „SPINE AND STRENGTH", San Diego/USA, 17./18. Juli 1992 (1992b).

MOONEY, V.:
Strength testing and return to work.
Vortrag anläßlich des Symposiums „Exercise Rehabilitation of the Spine: Update '93", Orlando/Florida, 08.-10.07.1993.

MOONEY, V.:
What have we learned about pain and strength?
Vortrag anläßlich des Symposiums „Spine and Strength", San Diego/USA, 08.-09.07.1994 (1994b).

NELSON, B.W.:
Cervical spine rehabilitation.
Vortrag anläßlich des internationalen Symposiums „SPINAL REHABILITATION UPDATE 91", Daytona Beach/USA, Sept. 1991.

NELSON, B.W.:
Clinical results: A two year review.
Vortrag anläßlich des internationalen Symposiums „SPINE AND STRENGTH", San Diego/USA, 17./18. Juli 1992.

NELSON, B. W.:
13 month clinical follow-up on 1000 patients: What happens after discharge?
Vortrag anläßlich des Symposiums „Exercise Rehabilitation of the Spine: Update '93", Orlando/Florida, 08.-10.07.1993.

NELSON, B. W.:
Strength training spondylolysis, spondylolisthesis, lumbar or cervical disc syndrome and spinal stenosis.
Vortrag anläßlich des Symposiums „Spine and Strength", San Diego/USA, 08.-09.07.1994.

POLLOCK, M.L./GRAVES, J./LEGGETT, S./CARPENTER, D./ FIX, C./ CIRULI, J./MATKOZICH, J./FULTON, M.:
Effect of frequency, volume and mode of training on cervical extension strength.
Vortrag anläßlich der American Physical Therapy Asscociation annual conference, Anaheim, Juni 1990 (1990b).

POLLOCK, M.L./CARPENTER, D./TRINKLE, J./GRAVES, J./LEGGETT, S./FULTON, M.:
Quantitative assessment of full range-of-motion cervical rotation strength.
Vortrag anläßlich des „Cervical Spine Society Annual Meeting", San Antonio, Dezember 1990 (1990c).

POLLOCK, M.L.:
Training responses utilizing MedX rehabilitative equipment.
Vortrag anläßlich des internationalen Symposiums „SPINAL REHABILITATION UPDATE 91", Daytona Beach/USA, September 1991.

POLLOCK, M.L./GARZARELLA, L./GRAVES, J.E./CARPENTER, D.M./ LEGGETT, S.H./LOWENTHAL, D./FULTON, M.N./FOSTER, D./TUCCI, J./MANANQUIL, R.:
Effects of isolated lumbar extension resistance training on bone mineral density of the elderly.
Vortrag anläßlich des 'American College of Sports Medicine Annual Meeting 1992'.

POLLOCK, M.L.:
Research update - University of Florida.
Vortrag anläßlich des internationalen Symposiums „SPINE AND STRENGTH", San Diego/USA, 17./18. Juli 1992 (1992a).

POLLOCK, M.L.:
Things yet to be proved.
Vortrag anläßlich des internationalen Symposiums „SPINE AND STRENGTH", San Diego/USA, 17./18. Juli 1992 (1992b).

POLLOCK, M.L.:
The effects of specific muscle exercise on the spine.
Vortrag anläßlich des Symposiums „Exercise Rehabilitation of the Spine: Update '93", Orlando/Florida, 08.-10.07.1993.

POZOS, R.:
Myoelectric evaluation of fatigue.
Vortrag anläßlich des internationalen Symposiums „SPINE AND STRENGTH", San Diego/USA, 17./18. Juli 1992.

RASPE, H.H.:
Epidemiologische und sozialmedizinische Aspekte von Rückenschmerzen.
Vortrag anläßlich des Symposiums „Rückenschmerzen bei Erkrankungen der Wirbelsäule als interdisziplinäre Aufgabe", Köln, 08.06.1991.

ROY, S.H./DE LUCA, C.J./EMLEY, M./GILMORE, D./KOZAK, K.:
A spectral emg system for assessing back muscle impairment.
Vortrag anläßlich des 9. Internationalen Kongresses der ISEK, Florenz, 28.06.-02.07.1992.

RUSSELL, G.S./HIGHLAND, T.R./DREISINGER, T.E./VIE, L.:
Changes in isometric strength and range of motion of the isolated lumbar spine following eight weeks of clinical rehabilitation.
Vortrag vor der NORTH AMERICAN SPINE SOCIETY 1990.

SCHMIDTBLEICHER, D.:
Grundlagen des Krafttrainings.
Vortrag anläßl. des Physio Fitneß-Seminars, Essen 23.04.94.

SCHNEIDER, W.:
Sozialmedizinische und epidemiologische Aspekte von Schmerzsyndromen der Wirbelsäule:
Vortrag anläßlich des Symposiums „Prävention von Berufs- und arbeitsbedingten Erkrankungen", Erfurt, 16.12.1994.

SCHÖPS, P./SCHMITZ, U./PETRI, U./RAUM, W./SEICHERT, N.:
Reliabilität von Röntgenfunktionsanalysen der Halswirbelsäulenflexion und -extension.
Vortrag anläßlich des 98. Kongresses der Deutschen Gesellschaft für Physikalische Medizin und Rehabilitation, Berlin, 30.09.-02.10.1993.

SCHÜLDT, K./EKHOLM, J./YINGCHAROEN, K./HARMS-RINGDAHL, K./OLSSON, B./AHLNER, K.:
Assessment methods for muscular impairments in patients with chronic neck and shoulder pain.
Vortrag anläßlich des 9th European Congress of Physical Medicine and Rehabilitation, Ghent/Belgien, 01.-04.06.-1993.

SCHUMANN, N.P.:
EMG-Mapping als quantitatives Hilfsmittel bei der EMG-Analyse der Rückenmuskulatur.
Vortrag anläßlich des Symposiums „Prävention von Berufs- und arbeitsbedingten Erkrankungen", Erfurt, 16.12.1994.

SEIDEL, E.J.:
Das Akzeptanzverhalten zur Bewegungstherapie bei Ärzten, Patienten und Therapeuten - Fünfjahres-Analyse 1987-1992.

Vortrag anläßlich des 3. Internationalen Wirbelsäulen-Kongreß, Mainz, 08.-10.10.1993.

SIBLEY, R.D.:
Additional clinical applications - future directions.
Vortrag anläßlich des internationalen Symposiums „SPINE AND STRENGTH", San Diego/USA, 17./18. Juli 1992.

SOWASH, B.:
A comparison of isolated low back muscle strength and static lifting capacities.
Vortrag anläßlich des Symposiums „Spine and Strength", San Diego/USA, 08.-09.07.1994.

TAIMELA, S.:
Adaptative Veränderungen der Wirbelsäule.
Persönliche Information, Vantaa/Finnland. März 1994.

TAN, J.:
Lumbar testing.
Vortrag anläßlich des internationalen Symposiums „SPINE AND STRENGTH", San Diego/USA, 17./18. Juli 1992 (1992a).

TAN, J.:
Return to work criteria.
Vortrag anläßlich des internationalen Symposiums „SPINE AND STRENGTH", San Diego/USA, 17./18. Juli 1992 (1992b).

TUCCI, J.T.:
Changes in testing procedures.
Vortrag anläßlich des internationalen Symposiums „SPINAL REHABILITATION UPDATE 91", Daytona Beach/USA, September 1991.

TUNCER, S./ARASIL, T.K.:
The correlation of pain, spinal mobility and disability in chronic low back syndrome.
Vortrag anläßlich des 9th European Congress of Physical Medicine and Rehabilitation, Ghent/Belgien, 01.-04.06.-1993.

VATINE, J.-J./SHAPIRA, S.C./MAGORA, A.:
Significance of lumbar scoliosis in chronic low back pain.
Vortrag anl.h des 9th European Congress of Physical Medicine and Rehabilitation, Ghent/Belgien, 01.-04.06.1993.

WALLACE, W.C.:
Reimbursement from the insurer's perspective.
Vortrag anläßlich des Symposiums „Exercise Rehabilitation of the Spine: Update '93", Orlando/Florida, 08.-10.07.1993.

WEBB, D./GRAVES, J./POLLOCK, M./MATKOZICH, J./LEGGETT, S./CIRULLI, J.:
Effect of training with pelvic stabilization on lumbar extension strength.
Vortrag anläßlich des American College of Sports Medicine annual meeting (1989).

WITTER, M.:
Quantitative isometric assessment of lumbar function in healthy adult males.
Vortrag anläßlich des Symposiums „Spine and Strength", San Diego/USA, 08.-09.07.1994.

WOO, S.L.-Y./BUCKWALTER, J.A.:
Injury and repair of the musculoskeletal soft tissue.
Vortrag anläßlich des Symposiums der American Academy of Orthopaedic Surgeons. Park Ridge/Illinois. Juni 1988.

A3

Publikationen, Artikel und Informationsschriften ohne Autorenangabe

Quebec Task Force on Spinal Disorders.
Scientific approach to the assessment and management of activity-related spinal disorders: A monograph for clinicians.
In: SPINE 12 (Suppl 7), S16-21 (1987).

Der Bundesminister für Arbeit und Sozialordnung (Hrsg.):
Arbeitsunfähigkeit und Krankenhausbehandlung nach Krankheitsarten 1987. Bonn 1990.

Bundesverband der Betriebskrankenkassen (Herausgeber.):
Krankheitsarten- und Krankheitsunfallstatistik 1989. Essen 1990.

Peak 2D Motion Measurement System. User's Reference Manual Version 4.2.0.0. for Software Version 4.2.0.
Herausgeber: Peak Performance Technologies Inc., Englewood/USA, Juni 1990.

Sport, das Therapeutikum für die Wirbelsäule.
In: TW Sport + Medizin (UP TO DATE-SERVICE) 2, 403-404 (1990).

Rückenschule: Ganzheitliche Konzepte für Schule und Arbeitsplatz.
In: Therapiewoche 40, 26 (1990).

The recommended quantity and quality of exercise for developing and maintaining cardiosrespiratory and muscular fitness in healthy adults. Empfehlungen des American College of Sports Medicine.
In: Medicine and Science in Sports and Exercise 22, 265-274 (1990).

Medical aspects of exercise: Benefits and Risks.
Informationsschrift des Royal College of Physicians/England (1991).

Ambulante Bandscheibenchirurgie.
In: TW Sport + Medizin 3/2, 94 (1991).

Volksleiden Rückenschmerzen: KRANK IM KREUZ: „Kein Tod, kein Leben".
In: SPIEGEL 23, 214-235 (1991).

Sport im mittleren und höheren Lebensalter bei Verschleißerscheinungen am Haltungs- und Bewegungsapparat. Der Bundesausschuß für Wissenschaft, Bildung und Gesundheit im DSB, Köln 26.10. 1990.
In: Deut. Zeitschrift für Sportmedizin 42/9, 410-416 (1991).

Sitzen Sie richtig?
In: Manager Seminare 5, 14-19 (1991).

Bundesverband der Betriebskrankenkassen (Hrsg.): Krankheitsarten- und Krankheitsunfallstatistik 1991. Essen 1991.

Neue Berufskrankheit Wirbelsäulenschäden.
Pressemitteilung des Instituts für Arbeits- und Sozialhygiene Stiftung Karlsruhe (11.12.1992).

Aufgaben und Ziele des Forums: „Gesunder Rücken - besser leben e.V."
In: Die Säule 1, 29-30 (1992).

Mit skeptischer Distanz Sport und Spiel selbst organisieren.
In: Handelsblatt KARRIERE K 10, 26./27.06.1992.

LIFELINES.
Newsletter der Fa. LifeFitness Europe GmbH, Sept. 1992.

Wirbelsäulenerkrankungen als Berufskrankheit anerkannt.
In: Sicherheitsreport 3, 66 (1992).
Kreuzschmerzen: Der Feind im Rücken.
In: STERN 44, 48-60 (1992).

Guides to the evaluation of permanent impairment. 3. Auflage.
Informationsschrift der American Medical Association (1992).

Lumbar extension strength norms for males and females.
Informationsschrift der University of Florida, Center for Exercise Science, Gainesville/Florida 1992 (1992a).

Unilateral knee flexion/extension strength of males & females.
Informationsschrift der University of Florida, Center for Exercise Science, Gainesville/Florida 1992 (1992b).

Jeder dritte Deutsche hat ständig Rückenschmerzen.
Informationsschrift der Pressestelle der Westfälischen Wilhelms-Universität Münster (01.03.1993).

Spannungsschmerz - interdisziplinäre Standpunkte zu Rückenbeschwerden.
In: myo contractura 7/3, 2-4 (1993).

Bandscheibenvorfall: Behandlung ohne Operation.
In: Welt am Sonntag Nr. 36, 11 (05.09.1993).

Auch Kinder schon Dauerkunden beim Orthopäden.
In: Rückhalt 4-5, 8 (1993).

Gabelstapler-Fahrer haben häufig Rückenschmerzen
In: Rückhalt 4-5, 9 (1993).

Manager auf dem Prüfstand.
In: IAS impulse 3, 5 (1994).

Wirbelsäulen-Erkrankungen: 26 000 Anzeigen - nur 60 als Berufskrankheiten anerkannt.
In: tagfürtag, Mitteilungsblatt der Berufsgenossenschaft Druck und Papierverarbeitung, Ausgabe 4, 2 (1994).

Schleudertrauma - Viele Ärzte tun des Guten zuviel.
In: Welt am Sonntag (WAMS) 20, 69 (1995).